# 질환별 도수치료

Condition-Specific Massage Therapy

**■ 옮긴이** (가나다 순)

권 혁 수 대전성모병원 재활치료팀
김 가 영 서울아산병원 연구원
김 명 준 경동대학교 물리치료학과 교수
김 영 민 한국교통대학교 물리치료학과 교수
박 성 두 우석대학교 한방병원 물리치료실
박 윤 기 대구보건대학교 물리치료과 교수
박 종 항 광양보건대학교 물리치료과 교수
박 현 식 센트럴병원 물리치료 실장
서 현 규 대구보건대학교 물리치료과 교수
신 영 일 한국복지대학교 의료보장구과 교수
심 현 보 연세대학교 강남세브란스 병원 외래물리치료 파트장
윤 기 현 대구대학교 물리치료학과 겸임교수
이 상 욱 다사랑연합의원 물리치료실
장 현 정 대전대학교 물리치료학과 교수
전 재 국 우리들병원 척추건강치료실 실장
정 영 준 구미대학교 물리치료과 교수


Condition-Specific Massage Therapy
by Celia Bucci, MA, LMT



# 질환별 도수치료


2014년 9월 23일 초판인쇄
2014년 9월 30일 초판발행

지은이 : Celia Bucci, MA, LMT
옮긴이 : 대한정형도수물리치료학회
발행인 : 박 병 조
발행처 : 도서출판 영문출판사
등 록 : 1987년 12월 21일 제2-419호
주 소 : 서울시 강남구 삼성동 69-1
전 화 : (02) 514-5590, 776-5590
팩 스 : (02) 756-8943
홈페이지 : www.ymsbook.net
E-mail : yeongmunsa@empal.com
정 가 : 40,000원
ISBN 978-89-7224-348-9 93510

※ 파본은 교환해 드립니다.

# 질환별 도수치료

Condition-Specific Massage Therapy

■ 편집위원장
김 선 엽 대전대학교 물리치료학과 교수

■ 편집위원
김 명 준 경동대학교 물리치료학과 교수
박 윤 기 대구보건대학교 물리치료과 교수
오 재 섭 인제대학교 물리치료학과 교수

■ 옮긴이 (가나다 순)
권 혁 수 대전성모병원 재활치료팀
김 가 영 서울아산병원 연구원
김 명 준 경동대학교 물리치료학과 교수
김 영 민 한국교통대학교 물리치료학과 교수
박 성 두 우석대학교 한방병원 물리치료실
박 윤 기 대구보건대학교 물리치료과 교수
박 종 항 광양보건대학교 물리치료과 교수
박 현 식 센트럴병원 물리치료 실장
서 현 규 대구보건대학교 물리치료과 교수
신 영 일 한국복지대학교 의료보장구과 교수
심 현 보 연세대학교 강남세브란스 병원 외래물리치료 파트장
윤 기 현 대구대학교 물리치료학과 겸임교수
이 상 욱 다사랑연합의원 물리치료실
장 현 정 대전대학교 물리치료학과 교수
전 재 국 우리들병원 척추건강치료실 실장
정 영 준 구미대학교 물리치료과 교수

Condition-Specific Massage Therapy
by Celia Bucci, MA, LMT

이 책은 미국 Wolters Kluwer Health사와 협정을 맺어 공동으로 출판되었다.
(Co-Published by arrangement with Wolters Kluwer Health, Inc., USA)

Translation and adaptation of the first English language edition


# 질환별 도수치료

2014년 9월 23일 초판인쇄
2014년 9월 30일 초판발행

지은이 : Celia Bucci, MA, LMT
옮긴이 : 대한정형도수물리치료학회
발행인 : 박 병 조
발행처 : 도서출판 영문출판사
등 록 : 1987년 12월 21일 제2-419호
주 소 : 서울시 강남구 삼성동 69-1
전 화 : (02) 514-5590, 776-5590
팩 스 : (02) 756-8943
홈페이지 : www.ymsbook.net
E-mail : yeongmunsa@empal.com
정 가 : 40,000원
ISBN 978-89-7224-348-9 93510

※ 파본은 교환해 드립니다.

*아버지 Vincenzo와 형 Jim에게 이 책을 바칩니다.*

책을 통하여 시각적으로 표현된 정보의 방법에 나도 역시 감동을 받고 있다. 책의 일러스트레이션은 원칙을 강조하고, 독자들이 내용을 더 이해하기 쉽게 강조한 것이다. 층을 이루고 있는 그래픽은 독자들이 해부학을 이해하는데 도움이 되며 각 환자의 상태를 병리적으로 보여주는데 이해도를 높여준다.

이 책은 전문가에 있어서 등록된 수준의 교육프로그램과 이미 개업한 사람을 위해 가치 있다고 할 수 있다. *Condition-Specific Massage Therapy*과 같이 매우 읽기 재미있는 책은 단단한 기초가 있는 경력자가 되는데 도움이 될 것이다. 그들이 직면한 클리닉의 운영에 대한 이해를 높이는데 가치 있는 도움이 된다. 더 높은 수준으로 교육의 강의를 향상시켜주고, 우리의 전문적 학문을 고취하며, 지원해주고 유용한 이 책을 만나게 되어 매우 기쁘다.

Whitney Lowe
Sisters, OR

# 서문(Preface)

전문가로서 마사지 치료는 점차 변화하는 시대에서 최고봉이다. 근거중심치료와 임상적 적용은 오늘날 마사지 교육과 출판에서 일반적인 주제이다. 건강관리 제공자에 대한 인식은 계속 높아지고 있고, 더 많은 마사지 소비자들이 통증과 부상을 감소하기 위해서 그리고 운동활동을 높이기 위하여 이용하고 있다. 동시에 실습에 입문을 하는 많은 석학들이, 일반대중들은 종종 관대하리 만큼 인식하고 있는 환경에서, 어디에 웰리스와 이완이 치료의 초점이 되는지를 전문적인 일로 여행하기 시작했다. 나의 초창기 트레이닝 조차 임상적 마사지에 초점을 두었으며, 스파에서 전문적인 일을 시작하게 되었다. 내가 발견한 것은 진단이 있던 없던, 적어도 일시적 편안함을 얻기 위해 고객들은 마사지 받기를 선택한다는 것을 알았다. 그들이 예상되는 원인과 장기적 개선 목적을 달성하는 계획 및 치료를 설명할 수 있어 자기들의 징후과 증상에 친숙한 마사지를 비로소 예약하게 되며, 또한 고객은 마사지 치료의 건강관리적 차원의 이익을 알지 못하지만, 스파가 일반적인 만성 통증 질환를 치료하기에는 훌륭한 환경이 될 수 있다.

웰리스 마사지는 확실히 치료적이며, 고객에게 통증의 패턴을 설명할 줄 아는 치료사와 무형의 특별한 치료 그리고 일반 이완 마사지인 자가치료는 부상의 치료 옵션, 되풀이 되는 통증 그리고 운동 증강처럼 마사지 가치가 촉진되는 가운데 자기 건강에 대한 지식을 갖고 있는 사람들에게 능력가치를 주고 있다. 직업은 서서히 발전되며 더욱 경쟁적으로 건강관리 특징 양상이 되고 있으며, 마사지 치료사는 고객의 증상과 징후에 대한 평가와 예상되는 통증 원인이 치료가 될 때 하나의 이익으로 돌아 온다. 치료사들은 역시 더 많은 로얄 단골 고객을 확보하고 소개를 받게 된다. 왜냐하면 성공의 이유는 고객의 증상을 개선시키는 목적 달성이 있기 때문이다.

## 독자와 만남(Audience and Approach)

전형적인 마사지 치료 프로그램에서 시간적 압박 때문에 특별한 질환의 임상적 접근과 세부 항목을 가르치기가 어렵다. 더구나 기초 프로그램에서 학생들은 아직 모르고 있으며 만일 또는 그들이 원하는 것도 전문으로 다루는 법을 모르고 있다. 내 의견으로는 기초프로그램이 발전된 임상 트레이닝을 위한 분야가 아직 아니라 본다. 나중에는 최고의 교육이 되는 프로그램을 전문화시키거나 지속적인 교육을 통하고, 몇몇 훌륭한 책들에서는 여기에 소개된 것 보다도 더 자세하고 전문적인 소개가 제공되어 있습니다.*Condition-Specific Massage Therapy*는 기초 프로그램에 등록한 마사지 치료 학생들을 위해 의도적으로 만든 교과서이며, 일반적인 만성 통증질환을 포함한 한 조직의 초보적인 마사지와 임상적 생각을 원하는 치료사를 가르치고 있다.

*Condition-Specific Massage Therapy*는 "how to..."보다 "what is...?"를 더 강조하였다. 증상, 징후, 해부학, 생리학, 평가, 적응증, 금기증, 그리고 치료 목적들은 치료 프로토콜을 발전시키는데 필요한 임상적 생각 도구들을 제공하는데 이는 훈련 수준에 따라 개업가의 우선적 치료 방법에 맞출 수 있다. 이는 역시 컨디션에 따른 치료 목표에 역점을 둔 에너지 기법(energy techniques) 사용 안내를 마사지 쪽에서 설명하고 에너지 치료(energy therapies)를 하는 개업가에게 바친다.

- **마사지 치료연구**
  이 분야는 건강상태를 치료하기 위한 마사지 이익에 대한 최근 연구내용을 약간 요약하였다. 어떤 경우는, 연구가 아직 유용하지 않지만, 학생들은 자신들의 연구 프로젝트에 탑승하는데 용기를 얻는 느낌이 들것이다.
- **SOAP 노트 사례연구**
  각 장의 건강상태 내용에는 SOAP 노트의 사례연구가 포함되어 있다.
- **운동에 대한 비판적 생각**
  각 장의 운동에 대한 비판적 생각 목록은 치료계획 중 독특한 상태를 고려할 때 학생들에게 용기를 주기위한 학급토론과 숙제를 포함한다.

## 온라인 자료(Online Resources)

강사들은 *Condition-Specific Massage Therapy*에서 자료를 얻는다.

- 이 책의 모든 삽화의 이미지 뱅크
- 각 장의 요지와 수업계획
- 파워포인트 슬라이드 발표

모든 독자는 E-book으로 접근이 가능하며, 웹사이트 http://thePoint.lww.com/Buccile (이 책의 앞 겉장 안에 코드를 사용). 이 사이트에서 *Acland' s Video Atlas of Human Anatomy*의 컷 장면을 찾을 수 있다.

## 목표 달성(Achieve Your Goals)

이 책의 각 장을 읽으므로써 당신은 어느 정도 재현을 확실하게 할 수 있을 것이다. 이런 재현에서 많은 경우, 모두가 하나 하나 축어적이다. 이는 계획적이며, 반복되는 관용구를 넘어 마음이 끌릴 때 그 때 마다 독서하기를 강력하게 추천하는 바이다. 이런 건강상태에 많은 요소들이 있는데, 평가와 치료, 그리고 반복되는 많은 관용구들은 이 책에서 설명하고 있는 건강상태 외에도 적용할 수 있는 것이다. 반복의 실증을 피하기 위하기가 위해 쉽게 구별하여 설명하였다. 기억하게 하기 위해 핵심 개념을 분명히 하여 독자를 도울 수 있게 확실하게 반복하는 방법을 택하였다. 당신이 읽을 때마다 여러 차례 표현되어 있으며, 내 희망은 개념이 확실해야 한다는 것과 적용에 있어서 자연스럽게 흘러가야 한다는 것이다.

*Condition-Specific Massage Therapy*는 몸의 부조에 따른 병의 전후관계를 대처하게 하며, 연습을 통하여 그것을 경청하는 것만이 가장 최선이 될 것이다. 임상적으로 상세하게 깊이 들어가지 않아도, 이 책은 교육을 위해 기본적인 기술 사용하는 법을 설명하고 있으며, 근골격계 문제를 가진 환자를 치료할 수 있도록 설명되어 있다. 이 책의 특징은 다양한 독서 스타일에 맞게 디자인되어 있으며 광범위하게 다양하게 알려진 마사지 치료를 수용했다. 이 책 전반에 걸쳐 마사지 치료 환경에서 임상적 치료목표를 달성하기 위한 확실한 기초가 되는 기본적인 기술을 보여주길 원한다.

당신의 충고, 질문, 교정, 그리고 제안은 진심으로 환영한다. 당신은 celia@preventchronicpain.com에서 나를 만날 수 있다.

Celia Bucci, LMT

# 저자에 대하여(About the Author)

Celia bucci는 Soma Institute, National School of clinical Massage Therapy를 졸업했다. 그녀는 리조트와 스파 스포츠 크리닉을 두루 거쳐 임상적 마사지를 연습해 왔으며 현재 일리노이스의 Mssonic Hospital에서 개인치료실을 운영하고 있다. Celia는 미국 마사지 치료협회 일리노이스 지부에서 비서 및 정보, 섭외 일을 봉사하였으며, Keeping In Touch의 편집장이였다. 그녀는 2010 지부 공로상을 수상하였다.

마사지 치료 경력자 이전에 Celia는 DePaul University의 정보통신 연구소 B.A.을 수학하였고, University of Iowa의 문화연구소에서 M.A. 학위를 했다. Celia는 영극, 영상, 그리고 문화축제의 감독이였으며, 예술 행위의 사운드 디자이너, 엔지니어로 일했다. 트리니다드 섬과 토바고 섬의 문화를 탐방하고 난 후 자연으로 돌아가 여유 있는 행보로 살았다. 그녀는 전화기를 끄고, 컴퓨터를 멀리하고 모든 생활을 느리고 더 느리게 살기를 결심하였다.

# 저자에 대하여(About the Author)

Celia bucci는 Soma Institute, National School of clinical Massage Therapy를 졸업했다. 그녀는 리조트와 스파 스포츠 크리닉을 두루 거쳐 임상적 마사지를 연습해 왔으며 현재 일리노이스의 Mssonic Hospital에서 개인치료실을 운영하고 있다. Celia는 미국 마사지 치료협회 일리노이스 지부에서 비서 및 정보, 섭외 일을 봉사하였으며, Keeping In Touch의 편집장이였다. 그녀는 2010 지부 공로상을 수상하였다.

마사지 치료 경력자 이전에 Celia는 DePaul University의 정보통신 연구소 B.A.을 수학하였고, University of Iowa의 문화연구소에서 M.A. 학위를 했다. Celia는 영극, 영상, 그리고 문화축제의 감독이였으며, 예술 행위의 사운드 디자이너, 엔지니어로 일했다. 트리니다드 섬과 토바고 섬의 문화를 탐방하고 난 후 자연으로 돌아가 여유 있는 행보로 살았다. 그녀는 전화기를 끄고, 컴퓨터를 멀리하고 모든 생활을 느리고 더 느리게 살기를 결심하였다.

# 감사의 글(Acknowledgments)

나의 어머니 Elisa는 나에게 많은 실기 기술을 가르쳤다.- 파스타를 주무르고 빵을 반죽하는 것이 아니다. 내가 믿기로는 이것의 조직, 강도, 온도을 촉진하는 최초의 기본수업이었다. 고마워요, 어머니! 내가 예쁘다고 확신하는 언니 Mary는 내게 영어를 가르쳐 주었다. 성장하면서 그녀는 나를 양육했다는 것을 알고 있다. 오빠 Domenic은 상자 밖 세상에서 얼마나 멋진 일들이 일어나는지를 알려주었다. 두 분께 감사드립니다.

하루는, Teresa Sieg Hajdu는 LWW에서 출판한 책에 대해 얘기하고 가르쳤던 학교를 방문하였다. 우리는 마사지치료 교육에 관하여 이야기 하고 있었으며, 지금까지 내가 가르치지 않은 책을 쓸 것인지에 대하여 그녀가 물었다. 이제는 쓰여졌으며, Teresa 당신에게 매우 감사하다. 바로 그날 나의 전문적 학문의 깊이가 바뀌었다. 당신은 나의 문을 열어 주었으며, 난 진정으로 감사하고 있다.

그 후, John Goucher는 나의 제안을 읽고, 그것이 건네져, 프로젝트가 받아 들여졌다라고 내게 이야기했다. 나는 몇 분 동안 숨을 쉴 수가 없었다. 두루마리 뭉치를 존이 받아줘서 감사하며, 길 가운데를 쭉 벗어나지 않도록 나를 도와준 Linda Francis and Tom Lochhaas에게도 감사하다. 마침내 내 컴퓨터가 꺼지고 Kelley Squazzo and Shauna Kelley는 이 책을 입수하게 되었으며, 이제 당신 손안에도 있다. 아직도 Kelly 네 이름을 모르지만, 이 책을 재검토하여 주어 고맙다! 너의 충고와 제안은 매우 고맙게 여기고 있다. 특히 획기적인 스타일의 근육 그림을 그려준 James Clay and David Pounds에게 감사하고 있다.

나는 디자인과 영감주는 교육은 물론 나를 신뢰하지 않았다면 또는 학생들이 중요하고도 까다로운 질문이 없었다면, 난 이 책에 대한 생각이 없었을 수도 있었다. 해부학, 생리학, 운동학 그리고 병리학을 심화시켜준 Soma 연구소의 멋진 교육이 없었더라면, Condition-specific massage 교육에 대한 생각은 없었을 것이며 기술을 기억하는 것 대신에 비판적인 생각을 적용하는데 용기를 주었다. Emmanuel, Soma, 그리고 나의 학생 모두에게 감사한다.

내가 더 크게 감사할 일은 그때 그때 이 작업을 어떻게 배우는지를 도와준 그리고 내가 중요하게 생각하는 선물인 바로 신뢰를 주는 고객에게 있다. 내 개인 사서로 있었던 Geoff Greenberg, Steve Switzer에게 많이 많이 감사하다.

그리고 내게 저자가 되는 법과 인체에서 무엇이 일어나는지에 대한 대화로 만족감을 준 Jeanne Kim, Allison Ishman, Joe Muscolino, Laura Allen에게 감사한다.

이 책에서 먼저 필요한 사진을 위해, 재미와 이완과는 거리가 먼, 자세를 잡기위해 날 이끌어준 Christopher Maceyak, Mary Brogger, Cyndi Elliot, Patti Renda, Judy Cohn, David Borreguero, Karen Stanczykiewicz에게 감사한다. 그것은 정말 멋진 일이다. 이 책에서 나오는 많은 자세들을 잡아준 Josh Hudson, Xochitl Vinaja, Nestor Battung, Caitlin Bauler에게 감사한다.

Daliah Saper는 이 프로젝트 초반에 합법적인 권고들을 관대하게 해 주었다. 난 그녀를 만난 적이 없다. 그녀는 완전히 모르는 사람의 친구의 친구이다. 그런 일이 어떻게 일어 날수 있는가? Susan Salvo, Jennifer Watrous, Kelly Milford는 나의 일을 매우 좋아했다. 그들은 임대료 지불을 도왔다. 당신들이 보내준 이러한 행운 없이 일사불란한 프로젝트를 수행할 수 없었을 것이다. Fiona

Rattray, Linda Ludwig, Janet Travell, David Simons, Thoms Myers, Ruth Werner, Bruno chikly, Whitneyt Lowe, Andrew Biel, Leon Chaitow, Sandy Fritz, Erik Dalton, Jean Pierre Barral이 날 가르친 것은 지금까지 배워왔던 도수치료의 최고의 것들이다. 학생과 직원들이 말하는 건강관리와 같은 마사지치료를 더 심도 있게 연구하는 것을 탐구하는 모든 독자들에게 권한다.

마지막으로, Freak Nation에게 감사한다. 당신은 당신을 알고 있다. 나는 내생애 당신을 알고 있는 것이 얼마나 고마운지를 당신이 알기를 희망한다. 당신은 나를 경청했으며 오랫동안 도왔다. 결국, 이제 우리는 모든 것을 논할 수 있다.

# 목차(Contents)

# 치료를 위한 기본적 도구 (The Basic Tools for Specific Treatment)

제 1 장

## WHAT IS 질환(상태)별 마사지란 무엇인가? (CONDITION-SPECIFIC MASSAGE?)

간단히 말해서, 질환(상태)별 마사지란 특정 질환(상태)을 유발하는 요인들을 치료하기 위해 마사지 기법을 적용하는 것이다. 치료사들은 각종 마사지 기법(스포츠나 태국식 또는 임상적 외과적 마사지 등)이나 반사요법(reflexology) 또는 스파치료(spa therapy)등에 대한 심층적 연구를 통해 자신이 가지고 있는 지식을 보완한다.

마사지의 형태와 관계없이 치료의 대상자들은 만성적인 자세 불균형이나 손상으로 인한 통증으로 고통을 받고 있는 사람들이며, 마사지를 시행할 장소와 환경은 치료사가 선택하게 된다. 통증을 치료하기 위해 사용하는 기법은 서로 다를지라도, 그 치료목적은 상당부분 변함없이 일치한다.

마사지 치료사들은 특정 질환/상태의 치료에 대해 다양한 전문적 기술을 가지고 있다. 또한 모든 마사지 치료사들은 근골격 시스템에 대한 전문적 지식을 가지고 있다. 복잡한 만성 통증과 손상을 치료하는 실습 능력을 증진시키고자 하는 치료사들에게는 심층적 연구와 전문화가 중요하다. 그러나 이 책에 설명되어 있는 일반적 질환(상태)들이 복잡하지 않은 경우에는 기본적인 마사지 치료 기술로도 충분히 환자의 통증을 최소화하고 균형된 자세를 촉진할 수 있다.

이 책은 기본적인 마사지 치료 기술들을 이용하여, 다양한 마사지 치료 현장(의료 기관에서부터 온천 시설에 이르기까지)에서 일반적으로 볼 수 있는 질환(상태)과 연관된 요인들을 치료하기 위한 코어 마사지 치료 프로그램을 교육하는데 초점을 두고 있다. 치료사는 치료 목적에 초점을 두면서 자신이 추구하는 방식의 기법을 적용한다. 또한 치료사는 기법의 생리적 효과에 대한 지식을 토대로 특정 질환(상태)에 대한 치료 목적과 거기에 맞는 기법을 적절히 연결시키고(이 장의 다음 부분에 제시되어 있음), 치료 계획을 개발할 수 있을 것이다.

이 장에서는 마사지 치료사들이 목적에 맞는 효과적인 치료 계획을 세우는데 이용되는 기본적 도구들에 대해 검토할 것이다. 이 책에 소개되어 있는 각각의 주제는 여기에 서술되어 있는 것보다 더욱 자세하게 연구될 수 있으며, 각각의 도구들도 기본적 마사지 교육과정에서 배우는 목적을 넘어 좀 더 구체적이고 특정적으로 이용될 수도 있다. 그러나 여기에서는 특정 질환(상태)의 치료에 초점을 두는 접근방식을 연구하기 위한 디딤돌을 제공하고, 일반적인 이완 마사지를 통해 특정 증상과 징후를 치료하는 방법을 제안하고 있다.

어떤 경우에는, 이 책에 설명되어 있는 질환(상태)을 가진 환자가 합병증이나 다른 문제를 가지고 있어서 그것을 적절하게 치료하기 위해서는 더욱 전문화된 기술과 훈련이 필요할 수도 있다. 자신의 치료기술 수준이 환자의 복잡한 상태를 치료하기에 충분하다는 확신이 들지 않는다면, 자신보다 많은 트레이닝 경험을 가진 치료사나 멘토와 논의해야 한다. 환자에 대한 평가가 정확하면 완벽한 치료 계획을 세울 수 있을 것이다. 경험이 풍부한 치료사와 논의 한 후에도 확신이 들지 않는다면, 복잡한 문제를 가진 환자를 관리하는데 더많은 경험과 트레이닝을 거친 다른 마사지 치료사나 의사에게 의뢰한다. 자신의 경험/능력을 넘어서는 환자를 치료하려고 시도하는 것은 환자의 회복을 저해하고 환자가 마사지 치료를 거부하게 만들 수 있다. 환자의 법적 동의하에, 그들에 대한 평가와 치료 목적을 경험 많은 치료사나 의사와 상의하는 것은 경험을 통해 지식을 쌓을 수 있는 가장 좋은 방법이다.

# BASICS 생체 역학의 기초(OF BIOMECHANICS)

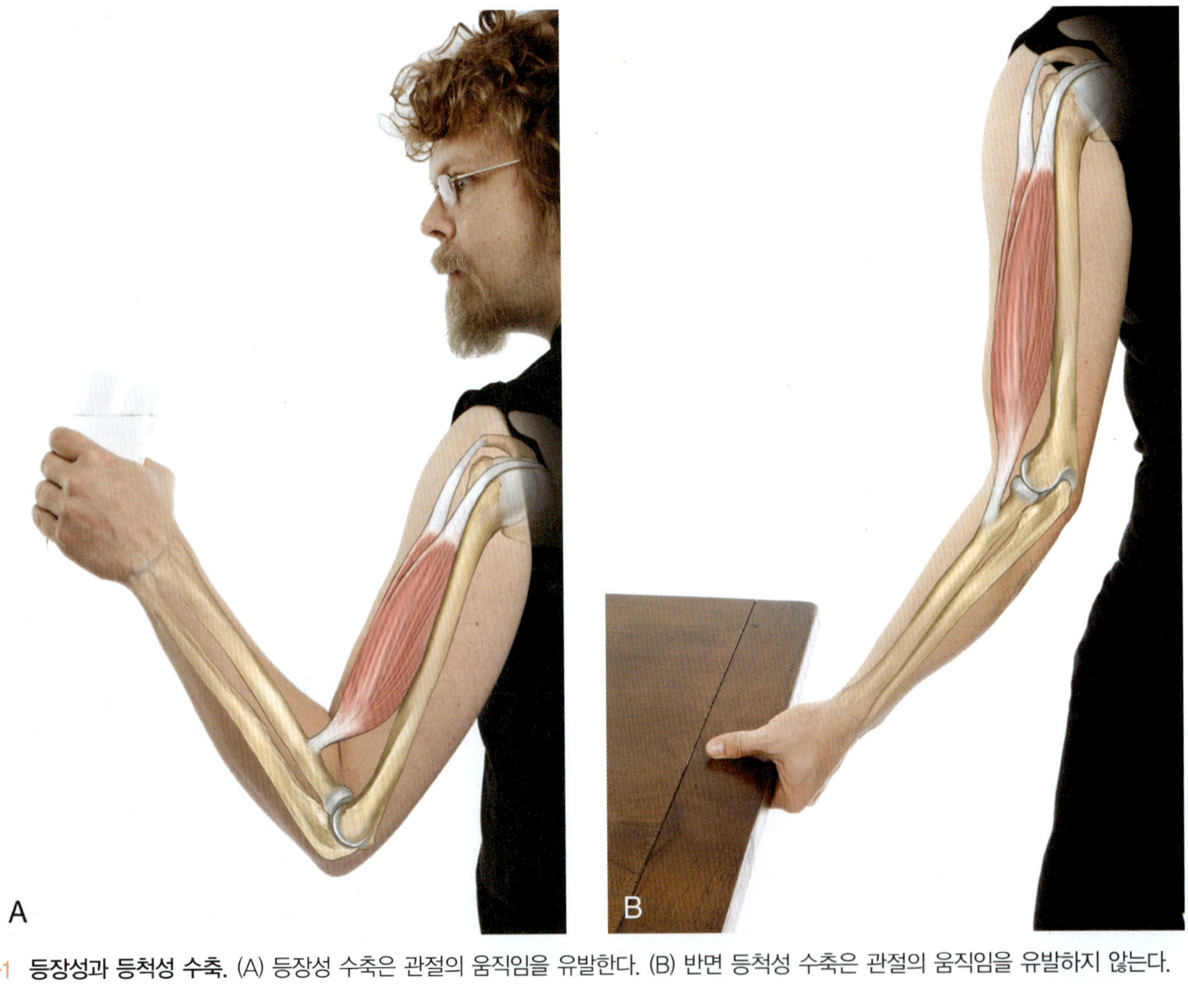

그림 1-1 **등장성과 등척성 수축.** (A) 등장성 수축은 관절의 움직임을 유발한다. (B) 반면 등척성 수축은 관절의 움직임을 유발하지 않는다.

일반적으로, 생체 역학은 살아 있는 인체에 역학적 모델을 적용하는 방법을 연구하는 학문이다. 생체 역학은 뼈와 관절, 그리고 여기에 작용하여 인체를 움직이게 하거나 정적 자세를 유지하게 하는 내적, 외적인 힘 사이의 관계를 설명해준다. 근육의 긴장도(muscle tension)는 해부학적 구조와 여기에 작용하여 밀고 당기는 힘의 중재 역할을 한다. 근골격계의 생체 역학에 대한 기초 지식은 환자의 자세와 활동이 생체 역학에 어떠한 영향을 주는지 알 수 있도록 해주며 치료사가 치료 계획을 세우는데 도움을 준다. 해부학적 구조와 힘 사이의 관계에 대한 이해는 통증과 손상을 평가하는 유용한 도구이다.

근육의 긴장도가 저항보다 클 때, 근육의 길이에 변화가 생기며 움직임을 만드는데, 이를 등장성 수축(isotonic contraction)이라고 한다(그림 1-1). 등장성 수축은 구심성(근육이 짧아짐, concentric) 또는 원심성(근육이 늘어남, eccentric)으로 일어난다. 구심성 수축과 원심성 수축에 대해서는 아래에 좀 더 자세하게 기술되어 있다. 건강한 상태에서의 근 수축은 중력과 신체의 무게로 인한 저항보다 큰 힘을 발휘하여 부드러운 움직임을 만들어 낼 수 있다. 예를 들어, 보행주기의 유각기(swing phase)는 등장성 수축으로 구성되어 있다. 근육이 강할수록 더 큰 저항을 이길 수 있다.

저항이 근육의 긴장도보다 클 때, 근육의 길이는 변화가 일어나지 않으며 움직임이 생기지 않는다. 이를 등척성 수축(isometric contraction)이라고 한다. 보행 주기의 입각기(stance phase)는 등척성 수축과 연관된다. 우리가 아무리 건강하고 튼튼하다 하더라도, 근 수축으로는 절대로 지구를 움직일 수 없으므로, 이때의 근육은 선 자세를 유지하기 위해 등척성으로 수축을 한다.

움직임을 수행하기 위해 근 섬유(muscle fiber)가 동원될 때, 각각의 근원 섬유(myofibril)들 중에는 완전히 수축하는 것도 있고 전혀 수축하지 않는 것도 있다. 이를 '실무율의 원칙(all or nothing principle)' 이라고 한다. 근 수축의 힘은 각 근 섬유의 수축 정도에 의해 생기는 것이 아니라, 필요한 힘을 생성시키기 위해 완전히 수축하여 동원되는 근 섬유의 숫자에 의해 생기는 것이다. 예를 들어, 움직임에 대한 저항이 오직 중력뿐이라면, 적은 숫자의 근 섬유만이 동원될 것이다. 그러나 40 Ib의 아이를 들어 올릴 때는 더 많은 근 섬유의 수축이 반드시 필요하다. 이것은 한 근육내에서도 다른 부분에 비해 스트레인이 더 잘 발생하는 특정 부분이 존재하는 이유를 설명해 준다.

## 작용근과 길항근(Agonists and Antagonists)

위에서 설명한 바와 같이 각각의 움직임은 움직임을 만들어 내는 작용근과 반대 작용을 하는 길항근의 조화가 필요하다(그림 1-2). 모든 근육은 동작에 따라 작용근이나 길항근이 될 수 있다. 위에서 설명한 바와 같이 작용근과 길항근의 근 섬유는 실무율의 원칙에 따라 동원된다.

주동근(prime mover)과 협력근(synergist)을 포함한 작용근은 구심성으로 수축하여 움직임을 만든다. 구심성 수축은 동작에 필요한 힘을 생성하기 위해 근 섬유가 짧아진다. 주동근은 움직임을 만드는 주된 근육으로, 일반적으로 주어진 동작을 만드는 근육들 중 가장 크거나 강력하다. 예를 들어, 팔꿈치를 구부릴 때 위팔근(상완근, brachialis)은 주동근이며 구심성으로 수축한다.

협력근은 힘이 필요할 때 주동근을 도와주는 근육이며 몇몇 근육의 구심성 수축이 요구된다. 협력근은 주동근과 같은 동작을 수행할 수 있는 능력을 가진 좀 더 작은 근육이다. 팔꿈치를 구부리는 작용을 하는 어떤 근육이라도 연관될 수 있지만, 위팔두갈래근(상완 이두근, biceps brachii)과 위팔노근(상완요골근, brachioradialis)은 위팔근이 팔꿈치를 구부릴 때 빈번하게 참여하는 협력근이다. 어떤 동작을 할 때 주동근을 도와주는 근육의 수와 근력은 주로 저항의 양에 달려있다. 펜을 들어 올리는 동작에서는 팔꿈치를 구부리는 주동근 근섬유의 많은 수축이나 협력근의 동원이 필요하지

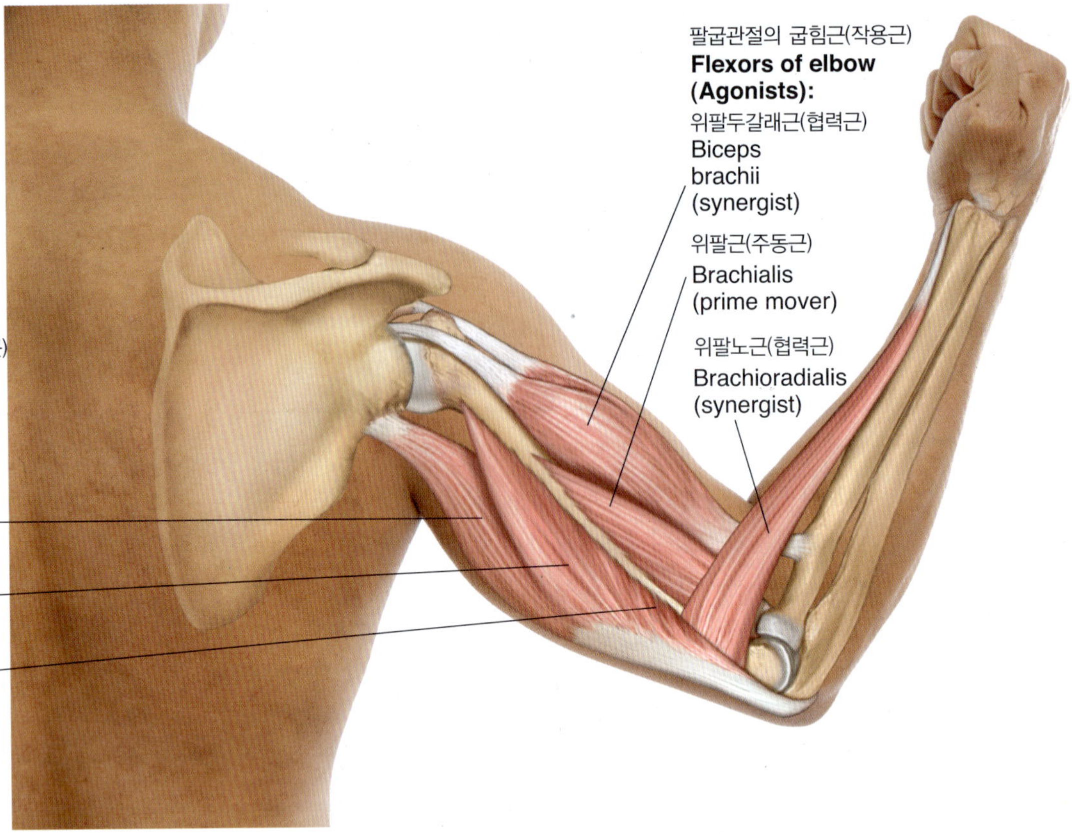


그림 1-2 **팔굽관절 굽힘 시 주동근과 길항근.** 주동근은 구심성으로 수축하여 움직임을 만드는 반면, 길항근은 원심성으로 수축하여 움직임의 속도를 조절한다.

않다. 특정 동작의 주동근이 손상을 받으면 이 기능장애를 보상하기 위해 종종 협력근들이 동작을 도와준다. 그런데 그 동작이 협력근보다 훨씬 크고 강력한 주동근에 의해서 정상적으로 수행되어야 하는 상황이라면, 협력근에 손상과 과긴장이 발생하기 쉽다.

길항근은 움직임이 부드럽게 일어나게 하기 위해 작용근과 반대 작용을 하는 근육이다. 길항근은 짧아지는 작용근에 대항하여 길어지면서 근수축의 속도/스피드를 조절하는데, 결과적으로 부드러운 움직임이 일어난다. 근수축의 속도/스피드를 조절해주는 길항근이 없다면, 코를 긁기 위해 팔꿈치를 구부릴 때 강한 근 수축이 일어나 눈이 멍들게 될 것이다. 팔꿈치를 구부릴 때의 길항근은 위팔세갈래근(상완삼두근, triceps brachii)이며 이 근육은 원심성으로 수축한다. 원심성 수축은 움직임을 부드럽게 유지하기 위해 근 섬유가 길어진다. 어떠한 동작에 길항 작용을 하기 위해 동원되는 근섬유의 숫자는 구심성 수축의 속도/스피드를 조절하는데 필요한 힘의 양에 달려있다. 펜을 집어 올리기 위해 팔꿈치를 구부릴 때 길항근의 근섬유는 적은 양만 동원될 것이다. 반면 책 박스를 들어 올릴 때에는 길항근의 모든 근 섬유가 동원되는 것이 필요할 것이다. 반대로, 위팔세갈래근은 팔꿈치를 펴는 작용근이며 이때는 팔굽관절(주관절, elbow joint) 굽힘근이 길항근의 역할을 한다.

손상이 발생했을 때, 원인이 된 동작과 연관된 주동근과 협력근은 짧아지는 경향이 있어서 이를 신장해야 하는 반면, 길항근은 과도하게 스트레칭 되거나 미세파열이 발생하기 쉬워 근력 강화가 필요한데 이러한 차이를 이해하는 것은 치료 계획을 세우는데 있어서 중요하다. 일단 기능장애와 연관된 짧아진 근육을 치료한 후에는 길항근을 평가하여 길항근이 작용근의 단축이 재발되는 것을 방지하는데 도움을 줄 수 있다면, 환자에게 이를 강화시키도록 하는 것이 필요하다.

작용근과 길항근의 조화는 손상을 유발하는 동작뿐만이 아니라, 정적자세(작용근은 짧아진 위치에 길항근은 신장된 위치로 유지)에 의해서도 종종 깨지게 된다. 예를 들어, 직업적으로 운전을 하는 사람들이나 데이터를 입력하는 직업을 가진 사람들은 가슴근(흉근, pectoral m.)이 짧아지고 마름모근(능형근, rhomboid)은 신장된 자세로 몇 시간씩 작업을 하기 때문에 과도한 후만 자세(hyperkyphosis)가 발생하기 쉽다. 이로 인하여 환자는 종종 양쪽 어깨뼈(견갑골, shoulder blade) 사이에서 통증을 느끼게 되고 치료사는 이 근육들을 치료하는데 집중하게 된다. 그러나 가슴근을 늘려주지 않은 상태에서 길항근을 강화시키는 방법을 가르치게 되면, 가슴근이 만성적으로 짧아져 생긴 저항에 대해 마름모근이 적절하게 기능을 수행하지 못하게 될 것이다.

대부분의 활동은 다양한 근육의 움직임이 조화를 이루어 수행된다. 예를 들어, 팔꿈치를 구부릴 때, 전완의 엎침(회내, pronation)과 뒤침(회외, supination), 어깨관절의 굽힘이나 안쪽(medial) 또는 가쪽 돌림(lateral rotation) 등의 움직임도 일어나게 된다. 그러므로 기능장애를 유발하는 자세의 편위나 동작에 대해 작용근, 협력근, 길항근을 각각 고려해야 한다. 작용근과 길항근은 서로 반대 방향으로 등장성 수축을 하는 반면(걸을 때처럼), 등척성 수축은 연관된 관절의 양쪽에 있는 근육이 거의 같은 정도로 작용한다. 서 있을 때, 뒤넙다리근(슬굴곡근, hamstring)과 넙다리 네갈래근(대퇴사두근, quadriceps femoris)은 균형을 유지하기 위해 등척성으로 수축한다.

## 관절가동범위(Range of Motion)

관절 가동범위(ROM)는 관절이 움직일 수 있는 가능성(possibility)을 설명하는 일반적인 용어이다. 그러나 관절가동범위에 대한 검사는 이 움직임과 연관된 연부 조직과 그 움직임에 책임이 있는 근육에 대한 검사로 관절의 기능성(functionality)을 나타내는 것이지 근육의 기능성을 기술하는 것은

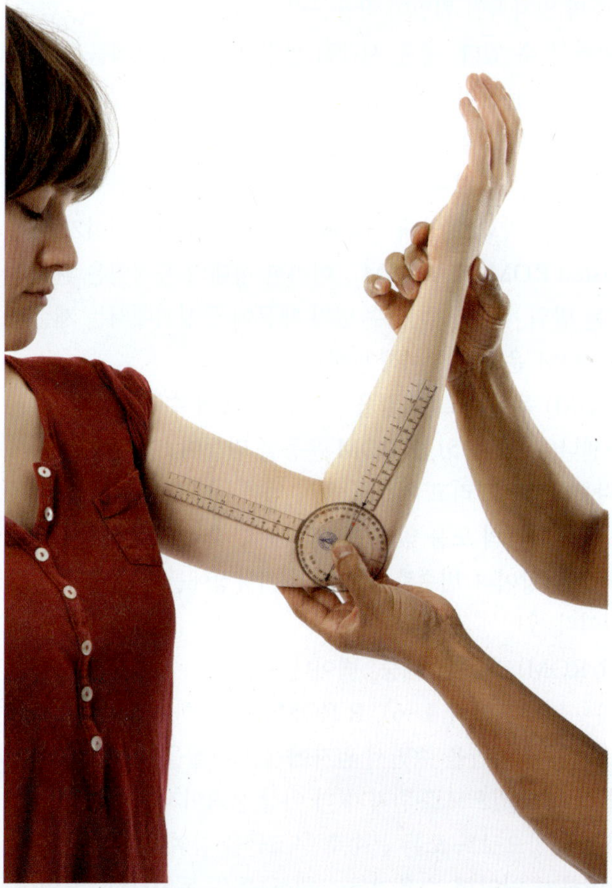

그림 1-3 **각도계(goniometer).** ROM은 각도계로 정확하게 측정할 수 있다.

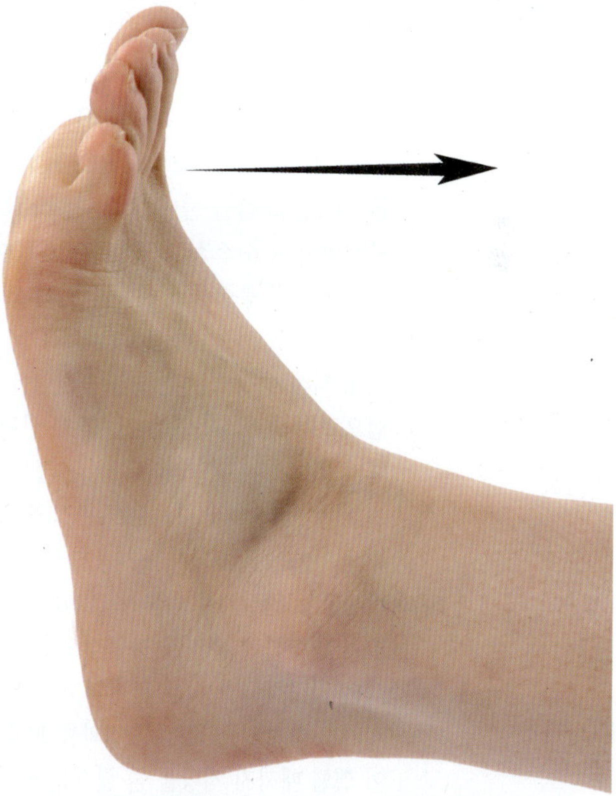

그림 1-4 **발목관절의 능동 등쪽 굽힘.** AF ROM 운동 시, 환자는 외부의 도움이나 저항 없이 근육을 능동 수축하여 관절을 움직인다.

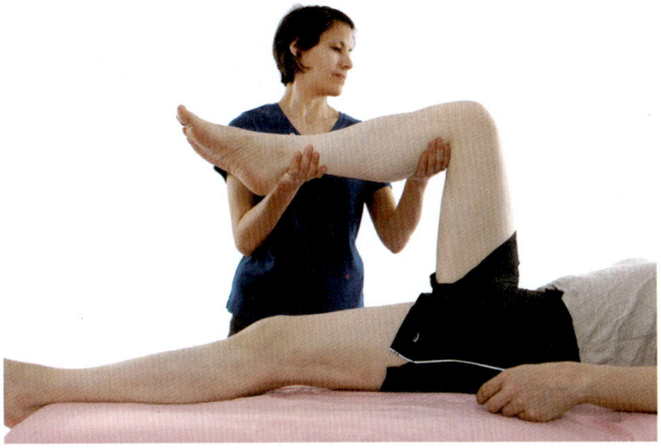

그림 1-5 **엉덩관절의 수동 굽힘.** P ROM 운동시에는 치료사가 환자의 이완된 관절을 움직인다.

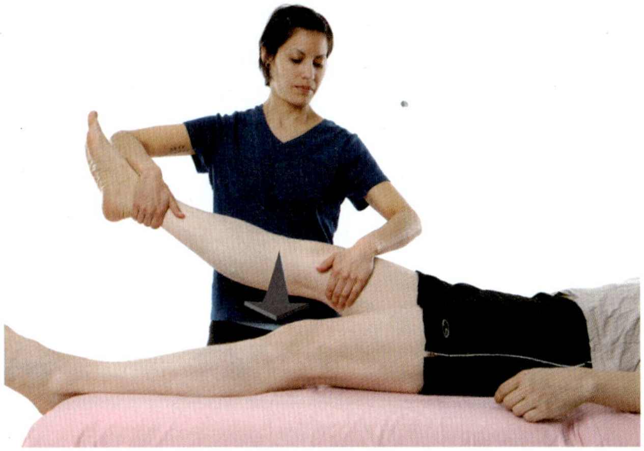

그림 1-6 **엉덩관절의 저항성 모음.** R ROM 운동 시, 치료사가 저항을 주는 동안 환자는 관절을 능동적으로 움직인다. 이 그림에서 환자는 치료사가 주는 압력에 의해 발생한 저항에 대항하여 다리를(무릎은 폄 상태) 카메라 방향으로 움직이고 있다.

아니다. 각 관절의 가동범위는 그 관절의 주변에 있는 조직과 근육들뿐만 아니라, 관절의 생김새에 달려있다. 관절 가동범위를 언급할 때는 연관된 관절과 움직임의 이름 그리고 그 움직임이 능동인지, 수동인지 또는 저항성인지를 표시하는 것이 중요하다(예. 팔굽관절의 능동 굽힘). 관절 가동범위 검사를 하는 동안 만약 환자가 통증을 느끼면 어디에서 통증이 느껴지는지 물어본 후, 통증의 원인이 되는 정확한 지점에서 검사를 시작하여 통증의 일차적인 원인이 작용근인지 길항근인지, 근육, 힘줄, 인대, 관절주머니인지, 관절의 뼈인지를 판별할 수 있다. 종종 시각적 판단으로 기능장애를 알아낼 수도 있지만 가동범위는 각도계(goniometer)를 이용하여 좀 더 정확히 측정할 수 있다(그림 1-3).

능동 관절 가동범위(active ROM; A ROM) 운동을 할 때, 환자는 근육을 의식적으로 수축함으로써 관절을 움직인다(그림 1-4). 환자가 도움 없이 움직일 수 있을 때는 자유로운 능동 가동범위 운동이 일어나지만(active free ROM; AF ROM), 근 약화로 인해 도움이 없이는 관절을 움직이기 어려울 때에는 도움을 줄 수도 있다(active assisted ROM; AA ROM). 이러한 형태의 움직임은 환자가 움직임의 양을 스스로 조절하여 통증이 없는 범위 내에서 멈출 수 있기 때문에 급성기에서는 재손상이나 과도한 통증을 방지하기 위해 오직 A ROM 운동만 실시해야 한다.

수동 관절 가동범위(passive ROM; P ROM) 운동은 그 관절을 지나는 근육의 수축이 아닌 다른 힘에 의해 생성되는 관절의 움직임을 나타낸다(그림 1-5). P ROM 운동을 만들어 낼 수 있는 외적 힘으로는 중력, 벽 또는 면, 환자 신체의 다른 부분, 그리고 치료사 등이 있다. P ROM 운동을 검사하기 위해서는 이완되어 있는 관절을 치료사가 환자의 도움 없이 움직인다. 환자가 관절을 움직이기에 너무 약하거나 치료사가 관절의 구조적 비정상이나 비수축성 조직의 기능장애를 검사하기 원하는 경우에는 P ROM 을 사용할 수 있을 것이다.

저항성 관절가동범위(resisted ROM; R ROM) 운동은 체중, 벽이나 면, 또는 치료사의 외적인 힘에 대항하여 환자가 능동적으로 수축하는 것이다(그림 1-6). R ROM을 검사하기 위해서, 치료사는 검사하고자 하는 관절의 바로 먼쪽(distal)에 저항을 주면서 환자에게는 관절을 능동적으로 움직이도록 지시한다. 검사 결과를 모호하게 만들 수 있으므로 환자가 더 이상 움직이지 못하거나 관절이 떨릴 때까지 저항을 줄 필요는 없다. 작은 저항으로도 모든 근수축 구조들을 참여시킬 수 있으며, A ROM 이나 AA ROM 운동에서는 관여하지 않았던 수용기(receptor)들을 동원시킬 수 있다. R ROM은 손상의 급성 단계에서는 사용하지 말아야 한다.

# CLIENT 환자 평가(ASSESSMENT)

평가는 질환(상태)별 마사지를 진행하기 전에 환자의 건강력을 가능한 많이 파악할 수 있는 필수적인 과정이다. 많은 질환들은 치료 계획을 세울 때 특별히 고려해야 하거나 금기증이 될 수 있는 여러 요인들(전신성 질환, 외상의 과거력, 약물로 인한 부작용, 스트레스 등)이 내재되어 있다. 평가는 가능한 자세하게 시행해야 하며, 비판적 사고를 통하여 전체적인 상황을 보는 것이 중요하다.

## 건강력(Health History)

OLDRFICARA(Ol' Dr. Ficara라고 읽는다)는 치료사가 정확한 평가와 치료 계획을 세우는데 필요한 기본적이고 객관적인 정보를 수집할 때 환자에게 물어보아야 하는 중요한 질문을 기억하기 쉽도록 해주는 연상 기호이다. 이 질문들에 대한 대답은 환자의 질환(상태)에 따라 다양할 것이다. 이것에 대해서는 다음 장[특정 질환(상태)]들에 아주 자세히 논의되어 있다.

Onset – 증상이 언제부터 시작되었나요?
Location – 증상이 어디서 느껴지나요?
Duration – 증상이 나타나면 얼마나 오랫동안 지속되나요?
Radiation – 증상이 신체의 다른 부분으로 방사되나요?
Frequency – 증상이 얼마나 자주 나타나나요?
Intensity – 증상과 동반되는 통증의 수준은 어느 정도인가요?(통증 척도 이용)
Character – 느껴지는 증상에 대한 환자의 표현/서술
Aggravating factors – 증상을 악화시키는 것은 무엇입니까?
Relieving factors – 증상을 완화시키는 것은 무엇입니까?
Associated factors – 여기에는 지금까지 수집된 정보들을 기초로 한 구체적이고 특정적인 질문들과 의학적 진단명, 복용중인 약 또는 치료, 손상의 과거력, 그리고 치료 계획을 세우는데 도움을 줄 수 있는 기타 세부 정보들이 포함된다(다음 장들에는 특정 상태나 질환에 대한 중요한 질문들이 열거되어 있다).

## 증상과 징후가 당신에게 무엇을 말하고 있는가? (What do Signs and Symptoms Tell You?)

환자의 증상(symptome)과 징후(sign)는 당신이 경증이나 중등도의 질환(상태)을 평가하기 위해 알아야 할 필요가 있는 많은 것들을 말해준다. 징후는 치료사에 의해 측정되어지며 객관적이다. 여기에는 자세의 편위, 관절가동범위 평가, 근 긴장도, 온도, 그리고 연부조직의 질감 등이 포함된다. 증상은 환자에 의해 측정되어지며 주관적이다. 여기에는 통증의 수준, 피로도, 삶의 질 등이 포함된다. 자세 평가나 특수 검사를 하기 전에 환자가 느끼는 증상을 파악하는 것은 평가의 초점을 맞추고 시간을 절약하는데 도움을 줄 것이다. 환자 각각의 케이스와 주관적인 표현/서술은 다양하지만 증상과 징후에 대한 일반적인 표현/서술을 정리해 놓은 표 1-1이 도움을 줄 것이다.

환자의 증상을 평가할 때는 통증 척도를 이용한다. 통증을 평가하는데 이용되는 많은 방법들을 조사하여 환자의 주관적 표현과 치료 목적을 가장 잘 연결시켜 줄 수 있는 것을 선택한다(그림 1-7). 통증은 주관적인 것이며, 환자의 통증 내성은 환자마다 크게 다르다는 것을 항상 기억해야 한다. 구두 평가를 할 때는 환자에게 일상 생활동안의 통증 수준에 대해 질문한다. 1에서 10까지의 척도가 일반적으로 이용되는데 10은 일상생활 활동을 심각하게 저해하거나 방해할 정도의 통증 수준을 나타낸다. 일상생활 활동 시 나타나는 8-9의 통증은 심한/급성 손상이나 심각한 상태를 의미한다. 전신적 질환(systemic condition)이 의심되거나 의학적 처치가 필요한 손상이라면, 환자를 의료진에게 의뢰한다. 마사지의 금기증은 아니지만 심하거나 급성기 손상의 경우에는, 의료진이 마사지 치료를 해도 된다는 허가를 했다 하더라도, 국소적 치료나 심부 기법을 적용해서는 안 된다. 이러한 경우에는 손상이 아급성이나 만성 단계로 진행될 때까지 치료 스케줄을 재조정하거나 고급과정의 마사지 트레이닝을 받은 치료사에게 의뢰한다. 통증의 문제는 모든 것을 기록하고 주목해야 한다. 2-3 정도의 통증이라 하더라도 과소평가해서는 안 된다(특히, 만성의 경우). 신경근골격계가 건강한 상태에서는 통증이 전혀 발생하지 않는다.

또한 치료를 하는 동안 환자가 느끼는 통증도 평가할 필요가 있다. 다시 1-10 통증 척도를 이용하며, 10은 치료사의 터치를 환자가 피하게 되는 통증을 나타낸다. 일단 한번 통증이 8에 도달하면 환자는 더 이상 충분히 이완된 상태를 유지할 수 없기 때문에 환자에게 통증이 6이나 7에 접근하면 알려 달라고 얘기한다. 통증유발점 기법과 같이 8이상의 통증에 사용할 경우에는 근육이 긴장되지 않도록 환자에게 미리 설명한다. 많은 환자들이 치료는 강하고 통증이 동반될 때 가장 효과가 있다고 믿는 경향이 있다. 그러므로 환자에게 치료는 환자가 가능한 이완된 상태에서, 천천히 그리고 신중하게, 한 번에 한 층(layer)씩 시행할 때 가장 효과적이라는 것을 설명해야 한다. 이 책에 기술되어 있는 치료법들은 통증을 유발하지 않아야 한다. 환자가 이완되고 평온한 상태를 유지하는 것이 매우 중요하다. 강한 기법을 시행할 때, 환자에게 숨을 쉬도록 하는 것은 통증을 줄이고 근육이 긴장되는 것을 막는데 도움을 준다는 것을 기억해야 한다.

## 관절 가동범위 평가(Range of Motion Assessment)

기능장애를 평가하기 위해 관절가동범위를 검사할 때는 A ROM을 먼저 검사하는 것이 가장 좋다. 환자는 그들이 편안함을 느끼는 범위 내에서 AF ROM(자유로운 능동 관절가동범위) 운동을 멈출 것이다. P ROM과 R ROM 검사를 시행할 때는 움직임이 환자의 편안한 범위를 넘어가 손상이나 불필요한 통증이 발생하는 것을 피하기 위해 환자의 능동 가동범위를 지침으로 이용해야 한다. 관절을  강하게 움직이는 것은 평가의 정확성을 해칠 수 있다. 환자가 불편감을 느끼는 지점까지만 움직여 평가하는 것이 필요하다. 이것은 환자가 완전한 관절가동범위를 수행하지 못하도록 하는 원인이 무엇인지를 평가하는데 필요한 정보를 줄 것이다. 관절 가동범위 운동을 치료로서 시행하거나 자가운동으로 추천할 때는 환자가 편안함을 느끼는 범위 내에서 조심스럽게 해야 하며, 증상을 유발시키는 저항이나 반복은 제한해야 한다.

평가 도구로서의 AF ROM(자유로운 능동 관절가동범위) 운동은 그 관절의 주변에 있는 수축성 조직과 비수축성 조직 모두에 대한 정보를 준다. 손상된 관절의 AF ROM이 통증을 유발하거나 신체 반대편의 같은 관절(건강한)에 비해 움직임이 제한되어 있다면, 이는 뼈, 인대, 활액낭, 반월판, 또는 그 외 조직의 비정상뿐만 아니라, 그 움직임의 주동근, 협력근, 또는 길항근의 통증유발점, 유착, 반흔 또는 손상을 나타내는 것이다. 통증을 느끼지는 않지만 가동범위를 완전히 움직일 수

**표 1-1 주관적 호소에 대한 일반적 설명**

| 주관적 호소 | 일상생활동작 동안 | 촉진이나 치료 동안 |
|---|---|---|
| 예리한 통증<br>(sharp pain) | 최근의 연부조직 외상<br>손상(근섬유, 힘줄, 인대 파열과 같은)의 급성기 특히, 움직일 때 느껴지며 종종 안정할 때에는 완화됨.<br>내장기관과 연관된 질환(국소적, 심부 통증)<br>신경의 압박이나 충돌이 있을 때(특히, 저림이나 화끈거림이 동반될 때), 활동할 때나 안정할 때도 느껴짐 | 파열된 섬유에 마찰이나 압박을 가했을 때<br>골극(bone spur)이나, 낭(cyst) 또는 비정상적으로 생겨난 구조를 압박했을 때<br>내장기관 질환이 있는 환자의 복부에 시행할 때 |
| 둔한, 쑤시는 통증 또는 스티프니스나 타이트니스<br>(dull, aching pain, or stiffness or tightness) | 근육 외상(급성기가 아닌)<br>과긴장성(hypertonicity)<br>종창(swelling)<br>근막이나 관절 제한(restriction)<br>활동성 통증유발점<br>섬유근통증(fibromyalgia) | 치료나 기법 적용 시 환자의 자세로 인한 허혈<br>대사산물이 축적된 부위<br>과긴장 또는 피로한 근육 |
| 화끈거리는 통증이나 감각<br>(burning pain or sensation) | 신경 압박<br>피부의 통증유발점<br>골막 손상(국소적인 감각임) | 치료나 기법을 적용하는 동안, 환자의 자세로 인한 신경의 압박 |
| 저림 또는 무감각<br>(tingling or numbness) | 신경의 병변, 압박 또는 충돌<br>장기간 같은 자세를 유지했을 때<br>허혈(ischemia)<br>허혈이나 신경 손상과 관련이 있는 전신성 질환(예. 당뇨병)<br>비타민이나 미네랄 불균형<br>독성 노출<br>방사선 부작용 | 치료나 기법을 적용하는 동안, 환자의 자세로 인한 허혈이나 신경 압박 |
| 욱신거리는 통증<br>(throbbing pain) | 염증<br>급성 손상(injury)<br>정맥혈이나 림프 흐름의 저하 | 장기간의 혈관 압박 |
| 움직일 때 통증 증가함<br>(increasing pain on movement) | 활동성 통증유발점<br>근 경련<br>섬유 파열<br>방사통을 동반하는 신경자극 | 활동성 통증유발점<br>근 경련<br>섬유 파열<br>방사통을 동반하는 신경자극 |
| 움직일 때 통증 감소함<br>(decreasing pain on movement) | 순환을 증진시키면 해소될 수 있는 순환 감소나 부종(edema)<br>잠복성 통증유발점 | 순환을 증진시키면 해소가 되는 순환의 감소나 부종<br>잠복성 통증유발점 |
| 움직임에 영향을 받지 않음(pain unaffected by movement) | 피부의 통증유발점<br>연관통이 있을 때 | 피부의 통증유발점<br>연관통이 있을 때 |
| 근 약화(weakness) | 근육, 신경 또는 신경근이음부를 침범하는 손상이나 질환 | 치료사의 기법이나 환자의 자세로 인한 혈관이나 신경의 압박 |
| 이상감각<br>(paresthesia: 피부가 따끔따끔하고 가려우며 저린 감각) | 신경관련 질환(단순 압박에서 종양까지)<br>순환 장애<br>당뇨병<br>갑상성 기능 저하 질환 | 신경 압박<br>피부 아래 반사 부위에 대한 자극 |

(계속)

**표 1-1 주관적 호소에 대한 일반적 설명(계속)**

| 주관적 호소 | 일상생활동작 동안 | 촉진이나 치료 동안 |
|---|---|---|
| | 비타민 결핍<br>류마티스 관절염<br>루푸스 | |
| 과민감각(hyperesthesia: 자극에 대한 민감도가 비정상적으로 높음) | 화학적 자극제(chemical stimulants) 예. 카페인)<br>뇌나 척수 손상<br>불안(anxiety) | 중추신경계 자극에 대한 자극<br>불안 |
| 열(heat) | 염증 | 반복된 스트로킹으로 인한 순환의 증가<br>염증과정을 유발하는 기법 |
| 냉(cold) | 허혈 | 혈관 압박 |

없다면, 그 움직임의 주동근이나 협력근의 근 약화를 의미하며 신경학적 문제임을 나타낸다. 이러한 결과가 있을 경우에는 R ROM을 이용해 근력(strength)을 검사하거나 촉진을 통해 압통, 온도, 질, 긴장도 등을 검사하여 근육에 대해 좀 더 세밀한 평가를 진행한다(아래의 촉진 부분 참조).

평가 도구로서의 P ROM은 근 수축과 연관이 없는 관절의 기능장애에 대한 정보를 보여준다. 근 수축을 제거함으로써 그 통증이나 제한의 원인이 근육에 의한 것이 아니라, 염증이나 손상이라는 것을 추론할 수 있을 것이다. 활액낭염, 반월판 파열, 골극, 인대의 불안정성, 탈구, 근막의 제한 또는 그 이외의 다른 문제 등이 좀 더 명확해질 것이다.

끝느낌(end feel)은 환자가 편안함을 느끼는 P ROM의 끝에서 약간의 과압력(overpressure)을 주었을 때, 치료사에게 느껴지는 감각을 일컫는 용어이다. 치료사는 환자가 편안함을 느끼는 범위를 지나칠 정도의 큰 압력을 줄 필요는 없으며 오직 관절에서 뼈가 뒤로 튕겨져 나오는 느낌이 드는 정도의 압력만을 가해준다. 건강한 관절의 끝느낌은 완전한 P ROM이 일어난 상태에서 과압력이 가해졌을 때 일어나며 불편감 없이 부드럽게 뒤로 튕겨지는 느낌이다. 이는 관절의 모양과 관절 주변의 연부조직만이 관절의 가동범위를 제한하는 요인인 경우에 나타나는 과압력에 대한 정상적 반응이다. 이와 대조적으로, 병적 끝느낌은 건강하지 못한 구조로 인해 관절의 P ROM이 완전하지 못하거나 불편함을 느끼는 상태에서 과압력을 가했을 때 치료사가 느끼는 감각이다. 정상과 병적 끝느낌을 표 1-2에 요약해 놓았다.

평가 도구로서의 R ROM은 신경(검사하고자 하는 관절을 움직이는 근육에 신경 자극을 보내는)의 상태와 환자의 근력에 대한 정보를 제공한다. R ROM 검사에서 통증이 유발된다면, 이는 관절을 지나는 근육이나 힘줄의 스트레인이나 통증유발점이 있는 경우일 것이다. 스트레인의 정도에 따라 그 결과는 AF ROM의 결과와 유사할 것이다. R ROM 시 통증없이 근 약화가 나타나면 이는 신경과 연관된 것이다.

시각 상사 척도 **Visual Analogue Scale**

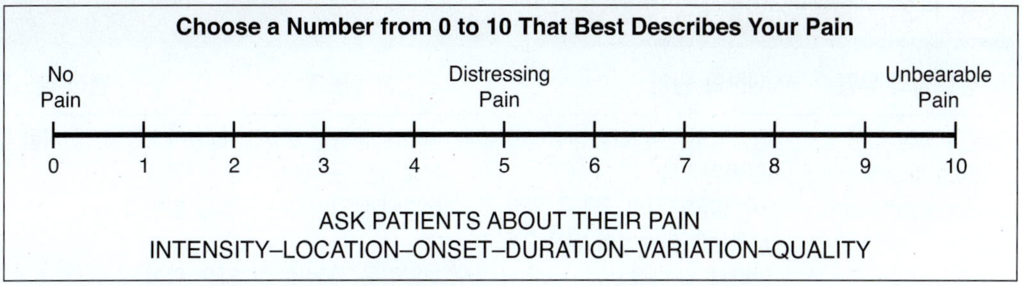


'얼굴 표정' 통증 등급 척도 **'Faces" Pain Rating Scale**

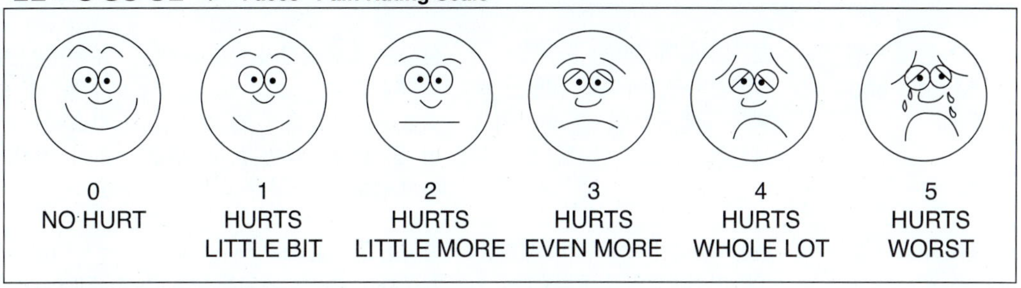


행동관찰 통증 등급 척도 **Behavioral Observation Pain Rating Scale**

| **Categories** | **Scoring** | | |
|---|---|---|---|
| | 0 | 1 | 2 |
| **Face** | No particular expression or smile; disinterested | Occasional grimace or frown, withdrawn | Frequent to constant frown, clenched jaw, quivering chin |
| **Legs** | No position or relaxed | Uneasy, restless, tense | Kicking, or legs drawn up |
| **Activity** | Lying quietly, normal position, moves easily | Squirming, shifting back and forth, tense | Arched, rigid, or jerking |
| **Cry** | No crying (awake or asleep) | Moans or whimpers, occasional complaint | Crying steadily, screams or sobs, frequent complaints |
| **Consolability** | Content, relaxed | Reassured by occasional touching, hugging, or talking to. Distractable | Difficult to console or comfort |
| **Each of the five categories (F) Face; (L) Legs; (A) Activity; (C) Cry; (C) Consolability is scored from 0 to 2, which results in a total score between 0 and 10.** | | | |

그림 1-7 **통증 척도.** 많은 방법들이 통증을 평가하는데 이용된다. 몇 가지를 연구하여 치료사와 환자의 요구에 가장 적합한 것을 고른다. From Yeznach Wick J. Pain in a special population: the cognitively impaired. Pharmacy Times 2007. Available at http://pharmacytimes.com/issue/pharmacy/2007/2007-01/2007-01-6171.

**표 1-2 관절의 끝느낌**

| 끝느낌의 유형 | 제한의 원인 | 건강한 끝느낌 | 병적 끝느낌 |
|---|---|---|---|
| 연부조직 접근 (Soft tissue approximation) | 정상적인 연부조직 덩어리 (끝범위에서) (예. 팔굽관절의 굽힘은 위팔 두 갈래근과 아래팔의 앞쪽 근육이 만나서 제한됨) | 환자는 통증을 느끼지 않는다. 치료사는 근육이 다른 근육에 부드럽게 압박되는 느낌을 받는다. 과압력을 주었을 때 뒤로 튕겨 나온다. | 해당 사항 없음 |
| 근육성 끝느낌 (Muscle end feel) | 근육이 최대 길이에 도달함 (예. 발목관절의 등쪽 굽힘은 바닥쪽 굽힘근들의 길이에 의해 제한됨 | 환자는 스트레칭되는 것을 느낀다. 치료사는 긴장을 느낄 수 있으며 과압력을 주었을 때 뒤로 튕겨 나온다. | 유착이나 반흔이 있는 경우, 환자가 통증을 느낄 수도 있다. 치료사는 가동범위 끝에서 움직임이 갑자기 멈춰지는 느낌을 받는다. |
| 관절주머니성 끝느낌 (Capsular end feel) | 관절주머니가 최대로 스트레칭됨. (예. 어깨관절의 가쪽돌림) | 환자는 통증을 느끼지 않는다. 치료사는 가죽이 스트레칭될 때와 같이 약간의 탄력성이 있는 단단한 느낌을 받는다. 과압력을 주었을 때 뒤로 튕겨 나온다. | 부드러운 관절주머니성 끝느낌(soft capsular end feel)은 정상 끝느낌과 유사하다. 그러나 환자는 통증과 근방호를 느낀다. 스프레인, 급성 염증, 그리고 스티프니스가 있을 때 흔하며 가동범위 전체를 통해서 느껴진다. 딱딱한 관절주머니성 끝느낌은 저항이 나타나는 지점에서 탄력성 없이 끝난다. |
| 인대성 끝느낌 (Ligamentous end feel) | 관절 주변의 인대 (예. 폄된 무릎관절의 벌림) | 환자는 통증을 느끼지 않는다. 치료사는 가동범위 끝에서 탄력성 없이 단단한 느낌을 받는다. 과압력을 주었을 때 뒤로 튕겨 나온다. | 느슨한 인대성 끝느낌(loose ligamentous end feel)이라고도 한다. 환자는 통증을 느낄 것이다. 치료사는 정상 가동범위를 넘어 관절을 움직일 수 있다. |
| 골성 끝느낌 (Bony end feel) | 관절의 골성 구조 (예. 무릎관절의 최대폄) | 환자는 통증을 느끼지 않는다. 치료사는 가동범위 끝에서 갑작스럽게 멈춰지는 느낌을 받는다. 과압력을 주었을 때 뒤로 튕겨 나온다. | 환자는 통증을 느낄 것이다. 가골(callus), 골절 또는 골화근염(myositis ossificance)등으로 인해 나타나며 치료사는 관절이 완전한 가동범위에 도달하기 전에 갑자기 딱딱하게 멈추는 느낌을 받는다. 거친 자갈밭같은 끝느낌은 마찰음(crepitus)이나 연골연화증(chondromalacia)이 있음을 의미하는 것이다. |
| 근 경련 (Muscle spasm) | 더 이상의 움직임을 막기 위한 반사적 근 경련 | — | 환자는 통증을 느끼며 근 경련으로 인해 튕겨지면서 움직임이 갑작스럽게 멈춘다. |

**표 1-2 관절의 끝느낌(계속)**

| 끝느낌의 유형 | 제안의 원인 | 건강한 끝느낌 | 병적 끝느낌 |
|---|---|---|---|
| 늪 같은 끝느낌 (Boggy end feel) | 관절의 부종이나 삼출(스프레인과 관절머니 패턴의 제한에서 흔함) | - | 환자는 통증을 느낄 것이다. 치료사는 가동범위 끝에서 부드럽고 무른 느낌을 받는다. |
| 빈 끝느낌 (Empty end feel) | 심한 통증 grade 3의 스프레인, 충돌, 탈구, 급성 활액낭염, 종양의 경우를 제외하면 드물다 | - | 환자는 심한 통증을 느낀다. 치료사는 가동범위의 제한이 없다고 느끼거나 눈에 띄는 제한을 느끼지 못하지만, 움직임은 근 경련 없이 환자에 의해 보호적으로 멈춰진다(근 수축은 통증을 증가시키고 압박을 유발하기 때문에). |

## 촉진(Palpation)

손가락에는 조직의 아주 작은 변화까지도 감지할 수 있도록 도와주는 감각 수용기가 분포되어 있다. 촉진 기술을 발전시키는데에는 인내심이 필요하다. 당신은 아직 책에서 배운 것을 완벽하게 손으로 느끼지는 못할 것이다. 촉진 기술을 정확하게 발전시키기 위해서는 많은 인체 실습과 시간이 필요하다.

치료 초기에 사용하는 여러 스트로크 기법들도 과긴장성(hypertonicity)과 같은 부정형적 특성을 발견할 수 있는 매우 훌륭한 촉진 방법이다. 좀 더 국소적인 조직이 특정 질환(상태)과 연관되어 있는 경우에는 포괄적이고 정확한 평가를 하기 위해 촉진에 시간을 좀 더 할애하는 것이 중요하다. 반흔 조직이나 스트레인과 같은 특정 이상을 발견하기 위해 국소적 촉진을 할 때는 5-10초 동안 단지 1인치 정도만을 움직여야 한다. 또한 유착이나 과긴장성이 있는 단단한 부분을 천천히 그리고 신중하게 촉진하면, 천부 조직을 풀어 주어 심부에 있는 기능장애의 원인을 알아낼 수도 있다. 촉진을 할 때는 미묘한 세부 사항을 놓치지 않도록 하기 위해 집중해야 하며 천부에서 시작하여 좀 더 심부의 조직으로 진행해 나간다. 심부 조직을 촉진할 때라도 압력을 크게 주지 말아야 하는데 이는 주변 조직의 질감을 변화시켜 손가락에 있는 수용기들에게 너무 많은 정보를 전달하여 촉진결과를 모호하게 만들 수 있기 때문이다. 서두르지 말고 천천히 좀 더 깊은 층으로 촉진을 진행해 나간다.

집중적 촉진을 통해서 조직의 질감, 긴장도, 온도, 그리고 통증유발점 등을 알 수 있는데, 이는 통증과 기능장애의 원인을 파악할 수 있도록 도와준다. 이러한 특성들의 기준은 환자마다 약간씩 다르므로, 환자의 나쁜 자세나 통증에 기여한다고 의심되는 조직을 정상조직과 비교하기 위해서는 양쪽을 모두 촉진할 필요가 있다. 표 1-3은 촉진으로 발견할 수 있는 특징에 대한 일반적 가이드이다.

# MASSAGE 마사지 치료(THERAPY)

## 마사지의 일반적인 원칙(General Principles of Massage)

일단 환자의 상태를 이해할 수 있는 정보를 수집한 후에는 구체적 목적을 가지고 치료 계획을 세울 수 있다. 이러한 목적을 달성하기 위해 이용할 수 있는 기법들은 매우 다양하다. 치료사는 환자의 기능장애와 연관된 요소들을 가장 잘 치료할 수 있도록 이 기법들을 어떠한 순서로 적용할 것인지 계획하게 된다. 어떠한 방법을 시행하든지 치료 효과에 맞는 생리적 효과를 근거로 기법을 선택하고 마사지의 일반적 원칙을 따라 환자의 특정 질환(상태)에 대한 효과적인 치료를 계획한다. 아래에 기술된 일반적인 원칙들은 별개의 것들이 아니라, 서로 보완 관계에 있는 것으로 종종 하나의 원칙을 적용하면서 다른 원칙도 충족할 수 있다. 예를 들어, 일반적으로 치료를 시작할 때는 많은 경우 천부와 몸쪽 조직을 먼저 치료하게 된다. 때때로 특정 조직을 치료할 때는 심부와 먼쪽을 치료하게 된다.

### 전신-국소-전신(General-Specific-General)

'전신-국소-전신' 치료의 원칙은 전체적 이완이나 특정 질환(상태)을 치료하는 모든 기법들에 적용되며, 전신이나 좀 더 국소적인 부위를 치료할때 기본 원리이다. 이 원칙은 국소 기법을 적용하기 전과 후에 전신 기법을 적용하는 것이다. 즉, 국소에 집중하기 전에 전신에 대한 목적을 달성하는 것으로 국소적 치료를 하기에 앞서 전신적으로 치료하는 것이다. 전신적 목적에는 환자가 치료사의 접촉에 적응하고 신경계에서 교감신경의 자극을 감소시키고 부교감신경계의 기능을 활성화시켜 순환을 증진시키는 것 등이 포함된다. 일단 전신에 기법을 적용하고 나면, 좀 더 국소적으로 치료를 진행할 준비가 된 것이다. 이는 특별한 생리적 효과(예. 순환을 증진시킨 후, 유착 감소)를 가진 기법을 이용하거나 환자의 질환(상태)과 연관이 있는 특정한 조직에 다양한 기법들을 적용한다는 것을 의미한다(예. 기능장애에 대한 보상으로 변화된 조직을 치료할 때 순환 경로를 열기 위해 전신을 치료한 후, 유착을 감소시키고 짧아진 조직을 신장하고 관절을 모빌라이제이션하기 위해 손목관절을 치료하는 것). 국소 치료기법을 적용한 후에는 심장/림프절 방향으로 체액과 대사산물을 이동시켜 그 부위를 정화하고 국소 치료에 의해 흥분된 신경계를 이완시키기 위해 다시 전신 기법을 적용한다.

'전신-국소-전신'의 적용 예로는 허리 네모근(요방형근, quadratus lumborum)에 깊은 에플루라지(deep effleruage) 기법과 페트리사지(petrissage) 기법을 적용하기 전에 전신에 얕은 에플루라지(superficial effleurage)를 먼저 적용하고, 마지막에는 적절한 경로를 통해 분비된 체액과 대사산물을 이동시키기 위해 가장 가까운 림프절을 향해 클리어링 스트로크를 시행하는 것을 들 수 있다. 이 과정은 허리에 초점을 둔 일반적인 스웨디시 마사지에 이 원칙을 적용한 것이다. 또 다른 예로는 각각의 목 근육에 있는 통증유발점을 치료하기 위한 스트립핑(stripping) 기법을 적용하기 전에 목과 어깨에 예열 스트로크(warming stroke)와 얕은 근막이완(myofascial release)을 먼저 실시하고, 몸통 쪽을 향해 철저하게 스트로크로 치료를 마무리하는 것을 들 수 있다. 이 과정은 긴장성 두통의 치료에 이 원칙을 적용한 것이다.

**표 1-3 손상된 조직의 일반적 특성**

| 특성 | 치료사의 느낌 | 치료 목적 |
|---|---|---|
| 유착(Adhesion)<br>– 조직이 서로 붙음 | 유착이 얕은 층에 있는 경우에 피부가 얕은 근육층 위에서 자유롭게 움직이지 못하는 것처럼 느껴질 것이다.<br>심부의 조직들은 마치 하나인 것처럼 느껴질 것이다. 유착이 있다면, 근섬유의 방향이나 각각의 근육을 구별할 수 없을 것이다. | 조직이 자유롭고 개별적으로 움직일 수 있도록 유착을 이완시킨다. |
| 과긴장(Hypertonicity)<br>– 근복에서의 긴장도 증가. 종종 탈수를 동반하며 신경학적 문제일 수 있다. | 정상적인 조직보다 더 딱딱하게 그리고 저항이 느껴진다. 외형이 비틀어져 있다. 근섬유의 방향이 불분명할 것이다. 종종 유착을 동반하고 통증유발점을 가지고 있을 것이다. | 긴장도 감소–열, 마사지, 그리고 신장을 통해 긴장도를 이완시킨다. |
| 저긴장(Hypotonicity)<br>– 근복에서의 긴장도 감소. 종종 체액의 정체를 동반하며 신경학적 문제일 수 있다. | 정상적인 조직보다 더 부드럽고 스펀지같은 느낌이 든다. 근섬유는 편평하고 수축력은 감소되나 기능을 할 수는 있다. | 냉, 자극적 스트로크(stimulating strokes), 그리고 근육을 개별적으로 구심성 수축시킴으로써 긴장도를 증가시킨다. |
| 근 위축(Atrophy)<br>– 근 쇠약. 종종 전신적 문제나 움직임 부족의 결과로 나타난다. | 정상적인 조직보다 더 부드럽고 스펀지같은 느낌이 든다. 수축력이 없거나 아주 적다. | 치료는 원인에 따라 달라진다. 전신적 질병인 경우에는 의료진과 상의한다. 움직임 부족인 경우에는 점진적으로 저항을 가하면서 개별적 근수축을 시행한다. |
| 단단함(Taut)<br>– 과도하게 스트레칭되거나 타이트하게 당겨짐 | 타이트하게 당겨진 기타줄 같은 느낌이 든다. 섬유교차 스트로크를 적용했을 때 근섬유를 쉽게 구분할 수 있으며 현악기를 튕기는 느낌이 들 것이다. 종종 유착을 동반하며 통증유발점을 가지고 있을 것이다. | 유착과 통증유발점이 있다면 이를 감소시킨다. 근육이 더 이상 신장되지 않는 활동이나 자세를 촉진한다. |
| 근막통증유발점(Myofascial trigger points)<br>– 골격근의 단단한 띠(taut band)에 있는 과민화된 지점 | 촉진 시 매듭(knot)이나 혹(bump)같은 느낌이 든다. 통증유발점은 종종 모호하면(유착과 과긴장 때문) 얕은 층을 먼저 치료할 때만 나타난다. | 근 긴장도, 대사산물, 허혈 또는 통증유발점에 기여하는 요소들을 감소시킨 후, 정상적인 근 길이를 회복시키기 위해 스트레칭을 시행한다. |
| 반흔 조직(Scar tissue) | 섬유의 방향이 차단되거나 일정한 특징이 없으며, 유착을 동반하여 조직이 파이거나 덩어리진다. | 반흔 조직을 파괴하고 건강한 섬유의 방향으로 재정렬시킨다. |
| 섬유화(Fibrosis)<br>– 거친 섬유성 조직의 형성. 종종 치유 과정의 일부분이지만 만성이 될 수 있다. | 두껍고 울퉁불퉁하며 조직이 움직여진다. 때때로 근 섬유가 붓거나 팽창된 것처럼 느껴진다. | 순환을 증진시켜서 섬유화가 형성되는 것을 막고 근육의 기능을 회복시킨다. 만성의 경우(예. 류마티스 관절염)라도 금기증이 아니라면, 소결절(nodule)을 감소시키기 위해 마찰법을 시행한 후 스트레칭을 실시한다. |
| 피하 지방 조직증(Panniculosis)<br>– 섬유화 또는 피하 근막의 점성 증가 | 얇은 층. 거친 알갱이를 만지는 느낌이 난다. 피부가 오목하게 들어가 보인다. | 점성을 감소시키기 위해 피부 굴리기(skin rolling)나 기타 근막 기법을 적용한다. |
| 염발음(Crepitus)<br>– 인체에서 두개의 거친 면이 접촉할 때 나는 탁탁거리는 소리 | 유착과 비슷한 느낌이지만 염발음을 듣거나 만질 수 있다. | 염발음의 원인이 되는 대사산물이나 가스를 배출시키고 유착을 감소시킨다. 조직의 세정을 위해 순환을 증진시킨다. |

(계속)

**표 1-3 손상된 조직의 일반적 특성(계속)**

| 특성 | 치료사의 느낌 | 치료 목적 |
|---|---|---|
| 염증(Inflammation)<br>– 모세혈관 확장, 열 그리고 삼출이 특징적으로 나타나는 세포 손상에 대한 국소적 반응 | 국소적이며 때때로 삼출이 눈에 보인다. 종종 발적이 있고 만지면 따뜻하거나 뜨겁다. | 염증이 급성기일 때 국소적 마사지는 금기증이다. 대사산물의 제거를 촉진시키기 위해 정맥혈과 림프액의 흐름을 몸쪽으로 증진시킨다. |
| 부종(Edema)<br>– 간질액(interstitial fluid)의 축적 | 피부가 붓고, 스트레칭되거나 반들반들하게 보인다. 조직의 질감은 늪이나 젤라틴처럼 느껴진다. | 국소적 마사지는 금기증이다. 재흡수를 촉진시키기 위해 정맥혈과 림프액의 몸쪽으로의 흐름을 증진시킨다. |
| 열(Heat)<br>– 혈관 확장, 종종 발적, 그리고 염증 징후 | 만졌을 때 따뜻하거나 뜨겁다. | 열은 감염의 징후로 마사지는 금기증이다. 만약 감염이 아니라고 예상되면, 정맥 환류와 림프액의 흐름을 촉진한다. |
| 냉(Cold)<br>– 혈관 수축, 종종 창백하고 건조함. 그리고 체모 성장의 감소 | 만졌을 때 시원하거나 차갑다. | 냉은 허혈의 징후로서 전신적 질환(상태)의 결과이다. 금기증이 존재하지 않으면 그 부분을 따뜻하게 하기 위해 순환을 증가시킨다. |

## 얕은 – 깊은 – 얕은(Superficial–Deep–Superficial)

'얕은 – 깊은 – 얕은 원칙' 또한 전체적 이완이나 특정 질환/상태를 치료하는 모든 기법들에 적용되며, 전신이나 좀 더 국소적인 부위를 치료할때의 기본 원리이다. 이 원칙은 좀 더 심부에 있는 조직에 기법을 적용하기 전과 후에 얕은조직에 먼저 기법을 적용하는 것이다. 얕은 조직을 먼저 치료하면 조직을 층별로 다룰 수 있고, 환자의 조직에 줄 수 있는 충격과 반동 통증(kick back pain; 예. 치료 후, 특히 치료가 너무 깊거나 빠르게 진행됐을 때 몇 시간 또는 며칠 후에 나타나는 통증)을 유발할 가능성이 감소한다.

'얕은 – 깊은 – 얕은 원칙' 의 예로는 척추 세움근(척추기립근, erector spinae)에 깊은 에플루라지(deep effleruage) 기법과 페트리사지(petrissage) 기법을 실행하기에 앞서 등 전체에 가벼운 에플루라지(light effleurage)를 먼저 적용하고, 마지막으로 심장을 향해 얕은 층에서 스트로크로 치료를 끝내는 것을 들 수 있다. 사지에 대해서도 같은 과정이 이용되며, 전신 이완 마사지에는 모든 일반적 원칙이 적용될 것이다. '얕은–깊은–얕은 원칙' 적용의 또 다른 예로는 아래팔(전완, forearm)의 조직을 예열하고 얕은 층의 근막 제한을 이완시킨 다음, 교차섬유 마찰 기법으로 심부의 유착을 깨뜨리고 손목관절을 지나는 각 근육들에 스트립핑 기법을 적용하여 굽힘근지지띠(굴근지대, flexor retinaculum)를 치료하고 조직을 스트레칭하여 심부에 대한 접근을 끝낸 다음, 겨드랑이를 향해 얕은 층을 철저하게 스트로크를 시행하는 것을 들 수 있다. 이 과정은 손목굴증후군(수근관증후군, carpal tunnel syndrome)의 치료에 이 원칙을 적용한 것이다.

## 몸쪽 – 먼쪽 – 몸쪽(Proximal–Distal–Proximal)

'몸쪽 – 먼쪽 – 몸쪽 원칙' 또한 전체적 이완이나 특정 질환(상태)을 치료하는 모든 기법들에 적용되며, 전신이나 좀 더 국소적인 부위를 치료할 때의 기본 원리이다. 이 원칙은 사지에 마사지를 적용하기 전에 몸통과 가까운 곳부터 기법을 먼저 적용하고, 몸통을 향해 철저하게 스트로크로 치료를 끝내는 것이다. 이동시키려는 체액이 무엇이든, 몸 쪽에서 치료를 시작함으로써 순환 채널을 먼저 열어 놓고, 먼쪽을 치료할 때 림프절이나 심장으로 향하는 경로를 열어 정화시킨다. 먼쪽을 치료한 후에는 대사산물과 부종이 손상부위나 먼쪽에 다시 축적되지 않게 하기 위해 순환이 몸통을 향해 돌아갈 수 있도록 촉진하는 것이 반드시 필요하다.

'몸쪽-먼쪽-몸쪽 원칙' 의 예로는 등에서 치료를 시작하여 사지로 진행했다가 몸쪽으로 향해 철저하게 스트로크로 끝내는 것을 들 수 있다. 이것은 전신 이완 마사지에 이 원칙을 적용한 것이다. 또한 복사뼈(malleolus) 주위의 반흔 조직에 마찰법(friction)을 적용하기 전에 넙다리(대퇴, thigh)와 종아리(하퇴, leg)를 먼저 치료하고, 정맥환류를 촉진하기 위해 몸쪽으로 철저하게 스트로크를 하는 것도 이 원칙을 적용한 또 다른 예이다. 이것은 만성 단계에 있는 발목 스프레인의 치료에 이 원칙을 적용한 것이다.

### 주변-중심-주변(Peripheral-Central-Peripheral)

'주변-중심-주변의 원칙' 은 특정한 손상을 치료할 때 적용되며 국소적인 치료를 계획할 때의 기본 원리이다. 이 원칙은 손상을 직접 치료하기 전에 그 손상의 주변부에 기법을 먼저 적용하는 것이다. 손상의 중심부로 치료를 접근하는 것은 손상의 단계와 환자의 통증 내성 정도에 달려있다. 치료 초기에는 손상 부위를 직접적으로 치료할 수 없지만, 치료 횟수가 진행되면 서서히 그 부분에 접근할 수 있을 것이다. 손상의 중심부에 가까울수록 대사산물의 농도가 높으므로 손상의 주변부를 먼저 치료함으로써 그 부위에 낮은 농도로 축적되어 있는 대사산물을 이동시켜 정화시킬 수 있다. 마찬가지로, 유착과 반흔 조직은 손상 부위보다는 그 주변부에서 밀도가 낮다. 그러므로 주변부를 먼저 치료하면 손상의 중심부에 좀 더 쉽게 접근할 수 있다. 최종적으로, 국소적 치료가 금기가 아닌 이상 환자는 아마도 손상의 주변부에서 통증을 덜 느낄 것이며 치료사는 천천히 손상의 중심부에 접근할 수 있고 손상부위를 접촉하는데 대한 환자의 불안감도 서서히 줄어들 것이다. 정맥환류를 돕고 반동 통증을 줄이기 위해 치료는 주변부에서 끝낸다. 이는 치료의 초점이 손상에서 좀 더 통합적인 조직으로 옮겨가는 것을 의미한다.

'주변-중심-주변의 원칙' 을 적용한 예로는 손상된 부위에 있는 반흔 조직을 깨뜨리고 근 섬유를 재정렬하기 전에, 파열된 섬유가 있는 뒤넙다리근의 과긴장과 유착을 먼저 감소시키고, 마지막으로 정맥환류를 증진시키기 위해 몸쪽으로 철저하게 스트로크를 다리 전체에 시행함으로써 치료를 끝내는 것을 들 수 있다. 이것은 뒤넙다리근 스트레인의 아급성기 또는 만성기에 이 치료 원칙을 적용한 것이다.

## 기본적 스트로크의 생리적 효과(Physiological Effects of the Basic Strokes)

마사지 치료에 이용되는 각각의 스트로크는 그것을 적용하는 깊이와 스피드에 따라 다양한 생리적 효과를 가진다. 'Arndt-Shultz의 법칙' 은 약한 자극일수록 생리적 효과를 활성화시키고 강한 자극일수록 이를 억제한다는 것을 설명하고 있다. 예를 들어, 얕은 층에서 부드럽게 그리고 천천히 시작하여 깊은 조직으로 기법을 진행하면 힘을 빠르게 적용했을 때보다 좀 더 긍정적인 생리적 효과가 나타날 것이다. 가장 효과적인 치료는 원하는 효과를 만들어 내기 위해 선택한 스트로크를 조합하고 순서대로 명확히 적용하는 것이다. 이는 분명한 원인이 있는 질환(상태)을 치료하기 위해 마사지를 적용할 때 특히, 중요하다.

또한 치료 목적에 따라서는 그 기법이 가진 생리적 효과로 인해 마사지 스트로크가 금기증이 될 수도 있고, 특정한 국소 또는 전신적 질환(상태)을 가진 환자에게는 부적절할 수도 있다. 예를 들어, 치료 목적이 국소적 염증을 감소시키는 것이라면, 그 부위(또는 주변)에 문지르기(friction) 기법을 적용하는 것은 금기일 것이다. 일반적 금기증에 대해서는 표 1-4를 보라.

마사지 스트로크는 역학적, 반사적, 그리고 화학적인 세 가지 기본적 효과를 가진다. 역학적 효과는 조직의 긴장도와 모습을 변화시키며 주로 힘에 의해서 발생한다. 깊은 글라이딩(deep gliding) 기법을 적용했을 때 짧아진 근육이 늘어나는 것은 역학적 효과의 예이다. 반사적 효과는 스트로크의 적용이 조직의 반응을 가속 또는 감속시킬 때(종종 신경계에서) 발생하는데 일반적으로 항상성(homeostasis)을 회복시키기 위한 것이다. 허혈이 있던 부위에 압력을 주었다가 제거한 후에 나타나는 혈관의 확장은 반사적 효과의 예이다. 화학적 효과는 스트로크의 적용이 인체에서 화학 물질의 분비나 흡수를 촉진했을 때 발생한다. 마사지가 세로토닌(감정을 조절하고 흥분성을 감소시키는 신경전달 물질)의 분비를 증가시키는 것은 화학적 효과의 예이다.

마사지에 이용되는 스트로크 각각의 단일 효과를 정확하게 구분하는 것은 불가능하다. 왜냐하면 치료사가 스트로크를 항상 정확히 똑같은 방식으로 적용하지 않을 뿐더러, 각각의 환자에게 나타나는 생리학적 반응도 약간씩 다르기 때문이다. 게다가, 스트로크가 하나 이상의 효과를 나타낼 때 이를 각각 분리시키는 것은 불가능하다. 최근에는 마사지 스트로크의 생리학적 효과를 좀 더 자세히 연구하는데 큰 관심이 집중되고 있다. 국가 보건 연구소(National Institutes of Health)와 같은 기구에서는 이러한 기법들을 왜 시행하는지 정확하게 설명할 수 있는 연구를 요구하고 있다. 그러나 우리는 이 기법들이 인체의 시스템에 미치는 일반적 영향에 대한 기본적 이해를 가지고 있다. 표 1-4에는 마사지에서 이용되는 기본적 스트로크와 그 생리적 효과가 요약되어 있다. 스트로크를 선택하고 적용 할 때는 아래에 열거된 일반적 원칙을 고려하여 적용 깊이와 속도를 결정한다.

- 순환이나 림프의 흐름을 증가시키는 스트로크의 경우, 정맥 환류의 방향(심장을 향해) 또는 림프액이 흐르는 방향(가장 가까운 곳에 있는 림프결절을 향해)으로 적용하는 것이 가장 좋다.
- 스트로크의 깊이는 치료 효과에 영향을 준다. 스트로크를 표면적으로 적용하면 얕은 층 조직에 영향을 주며 깊이 적용하면 깊은 층 조직에 영향을 줄 것이다. 반동 통증을 방지하기 위해서는 깊은 층 조직에 접근하기 전에 얕은 층 조직을 먼저 완벽하게 치료하는 것이 가장 좋다.
- 스트로크의 속도도 치료 효과에 영향을 준다. 스트로크를 천천히 적용하면 이완을 쉽게 얻을 수 있으며 역학적 효과를 증진시킬 수 있다. 빠른 스트로크는 조직을 자극하여 결과적으로 짧은 반사적 효과를 얻기 쉬울 것이다.

## 수치료(Hydrotherapy)

수치료(hydrotherapy 또는 water therapy)는 마사지 치료에서 유용한 치료 도구가 될 수 있다. 수치료는 또한 올바르게 적용한다면 훌륭한 자가 관리 도구가 될 수 있다. 욕조, 스팀, 그리고 열팩이나 냉팩 등 수치료를 적용하는 데에는 많은 방법들이 있다. 이것들을 환자에게 적용하고 자가 관리를 위해 추천하고자 한다면 좀 더 자세하게 공부하길 바란다. 이 책에서는 자가 관리로서 이용할 수 있는 간단한 수치료 방법과 치료 시 이용되는 습열과 냉팩에 초점을 둘 것이다.

수치료가 치료 효과를 갖기 위해서는 이용되는 열/냉의 온도가 체온보다 높거나 낮아야 한다. 온도

**표 1-4 기본적 마사지 스트로크의 생리적 효과, 치료 목적, 그리고 금기증**

| 스트로크 | 생리적 효과 | 치료 목적 | 주의점과 금기증 |
|---|---|---|---|
| 에플루라지<br>(effleurage,<br>gliding; 글라이딩) | 정맥 순환 증진<br>림프액의 흐름 자극<br>조직의 운동성 증진<br>동맥 확장<br>역학수용기 자극 | 체액 이동<br>순환 증진<br>림프액의 흐름 증진<br>부종 감소<br>대사산물이 림프계로<br>흡수되는 것을 증진<br>통증 감소<br>근 긴장도 감소<br>근 경련 감소<br>조직 신장<br>반흔조직의 연화 | 개방성 상처<br>국소 또는 전신성 감염<br>정맥류(varicosities, 혈관이<br>손상될 만큼 심각한 경우)<br>부종(피부가 찢어질 정도로<br>심각한 경우)<br>타박상<br>피부염(dermatitis)<br>국소 코티존 주사(local<br>cortisone injection)<br>방사선 치료 후<br>열<br>심혈관계 기능이 손상되었음을<br>의미하는 진단을 받은 경우 |
| 페트리사지<br>(petrissage,<br>kneading; 니딩) | 조직의 유연성 증진과 연화작용<br>섬유 주변의 공간 창출<br>조직 예열<br>골지건 기관과 근 방추에 영향<br>을 미쳐 반사적인 근육 이완<br>천부와 심부의 순환 증진<br>반흔 조직의 스트레칭 | 순환 증진<br>체액 이동<br>조직 가동화<br>대사산물을 제거하기 위한 이동<br>근 긴장도 감소<br>근 경련 감소 | 개방성 상처<br>국소 암<br>국소 감염<br>만성 염증<br>큰 부종<br>순환계 문제(특히, 혈전과 같은<br>국소적인 문제)<br>급성 손상<br>근 긴장도 감소나 위축<br>국소 코티존 주사<br>큰 정맥류 |
| 누르기<br>(compression;<br>압박법) | 조직 연화작용<br>조직을 편평하게 함(flatten)<br>골지건 기관과 근 방추를 자극<br>하여 반사적인 근육 이완이<br>시작되게 함<br>신경 자극<br>압박 제거 후 동맥의 확장 | 순환 증진<br>통증유발점 완화<br>근 긴장도 감소<br>근 경련 감소 | 개방성 상처<br>국소 암<br>국소 감염<br>만성 염증<br>큰 부종<br>국소 코티존 주사<br>순환계 문제(특히, 혈전과 같은<br>국소적인 문제)<br>신경 장애<br>급성 손상 |
| 흔들기(vibration;<br>진동법) | 신경 자극<br>역학수용기 자극<br>상호 억제(reciprocal inhibition)<br>가 시작되게 함<br>통증 감소 | 폐에 있는 점액을 풀어지게 함<br>근 경련 감소<br>부종 감소<br>근 기능의 재설정을 도움 | 개방성 상처<br>급성 손상<br>국소 코티존 주사<br>흉곽에 적용시; 심장 혈전, 또는<br>심한 고혈압<br>국소부위 암<br>감염<br>큰 부종<br>순환 결핍<br>방사선 치료 후<br>과민 감각<br>정맥류 |

*(계속)*

**표 1-4 기본적 마사지 스트로크의 생리적 효과, 치료 목적, 그리고 금기증(계속)**

| 스트로크 | 생리적 효과 | 치료 목적 | 주의점과 금기증 |
|---|---|---|---|
| 두드리기 (tapotement, percussion; 고타법) | 신경 자극<br>힘줄을 스트레칭하여 근육을 수축시키고 길항근을 억제한다.<br>약해진 근육을 자극<br>얕은 층에 적용했을 때, 얕은 층의 혈관을 수축<br>히스타민을 분비시켜 혈관을 확장 | 순환과 림프액 흐름의 증진<br>통증 완화<br>근 기능의 재설정을 도움<br>폐에 있는 점액을 풀어지게 하고 이동시켜줌 | 개방성 상처<br>급성 손상<br>국소 코티존 주사<br>흉곽에 적용 시; 심장 혈전, 또는 심한 고혈압<br>국소부위 암<br>감염<br>큰 부종<br>순환 결핍<br>방사선 치료 후<br>과민 감각<br>과긴장성<br>새로 생긴 반흔 조직<br>정맥류 |
| 문지르기 (friction; 마찰법) | 유착 파괴<br>염증 과정이 시작되게 함<br>통증 완화 제공<br>조직 회복을 도와줌 | 조직의 복구를 시작시키고 유착을 감소시키기 위해 염증을 증가시킴<br>유착 감소<br>섬유의 방향을 재정렬시키기 전에 반흔조직을 파괴함 | 급성 손상<br>새로 생긴 반흔 조직<br>국소 염증 또는 부종<br>치료 전 4시간 내에 NSAIDs를 사용한 경우<br>국소 코티존 주사 |

차이가 클수록 치료 효과도 클 것이다. 수치료의 온도는 환자의 질환뿐 아니라 환자의 내성 정도에 따라 조절해야 한다. 또한 치료과정에 수치료를 이용할 때는 온도가 과하지 않도록 수시로 확인해야 한다. 온도가 과한 경우에는 치료팩에 수건을 덧대주거나 온도를 환자의 내성 정도에 맞춰준다.

열은 항상 습열의 형태로 적용해야 한다. 건열이나 전기열은 연부조직의 국소적인 탈수를 유발하여 유착을 두껍게 만들고 대사산물을 축적시킨다. 이는 치료 결과를 저해하고 환자를 아프게 할 것이다. 열을 적용하는 방법에 상관없이(온습포, 더운물 팩 등등) 팩을 감싸주는 수건은 깨끗하고 습기가 있어야 한다.

비록 이 책에 제시된 질환(상태)에는 냉 수치료의 적용이 필요하지 않지만, 냉 팩도 항상 깨끗한 수건으로 감싸주어야 한다. 아래에 기술되어 있는 것과 같이, 일부 경우에서는 냉치료를 적용부위가 무감각해질 때까지 시행하라고 권장하고 있다. 그러한 시점에 도달하기 전에 환자는 짧게 통증을 경험하게 된다. 이러한 내용을 환자에게 미리 설명하고 통증이 너무 심하면 알려달라고 주문한다. 이러한 경우에는 수건을 덧대주어야 하며, 일단 불편함이 사라지고 무감각(numbness)이 발생하면, 동상을 피하기 위해 냉팩을 제거한다.

모든 경우에서, 열이나 냉 팩이 너무 무거워 손상된 구조나 신경, 혈관이 압박되지 않는지 확인해야 한다. 표 1-5에는 간단한 열/냉 수치료의 효과와 목적, 그리고 금기증이 열거되어 있다.

대조욕 치료는 열과 냉 치료를 교대로 적용하는 것이다. 대조욕 치료는 혈관 수축 후 확장이 일어나 국소적인 순환을 증가시키고 세정 효과(flushing effect)를 발생시키기 때문에 조직 내의 울혈을 감소시키는데 이용하는 것이 가장 좋다. 대조욕 치료의 효과 중 일부는 열과 냉의 온도 차이에 의해 발생하는데, 뜨거운 것(hot)과 차가운 것(cold)을 적용하는 것이 따뜻한 것(warm)과 시원한 것(cool)을 적용하는 것보다 효과가 크다. 일반적으로 냉을 적용하는 시간보다 열을 적용하는 시간이

2-3배정도 길도록 하며 이를 2-3번 반복한다. 혈관수축은 20-30초 사이에서 일어나기 때문에 20-30초 동안 냉을 적용한 후에는 60-90초 동안 열을 적용해 주며 이를 2-3회 반복하면 충분하다. 대조욕은 체액이 축적되는 시간을 감소시키기 위해 냉으로 끝낸다.

어떤 경우에는 욕조에 소금을 넣으면 치료 결과를 증진시킬 수 있는데, 나트륨 이온(sodium)의 균형을 맞추기 위해 물이 (반)투과성 막(예. 피부)을 지나는 삼투 과정이 일어난다. 소금을 넣은 욕조나 바닷물에 들어가 있는 경우처럼, 치료에 이용되는 물의 나트륨 이온 농도가 체내보다 높은 경우, 물은 피부를 통해 체내에서 소금물 쪽으로 나갈 것이다. 이러한 효과는 염증을 감소시키기 위한 치료 목적으로 이용하는 것이 가장 좋다. 소금이 포함되지 않은 수치료를 이용할 때는 체내의 나트륨 농도가 높기 때문에 물은 피부를 통해 체내로 들어온다. 이는 조직이 탈수되었거나 대사산물의 농도를 묽게 하고자 할 때 이용하는 것이 좋다.

물을 마시는 것 또한 수치료이다. 치료사는 치료 후 환자에게 물을 마시게 하여 대사산물을 세정하는데 도움을 주고 조직에 수분을 재공급한다. 일반적으로 인체는 손실된 수액을 보충하고 조직을 잘 수화된(well hydrated) 상태로 유지하기 위해 매일 물을 마셔야 한다. 갈증을 느낄 때까지 기다리면 탈수현상은 이미 시작된 것이다. 물을 마시는 것은 건강의 중요한 열쇠이다.

**표 1-5 수치료**

| 수치료의 적용 | 생리적 효과 | 치료 목적 | 주의점과 금기증 |
|---|---|---|---|
| 열(Heat) | 부교감신경계의 반응 유발<br>국소적 혈관 확장<br>대사 증진<br>영양분의 국소적 흐름 증진<br>염증의 증가<br>근 긴장도 감소<br>근 경련 감소<br>신경전달 속도 감소<br>통증에 대한 지각 감소 | 순환 증진<br>조직의 연화<br>조직의 재수화(rehydrate)<br>대사산물의 세정 | 국소적 또는 전신적 염증이나 부종<br>감염<br>개방성 상처<br>심혈관계 질환<br>과도하게 스트레칭되거나 위축된 조직<br>손상의 급성기<br>민감도의 과도 또는 저하<br>당뇨병 환자의 사지 |
| 냉(Cold) | 교감신경계 반응 유발<br>국소적 혈관 수축(일차적으로 첫 30초 안에 영향을 줌–인체는 이에 대한 반응으로 순환을 증진시켜 체온의 균형을 맞추려고 시도한다. 좀 더 오랫동안 적용하면 혈관수축은 원상태로 회복한다.)<br>순환 감소(장시간 적용)<br>염증 감소<br>대사 감소<br>근 긴장도 증진<br>통증에 대한 지각 감소 | 염증과 부종 감소<br>마찰로 인한 염증 과정의 둔화 | 혈액 순환 저하(예. 레이노병)<br>심혈관계 질환<br>민감도의 과도 또는 저하<br>환자가 냉기를 느낌<br>개방성 상처<br>긴장도가 증가된 조직 |

## 모빌라이제이션(Mobilization)

치료 방법으로서의 자유로운 능동 관절가동범위(AF ROM) 운동은 유착을 감소시키고, 운동성을 회복하며 혈액과 림프 순환을 증진시키고, 신경근 기능과 고유수용성 감각을 재설정 할 수 있다. AF ROM을 치료에 이용할 때는 환자의 허용범위 내에 맞게 움직임을 제한하고 운동 후에도 환자가 편안함을 유지할 수 있을 정도로만 반복해야 한다. 자가 관리 운동을 교육할 때는 치료사가 직접 동작에 대한 시범을 보여주고 관절가동 범위 내에서 움직여야 한다는 것과 움직임을 반복했을 때 증상이 재현되지 않아야 한다는 것을 반드시 말해주어야 한다. 그런 후에는 환자에게 운동을 해보라고 하여 혼자 운동할 때 손상을 입지 않도록 조절해 준다.

치료 방법으로서의 P ROM 운동은 많은 부분에서 A ROM의 효과와 비슷하다: 유착 감소, 관절 운동성 회복, 혈액과 림프액의 순환 증진, 신경근 기능과 고유수용성 감각의 재설정. 치료에 P ROM을 이용할 때도 환자가 참을 수 있는 범위에 맞게 움직임을 제한하고 운동 후에도 환자가 편안함을 유지할 수 있을 정도로만 반복해야 한다. 자가 관리 운동을 교육할 때는 추천하는 동작들에 대한 시범을 직접 보여주고 관절가동 범위 내에서 움직일 것과 움직임을 반복했을 때 증상이 재현되지 않아야 한다는 것을 반드시 말해주어야 한다. 자가 관리 운동으로서의 P ROM 은 외력을 이용하라고 추천한다(예. 짧아진 손목관절 굽힘근을 신장하기 위해 손을 책상에 대고 손목을 수동적으로 폄).

치료 방법으로써 R ROM 운동은 약해지거나 늘어난 근육을 강화하고 저항을 준 상태에서 수의적 수축을 실시한 후에 스트레칭을 함으로써 신경계를 재설정하는데 이용될 수 있다. 검사를 위해 이용한 R ROM과는 다르게, 치료적으로 저항을 이용할 때는 환자의 강한 근 수축을 자극하기에 충분한 저항을 주어야 한다. 이러한 기법은 환자가 스스로 하려고 하는 의지가 있고 저항을 줄 수 있을 만큼 근력이 강한 경우에만 실시해야 한다. 일부 환자들은 치유의 초기 단계에서 저항 운동을 실행하는데 대해 불안감을 가진다. 환자가 편안한 범위 내에서 실시해야 하며, 운동 후에도 환자가 편안함을 유지할 수 있을 정도로만 반복해야 한다.

## 등척성 수축 후 이완(Post Isometric Relaxation)

고유수용성 감각기(proprioceptor)는 인체의 움직임과 위치, 인체의 일부와 다른 부분 사이의 관계, 근육의 긴장도와 스트레칭, 관절의 위치 그리고 움직임의 방향과 스피드를 감지하는 신경계의 수용기이다(그림 1-8). 고유수용성 감각기는 인체 내부의 정보를 처리하고 이를 뇌에 전달하여 인체를 자각하도록 도와준다(예를 들어, 앉아 있는지 서 있는지 또는 뛰는지 걷는지 등). 또한 팔을 들어 올릴 때 이들은 신체의 다른 부분에 대해 팔이 어디에 있는지 알게 해 준다. 근골격계 기능과 연관된 주된 고유수용성 감각기는 근방추(muscle spindle), 골지힘줄 기관(GTO; Golgi tendon organ), 그리고 관절의 운동감각 수용기(joint kinesthetic receptor)이다. 근방추는 근복에 위치하며, 근 섬유가 스트레칭되는 양을 감지한다. 골지힘줄 기관은 힘줄과 근육-힘줄이음부에서 발견되며, 이 구조들의 긴장도를 감지한다. 관절의 운동감각 수용기는 관절주머니에서 발견되며, 관절의 움직임과 압력을 감지한다.

기능장애가 발생되면(특히 만성인 경우), 고유수용 감각기가 이 불균형에 적응을 하기 때문에 적절한 기능을 하지 못한다. 근방추와 골지건 기관이 기능을 하지 못하면 안정 시의 근 긴장도가 너무 높게 설정되어 과긴장(hypertonicity)을 유발한다[근 약화는 고유수용성 감각기의 기능장애와 큰 연관성이 없으며, 이는 중추신경계의 기능장애나 말초신경계의 척수 신경뿌리(spinal root)와 연관이

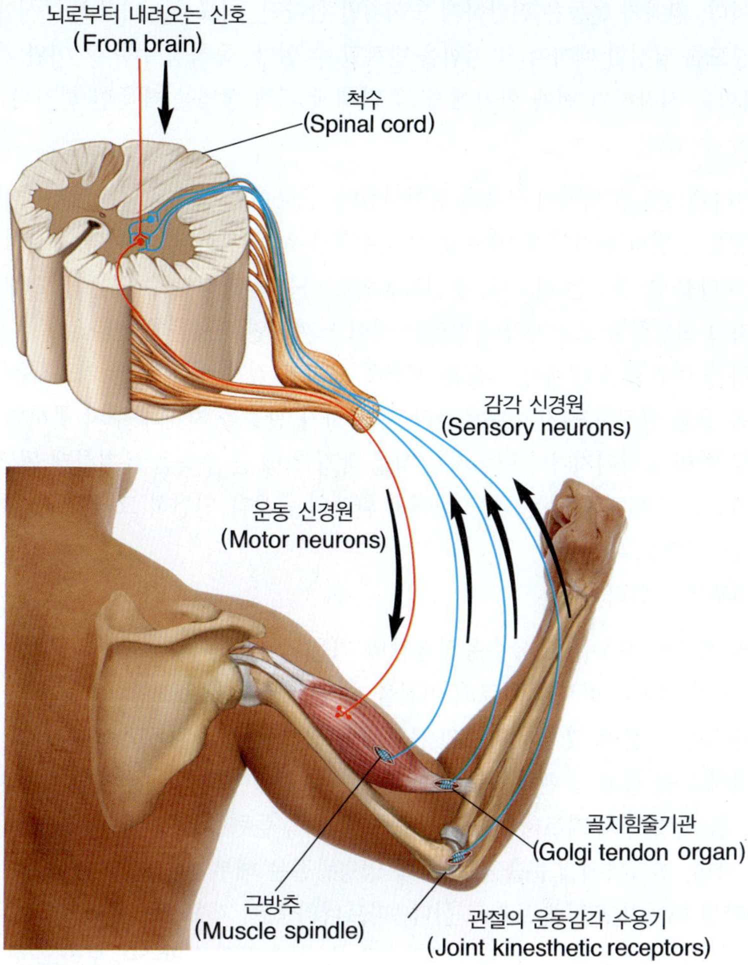


그림 1-8 **고유수용성 감각기.** 고유수용성 감각기는 인체 내부의 정보를 처리하고 이를 뇌에 전달한다.

있다]. 관절의 운동감각 수용기가 기능을 하지 못하면 관절의 움직임과 압력에 대한 민감도(sensitivity)가 감소되어 ROM이 감소되거나 만성적인 자세의 편위(deviation)가 발생한다. 고유수용성신경근촉진법(proprioceptive neuromuscular facilitation, PNF)과 근에너지기법(muscle energy technique, MET)은 신경계를 재설정하기 위해 수축과 이완을 교대로 하는 치료적 방법으로서, 짧아진 근육을 좀 더 완전하게 신장시키고 관절을 자유롭게 움직이게 하며 고유수용성 감각기의 정상적인 기능을 회복시킬 수 있다. 이 기법들을 시행할 때, 근수축 후 몇 초 동안 신경자극이 억제되기 때문에 근육을 수동적으로 좀 더 늘어난 위치로 이동시킬 수 있다. 골절, 심한 손상 또는 급성기, 그리고 환자가 받아들이지 않거나 저항에 대해 근 수축을 할 수 없는 경우에는 절대 이 기법들을 사용하면 안 된다.

각각의 방법에는 치료목적이 약간씩 다른 여러 가지 운동이 있다. 이 책은 적절한 고유수용성 감각을 촉진하기 위해 사용되는 등척성 수축 후 이완 기법에 초점을 두고 있다. 일단 이 기법에 대해 공부하고 다른 기법들을 면밀히 학습하면 환자의 특정한 요구에 맞는 다양한 치료능력을 가지게 될 것이다. 이러한 기법들은 순환을 증진시키고, 조직을 점진적으로 스트로크한 후에 짧아진 조직을 신장시킬 때 가장 효과적이다. 아래에 요약된 각 단계를 반복할 때마다 환자의 짧아진 근육이 늘어나는 것을 감지해야 한다. 한 번의 치료동안 이 과정을 몇 차례 반복하여 근육의 정상적 안정 길이에 도달할 수 있다. 만약 그렇지 못했다면, 환자가 아직 완전한 관절가동 범위에 도달할 준비가 되지 못한 것이다. 환자가 운동을 편안하게 느끼기만 한다면, 치료사는 다음 방문시에도 정상적인 안정길이와 긴장도를 달성할 때까지 그 기법을 반복할 수 있다. 등척성 수축 후 이완 기법의 절차는 다음과 같다. 기법을 시작하기 전에 환자에게 각 단계에 대해 설명을 해주면 환자와 함께 조화를 이루어 운동을 할 수 있다.

1. 편안하게 신장된 위치에 근육을 위치시킨다. 근육이 스트레칭 되는 지점까지 늘여서는 안 된다.
2. 저항을 주면서 환자에게 10초 동안 근수축을 하도록 한다. 환자가 자신의 모든 근력을 다하도록 저항을 줄 필요는 없으나, 관절가동범위 운동을 저지할 수 있는 정도의 저항은 주어야 한다. 환자가 불편함을 호소하거나 떨리는 것이 느껴지면 저항을 줄인다.
3. 환자가 이완된 상태에서 호흡을 천천히 그리고 깊게 하는 동안 치료사는 손을 이용해 관절의 몸쪽 끝을 안전하게 지지해야 한다. 치료사가 관절을 지지해 주지 못하면 환자는 신체 부위가 너무 빨리 움직여지거나 떨어지는 것을 막기 위해 근 수축을 유지하게 될 것이다.
4. 불편함을 유발하지 않는 한도 내에서 환자의 근육을 천천히 그리고 최대한 늘린 후 그 자세를 약 15초 정도 유지한다.
5. 2-4번 반복한다.

아래에 설명한 운동은 고유수용성감각의 기능장애, 그리고 이를 교정하는데 있어서의 등척성 수축 후 이완 기법과 마사지 치료의 이점을 보여준다. 파트너와 함께 연습하라. 파트너가 통증이나 긴장도가 높은 부분이 있거나 자세의 불균형이 있다면, 연관된 관절에 다음의 운동을 적용해 보라. 파트너에게 눈을 감고 그 관절이 해부학적 위치에 놓였다고 생각될 때까지 혼자서 조절해보라고 한다. 예를 들어, 당신의 파트너가 엉덩관절을 바깥 쪽 돌림(외회전, external rotation)한 상태로 걷거나 서 있다면, 파트너에게 눈을 감고 양쪽 엉덩관절은 해부학적 위치에, 발가락은 앞쪽을 향하고 있다고 생각될 때까지 조절해 보라고 한다. 파트너의 목이 가쪽(외측, lateral)으로 굽힘되고 돌림되어 있다면, 파트너에게 눈을 감고 코는 수직으로, 눈은 수평으로 맞추어 보라고 한다. 만성적 자세 불균형으로 인해 고유수용성 감각이 영향을 받았다면 해부학적 자세에 대한 인식이 불균형이 있는 방향쪽으로 일그러져 있을 것이다(예. 당신의 파트너는 균형을 이루고 있다고 인식하고 있겠지만, 엉덩관절은 여전히 약간 바깥쪽 돌림한 상태로 남아 있거나 목이 약간 가쪽으로 굽힘되고 돌림된 상태로 남아 있을 것이다). 이제는 이 관절가동범위의 문제를 일으킨 근육들을 치료해 보자. 위의 경우에서, 등척성 수축 후 이완 기법을 몇 차례 반복하여 엉덩관절의 가쪽 돌림근이나 목의 가쪽 굽힘근과 돌림근을 신장한다. 그런 다음, 파트너에게 눈을 감고 해부학적 자세로 서보라고 하여 자세를 재평가한다. 불균형이 개선되었는가? 파트너의 자세적 불균형이 오래된 것일 경우, 한 번의 치료만으로는 개선된 정도가 작을 것이다. 그러나 일부의 경우, 한 번의 치료(마사지 후 등척성 수축 후 이완기법을 적용)만으로도 큰 차이를 만들 수 있다.

## CLIENT 자가 관리(SELF-CARE)

환자의 자가 - 관리는 치료 목적을 달성하는데 중요하다. 마사지 치료가 환자의 증상과 징후를 감소시켜 주기는 하지만, 치료 효과를 연장시키고 증상과 징후를 유발하는 요인들을 감소시키기 위해서는 환자도 능동적인 역할을 수행해야 한다. 스트레칭, 근력강화, 그리고 자세와 활동에 대한 자각

등이 치료 결과를 증진시켜 주는 것으로 제안되고 있다. 자가 관리에 대해 교육할 때는 환자의 모든 상황을 고려하여 환자의 근력 수준, 일반적 건강 상태, 치유 단계에 맞는 적절한 제안을 해야 한다. 환자가 더 이상의 손상, 피로, 고통 없이 자가 - 관리를 할 수 있도록 하기 위해서는 간단한 운동으로 천천히 그리고 적은 반복회수로 시작하는 것이 가장 좋다. 손상의 위험을 감소시키고 환자가 정확히 이해하도록 하기 위해 치료사가 직접 시범을 보여주는 것 또한 중요하다. 저작권이 허용된 사진이나 자가 관리 운동에 대한 자세한 설명서를 줄 수 있으면, 환자에게는 아주 훌륭한 지침이 될 수 있다.

환자가 자가 관리를 하지 못하게 되는 가장 흔한 이유는 시간 부족이다. 환자가 자가 관리를 충실히 수행할 수 있도록 촉진할 수 있는 방법 중 하나는 자가 관리를 위해 별도의 시간을 내도록 하는 것 보다 일상생활에서의 활동에 통합시키도록 하는 것이다. 전화 통화를 하거나 이메일을 읽으면서 또는 TV를 보거나 샤워를 하는 동안에도 간단하고 효과적인 자가 관리 운동을 수행할 수 있다. 이러한 운동 중 일부는 이 책에 기술되어 있으며 환자의 생활 스타일에 맞는 자가 관리 운동을 추가할 수 있다.

성실하게 자가 관리 운동을 수행하는 환자는 그렇지 않은 환자보다 좀 더 빨리 치료될 수 있으며 장기간을 증상 없이 유지할 수 있다. 그러나 환자를 치료하기 원한다고 해서 환자에게 강제로 자가 관리 운동을 하도록 만들 수는 없다. 환자에게 추천해 준 자가 관리 운동을 수행할 수 있는지 물어보라. 대답을 망설이거나 수행하지 못할 것 같다고 하더라도 강요하거나 비난하지 말고 자가 - 관리 운동이 치유를 촉진한다는 것을 설명한다. 자가 - 관리를 수행하도록 환자를 격려해야 하며 응하지 않는다고 비판하거나 질책하는 것은 부적절하다.

## 스트레칭(Stretching)

스트레칭은 근육이 뼈에 붙는 부분 간의 거리를 증가시키는 것이다. 스트레칭은 환자의 운동성이 증가되고 치료사가 ROM 운동을 수행할 때 환자가 증상이 심해지는 것을 느끼지 않을 정도로 통증이 감소된 후에 추천한다. 스트레칭 운동의 대상은 정적 자세와 반복 동작 또는 손상으로 인해 짧아진 조직이다. 여기에는 손상의 급성기가 지난 인대, 힘줄, 근육, 근막 등이 포함되는데, 이러한 구조들은 관절을 고정시켜 보호하기 위해 근경련이 발생하거나 짧아진다.

스트레칭은 절대 강제로 하지 않아야 한다. 환자들은 자신이 편안하게 느끼는 범위 안에서 조직을 스트레칭 해야 한다. 가능하다면, 스트레칭된 자세에서 근수축을 최소화하고 이완된 상태로 유지할 수 있도록 환자를 격려한다. 환자가 스트레칭 하는 모습을 유심히 지켜보라. 예를 들어, 목을 스트레칭할 때 환자가 어깨올림근(견갑거근, levator scapular)을 수축하는 것이 감지된다면, 환자가 스트레칭 하는 모습과 당신이 원하는 방법을 비교하여 직접 시범을 보여주거나 스트레칭을 하는 동안 환자가 이완해야할 구조에 손을 가볍게 올려줌으로써 환자가 이를 인식하도록 도와준다. 스트레칭을 하는 동안 근수축을 최소화하는 방법 중 하나는 중력의 도움 하에 수동적으로 수행하거나 벽이나 책상과 같은 면을 이용하는 것이다.

스트레칭은 힘이나 반동을 주지 않으면서 지속적으로 시행해야 한다. 연부조직과 고유수용성 감각기가 근육의 새로운 길이에 적응하기까지는 시간이 걸린다. 환자에게 각 스트레칭을 적어도 15초 정도 지속적으로 유지하도록 하고 숨을 깊게 들이 쉰다. 심호흡을 내 쉴 때 환자는 좀 더 깊은 스트레칭에 도달할 수 있을 것이다.

## 근력 강화법(Strengthening)

근력 강화는 근육을 능동적으로 수축시킴으로써 이룰 수 있다. 능동 수축은 근육이 뼈에 붙는 지점을 의도적으로 서로 가깝게 가져갈 때 일어난다. 근력 강화 운동은 더 이상의 손상이나 고통의 유발 없이 운동을 수행할 수 있을 정도로 환자가 충분히 강하고 통증이 충분히 감소되었을 때만 추천한다. 근력 강화의 대상이 되는 조직은 손상, 반복 활동이나 정적 자세 등으로 인해 약해지거나 신장된 근육이다. 여기에는 보상작용을 하는 모든 구조들이 포함되는데, 근력강화가 길항근에 역효과를 가져오지 않아야 하며 손상의 급성기가 아니어야 한다. 예를 들어, 위팔 두갈래근(상완 이두근, biceps brachii)의 유착이나 근 경련을 감소시키지 못한 상황에서 위팔 세갈래근(상완 삼두근, triceps brachii)을 강화시키면 위팔두갈래근과 그 협력근에 반응이 유발되어 근 경련이나 조직의 파열이 심화된다. 그러므로 근 경련이 진정되었을 때 환자는 안전하게 근력 강화를 할 수 있는 능력을 갖게 될 것이다.

근력 강화 운동은 천천히 그리고 부드럽게 수행되어야 한다. 환자는 편안한 범위 내에서 운동을 해야 한다. 가능하다면, 근력 강화가 필요 없는 근육의 수축은 유발하지 않고 환자가 특정 근육만을 수축하도록 촉진해야 한다. 이것이 항상 가능하지는 않겠지만 그렇게 할 경우 가장 효과적일 것이다. 환자가 능동 수축을 수행하는 모습을 주의 깊게 살펴보라. 예를 들어, 가운데 등세모근(중승모근, middle trapezius)과 마름모근(능형근, rhomboid)을 강화시킬 때 환자가 어깨뼈(견갑골, scapulae)를 올리거나 위팔어깨 관절(상완와 관절, glenohumeral joint)을 돌리는 것이 감지되면, 환자가 이를 인식하도록 도와주기 위해 환자가 운동하는 모습과 치료사가 추천해 준 운동 방법을 비교하여 시범을 보여 주거나 환자가 이완해야 할 근육 부분에 치료사의 손을 가볍게 대 준다.

짧아진 근육을 수동적으로 스트레칭한 후에는, 자세의 불균형에 적응되어 버린 신경계를 재교육시키기 위해 그 길항근에 R ROM 운동을 이용할 수 있다. 자가 관리 운동을 교육할 때는 추천해 준 동작들에 대해 직접 시범을 보여주고 관절가동 범위 내에서 움직일 것과 저항의 양과 반복 횟수(증상이 재현되지 않아야 함)에 대해 반드시 말해주어야 한다. 운동 방법을 정확히 이해했는지 알아보기 위해 환자가 치료실을 떠나기 전에 동작을 해 보라고 한다.

모든 근력 강화 운동에서, 저항과 반복은 환자의 허용범위 내로 제한해야 한다. 근력 강화 운동이 과도한 피로나 통증을 유발해서는 안 된다. 치유의 초기 단계에서는 외부 저항 없이 천천히 동작을 한 두 차례 반복하여 하루에 수차례 수행하는 것이 가장 적절하다. 상태가 개선됨에 따라 환자는 더 큰 저항으로 더 많이 반복할 수 있을 것이다.

## 수치료(Hydrotherapy)

수치료는 환자가 정확하게 적용한다면 이완을 유도할 수 있는 효과적인 자가 관리 방법이다. 수치료를 자가 관리 방법으로 추천할 때는 앞의 수치료 부분에서 제시한 가이드라인을 따라야 한다. 그러므로 소금을 쓰거나 쓰지 말아야 하는 이유, 적용 시간이 중요한 이유, 반드시 습열을 써야 하는 이유, 수치료의 금기증, 그리고 물을 마시는 것이 중요한 이유 등에 대해서 환자가 이해할 수 있도록 설명한다. 그리고 환자가 수치료를 정확하게 이용할 수 있도록 설명서를 적어줄 수도 있다.

## 호흡운동(Breathing)

깊은 횡격막 호흡은 전체적으로 좋은 건강상태를 유지하는데 필수적인 요소이다. 많은 사람들이 호흡은 당연한 것이라고 소홀하게 여긴다. 우리는 종종 삶을 정신없이 빠르게 살아가면서 너무 바빠서 숨을 헐떡이게 된다. 숨을 얕게 쉬는 것은 불안, 정서적 고통, 그리고 통증을 유발하는 요소가 된다. 환자가 자신의 호흡패턴을 인식하도록 도와주고 이완된 횡격막 호흡법을 교육시켜주면 치유에 큰 효과를 줄 수 있다. 천천히 횡격막 호흡을 하면 교감 신경계가 진정되고 순환계를 통해 좀 더 많은 산소가 전달된다. 치료나 자가 관리 동안, 깊은 횡격막 호흡은 근 이완을 증진시키고 통증과 그 통증을 완화시키기 위해 사용하는 마사지 기법에 대해 환자가 갖는 불안감을 감소시킬 수 있다. 또한 환자가 자신의 호흡에 대해 인식하도록 교육하는 것은 환자가 주의를 흩트리지 않고 순간에 집중하도록 도와준다.

치료를 시작할 때, 치료사는 한 손을 환자의 배에 그리고 다른 손은 복장뼈(흉골, sternum) 위에 올려놓고 환자가 호흡하는 동안 이 부분의 움직임을 관찰하여 호흡을 평가한다. 배가 가슴보다 먼저 그리고 좀 더 강하게 팽창되어야 한다. 환자가 배나 가슴으로만 호흡을 하는 것이 감지되면, 환자에게 한 손을 배에 그리고 다른 손은 가슴에 올려놓게 해서 불균형을 스스로 느끼게 하여 이를 인식하도록 도와준다. 배가 먼저, 그 다음 갈비뼈가 팽창하고 마지막으로 복장뼈가 올라간다는 것을 설명해야 한다. 이 방법이 환자의 호흡 패턴을 조절하는데 도움이 되지 않으면, 복장뼈나 배에 약간의 압력을 줘서 배의 움직임은 최소화하고 가슴으로 호흡하는 것을 촉진한다. 평가를 위해 환자에게 이 방법을 이용하도록 격려하고 하루에 3–5분 정도 연습하여 호흡을 조절하도록 한다. 호흡 운동의 목적은 이 호흡 패턴을 평상 시 정상적 호흡으로 이용하도록 적응시키는 것이다. 환자를 치료하는 동안 특히, 환자의 민감한 부위에 접근하거나 통증유발점을 치료할 때 또는 자가 – 관리 운동을 할 때 환자가 이 방법을 이용하여 호흡할 수 있도록 교육한다.

환자의 호흡을 평가하거나 호흡 운동을 추천할 때는 환자의 호흡계의 건강 상태를 고려한다. 모든 환자가 깊은 횡격막 호흡을 할 수 있는 것은 아니다. 그리고 환자가 과호흡(hyperventilation)을 하거나 현기증이 나는 것을 방지하기 위해서 운동은 반드시 천천히 그리고 이완된 상태에서 해야 한다는 것을 강조해야 한다. 아래는 전체적인 통증을 감소시키고 신경계를 이완하며 정신을 집중하기 위해 이용되는 호흡 연습 방법의 예이다; 또한 자가 – 관리 운동을 할 때도 이 방법을 이용하면 환자가 치료부위를 인식하고 집중할 수 있다.

1. 환자는 앉거나, 바로 눕거나, 엎드려 눕는다(원한다면 긴 베개를 이용).
2. 환자에게 하얗고 깨끗한 커피 필터를 생각하면서 부드럽게 숨을 들이쉬라고 한다. 그리고 숨(필터)을 발가락으로 보내라고 한다.
3. 환자가 숨을 내쉬는 동안, 환자에게 순백의 숨(필터)이 발과 발가락에 있는 불순물을 여과시켜 깨끗한 분홍색 조직(또는 빨간색 : 산소와 결합된 혈액이 풍부한 조직을 의미함)이 남겨지는 모습을 상상하라고 한다. 또한 여과된 불순물로 인해 내쉴 때의 숨은 회색이나 변색되었다고 상상하게 할 수도 있다. 환자가 한 번의 호흡으로는 신선한 분홍색의 조직을 상상하지 못할 경우, 깨끗하며 산소와 결합된 혈액이 조직을 풍부한 상상할 수 있을 때까지 다시 숨을 보내게 한다.
4. 다음 숨은 종아리로 보내고 숨을 내쉴 때 그곳의 불순물이 숨을 통해 여과되어 신선하고 깨끗한 조직을 남기도록 한다.
5. 모든 조직이 깊고 깨끗한 호흡에 의해 정화되는 것을 환자가 느낄 때까지 상지를 포함한 위쪽으로 이 운동을 계속 실시한다.

# RANGE OF MOTION 관절가동범위 평가(ASSESSMENT)

## 치료 목적(Treatment Goals)

치료 계획을 세우는 과정에는 마사지 치료의 범위 내에서 치료 목적을 달성할 수 있는 가장 좋은 치료 코스를 결정하기 위해 환자의 전체적인 건강력에 대한 평가와 환자의 주호소와 관련이 있는 증상과 징후에 대한 평가가 모두 포함된다. 환자와 치료사는 개인에 맞는 적절한 마사지 치료를 결정하기 위해 서로 협력한다. 때로는 특정 환자를 치료하는 모든 의료진이 서로의 치료 목적을 이해하고 이를 보완하기 위해 치료 계획을 함께 세우는 것도 필요하다. 치료를 계획하는데 있어서 첫 번째 원칙은 환자에게 해를 입혀서는 안 된다는 것이다.

환자의 증상과 징후, 건강력, 자세 그리고 ROM에 대한 평가 결과를 기초로 이 조각들을 서로 맞추어 치료 목적을 결정한다. 환자마다 개인에 맞는 치료 계획이 필요하기는 하지만, 다음 장에 나와 있는 기능장애들이 중등도 정도일 때 얻을 수 있는 몇 가지 일반적인 치료 목적이 있다; 유착의 감소, 순환의 증진, 긴장도 감소, 통증유발점의 치료, 짧아진 조직의 도수 신장, 짧아진 조직의 수동 스트레칭, 그리고 치료 부위의 정화.

### 유착 감소(Reduce Adhesions)

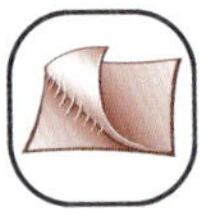

유착은 종종 천부에 발생하는데, 근막 이완은 피부 연화제를 쓰지 않고서도 가장 효과적으로 시행할 수 있기 때문에 근막은 유착 감소에 대한 치료를 시작하기에 가장 좋은 부위이다. 짧아지는 근육 주위의 근막은 두꺼워지고 밀집되는 반면, 스트레칭 되는 근육 주위의 근막은 얇아지고 팽팽해진다. 주무르기(kneading), 교차 섬유 마찰법(cross-fiber friction), 그리고 근막 이완(myofascial release) 스트로크에 대해서는 2장 유착 감소 부분에 설명되어 있다.

### 순환 증진(Increase Circulation)

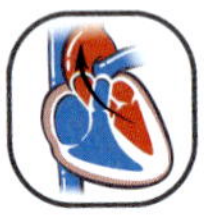

정맥과 림프 순환은 유착이나 과긴장된 부위에서 또는 굽힘 자세를 취할 때 빈번하게 방해를 받는다. 순환이 감소하면 조직으로의 영양분 유입은 감소하고 조직 밖으로 배출되는 대사산물의 양은 감소한다. 순환이 감소한 부위는 건조해지고 유착된다. 글라이딩(gliding), 주무르기(kneading), 그리고 두드리기(percussion) 기법은 순환을 증진시킨다. 압박(compression) 기법은 일시적으로 순환을 감소시키지만, 압박을 제거하면 일시적으로 순환이 증가된다. 이를 반복하면 손상 부위로 순환의 흐름이 증가된다. 열, 모빌라이제이션, 그리고 스트레칭 또한 순환을 증가시킨다.

### 긴장도 감소(Reduce Tension)

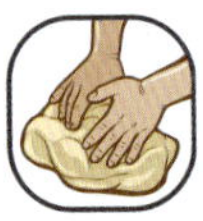

근육의 긴장도는 구심성 또는 원심성 수축이 지속되는 동안 증가된다. 일반적으로 근 긴장도의 증가는 길어지고 약한 근육보다는 짧아지고 타이트한 근육에서 좀 더 발생하기 쉽다고 생각되지만, 항상 모든 경우가 그렇지는 않다. 예를 들어, 증가된 흉추 후만 위에서 늘어나고 약해진 척추세움근은 척추를 COG 위에 정렬시키기 위해 오랜 기간 동안 수축한다. 이 근육들은 스트레칭되고 팽팽해지지만 또한 긴장도가 증가할 것이다. 글라이딩(gliding), 주무르기(kneading), 그리고 넓은 부위 누르기(broad compression) 기법은 긴장도를 감소시키고 정상적인 안정 시의 긴장도(normal resting tone)를 회복하는데 도움을 준다. 열, 모빌라이제이션, 스트레칭 그리고 등척성 수축 후 이완기법도 긴장도를 감소시킬 것이다.

## 조직 신장(Lengthen Tissue)

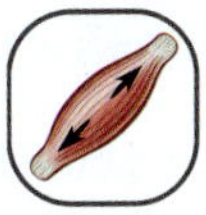

짧아진, 타이트한 근육은 자세적 불균형의 원인이 되고 이러한 자세를 지속시키며 반대쪽 근육들은 늘어나고 약하게 만든다. 이러한 조직들에 축적된 근 긴장도를 감소시키는 것 뿐 아니라, 조직이 정상적인 안정 시의 길이를 회복하는 것을 촉진시키기 위해 조직을 신장시키는 것은 중요하다.

## 통증유발점 치료(Treat Trigger Points)

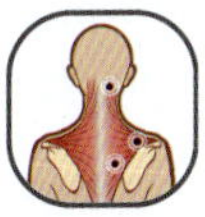

통증유발점은 독립된 근 섬유를 지속적으로 수축하게 만든다. 통증유발점이 활성화되는 기간이 오래될수록 근육의 정상적인 안정 시 긴장도나 신경근육계의 기능을 완전히 회복시키기 어렵다. 일반적으로 깊은 글라이딩, 교차 섬유 마찰법, 압박, 열, 그리고 스트레칭 등은 통증유발점을 비 활성화시키는데 도움을 준다. 3장에는 통증유발점에 대한 설명과 치료 옵션에 대해 좀 더 자세하게 기술되어 있다.

## 수동 스트레칭(Passive Stretch)

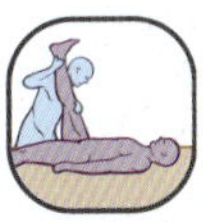

유착 감소, 순환 증진, 그리고 수축된 근육을 이완시키는 기법을 적용한 후에는 인대와 같은 비수축성 조직이나 힘줄에서 발견되는 구불구불한 모양의 콜라겐 섬유를 신장시키기 위해 15-30초간 수동 스트레칭을 유지한다(13장과 14장 참조). 이는 올바른 자세를 회복시키는데 중요한 부분이다. 수동 스트레칭은 또한(특히, 등척성 수축 후 이완기법 적용 시) 고유수용성 감각과 신경근육계의 기능을 회복시키는데 도움을 준다.

## 치료 작용(Clear Area, 중간 대사산물 제거)

대부분의 마사지 치료기법은 기능장애로 인해 축적된 대사산물을 배출하고 제거시키는 역할을 한다. 클리어링 스트로크는 순환계와 림프계를 통해 대사산물을 함유하고 있는 체액을 이동시키는데 도움을 주는데, 이곳에서는 체액이 정화되고 대사산물은 중화되거나 배출된다. 넓은 부위에 대한 글라이딩(얕은 층과 깊은 층 모두)은 국소와 전신을 완전하게 뒷마무리를 이상적으로 할 수 있다. 모빌라이제이션 기법도 혈액순환과 국소부위의 완전한 뒷마무리하는데 도움을 준다.

## 약해진 근육의 강화(Strengthening Weakened Muscles)

약해진 근육을 강화하는 것 또한 올바른 자세와 신경근육계의 기능을 회복시키기 위한 중요한 부분

순환 증진(Increase Circulation); 유착 감소(Reduce Adhesions); 긴장도 감소(Reduce Tension); 조직 신장(Lengthen Tissue); 통증유발점 치료(Treat Trigger Points); 수동 스트레칭(Passive Stretch); 치료 작용(Clear Area)

이다. 두드리기(percussion), 흔들기(vibration), 그리고 차가운 물을 이용한 수치료 등도 근육의 긴장도를 증진시키는데 기여를 하기는 하지만, 근력 강화는 자가 관리를 통해 가장 잘 달성할 수 있기 때문에 위에서 언급한 치료 목적에는 포함시키지는 않았다.

## 참고문헌 및 추천도서(Bibliography and Suggested Readings)

Biel A. *Trail Guide to the Body: How to Locate Muscles, Bones and More*, 3rd ed. Boulder, CO: Books of Discovery, 2005.

DeDomenico G. *Beard's Massage: Principles and Practice of Soft Tissue Manipulation*, 5th ed. St. Louis, MO: Elsevier, 2007.

Donoghue P, Doran P, Dowling P, et al. Differential expression of the fast skeletal muscle proteome following chronic low-frequency stimulation. Biochim et Biophysica Acta—Proteins & Proteomics. 2005;1752:166-167.

Fritz S. *Mosby's Fundamentals of Therapeutic Massage*, 4th ed. St. Louis, MO: Elsevier, 2009.

Fritz S, Chaitow L, Hymel GM. *Clinical Massage in the Healthcare Setting*. St. Louis, MO: Mosby/Elsevier, 2008.

Hendrickson T. *Massage for Orthopedic Conditions*. Baltimore, MD: Lippincott Williams and Wilkins, 2003.

Hertling D, Kessler RM. *Management of Common Musculoskeletal Disorders: Physical Therapy Principles and Methods*, 4th ed. Philadelphia, PA: Lippincott Williams and Wilkins, 2005.

Ingalls CP. Nature vs. nurture: Can exercise really alter fiber type composition in human skeletal muscle? Journal of Applied Physiology. 2004;97(5):1591-1592.

Petty NJ, Moore AP. *Neuromusculoskeletal Examination and Assessment: A Handbook for Therapists*, 2nd ed. Edinburgh, UK: Churchill Livingstone, 2001.

Rattray F, Ludwig L. *Clinical Massage Therapy: Understanding, Assessing and Treating over 70 Conditions*. Toronto, ON: Talus Incorporated, 2000.

Simons DG, Travell JG, Simons LS. *Myofascial Pain and Dysfunction: The Trigger Point Manual* Vol. 1, 2nd ed. Baltimore, MD: Lippincott Williams & Wilkins, 1999.

Turchaninov R. *Medical Massage*, 2nd ed. Phoenix, AZ: Aesculapius Books, 2006.

U.S. National Library of Medicine and the National Institutes of Health (ADAM). Numbness and tingling. Available at http://www.nlm.nih.gov/medlineplus/ency/article/003206.htm. Accessed Summer 2008.

Yeznach Wick J. Pain in a special population: The cognitively impaired. Available at http://www.pharmacytimes.com/issue/pharmacy/2007/2007-01/2007-01-6171. Accessed Winter 2010.

# 근막(Fascia)

제 2 장

## UNDERSTANDING 근막(FASCIA)

근막(fascia)은 오늘날 인체에서 가장 많이 연구되어진 조직 중 하나이다. 2007년에 세계적으로 저명한 국제 근막 연구협회(http://www.fasciacongress.org/)에서는 전통적 의학이나 대체의학 모두에서 건강을 위해서 근막의 중요성을 조사하여 확립하였다. 예전의 연구에서는 수동적인 결합조직(passive connective tissue)이라고 생각되어졌지만, 최근 협회의 연구에서는 근막이 다양한 만성적인 문제에 대한 장기 해결에서의 본질적인 요소와 전반적인 항상성의 통합적인 부분으로써 인식되어 생체역학과 적응에서 근막의 역할을 재확립하였다.

근막은 부드럽지만 조밀하고, 연속된 형태의 결합조직섬유(connective tissue fiber)이고, 신체 구조를 지지해주고 충격흡수를 위한 입체형 조직(3D matrix)으로 되어있어 신체를 통하여 긴장과 압박에 대한 신체 정보를 전달해 준다. 그리고 영양분의 흡수를 촉진하고 독소와 대사산물을 제거한다(그림 2-1). 근막 섬유는 다양한 방향으로 배열된 불규칙한 결합조직으로 촘촘히 형성되어 있다(그림 2-2). 근막은 우리의 기관들, 신경들, 근육들, 뼈들 모두를 덮고 있으며, 다른 구조로부터 하나의 구조를 분리하면서 다른 한편으로는 근막의 지속적인 세포 간질(matrix) 또한 신체구조를 연결하고 있다.

근막은 3가지 형태가 있다. 얕은 근막(천근막, superficial fascia) 또는 피부밑근막(피하 근막, subcutaneous fascia)은 피부 바로 아래에 있다. 이것은 주로 결합조직과 지방조직으로 되어있다. 얕은 근막은 표면 근육에서 피부를 연결하고, 표면신경이나 혈관을 지지해준다. 얕은 근막은 물과 지방을 저장하여 신체의 열조절(단열)을 돕는다. 근막이라고도 불려지는 깊은 근막(deep fascia)은 얕은 근막과 근육을 싸고 있는 얇은 막(근막, fascia) 보다 촘촘하다. 이것은 하나의 근육을 형성하는 각각의 섬유를 묶고, 그룹 내 각각의 근육들을 연결한다. 아교질(콜라겐, collagen)의 형태들과 탄력소 농도(엘라스틴 농도, concentrations of elastin)는 재조직된 근막으로 변화된다. 이 재조직된 근막은 치밀한 건을 형성하고, 근육과 뼈 인대에 부착하며, 관절을 형성하여 근육을 지지해준다. 건강한 근막은 근육을 독립적으로 움직일 수 있게 하고, 피부 깊은 곳의 구조물들을 지지해주는 신경과 혈관을 잡아준다. 내장 근막(fascia)은 주머니들(낭, sac)을 형성한다. 이 주머니들은 장기의 공간(강, cavity) 안에서 우리의 장기를 잡아주고, 그것들이 잡아주는 기관에 따라 이름 지어진다. 심장막[pericardia (heart)], 허파막[pleura (lungs)], 그리고 배막안[복막안, peritonea(abdomen)]이다.

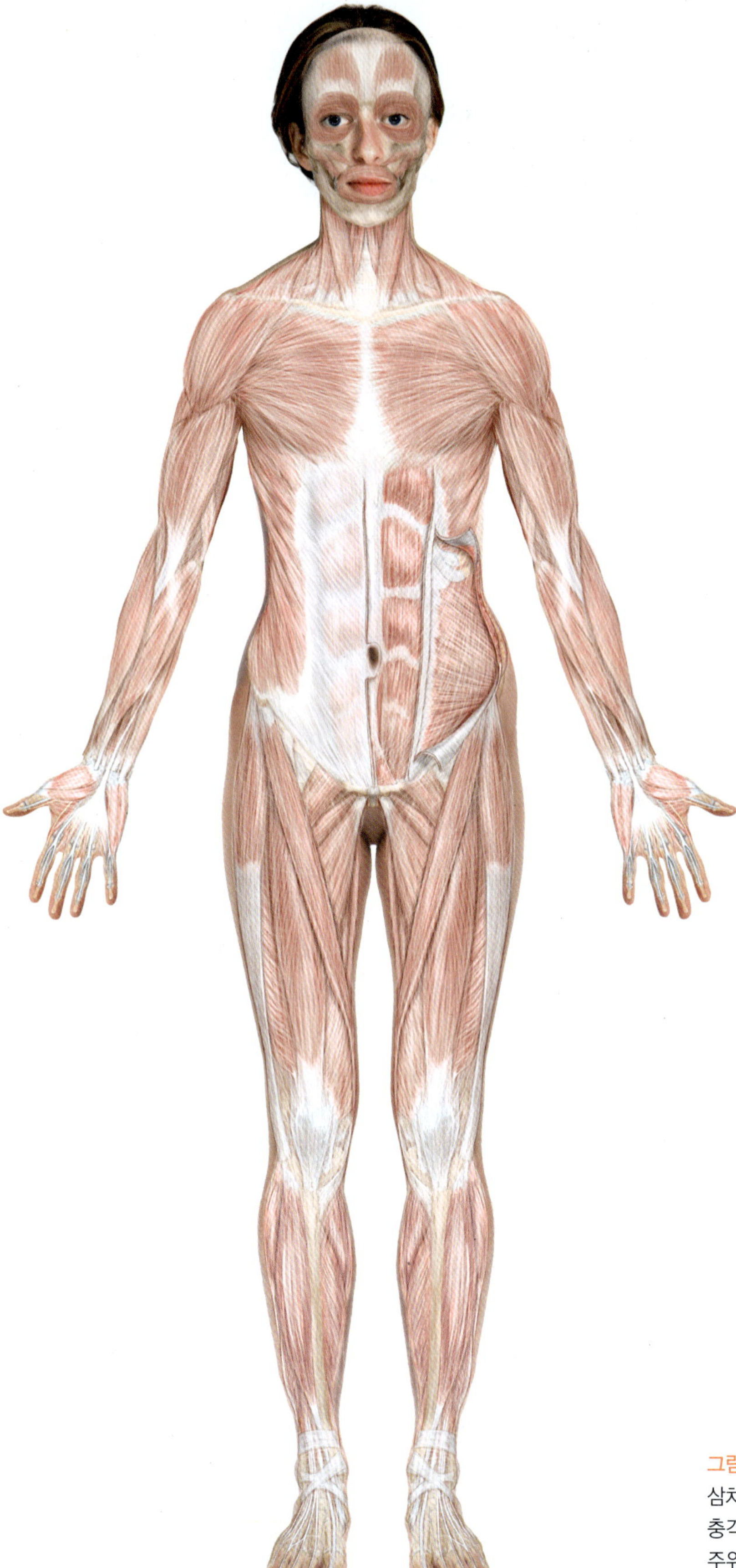

그림 2-1 **인체의 근막**(fascia) 근막은 결합조직의 삼차원적 배열구조로 신체의 구조에 대한 지지와 충격흡수를 제공한다. 우리의 조직, 신경, 근육, 뼈 주위의 근막(fascia). 하얗게 나타난 부분은 얇은 근막(fascia)층을 나타낸다.(계속)

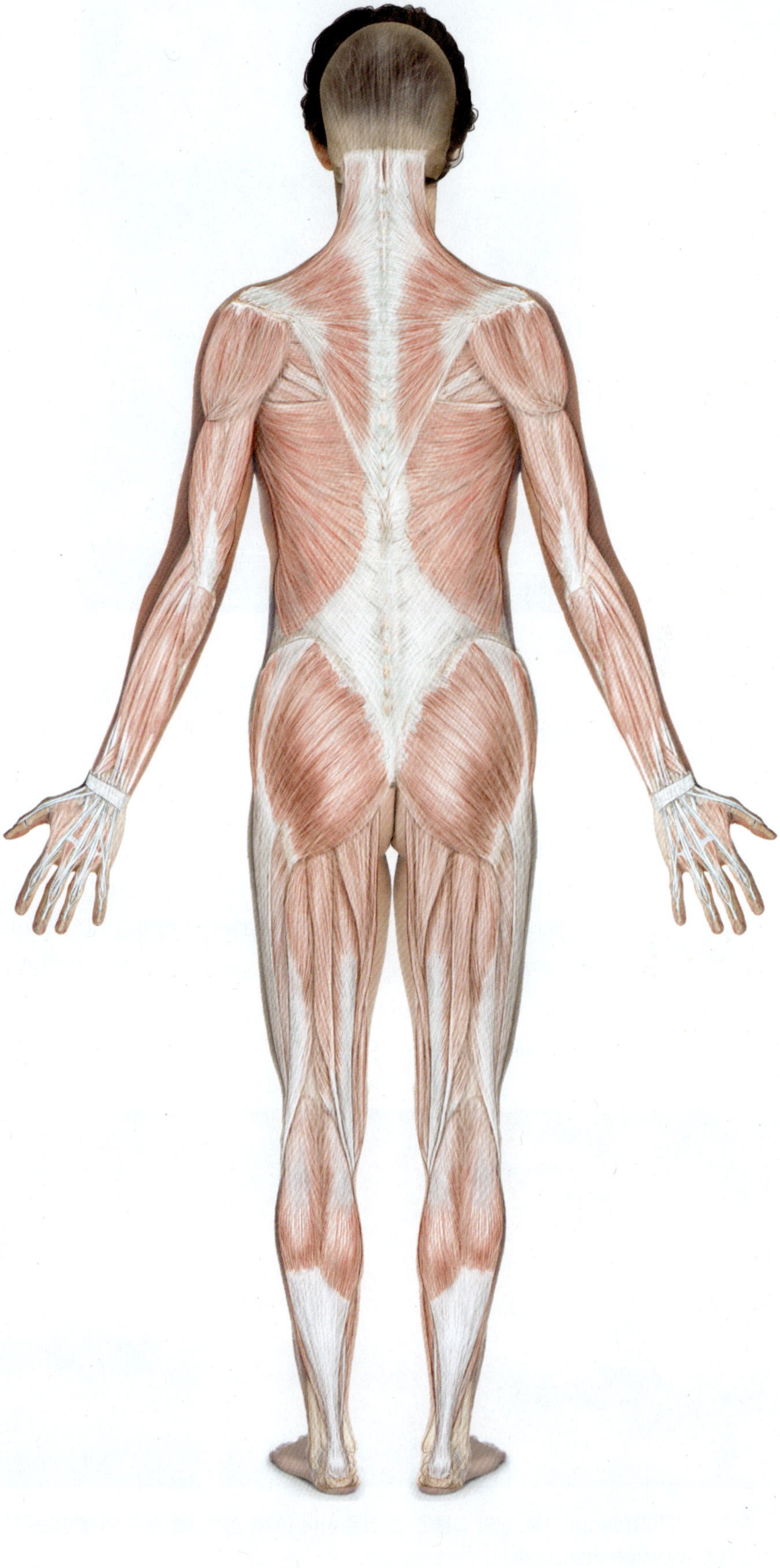

그림 2-1 (계속)

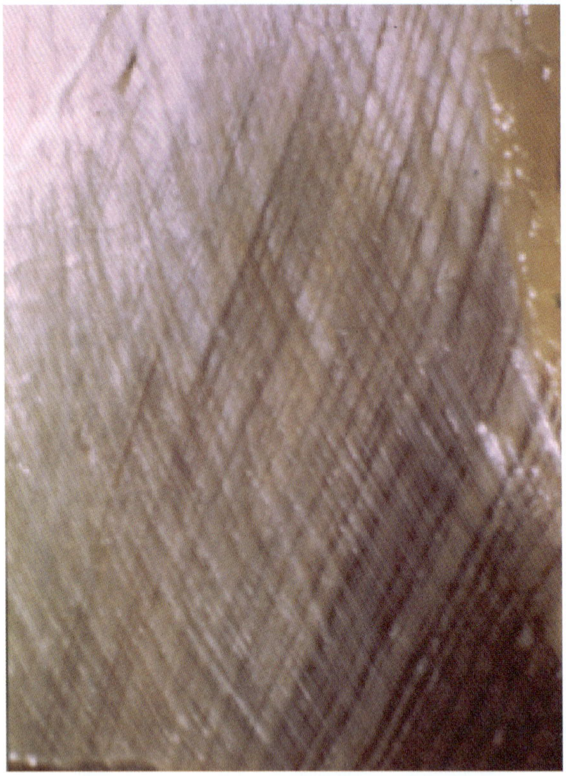

그림 2-2 **조밀하게 불규칙한 결합조직.** 다양한 방향으로의 섬유 배열은 움직임에서 매우 자유로운 움직임을 가능하게 한다.

근막이 위치에 따라 다른 모양과 기능을 가지는 동안, 그것은 하나로 연결되는 삼차원적인 배열로 통합된다. 마사지 치료는 종종 근육 각각의 움직임들에 중점을 둔다거나, 기능부전 평가와 치료계획의 목적을 가진 근육 그룹에 중점을 둔다. 그러나 그것들은 함께 연결되어 있기 때문에 우리가 근육을 평가하고 치료할 때, 근막 또한 평가하고 치료해야 한다. 모든 근육은 근막의 그물(fascial web)에서 작용을 한다(그림 2-3). 따라서 우리가 경련이 있는 근육을 성공적으로 이완시켰더라도 근막 주위가 뭉치고 짧아져 있다면, 정상적인 안정 기의 길이를 회복하기 어렵다. 이러한 이유 때문에 근막의 구조와 기능의 이해는 치료 결과에 큰 영향을 끼칠 수 있다.

근막은 우선적으로 기질(ground substance), 아교질(콜라겐, collagen)과 탄력소(elastin)를 포함하고 있다. 기질(ground substance)은 얇고 젤과 같은 묽은 액체성질에 가까운 근막이다. 기질(ground substance)은 함께 세포를 잡아주고, 세포와 세포를 둘러싸고 있는 간극 사이의 물질 교환

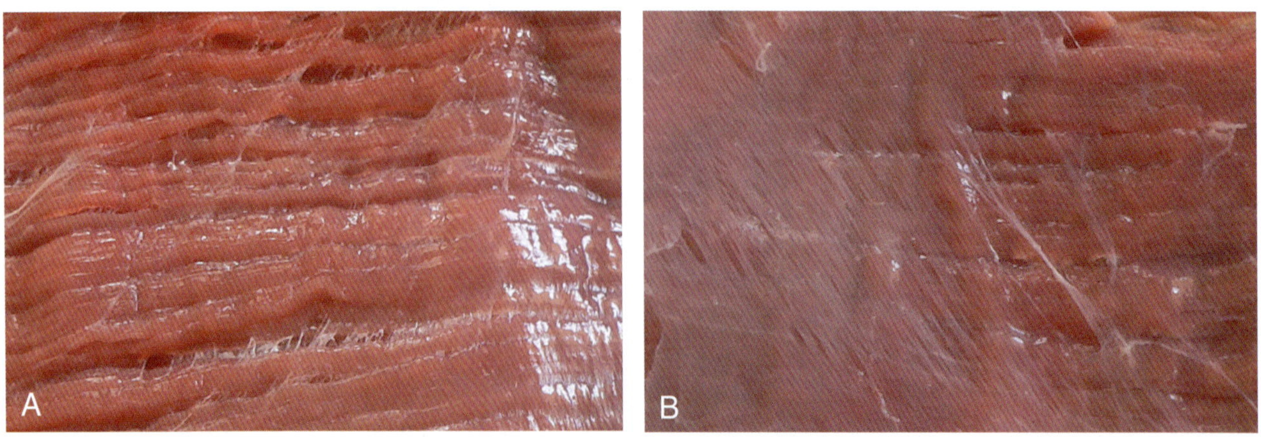


그림 2-3 **근막(fascia)그물.** 근막 그물은 근 섬유 사이 (A)와 섬유그룹 주위 (B)를 엮는다.
사진제공 www.terrarosa.com.au.

을 허락한다. 이 물질 교환은 영양소를 안으로 운반하고 독소와 대사산물은 밖으로 내보낸다. 기질은 요변성(thixotropy)과 연관된 조직의 필요한 특색을 통해서 밀도를 변화시킬 수 있다. 기질은 요변성(thixotropy)과 연관된 조직의 필요한 특색을 통해서 밀도를 변화시킬 수 있다. 움직임과 열 그리고 수화 작용(hydration)은 순조롭게 잘 움직일 수 있도록 유지하게 하고 이 근육에 액성은 좀 더 자유롭게 움직이게 해준다. 움직임의 감소, 추위, 탈수는 그것을 얇게 만들고 얇아지면, 자유로운 움직임이 억제된다. 이것은 페인트 통에서 일어나는 현상과 매우 유사하다. 부분적으로 추운 환경에 홀로 떨어져 있을 때, 페인트는 얇게 되고 움직임이 적게 된다. 이것을 다시 위로 움직이면 액화되기 시작한다. 급성 손상에서 초기 치유단계 동안에 움직임을 제한하면 재손상을 예방하는데 도움이 될 것이다. 그러나 아급성과 만성단계, 또는 기능부전 패턴에서는 자세 불안정이 되고, 근막(fascia)은 단단해지고 뭉치게 되고, 얇아진다. 대부분의 점성기질(viscous ground substance)은 물질 교환 능력이 떨어지게 된다. 세포내에 영양소를 거의 만들지 못하게 되고 대사산물과 독소가 국소적으로 축적되게 된다. 기질의 점도 감소는 근막이완의 목표 중 하나이다. 대부분의 마사지 스트로크에 적용하는 전단력은 점도를 감소시킨다.

섬유와 줄기를 형성하고 쉽게 결합하는 단백질인 아교질(콜라겐, collagen)은 그것의 힘과 탄성을 근막에 준다. 많은 다른 유형의 아교질이 인체에 있으며 각각이 형성하는 조직의 능력에 기여하는 유형에 따라 다르다. 이들 다른 아교질 섬유들의 결합과 집결은 신체의 결합구조에 거대한 변화를 가져온다. 아교질은 근막이 과도한 스트레칭과, 전단력에 크게 저항할 수 있게 만든다. 그러나 교원질은 기능부전이 되면 얽히는 경향이 있기 때문에 유착되는 대부분의 주된 역할을 하고 흉터의 주 구성원이 된다. 다른 단백질인 엘라스틴은 근막을 유연하고 잘 늘어나게 만들어 모든 가능한 방향으로 신체의 움직임 재형성되게끔 만든다. 움직임이 천천히 근막을 늘어나게 할 때, 이들의 변화는 점진적이고, 액상화가 된다. 그러나 기능부전이 일정한 길이에서 근막을 잡아버렸을 때, 근막은 늘어나고 근육과 같이 수축성(recoil)을 가질 수 없게 된다. 근막이 늘어나 있을 때, 근막은 액성을 잃고, 단단하게 되고, 탈수되고, 유착된다. 이 때, 적합한 치유는 유착을 감소하고, 기질의 액성을 회복하고, 불쾌감을 주는 활동과 자세를 제거하는 것이고, 새로운 섬유들은 근막의 힘과 탄성을 회복하게 할 수 있다.

또한 근막은 인테그린 수용기들(integrins-receptors)을 포함하고 있는데 이것들은 그것들의 주위세포 바깥의 긴장과 압박을 감지하고 다른 세포들에게 직접적으로 정보를 준다. 인테그린 수용기는 근막에게 세포를 적응하고 교육시키는 능력을 준다. 그것은 어떤 주어진 시간에 신체에 필요한 적응을 주게 된다. 염좌가 있을 때 근막의 초기 세포라 불리는 섬유모세포들(fibroblasts)은 염증반응을 일으키는 면역반응 물질인 사이토카인(cytokines)을 분해한다. 이것은 근막의 면역학적인 능력이 있다는 것을 알려준다. 사이토카인은 적절하게 활동을 할 때 전달할 수 있으며, 이들 근막의 전달능력은 근막이 연결된 손상된 구조의 적응과 치유를 촉진한다. 그러나 인테그린(integrins)이 과부하되거나 섬유모세포가 과도한 활동을 하게 된다면, 이러한 적응 반응은 만성이나 병적문제가 될 수 있다. 최근 연구에서는 섬유근육통(fibromyalgia)에 기여하는 인자로서 과도하게 활동하는 염증 반응을 발견하였다.

최근에 찾아낸 것으로 근막은 민무늬근(평활근, smooth muscle) 세포에도 있다. 이는 주위 구조의 요구와 긴장에 대한 적응의 역할을 한다. 갑작스럽게 늘어나거나 긴 시간 동안 길게 늘어났을 때, 근막은 저항이 증가하게 되고 늘어남에 대항하여 능동적으로 수축하게 된다. 이것은 아마도 증가된 긴장도와 늘어난 근막조직의 섬유화 구조(fibrotic texture)로 설명될 수 있을 것이다. 근막은 기계수용기에 의해 지배받고 있다. 이들 수용기는 골지건 기관, 루피니 소체, 파치니 소체, 작은 신경종말들이다. 이들은 감각과 운동 모두의 기능을 받는 수용기로서 긴장도, 압박 뿐만 아니라 통증을 위한

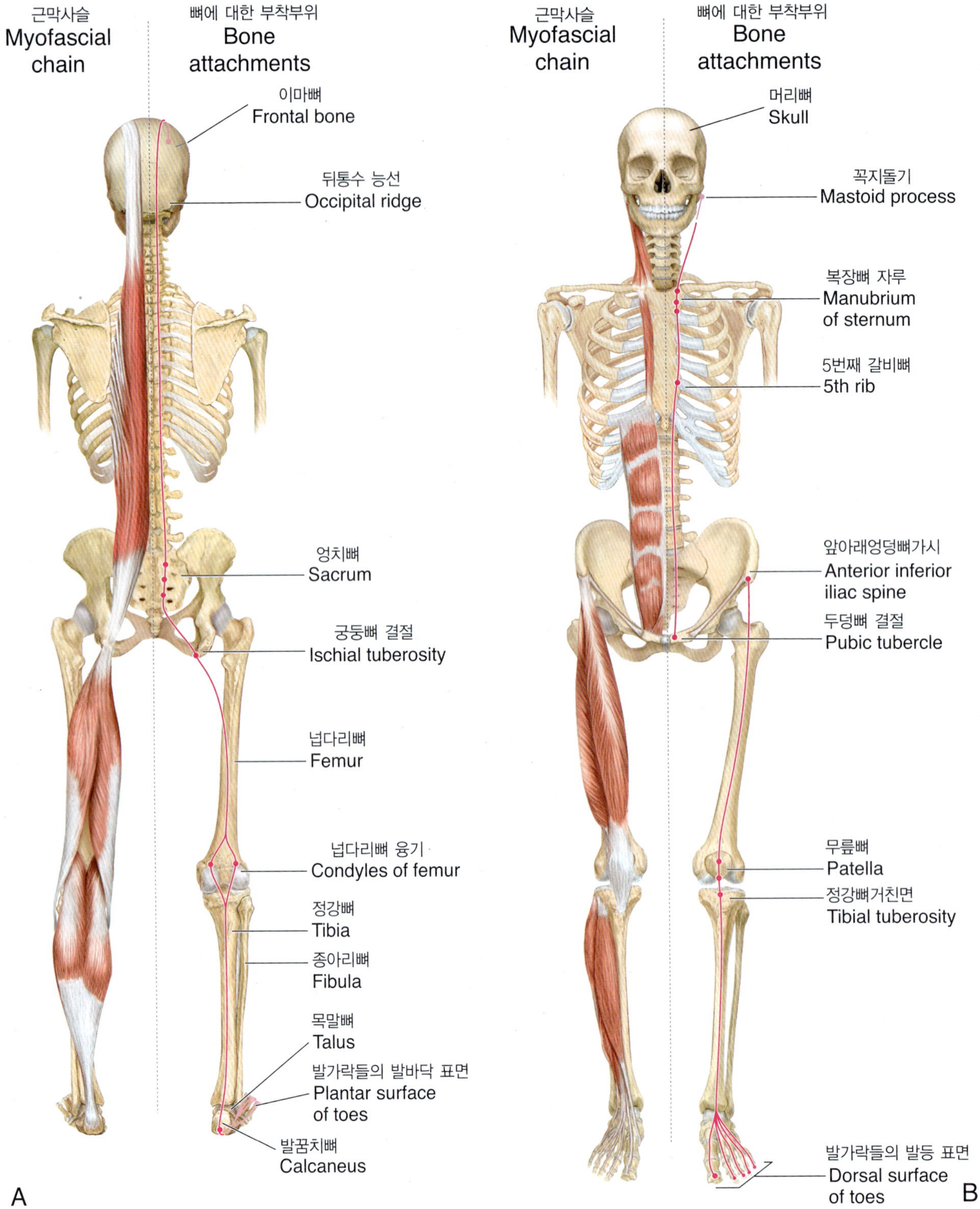


그림 2-4 **근막 경선.** 표면 뒤쪽 경선 (A) 그리고 표면 앞쪽 경선 (B), 신체의 발에서 머리까지 연결되어 있다.

수용기이다. 느리고 고정되어 있든, 빠르고 다양하던지 간에 성급하지 않은 압박이 이들 각각의 수용기들을 자극한다. 이것은 단계적으로 변화하는 자동적인 기능들의 시작이다. 이러한 자동적인 기능

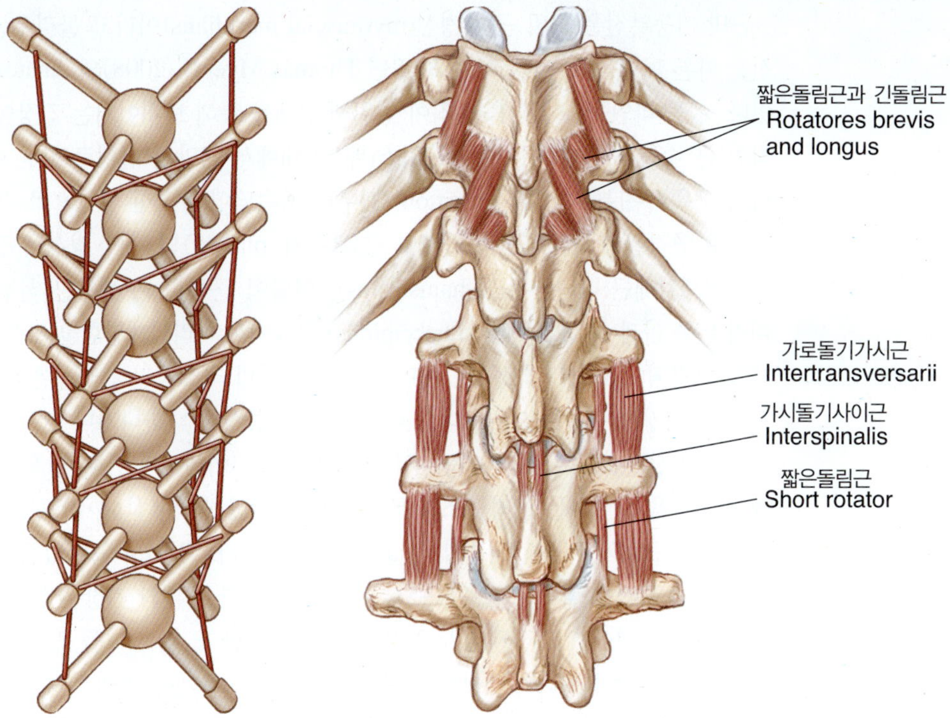


그림 2–5 **구조물 간에 상호 기능을 보완하는 골격구조의 특성(긴장통합).** 긴장통합 구조는 단단한 부분을 가로질러 균형 잡힌 긴장을 말한다. 왼쪽의 방사선 모양의 사면체와 오른쪽의 척추 구조들은 유연하면서 안정된 구조이다. 이들은 다양한 방향으로 움직일 수 도 있고, 어떠한 자세에서는 부하를 퍼트려준다. 척추에서 긴장은 근육과 근막에 의해서 고정된 뼈를 가로질러 균형 잡혀 있다.

은 점성과 대사의 국소적인 변화로부터 근육이완과 감정적으로 안정된 느낌을 제공하는 것까지 다양하며 이는 수용기의 기능에 따라 다르다. 이것은 왜 신체의 한 부분의 근막이완이 먼 곳의 치유에 영향을 미칠 수 있는지, 그리고 왜 근막의 기능부전 치료가 건강한 근긴장도 회복을 위한 효과적인 방법인지를 설명할 수 있는 부분이다.

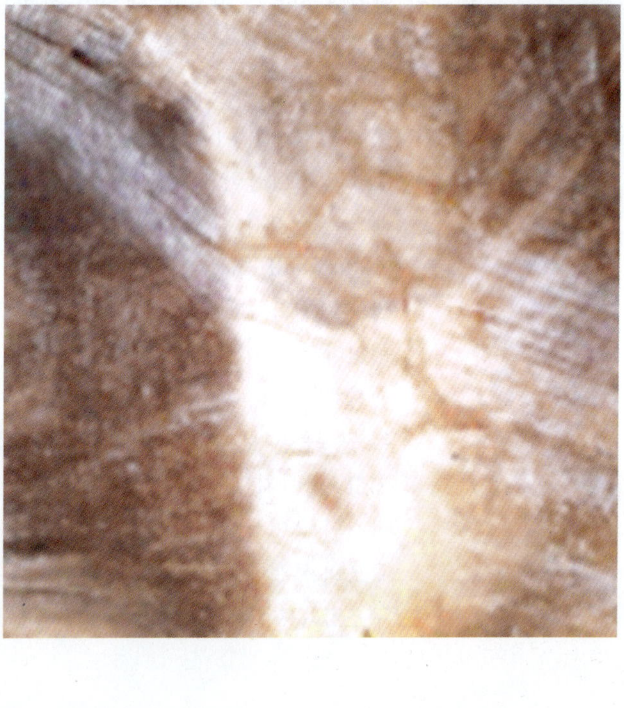

그림 2–6 **스트레스 받은 상태의 가슴우리근막(흉부근막).** 큰가슴근(대흉근)의 근막섬유가 적용된 스트레스 방향으로 딱딱하게, 위쪽 왼쪽에서 오른쪽 아래로, 사선으로 재편성되었다.

근막 기능부전은 소위 근막 경선(myofascial meridians)이라고 불리우는 근막 선과 연관되어, 그 선을 따른 패턴을 보인다. 이는 2008년 Thomas Myers' (2008)의 Anatomy Trains에 잘 묘사되어 있다. 이들 라인들은 골격을 움직이기 위해 신체를 통해 보내어지는 긴장이나 잡아당김과 같은 일반적인 근 수축을 지지해주는, 매트릭스(배열) 내에서 근막의 진행로이다. 이들 근막(fascia) 선은 하나의 근육 부착부(기시부, insertion) 전부터 지속되어 유사한 방향으로 긴장성 스트레스를 받는 구조들로 연결된다. 예를 들어, 발바닥 근육(족저, plantar)의 근막 경선은 장딴지(종아리, calf) 근육, 넙다리세갈래근(대퇴삼두근, hamstrings), 엉덩이 근육, 척주세움근(척추기립근, erector spinae), 머리 뒤쪽 아래 근육(후두하, suboccipirals) 근육에서 머리덮개널힘줄(모상근막, galea aponeurorica)까지 연결되어있다(그림 2-4). 어떤 한 부분에서의 국소적인 긴장성은 아마도 전체 라인에 전달되고 종종 긴장성이 있는 부위보다도 더 다른 곳에 증상이 나타나거나 기능부전이 생길 수도 있다.

근막 경선과 그들 사이의 기능부전 패턴의 경향을 이해하기 위해서, 우리는 우선은 각 구조물 간에 상호 기능을 보완하는 골격구조의 특성 개념을 이해해야만 한다. 각 구조물 간에 상호 기능을 보완하는 골격구조의 특성(긴장통합)은 고정된 부분을 가로질러서 균형있게 긴장성을 유지해주는 통합된 구조의 특성을 말한다(그림 2-5). 어떤 구조의 한 부분의 긴장은 다른 쪽 긴장에 의해서 균형이 잡아진다. 인체에서 고정된 부분은 우리의 뼈를 말한다. 뼈는 그들 스스로 중력에 의해서, 압박받고 각각 다르게 쌓아 올려져 있으며 결과적으로 자신의 무게에 의해 약해진다. 골격은 근육과 힘줄(건, tendon) 그리고 인대(우리의 신장성 구조들)의 일정한 긴장성에 의해 안정화되고 있다. 그리고 근막은 이들 구조들을 묶어서, 움직임 또는 중력으로 발생하는 국소적인 부분이나 어떤 한 부분에 가해지는 각각의 힘으로 인한 변화를 예방하기 위한 그들만의 거미줄 구조를 가지고 긴장성 압박에 영향을 준다.

스트레스가 반복적으로 주어져 어떤 한 구조에 스트레스가 증가되었을 때, 근막(fascia)섬유는 재편성되고 적용된 스트레스 방향으로 딱딱하게 된다(그림 2-6). 최대로 잡아당겨져서, 만성적으로 길이가 늘어나게 되었을 때, 이들 섬유의 배열을 가상의 선을 만들게 되고, 스트레스에 대항하는 탄성과 자유로운 움직임을 갖게 해주는 다양한 방향으로의 특성을 잃어버리게 된다. 이는 당신이 둥근 솜뭉치(cotton ball)를 당겼을 때 일어나는 것과 매우 유사한다. 이완 상태일 때 둥근 솜뭉치(cotton ball)의 섬유들은 느슨한 니트 그물처럼 다양한 방향으로 배열되어있다. 당신이 끝을 잡아당기면 섬유가 펴지고, 당신이 적용한 스트레스 방향(잡아당긴 방향)으로 재편성되는 것을 볼 수 있다. 계속해서 그것을 잡아당기면, 대부분의 섬유들은 수직으로 재편성 된다. 이렇게 하여 배열된 섬유들의 단단함은 당신이 적용한 스트레스에 대한 보호역할을 하게되고(당신은 더욱 많은 힘을 가해 잡아당겨서 더욱 늘어나게 해야 한다), 그 방향으로 배열된 스트레스에 대해서 더욱 효율적으로 섬유들이 작용하게끔 만든다(면이 실 안으로 돌아 들어가는 것 처럼). 그러나 한 방향으로의 스트레스를 줄이기 위해 배열된 섬유들은 무작위한 움직임의 자유도를 잃게 된다. 반대로 둥근 솜뭉치(cotton ball)을 강하게 쥐어짠다면, 그 섬유는 압박받게 되고, 폭신폭신한 볼(fluffy ball)과 같은 밀도로 변화하게 된다. 폭신폭신한 것과 같이 되는 것을 회복하기 위해서 섬유들을 천천히 부드럽게 풀어야하고, 이는 섬유 사이의 공간을 증가하게 하고 섬유들이 조밀하게 재배열 되게 한다.

신체의 한 부분이 반복적으로 같은 방향으로 긴장과 스트레스를 받게 된다면, 그 방향으로 수축하는 근육들은 보통 짧아지고, 대항근(길항근, antagonist)은 길어진다. 그 주위의 근막 구조들은 짧아지고, 얇아지고, 압력을 받거나 늘어나고, 좁아지고, 팽팽해진다. 또한 기능도 제한된 움직임과 감소된 유연성으로 손상당하게 된다. 국소적으로 근막이 구조물간에 상호 기능을 보완해 주는 골격구조의 특성에 대한 모델 내에서 기능을 잃어버린다면, 스트레스가 약화로 인해서 보상작용을 위한 구조로 근막(fascia)경선을 따라서 생기게 된다. 치료하지 않고 방치하면, 경선내에 구조물간에 상호 기능을 보완해 주는 골격 구조의 특성은 균형을 잃어버리게 된다. 궁극적으로, 유착, 과긴장성, 통증유발점, 만성통증 증후군이 발생하게 될 것이다.

예를 들어, 과다앞굽음증(과다전만증, hyperlordosis)(8장을 보시오)을 가진 대상자는 종종 짧아진 엉덩관절 굽힘(고관절 굴곡근, hip flexors)과 허리 부위의 폄근(요부 신전근, lumbar extensors), 그리고 길어진 뒤넙다리근육(슬괵근, hamstrings)과 배근육(복근, abdominal muscles)을 보인다. 짧아진 연부조직 주위의 근막은 모이고, 조밀하게 되고, 짧아진 근육과 다른 국소구조들이 서로 묶이게 만든다. 이들 근막은 각각의 구조들의 자유로운 움직임을 회복하기 위해 이완되고, 길어져야만 하고, 이는 근육을 정상적인 휴지시의 길이와 긴장도를 다시 얻을 수 있게끔 도와준다. 길어진 구조 주위의 근막은 긴장이 주어지는 방향에 가상의 선처럼 배열된 섬유들과 함께 늘어난다. 그리고, 연부조직 주위를 묶는 벨트와 같은 밴드가 만들어진다. 이러한 가상적인 한쪽 방향으로의 섬유밴드는 일차적으로는 찢어짐(tearing)을 막고 다른 부정 배열을 막는 역할을 하지만, 이게 계속되면 자유로운 움직임을 제한하고, 궁극적으로 구조가 약해지게 된다. 위의 두 경우에서의 유착과 감소된 기능은 독성과 대사산물을 제거하는 것과 연부조직에 영양분을 공급하는 것과 같은 순환계에 영향을 주게 된다. 독소가 모이고, 영양분이 감소되고, 기능은 저하되고, 통증유발점, 통증, 약화가 나타나게 된다. 구조물간에 상호 기능을 보완해 주는 골격 구조의 특성 구조가 긴장도의 방향에 따라 스트레스를 주게 되면서부터, 이와 같은 기능부전은 통증 부위부터 긴장이 일어나는 선을 따라서 어느 곳에서나 발생될 수 있다.

이 장의 나머지는 근막에 대해서 이야기하겠다. 근막은 표면층에 부착되어있고 이것의 만성 통증에 대한 기여하며 롤 마사지 치료(role massage therapy)는 적절한 기능회복을 할 수 있도록 기여해준다. 그러나 치료되지 않은 제한된 근막은 근골격계의 기능뿐만 아니라, 신체의 모든 기관에 깊은 영향을 줄 수 있다. 근골격계통 보다 구조를 치료하기 위해 근막 이완을 적용하는 것은 근막이완을 위한 기술의 훈련이 필요하다. 참고문헌과 이 장의 마지막에 있는 찾아 읽기 부분은 여기에서 적은 것보다 더욱 임상적으로 자세하게 적혀져 있다. 그리고 근막건강과 항상성을 위해 더욱 자세하게 서술 되어져있다.

## 가능 원인들과 공헌 요인들 (Possible Causes and Contributing Factors)

급성 문제, 반복적인 잘못된 사용, 또는 자세 불균형 같은 역학적인 과부하는 근막(fascia)제한을 일으키는 일차적인 기여인자이다. 불가동성은 손상에 의해서나 오랜기간 너무 정적인 자세로 있다거나 해서 발생할 수 있고, 또한 근막 유착과 영양분과 쓸모없는 물질의 교환에 관여하는 기질이 얇아져서도 발생할 수 있다. 일반적인 운동은 넓게 근막 제한이 진행되는 것을 감소해주는 것이고, 연구들을 보면 가능한 다시 활동을 하는 것이 손상을 치유하는데 더 좋다고 한다. 근막을 차갑게 하는 것은 – 얼음주머니를 계속 사용하는 직접적인 것이거나, 냉각기 구멍 가까이에 앉아있는 간접적인거나 – 기질의 얇아짐을 만들어내고, 근막의 가동성과, 영양분과 대사산물의 이동에 관한 능력을 감소시킨다. 외적인 요인에 대한 근막의 지속적인 압박은 – 끈이나 벨트와 같은 것들을 이용한 – 유동체의 움직임을 감소시키고, 유착을 유발시킬 것이다. 상처 형성은 섬유들을 함께 묶고 유착을 증가시킨다.

손상 초기 24~48시간 동안, 염증과정에서는 영양분을 공급하고 치유촉진을 위해 손상 부위를 깨끗하게 만든다. 섬유모세포는 손상된 구조를 원래모습으로 회복하기 위해 기질(ground substance)

과 아교질(콜라겐, collagen)을 생산해내며 매우 활동적으로 움직이게 된다. 섬유모세포가 활동적으로 회복되고 건강한 조직들로 강화되었을 때, 이들 섬유들은 좀더 자연스럽게 놓이게 된다. 상처가 성숙해지면서, 아교질 섬유들은 긴장성 스트레스로부터 그 이상의 손상을 예방하기 위해 더욱 단단하고 팽팽하게 묶이게 된다. 치료를 받지 않으면, 상처조직(반흔조직)은 오그라들고, 팽팽하게 되며, 기질은 감소하고, 단단하게 유착되고, 손상된 조직의 구조와 기능 모두 면역반응등을 발휘하지 못하게 된다. 상처조직 성숙 기간은, 섬유를 부드럽고 재교육 시키고, 국소유착을 감소하고, 기질(matrix)의 모든 부분에서 기능부전의 위험을 감소시키기 위해 근막기법을 적용하기 위한 매우 이상적인 시간이다.

기능 부전은 몇 주, 몇 달, 심지어 1년이 지나도 나타나지 않을지라도, 만성염증, 감염, 호르몬 불균형, 영양결핍과 같은 병리현상들 또한 근막의 정상적인 기능에 영향을 줄 수 있다. 외상, 피로, 물리적이거나 정신적인 스트레스도 근막 기능부전을 영구화 시킬 수 있다. 뼈 길이의 불일치와 같은 선천적인 상태는 아마도 근막제한을 포함한 보상적인 패턴을 가지게 될 것이다. 이 책에 묘사된 각각의 상태들은 신경제한에 영향을 미치게 될 것이다.

그 이유는 이들 상태에 기여하는 자세와 외상들이 긴장적 스트레스와 유착에 연관되어지기 때문이다. 이들 상태를 좋게 만들기 위해 근막제한을 이완시키는 것은 그것들과 연관된 증상과 징후를 완벽하게 해결하는데 필요하다.

## 금기증과 특수한 고려사항(Contraindications and Special Considerations)

우선 환자의 통증원인을 이해하는 것이 가장 중요하다. 환자의 증상이 심각하고 일상생활활동이 감소될 정도라면 보호자에게 정보를 받아야 한다. 여기 몇 가지 주의할 점이 있다 :

- **감염** : 근막(fascia) 제한은 염증을 유발하는 만성 감염과 연관되어질 수 있다. 마사지는 감염이 치료 될 때까지는 금기증이다.
- **급성 손상** : 급성 손상을 위해 국소적으로 치료하지 말아야 한다. 숙련된 훈련없이 수행되어지는 근막이완은 새롭게 손상된 조직에 너무 악영향을 끼친다. 조직이 좀더 안정화 되는 아급성이나 만성기까지 기다려야한다.
- **나타나는 징후** : 환자가 참을 수 있는 통증 내에서 치료에 임하라. 치료의 과정을 설명하고 환자의 감정을 생각하여 환자가 마음의 준비가 될 수 있도록 하여야 한다. 이해는 환자가 긴장을 푸는 것을 유지할 수 있다.
- **과운동 관절과 과신장 근육** : 이미 늘어나거나 엇갈린 과운동 관절의 근막이나 근육을 전체적으로 스트레칭 하는 것은 최고의 방법이 아니다. 근막 : 움직임에 제한이 있는 근막은 늘어난 근막의 끝과 관절들을 모두 가까이 가져오는 스트로크(strokes)로 치료해야 하며, 이완은 단지 손상된 섬유들에서만 해야 한다.
- **치료기간과 압력** : 환자가 노인이거나, 퇴행성 질환, 일상생활동작이 감소된 상태라면 치료사는 압박과 치료기간을 환자의 상태에 맞게 조절해야한다. 더욱 많은 빈도, 30분 정도의 치료시간이 환자에게 더 좋을 것이다.
- **마찰(friction)** : 조직에 파열의 위험이 있다면 심부마찰은 사용하지 말아야 한다. 재손상을 피하기 위해서는 마찰법을 적용하기 전에 조직 재생과 반흔조직을 위한 시간을 주어야 한다. 환자가 소염제나, 항응고제를 먹고 있다면 심부마찰(deep friction)은 하지 말아야 한다. 마찰

(friction)은 염증 과정을 만들어 내고 이는 아마도 의도된 소염제의 작용을 방해할 것이다. 건강을 관리해 주는 사람이나 보호자가 동의한다면, 치료 전 몇 시간 전에 약을 복용하지 않도록 권고할 수 있다. 항응고제는 응고를 감소시키기 때문에 찢어지거나 출혈을 나게 하는 기법들은 아마도 피하는 것이 좋을 것이다.

## 근막의 평가와 치료(Assessing and Treating Myofascia)

근골격계의 손상 또는 자세의 불균형에 의해 나타나는 통증과 관절가동성의 감소는 대부분 약한 강도의 근막의 손상을 가져올 것이다. 환자는 명확하게 근막의 제한에 대해 불평하지 않을 것이나 일반적 또는 특별한 부위에 통증 또는 긴장을 가져올 것이다. 환자가 원인이 되는 더 심각한 요소들을 제거하기 위해 건강관리 전문가에게 평가를 받고 목표되는 근육을 다양한 방법으로 치료하였지만 통증이 지속된다면, 근막의 제한이 정상적인 길이와 긴장도로 돌아오는 것을 방해하고 있을지도 모른다. 일반적으로, 근육이 짧아지거나 단축 되었을 때 근막은 부피가 커지거나 액체가 가득 차있을 수 있고 주위 조직과 손상된 근육은 짧아진 자세를 유지한다. 길어지거나 약해진 근육에서의 근막은 아마도 늘어났거나, 평평해지고, 좁아지고, 탈수 증세를 보이고, 끈과 같이 길게 부착되어진다.

일반적인 규칙은 치료사가 손상된 구조들이 움직이는 원하는 방향으로 근막의 움직임을 원한다. 예를 들어, 가슴근막(fascia)은 어깨의 안쪽 돌림(내회전, internal rotation)으로 인해 짧아진 자세가 될 가능성이 크고, 이를 늘리기 위해서 위팔뼈(상완골, humerus)를 복장뼈(흉골, sternum)와 빗장뼈(쇄골, clavicle) 쪽으로 바깥돌림(외회전, external rotation) 하길 권장한다. 등의 윗 부분 근막이

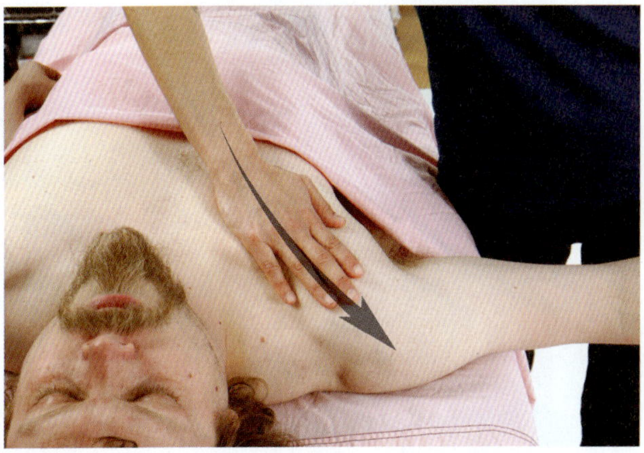

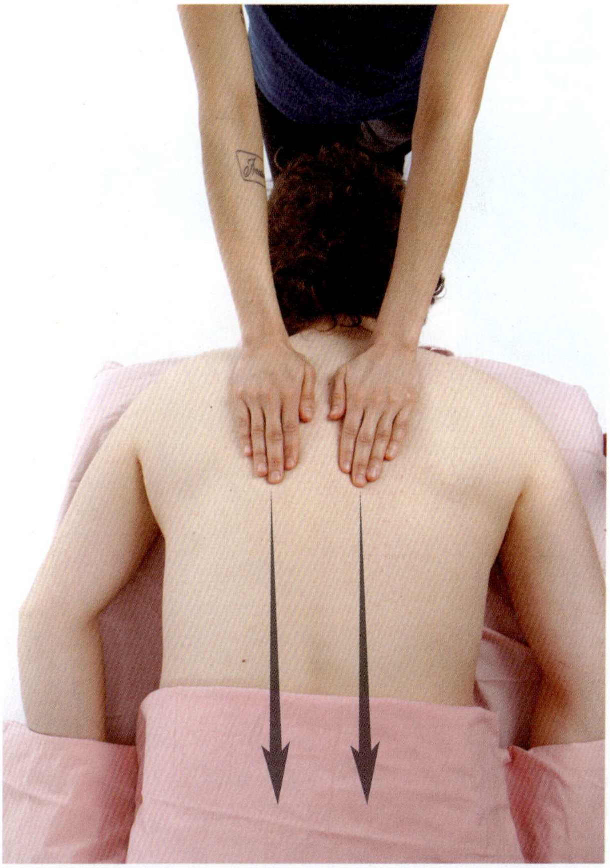

그림 2-7 **근막 이완.** 여러분은 구조를 움직이기 위한 방향으로 근막 조직을 치료한다. 예를 들어, 가슴(흉부) 근막이 어깨의 안쪽 돌림(내회전)으로 인해 짧아졌다면, 어깨의 바깥 돌림(외회전)을 위해서 빗장뼈(쇄골)와 복장뼈(흉골)에서 위팔뼈(상완골)를 향해 조직을 늘려야 합니다. 위쪽 등 근막(fascia)이 등뼈(흉추)의 증가된 만곡으로 인해 척주세움근(척추 기립근)이 신장되었다면, 척추뒤굽힘(척추후만증)을 감소시키기 위해 아래방향으로 근막을 움직여주세요.

등뼈(흉추, thoracic spine)의 증가된 각도로 인하여 척추세움근(척추기립근, erector spinae)이 척추뒤굽음(척추후만, kyphosis)을 줄이기 위해 아래쪽으로 근막을 움직여야 한다(그림 2-7). 손상과 자세불균형 때문에 이미 늘어난 근막을 늘리는 치료기술 사용 시 주의해야한다.

치료사가 과거 자세평가를 했다면 환자의 증상에 따른 원인이 되는 구조물을 찾아내는 것에 도움이 되고, 촉진은 치료사에게 환자의 근막 상태에 대해 최대한 직접적이고 정확한 정보를 줄 것이다. 정확한 촉진평가의 핵심은 근육과 섬유 근막을 구별하고 두꺼운 근육힘줄(근건, musculotendinous)의 접합부를 인식하는데 있다. 밀도와 움직임은 단서를 제공할 것이다. 과긴장근육 섬유들은 대략적으로 빡빡하고, 얽히고 설킨 또는 바삭바삭한 느낌이지만 일반적으로 개인마다 조금씩 다르게 확인된다. 과긴장근육의 압박은 저항을 느낄 때까지 제공하고, 이완되었을 때, 다음 단계의 저항을 느끼려면 더 깊이 촉진할 수 있다. 근막의 제한은 더 집중적인 평가를 요구한다. 손으로 표피근막을 너무 세게 누르면, 그 근막의 제한을 놓칠 수 있다. 게다가 근막의 제한은 작고 국소적이기에 집중하지 않으면 쉽게 지나칠 수 있다. 오랜 시간 천천히 그리고 열심히 움직이면서 시행한 스트로크(stroke)는 근막의 제한을 늦추거나 멈출 수 있을 것이다.

제한이 되어 글라이딩(미끄러짐)을 막는 것을 찾아내었다면 부드럽게 치료하기 전에 근막제한을 평가하고 치료하는 가장 좋은 방법이다. 영향받은 부위의 조직에 부착된 피부, 근육, 그리고 인대들을 검사해야 한다. 영향 받은 부위뿐만 영향을 주는 먼 곳에 떨어진 구조물에도 감촉, 열감, 긴장도, 그리고 조직의 압통을 평가해야 한다. 예를 들어, 제한(restriction)은 외부와 같은 표면구조물의 장애와 근육과 같은 깊은 구조물들의 부드러운 미끄러짐(glide)에 의해 나타난다. 교차된 근섬유에

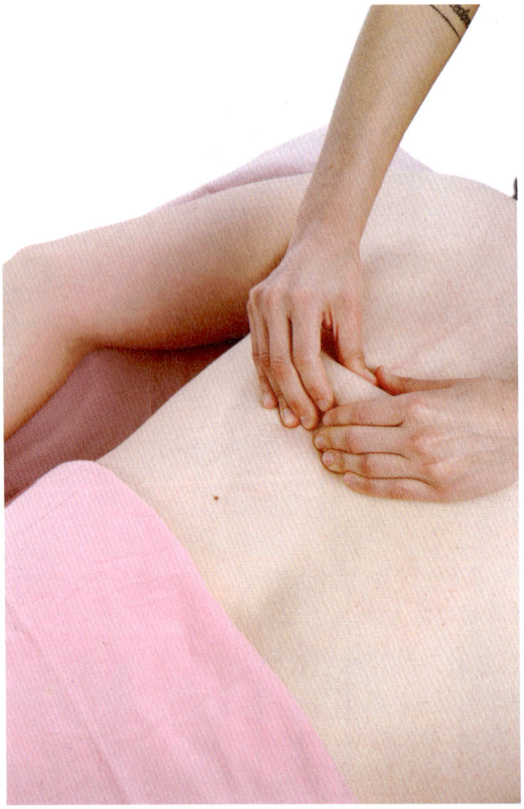

그림 2-8 **피부 굴리기(Skin rolling).** 피부 굴리기는 근막제한을 평가하고 치료하기에 매우 효과적인 기법이다. 치료사의 손에 의해 피부 위가 빨갛게 되는 것은 피부 굴리기로 인한 혈관 확장과 혈액 순환의 증가이다.

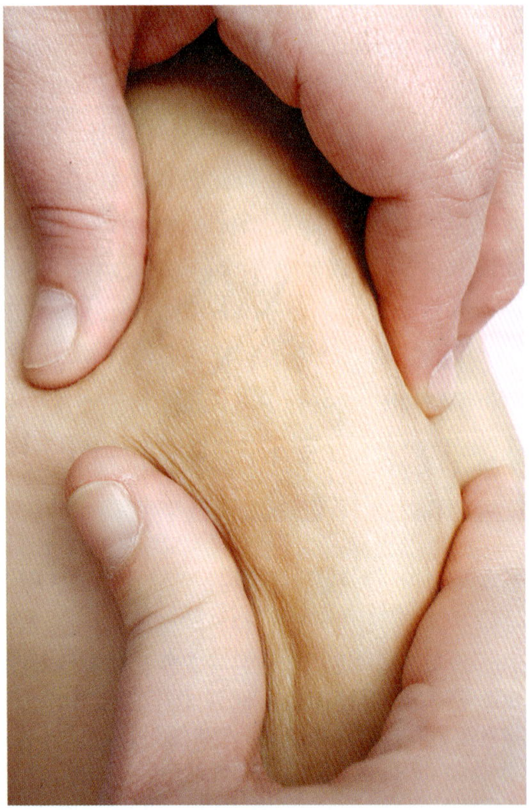

그림 2-9 **오렌지 껍질 벗기기 질감(Orange peel texture).** 피부를 오목하게 만드는 기법, 표면의 근막 제한에 사용하라.

대한 스트로크(cross fiber stroke)는 초기에 유착된 부위를 떨어뜨리거나 구조물 또는 섬유사이의 공간을 늘릴 때 효과적인 방법이다. 피부에 대한 구르기(skin rolling)는 표면근막(fascia)의 평가와 치료 모두에서 훌륭한 테크닉이다(그림 2-8). 두 손을 사용하여, 엄지와 두 번째, 세 번째 손가락사이에 피부의 한 움큼을 잡고, 다른 손가락들이 피부를 모아서 말고 있는 동안 당신의 엄지를 바깥쪽으로 부드럽게 밀어야 한다. 피부를 말기 시작하면 쉽게 잡힐 것이고, 유착된 부분이라 생각되는 부위쪽으로 움직여야 한다. 당신의 손가락사이의 말린 조직덩어리는 더 밀집되고 유착되어 근막 위로 더한 압통과 불편함이 느껴질 것이다. 영향을 받는 조직의 감촉은 모래나 섬유증처럼 느껴질지도 모른다. 영향을 받는 표면의 조직을 움켜쥘 때, 당신은 오렌지 껍질의 감촉과 유사함을 느낄 것이다(그림 2-9). 영향을 받는 부위로 몇 번 반복된 피부에 대한 구르기(skin rolling)는 제한된 부위를 이완시키는 데 충분할 것이다.

제한은 스트레칭이나 압박 후에 다시 튕겨오르지 않는 조직으로 생각되어질 수도 있다. 미끄러짐 없는 부드러운 압박과  조직에 대해 걸어 올리는 기법(hook)은  모든 방향으로 움직일 수 있도록 시도해야 한다. 자유롭게 움직이지 않거나 다시 튀어 오르지 않는 조직은 유착되었을 것이다. 제한된 범위가 크다면, 넓은 범위의 스트레칭이 좋은 치료의 시작일 것이다(그림 2-10A). 제한된 범위에 양쪽 손의 손바닥과 손가락을 평평하게 하여 놓아야 한다. 당신의 손을 가까이하고, 심지어 서로 닿을 정도로 시작하는 것이 도움이 된다. 그래서 당신의 손이 각각 사이가 벌어짐으로써 스트레칭 되는 것을 확인할 수 있다. 피부의 미끄러짐 없이 당신의 손을  당신이 느낄 때까지 근막을 늘리고자하는 방향으로 움직여 주어야 한다. 예를 들어, 넓은 등근(광배근, latissimus dorsi)을 따라 마사지하면서 제한을 감소시키려 한다면, 당신의 손은 제한된 범위 위에서 시작하여, 한 손은 엉덩뼈(장골, ilium)로 다른 한 손은 겨드랑이(axilla) 부위 방향으로 움직여 주어야 한다. 근막 아래의 구조물까지 압박을 가하지 말고, 근막을 접촉하고 그것을 움직여 줄 만큼의 힘만 주어도 충분하다.

제한이 좀 더 국소화 되어 있다면, 좀 더 집중되어진 테크닉이 추천된다(그림 2-10B). 국소화 된 제한의 범위만큼의 사이즈에 맞게 손가락의 갯수를 선택하여 사용한다. 손가락들은 서로 모으거나, 닿도록 해서 스트레칭을 하고자하는 만큼을 확인할 수 있다. 심부까지 행하고자 할 때에는, 표면조직을 먼저 치료한다면 심부조직의 접근은 쉬울 것이다. 단지 영향받은 조직의 접촉을 유지하고 적용할 만큼의 힘만 주면 충분하다. 미끄러짐 없이 늘리고자 하는 근막의 움직임을 느낄 때까지 서로 다른 방향으로 움직여라. 예를 들어, 큰가슴근(대흉근, pectoralis major)의 상부섬유를 따라 유착된 부위를 이완하고자 할 때, 각각의 손의 하나 내지 두 개의 손가락을 놓아야 한다. 한 손은 빗장뼈(쇄골, clavicle)방향으로, 다른 손은 위팔뼈(상완골, humerus) 방향으로 움직여주어야 한다.

표층과 심층 근막의 제한은 조직의 형태를 비틈(distorting)으로써 이완될 수 있다. 오직 손상된 조직에 접촉하여 충분한 압력을 사용한다. C-스트로크(C-stroke)는 제한된 부위에 엄지와 검지를 C모양으로 만들어서 한 손으로 수행되어 지는데, 그림 2-10C의 커브 한쪽의 조직을 다른 손의 한 손가락이나 두 손가락으로 누른 상태에서 수행된다. S-스트로크(S-stroke)는 한 손의 엄지나 손가락들을 다른 손의 손가락과 평행 상태로 유지시킨 다음, S자 형태로 마주보는 방향으로 손을 이동시킨다(그림 2-10D).

더 심부조직을 평가하기 위해서는 더 정확한 촉진이 요구된다. 평가하기 위한 조직을 향해 손가락 끝으로 부드럽게 누르기 시작한다(그림 2-11). 그 부위로 들어갔다면, 목표 조직을 더 깊게, 수직으로 누르기 위해 각도를 바르게 하는 것이 필요하다. 예를 들어, 위팔두갈래근(상완이두근, biceps), 위팔근(상완근, brachialis)의 섬유조직을 접촉하기 위해서는 위팔두갈래근 쪽으로 깊게 들어가야 하는데, 위팔근이 촉진될 때까지 위팔두갈래근 원위부 가장자리쪽 부위로 들어가게 된다. 그것을 느꼈다면, 더 정확한 촉진, 정확한 각도, 수직적으로 접근하는 것, 위팔두갈래근을 더 멀리 이동시켜

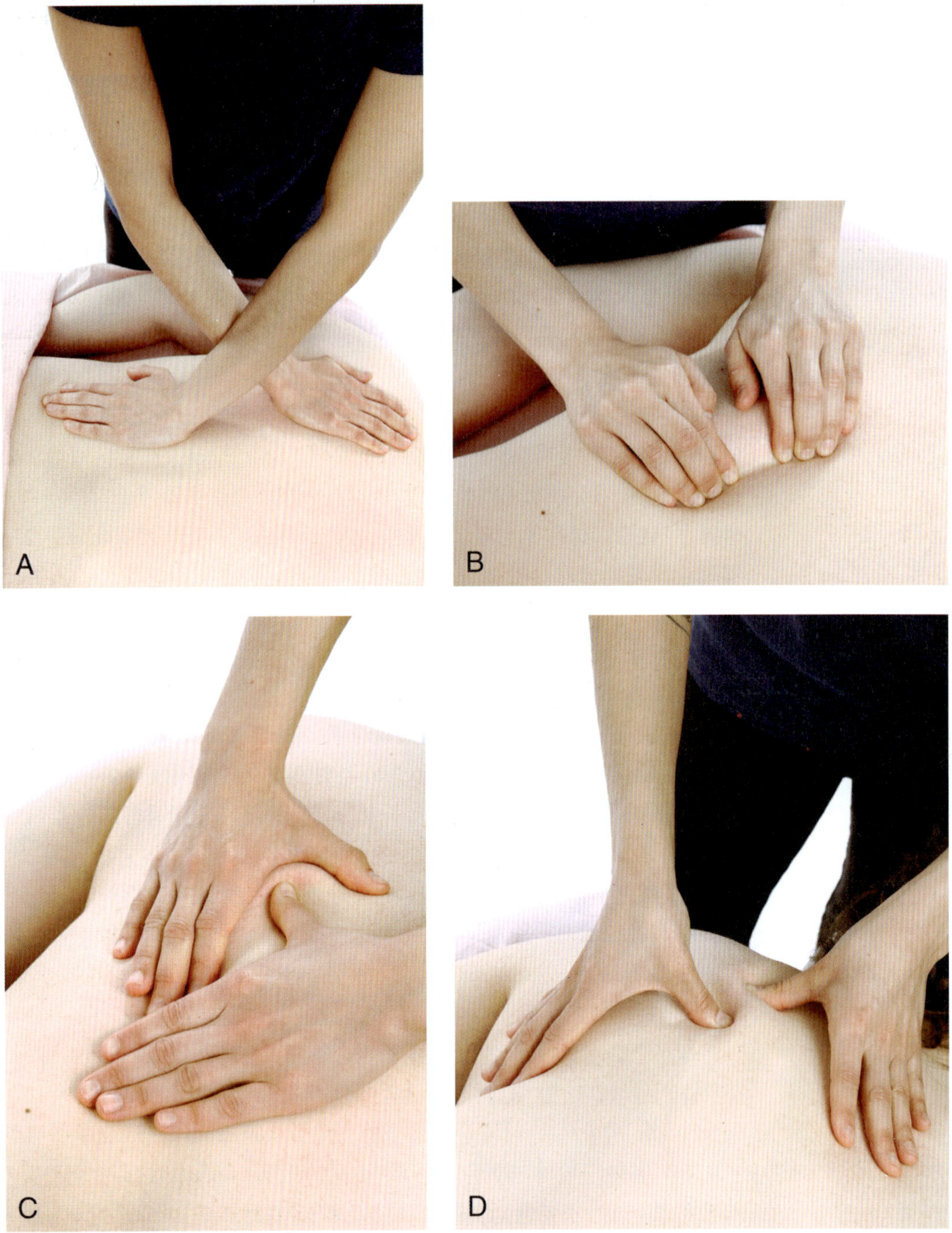


그림 2-10 **근막 이완** : 전체적 이완 (A), 한 부분 이완 (B), C 스트로크 (C strokes) (C), D 스트로크 (D strokes) (D)는 모두 근막 제한을 이완시키는데 효과적인 방법이다.

놓는 것, 위팔근의 더 심부에 있는 섬유를 치료하는 것을 얻는 것이 필요하다. 유착된 조직을 이완시키기 위해 섬유의 작은 부위를 손가락을 이용해 직각방향으로 문지르고, 섬유를 따라서 길게 필요한 만큼 늘린다.

더 깊은 근막을 평가할 때, 각 손상된 근육의 독립적인 움직임을 느끼고, 그 주변의 결합조직의 질감(느낌)을 파악한다. 근막의 제한은 독립적인 움직임의 제한을 가져올 것이다. 예를 들어, 통증유발점(3장 참조)이 있을만한 섬유의 단단한 띠(taut band)를 찾았을 때, 단단한 띠의 가장자리 주변을 누른다. 막에 싸여있는 긴장된 띠와 주변 조직이 유착되어져 있는 치밀 결합조직의 줄기를

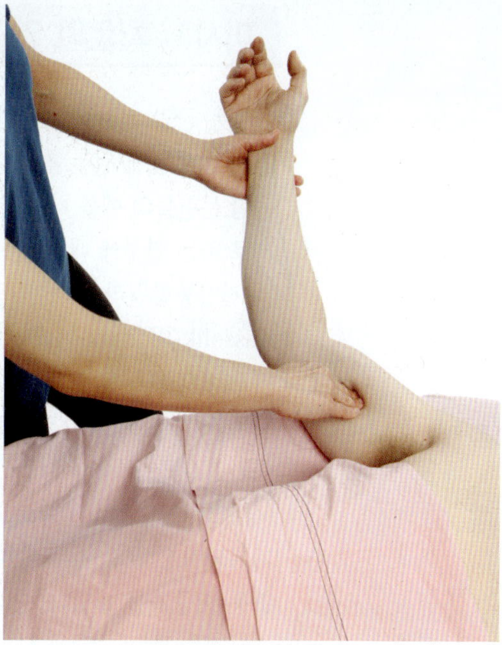

그림 2-11 **깊은 근막의 평가와 치료.** 깊은 근막을 평가하기 위해 짧은 스트로크와 적절한 각도를 사용하여 조직을 조심스럽게 눌러라. 단지 여러분이 그 부분을 눌렀을 때 더욱 깊게 할 필요가 있다면, 목표한 조직에 수직으로 압박하기 위해 각도를 조절하라.

느낄 수 있을 것인데, 독립적이고 자유스러운 움직임으로부터 조직을 보호하고 있다. 천천히 섬유를 엇갈리게 하는 스트로크(cross-fiber stroke)는 더 심부에 있는 근막의 제한을 위한 좋은 평가방법이고, 그것들을 이완시키기 위한 훌륭한 방법이다. 심부의 제한을 발견하였다면, 표층막을 통해 그것에 대한 접촉을 유지시키고, 그것이 이완되는 것을 느낄 때까지 걸어올리는 기법(hook)을 실시하고 스트레칭 시킨다. 천천히 하는 이러한 기법은 짧아진 근막을 늘리기 위해 세로로 강하게 누르는 방법이다.

평가와 치료를 하는 동안, 대상자는 타는 느낌이나 가려움, 긁힘, 찔림과 같은 느낌을 호소할지도 모른다. 이 감각들은 치료를 하는 동안 근막의 제한이 이완되는 것이고, 평가를 하는 동안 근막의 제한이 나타나는 것을 가리킨다. 통증범위를 치료하는 동안 대상자에게 숨을 깊게 쉬도록 지시하고, 통증이 일어나지 않도록 하는 것이 대상자를 편안하게 할 것이다. 조직을 이완시킴으로써, 불편함이 줄어들 것이다. 대상자는 당신이 치료를 적용하는 부위로부터 먼 곳에서 편안함을 느낄 것이고, 이것은 손상된 근막을 따라 긴장을 이완시킨 결과이다.

최고의 결과를 얻기 위해, 조직의 이완을 느낄 때까지 근막 스트레칭을 유지한다. 이것은 1분 이상, 또는 그것보다 더 오래 될 수도 있다. 조급해 하지 말고, 당신이 손상된 조직을 늘리기 위해 필요한 만큼의 압력을 대상자에게 적용해야 한다. 이 기법은 이완시킬 때 조직에 다른 뒤틀림이나 영향을 남길 수도 있다. 대개의 경우, 이것은 금방 사라질 것이지만, 극소수는 당신의 압박에 의해 발생된 뒤틀린 형태가 오목부종(함요부종, pitting edema)으로 지속될지도 모른다. 만성부종과 넓은 부위에 나타난 오목부종은 전문가의 도움이 필요하다.

## 마사지 치료의 연구(Massage Therapy Research)

다음은 근막 기능장애의 마사지 치료 요법과 기법의 효과를 설명하는 연구의 작은 샘플링이다. 이 장의 끝부분에 있는 참고문헌은 추가 연구를 포함하였으며, 근막 기능장애를 위한 마사지 방법에 관한 문헌들의 예를 나타낸다. 몇몇의 장에서는 근막이완이 긍정적인 결과를 나타낸다는 내용을 중심으로 하는 연구에 대한 문헌도 포함되어 있다.

"긴장통합원리에 대한 근전도검사와 기계근육검사(mechanomyography)에 의한 마사지의 증명" Kassolik 외(2009)이라는 제목의 연구에서 먼 부위에 위치해 있는 근육에 마사지를 시행하고 간접적으로 영향을 받는 근육과 연결되어 있는 근육의 전기적 및 기계적인 활동을 실험했다. 33명의 남자는 어깨세모근(삼각근, deltoid) 중앙의 활동이 평가되는 동안 위팔노근 마사지를 받거나, 넙다리근막긴장근(tensor fasciae latae)이 테스트 되는 동안 종아리근의 마사지를 받았다. 비록 위팔노근(상완요골근, brachioradialis)을 마사지하는 동안의 어깨세모근 중앙의 전기적활동의 유의함은 기록되지 않았지만, 종아리근(비골근, peroneals)을 마사지하는 동안의 넙다리근막긴장근의 전기적 활동은 증가를 보였다. 기계적인 활동은 두 경우 모두에서 증가를 보였다. 저자는 긴장통합원리는 마사지를 하는 동안에 적용되며, 근육긴장의 치료에 좋은 영향을 미치는 것이 관찰된다고 결론지었다.

LeBauer 외(2008)는 "특발성 척추옆굽힘증(척추측만증, scoliosis)을 가진 성인의 근막(fascia) 이완의 효과"라는 제목의 사례보고서를 만들었으며, 이는 등뼈(흉추, thoracic)와 허리뼈(요추, lumbar)에 유의한 만곡이 있는 18살의 여자에 대한 방법을 기술했다. 그녀의 통증은 요통과 양쪽 골반의 통증이 포함되어 있었다. 문제는 그녀가 12살 때 약 6개월간 척추보조기를 착용했으며, 척추보조기를 사용하기 전에 그녀는 그녀의 척추옆굽힘증(척추측만증, scoliosis)과 관련한 통증이 없었다고 보고된 것이었다. 자세와 보행이 평가되었고, 통증은 척도는 VAS를 사용하였고, 그녀 자체가 평가 대상이 된 설문조사에서는 폐 기능 뿐만 아니라, 근막이완술 전 · 후 모두의 삶의 질을 보고하였다. 그녀는 한 주당 두 번 씩 45분간의 세션으로 구성된 치료를 6주간 받았다. 치료의 사전 및 사후 데이터의 비교는 통증과 등부위 및 허리부위의 회전, 자세의 향상을 보여주었다. 통증척도(VAS), 폐 기능, 삶의 질 모두 근막이완술에 따른 유의한 향상을 보였다. 저자는 한 명을 대상으로 한 연구이므로 이러한 결과가 특발성 척추옆굽힘증(척추측만증, scoliosis)의 치료로 근막이완술이 대표적이고 장려되는 자세한 조사 연구는 아니라고 결론 지었다.

Walton(2008)의 "초기 레이노증후군의 치료에서 근막이완의 효과"라는 제목의 보고서는 혈액이 사지를 순환할 때 무감각과 욱신거리는 통증으로, 혈관 수축으로 인한 창백 등의 증상과 체온의 감소로 12년간 고통 받은 35세 여성 치료의 결과를 보여주었다. 기본정보는 치료 3주 전과 3주간의 치료 후에 수집되었다. 주제는 횟수, 기간 및 증상의 강도와 환부의 손가락들(digits affected)의 숫자를 설명하는 로그로 설명하였다. 45분간 5번의 근막 치료는 등 위쪽, 목, 팔, 근막 경선과 함께 3주 이상 관리되었다. 증상의 빈도와 손가락들(digits affected)의 숫자가 치료 전 측정에 비해 조금 다양했지만, 증상의 기간 및 정도는 치료과정을 통해 향상되었다. 저자는 이 연구결과가 권장되려면, 더 큰 샘플의 크기와 더욱 긴 관찰기간, 그리고 대조군을 포함한 추가 연구가 필요하다고 말했다.

# PROFESSIONAL 치료 기술의 발전(GROWTH)

## 사례 연구

*Maria는 28세로 원예농업사이다. 그녀는 건강이 좋고 매우 유연합니다. 그녀는 활동적인 삶을 유지하며, 스포츠와 무술 등의 활동에 적극적으로 참여하고 있습니다. 그녀는 오른쪽 뒷꿈치에 통증이 있습니다.*

### 자각증상

*Maria는 오른쪽 발뒷꿈치에 심한 통증이 있으며, 발을 움직일 때 지속적으로 나타난다고 합니다. 그녀 안정 시에도 적은 통증이 있으나 하루 종일 각 걸음마다 통증이 있습니다. 그녀는 발에서 때때로 붓거나 "가득찬" 느낌을 받았습니다. 그녀의 통증은 걸을 때나 다른 일을 한 후에 발에서 통증이 감소되지 않았고, 때론 종아리 중앙을 짚을 때, "화끈거리는" 느낌을 받으며 한 부분에 심한 통증을 느끼는 부위가 발뒤꿈치뼈(종골, calcaneus)의 하방, 전방, 내측의 부분이라고 설명하였다. 그녀는 왼발의 통증이나 그 밖에 통증은 없다. Maria는 대략 2년전까지 그녀의 앞꿈치로 뛰면서 처음 걸었습니다. 만성 허리 통증으로 번진 이후에 허리의 통증을 감소시키기 위해 그녀는 규칙적으로 심한 스트레칭 프로그램과 그녀의 뒤꿈치가 바닥에 닿을 정도의 실천요가(practicingyoga)를 시작하였다. 그녀는 요통없이 뒤꿈치가 바닥에 닿게끔 걸을 수 있었으나, 대략 6개월 전부터 점점 뒤꿈치 통증이 증가했다. 그녀는 처음 치료를 제공했던 사람과 정형외과의, 정형외과의가 추천한 족부정형외과의를 만났습니다. 엑스레이에서는 뼈에 어떤 뼈돌기(골극, spurs)이나 골절이 없었다. 세 명의 전문가들은 발바닥근막염(족저근막염, plantar fasciitis)을 진단하고, 잘 때 발바닥굽힘(족저굴곡, plantar flexion)을 막아줄 수 있는 부츠를 신을 것을 추천했다. 그녀가 생각했을 때 자신의 증상이 그 진단에 들어맞지 않는다고 생각하여 그 진단에 만족할 수 없었습니다. 그 모든 자가 치료와 운동을 병행했지만, 그녀의 증상은 나아지지 않고 오히려 며칠 뒤 더 심해졌습니다. 그녀는 실천요가(practicing yoga)와 합기도, 운동을 더 이상 하지 않고 나서는 점점 더 심한 통증을 느끼게 됐다. 그녀는 심각하게 움직이지 않는 것을 생각하였으며 다시금 그 모든 활동들을 할 수 있기를 바랬습니다.*

### 소견

*그녀는 건강하고 활기차게 보였습니다. 하지만 그녀의 뒤꿈치 통증에 대해서 얘기할 때는 스트레스 받는 것처럼 보였습니다. 자세진단을 해보니, 그녀의 머리는 살짝 앞으로 나와 있고, 오른쪽 어깨는 올라갔으며, 앞쪽으로 골반 기울임(tilt)을 동반한 심한 과다앞굽힘증(척추전만증, hyperlordosis)이 있었으며, 왼쪽 엉덩뼈(장골, ilium)은 약간의 왼쪽 골반의 앞쪽 회전을 동반해서 올라가 있습니다. 그리고 양쪽 발뒤꿈치뼈(종골, calcaneus)은 약간의 바깥굽음(외반, valgus)을 가지고 있습니다. 누워서 체중부하가 없을 때는 확연한 발바닥굽힘(족저굴곡, plantar flexion)이 있고, 휜발(첨족, pes cavus), 발바닥폄(족저신전, plantar flexion)을 보였다. 오른쪽 발목관절은 유연했음 : 수동 발등굽힘(dorsiflexion) 시 아무런 통증없이 스트레칭 되는 느낌을 느꼈습니다. 오직 정강뼈(경골, tibialis) 하부의 건(힘줄, tendon)들인 긴발가락굽힘근(장지굴곡근, flexor digitorum longus)과 긴엄지발가락굽힘근(장무지굴근, flexor hallucis longus)을 따라서와 발가락벌림근(무지 외전근, abductor hallucis)의 부착부 근처인 발뒤꿈치뼈(종골, calcaneus)의 상하, 내측부를 만졌을 때만 통증을 느꼈습니다. 우측 하지의 모든 근막(fascia)들은 심하게 단단하거나, 유착되어 있었습니다. 다리의 몇몇 부분*

에서 압박된 조직들은 발뒤꿈치힘줄(종골건, calcaneal tendon)의 내측, 상부를 따라서 확연히 울퉁불퉁하게 보였습니다. 게다가 근막을 촉진할 수 있었습니다! 모든 등부위 표면의 선을 따라 제한이 있었다. 그 근막(fascia)은 단단하고 흉곽(thorax)을 따라 띠를 두른 것처럼 피부 구르기(skin rolling) 때 약간의 조금밖에 안 잡혔습니다. 근막(fascia)은 등허리부위(흉요추, thoracolumbar), 엉덩뼈능선(장골릉, iliac crest)의 전방, 넙다리근막긴장근(대퇴근막장근, tensor fasciae latae), 엉덩정강근밴드(장경밴드, iliotibial band) 방향까지 굵으며 묶여 있었습니다. 가자미근(soleus)의 안쪽 아래부위에서 통증유발점이 있었고 이것은 발바닥으로 연관통을 보였으며, 그녀가 걸을 때 통증을 느끼게끔 했다.

### 치료

누워있는 상태에서 엉덩관절(고관절, hip) 앞쪽 근막(fascia)을 늘리고 엉덩관절굽힘근(고관절 굴근, hip flexors)을 늘리기 시작했다. Maria는 이 근막(fascia)을 스트레칭 시작하면서 아주 약한 스트레칭부터 점점 중등도의 스트레칭까지 견딜 수 있게 되었다. 치료사는 엉덩관절굽힘근들의 늘림에 의한 교차된 근섬유에 대한 스트로크(cross fiber stroke)를 적용했다. 오늘 엉덩허리근(장요근, iliopsoas)을 치료하지 않는다. 시간제한도 있고, 강한 근막이완술을 이용한 강한 엉덩허리근 치료의 복합을 피하기 위해서다. 환자를 엎드리게 하고, 엉덩관절 굽힘근(고관절 굴근) 스트레칭을 해준다. 모든 등부위 표면의 선까지 충분히 근막이완술을 해준다. 가슴(흉곽, thorax)의 치료는 환자에게 만족을 주었지만, 등허리(흉요추) 근막의 최소나 중등도의 스트레칭은 오히려 강한 타는 듯한 느낌과 가려움을 야기했다. 넙다리(대퇴, thigh) 외측부(바깥쪽) 근막(fascia)은 두껍고 좌 · 우로 유착되었고, 근막이완술은 엉덩정강근밴드(장경밴드, iliotibial band) 근처에서 강한 타는 듯한 느낌과 가려움을 발생시켰다. 하지 근막(fascia)은 특히, 작은 압박에도 많이 움푹 들어가면서(dimpling) 두꺼워졌다. 그래서 광범위하게 다리의 근막을 더 깊게, 가능한 한 다리 후면의  표층 조직까지 좀 더 근막(fascia)을 신장시키면서 느슨함에 집중했다. 내측 발뒤꿈치(종골, calcaneal) 근막을 따라 중등도의 근막(fascia) 신장은 오히려 Maria가 극심한 타는 듯한 통증과 꼬집는 느낌을 느끼게 되었다. 정강뼈(경골, tibia)를 따라 심부 촉진했을 때 극심한 통증이 있었고, 이것은 내측 발바닥(족저)이나 정강뼈 신경의 침범에 대한 우려를 불러일으켰다. 그래서 오직 이 부분들의 표면으로 접근했고, 이 부분들에 부드러운 스트레칭하고 근막이 층별로 이완될 때 다시 접근할 것이다. 장딴지근(비복근, gastrocnemius)과 가자미근(soleus)까지 근육에 치료강도를 조절해 가며 치료하고 근육이 늘어날 수 있는 스트로크를 하고, 우측 가자미근은 통증유발점 치료를 하였다. 초기 두 번째 압박에서 Maria는 통증의 강도가 레벨 6에서 8까지 증가했고, 압력은 좀 더 깊어졌음을 느꼈다고 했으나 압력을 적용했을 때 더 증가시키지 않았다. 치료 기간 중 거의 30초 동안, 통증은 레벨 8부터 4까지 감소되었다. 나는 오른쪽 발바닥(족저) 근막까지 전반적인 늘려지는 스트로크를 하고, 발바닥굽힘근(족저굴근)들까지 심부 스트레칭과 등척성 후 이완(post-isometric relaxation)을 해줌으로써 인해 발생될 수 있는 발바닥 통증 발생을 신경쓰지 않았다. Maria는 움직일 때 좀 더 헐겁고 자유로워진 느낌을 받는다고 했지만 여전히 발바닥에는 중등도의 통증이 있다고 했다.

### 치료 계획

나는 엉덩관절굽힘근(고관절 굴근, hip flexors)들에 대한 심부 스트레칭을 해봤다. 이것들이 엉덩관절굽힘근들의 이완 시 근육길이를 감소시키기 위해 작용을 하지 않는다면, 추후 방문에서 엉덩허리근(장요근, iliopsoas)을 치료 할 수 있을 것이다. 또한 발바닥굽힘근(족저굴근)까지 심부 스트레칭해주고 엉덩정강근밴드(장경밴드, iliotibial band)의 얕은 층 마사지까지 했다. 등허리(흉요추) 근막과 엉덩관절굽힘근(고관절 굴근)들, 발바닥굽힘근들의 이완에 주안점은 둔 치료를 일주일에 두 번 시행하는 것을

*제안했다. 표층조직이완으로 허리네모근(요방형근, quadratus lumborum)과 허리부위(요추부)의 척추세움근(척추기립근, erector spinae), 엉덩관절굽힘근(고관절 굴근)들, 심부 발바닥굽힘근들 통증 유발점들에 대해 재평가 할 것이다.*

## 임상을 고려한 운동(Critical Thinking Exercises)

1. 근육의 질감과 몇몇의 대근육들 즉, 장딴지근(비복근, gastrocnemius), 위팔두갈래근(상완이두근, biceps brachii), 넙다리곧은근(대퇴직근, rectus femoris)의 천천히 점진적인 촉진을 통해서 다른 근막과의 비교는 점점 더 익숙하게 연습하시오. 접합부에 위치하게끔 도와줄 수 있다면, 촉진을 하는 동안 사진을 보시오. 그것을 찾았을 때, 근육힘살(근복, muscle belly) 쪽으로 1인치(2.5cm) 움직여보시오, 그리고 나서 힘줄(건, tendon)쪽으로 일인치(2.5cm) 향해보시오, 그러면 근육의 긴장도와 질감에 있어 확연히 다름을 확인할 수 있다. 양측의 건강한 조직들에 대해 시도해보고, 당신이 생각하는 파트너의 자세 변위들이나 통증 부위에 대해 집중적으로 시도해보시오. 당신의 손가락의 민감성을 이용하여 차이점을 찾으면, 근막의 제한점을 찾는 것을 더 잘할 수 있다.

2. 파트너의 얕은 층 근막의 제한점을 찾기 시작하면서 가능하면 가까이 가서 여러분의 두 번째 손가락을 제한점 위에 올려놓는다. 피부 위에 미는 것 없이 반대방향으로 천천히 당겨보시오. 조직의 이완이 증가되는 것을 여러분의 손가락 사이로 보고 느낄 것이다.

3. 어깨뼈 위 구석(견갑골상각, scapula superior angle) 주변에 종종 유착이 생기고, 통증을 느끼며, 뭉칠 것이다. 일반적으로 근육들은 다양한 근섬유 방향으로 넓게 퍼진다. 여러분이 조직 층을 이완시켜 풀 수 있느냐? 조직을 위해서 근막의 제한점과 유착을 줄이기 위해 힘의 방향으로 기법을 사용하여 치료할 것이다.

4. 근막 기능부전과 다른 것 사이의 관계에 대해 배우기 위해 문헌자료를 검토하시오.
   - 신경전달 물질의 불균형(Neurotransmitter imbalance)
   - 만성 감염(Chronic infections)
   - 갑상선 기능부전(Thyroid dysfunction)
   - 당뇨(Diabetes)
   - 스트레스(Stress)

## 참고문헌 및 추천도서(Bibliography and Suggested Readings)


Arroyo-Morales M, Olea N, Martinez M, et al. Effects of myofascial release after high-intensity exercise: A randomized clinical trial. Journal of Manipulative and Physiological Therapeutics. 2008;31:217–223.

Biel A. *Trail Guide to the Body: How to Locate Muscles, Bones and More,* 3rd ed. Boulder, CO: Books of Discovery, 2005.

Chaudhry H, Huang C-Y, Schleip R, et al. Viscoelastic behavior of human fasciae under extension in manual therapy. Journal of Bodywork and Movement Therapies. 2007;11:159–167.

Fascia Research Congress. About Fascia. Available at http://www.fasciacongress.org/about.htm. Accessed Fall 2009.

Hertling D, Kessler RM. *Management of Common Musculoskeletal Disorders: Physical Therapy Principles and Methods*, 4th ed. Philadelphia, PA: Lippincott Williams & Wilkins, 2006.

Ishman A. Ishman Bodycare Center and Institute. Fascial Link Therapy. Available at http://www.ibodycare.com/FascialLinkTherapyTMCourseDescriptions08_06.pdf. Accessed Summer 2010.

Kassolik K, Jaskolska A, Kisiel-Sajewicz K, et al. Tensegrity principle in massage demonstrated by electro- and mechanomyography. Journal of Bodywork and Movement Therapies. 2009;13(2):164–170.

Kirilova M, Stoytchev S, Pashkouleva D, et al. Visco-elastic mechanical properties of human abdominal fascia. Journal of Bodywork and Movement Therapies. 2009;13(4):336–337.

Langevin HM. Connective tissue: A body-wide signaling network? Med Hypotheses. 2006;66(6):1074–1077.

LeBauer A, Brtalik R, Stowe K. The effect of myofascial release (MFR) on an adult with idiopathic scoliosis. Journal of Bodywork and Movement Therapies. 2008;12(4):356–363.

Liptan GL. Fascia: A missing link in our understanding of the pathology of fibromyalgia. Journal of Bodywork and Movement Therapies. 2010;14:3–12.

Manheim C. *The Myofascial Release Manual*, 3rd ed. Thorofare, NJ: Slack Inc., 2001.

Mayo Foundation for Medical Education and Research. Fibromyalgia. Available at http://www.mayoclinic.com/health/fibromyalgia/DS00079. Accessed Fall 2009.

Myers TW. *Anatomy Trains: Myofascial Meridians for Manual and Movement Therapists*, 2nd ed. London, UK: Churchill Livingstone, 2008.

Rattray F, Ludwig L. *Clinical Massage Therapy: Understanding, Assessing and Treating over 70 Conditions*. Toronto, ON: Talus Incorporated, 2000.

Scheumann DW. *The Balanced Body: A Guide to Deep Tissue and Neuromuscular Therapy*, 3rd ed. Philadelphia, PA: Lippincott Williams and Wilkins, 2007.

Schleip R. Fascial plasticity—a new neurobiological explanation: Part 1. Journal of Bodywork and Movement Therapies. 2003;7(1):11–19.

Schleip R. Fascial plasticity—a new neurobiological explanation: Part 2. Journal of Bodywork and Movement Therapies. 2003;7(2):104–116.

Schleip R, Klingler W, Lehmann-Horn F. Fascia is able to contract in a smooth muscle-like manner and thereby influence musculoskeletal mechanics. Proceedings of the 5th World Congress of Biomechanics, Munich, Germany 2006, 51–54.

Simons DG, Travell JG, Simons LS. *Travell & Simons Myofascial Pain and Dysfunction: The Trigger Point Manual*, 2nd ed. Baltimore, MD: Lippincott Williams and Wilkins, 1999.

Stanborough M. *Direct Release Myofascial Technique: An Illustrated Guide for Practitioners.* London, UK: Churchill Livingstone, 2004.

Walton A. Efficacy of myofascial release techniques in the treatment of primary Raynaud's phenomenon. Journal of Bodywork and Movement Therapies. 2008;12(3):274–280.

Werner R. *A Massage Therapist's Guide to Pathology*, 4th ed. Philadelphia, PA: Lippincott Williams and Wilkins, 2008.

# 근막통증유발점 (Myofascial Trigger Points)

제 3 장

## UNDERSTANDING 근막통증유발점의 이해 (MYOFASCIAL TRIGGER POINTS)

근막통증유발점에 관한 많은 최근 연구들이 있었다. 이러한 연구는 통증유발점에 대한 이론을 조사하기 위해서 계속되는 반면에, 현재까지 통증유발점의 병태생리에 대한 하나로 합의된 설명은 없었으며, 보편적으로 받아들여질 만한 진단적 기준도 없었다. *근막통증유발점과 기능부전(myofascial Pain and dysfunction) : Simons와 Travell이 쓴 The Trigger Point Manual*은 통증유발점 연구의 중요한 자원이고 이 책 내용의 기본 요소이다. 이 장에서는 근막통증유발점의 개요, 그것들이 만성통증에 기여하는 정도, 마사지 치료의 역할이 증상을 경감시킬 수 있는지에 대한 내용을 제공할 것이다. 통증유발점치료의 고급 과정(advanced training)에 관심이 있는 사람들을 위해 계속 되어진 많은 교육들은 통증유발점의 더 미세한 부분에 초점을 맞추고 있다.

통증유발점은 상피조직, 결합조직, 신경과 근육조직에서 찾아볼 수 있다. 근육과 근막에 있는 통증유발점은 근막통증유발점이라고 불려지고, 이것은 이 단원의 초점이 될 것이다. 통증유발점(trigger point)은 이 책에서 근막통증유발점을 나타내는 단어로 계속 사용된다.

근막통증유발점은 자극에 대해 과도하고 지속된 반응으로 나타나는 골격근의 한 지점이다. 이 부위는 근육섬유의 단단한 띠(taut band) 안에 결절(nodule)처럼 만져진다(그림 3-1). 통증유발점은 예측 가능한 패턴으로 결절로부터 떨어진 곳에 통증을 발생시킨다. 만성통증이 통증부위에서의 도수교정에 의해 경감되지 않을 때, 통증이 다른 부위의 통증유발점으로부터 전이된 것일 수 있다. 예를 들어, 위등세모근(상부승모근, upper trapezius)의 통증유발점은 종종 두통의 원인이 된다(그림 3-2). 이러한 각각의 전이형태(referral pattern)는 4~11장에 나와 있다. 통증유발점은 또한 경련과 같은 다른 연관반응을 일으킬 수 있다; 혈관의 수축 또는 팽창 또는 침 · 눈물과 같은 분비액의 분비, 그리고 다른 근육의 연관 억제를 일으킬 수 있다.

통증유발점은 흔히 신경근 연접에서 발견된다. 신경근 연접은 운동신경과 근육섬유사이의 시냅스연접이 이루어지는 부위이고, 수축을 시작하기 위해 활동전위가 신경에서 근육까지 전달된다. 대부분 인간의 근육에서는, 신경근연접이 근섬유의 중간에서 발생된다. 신경근 연접에서, 시냅스는 신경전달물질인 아세틸콜린의 유 · 무에 의존하고, 이러한 아세틸콜린은 수축을 만들어내기 위해 동원되는 근섬유만을 활성화시키기 위해 국소적으로 방출된다. 정상적인 근육 수축에서, 아세틸콜린

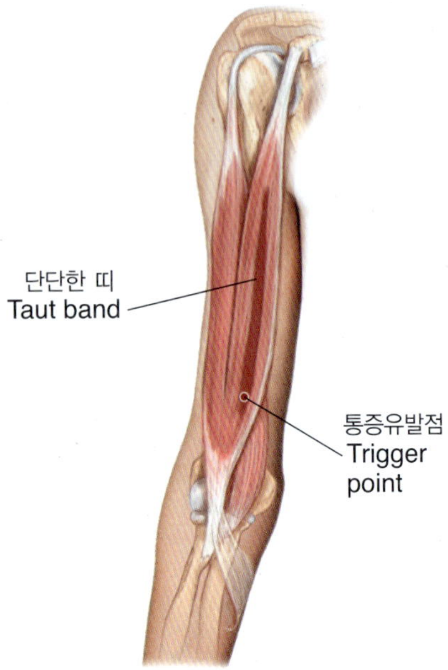


그림 3-1 **근막통증유발점.** 근막통증유발점은 근육섬유의 단단한 띠 안의 결절로 촉진되는 골격근 안의 감수성이 증가된 부분이다.

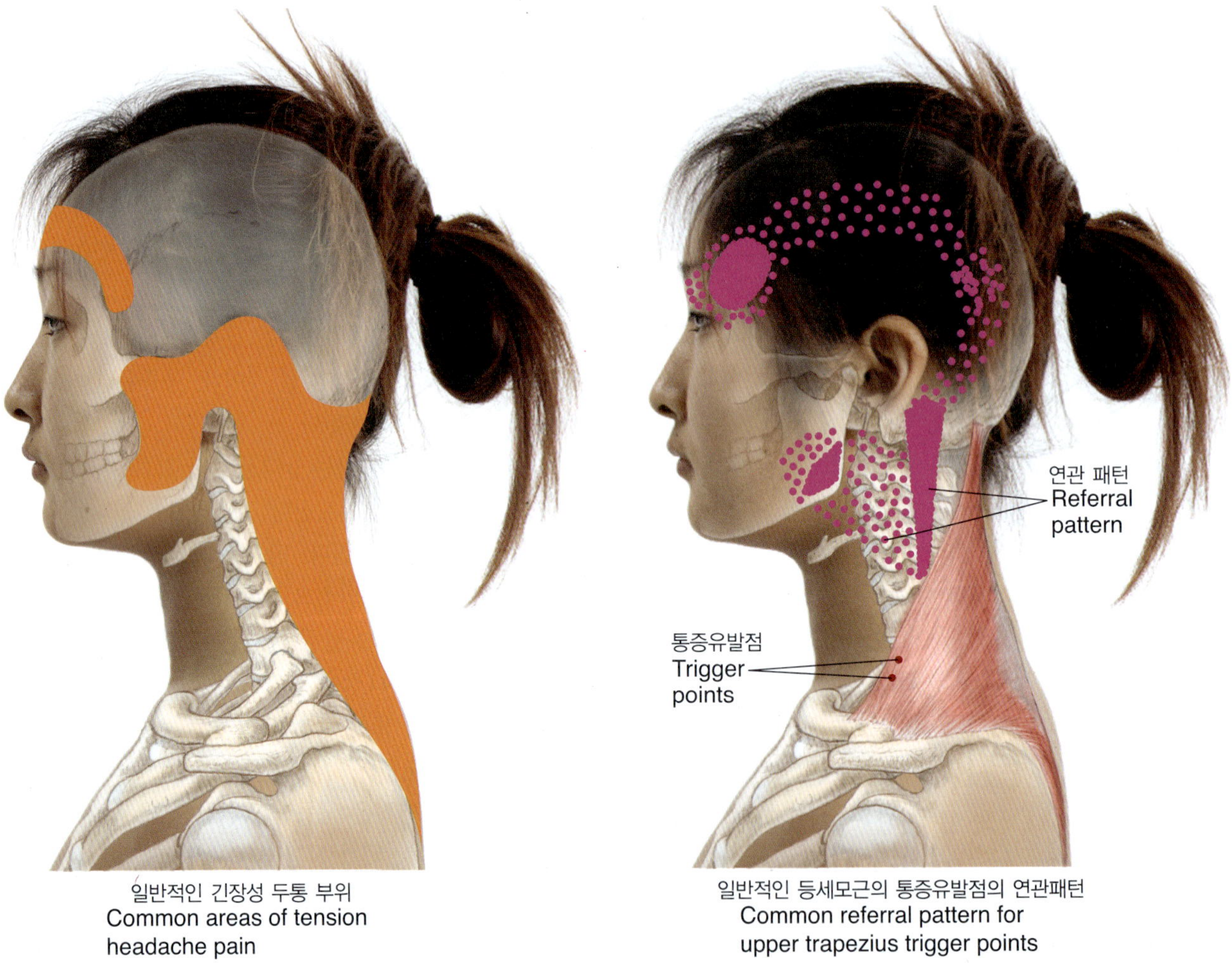


그림 3-2 **방사통.** 통증유발점은 결절에서부터 멀리 떨어진 부위의 통증과 연관된다.

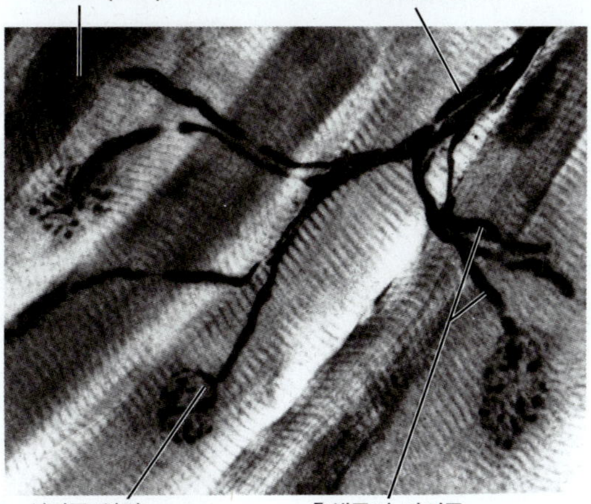


그림 3-3 **신경근 연접**(neuromuscular junction). 신경들은 신경근 연접을 통해 운동신경 종판에서 근육과 만난다.

의 생산, 사용, 중단은 빠르게 일어나며, 수축기간 뿐만 아니라 이 과정에 필요한 에너지를 제한하여 방출한다. 또한 수축된 근섬유는 빠르게 이완되고 다른 활동전위에 응답할 준비를 한다.

그러나, 부상(injury), 과사용(overuse), 오사용(misuse), 또는 전신증상(systemic condition)등의 상황은 신경근 연접의 기능장애(dysfunction)를 초래할 수 있으며, 손상당한 근섬유의 지속적인 수축을 만들어내어 통증유발점이라고 부르는 수축매듭(contraction knot)을 만들어낸다. 지속적인 수축은 상태변화를 일으킬 수 있는 과한 활동을 통해 수축을 영구화시키는 순환을 시작한다.

- 지속적인 수축은 에너지를 필요로 하기 때문에 신진대사요구가 증가된다.
- 수축노트(contraction knot)은 국소유해수용기(local nociceptors)를 방해하고 통증을 야기하는 신진대사 노폐물의 축척을 촉진하기 위해 순환과 산소공급, 신진대사요구를 충족 시키는데 필요한 영양분을 감소시킨다.
- 감소된 순환과 증가된 신진대사요구는 국소적으로 아데노신 삼인산(ATP)을 고갈시키고, 아세틸콜린 방출의 억제를 막으며 펌프의 기능을 손상시켜 근형질세망(sarcoplasmic reticulum)으로 칼슘을 되돌린다.
- 칼슘, 아세틸콜린, ATP의 끊임없는 불균형은 수축을 지속시킨다. 지속적인 수축은 근섬유를 단축시키고(shorten) 그것들의 활동전위를 감소시켜 전체적으로 근육에 영향을 미친다.

연구들에서는 통증유발점은 실제로 기능장애를 가진 많은 운동종판의 덩어리라고 제안하고 있다. 사체생검에서 통증유발점을 포함한 단축된 근섬유의 직경은 건강한 근섬유의 직경보다 상당히 크다는 것이 나타났다. 이 매듭은 건강한 조직보다 더 크고 조밀하게 느껴지게 만든다. 단단한 띠(taut band)는 수축매듭 양쪽에 긴장을 증가시켜서 매듭쪽으로 섬유를 당기도록 수축을 하기 때문에 발생된다. 통증유발점의 기능장애(dysfunction)와 과민성(irritability)의 정도는 근육의 크기보다 통증강도에 더 영향을 끼친다. 작고, 보조적인 근육(minor muscle)들에서의 활동성 통증유발점은 크고 주동적인 근육(major muscle)들에서의 통증유발점만큼이나 심각하게 통증을 유발할 수 있다.

통증유발점은 활동성, 잠복성, 위성으로 분류된다. 활동성 통증유발점은 정상적인 일상생활 동작과 안정 시에 증상을 일으킨다. 활동성 통증유발점을 압박함으로써 나타나는 방사감각(referred sensation)은 아마도 환자가 일상생활 활동에서 느끼는 통증을 유발할 것이다(즉, 환자는 이 감각에 익숙할 것이다). 잠복성 통증유발점은 오직 압박에 의해서 통증을 느낀다.

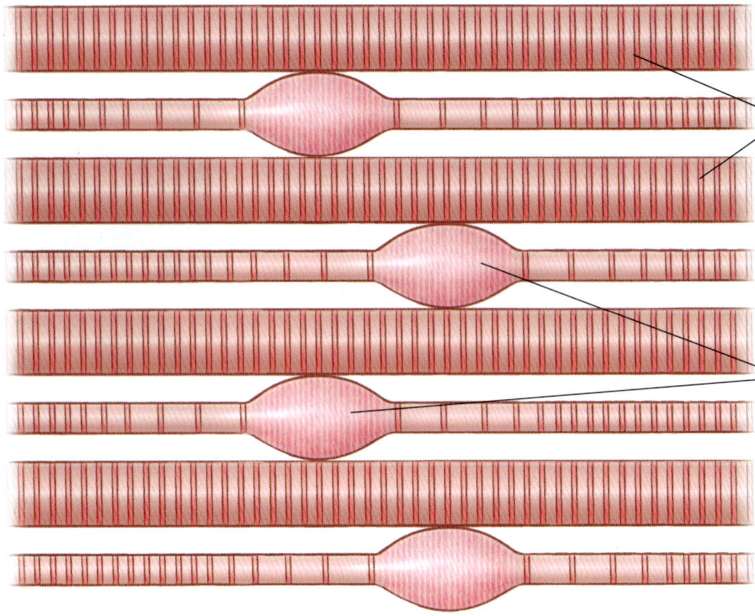


그림 3-4 **근육의 단단한 띠(taut band of muscle).** 단단한 섬유에 영향을 받아 당겨지고 가늘어짐으로써 수축매듭 양쪽의 긴장이 증가하는 방법.

이것은 또한 근육의 단단한 띠(taut band)안에 발견되고 통증유발점의 특징인 방사감각을 만들어내는 반면, 안정 시 또는 일상생활동작 동안에는 통증을 유발하지는 않기 때문에, 압박에 의해 나타나는 방사감각은 환자들이 익숙하지 않을 것이다. 잠복성 통증유발점은 과사용 또는 다른 자극인자들에 의해서 활성화 될 수 있다. 위성 통증유발점은 활동성 통증유발점의 연관 부위 내에서 발생된 것 중 하나로, 과부화된(overloaded) 협력근(synergist) 또는 길항근(antagonist)안에 통증유발점을 포함하고 있는 것이다. 위성 통증유발점은 종종 최초의 통증유발점(Primary trigger point)이 비활성화 될 때 비활성화 된다.

## 일반적 징후와 증상들(Common Signs and Symptoms)

통증유발점을 가진 환자들은 종종 초기에 보편적인 구역(general area)에 통증을 호소한다. 예를 들어, 목갈비근(사각근, scalene)에 있는 통증유발점은 환자들이 종종 목이나 어깨 통증이라고 부르는 어깨뼈(견갑골, scapular)의 안쪽면 주위에 통증을 방사 시킬지도 모른다. 통증유발점은 직접 압박되지 않는 한 날카롭거나 쉽게 국소화되는 통증(easily localized pain)을 일으키지 않는다. 때때로 무감각(numbness), 저림(tingling), 따끔거림(pricking)과 같은 증상들을 호소한다. 통증유발점의 압박은 예측할 수 있는 연관통 또는 통증유발점에서 떨어진 부위 또는 주변부에 압통(tenderness)을 일으킨다. 활동성 통증유발점은 활동 중이나 안정 시, 그리고 압박되었을 때 통증을 일으킨다. 통증은 통증유발점 지점 또는 연관영역에서 느껴질지도 모른다. 활동성 통증유발점에 기여하는 인자들을 줄이면 잠재적 상태가 될 수 있지만, 손상당한 근육을 부적절하게 사용하거나 이것을 악화시키는 다른 인자들이 개입될 때 다시 활성화 될 수 있다. 활동성 통증유발점이 비활성화 되지 않는 한 연관통이 만성으로 될 수 있다. 만성적이고 아픈 통증유발점은 수면을 방해할 수 있다. 수면의 결핍은 결과적으로 통증의 민감도를 증가시키고, 증상들을 악화시킨다. 이 순환의 중단은 만성적인 상태를 완화하기 위해서 필요하다.

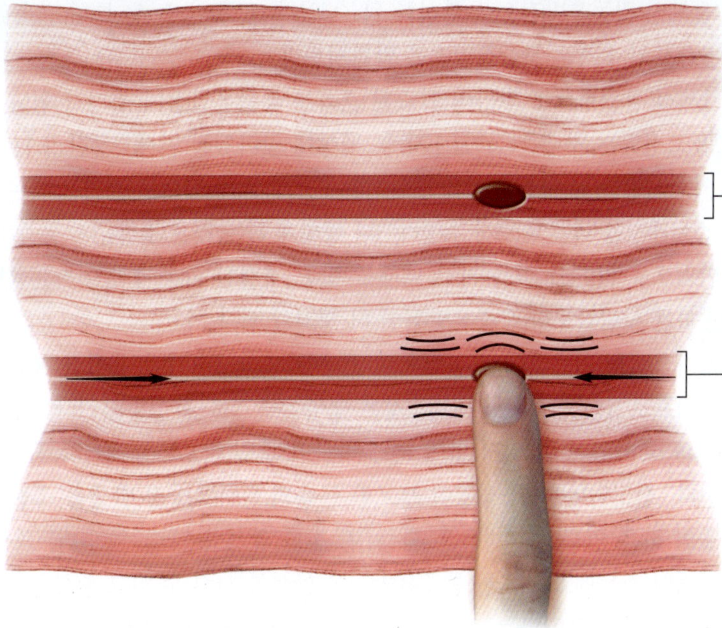


그림 3-5 **국소연축반응(local twitch response).** 통증유발점에서의 단단한 띠 퉁기기(strumming)는 작은 연축 반응을 이끌어내는 긴장된 섬유를 단축 시킬 수 있다. 출처: Simon 등(1999).

환자가 통증유발점을 내포하는 근육을 이완시키기는 어려울 수 있다. 근긴장(muscle tension), 과긴장(hypertonicity), 그리고 경련(spasm)은 활동성 또는 잠복성 통증유발점을 내포한 근육들을 만들지도 모른다. 이것은 환자가 서투르게 활동하게 만들지도 모른다. 손상당한 근육들은 짧고 긴장될 수 있으며, 피로가 빠르게 오며 통증없이 완전히 늘어나지 않을 수도 있다. 환자가 통증을 피하기 위해서 능동적인 움직임을 제한하기 때문에, 통증은 능동적인 수축보다 수동적인 이완 시 더 악화 될 수 있다. 통증유발점을 포함한 초기 움직임 근육(prime mover)의 기능이 제한되면 협력근과 길항근의 과부하를 초래할 수 있으며, 결국 그 근육들에 통증유발점을 발생시킬 수 있다. 통증유발점 때문에 일어난 반사억제(reflex inhibition)는 위축(atrophy)의 징후를 보여주지 않고도 근약화(muscle weakness)를 초래할지도 모른다. 환자들은 그들의 통증보다 통증유발점에 의한 기능장애(dysfunction)을 덜 인식할지도 모른다.

혈관의 수축 또는 확장, 국소온도의 변화, 발한, 소름, 침 또는 눈물의 생산등과 같은 연관자율신경현상(referred autonomic phenomena)은 통증유발점에 의해 일어날 수 있다. 또한 어지럼증(dizziness), 귀울림(ringing in the ears), 균형을 유지하는 데 문제가 생기는 것과 같은 고유수용성 감각의 이상은 몇몇 근육에서의 통증유발점 때문에 생길지도 모른다. 통증유발점이 있는 단단한 띠(taut band)를 퉁기는 것은 손상당한 섬유를 더 짧게 하고, 국소 연축반응(local twitch response)을 만들어낸다. 근섬유가 빠르게 뛰는 것처럼 느껴지는 이 연축반응은 종종 통증유발점을 평가하는 진단적 기준으로서 사용된다.

## 가능한 원인과 유발인자들(Possible Causes and Contributing Factors)

급성 손상 또는 반복적인 오사용(misuse)으로 인한 근육의 역학적 과부하는 통증유발점을 생기게 하는 첫 번째 유발인자이다. 단축위치로 고정되어진 근육의 활동성 통증유발점은 통증유발점지점 또는 연관영역(referral zone)에서 통증을 일으킬 것이다. 단축된 위치로 일정하게 고정되어진 근육에 잠복성 활동유발점으로 활성화 될 수 있다. 근육의 수축, 특히 단축위치 또는 저항으로부터 반대 방향으로의 수축은 통증유발점을 악화시킨다.

자세적 불균형으로 인하여 단축된 근육은 통증유발점이 생기기 쉽다. 손상당한 근육이 단축된 위치로 고정되는 자세들(잠자는 자세, 책상에 앉아있는 자세, 운전 또는 다른 비활동적 자세)은 통증을 악화시킨다. 통증유발점을 포함하는 근육을 능동적으로 늘리는 것은 길항근을 짧게 하는 것이다. 이 스트레칭을 너무 빠르게 수행하거나 강하게 하는 것은 길항근의 통증유발점을 활성화 시킬 수 있다. 일반적으로 앉아서 일을 하고 때때로 짧고 격렬한 활동에 참여하는 사람들은 매일 자신의 근육을 운동하는 사람들보다 통증유발점이 더 생기기 쉽다.

아이스팩을 이용하여 직접적으로 근육을 냉각시키거나 에어컨 통풍구 근처에 앉아 있을 때처럼 간접적으로 근육을 냉각시키는 것은 통증유발점을 활성화시킨다. 가방의 끈 또는 유틸리티 벨트(utility belt)와 같이 외적 힘에 의해서 근육이 압박당하는 것은 통증유발점의 활성 또는 발달에 기여한다. 신경압박은 이 신경이 분포한 근육의 통증유발점 발생을 촉진할 수 있다. 장기 기능부전과 관절염 같은 염증성 질병들은 통증유발점을 활성화 시킬 수 있다. 외상, 피로 그리고 물질적 또는 감정적인 스트레스는 또한 통증유발점을 활성화 시킬 수 있고 증상들을 지속시킨다.

신진대사, 내분비 또는 갑상선질환, 당뇨, 통풍과 같은 화학적 항상성의 손상, 그리고 임상적 우울증(clinical depression) 등과 같은 질환들은 통증유발점의 지속요인이 될 수 있다. 엽산, 마그네슘, 칼슘, 철, 비타민 B, C 등을 포함하는 비타민 또는 미네랄의 부족은 통증유발점 치료과정에 기여 또는 지연시킬 수 있다. 만성적인 세균성 또는 바이러스성 감염과 몇몇의 알레르기들은 만성 통증유발점을 초래할지도 모른다. 또한 환경오염과 농약과 같은 독성 화학물질 또는 수은과 같은 중금속에 규칙적으로 노출되는 것은 같은 결과를 가져온다.

이 책에서 설명하는 대부분의 상태들은 통증유발점과 연관시킬 것이다. 왜냐하면 이러한 상태에 기여하는 자세나 외상들 또한 통증유발점 발달에 기여할 수 있기 때문이다. 이 상태에 기여하는 통증유발점을 비활성화 시키는 것은 통증유발점과 연관된 징후(sign)와 증상(symptom)을 완전히 해결하기 위해 필요하다.

통증유발점은 모든 근육에 발생할 수 있고, 만성감염(chronic infection), 내장질환(viceral disease)과 같은 인자들에 의해서 영구화될 수 있기 때문에 몸 전체의 많은 다른 질환들과 혼동될 수 있다. 예를 들어, 가슴쪽의 통증은 통증유발점에 의해 생긴 것 일수도 있지만 심장질환의 증상일 수도 있으며, 반면에 복부의 통증유발점은 소화기관 통증에 기여할 수 있을 뿐 아니라 소화기관 통증인 것처럼 여겨질 수도 있다. Travell과 Simons은 통증유발점이 현재 의료전문가에 의해 인식되는 것보다 훨씬 더 크게 만성질환에 다양하게 기여한다고 말하였다. 표 3-1은 통증유발점에 기여하거나 또는 혼동되는 흔한 일반적인 질환을 보여준다. 통증유발점에 의해 연관된 통증과 더 심각한 질병으로부터 오는 통증의 구별이 어렵기 때문에 치료를 시작하기 전에 환자의 건강기록, 촉진결과, 그리고 통증을 일으킬만한 다른 원인들에 대해 이해하는 것이 특히 중요하다. 더 자세한 정보를 위해서는 당신의 병리학 서적을 참조해라. 만약 당신이 불확실하고 환자의 징후와 증상이 좀 더 심각한 질병과 유사하며, 특히 환자가 다른 위험인자들을 갖고 있다면, 의학적 평가를 할 수 있는 전문 의료인에게 그들을 의뢰해라.

## 금기증과 특수한 고려사항(Contraindications and Special Considerations)

첫 번째로, 환자의 통증의 원인을 이해하는 것이 필수적이다. 통증유발점은 통증과 심각한 질병으로부터 오는 다른 자율신경증상과 연관될 수 있기 때문에, 증상이 심각하거나 일상생활동작이 상당히 감소되었다면 담당 의료인에게 의뢰해라. 이것은 몇 가지 일반적인 주의사항들이다.

- **감염:** 통증유발점 통증은 국소 또는 전신 감염과 관련된 통증일 수도 있고 감염과 관련된 통증인 것처럼 보일 수도 있다. 마사지는 감염이 해결될 때까지 온몸에 사용을 금해야 한다.
- **급성손상:** 좌상(중증 삠, strain)과 염좌(삠, sprain)와 같은 급성손상에는 국소적으로 통증유발점 치료를 하지 말아야 한다. 통증유발점치료는 최근에 손상된 조직에 매우 공격적일 수도 있다. 조직이 좀 더 안정되는 아급성기 또는 만성기가 될 때까지 기다려야 한다.
- **증상의 발생:** 통증유발점의 압박은 국소 또는 연관통을 일으킬 것이다. 통증수준을 환자의 내성범위 안에 유지하도록 주의해라. 시작하기 전에 환자가 치료동안에 이 통증을 인식하고 경험할 준비가 되어 있도록 치료의 과정을 설명해라. 무엇을 하는 것을 아는 것은 환자의 긴장을 풀 수 있다. 환자에게 호흡을 지시하는 것은 통증감소에 도움이 된다.
- **안정 시 통증(kick–back pain):** 단단한 띠(taut band)나 통증유발점을 매우 강하게 치료하면 치료 후 몇 시간 또는 며칠 내에 증상이 심화될 수 있다. 더 깊은 조직의 치료를 준비하기 위해 천천히 한 번에 한 층(one layer)씩 치료해라. 한 부위에 너무 집중해서 치료하는 것을 피하고 한 회(one session)에 같은 지역에 있는 통증유발점을 치료하는 것을 피해라. 항상 환자의 내성범위 내에서 전체적, 수동적인 스트레칭과 함께 압박과 마찰을 해라. 열 또한 통증유발점을 이완시키는데 도움이 되고 안정시 통증을 감소시킨다.
- **저가동성 관절과 과신장된 근육들:** 저가동성 관절을 지나가는 근육 또는 이미 과신장되어진 근육들을 완전히 스트레칭 시키는 것은 좋지 않다. 이 상황에서 통증유발점을 치료할 때는 오직 손상 받은 섬유를 늘리기 위해 국소적인 고정(localized pin)과 스트레칭 또는 근육 스트립핑(muscle stripping)을 사용한다.
- **치료기간과 압력:** 환자가 나이가 많고, 퇴행성 질병을 가지고 있거나 일상생활 동작이 감소된 상태라고 진단되어졌다면, 당신은 치료기간 뿐만 아니라 압력을 조정할 필요가 있다. 30분 정도의 빈도가 환자에게 더 적합할 수 있다.
- **마찰:** 밑에 있는 조직의 파열에 위험이 있는 경우 심부마찰을 사용하지 말아야 한다. 재손상을 방지하기 위해 상처 및 조직재생을 위한 시간을 주어라. 환자가 항염증성 약물 또는 항응고제를 복용할 경우 심부마찰을 사용하지 말아야 한다. 염증과정에 마찰을 적용한다면, 항염증성 약물의 작용을 방해할지도 모른다. 환자의 담당 의료인이 동의한다면 치료 전 몇 시간 동안 그러한 약물의 복용을 삼가는 것이 좋다. 항응고제는 혈액응고를 저해시키기 때문에 파열과 출혈의 원인이 되는 마찰과 같은 기술은 피해야 한다.

**표 3–1** 통증유발점에 원인이 되거나 흔히 혼동되는 질병의 구분

| 질병 | 전형적인 증상과 징후 | 검사 | 마사지치료 |
|---|---|---|---|
| 근막통증후군 | 지속적인 근육통(ache or pain)<br>근육 또는 관절 뻣뻣함<br>근육 긴장<br>통증유발점<br>통증으로 인한 수면 장애 | 물리적 검사<br>통증유발점 촉진<br>연관통 또는 연축반응<br>다른 통증들의 근원을 찾아내서 배제하기 위해 다른 검사들을 시행 | 마사지 치료는 적응증 |
| 섬유근육통 | 지속적이고 둔하고 넓게 퍼지는 통증(ache or pain) | 물리적 검사<br>최소한 3개월간 통증이 지속 | 마사지 치료는 적응증.<br>섬유 근육통의 통증유발점과 다른 |

(계속)

**표 3-1 통증유발점에 원인이 되거나 흔히 혼동되는 질병의 구분**(계속)

| 질병 | 전형적인 증상과 징후 | 검사 | 마사지치료 |
|---|---|---|---|
| | 압통<br>피로<br>수면장애<br>만성피로 증후군, 우울증, 두통, 과민성대장증후군, 외상 후 스트레스 장애와 같은 질환들이 동시에 존재할 수 있을 법한 증상들과 징후들 | 압통에 대한 18개 지점 중 11개의 양성<br>다른 질환들을 배제하기 위한 혈액 검사 | 부위의 통증과 연관되는 통증유발점을 구분하는 것은 매우 중요하다. 섬유근육통은 종종 깊숙한 압박에 악화가 되기 때문에 부드럽게 만질 필요가 있다. |
| 협심증 | 흉통<br>팔,목, 턱, 어깨 또는 등의 통증<br>메스꺼움<br>피로<br>호흡의 단축<br>불안<br>발한 | 물리적 검사<br>위험요소<br>혈액 검사<br>심전도<br>스트레스 검사<br>흉부 X-ray<br>심장초음파검사<br><br>CT 단층 촬영 | 큰가슴근(대흉근, pectoralis major)의 통증유발점은 협심증의 증상처럼 보여 질수 있다. 환자가 위험요소 또는 여기에 나와 있는 증상들을 호소한다면, 치료 이전에 의료제공기관에게 환자를 진찰하게 의뢰해야한다. 위험요소가 존재 할 때에는 1차 보건의료제공기관에 의해 명확해지고 환자가 정상적으로 일상생활동작을 수행 할 수 있을 때 마사지 치료는 적응증이 된다. |
| 편두통 | 가끔씩 발생하거나 만성중등도 또는 심한 상태<br>종종 편측 발생<br>맥동성이거나 두근거림<br>신체 활동에 의해 악화됨<br>전조, 메스꺼움, 구토, 빛과 소리에 민감함 | 증상과 징후, 가족력, 그리고 치료에 대한 반응에 의한 진단.<br>MRI 또는 CT 검사로 다른 원인들을 배제EEG(뇌파검사)로 다른 발작을 배제 | 목빗근(흉쇄유돌근, sternocleidomastoid), 관자근(측두근, temporalis) 그리고 후방 목 근육들에 있는 통증유발점은 편두통의 증후군처럼 보여 질 수 있다.<br>마사지는 편두통이 있는 동안은 부적절하지만, 두통 사이에 정기적으로 마사지를 시행하면 강도와 빈도를 줄일 수 있다. |
| 긴장성 두통 | 둔함, 통증, 꽉조이는 통증<br>목과 어깨의 통증<br>두피<br>압통<br>식욕 저하<br>피로<br>불면증<br>기분 변화<br>집중 곤란 | 종종 자가 평가<br>물리적 검사<br>혈액검사, CT 또는 MRI 검사로 다른 질환들을 배제 | 마사지는 적응증이다. 5장을 참고.<br>씹기 근육, 뒤목부위 근육, 뒤통수밑근(후두하근, suboccipitals)과 위등세모근(상부승모근, upper trapezius)은 긴장성 두통에 기여할 수 있다. |
| 월경통<br>(심한 월경 경련) | 아래복부의 두근거림 또는 경련 등과 넙다리(대퇴, thigh)쪽으로 방사통<br>메스꺼움<br>어지러움 | 일상생활 동작을 방해할 정도로 심한 경련이 있을 때에만 다른 기여 요소를 배제하기 위해 평가된다.<br>초음파 CT 또는 MRI 복강경 검사 | 아래 배곧은근(하복직근, lower rectus abdominis)의 통증유발점은 월경곤란증처럼 보여질 수 있다. 월경 주기가 끝날때 까지 기다리는 것이 최선이며 통증유발점의 평가나 치료 이전에는 복부의 부종과 압통이 가라앉아야 한다. |
| 귓병과 이명 | 귀 통증 | 귀, 꼭지돌기(유양돌기) | 귀안이나 꼭지돌기(유양, mastoid) |

**표 3-1 통증유발점에 원인이 되거나 흔히 혼동되는 질병의 구분(계속)**

| 질병 | 전형적인 증상과 징후 | 검사 | 마사지치료 |
|---|---|---|---|
| | 귀에서 울림<br>청력 소실<br>발열<br>짜증 | 코 그리고 목의 물리적 검사 | 돌기)와 귀주변의 통증은 감염을 가리키는 것일지도 모른다.<br>마사지는 감염이 해결될 때까지는 금기증이다.<br>깊은씹기근(deep masseter, 심부교근)의 통증유발점은 귓병 또는 이명을 일으킬 수 있다. 가쪽날개근(외측 익상근, lateral pterygoid)와 목빗근(흉쇄유돌근, sternocleidomastoid)의 통증유발점 또한 이명을 일으킬 수 있다. |
| 턱관절 장애(TMJD, 측두하악 관절 장애) | 턱, 안면, 귀 또는 목의 통증<br>턱의 뻣뻣함<br>씹기 어려움<br>ROM 감소<br>턱의 잠김, 턱의 딸깍소리<br>일정하지 못한 씹기<br>두통 | 물리적 검사<br>치아의 X-ray<br>뼈의 CT촬영<br>관절원판의 MRI | TMJD의 마사지 치료는 적응증이다. 심화 훈련은 필수적이다. 어떤 상태에서는 입안에서의 치료는 제한되어 있다. 씹기근(교근, masseter) 또는 가쪽날개근(외측익상근, lateral pterygoid)의 통증유발점은 TMJD 통증을 일으킨다. |
| 유아 산통 | 한바탕 울것이 예상됨<br>아무리 달래도 그치지 않는 울음<br>구부러진 엉덩관절(hip joint, 고관절)<br>꽉쥔 주먹 그리고 복부근의 긴장들이 포함된 자세 변화 | 물리적 검사<br>다들 원인들을 배제하기 위한 진단적 검사 | 마사지는 산통의 증상을 완화시키기 위해 적응증이다. 유아 마사지 훈련은 권장된다. 복부근의 통증유발점은 산통의 통증에 기여한다. |
| 경축/경련(구축) | 손상 받은 수의근에 갑작스럽고 날카로운 통증<br>촉진 가능하고 종종 과긴장된 근육 조직의 덩어리가 보여짐 | 종종 자가 진단 됨<br>X-ray 또는 MRI가 손상의 정도를 평가하기 위해 사용되어짐. | 마사지는 적응증이다. 반복적인 경축이 약의 부작용 또는 다른 질환과 관련 있다면, 의료제공기관과 논의해야 한다. |
| 윤활낭염(bursitis, 점액낭염) | 특히 활동 또는 촉진 시 통증<br>열감, 발적, 부종 또는 압통 | 물리적 검사<br>ROM 검사<br>보존적 치료가 성공적이지 못한다면 X-ray 또는 MRI 검사 | 윤활낭염(점액낭염, bursitis)이 감염으로 인한 것이면 마사지는 모든 부위에 금기이고, 급성기면 부종이 증가되는 것을 피하기 위해 국소적으로 금기이다. 아급성기시에는 관절 주위 구조에 대한 마사지는 적응증이다. |
| 당뇨 | 빈뇨, 잦은 갈증, 식욕 증가, 피로, 메스꺼움 | 물리적 검사<br>공복 시 혈당 검사 | 조직이 손상 받지 않거나 순환 그리고 신경 전도가 건강할 시에는 마사지가 적응증이다.<br>급성 발작 동안에 마사지는 금기다. |
| 통풍 | 발적, 열감 그리고 부종<br>주로 야간에 갑작스럽고 격렬한 통증. 몇 주가 지나면 점점 감소한다. | 물리적 검사<br>혈액과 소변 요산 농도 검사<br>활액 검사 | 통풍은 다른 전신 질환을 나타낼지도 모른다. 의료팀과 함께 치료해야 한다. |

## 마사지 치료 연구(Massage Therapy Research)

다음은 통증유발점 치료에 흔하게 사용되는 마사지 치료의 효과를 설명하는 연구의 작은 표본들이다. 통증유발점은 마사지치료, 물리치료, 카이로프랙틱에서 마취과, 순환기내과, 신경과까지 각 분야의 임상가들에 의해서 매우 세밀하게 연구되어 왔다. 이 책에서의 각 장에서는 통증유발점 치료가 긍정적인 결과에 중심이 된다는 연구들에 대한 참고문헌을 제시한다.

여기에서 설명하는 연구들에 압력통증역치(pressure pain threshold)는 환자가 통증을 인식할 수 있게 만드는 압력의 최소값을 의미하고 이것은 통각계(algometer)라고 불리는 외부장비에 의해서 측정된다. 시각 상사 척도(visual Analog Scale)는 환자들에 의해 응답된 설문지의 결과를 나타낸다.

"근막통증유발점 치료를 위한 지속적인 신장에 이은 허혈성 압박의 가정 프로그램 효과"(hanten et al., 2000)라는 연구에서는 훈련된 임상가들에 의해 설계되고, 증명되고, 감독되어진 가정 치료 프로그램은 통증유발점과 연관된 통증을 완화시키는데 도움이 될 수 있다는 가능성을 실험하였다. 목(neck) 또는 상부 등(upper back)에 한개 이상의 통증유발점을 가진 40명의 대상자들을 무작위로 두 그룹으로 나누었다. 한 그룹은 30~60초 정도 스트레칭한 다음에 Tera Cane을 이용하여 통증유발점에 점차적으로 압력을 증가시켜 그것들이 이완된다고 느껴질 때까지 적용하도록 지시하였고, 적어도 5일 동안 하루에 두 번 실시하도록 하였다. 대조그룹에는 5일 동안 적어도 하루에 두 번, 각각 10회 수행할 수 있는 능동적인 ROM 운동의 가정 프로그램을 할당하였다. 두 그룹은 6일에서 7일 동안 다른 치료를 수행하지 않도록 지시하였다. PPT와 VAS는 치료 전에 측정하고 3일 치료 후 다시 측정하였다. 대상자들은 또한 24시간동안 그들의 통증기간을 측정하였다. 압박을 수행한 대상자들은 PPT와 VAS가 크게 향상되는 것으로 나타났다. 기능적인 면은 이 실험에서 연구되지 않았다. 저자는 기능적으로 어떠한 향상을 제공하는지는 명확하진 않지만 때때로 훈련된 임상가에 의해 감독되어진 압박 및 스트레칭의 가정프로그램은 통증과 병원에 방문하는 횟수를 낮춘다고 결론을 내렸다.

2006년에 Fernandez-de-las-Penas 등은 "활동성 및 잠복성 근막통증유발점의 압통에 대한 허혈성 압박 기법과 횡마찰마사지의 즉각적인 효과 : 예비연구"라는 논문을 발표하였다. 위등세모근(상부승모근, upper trapezius)의 잠복성 또는 활동성 통증유발점에 의해 적어도 2주 동안 지속적으로 목통증을 받은 40명의 대상을 무작위로 두 그룹으로 나누었다. 그룹 A의 대상자들은 대상자들이 압력과 통증을 느낄 때까지 치료사가 이완된 위등세모근의 통증유발점에 점차적으로 압력을 증가시켜 적용하는 단일 치료를 받았다. 이 압력의 양은 대상자가 통증이 50% 이하로 줄었다고 느낄 때까지 유지하였다. 그 다음 환자가 다시 통증을 느낄 때까지 압력을 증가하였고 그 과정은 90초 동안 반복되었다. 그룹 B의 대상자들은 이완된 위등세모근(상부승모근, upper trapezius)에 PPT에 가까운 압력을 사용하여 매우 느리게 3분 동안 지속적인 횡마찰을 받았다. PPT와 VAS는 치료 전과 2분 치료 후에 평가하였다. 두 그룹 모두에서, PPT와 VAS는 현저하게 향상되었다. 두 그룹 사이의 결과에는 현저한 차이가 없었으며, 또한 잠복성 통증유발점과 활동성 통증유발점 간의 치료 후 결과에도 현저한 차이가 없었다. 저자는 치료사가 조직저항이 증가하였다고 느끼기에 충분한 압력을 적용할 때 긍정적 인 결과를 얻을 수 있다는 점에 주목하였고, 통증이나 허혈을 유발하는 압력을 사용해야하는 명확한 이유는 없었다. 그들은 허혈상 압박과 마찰이 통증유발점으로 인한 통증을 감소시킨다고 하지만 치료기간동안 통증유발점에 적용되는 압력의 양이 결과에 영향을 미치는가를 측정하는 추가적인 연구가 필요하다고 제안하였다.

2009년에 Ibanez-Garda는 "스트레인-카운터스트레인 또는 신경근기법 후의 씹기근(교근, masseter muscle)의 변화"라는 비교연구를 발표하였다. 씹기근의 잠복성 통증유발점 진단을 받은

20세에서 65세 사이의 71명을 대상자로 하여 세 그룹으로 나누었다. 그룹 A는 신경근기법 치료를 받았다. 치료사는 씹기근에 6~8가지의 근육 스트립핑 스트로크(stripping strokes)를 적용하기 위해 엄지를 사용하였다. 각각의 스트로크는 4~5초 유지되었다. 그룹 B는 스트레인 카운터스트레인 치료를 받았다. 치료사는 씹기근(교근, masseter muscle)에 있는 통증유발점에 점차 압력을 증가시켜 환자가 통증을 느낄 때까지 적용하였다. 대상자의 위치는 통증이 거의 75% 감소될 때 바꾸고, 새로운 자세에서 90초 동안 유지하였다. 그런 다음 대상자를 수동적으로 중립위치로 이동시켰다. 대조군인 그룹 C는 치료뿐 아니라 다른 어떤 절차도 받지 않았다. 각 참가자들은 5분 동안 중립위치로 바로 누워있었고 치료 후에 평가되었다. 각 그룹은 3주 동안 한 주에 하나의 세션에 참가하였다. 능동적으로 입을 여는 동작의 PPT, VAS, ROM은 치료 전과 1주 치료 후에 측정하였다. 신경근기법과 스트레인-카운터스트레인 그룹 모두 대조군에 비해 현저하게 향상되었다는 것이 보여졌고, 신경근기법과 스트레인-카운터스트레인 그룹 간에는 유의한 차이를 보이질 않았다. 저자는 치료의 즉각적인 효과만 본 것을 그들 연구의 한계점으로 지적했다. 장기간 효과를 분석하는 연구들이 필요했다. 또한, 대상자들이 씹기근의 통증유발점 진단만 받았을 뿐 모든 증상이 없었고, 그들의 결과가 통증을 가진 대상자들과는 다를 수도 있었다. 그러나 잠복성 통증유발점은 임상적으로 관련 있으며 결국 활동성이 된다. 결국, 대조군 그룹은 아무런 치료를 받지 않았기 때문에, 이 연구는 향상이 보인 다른 그룹에서의 위약효과(placebo effect)를 배제할 수 없다. 저자는 신경근기법 치료와 스트레인-카운터스트레인에서 보여준 향상에 대해 유효성을 검사하는 가짜 기법(sham technique)을 포함한 실험을 하기를 추천한다.

# WORKING WITH 환자에 대한 치료(THE CLIENT)

## 환자평가(Client Assessment)

평가는 환자와의 첫 만남에서부터 시작된다. 어떤 경우에는, 이것이 약속을 요청하는 전화가 될 수도 있다. 환자가 특정 통증에 대한 치료를 찾기 위해 사전에 문의할 수 있기 때문에 준비를 철저히 하라.

표 3-2의 질문들은 당신의 평가를 도와 줄 것이다.

### 자세평가(Postural Assessment)

환자가 자신의 통증 위치를 설명하는 것은 당신이 그 위치의 통증과 연관된 통증유발점을 가진 근육들을 알아내는데 도움이 될 것이다. 이것은 또한 근육이 짧은지, 약한지 또는 억제되어 있는지 알아내는 데 도움이 될 것이다. 환자가 방으로 들어와 당신 앞으로 오는 동안 환자의 자세와 움직임을 평가해야한다. 환자는 통증유발점을 포함하는 근육을 늘어나게 하거나 부담을 주는 움직임 또는 자세를 피할지도 모른다. 움직임의 불균형 또는 보상작용의 패턴을 보는 것은 통증유발점의 위치에 대한 추가적인 실마리를 제공할 수도 있다. 예를 들어, 허리 아래 부분 또는 다리의 통증을 가진 환자는

**표 3-2 건강 기록**

| 환자에게 필요한 질문 | 치료계획을 세울 때 중요하게 생각해야 할 부분 |
|---|---|
| 언제 증상이 시작 되었는가? | 증상의 시작은 통증유발점이 최근 손상이나 오사용에 대한 결과인지 아닌지 또는 질환이 만성인지 재발성인지를 결정하는데 도움을 줄 것이다. |
| 환부에 손상이나 수술을 받은 적이 있는가? | 환부의 이전 손상에 대한 설명은 기여요소를 알아내는데 도움을 줄 것이다. 수술과 이로 인해 생긴 반흔조직은 통증유발점의 발달의 위험을 증가 시킬 수 있다. |
| 만성 감염이나 대사장애 또는 다른 만성적 건강 질환에 대한 병력이 있는가? | 만성 건강 질환은 환자의 통증에 대해 기여요소가 되거나 통증유발점의 발달에 취약 요소가 될 수 있다. |
| 이 질환 때문에 의료제공기관을 가본 적이 있는가? 진단명은 무엇인가? 어떤 검사들을 받았는가? | 의학적 검사는 통증유발점에 기여하는 질환을 드러낸다. 진단을 하기위한 아무런 검사도 시행하지 않았다면, 이 책에 기술되어있는 검사들을 당신의 평가를 위해 사용해라. 당신의 평가가 진단과 일치하지 않는다면, 환자에게 당신이 찾은 결과물들을 환자의 의료인에게 논의하라고 요청하거나 환자의 의료인과 직접 만날 수 있도록 요청해라. |
| 어디서 증상의 느낌을 받는가? | 환자가 호소하는 통증은 통증유발점의 위치를 나타내기도 하고 통증유발점의 연관부위를 나타내기도 한다. 또한 관절을 가로지르는 근육은 통증유발점을 포함하고 있기 때문에 통증은 ROM제한의 원인이 될 수도 있다. |
| 당신이 느끼는 증상이 무엇인지 설명해보시오. | 활동성 통증유발점은 보통 지속적으로 일어나고 병적인 통증은 다소 분산적이다. 통증유발점은 좀처럼 날카롭거나 한 곳만 정확히 아픈 것이 아니다. 환자가 신체의 어느 한 부분의 지점이 다른 신체 부위에 증상과 연관될 수 있다는 것을 인식하기 어렵다는 것을 기억해라. 그렇기 때문에 증상에 대한 설명은 이러한 관련성을 만들기 위해 당신에게 중요하다. |
| 자는 동안, 일하는 동안 또는 다른 일상생활동작을 하는 동안의 당신의 자세를 설명해 보시오. | 근육이 짧아져 있는 자세를 유지하는 것은 통증유발점에 기여 할 수 있다. |
| 어떠한 움직임들이 당신의 증상을 악화하거나 호전시키는가? | 움직임을 만들어내는 구조물들이 약화된 지점을 찾아내는데 도움을 줄 것이다. 저항활동 또는 통증유발점을 가진 근육을 늘리는 활동들은 증상을 증가시키기 쉽다. 덧붙여 근육을 느슨하게 하거나 긴장도를 떨어뜨린다면 증상은 감소될 것이다. |
| 어떠한 처방을 받은 또는 받지 않은 약물을 복용하거나 차 또는 다른 보충제를 복용하는 것이 있는가? | 모든 종류의 약은 증상에 기여하거나 또는 금기이거나 주의사항에 기여할 수 있다. |
| 코티코스테로이드제 또는 진통제를 지난 2주안에 맞은 적이 있는가? 어디에? | 국소 마사지는 금기증이다. 반복적인 코티코스테로이드제의 기록은 근육과 건의 통합에 영향을 주고 손상의 위험을 증가시킨다. 압력 또는 교차 섬유 스트로크를 적용할 때는 주의하여야 한다. 진통제는 환자의 감각을 둔화시켜서 당신이 너무 강하게 치료하게 만드는 원인이 될 수도 있다. |
| 통증완화제 또는 근이완제를 지난 4시간 안에 맞은 적이 있는가? | 환자는 당신의 압력을 잘 판단하지 못할 것이며 당신이 너무 강하게 치료하는 것을 놔두게 할 것이다. |
| NSAIDs계열(아스피린 또는 이부프로펜 같은)의 항염증제를 지난 4시간 안에 복용한 적이 있는가? | 심부 마찰은 염증을 발생시키고 환자가 최근 항염증제를 복용했다면, 수행되지 말아야 한다. 정기적인 항염증제의 사용은 또한 콜라겐 변성을 기여할 수 있다. |

짧아진 궁둥구멍근(이상근, piriformis)에 통증유발점을 가질 수도 있으며, 이것은 바로 서 있을 때 엉덩관절의 바깥돌림(고관절의 외회전, hip rateral rotation)을 유발시킬지도 모른다. 어깨통증을 가진 환자는 짧아진 한쪽 목갈비근(사각근, scalene)에 통증유발점을 가질 수도 있으며, 이것은 짧아진 목갈비근을 늘리는 것을 피하기 위하여 환자의 머리가 동측으로 가쪽굽힘(외측굴곡, lateral flexion)되는 것과 반대측으로 회전되는 것을 유발할 수도 있다. 감소된 가동성 또는 우세 측을 찾아라. 하지가 손상당했다면, 환자의 걸음걸이, 계단오르기, 앉는 자세, 그리고 앉아 있다가 일어서는 것들을 보아라. 상지가 손상당했다면, 환자가 문을 여는 동작, 외투를 벗는 동작 또는 펜을 집는 동작들을 보아라. 환자가 당신에게 돌아서서 말을 할 때 머리를 돌리는 것을 피하려고 몸을 돌리려고 한다는 것에 주의해라. 환자가 보조없이 이러한 동작들을 수행할 수 있게 하기 위해 특정 근육의 길이를 늘이거나 부하를 주는 것을 피한다는 것에 주의해라.

서있는 자세를 평가할 때, 환자가 편안하게 서있는지를 확인해라. 환자가 의도적으로 해부학적 자세로 서 있으려고 한다면, 일상생활에서의 환자 자세를 정확하게 평가하지 못할 것이다. 통증유발점이 하지에 영향을 준다면, 환자는 손상당한 근육들에 저항을 주지 않으려는 자세로 서 있을 것이다. 결국, 발에서부터 척추까지의 자세불균형이 시작될 것이다. 발목, 무릎, 엉덩관절(고관절, hip joint) 그리고 허리 아래에 이상이 있는지 확인해라. 상지가 손상당할 때, 환자는 손상당한 근육이 늘어나지 않는 자세로 관절을 잡고 있을 것이다. 이것은 손상당한 근육을 보호하기 위하여 보상패턴을 시작하는 것이다. 위팔, 아래팔, 그리고 목뼈와 등뼈의 회전과 어깨의 불균형을 찾아라. 초기 치료시에 모든 보상패턴들을 찾을 수는 없지만, 초기 통증유발점이 비활성화되면 보상패턴은 원래대로 되돌아갈 수 있다.

## 관절가동범위 평가(ROM Assessment)

관절가동범위 평가는 환자가 인식하지 못하는 제한점을 보여줄 수 있다. 흔히 통증유발점을 가진 환자는 제한점보다 통증을 더 의식하고 있다. 통증유발점의 통증은 보통 방사되기 때문에, 특히 저항을 주거나 수동적 최대 신장과 같은 관절가동범위 평가는 통증이 나타나게 하는 통증유발점 근육을 찾아내는데 도움을 줄 것이다. 환자는 통증이 없는 범위 내에서 움직임의 양을 조절하기 때문에, 오직 능동적인 관절가동범위 평가만이 과도한 통증이나 재손상을 방지하기 위해 손상의 급성기 동안에 사용되어져야 한다.

### 능동적 관절가동범위(Active ROM)

평가한 손상당한 관절에 환자의 능동적인 관절 가동범위를 4~11장의 평균적인 관절가동범위 표의 값과 비교해라.

- **손상 당한 관절의 능동적인 관절가동범위**는 제한되지만 느리게 꾸준하게 움직인다면, 통증을 유발하지 않을 것이다. 반면에 통증유발점의 포함한 근육을 빠르고 강하게 수축한다면 제한되고 아플 것이다. 환자는 통증이 없는 범위로 움직임을 제한할 것이다.

### 수동적 관절가동범위(Passive ROM)

적용이 가능하다면 환자의 양쪽의 수동적 관절가동범위를 비교해라. 각 범위에서의 끝느낌을 비교하고 기록해라(1장에서의 끝느낌에 대한 설명을 참조).

- **손상 당한 관절의 수동적 관절가동범위**는 증상을 나타내지 않거나 짧아진 근육을 움직일 때

제한을 일으킬 수도 있지만, 보통 최대 수동적 신장 시에 통증이 나타나거나 제한을 보인다. 손상당한 관절의 최대 수동적 신장 시에 나타나는 통증의 위치는 통증유발점의 연관 패턴을 알려주고 통증유발점의 위치를 알아내는 데 도움이 된다.

### 저항적 관절가동범위(Resisted ROM)

저항적 검사는 손상당한 근육의 강도를 평가할 때 사용된다. 가능하면 환측과 건측의 강도를 비교해라.

- **저항적 관절가동범위**는 손상당한 근육의 약화를 알려주고 통증유발점 지점 또는 통증유발점의 연관구역에 통증을 일으킬 것이다. 통증은 대개 짧아진 위치에 있는 근육에 저항적 수축을 시작할 때 나타날 것이다.

## 특수검사(Special Tests)

각각의 근육에 있는 통증유발점을 검사하는 많은 정형외과적 검사들이 있다. 이런 특수하고, 알려진 검사들의 대부분은 손상당한 근육의 저항적 수축, 수동적 신장, 압박의 결합으로 이루어져 있다. 임상적인 치료 또는 연구에 초점이 맞추어진 고급훈련(advanced training)에서 이러한 검사들을 배우는 것이 중요하다. 현재로는 손상당한 근육의 최대 수동적 신장, 길이와 근력평가, 촉진 등이 통증유발점을 평가하는 유용한 방법이다. 위에서 설명한 ROM검사를 사용하고, 이러한 상태에 의해 영향을 받는 근육의 특수검사를 위해 4~11장을 참조해라.

## 촉진평가(Palpation Assessment)

통증유발점을 촉진할 때는 근육이 최대로 이완되고 편안하게 신장된 자세로 두어야 한다. 근육이 손가락으로 잡을 수 있다면, 집게촉진(pincer palpation)은 통증유발점을 촉진하는데 매우 유용한 방법이다(그림 3-6). 근육을 잡을 수 없다면, 손상당한 근육 쪽의 근육이나 뼈를 당신의 손가락을 이용해 깊숙이 압박해라. 통증유발점을 촉진할 때 완전히 집중해서 천천히 하는 것이 필수적이다. 넓고 빠르게 촉진한다면 쉽게 놓칠 것이다. 먼저 단단한 띠의 위치를 찾아내야 한다. 단단한 띠(taut band)는 단단하게 당겨진 기타줄처럼 느껴지는데, 손가락에 압력을 이용해서 밀 때 손가락 아래에서 굴러가는 듯이 느껴진다. 단단한 띠를 따라 촉진하면 결절이 느껴지는데 이것이 통증유발점이다. 이 결절에 압박을 가하면 단단한 띠의 다른 부분에 압력을 가할 때보다 더 많은 국소 또는 연관통증을 유발한다. 이 지점은 핀의 머리 크기만큼 매우 작아서 천천히 집중해서 촉진하는 것이 중요하다. 결절이 유동적이고 근육이나 근막안에 있는 것처럼 보이질 않는다면, 이것은 지방종일 것이다. 지방종은 지방결절이기 때문에 직접적으로 압박하거나 마찰로 치료하면 안 된다.

통증유발점에 직접적인 압력을 가하는 것은 통증이나 다른 관련된 감각을 이끌어낸다. 이런 감각들은 압력으로 10초 또는 그 이상 즉각적으로 나타날 수 있다. 통증유발점이 활성화되면, 이 감각은 환자에게 익숙해질 것이고, 그들이 일상생활동안 경험한 통증과 유사할 것이다. 단단한 띠(taut band)를 튕기거나 정확한 통증유발점을 누르는 것은 근육이 순간적으로 떨리거나 척수반사로 인한 것 같은 국소연축반응(local twitch response)을 일으킬 수 있다. 국소연축반응은 통증유발점의 존재의 평가를 뒷받침한다. 국소연축반응은 환자에게 잠깐 고통스러울지도 모른다. 그것은 또한 근육 긴장을 줄여 줄 수도 있다. 통증유발점 주위 조직들은 치밀하고 유착되고 거칠고, 셀룰라이트의 알갱이가 있는 질감일 수 있다.

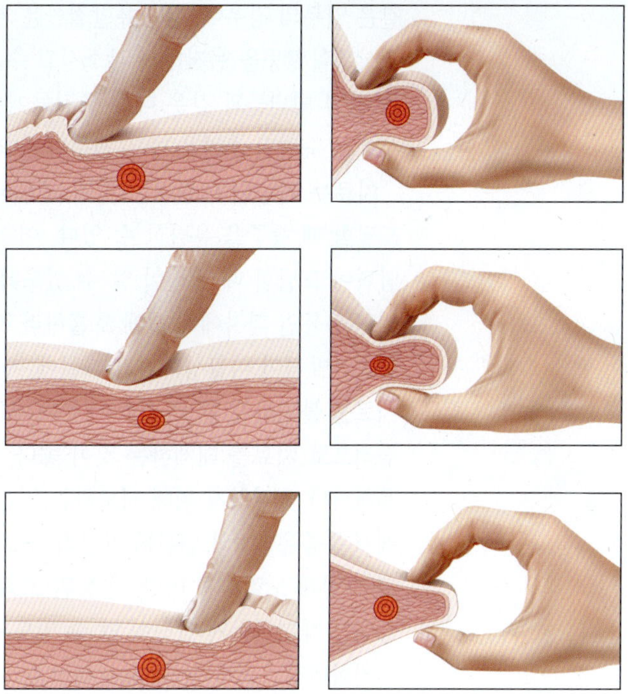

그림 3-6 **통증유발점(trigger point) 촉진** 의심되는 통증유발점 한 부위에 손가락을 편평하게(왼쪽그림들) 또는 집게잡기(오른쪽그림들) 촉진으로 시작해서, 천천히 신중하게 반대쪽으로 움직인다. 환자는 통증유발점 주위섬유를 촉진할 때 보다 통증유발점에 직접적으로 접촉될 때 좀 더 높은 강도의 통증을 느낄 것이다. 출처 : Simon 외

조직을 충분히 따뜻하게 하고 유착과 긴장항진상태(hypertonicity)를 줄여주는 것은 작고 깊숙이 있는 통증유발점을 촉진하는 데 중요하다. 침범된 통증유발점 주위는 허혈로 인해 차가워 질 수 있다. 통증유발점을 포함하는 영역을 반복적으로 문지르거나 긁는 것은 피부를 붉어지거나 가렵게 할 수 있는데, 아마도 혈관을 미세외상에 팽창시키는 히스타민을 방출하는 비만세포가 과민해서일지 모른다. 피부묘기증(dermographia)이라 불리는 이 증상이 왜 일어나는지 또는 통증유발점과 직접적으로 연관이 있는지는 분명하지 않다.

일부 통증유발점은 통증이나 약화와는 다른 증상들을 일으킨다. 예를 들어, 목빗근(흉쇄유돌근, SCM)에 있는 통증유발점은 현기증, 귀에서 소리 나는 것, 또는 눈물이 날수 있다. Travell and Simons의 통증유발점 매뉴얼을 포함하는 몇몇 책들과 많은 계속되는 교육들은 이러한 개인적인 반응들의 자세한 설명들을 해준다. 이 책에서, 각 조건의 장은 관련 통증유발점과 그것들의 소개 패턴의 그림이 포함되어 있다.

## 질환별 도수치료(Condition-Specific Massage)

통증유발점은 종종 근골격계 손상들이나 만성통 발생들에 기여한다. 예를 들어, 발바닥근막염은 짧아진 장딴지근(비복근, gastrocnemius)의 통증유발점에 기원이 있을 수 있다. 통증유발점은 항상 만성통 원인들을 평가할 때 고려되어져야 한다. 통증유발점이 근골격계 질환들의 증상에 기여할 때, 뒤따르는 참고사항들은 치유를 목표로 하고 더 나아가 손상의 위험을 줄이는 치료에 적용된다. 통증유발점의 수축노트(contraction knot)을 이완하고 근육을 통한 적절한 혈액 순환 복원, 그리고 정상 근길이와 신경근기능의 복원은 통증유발점 치료의 기본 목표들이다.

통증유발점은 어느 근육에서나 발생할 수 있기 때문에, 그것들은 뒷장에서 더 자세히 설명되어 있으므로 여기에 기술의 설명은 구체화하지 않는다. 뒤따르는 장에서의 자료들은 근섬유의 방향, 교차된 관절들, 얕은 층 대 깊은 층 조직들, 그 외 등등을 결정하기 위해 필요할 때 사용하라. 근막통증후군

같은 일부의 경우에, 통증유발점들은 계통적 증상들(systemic symptoms)을 유발할 수 있고 환자의 일상생활활동을 현저하게 감소시킬 수 있다. 게다가, 통증유발점들은 감염, 대사 불충분, 또는 복잡한 신경 병변들과 같은 다른 조건들에 의해서 복잡해질 수 있다. 통증유발점을 포함하는 복잡한 경우에는 숙련된 훈련을 받은 전문가에 의해 관리되어지거나 일차 진료자에게 보내져야 한다.

치료는 가능한 이완되는 것이 중요하다. 통증유발점을 튕기거나 누르는 것은 환자의 허용범위에 도달할 때 통증을 유발할 수 있다. 이것을 당신의 환자에게 설명하라, 그들의 한계 이상으로 당신의 압력이 도달할 때 당신이 알 수 있도록 그들에게 요청하라. 근육과 신경계를 이완하도록 하는 기술의 적용동안 환자에게 깊게 호흡하라고 요청하라. 당신은 필요할 때 더 많은 압력을 사용할 수 있다. 통증유발점이 비활성화되기 때문에, 연관통(referral pain) 또한 감소할 것이다. 영향을 받는 근육에 치료를 불편하게 할 수 있기 때문에, 보다 일반적인 치료, 스트레칭, 관절 가동술로 통증유발점에 직접적으로 치료를 대체하는 것이 좋다. 게다가, 한 세션에서 여러 개의 통증유발점을 적극적으로 치료하거나 해결하기 위해 시도하는 것은 안정통(kick-back pain)을 유발할 수 있다. 당신은 한 세션에서 통증유발점과 연관된 만성적 증상들을 완전히 해결할 수 없을지도 모른다. 적극적으로 치료하려고 그렇게 노력하지 마라. 손상된 조직에서 작업한다는 것을 기억하라. 당신의 치료의 어떤 부분이 증상을 재현하는지 당신이 알 수 있도록 환자에게 묻고, 항상 그들의 허용범위 내에서 치료하라.

기화냉각스프레이(vapocoolant spray), 습열, 스트레칭, 그리고 근육이완기법들을 포함하여 통증유발점을 치료하는 여러 방법들이 있다. 통증유발점에 의해 유발되는 통증, 약화, 제한된 가동범위(ROM)를 치료하기 위한 후에 나오는 제안들은 책의 다른 장에 설명된 특정 조건에 대한 제안 치료들로 쉽게 통합된다. 다음 설명은 영향을 받는 근육에 대한 일반화이다. 특정 근육에 관련된 이미지와 치료 제안들은 4장~11장을 참조하라.

- 환자가 말한 고통의 면적은 당신에게 활동성 통증유발점의 가능한 위치에 대한 단서를 제공한다. 다음 장에서 통증유발점 추천의 그림들 또는 통증유발점 플립차트(trigger point flip chart) 같은 좀 더 자세한 통증유발점 차트를 통증유발점의 연관부위를 가진 환자들의 불만과 연결시키기 위해 사용하라.
- 위치잡기(positioning)와 볼스터링(bolstering)은 치료될 영역에 달려있다. 통증유발점을 포함한 근육은 스트레치(strech)가 아닌 편안하게 늘여져야 한다(lengthen).
- 만약 부종을 발견하면, 가장 가까운 림프절쪽으로 표면정리 스트로크(superficial clearing stroke)를 적용하고, 중력이 흉곽쪽으로 액체(fluid)를 끌어당기도록 부위를 보강하라.

- 부종이 적거나 미미하면, 유착을 부드럽게 하기 위해 영향을 받은 부위에 간단한 습열을 적용하고 순환을 증진시켜라. 감염이 있다면, 열은 사용하지 않는다.

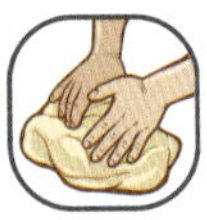
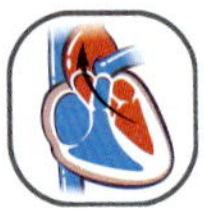

- 표면순환을 증진하고, 조직을 점진적으로 치료하라. 그리고 광범위하게 의심되는 통증유발점 주위 조직의 보상여부 평가를 위해 초기에 예열 스트로크(warming stroke)기법을 사용하라. 유착, 긴장항진상태, 방어적 근육경련, 그리고 인장응력에 대해 초기평가할 수 있어야 하고, 이 모든 것이 당신의 치료를 집중하는 법을 결정하는데 도움이 될 것이다.

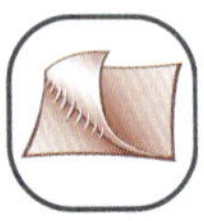

- 피부를 부드럽게 적용하기 전에, 영향을 받은 근육(들) 주위에 근막제한들을 평가하고 치료하라.

순환 증진(Increase Circulation); 유착 감소(Reduce Adhesions); 긴장도 감소(Reduce Tension); 조직 신장(Lengthen Tissue); 통증유발점 치료(Treat Trigger Points); 수동 스트레칭(Passive Stretch); 치료 작용(Clear Area)

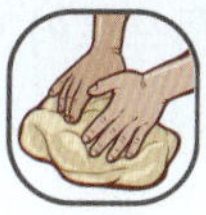

- [몸통(trunk)에서 가장 가까운] 근위부에서 시작해서 통증유발점 주위근육을 부드럽게 하라. 영향을 받는 근육과 협력근에 특별한 주의를 기울여라. 만약 길항근에 접근할 수 있으면, 바로 치료하며 환자가 자세를 바꿀 때 이 단계로 돌아오라. 회전식 주무르기(circular kneading)와 교차섬유스트로크(cross-fiber strokes)는 조직을 부드럽게 하고 유착을 줄이는데 효과적이다.

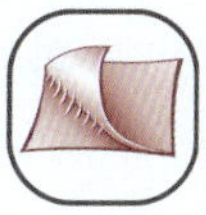

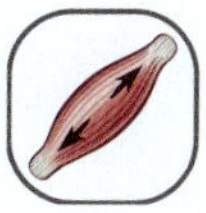

- 일단 표면 조직이 깊은 치료를 할 수 있을 만큼 유연해지면, 마찰스트로크를 적용하여 남아있는 유착을 줄이고 근위 부위부터 시작하여, 짧고 타이트한 주변조직을 길게 하는 스트로크(lengthening strokes)을 적용한다. 섬유방향과 움직임을 가진 근육은 손상된 근육과 마찬가지로 이후의 손상으로부터 손상된 근육을 보호하기 위해 짧아졌을지 모른다. 이런 주변 근육 안에 단단한 띠를 발견하면, 추가적인 통증유발점들을 위하여 평가하라.

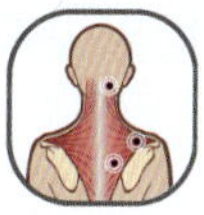

- 뒤따르는 단계들은 통증유발점을 위한 치료옵션을 묘사한다. 뒤따르는 장에서는 이 치료가 왼쪽에 아이콘에 의해서 표시된다.

- 단단한 띠(taut band)를 찾아내라. 근육이 편안하게 늘어진 자세로 이완될 때 단단한 띠를 찾기가 더 쉽다. 근육이 짧아지는 것은 긴장이 줄어드는 느슨함도 추가되고, 단단한 띠를 촉진하기에 더 어렵게 만든다. 당신이 촉진할 때 근육에 경련(twitch)을 느끼는 것은 단단한 띠와 통증유발점을 찾게 해주는 좋은 지표이다.

- 단단한 띠를 따라 천천히 늘이기 스트로크(slow lengtening strokes)로 시작하라. 근육스트립핑은 때때로 단단한 띠를 이완하기에 충분하다. 이것이 일어나면, 단단한 띠는 이완되거나 느슨해질지 모른다.

- 근육스트립핑(muscle stripping)이 통증유발점을 해결하기에 충분하다면, 근육에 완전한 스트레치(full stretch)를 적용하라.

- 근육 늘이기 스트로크(lengtening strokes)가 단단한 띠를 이완하지 못하면, 통증유발점을 찾기위해 그곳을 따라 천천히 촉진하라. 이는 단단한 띠안에 존재하는 가장 아픈 점(tender point)이 될 것이다. 당신은 결절(nodle)을 느낄지 모른다. 통증유발점은 매우 작고 유착과 긴장항진상태로 인해 불분명할 수 있기 때문에, 이 단계는 느리고 신중한 촉진이 요구된다. 좋은 일반적 규칙은 근육의 1인치를 6초에 만지는 것이다.

- 통증유발점을 찾게 되면, 그것을 천천히 눌러라. 당신의 압력이 불편함을 야기할 수 있지만 통증을 유발해서는 안된다. 당신의 압력이 환자가 이완을 유지하는 통증의 단계에 접근할 때 당신이 알 수 있게 환자가 당신이 치료시작에 설명한 통증척도를 사용하도록 상기시켜라. 천천히, 깊은 호흡은 치료를 좀 더 편안하게 만들 수 있고 통증유발점 치료의 결과를 증가시킬 수 있다.

- 통증유발점을 누르는 동안. 통증의 정도가 감소하는지 당신이 알 수 있도록 환자에게 물어라. 추가로, 환자가 몇몇 방사되는 감각을 설명하도록 요구하라.

- 압력은 최소 10초에서 최대 1분까지 유지될 수 있다. 당신이 압력을 유지할 때, 섬유들은 길어지기 시작할 것이고 느슨해질 것이다. 결절(nodule)과 직접 접촉을 유지할 수 있도록 느슨함이 죄어지도록(take up that slack) 압력을 약간 증가시켜라. 조직에서 저항이 느껴지면 압박을 줄이고, 다시 저항이 느껴질 때까지 점차로 압력을 증가시켜라. 결절이 움직이는 것이 느껴지면, 그것을 따라가도록 최선을 다하라. 한 손이 통증유발점을 누르는 동안 다른 한 손은 단단한 띠를 고정시키기 위해 사용될 수 있다.

- 통증유발점에 압력을 가하는 동안, 결절주위에 약간의 작은 움직임을 만듦으로써 당신의 압력 방향을 변하도록 도울 수 있다. 이는 당신이 좀 더 접촉된 섬유에 직접적으로 접근할 수 있게 해줄 수 있다.
- 통증유발점에 10–20초 동안 압박을 유지하고 통증유발점이 이완되지 않는다면, 주변부위에 늘이기 스트로크(lengthening strokes)과 스웨디시 기법(swedish techniques)을 같이 적용하라. 당신은 늘이기에 이어 몇 가지 짧은 과정을 적용하여 통증유발점으로 되돌아갈 수 있다. 환자의 통증 단계는 각각의 적용으로 줄여질 수 있다.
- 통증유발점에 20–60초 동안 압박을 유지하고 통증유발점이 이완되지 않는다면, 다른 과정을 적용하지 않는다. 장기적 압박은 부종을 야기하는 치료의 공격적인 형태이고, 반복된 적용은 통증을 유발할지 모른다. 당신은 다음 세션에서 같은 지점으로 돌아올 수 있다.
- 통증유발점이 느껴지지 않거나 단단한 띠가 충분히 이완되면, 영향을 받은 근육에 수축 후 이완을 수행한다. 수축 후 이완 후 근육의 길이와 단단한 띠를 평가하라.

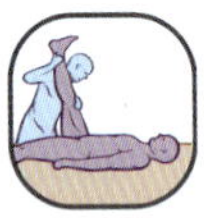

- 영향을 받은 근육의 느린, 수동적 스트레치와 함께 위의 방법 중 하나를 따르도록 하라. 환자가 가능한 편안하게 유지되도록 하라. 스트레치를 15–30초 동안 유지하라.
- 열은 충분히 이완이 되지 않은 단단한 띠나 통증유발점에 직접적으로 적용될 수 있다. 열은 순환을 증가시키고, 유착을 부드럽게 하여, 근육을 좀 더 충분히 늘이도록 허용할 수 있다.
- 손상된 근육의 길항근을 겨냥할 수 없다면, 환자를 재배치하고 길항근에 접근하라.

- 철저하게 치료를 해서 뒷마무리 하라.

치료개요도표는 치료의 흐름을 요약한다(그림 3–7).

## 환자 자가 – 관리(Client self-care)

자가–관리(self–care)를 추천할 때는 미래의 손상을 피할 수 있도록 하는 것이 주요한 관심사이다. 습관적인 잘못된 활동과 다른 관련되는 요인들을 줄이거나 제한하는 것은 통증유발점의 제거에 중요하다. 환자는 근육이 짧아지는데 영향을 미치는 자세와 근육에 통증유발점을 생성시키는 일상생활의 스트레스에 대해 인식하고 배워야 한다. 환자가 근육에 지나친 스트레스(overstress)를 받는 활동을 수정할 수 있도록 알려 주어야 한다. 많은 연구에서 가장 중요시하는 것은 근육 단축 반사 반응을 피하고 천천히 늦추도록 수정하는 것이다. 다음은 환자 상태에 관련된 근육의 신장(stretching)과 강화(strengthening)를 위해 일반적인 권장사항으로 생각된다. 목적은 짧아진 근육의 부착 위치 사이 거리를 만들고, 약해진 근육의 부착 사이 거리를 감소하는 움직임을 반복하여 수행하는 것이다. 운동치료에 훈련이 없고, 신장과 강화에 기능을 이해하고 있지 않다면, 환자에게 이 분야에서 훈련된 전문의를 상담하게 해야 한다.

환자는 흔히 주어진 시간 동안 자가–관리를 하지 않는다. 다음의 참고사항을 따라서 그들을 장려할 수 있다.

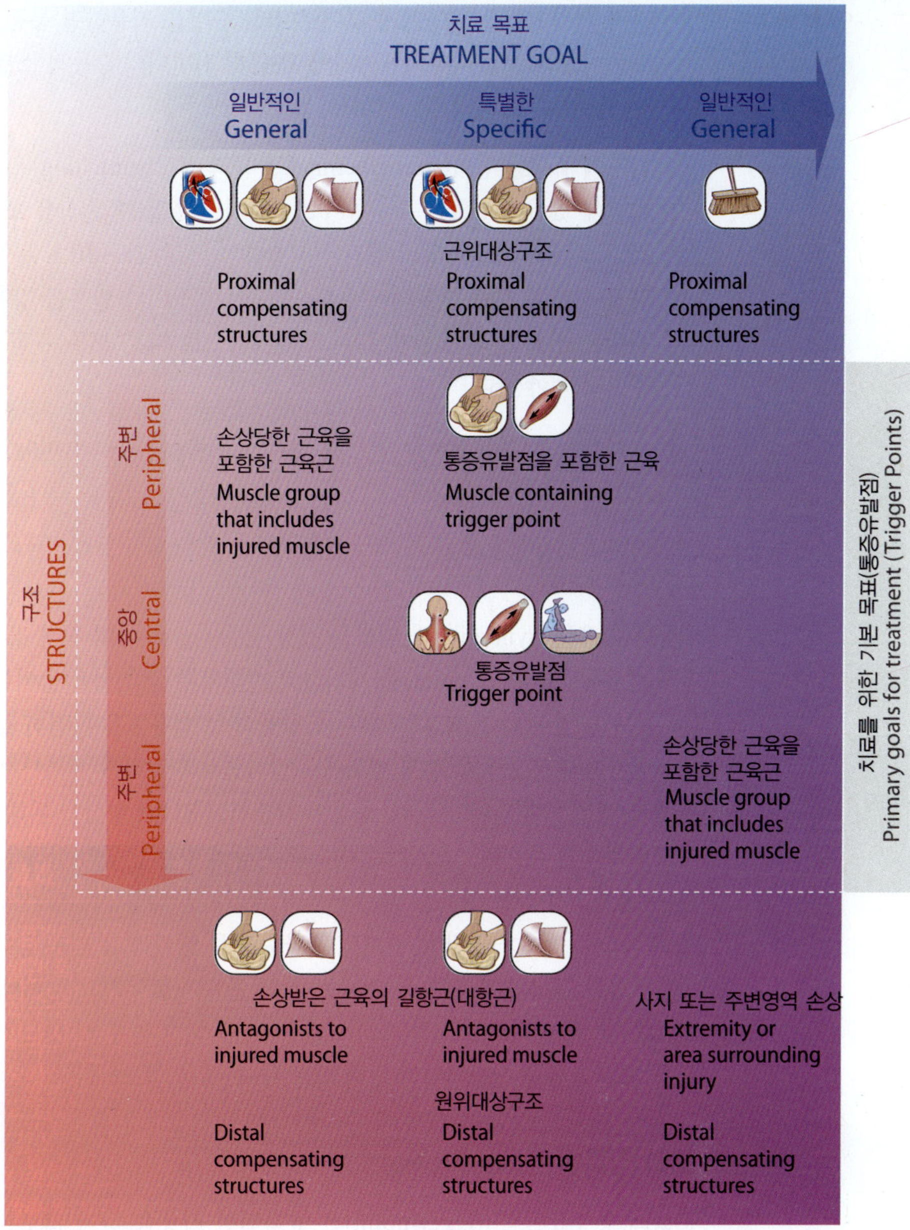


그림 3-7 **통증유발점 치료 개요 도표.** 통증유발점을 치료할 때 왼쪽에서 오른쪽, 또는 위에서 아래로 하는 일반적 원칙들을 따르시오.

- 환자에게 시간을 따로 내는 대신 전화 통화하기, 이메일 읽기, 설거지하기 또는 TV를 보면서 일상생활 활동 중에 자가-관리를 수행하라고 교육하시오.
- 환자에게 정지한 자세 또는 반복적인 동작으로부터 정기적인 안정을 가지라고 권하라. 환자의 일상적인 활동 중 비활동 시간을 포함하여, 유착과 순환의 감소를 방지하기 위해 적어도 몇 분 동안 매시간 움직이는 것을 제안하라. 반복적인 작업을 필요로 하는 일상적인 활동은 통증유발점 생성에 기여하므로 적어도 매 시간 몇 분 안정을 가지는 것 또는 가능한 한 많은 문제를 일으키는 활동을 줄이는 것이 좋다.
- 치료사는 유착 및 과긴장 상태의 통증유발점(trigger point)을 가지고 있는 근육에 점진적인

자가 마사지법을 환자에게 보여주어라. 습열을 적용하면 통증유발점의 증상을 완화시키는 데 도움이 될 수 있다. 환자에게 습열과 함께 전범위의 수동적 스트레칭 및 자가 마사지를 따라 할 수 있도록 지도하라.

- 환자에게 모든 강화(strengthening) 운동과 신장(stretching)운동을 설명하고 환자가 동작을 수행함에 있어서 정확히 수행하여 스스로가 시행할 때 손상을 초래하지 않도록 치료실을 떠나기 전 치료사의 지도아래 수행되어야 한다. 신장은 15~30초 동안 유지하고 환자의 허용범위 내에서 하루에 자주 수행해야 한다. 환자는 신장이나 반동을 강제적으로 시행하지 않아야 한다. 신장은 천천히, 부드럽게 그리고 안정적으로 다른 모든 관절을 가능한 편안하게 유지하면서 꾸준히 해야 한다.
- 치료사의 ROM-test와 촉진의 결과에 따라 신장(stretching)과 강화(strengthening) 운동을 하는 것이 좋다.

## 신장(Stretching)

협동근(협응근, synergist)과 대항근(길항근, antagonist)의 적정 길이와 근육의 장력을 유지하는 것은 통증유발점(trigger point)을 제거하고 미래의 손상 위험을 줄이는 데 필수적이다. 풀어주어야 하는 통증유발점이 단축 결절일 경우, 영향을 받는 섬유들은 완전히 늘려 주여야 한다. 신장은 환자의 허용범위 내에서 가능한 전체 범위에 도달하면서 편안하게 이루어져야 한다. 특히 격렬한 운동 전·후 하루 종일 수행되어야 한다. 증상이 감소하고 ROM 향상을 위해 점진적이고 천천히 신장을 시작하도록 주의를 주어라. 너무 빠르거나 큰 손상이 있는 근육의 신장은 반사반응으로 인한 경련을 초래할 수 있다. 게다가, 영향을 받은 근육이 늘어지면 대항근(길항근, antagonist)은 짧아진다. 대항근을 부목으로 보호하게 되면, 경련의 결과로 너무 빨리 또는 너무 강하게 위축될지도 모른다.

가동범위 검사와 촉진해 본 결과는 어떤 근육이 짧아지고 늘어날 필요가 있는지 결정할 수 있게 할 것이다. 일반적으로 신장(stretching)은 근육의 부착부 사이의 거리가 증가할 때 일어난다. 특정 근육 또는 그룹을 신장시키기 위해 파트 4~11장을 참조하라.

## 근력 강화법(Strengthening)

근육의 통증유발점(trigger point)은 효율적인 작동을 하지 않도록 하여 근육이 교차하는 관절의 관절가동범위에 영향을 미친다. 통증유발점을 제거하고 회복을 유도하기 위해 영향을 받은 섬유의 길이를 늘이는 것은 중요하지만, 환자는 통증유발점에 의해 영향받은 근육의 힘을 복원해야 할 수도 있다. 또한, 통증유발점을 가진 근육의 대항근(길항근, antagonist)을 강화(strengthening)하는 반사적 단축으로부터 영향을 받는 근육을 유지하는 데 도움이 될 수 있다. 약화된 근육을 강화하여 영향받은 관절의 적절한 기능을 회복하는 것도 중요하다. 가동범위 검사(ROM-test)와 촉진의 결과는 어떤 근육이 약화되어 있고 강화가 필요한지 결정하게 한다. 일반적으로, 능동 또는 저항수축은 근육을 강화시킨다. 신장(stretching)운동과 마찬가지로, 강화 프로그램도 점진적으로 진행해야 한다. 통증이 없는, 능동가동범위운동은 약화된 근육의 힘을 점진적으로 회복시키는데 효과적이다. 이 운동은 천천히 그리고 환자의 허용범위 내에서 강도가 증가되어 도입되어야 한다. 치료 진행과 재손상의 위험을 줄이기 위해 능동가동범위에 저항이 추가될 수 있다. 특정근육 또는 그룹 강화를 위한 운동은 파트 4~11장을 참조하라.

## 추가적 치료 제안(Suggestions for Further Treatment)

치료의 기간과 빈도는 통증유발점이 환자의 상태에 기여하는 요인에 따라 광범위하게 다양할 수 있다. 최근의 부상이나 새롭게 발달된 형태의 활동 또는 비활동의 결과로 인한 새로운 통증유발점의 생성은 하나의 치료로 해결 될 수 있다. 인식되지 않거나 무시된 급성의 통증유발점은 만성이 될 수 있다. 만성의 통증유발점은 다른 요인으로 이어질 수 있다. 예를 들어, 유착, 과긴장 또는 약화 등을 초래할 수 있어 좀 더 주의를 요한다. 특별한 상태를 다룰 때, 다른 파트에서 설명된 것과 같이, 치료의 각 세션에서 평가 및 통증유발점의 치료를 포함할 필요가 있다. 환자는 새로운 자세와 통증 없는 활동을 수행하기 위한 방법을 배움으로써 다른 근육들은 이러한 변화에 대응할 수 있다. 또 다른 하나는 활성화 될 수 있지만 마지막 세션에서 하나의 통증유발점을 치료하는 것은 해결할 수 있다. 각 기간에는 몇 가지 향상이 있어야 한다. 각 세션마다 몇 가지 개선이 있어야 한다. 이러한 개선이 일어나지 않을 경우 다음과 같은 가능성을 고려해 봐야 한다.

- 치료 사이에 너무 긴 시간이 있는 경우이다. 항상 치료된 새로운 조직에는 24~48시간의 적응 시간을 주는 것이 가장 좋지만 초기의 너무 긴 안정 시간은 일상생활에서 환자의 활동을 반대로 진보시킬 것이다.
- 환자가 자가-관리를 유지하지 않거나 일상생활에서 자신의 활동을 조정하지 않는 경우이다. 우리가 문제를 해결하고자 하는 것만큼 환자에게 제안사항을 강제로 조정하게 할 순 없다. 치료과정에서 환자 참여의 중요성을 설명하고 치료사의 권장사항을 따르는 환자를 격려하라, 그러나 환자를 충고하거나 비난하지 않도록 주의해야 한다.
- 치료사의 기본교육이 벗어나서 다른 근골격계의 합병증을 동반하거나 양상을 진전시킨 경우이다. 이 환자에게는 진보적인 훈련과 마사지 치료 전문가를 참조하라. 치료사의 과한 훈련으로 지속적으로 환자를 치료하는 것은 환자의 치유를 방해하고 모든 마사지 치료로부터 환자를 돌아서게 할 수 있다.
- 환자가 진단되지 못한 근본적인 상태를 가지고 있는 경우이다. 환자가 건강관리 서비스 공급자를 만나 의료평가를 받을 때까지 치료를 중단하라.

치료사가 임상현장 또는 개인영업에서 환자를 치료하지 않는다면, 치료사는 치료의 전체 프로그램에서 환자의 치료사가 되지 않을지도 모른다. 하지만, 치료사가 단지 하나의 치료에서 약간의 경감을 초래할 수 있다면, 그것은 환자의 일차 보건의료인과 변화를 논의하고 오히려 적극적인 치료 선택보다는 도수치료를 추구하는 환자를 격려할 수 있다. 환자가 정기적인 치료를 위해 복귀에 동의한다면, 증상은 매 시간마다 변경될 수 있다. 그래서 각 세션 전에 평가를 수행하는 것이 중요하다.

# PROFESSIONAL 치료 기술의 발전(GROWTH)

## 사례 연구

*Todd는 58세 은행 직원이다. 그는 약 6주전부터 간헐적으로 일정하게 왼쪽 어깨에 통증이 있다. 그는 컴퓨터 작업 및 전화통화로 많은 시간을 보낸다. 가끔 저녁과 주말에는 바위등반과 농구를 하고 다른 스포츠들을 즐기며 보내고 있다. 또한 어린 시절에는 운동선수였으며 격렬한 활동 전과 후 근육을 따뜻하게 하거나 스트레칭 수행을 잘하고 있었다.*

### 자각증상

*Todd는 지난 6주 동안 그의 왼쪽 어깨에 통증이 계속되고 있다고 했다. 또한 때때로 그의 엄지손가락으로 방사통(radeating pain)이 나타나는 것을 느끼고 있었다. 그에게 어떤 손상이 있었느냐고 물었을 때, 그는 "없다"라고 대답하였지만 곧 대략 3년 전 자동차 사고로 측면 충격이 있다는 것을 덧붙여 말해 주었다. 그는 사고 후 병원으로 이송되었지만 손상을 발견하지 못했었다. 24시간 후, 그는 쇠약해지진 않았지만 목에서 약간의 경직이 느껴진다고 주치의에게 말했었다. Todd의 통증이 멈출 때까지 3일 정도 주치의는 목 보호대를 처방해주었다. 그에게 사고 후 도수나 물리치료는 전혀 없었다. 그는 지난 달 동안 거의 매일 근무를 위해 ibuprofen(비스테로이드성 소염진통제)을 복용했다고 좌절했고, 위장 문제를 일으킬 수 있을 것이라고 우려했다. Todd는 농구를 할 때 어깨가 다치지 않는다고 말했고, 머리를 앞으로 구부렸을 때 증상이 심해지기 때문에 등산은 중지 하였다고 했다. 그는 자전거를 탈 때 최악의 고통을 느꼈다. 그에게 질문 하였을 때, 그는 자전거를 타고 있는 동안 앞으로 목을 구부려 자전거 핸들을 향하여 목을 구부렸을 때 그는 더는 팔의 약화나 따끔거림, 마비 느낌이 없다고 하였다.*

### 소견

*Todd는 건강하고 활기차게 보인다. 그는 코트를 벗고, 손잡이를 돌리는데 어려움이 없다. 나는 그의 머리가 매우 천천히 들어 올려지고, 잠깐 그의 얼굴에 아파하는 표정이 나타나는 것을 알아차렸다. 그에게 움직였을 때 통증이 있느냐고 물었을 때 그는 어떠한 통증도 없다고 말했다.*

*자세평가는 목의 오른쪽 회전과 왼쪽 가쪽굽힘(외측굴곡, lateral flexion)에서 문제를 보였다. 왼쪽 어깨의 상승이 있었고, 몸통은 약간 왼쪽으로 구부려졌다. 목을 왼쪽으로 돌렸을 때 3초 후 어깨에서 통증이 나타났다. Todd는 팔 안의 손상처럼 느껴진다고 했다. 목의 폄(신전, extension) 5초 후 어깨올림근(견갑거근, levator scapulae)을 따라 통증이 나타났다. 척추동맥검사에서 순환결핍에 대해 음성반응이 나왔다. Adson test에서 신경근 다발의 압박에 대해서도 음성반응이 나왔다.*

*특히, 왼쪽 목 앞쪽의 조직이 조밀하며 유착이 있었다. 염발음과 표면의 교차섬유의 터짐이 들리고 느껴졌다. 왼쪽 목빗근(흉쇄유돌근, SCM)에 부드러운 집게 그립을 즉시 제공했다. 연관통은 없었다. 빗장뼈 위 1inch 가까운 곳에서 앞 목갈비근(전사각근, anterior scalene)의 통증유발점을 찾았다. 통증유발점에 압력을 가하자 즉시 어깨에 통증이 발생하였고, 5초 사이에 팔에서도 통증이 나타났다. 팔을 아래로 하고 어깨뼈 주위 지역을 촉진하였을 때 통증은 발생하지 않았다; Tadd는 좋은 느낌을 받았다. 어깨올림근(견갑거근, levator scapulae)과 위 등세모근(상부승모근, upper trapezius)은 긴장도가 높고 예민했다. 조직이 유착이 있고 빽빽함에도 불구하고 통증유발점은 찾을 수 없었다. 나는 치료를 재평가 할 것이다.*

지금 증상은 측면 충돌 자동차 사고로 인한 채찍질(whiplash)손상이 제대로 치료되지 않은 결과일 가능성이 있다.

## 치료

우리는 바로누운자세에서 시작했다. 나는 머리뼈에서 전방 갈비뼈쪽, 어깨뼈 봉우리(견봉, acromion)의 가쪽, 어깨뼈의 뒤쪽을 향해 근막을 풀어주었다. 왼쪽 목빗근(흉쇄유돌근, SCM) 및 목갈비근(사각근, scalenes)을 둘러싼 근막을 풀어서 보다 더욱 구체적인 표면 기술을 적용하였다. 이 조직은 빽빽하게 유착되어 작은 흉터조직으로 남을지도 모른다. 염발음은 목갈비근(전사각근, scalenes)을 가로지르는 교차섬유(cross-fiber)의 마찰에 의한 것이 분명했다. 점진적인 일반적인 스웨디시 기법을 목과 어깨의 표면 근육을 따뜻하게 늘이는데 적용하였다. 목빗근(흉쇄유돌근, SCM)의 총 길이까지 집게그립으로 니딩하였다. 이것은 초기에 레벨 5의 통증을 발생시켰다. 3번 반복 후 통증이 1로 줄었다. 목빗근(흉쇄유돌근, SCM)과 목갈비근(사각근, scalenes)에 부드럽게 접근했다.

3번에 걸쳐 앞목갈비근(전사각근, anterior scalene)을 천천히 총 길이로 근육 스트립핑 했다. 환자의 근육통은 레벨 5로 보고되었지만, 근육의 결절에 접근하여 깨고자 할 때는 레벨이 7로 증가하였다. 경련반응이 느껴지지는 않았다. 3번 근육을 떼어낸 후, 가장 예민한 지점에 통증이 6레벨로 남았다. 10초 동안 결절에 직접 압력을 적용했다. 환자는 어깨에서 레벨 4, 팔에서 좀더 적게 통증이 전달되었다. 나는 압박하기 전 목을 오른쪽으로 가쪽굽힘(외측굴곡, lateral flesxion)하여 목갈비근의 길이를 약간 증가시켰다. 세 번에 의해 앞목갈비근 주위의 통증이 4로 줄었고, "내가 처음에 느꼈던 통증이다" 이라며 통증을 설명했다. 경련반응일지 모른다고 생각했지만, 작은 호흡과 관련된 근육의 움직임일수도 있었다. 계속해서 중간과 뒤목갈비근(중 · 후 사각근, middle · posterio scalene)을 떼어냈다. 나는 중간목갈비근(중사각근, middle scalene)의 장력이 증가되어있는 것 이외는 다른 것은 찾을 수 없었다. 뒤목갈비근(사각근, posterio scalenes)이 국소적으로 레벨 4의 통증이 있었지만 방사통이 나타나지는 않았다. 나는 20초 동안 목을 왼쪽으로 약간 회전하여 오른쪽으로 가쪽굽힘(외측굴곡, lateral flesxion)하여 왼쪽 목갈비근에 완전한 수동스트레칭을 적용했다.

목폄근들(neck extensors)과 큰가슴근(대흉근, pectorals)에 일반적인 깊은 조직 기법을 수행하였다. 환자를 엎드리게 하여 상부 등 쪽에도 깊은 조직 기법을 계속 수행했다. 나는 어깨뼈와 척추사이의 단단한 띠(taut bands)를 발견했다. 과긴장과 유착 때문에 그것이 마름근(능형근, rhomboid)인지 위뒤톱니근(상후거근, serratus posterior superior)인지 명확하지 않다. 마름근과 톱니근(상후거근, serratus posterior superior) 을 구별하는데 깊은 강제적 호흡은 도움이 되지 않았다. 어깨뼈와 척추사이의 유착을 풀고 어깨올림근과 위등세모근(상부승모근, upper trapezius)의 과긴장을 감소시키는데 초점을 맞추었다.

## 치료 계획

Todd는 오늘부터 일주일동안 스케줄을 재조정했다. 나는 다음 세션 동안 다시 목갈비근과 마름근, 뒤톱니근(후부거근, postrior serratus), 등세모근(승모근, trapezius), 어깨올림근(견갑거근, levator scapula)을 평가할 것이다.

나는 다음 세션 때까지 목의 유착에 부드러운 마사지를 할 것이다. 그가 누워있는 동안 목과 어깨를 쉬게 하고 근육의 능동적 수축은 필요하지 않도록 할 것을 제안했다. 나는 목갈비근의 스트레칭을 보여주었다. Todd에게 컴퓨터에 앉아 있는 각 시간마다 20초 동안 목을 천천히 부드럽게 끝 범위까지 회전 후 목갈비근의 끝범위까지 스트레칭을 수행할 것을 추천했다. 그의 어깨와 전화기 드는 것을 방지하기 위해 스피커 전화 또는 이어폰 사용을 제안했다.

## 임상을 고려한 운동(Critical Thinking Exercises)

1. 환자가 마사지로는 해결되지 않는 엉덩이 부위의 만성적 통증을 호소한다. 통증이 허리네모근(요방형근, quadratus lumborum)의 통증유발점으로부터 방사통이 나타나는 것이라고 추측할 것이다. 허리네모근 주변 부위는 유착과 과긴장 그리고 이 부위의 근육들을 개별적으로 구별하기 어렵다. 과긴장과 유착에 의해 가려진 깊은 근육에 있는 작은 통증유발점을 찾기 위한 방법에 대해 의논한다. 자가-관리 계획 및 향후 치료 계획을 만들 수 있도록 한다.

2. 통증의 원인이 두 개 이상이 있을 수 있다는 것을 염두에 두고, 책, 웹 사이트 및 통증유발점을 세부적으로 설명하는 다른 요소들을 찾아라:
   - 눈 주위
   - 치아의 위쪽 줄
   - 엄지와 두 번째 손가락
   - 네 번째와 다섯 번째 손가락
   - 팔꿈치
   - 엉덩뼈 능선(장골릉, iliac crest)과 엉치뼈(천골, sacrum) 교차부
   - 큰돌기(대전자, grater trochanter) 근처
   - 뒤쪽 다리 아래
   - 무릎뼈
   - 발의 아치

3. 통증유발점과 하나 또는 그 이상 관계가 있는 것들 사이에 대해 문헌 검토를 수행하시오.
   - 비타민 결핍
   - 만성 염증
   - 갑상선 기능저하증
   - 저혈당
   - 우울증

## 참고문헌 및 추천도서(Bibliography and Suggested Readings)

Biel A. *Trail Guide to the Body: How to Locate Muscles, Bones and More*, 3rd ed. Boulder, CO: Books of Discovery, 2005.

Cormack DH. *Essential Histology*, 2nd ed. Philadelphia, PA: Lippincott Williams & Wilkins, 2001.

Fernández-de-las-Peñas C, Alonso-Blanco C, Fernández-Carnero J, et al. The immediate effect of ischemic compression technique and transverse friction massage on tenderness of active and latent myofascial trigger points: A pilot study. Journal of Bodywork and Movement Therapies. 2006;10(1):3-9.

Hanten WP, Olson SL, Butts NL, et al. Effectiveness of a home program of ischemic pressure followed by sustained stretch for treatment of myofascial trigger points. Physical Therapy. 2000;80(10):997-1003.

Hong CZ. Specific sequential myofascial trigger point therapy in the treatment of a patient with myofascial pain syndrome associated with reflex sympathetic dystrophy. Australasian Chiropractic & Osteopathy. 2000;9(1):7-11.

Ibáñez-García J, Alburquerque-Sendín F, Rodríguez-Blanco C, et al. Changes in masseter muscle trigger points following strain-counterstrain or neuro-muscular technique. Journal of Bodywork and Movement Therapies. 2009;13(1):2-10.

Mayo Foundation for Medical Education and Research. Bursitis. Available at http://www.mayoclinic.com/health/bursitis/DS00032. Accessed Spring 2009.

Mayo Foundation for Medical Education and Research. Diabetes. Available at http://www.mayoclinic.com/health/diabetes/DS01121. Accessed Summer 2009.

Mayo Foundation for Medical Education and Research. Fibromyalgia. Available at http://www.mayoclinic.com/health/fibromyalgia/DS00079. Accessed Summer 2009.

Mayo Foundation for Medical Education and Research. Menstrual Cramps. Available at http://www.mayoclinic.com/health/menstrual-cramps/DS00506. Accessed Summer 2009.

Mayo Foundation for Medical Education and Research. Myofascial Pain Syndrome. Available at http://www.mayoclinic.com/health/myofascial-pain-syndrome/DS01042. Accessed Spring 2009.

Mayo Foundation for Medical Education and Research. TMJ Disorders. Available at http://www.mayoclinic.com/health/tmj-disorders/DS00355. Accessed Summer 2009.

Rattray F, Ludwig L. *Clinical Massage Therapy: Understanding, Assessing and Treating over 70 Conditions*. Toronto, ON: Talus Incorporated, 2000.

Shah JP, Danoff JV, Desai MJ, et al. Biochemicals associated with pain and inflammation are elevated in sites near to and remote from active myofascial trigger points. Archives of Physical Medicine and Rehabilitation. 2008;89(1):16–23.

Shah JP, Gilliams EA. Uncovering the biochemical milieu of myofascial trigger points using in vivo microdialysis: An application of muscle pain concepts to myofascial pain syndrome. Journal of Bodywork and Movement Therapies. 2008;12(4):371–384.

Simons DG. New views of myofascial trigger points: Etiology and diagnosis. Archives of Physical Medicine and Rehabilitation. 2008;89(1):157–159.

Simons DG, Travell JG, Simons LS. *Travell & Simons' Myofascial Pain and Dysfunction: The Trigger Point Manual* 2nd ed. Baltimore, MD: Lippincott Williams and Wilkins, 1999.

Simons DG. Understanding effective treatments of myofascial trigger points. Journal of Bodywork and Movement Therapies. 2002;6(2):81–88.

U.S. National Library of Medicine and the National Institutes of Health (ADAM). Gout. Available at http://www.nlm.nih.gov/medlineplus/ency/article/000424.htm#Symptoms. Accessed Winter 2009.

U.S. National Library of Medicine and the National Institutes of Health (ADAM). Migraine. Available at http://www.nlm.nih.gov/medlineplus/ency/article/000709.htm. Accessed Summer 2008.

U.S. National Library of Medicine and the National Institutes of Health (ADAM). Earache. Available at http://www.nlm.nih.gov/medlineplus/ency/article/003046.htm. Accessed Summer 2009.

Werner R. *A Massage Therapist's Guide to Pathology*, 4th ed. Philadelphia, PA: Lippincott Williams and Wilkins, 2008.

# 척추과다뒷굽음증(Hyperkyphosis)

제 4 장

## UNDERSTANDING 척추과다뒷굽음증(HYPERKYPHOSIS)

건강한 척추는 4개의 자연스런 만곡을 지닌다(그림 4-1). 두 개의 전만곡(lordotic curve)은 목(cervical)과 허리(lumbar)의 전방으로 형성되어 있고, 두 개의 후만곡(kyphotic curve)은 등(thoracic)과 골반(pelvic)에 후방으로 형성되어 있다. 이 만곡들은 인간이 다양한 형태로 활동하는 동안 균형을 유지하고 움직임에 대한 충격을 흡수하며 최대한의 유연성을 형성하기에 이상적이다.

척추과다뒷굽음증(hyperkyphosis)은 후만곡이 증가되어 있는 것을 말한다. 이 장에서는 일반적인 등뼈과다뒷굽음증을 더 강조한다: 증가된 등뼈의 뒷굽음은 대개 내밈된(protracted) 어깨뼈(scapulae)와 안쪽돌림 어깨, 그리고 전방머리 자세가 동반된다(그림 4-2). 인간은 매우 급속도로 발전하면서 사냥과 수집, 걷기, 수작업과 같은 생활방식에서 주로 앉아서 작업하는 환경으로 변화되었다. 오늘날 우리는 일상 생활 중 많은 시간을 운전을 하거나 책상에 앉아 있거나, 컴퓨터를 사용한 작업 및 텔레비전 시청과 같은 활동으로 보내고 있다. 이러한 정적인 자세(static posture)는 인간의 여러 관절을 굽힘된 형태로 놓이게 한다. 그러한 자세를 취하는 동안 엉덩관절(hips), 무릎관절(knees), 흉곽(thorax)과 어깨(shoulder)는 거의 움직이지 않는다. 이러한 이유로 척추과다뒷굽음증과 척추앞굽음증은 현대사회에서 만성통증을 일으키고 관절의 가동범위를 감소시키는 일반적인 자세형태이다. 이 두 가지 자세들은 다른 조건에서 유발되지만, 척추의 만곡과 어깨뼈 및 골반뼈의 높이를 정상적으로 회복시킴으로써 통증과 관절의 제한은 줄이고, 동반된 질환의 치료에 도움을 줄 수 있다.

## 기능적 / 구조적 자세 불균형 (Functional Versus Structural Postural Imbalance)

위에 언급된 척추과다뒷굽음증은 기능적(functional) 문제이다: 척추과다뒷굽음증은 주로 일상생활 동작 또는 손상으로부터 유발된 자세적 결함과 연부조직의 기능부전에 의해 야기된다. 이러한 형태는 도수치료(manual therapy)와 자가-관리(self-care), 그리고 자세 인식(postural awareness)을 통해 치료할 수 있다. 기능적 척추과다뒷굽음의 치료 목적은 뼈의 정렬이 벗어남으로써 짧아지고, 과긴장된 근육은 신장시키고, 늘어나고 약해진 근육들은 강화시키고, 정상적으로 실시하는 횡격막 호흡과 최적의 자세를 인식하는 신경근계를 정상적으로 재조정(reset)하는 것이다.

반면, 구조적 만곡(structural curve)은 주로 뼈 자체 내 변화로 인해 야기된다. 골융합(bone fusions), 골극형성이나 새로 형성된 뼈돌기, 골절 이후 정상적으로 유합되지 않은 뼈, 골다공증 및 퇴행성 디스크가 척추과다뒷굽음증을 야기시키는 흔한 기여인자들이다. 도수치료는 통증감소, 관절가동범위 증가와 불균형한 자세를 서서히 개선시킬 수 있지만, 기능장애를 회복시키기는 어렵다. 환자의 건강정보는 환자가 의학적 검사가 요구되는 구조적 척추과다뒷굽음증을 진단 받았다 하더라도, 자세의 변위가 구조적 문제인지를 평가하는 데 도움을 줄 수 있다. 환자의 척추과다뒷굽음증이 구조적인 문제일 경우, 전문의와 원인에 대해 충분히 토론하고 이해하는 것이 좋다. 치료사는 변형된 자세를 개선시키고, 치료기간과 환자의 개개인의 요구에 맞는 치료 기법들을 갖추고 있어야 한다.

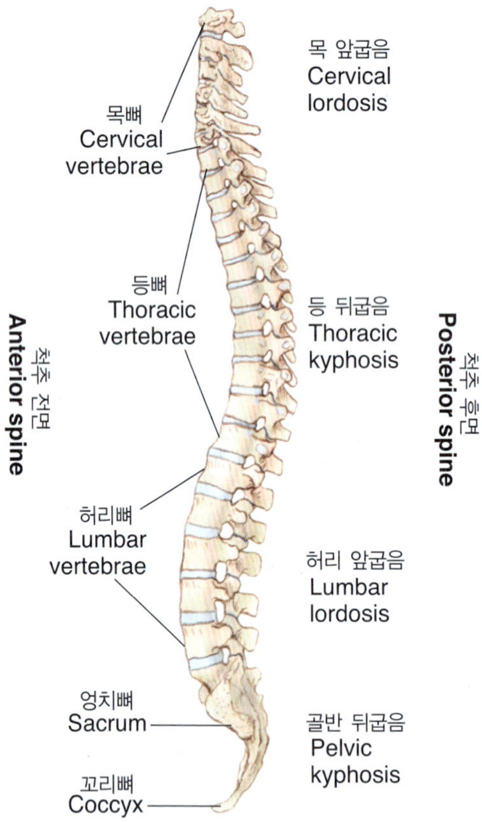


그림 4-1 **척추만곡.** 목뼈와 허리뼈는 앞쪽으로 앞굽음을 형성한다. 등뼈와 골반뼈는 뒤쪽으로 뒤굽음을 형성한다.

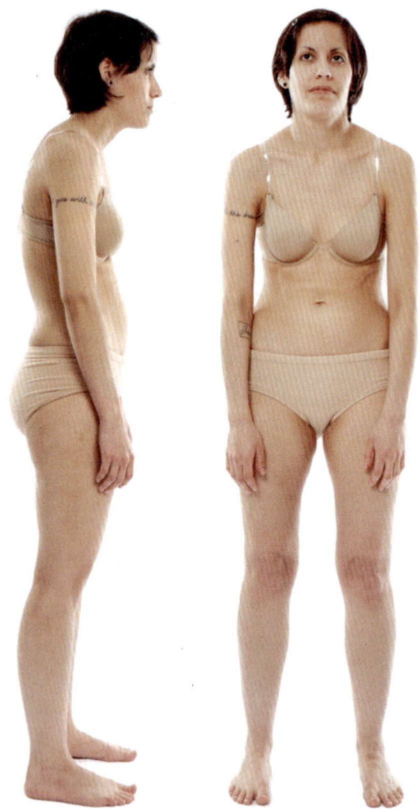

그림 4-2 **척추과다뒤굽음증.** 척주과다뒤굽음증은 등뒤굽음이 증가되어 대부분 어깨뼈 내밈, 어깨 안쪽 돌림과 전방머리자세가 나타난다.

## 상지교차 근육들(Muscles of the Upper Cross)

등뼈과다뒷굽음증은 상지교차증후군(upper cross syndrome)과 관련된다. 블라디머 얀다(Vladimir Janda)가 만든 용어인 상지교차증후군은 등뼈의 지지 및 움직임에 관여하는 주동근(agonist)과 길항근(antagonist)의 기능장애와 불균형을 말한다. 이 때 상부 등뼈를 지나는 근육들은 과신장되고 약화되거나 단축되고 짧아진 근육형태를 보인다(그림 4-3). 일반적으로 가슴근(흉근, pectorals), 앞어깨세모근(전삼각근, anterior deltoid), 목뒤근육(목뼈후부근, posterior neck muscles)은 짧아지고 단축되는 반면, 심부 앞목근육들과 어깨뼈 사이에 있는 근육들은 신장되고 약해진다. 약화된 근육들로 전방머리에 관여하는 주동근들의 활동과는 반대로 적게 사용되며, 이로 인해 어깨 안쪽돌림, 어깨뼈 내밈, 등뼈 굽힘이 나타나게 된다. 이 경우, 불균형은 더욱 심각하게 진행되고 치료를 받지 않는다면 몸은 점점 변할 수 있다(표 4-1).

## 일반적 징후와 증상(Common Signs and Symptoms)

척추과다뒷굽음증의 가장 보편적인 징후는 증가된 등뼈만곡, 어깨내밈, 어깨안쪽돌림과 전방머리자세와 같은 자세성 변화이다. 증가된 등뼈과다뒷굽음증의 일반적 증상은 어깨뼈사이와 목뒤부위에 나타나는 통증이다. 마름모근(능형근, rhomboids), 중간등세모근(중승모근, middle trapezius)과 등뼈세움근과 같은 과신장된 근육들에는 단단한 띠(taut band)가 만들어지고, 잠재성 통증유발점(trigger point)이 형성될 수 있다. 정적인 자세에서 마름모근과 중간등세모근의 주된 기능은 척추의 폄과 어깨뼈의 뒤당김(전인, retraction)을 유지하는 것이다. 환자는 평상 시 자세에서, 단축된 가

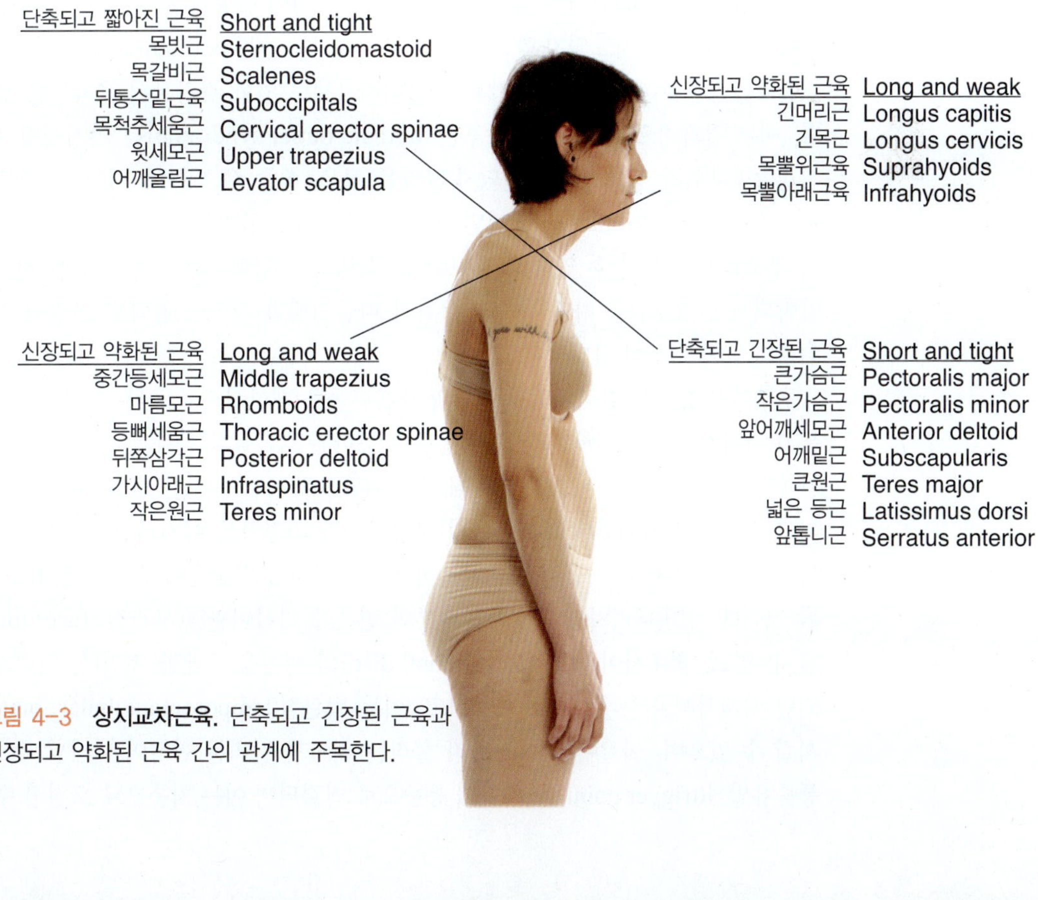


그림 4-3 **상지교차근육.** 단축되고 긴장된 근육과 신장되고 약화된 근육 간의 관계에 주목한다.

**표 4-1 척추과다뒷굽음증에 영향을 미치는 상지교차 근육들의 작용**

| 단축되고 긴장된 근육(주동근 작용) | 신장되고 약화된 근육(길항근 대립작용) |
|---|---|
| 큰가슴근(어깨 안쪽돌림)<br>앞어깨세모근(어깨 안쪽돌림)<br>어깨밑근(어깨 안쪽돌림)<br>큰원근(어깨 안쪽돌림)<br>넓은 등근(어깨 안쪽돌림) | 가시아래근(어깨 안쪽돌림)<br>후부등세모근(어깨 안쪽돌림)<br>작은원근(어깨 안쪽돌림) |
| 앞톱니근(어깨뼈 내밈)<br>작은가슴근(어깨뼈 내밈) | 중부어깨세모근(어깨뼈 내밈)<br>큰,작은 마름모근(어깨뼈 내밈) |
| 목빗근(전방머리)<br>목갈비근(전방머리) | 긴머리근(전방머리)<br>긴목근(전방머리) |
| 윗세모근(상부목폄)<br>어깨올림근(상부목폄)<br>뒤통수밑근육(상부목폄)<br>목척추세움근(상부목폄) | 목뿔위근육(상부목폄)<br>목뿔아래근육(상부목폄)<br>등뼈기립근(상부목폄) |

슴근과는 반대로 어깨뼈를 척추에 가깝게 당기는 작용을 하는 근육들이(근육에 분지된 신경포함) 늘어난다. 가슴근이 신장되어 있지 않다면, 마름모근과 중간등세모근은 다른 저항에 놓이게 되어 과사용된 형태로 약화되고 쉽게 피로될 수 있다. 또한 목갈비근(사각근, scalenes), 어깨올림근(견갑거근, levator scapula), 세모근(승모근, trapezius)과 넓은 등근(광배근, latissimus dorsi)내에 통증유발점(trigger points)이 발생하며, 이는 어깨뼈 사이 통증과 관련된다. 목뼈와 등뼈부의 유착과 통증유발점, 경련이 치료되지 않고 방치된다면 저가동성(hypomobile)이 될 수 있다.

안쪽돌림된 어깨, 내밈된 어깨와 전방머리자세로 인한 과긴장된 근육들은 신경과 혈관을 압박하고, 이는 결과적으로 흉곽출구증후군(thoracic outlet syndrome)을 야기시킬 수 있으며(6장 참조), 신경압박부위가 정확하게 확인되지 않았을 경우, 종종 수근관 증후군으로 오진하기도 한다(7장 참조). 흉곽출구증후군으로 진행되면, 림프 구조물들은 압박될 것이고, 이는 불충분한 배액으로 인하여 부종을 야기시킬 수 있다. 또한 혈관도 압박되어 혈액순환 장애로 인한 허혈이 나타나고 신경이 압박되어 신경분절을 따라 통증과 무감각 따끔거림과 더불어 압박된 신경에 지배를 받는 근육들의 위축과 약화 현상이 나타날 수 있다.

구부러진 흉곽은 갈비뼈의 움직임과 호흡근들을 제한시키고, 이는 얕은 호흡과 만성호흡기능장애를 야기시킬 수 있다. 척추과다뒷굽음증이 동반된 호흡질환 환자의 경우, 호흡기능장애 증상과 징후가 더욱 증가될 수 있다. 어깨뼈의 내밈은 위팔관절(상완와관절, glenohumeral joint)을 안쪽 돌림시키고, 회전근개(rotator cuff) 근육의 보상작용과 과긴장을 야기시킨다. 치료하지 않고 방치한다면, 특히 환자가 제한된 위팔관절을 반복적으로 움직인다면 굳은어깨(동결견, frozen shoulder)로 진행될 것이다. 전방머리자세와 상부목뼈부의 폄은 돌기사이관절(후관절, facet joint)의 부하를 증가시킬 수 있고, 척추사이원반(intervertebral disc)의 변형을 초래할 것이다. 머리가 전방으로 이동하게 되면 아래턱뼈골은 후방으로 이동하고, 이는 턱관절(temporomandibular joint)의 기능장애를 유발시킬 수 있으며, 이갈이(bruxism)라 불리는 치아가 갈리는 현상이 나타날 수 있다. 저작근들 내의 통증유발점(trigger point)은 치아의 통증으로 연결되며 이는 치통으로 오진할 수 있다.

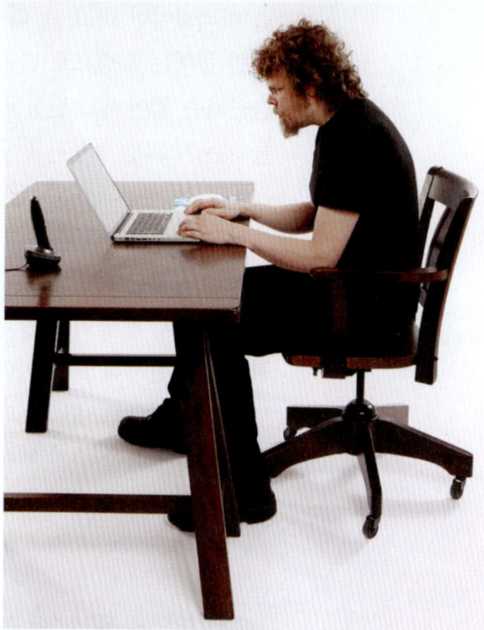

그림 4-4 **잘못된 앉은 자세.** 척추과다뒤굽음증을 유발시키는 잘못된 자세는 사무직 근로자들 사이에는 일반적이다.

목빗근과 윗세모근 내의 통증유발점은 머리와 연결되어 긴장성 두통을 유발할 수 있다. 치료사는 한쪽 또는 양쪽의 어깨가 올라가 있는지 확인하거나 척추앞굽음증이 있는지 확인할 수 있다(8장 참조). 이러한 자세변위가 어디서부터 시작되었는지 말하기는 어렵지만, 이러한 자세가 진행된다면 중력 중심위에 균형을 잡고 서기 위해 전면을 향할 때 눈높이와 신체가 변할 것이다.

## 가능한 원인과 기여 인자(Possible Causes and Contributing Factors)

뼈 자체의 병리적 문제는 구조적 척추과다뒷굽음증의 흔한 원인이다. 구멍이 많은 뼈(골다공증)는 체중부하를 할 수 없게 되고, 등뼈의 압박골절을 야기하여 결과적으로 뒤굽음을 증가시킨다. 칼슘과 비타민 D의 영양학적 결핍과 옥산살칼슘(calcium oxalate)과 탄산음료 섭취는 인체가 뼈를 재생산해내는 능력을 저하시킬 것이다. 강직성 척추염(Ankylosing spondylitis)은 자가면역질환은 척추 내 관절염이나 부종을 야기시키며, 궁극적으로 흉곽이 굽혀지면서 척추체의 유합이 나타난다. 척추 내 결핵(tuberculosis)이 나타나는 포트질병(Pott' s disease)이라 불리는 감염성 질환은 척추체를 변질시키고 이는 구조적 척추과다뒷굽음증을 야기할 수 있다. 척추체의 전방부보다 후방부가 더 빠르게 자라날 때 발생하고 청소년기에 영향을 미치는 특발성 질환인 슈어만병(Scheuermann' s disease)은 쐐기형태의 척추를 형성하며 등뼈뒤굽음을 증가시킨다. 이분척추(spina bifida)나 근위축증(muscular dystrophy)과 같은 선천적 결핍 또한 요인이 될 수 있다.

기능적 척추과다뒷굽음증의 주요 기여요인은 불량한 자세이다. 근위축이나 신경근병증, 불량한 자세에 의해 신경차단과 근육의 퇴행이 발생된다. 일반적으로, 상지교차 자세성 편위는 스스로 자세를 불량하게 한 결과이다. 예를 들어, 환자가 어깨는 구부러지고 안쪽돌림되며 머리는 전방으로 기우는 활동을 규칙적으로 반복한다면, 체중의 많은 부분이 전두면의 앞쪽으로 이동된다(그림 4-4).

스스로 시도하라 : 당신의 몸 옆에 당신의 팔을 편안하게 걸친 채로 곧게 앉아라. 키보드를 사용할 때에도 당신의 목과 머리의 위치에 주의를 기울이고, 구부러지고 안쪽돌림된 당신의 어깨를 천천히 펴라. 분명한 것은 당신의 머리를 곧게 유지할 수 있는 힘을 발휘할 수 있지만, 이 움직임들은 때때로 자연스럽게 머리를 약간 전방으로 이동하고 목은 약간 구부러지게 한다. 그 이유는 우리는 정면

을 바라봐야만 하고, 눈의 높이는 상부목뼈의 신전되기 때문이다. 이런 자세를 매일, 흔하게 취하게 되면 등뼈는 후방으로 만곡을 이루기 시작한다. 더욱이, 환자가 규칙적으로 이 자세를 취할 경우 가슴근육은 짧아지고 긴장도가 증가되는 반면, 중승모근과 능형근은 과신장된다. 가슴을 당기는 근육들과는 다르게 형성된 왼쪽이 치료되지 않으면 등뼈 만곡은 지속적으로 증가하고 어깨뼈는 내밈될 것이고, 목뼈부와 요추 전만곡은 보상작용에 의해 증가할 것이다.

가슴근육에 저항하여 수축된 조직은 운동과 스포츠는 등뼈 굽힙증에 기여할 것이다. 무거운 물건을 들어올리는 근로자는 구부정한 자세에서 반복적으로 어깨를 굽힘시키고 안쪽돌림하여 근로자들을 위험상황에 놓이게 할 것이다. 또한 노화가 진행됨에 따라 뼈가 약화되어 관절가동성을 유지하는 활동들이 현저히 줄 것이다. 시력이 나쁘거나 청각에 문제가 있을 때에도 더 잘 보고 잘 듣기 위해서 머리를 전방으로 내밀 것이고, 이 상태가 고정된다면 문제를 일으킬 것이다. 호흡패턴도 호흡근육의 긴장도에 영향을 주기 때문에 중요한 역할로 작용한다.

표 4-2에 소개된 상태는 등뼈굽음증에 기여하거나 일반적으로 나타날 수 있는 질환들이다.

## 금기증과 특수한 고려사항(Contraindications and Special Considerations)

- **병리학적 질환들.** 강직성척추염, 관절염, 골다공증, 퇴행성디스크질환, 뼈골극, 유합술이 있다. 이것들 중 하나가 의심된다면(표 4-2를 확인하고 당신의 증상을 기록해라), 초기 치료 전에 평가를 위한 의사에게 의뢰한다. 환자가 마사지의 금기증이 아닌 병리적 진단을 받았다면 치료계획 시에 의사와 함께 치료한다.
- **위험한 부위.** 목과 액와부위와 같이 위험한 부위 주변은 주의를 기울여라 목부위에 마사지를 적용하기 전에 경동맥의 맥박을 부드럽게 촉진하라. 마사지를 적용하는 동안 맥박이 느껴진다면 그 부위는 피하고, 천천히 치료부위로 이동하라.
- **치료 기간과 압력.** 환자가 퇴행성 골질환을 지닌 노인이거나, 일상생활에 지장이 있는 질환을 진단받았다면 치료기간뿐 아니라, 압력을 조정할 필요가 있다. 1회 30분 적용이 환자에게는 더 맞을 것이다.
- **위치.** 척추과다뒷굽음증 자세를 감소시켜주고 환자의 편안함을 위해 볼스터를 사용하라. 엎드린 자세에서 어깨 아래에 볼스터를 놓는 것은 어깨뼈의 내밈을 감소시킬 것이다. 목의 폄을 감소시키기 위해 얼굴이 닿는 부위도 조정해라. 바로누운자세에서는 볼스터를 척추길이를 따라 길게 놓고 후두골 아래에 위치시키는 것을 목의 신전과 날개뼈의 내밈을 감소시킬 수 있을 것이다. 등뼈과다뒷굽음증이 있다면 엎드려 누운 자세에서 위앞엉덩뼈가시 위에 볼스터를 놓는 것은 골반이 전방경사 되는 것을 감소시키고, 발목아래 볼스터를 두면 허리에 긴장도를 줄여줄 것이다. 바로누운자세에서 무릎아래 볼스터를 두면 허리에 긴장도를 줄여줄 것이다.
- **수치료.** 환자가 심혈관에 문제를 지녀 혈관 확장에 영향을 받는다면, 목과 가슴에 습열을 적용하지 말아라. 심각한 고혈압과 동맥경화증과 같은 경우에도 수치료는 금기증이다. 병리적 상태에 대한 권고사항을 상담하라.
- **마찰.** 환자가 류마티즘관절염이거나 관절염과 같이 계통적 염증성 질환을 가지거나 조질의 상태가 면역반응이 제대로 발휘되지 못하거나 항염증제를 복용하고 있다면, 심부마찰법은 사용하지 말아라. 마찰은 항염증제의 활동을 방해하는 초기염증단계를 만들 것이다. 담당의사가 동의한다면 치료전에 몇시간 약 복용을 멈추도록 환자에게 말한다.

**표 4-2** 척추과다뒷굽음증에 원인이 되거나 흔히 혼동되는 질병의 구분

| 질병 | 전형적인 증상과 증후 | 검사 | 마사지 치료 |
|---|---|---|---|
| 골다공증<br>(Osteoporosis) | 뼈나 관절 통증, 압통, 뼈의 골절, 체중감소, 구부정한 자세 | 골밀도 검사, CT, X-ray, 요 칼슘 검사 | 초기단계에 적용하는 것이 바람직하고 늦은 단계에서는 의사의 확인을 받아라. 통증을 감소시킨다. 골절된 뼈는 힘을 가하지 않도록 주의한다. |
| 척추전방전위증<br>(요추부에서 시작,등뼈로 진행)<br>(Spondylolisthesis) | 허리뼈 과다앞굽음증, 허리, 궁둥이, 넙다리 통증 | X-ray | 뼈가 약할 경우 주의해서 적용한다. 신장운동과 근력강화운동은 권장된다. |
| 강직성 척추염<br>(Ankylosing spondylitis) | 통증은 대개 한쪽 허리부터 시작해서 양측 상부등과 가슴을 진행된다. 피로와 빈혈이 나타날 수 있다. | MRI<br>혈액검사 | 통증 감소와 가동성 유지 척추 변형을 느리게 진행시키기 위해 적용된다.<br>뼈가 약할 경우 주의해서 적용한다. |
| 슈어만 병<br>(청소년 등뼈굽힘증)<br>(Scheuermann's disease) | 사춘기에 시작된다.<br>굽힐 때 척추 만곡이 변하고, 호흡이 어렵고, 가슴 통증이 나타난다. | X-ray<br>Adam's 전방굽힘검사 | 통증 감소를 위해 적용된다. |
| 포트병<br>(결핵성 관절염)<br>(Pott's disease) | 느리게 발병<br>저급 열병<br>과도한 발한<br>식욕감소<br>부종, 약한 관절<br>척추<br>사지의 둔감과 찌르는 듯한 통증<br>관절가동범위 감소 | X-ray<br>투베르쿨린 피부검사<br>(Tuberculin skin test, PPD)<br>관절액의 흡인<br>박테리아 생검 | 감염이 있는 경우, 절대 적용하지 않는다.<br>종양이나 다른 금기증일 경우 의사와 상의 후 적용한다.<br>마사지는 통증 감소에 도움을 줄 것이다. |
| 근육퇴행위축<br>(Muscular dystrophy) | 어린시절이나 청소년기에 주로 나타나며 성인에서는 거의 나타나지 않는다.<br>근 약화<br>협응조절 소실<br>근육의 고정된 구축이 진행 | 크레아틴 수치를 위한 혈액검사<br>근전도 검사<br>초음파 검사<br>근육 생검<br>유전 검사 | 의사와 상의 후 적용한다.<br>마사지는 통증을 감소시키고 지연된 수축에 도움이 될 것 이다. |
| 파제트병<br>(Paget's disease) | 지속적 뼈의 통증<br>관절 통증과 경직<br>두통, 목통증<br>굽은 다리<br>부분적 열감<br>골절<br>청력소실<br>신장감소 | X-ray<br>골스캔<br>혈청 알칼리성 포스파타아제 검사와 혈청 칼슘검사 | 의사와 상의 후 적용한다.<br>마사지는 유연성을 유지하는데 도움을 줄 수 있다.<br>뼈가 약할 경우 주의한다. |

(계속)

**표 4-2** 척추과다뒷굽음증에 원인이 되거나 흔히 혼동되는 질병의 구분

| 질병 | 전형적인 증상과 증후 | 검사 | 마사지 치료 |
|---|---|---|---|
| 신경뿌리압박 (신경뿌리병증) (Nerve root compression) | 근경축, 약화, 위축<br>침범 부위의 어깨뼈 주변 통증<br><br>목통증<br>사지의 방사통<br>기침, 웃기, 재채기, 염좌가 있을 때 외측굽힘과 회전의 제한과 함께 통증이 나타난다. | 스퍼링 검사 (Spurling test)<br>발살바 검사<br>반사, 감각과 근력검사를 위한 신경학적 검사<br>공감점유병소의 검사를 위한 X-ray, MRI | 적용할 부위와 원인을 이해하고 있다면 적용한다. 신경압박을 증가하거나 증상을 재현시키지 않도록 주의한다. |

- **조직길이.** 이미 과신장된 근막조직을 치료할 때 늘리지 않고 치료하는 것이 중요하다. 먼저 근막의 제한을 평가하고 분명하게 제한된 것들만 치료한다. 반면에, 과신장된 근육은 더 이상 길이를 증가시키면 안되기 때문에 기시에서 정지로 신장시키지 않는다. 통증유발점을 치료한다면, 열을 적용하거나 전체 가동범위 신장 대신에 국소부위의 핀이나 신장기법을 적용한다. 예를 들어, 능형근과 중승모근은 과신장되는 경향이 있으며 이 근육들의 길이를 따라 기시부터 정지까지 전체를 늘리거나 근막이완을 적용할 때 신중을 기한다.
- **과가동관절과 불안정한 인대.** 환자가 과가동성 관절을 지니고 있거나 인대가 손상으로 인해 불안정하거나, 임산부 또는 계통성 질환이 있는 경우 가동술은 주의해서 적용한다.

## 마사지 치료 연구(Massage Therapy Research)

신경과학분야와 물리치료 분야에 걸쳐 척추과다뒷굽음증 환자에 관한 연구들에서는 척추과다뒷굽음증의 원인이 구조적 변화 또는 상지교차 근육의 긴장이나 신장과 같은 기능적 변화로 인해 발생된다고 보고있으며, 종종 신경학적 기능장애와 관련된다고 보고되고 있다. 여러 연구들에서 운동, 요가, 카이로프랙틱, 수술, 자가-관리, 고유수용성신경근촉진법과 기타 여러 치료방법들이 척추과다뒷굽음증의 증상을 감소시킨다고 보고하였으나, 문헌조사(literature review) 연구나 사례연구, 척추과다뒷굽음증이나 상지교차증후군의 마사지 치료의 이점에 관한 특수화된 연구는 부족한 실정이다. 대부분의 척추과다뒷굽음증과 관련된 연구들은 골다공증으로 인해 증가된 등뼈후만각을 지닌 노인들에게 집중되어 있다. 반면에 많은 연구들에서 앉은 자세, 등이 구부러지기 쉬운 환경에서 등뼈뒤굽음증이 증가된 현상이 보고되고 있으나, 등뼈과다뒷굽음증을 위한 특수한 마사지 치료기술은 아직 연구되지 않았다.

Greig(2008) 연구에서는 "골다공증을 지닌 여성에 대한 자세적 테이핑이 등뼈굽힘각을 감소시키나 체간근 근활성도와 균형에는 영향을 미치지 않는다"라고 보고하였다. 이러한 보고는 테이핑이 등뼈굽은 각은 감소시키지만, 등뼈굽음증과 관련된 근육의 긴장도에는 효과가 없다는 것을 의미한다. 또 다른 연구에서는 체간근육의 도수교정술은 체간근육의 근활성도를 변화시키는데 효과가 있다고 보고되고 있으며, 장기간의 효과를 위한 치료로 마사지를 제안하고 있다.

척추옆굽음증(scoliosis), 가슴문증후군(thoracic outlet syndrome), 측두하악관절 기능장애(temporomandibular joint dysfunction), 호흡장애, 또는 척추과다뒷굽음증과 관련된 일반적인

다른 증후군들에 대해 마사지의 이점이 보고되고 있다. 척추과다뒷굽음증이 있는 경우 관절가동범위 증진과 통증감소에 대한 도수치료의 효과가 입증되지 않은 상태이지만, 기능적 척추과다뒷굽음증의 증상을 지닌 환자에게 긴장되고 신장된 근육과 강화되고 약화된 근육, 그리고 신경근 기능의 회복을 위해 적용되는 마사지치료의 효과에 대한 추가적인 연구가 필요하다.

# WORKING WITH 환자에 대한 치료(THE CLIENT)

## 환자 평가(Client Assessment)

척추과다뒷굽음증은 만성통증을 유발하고 상체의 가동성을 제한시키는 가장 대표적인 자세변화 중 하나이다. 이 자세는 상체의 거의 모든 근육과 여러 관절에 영향을 미친다. 광범위하고 다양한 요인들이 구조적, 기능적 척추과다뒷굽음증에 영향을 줄 수 있다. 이 모든 요소들은 당신에게 찾아온 환자가 어떤 환자냐에 따라 여러 변수들이 추가될 수 있다. 예를 들어, 환자가 왼쪽 귀와 왼쪽 어깨를 사용하여 전화 받는 자세를 자주 지속한다면, 환자의 목은 왼쪽 외측굽힘과 오른쪽 회전된 상태가 될 것이고 왼쪽 사각근과 목빗근이 짧아지고 단축될 것이다. 다른 환자의 경우, 오른쪽 어깨로 무거운 가방을 자주 매고 다닌다면, 오른쪽 어깨가 올라갈 것이고 오른쪽 상승모근과 어깨올림근은 짧아지고 단축될 것이다. 척추과다뒷굽음증의 일반적인 질문은 아래표에 있다. 그러나 환자 개개인에 따라 나타나는 자세에서 모든 관절을 평가하는 것은 중요하다. 또한 기능적 치료의 목표도 다 다르기 때문에 척추과다뒷굽음증의 주요 원인이 기능적인지 구조적인지를 파악하는 것은 중요하다.

평가는 환자와 첫 번째 만남에서 시작한다. 어떤 경우에는, 약속을 잡기 위해 전화를 할 수도 있다. 환자가 특정 통증부위를 치료받고자 한다면 당신이 준비할 수 있도록 사전에 문의해라.

표 4–3 문서는 환자에게 건강 관련 사항을 알아보고자 할 때 필요한 질문들이다.

**표 4–3 건강 기록**

| 환자를 위한 질문 | 치료계획을 세울 때 중요하게 생각해야 할 부분 |
|---|---|
| 어디가 아프세요? | 증상의 위치는 통증유발점, 손상 또는 다른 관련요인에 대한 실마리를 제공해준다. |
| 증상에 대해 설명해보세요. | 신경, 혈관과 연관된 증상의 가능한 원인을 구분한다. |
| 증상이 심해지고 호전되는 특정 움직임이 있나요? | 구조물들의 긴장도, 약화, 압박의 위치를 움직임을 통해 확인한다. |
| 이전에 이 증상을 치료하기 위해 의사진료를 받은 적이 있나요? 진단명은 무엇입니까? 어떤 검사를 수행하였나요? | 골밀도, 혈관과 호흡기능 검사는 기여요인이 될 수 있다. 의학적 검사는 척추과다굽힘증이 자연스러운 구조적 문제라는 것을 확인해준다. |
| 골다공증, 류마티증 관절염, 골관절염, 천식, 측두하악관절, 시력약화, 청력소실과 같은 질환을 진단받은 적이 있나요? | 계통적 질환은 증상과 증후에 영향을 미치고 치료를 조정해야하며 치료경과에도 영향을 미칠 것이다. |

(계속)

**표 4-3 건강 병력(계속)**

| 환자를 위한 질문 | 치료계획을 위한 중요성 |
|---|---|
| 다치거나 수술한 경험이 있나요? | 손상이나 수술은 반흔조직을 만들고 이는 유착, 과다 또는 과소 긴장성과 제한된 관절가동범위를 야기할 수 있다. |
| 어떤 일을 하세요? 취미나 규칙적으로 활동하는 것이 있나요? | 반복적인 움직임과 정적인 자세는 등뼈 굽힘을 증가시키고, 어깨뼈는 내밈시키며 목은 신전시키고 전방머리 자세는 환자의 몸상태에 영향을 줄 것이다. |
| 약이나 한방치료 또는 다른 의학적 처치를 받고 있나요? | 모든 종류의 양은 증상에 영향을 주고 부작용과 주의사항이 있다. |
| 지난 2주동안 코르티손(cortisone) 치료를 받은 적이 있나요? | 부분적 마사지는 금기증이다. |
| 지난 4시간 내에 근육이 이완되고 통증이 완화된 적이 있으세요? | 환자는 당신의 압박력을 결정할수 없을 수도 있다. |
| 지난 4시간 내에 항염증제를 복용하였습니까? | 항염증제를 최근에 복용했다면, 심부횡마찰은 염증과정을 유발하기 때문에 실시하지 말아야 한다. |

## 자세평가(Postural Assessment)

환자가 평가 시작을 의식하기 전, 환자가 당신 앞으로 걸어 들어올 때 환자의 자세와 움직임을 평가한다. 등뼈과다뒷굽음증으로 인한 일반적인 변화와 연관된 보상의 패턴과 불균형을 보아라. 환자에게 평가지 작성을 위해 테이블이나 의자에 앉게 하고 구부정한 자세를 만드는 과정을 관찰한다. 환자가 구부정하다면, 환자에게 다가가서 질문을 하거나 멀리 떨어져서 관찰한다. 환자가 당신을 쳐다볼 때 단지 상부목뼈나 등뼈만 펴는지 주목하여라. 상부목뼈의 폄은 등뼈폄을 약하게 만든다. 환자가 앞을 볼 때 목이 약간 회전되어 있는지 보아라. 이것은 반대측 위등세모근, 목갈비근, 목빗근 또는 동측의 어깨올림근, 머리널판근, 목뼈폄근들의 단축을 야기할 수 있다. 어깨의 안쪽돌림이 짧아져 있다면, 환자의 팔꿉관절과 아래팔은 테이블 위에서 글을 쓰는 동안 긴장되어 있을 것이다. 또한 환자가 서 있을 때 등뼈가 폄되어 있는지 엉덩관절과 무릎관절이 폄되어 있는지 확인하여라. 척추과다뒷굽음증이 나타난다면 무릎폄은 주된 힘일 것이고 환자는 선상태에서 보조를 위해 테이블을 사용할 것이다.

## 관절가동범위 평가(ROM Assessment)

목, 어깨와 등뼈의 관절가동범위 검사는 그 관절을 지나는 주동근과 길항근의 근길이와 근력을 모두 검사하기 위해 실시한다. 등뼈과다뒷굽음증이 구조적으로 자연스럽게 나타난 것이라면 변화된 관절 구조에 의해 제한된 관절가동범위에 대한 검사를 실시하지 않는다. 예를 들어, 등뼈가 굽힘된 상태로 고정되어 있다면 등뼈의 폄 검사를 하지 않는다. 관절가동범위는 통증이 없는 범위에서 나타나고, 조절된 움직임의 양을 평가하기 위한 것이며 능동적 관절가동범위는 통증이나 재손상을 예방하기 위한 손상의 급성단계에서 사용되어야 한다. 박스 4-1은 척추과다뒷굽음증과 연관된 관절의 능동가동범위의 평균이다.

## 능동적 관절가동범위(Active ROM)

박스 4-1에 표기된 능동관절가동범위를 당신의 평가와 비교해 보아라. 환자는 특별한 증상없이 움직임의 제한이 나타날 수 있기 때문에 능동가동범위시 통증이나 다른 증상이 나타나지 않을 수도 있다.

- **등뼈의 능동 폄동작**은 등뼈과다뒷굽음증에 기여한 등뼈의 폄근에 근 긴장과 유착 및 통증유발점으로 인해 감소되어 있을 것이다. 환자가 그 증상들이 일상생활 동안 나타난다면 환자는 등뼈의 능동폄 범위의 제한이 있을 것이다.
- **목뼈의 능동 굽힘**동작은 짧아진 상부목뼈 폄근으로 인해 목뼈 심부굽힘의 약화로 인하여 제한될 수 있다.
- **목뼈의 능동 회전과 가쪽 굽힘**은 목뼈의 가쪽굽힘근과 회전근의 경직과 과긴장 또는 길항근의 약화로 인하여 통증이 야기되거나 움직임이 감소될 수 있다.
- **어깨의 능동적 가쪽 돌림**은 어깨의 유착이나 안쪽돌림근의 과긴장 어깨뼈의 내밈으로 인하여 제한될 수 있다.

## 수동적 관절가동범위(Passive ROM)

수동운동검사를 적용할 때는 환자의 관절 양측을 비교하라. 각 관절의 끝느낌을 비교하고 기록해라(1장의 끝 느낌 설명 참조).

- **목뼈의 수동 굽힘** 동작은 목뼈 폄근이 짧아졌거나 척추의 기능장애로 인하여 불편감이 야기되고 움직임이 제한될 수 있다.
- **목뼈의 수동 회전과 외측 굽힘**은 환자의 자세가 한쪽으로 회전되었거나 가쪽굽힘되어 있다면 한쪽으로 제한되어 있을 것이다.
- **목뼈의 수동 폄** 동작은 목뼈의 굽힘을 형성하는 목갈비근이나 목빗근과 같은 근육의 긴장에 의해 나타나는 전방머리자세로 인해 제한될 것이다. 전방머리자세가 나타나지 않는다면, 관절가동범위 끝지점에서 통증이 나타나더라도 목뼈의 수동적 폄이 쉬울 것이다.
- **어깨 수동 가쪽 돌림**은 어깨뼈가 내밈되어 있을 경우, 관절와상완 관절이 내측으로 회전됨으로 제한될 것이다.

## 저항적 관절가동범위(Resisted ROM)

등뼈과다뒷굽음증과 관련된 관절을 지나는 근육의 근력을 평가하기 위하여 저항운동검사를 실시하라. 관련되지 않은 쪽과 관련된 쪽의 근력을 비교해라.

- **등뼈 폄**의 제한은 등뼈 폄 근육의 약화와 잠행성 통증이 원인일 것이다.
- **어깨뼈의 뒤당김** 시 제한은 중간등세모근과 마름근의 약화와 잠행성 통증이 원인일 것이다.
- **목뼈의 가쪽굽힘과 돌림** 시 제한은 근육이 활동하는 동안 단축되거나 반응점이 유발되어 통증이 나타나거나 길항근의 약화로 인한 것이다.
- **어깨의 가쪽돌림근**의 저항 검사 시 어깨의 가쪽돌림근의 약화가 나타날 것이다.

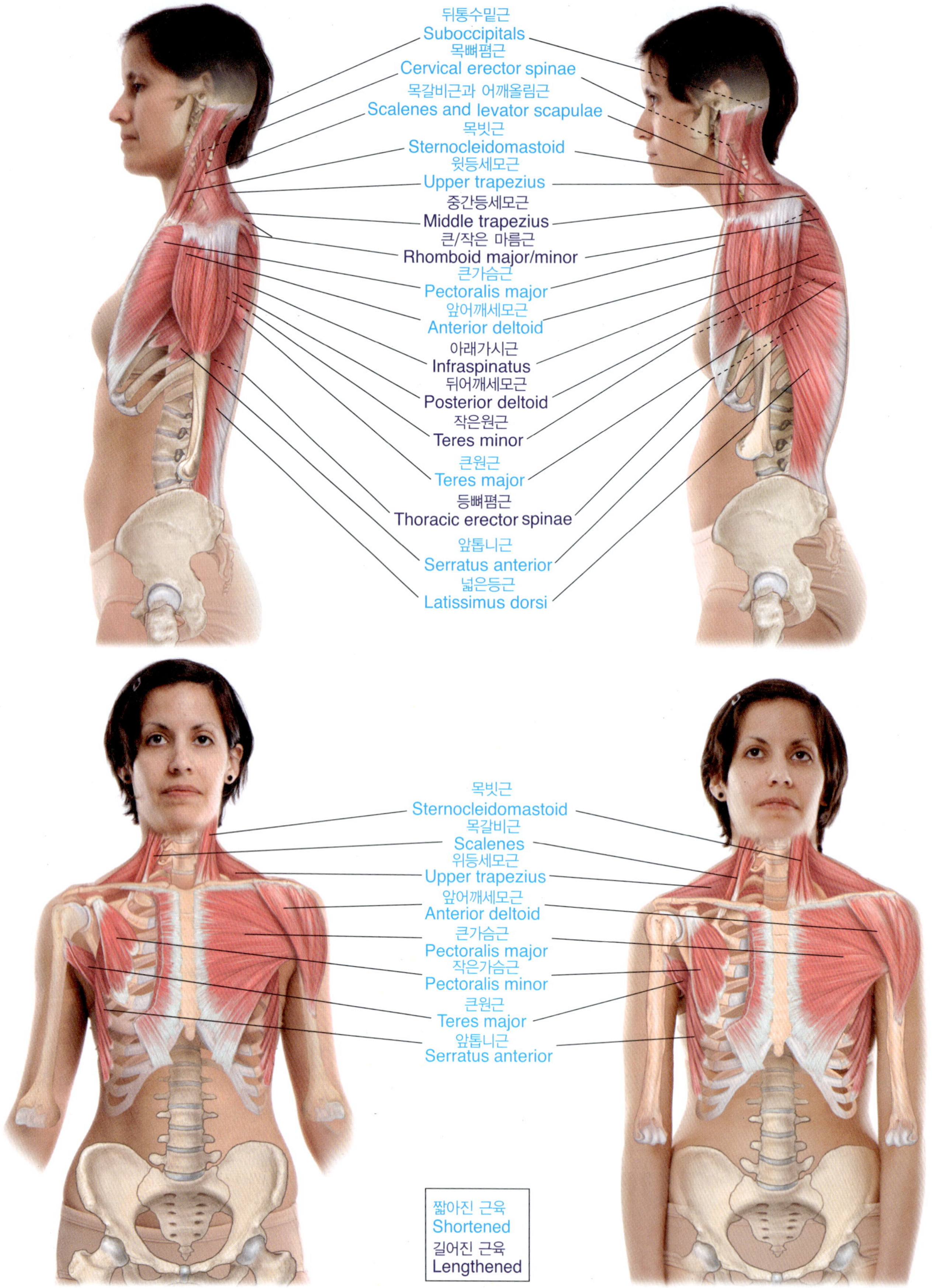


그림 4-5 **자세평가비교.** 왼쪽의 해부학적 자세와 오른쪽의 척추과다뒤굽음증의 자세를 비교해보시오. 뒤굽음이 증가되고 전방머리자세 증가로 상지교차근육이 어떻게 변하는지 확인해 보시오.

## 박스 4-1 척추과다뒷굽음증과 연관된 관절의 평균능동가동범위

**목뼈(Cervical Spine)**

*60° 굽힘*
- 목빗근(양측)
- 앞목갈비근(양측)
- 긴머리근(양측)
- 긴목근(양측)

*55° 폄*
- 윗세모근(양측)
- 어깨올림근(양측)
- 머리널판근(양측)
- 목널판근(양측)
- 머리곧은근(양측)
- 위머리빗근(양측)
- 머리반가시근(양측)
- 머리가장긴근(양측)
- 목가장긴근(양측)
- 목엉덩갈비근(양측)

*20-45° 가쪽굽힘*
- 윗세모근(한쪽)
- 어깨올림근(한쪽)
- 머리널판근(한쪽)
- 목널판근(한쪽)
- 목빗근(한쪽)
- 긴머리근(한쪽)
- 긴목근(한쪽)
- 앞목갈비근(한쪽)
- 중간목갈비근(한쪽)
- 뒷목갈비근(한쪽)
- 머리가장긴근(한쪽)
- 목가장긴근(한쪽)
- 목엉덩갈비근(한쪽)

*70-90° 동측회전*
- 어깨올림근(한쪽)
- 머리널판근(한쪽)
- 목널판근(한쪽)
- 머리곧은근(한쪽)
- 위머리빗근(한쪽)
- 긴머리근(한쪽)
- 긴목근(한쪽)
- 머리가장긴근(한쪽)
- 목가장긴근(한쪽)
- 목엉덩갈비근(한쪽)

*70-90° 반대측 회전*
- 윗세모근(한쪽)
- 목빗근(한쪽)
- 앞목갈비근(한쪽)
- 중간목갈비근(한쪽)
- 뒷목갈비근(한쪽)

**어깨(Shoulder)**

*180° 굽힘*
- 앞어깨세모근
- 큰가슴근(상부섬유)
- 위팔두갈래근
- 부리위팔근

*50-60° 폄*
- 뒤어깨세모근
- 넓은등근
- 큰원근
- 작은원근
- 가시아래근
- 큰가슴근(하부섬유)
- 위팔세갈래근

*60-100° 안쪽돌림*
- 앞어깨세모근
- 넓은등근
- 큰원근
- 어깨밑근
- 큰가슴근

*80-90° 가쪽회전*
- 뒤어깨세모근
- 가시아래근
- 작은원근

*180° 벌림*
- 어깨세모근
- 가시위근

*50-75° 모음*
- 넓은등근
- 큰원근
- 가시아래근
- 작은원근
- 큰가슴근
- 위팔세갈래근(장두)

*45° 수평벌림*
- 뒤어깨세모근
- 가시아래근
- 작은원근

*130° 수평모음*
- 앞어깨세모근
- 큰가슴근(윗섬유)

**등뼈(Thoracic Spine)**

*30-40° 굽힘*
- 배곧은근
- 바깥배빗근
- 배속빗근

*20-30° 폄*
- 가시근
- 가장긴근
- 엉덩갈비근
- 뭇갈래근
- 돌림근
- 머리 반가시근
- 넓은등근
- 허리네모근

*20-25° 가쪽굽힘*
- 가시근(한쪽)
- 가장긴근(한쪽)
- 엉덩갈비근(한쪽)
- 허리네모근(한쪽)
- 바깥배빗근(한쪽)
- 배속빗근(한쪽)
- 넓은등근(한쪽)

*35° 동측 회전*
- 배속빗근(한쪽)

*35° 반대측 회전*
- 돌림근(한쪽)
- 뭇갈래근(한쪽)
- 바깥배빗근(한쪽)

**턱(Mandible)**

*올림(치아 접촉)*
- 관자근
- 깨물근
- 안쪽 날개근

*35-50㎜ 내림*
- 목뿔근육
- 두힘살근
- 넓은목근

*3-7㎜ 내밈*
- 가쪽날개근
- 안쪽날개근

*들임*
- 관자근
- 두힘살근

*5-12㎜ 가쪽치우침*
- 가쪽날개근
- 안쪽날개근

**호흡(Respiration)**

*흡기*
- 가로막
- 목갈비근
- 목빗근
- 바깥갈비사이근
- 앞톱니근
- 위뒤톱니근

*호기*
- 안갈비사이근
- 위뒤톱니근
- 바깥배빗근(한쪽)
- 배속빗근
- 배가로근

## 특수검사(Special Tests)

아래의 특수검사는 마사지 치료를 계획할 때 의사의 X-ray 검사나 다른 특수검사가 필요한 환자의 금기증이나 특별히 고려되어야 할 질환들을 결정하는 데 도움을 줄 것이다.

**추골동맥검사**(vertebral artery test)는 환자가 일상생활 동안 어지럼증이나 흐릿한 시야를 경험했다면 이 검사를 실시하고, 이는 추골동맥의 이상을 의미한다(그림 4-6).

1. 환자는 눈을 뜬 상태에서 정면을 바라보고 의자에 앉는다.
2. 환자에게 목을 최대한 폄하고 회전한 채, 30초 동안 유지하라고 지시한다.
3. 검사동안 환자가 어지럼증을 호소하거나 눈이 불수의적으로 움직인다면, 이 검사의 양성 반응이며 이는 환자의 추골동맥에 순환이 불충분하다는 의미로 의사에게 진료를 의뢰해야만 한다.
4. 한쪽이 음성이 나왔다면, 다른 쪽도 실시한다. 한쪽이 양성이 나왔다면 다른 쪽은 검사를 실시하지 않는다.

**스퍼링 테스트**(Spurling test)는 목뼈의 돌기사이관절(facet joint)을 자극하고 신경을 압박해보는 검사로 환자가 손상이 있을 경우, 팔에 방사통을 호소하거나 둔감한 감각과 찌르는 듯한 통증을 호소할 것이다(그림 4-7). 이러한 질환을 지닌 환자들에게 마사지는 금기증은 아니지만, 환자의 상태에 대한 지식이 충분하지 않다면 숙련된 마사지 치료사에게 의뢰하거나 의사에게 더 자세한 정도를 제공받는 것이 좋다. 환자가 척추동맥(vertebral artery)이상 검사에 양성반응을 보였다면 스퍼링 테스트는 실시하지 않는다.

1. 환자가 단지 한쪽에서 증상을 호소하였다면 증상을 호소한 쪽에서 시작한다.
2. 앉아 있는 환자의 뒤에 서서 환자의 머리를 외측 굽힘, 폄, 돌림하도록 설명한다.

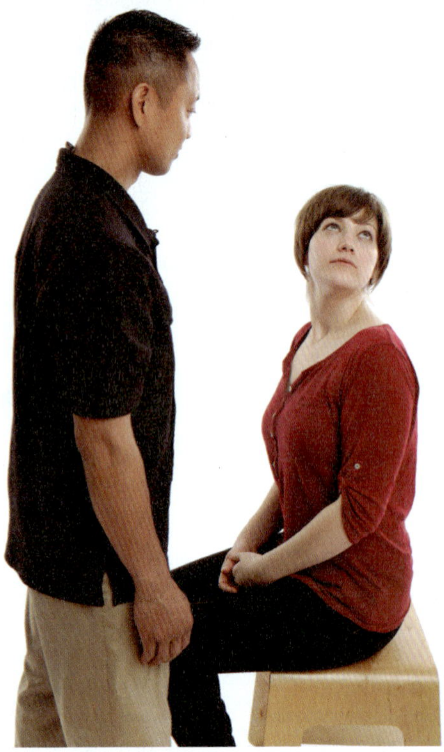

그림 4-6 **추골동맥검사.** 검사를 하는 동안 환자의 눈이 불수의적으로 움직이는지 확인해라.

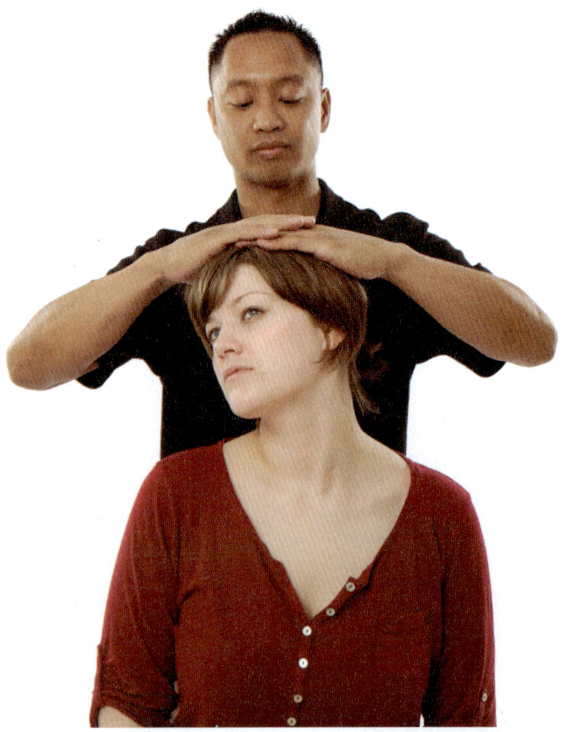

그림 4-7 **스퍼링 테스트.** 압력을 감소시키기 위하여 부드럽게 견인을 적용한다.

3. 치료사의 손을 환자의 머리 위에 두고 천천히 부드럽게 압박을 가한다. 만약 환자가 목을 폄, 외측굽힘, 돌림할 수 없다면 이러한 동작없이 가벼운 압박을 적용한다.
4. 환자가 팔쪽으로 방사통, 둔감, 찌르는 듯한 통증을 호소한다면 신경이 압박된 것으로 검사는 양성이다.
5. 환자의 증상을 호소하는 위치는 신경압박 부위를 예측할 수 있기 때문에 증상이 나타나는 부위가 어디인지 확인한다.
6. 환자가 목을 움직일 수 없을 정도로 통증을 느꼈다면, 이는 양성 반응이며 돌기사이관절의 과민으로 인한 것이다.
7. 검사로 인한 증상이 감소된 후에 목을 부드럽게 견인한다. 견인 후 증상이 감소되었다면 이는 신경과 돌기사이관절에 압박되었다는 것으로 스퍼링 검사의 양성반응이 보다 확실시 되는 것이다.

**발살바 메뉴버**(valsalva maneuver)는 추간판 탈출증, 종양 또는 척수 신경의 압박력을 증가시키는 다른 요인들의 문제를 알아내기 위한 검사이다. 이 검사는 환자가 척추를 따라 국소부위의 통증을 호소하거나 특히, 기침하거나 재채기할 때 통증이 심해질 경우 사용된다. 추간판 탈출증은 마사지의 금기증이 아니며, 이 검사도 압력증가의 원인이 모두 다 다르다. 이러한 이유로 마사지를 적용하기 전에 추가적인 검사를 위해 환자의 주치의에게 문의하는 것이 좋다.

1. 순환의 일시적인 감소를 피하기 위하여, 환자가 척추동맥(vertebra artery)검사의 양성반응이 나왔거나 심혈관계 질환을 가지고 있다면 이 검사는 실시하지 않는다.
2. 환자는 당신을 마주 바라보고 앉아 심호흡을 하게 하고 목구멍을 막은 상태에서 호기를 시도한다(배변을 볼 때처럼).
3. 환자가 척추를 따라 국소 부위에 통증을 느낀다면 이 검사는 양성반응이다.

## 촉진평가(Palpation Assessment)

근육의 과소/과대 긴장성과 근막의 제한을 평가하기 위해 상지 교차 근육을 촉진하라. 특히 위팔(glenohumeral joint) 주변의 가슴근(pectorals)들의 근막 제한과 과긴장성을 확인할 수 있을 것이다. 특히 환자가 얕은 호흡 패턴을 가지고 있거나, 구부정한 자세를 취할 경우, 앞톱니근(serratus anterior), 쇄골아래근(subclavius)과 전방늑간근(anterior intercostals)이 유착되고 과긴장될 것이다. 또한 환자가 상부 목뼈가 폄되고 어깨가 올라가고 전방머리되어 있다면, 목빗근(SCM), 윗세모근(upper trapezius), 뒤통수밑근육(suboccipitals), 목척추세움근(cervical erector spinae), 어깨올림근(levator scapula), 목갈비근(scalenes)은 과긴장 될 것이다. 환자의 어깨가 안쪽돌림되어 있다면, 앞어깨세모근(anterior deltoid), 넓은 등근(latissimus dorsi), 어깨밑근(subscapularis), 큰원근(teres major)이 유착된 것을 확인할 수 있을 것이다.

과신장된 근육들은 심부전방목근(deep anterior neck muscles), 마름모근(rhomboids), 중간등세모근(middle trapezius), 등뼈세움근(thoracic erector spinae)이 있으며 이는 전방머리자세, 내밈어깨와 증가된 등뼈만곡 환자에서 확인할 수 있다. 어깨가 안쪽 돌림되어 있을 경우, 뒤어깨세모근(posterior deltoid), 가시아래근(infraspinatus), 작은원근(teres minor)이 신장될 것이다.

## 질환별 도수치료(Condition-Specific Massage)

척추과다뒷굽음증은 구조적인 문제이기 때문에 환자의 건강 상태를 이해하는 것이 필수적이다. 환자가 계통적 질환이나 퇴행된 뼈, 추간판 질환을 지니고 있다면, 환자의 주치의와 치료에 관해 상의하고 그에 따라 치료를 조정한다. 구조적 척추과다뒷굽음증의 치료적 목표는 통증을 감소시키는 것으로 제한될 것이다. 흉곽출구증후군(thoracic outlet syndrome), 만성 긴장성 두통(chronic tension headache), 또는 과다앞굽음증(hyperlordosis)을 지니고 있다면 본 교재에 소개된 특수검사를 참조하고 신경근의 특성을 고려한다. 측두하악관절 기능장애도 척추과다뒷굽음증과 관련될 수 있다. 이 질환은 본 교재에 수록되어 있지 않지만 저작근을 부드럽게 마사지하여 이완시켜 치료할 수 있다. 이 질환에 대해 자세히 공부하지 않았다면, 이 분야에 치료 경험이 있는 마사지 치료사에게 환자를 의뢰한다.

이것은 이완을 위한 치료에 필수적이다. 한 가지 치료로 관련된 질환이나 척추과다뒷굽음증과 연관된 통증을 없애지 못할 것이다. 무리한 치료는 시도하지 말아라. 환자가 이완되기 위한 적당한 압력의 양을 반드시 환자에게 물어서 확인해라. 환자가 긴장된 근육을 치료할 때 반응을 보인다거나 얼굴표정이 좋지 않을 때 압력을 줄인다. 면역력이 떨어진 조직을 치료하고 있다는 것을 기억해라.

당신의 치료 중 환자의 증상을 재현시키는 치료가 있는지 확인하고 환자에게 물어보아라. 깊게 통증유발점을 촉진하였을 때 증상이 재현된다면 이 현상에 대해 환자에게 설명하고, 이 테크닉이 적용되는 동안 심호흡을 하도록 유도해라. 통증유발점이 비활성화 될 때 전이통 또한 줄어들 것이다. 일반적인 통증유발점과 전이통은 그림 4-8를 참조한다.

어떤 증상이 재현되었다면, 환자의 자세를 중립자세로 조정하고, 마사지 압력을 줄이거나 그 부위를 지나가면서 그 부위에 주목한다. 이렇게 하는 것이 환자의 증상 변화를 분명히 하고 정확하게 이해할 수 있게 돕는다. 깊은 압력을 가하는 치료 시, 환자에게 설명하고 이완을 돕기 위해 호흡을 통해 이완하도록 한다.

아래 내용은 척추과다뒷굽음증을 치료할 때 고려해야 할 사항들이다. 여러 관절과 많은 근육들이 척추과다뒷굽음증과 관련되기 때문에 당신의 치료는 전체적인 치료가 될 것이다.

- 척추의 길이를 따라 둥글게 만 수건을 놓고 누운자세에서 시작하라(그림 4-9). 이 볼스터(bolster)는 어깨뼈(scapulae)를 뒤당김(retract) 시키고, 가슴근(pectoral muscle)을 신장시킨다. 환자의 목이 폄되어 있다면, 베개를 접거나 손수건을 볼스터 안에 넣어 치료 시 목뒤근육들(posterior neck muscles)이 촉진이 가능하도록 후두골 아래 위치시킨다.
- 환자가 가슴문증후군의 증상이 있다면 증상이 있는 부위부터 시작한다. 두 팔 모두 증상이 있다면 우세측부터 시작한다. 가슴문증후군에 관련하여 증상을 재현시키고 부종과 같은 금기사항에 대해서는 6장을 참조하여라.

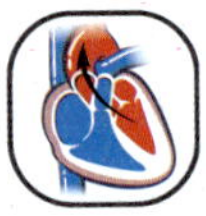
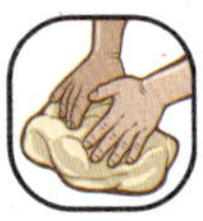

- 환자가 심혈관계 질환을 지니고 있지 않다면 한쪽 가슴에 습열을 적용하여라. 한쪽 가슴근에 열적용 후에 다른 쪽 가슴에 습열을 옮겨 적용하고 습열을 적용한 쪽은 치료를 시작한다. 두 번째 가슴근의 습열치료가 끝난 후에 환자가 편안해 한다면 후부목근에 열을 옮겨 적용할 수 있다.

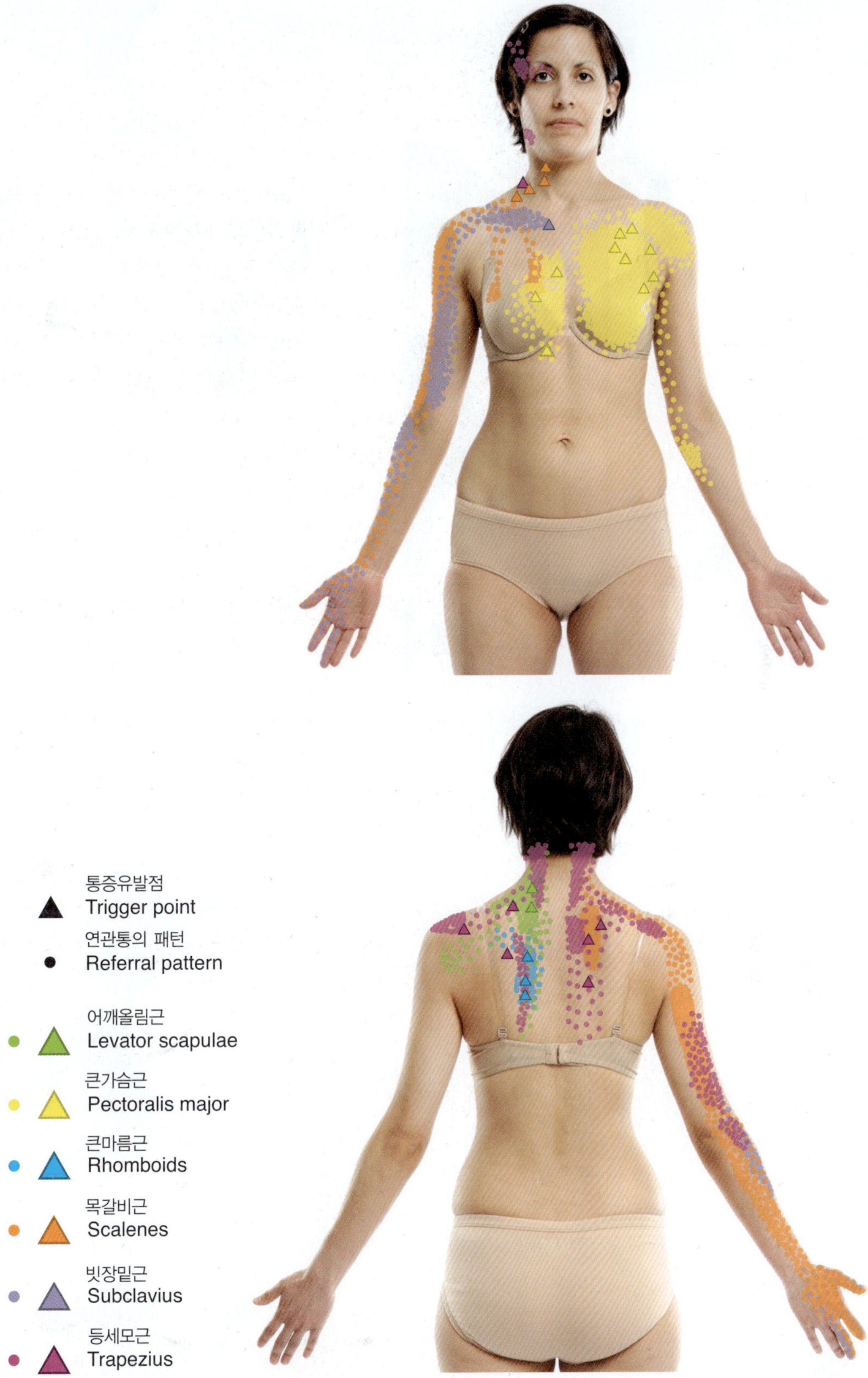


그림 4-8 척추과다뒤굽음증과 관련된 일반적인 통증유발점과 연관통들.

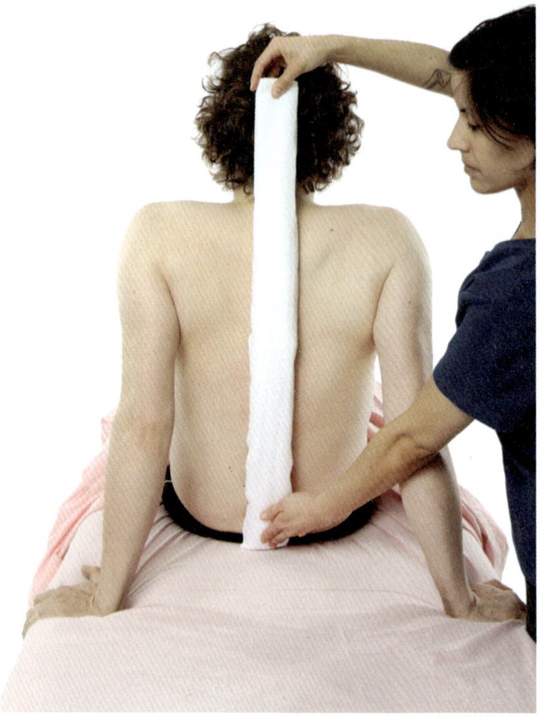

그림 4-9 **누운자세에서 볼스터.** 환자가 눕기 전에 척추를 따라 볼스터를 위치시켜라. 머리까지 받침대를 충분히 길게 볼스터를 사용하거나, 후두골 아래 베게를 고이거나, 접은 타올을 위치시켜 목이 과다폄되지 않도록 한다.

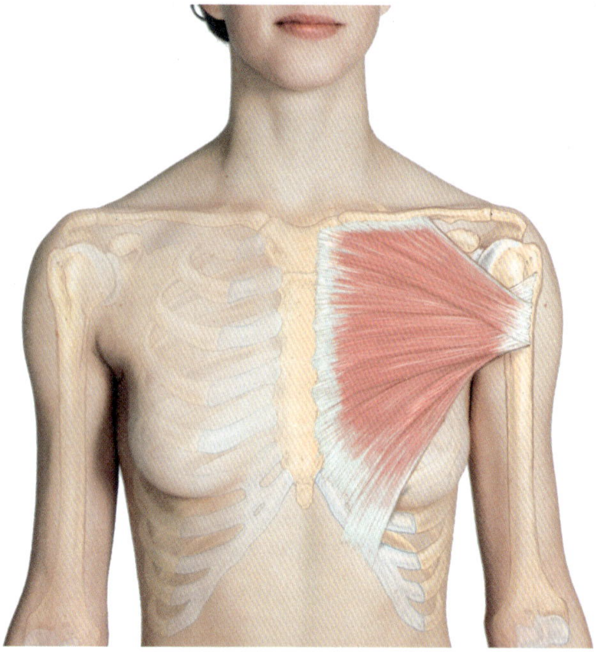

큰 가슴근(Pectoralis major)

| | |
|---|---|
| 이는 곳 | 빗장뼈 안쪽, 복장뼈와 제 1-6 갈비뼈의 갈비연골 |
| 닿는 곳 | 위팔뼈두갈개근고랑의 가쪽입술모서리 |
| 작용 | **모든 섬유**들은 어깨모음, 어깨안쪽돌림 시키고, 강한 호기에 흉곽을 올림을 보조한다. **상부섬유**는 어깨굽힘, 수평어깨모음; **하부섬유**는 어깨 폄 |
| 지배신경 | 안쪽과 가쪽 가슴신경 |

그림 4-10 **큰가슴근.** 짧아지고 단축된 큰 가슴근은 어깨를 안쪽 돌림 시킨다. Adapted from Clay JH, Pounds DM. *Basic Clinical Massage Therapy: Integrating Anatomy and Treatment, 2nd ed. Philadelphia: Lippincott Williams & Wilkins, 2008.*

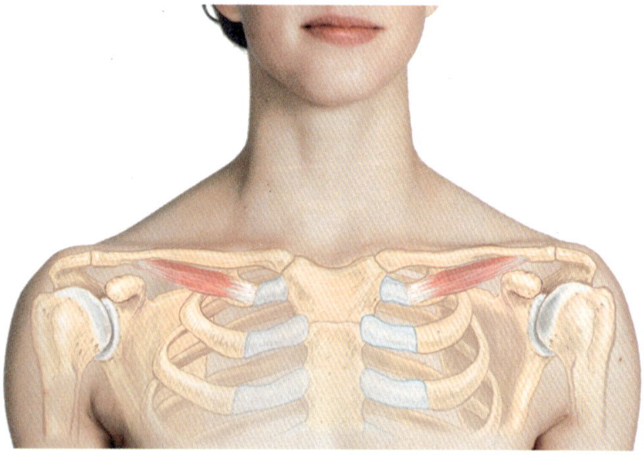

빗장밑근(Subclavius)

| | |
|---|---|
| 이는 곳 | 제 1 갈비뼈와 갈비연골 |
| 닿는 곳 | 빗장뼈 아래 바깥면 |
| 작용 | 호기시 제 1 갈비뼈를 올리고, 갈비뼈를 아래 앞쪽으로 끌어당긴다. |
| 지배신경 | 쇄골하신경 |

그림 4-11 **빗장밑근.** 빗장밑근은 흉곽이 굽힘되었을 때 과긴장되고 유착될 수 있다. Adapted from Clay JH, Pounds DM. *Basic Clinical Massage Therapy: Integrating Anatomy and Treatment, 2nd ed. Philadelphia: Lippincott Williams & Wilkins, 2008.*

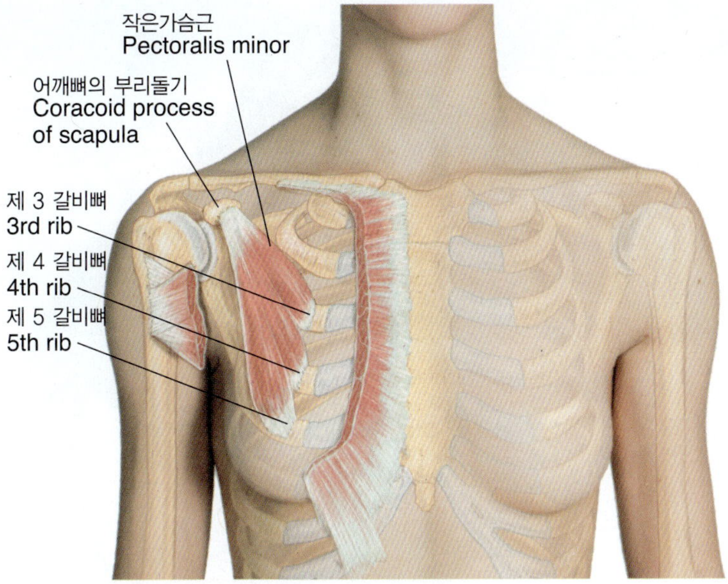


**작은가슴근(Pectoralis minor)**

| | |
|---|---|
| 이는 곳 | 제 3, 4, 5 갈비뼈 |
| 닿는 곳 | 어깨뼈의 부리돌기 |
| 작용 | 어깨뼈 내밈, 내림, 전방 기울임, 호흡보조 |
| 지배신경 | 안쪽가슴신경 |

그림 4-12 **작은가슴근.** 작은가슴근은 어깨뼈가 내밈되어 있을 때 단축될 것이다. Figs, 4-12, 4-13, and 4-14 from Clay JH, Pounds DM. *Basic Clinical Massage Therapy: Integrating Anatomy and Treatment, 2nd ed. Philadelphia: Lippincott Wilkins, 2008*

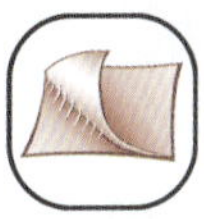

- 마사지 크림을 적용하기 전에, 근막 제한이 있는 전방 상지교차 조직들을 평가하고 찾아내서 그 조직을 이완시킨다. 유착은 대개 위팔 관절 주변에서 발견되고, 앞어깨세모근(anterior deltoid)을 따라 목의 후외측과 뒤통수에서 나타난다.

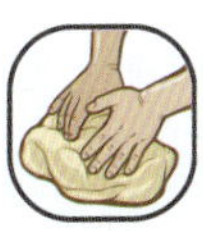 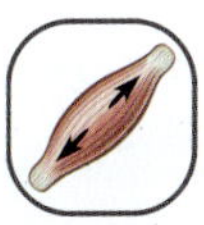

- 깊은 구조물을 치료하기 위해 부드러운 조직인 큰가슴근의 길이를 충분히 길게 스트로크하여 긴장을 감소시켜라(그림 4-10). 어깨의 안쪽 돌림을 감소시키기 위해 위팔뼈를 따라 빗장뼈와 복장뼈에 스트로크 하여라.

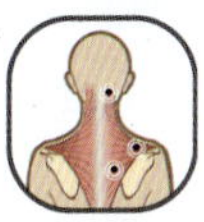

- 큰가슴근의 통증유발점을 평가하고 찾았다면 치료한다. 일반적으로 큰 가슴근의 통증유발점은 복장뼈 중간부위를 따라 찾을 수 있으며 빗장뼈 부착부위와 하부 섬유를 따라 액와 근처에서 찾을 수 있다.

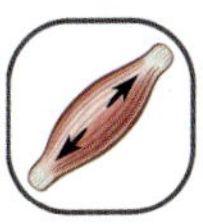 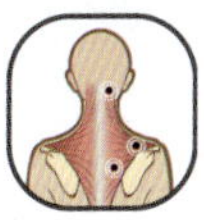

- 빗장밑근고랑근(subclavius)의 긴장성과 통증유발점을 평가하고 치료하라. 빗장밑근고랑근은 작고 얇은 근육으로 큰 가슴근 아래 깊이 위치한 근육으로 촉진하는 것이 쉽지 않다(그림 4-11). 해부학적 표식을 믿고 첫 번째 갈비뼈의 갈비연골을 따라 빗장뼈의 2/3지점 아래 각을 따라 촉진한다. 빗장밑근고랑근을 찾았다면 근섬유를 늘리기 위한 스트레칭 기술과 핀을 사용하여 치료할 수 있다.

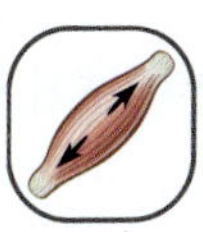 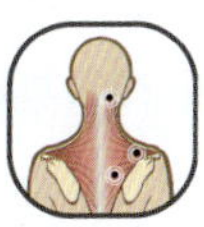

- 큰 가슴근을 따라 작은 가슴근도 치료할 수 있지만, 두 근육을 구별하여 촉진하는 것이 쉽지는 않다. 갈비뼈 3, 4, 5번을 촉진할 때 큰가슴근의 중간으로 외측 섬유를 밀어냄으로 작은 가슴근을 더 직접적으로 평가할 수 있다. 이 방법은 환자의 손을 치료사 어깨에 놓고, 큰 가슴근을 바깥으로 천천히 들어 올릴 수 있는 가장 쉬운 방법일 것이다. 이 방법은 또한 단축된 큰 가슴근을 긴장을 줄여 어깨가 가쪽 회전될 수 있도록 한다. 작은가슴근을 찾고 그 근육을 수축시키는 동안 어깨가 내려가는 것을 환자에게 확인시킨다. 큰 가슴근을 통하여 촉진했다면, 작은 가슴근이 수축정도를 느꼈을 것이다.

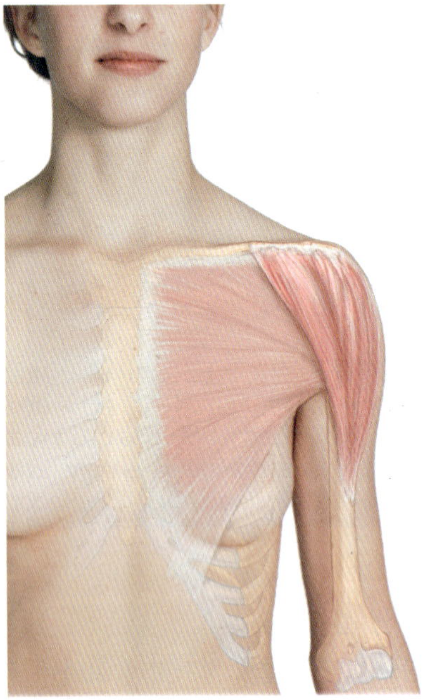

앞어깨세모근(Anterior deltoid)

| | |
|---|---|
| 이는 곳 | 빗장뼈 가쪽 1/3, 봉우리돌기, 어깨뼈가시 |
| 닿는 곳 | 어깨세모근 거친면 |
| 작용 | **모든 섬유**는 어깨를 벌림; **앞쪽 섬유**는 어깨 굽힘, 안쪽돌림, 수평모음; **뒤쪽 섬유**는 어깨 폄, 가쪽 돌림, 수평 벌림 |
| 지배신경 | 겨드랑 신경 |

그림 4-13 **앞어깨세모근.** 앞어깨세모근은 어깨가 안쪽돌림되어 있을 때 단축되고 짧아질 것이다.

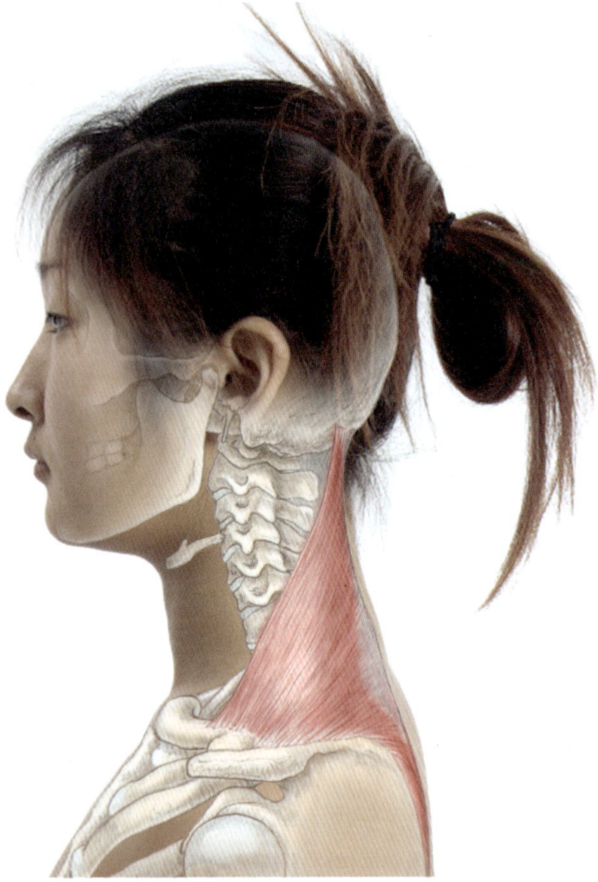

등세모근(Upper trapezius)

| | |
|---|---|
| 이는 곳 | 바깥뒤통수뼈 융기, 위목덜미선의 안쪽, 목덜미인대. |
| 닿는 곳 | 빗장뼈 가쪽 1/3, 봉우리돌기 |
| 작용 | **양측**: 목과 머리 폄; **한쪽**: 목과 머리 동측 가쪽굽힘, 목과 머리 반대측 돌림, 어깨뼈 위쪽돌림, 올림 |
| 지배신경 | 척추부신경과 목신경얼기 |

그림 4-14 **등세모근.** 깊은 목근육을 평가하기 전에 위등세모근의 표면을 치료하여라.

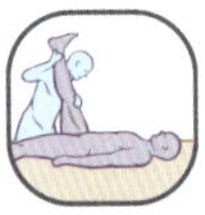

- 가슴부위에 통증유발점과 과긴장성, 근막 제한을 치료한다면, 가슴근은 최대한 신장시키고 부드러운 스트로크를 한다.

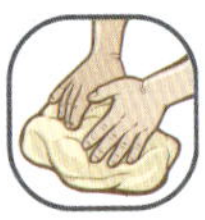

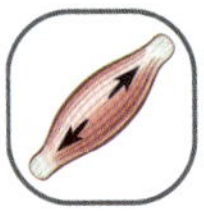

- 앞어깨세모근(anterior deltoid)의 과긴장성을 평가하여라(그림 4-13). 어깨 안쪽돌림의 감소를 위하여 앞어깨세모근 조직을 따뜻하게 하고, 어깨세모근 결절을 따라 쇄골부까지 조직을 신장시킨다.

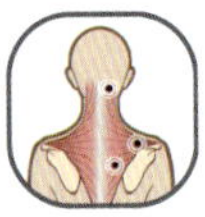

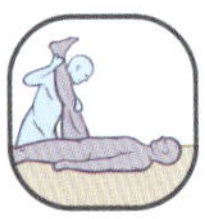

- 통증유발점을 찾아 치료하고 바깥돌림을 사용하여 앞어깨세모근을 신장하거나 어깨를 테이블 끝에 위치시키고 어깨를 늘어뜨리면서 신장한다.

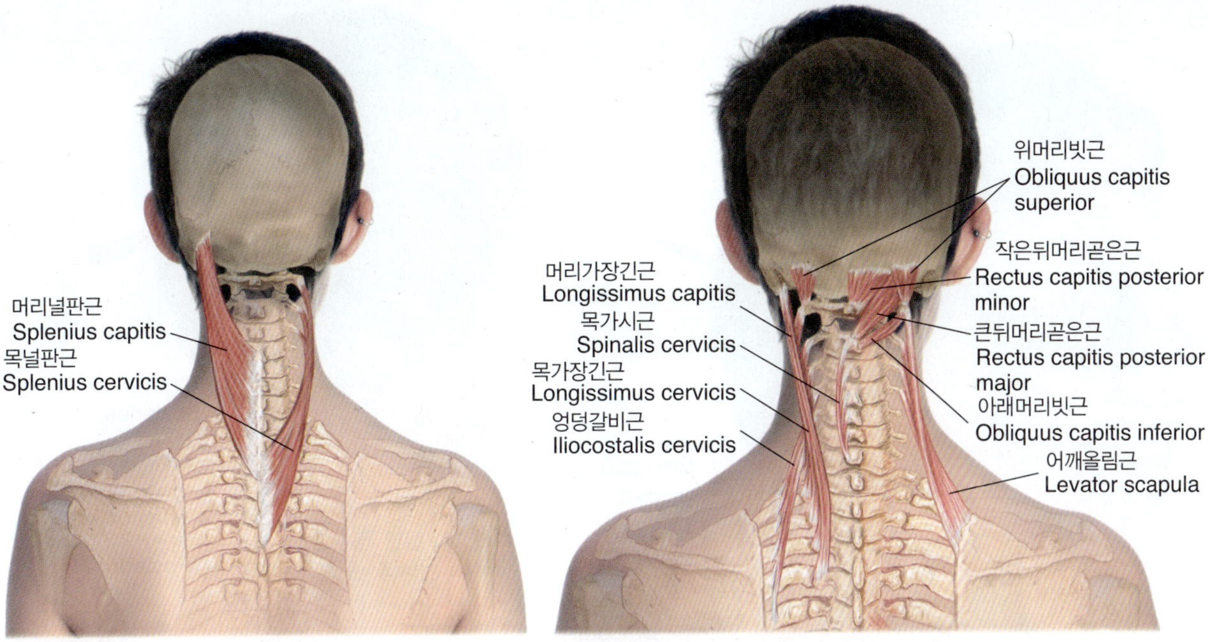


**머리널판근(Splenius capitis)**

| | |
|---|---|
| 이는 곳 | 목덜미 인대, C7–T3의 가시돌기 |
| 닿는 곳 | 꼭지돌기와 뒤통수뼈의 위목덜미선의 가쪽 위쪽 |
| 작용 | **양쪽:** 목과 머리 폄; **한쪽:** 머리와 목의 가쪽 굽힘, 돌림 |
| 지배신경 | 목신경의 등쪽분지 가지 |

**목널판근(Splenius cervicis)**

| | |
|---|---|
| 이는 곳 | T3–T6의 가시돌기 |
| 닿는 곳 | 상부목뼈 가시돌기 뒤결절 |
| 작용 | **양쪽:** 머리와 목 폄; **한쪽:** 머리와 목의 한쪽 돌림과 가쪽굽힘 |
| 지배신경 | 목신경의 등쪽분지 가지 |

**어깨올림근(Levator Scapula)**

| | |
|---|---|
| 이는 곳 | C1–4의 가로돌기 |
| 닿는 곳 | 어깨뼈의 위각 |
| 작용 | **양쪽:** 머리와 목의 폄; **한쪽:** 어깨뼈 올림, 어깨뼈 아래쪽 돌림, 머리와 목의 가쪽굽힘, 머리와 목의 한쪽 돌림 |
| 지배신경 | 등쪽어깨신경과 목뼈신경 |

**뒤통수밑근(Suboccipitals)**

| | |
|---|---|
| 이는 곳 | C1–2의 가로돌기와 가시돌기 |
| 닿는 곳 | 제 1 목뼈의 가로돌기와 뒤통수뼈의 목덜미선 |
| 작용 | **양쪽:** 목의 폄 시 머리 경사, **한쪽:** 머리 한쪽 회전 |
| 지배신경 | 뒤통수밑신경 |

**목뼈폄근: 가시근; 가장긴근, 엉덩갈비근**
**(Cervical Erector Spinae: Spinalis; Longissimus; Iliocostalis)**

| | |
|---|---|
| 이는 곳 | 목덜미인대, C7 가시돌기, T1–5 가로돌기; 갈비뼈 1–12번 뒷면 |
| 닿는 곳 | C2–7 가시돌기; C1–7 가로돌기, 꼭지돌기; 하부 목뼈의 가로돌기 |
| 작용 | **한쪽:** 척주의 폄; **양쪽:** 한쪽 가쪽굽힘 |
| 지배신경 | 척수신경 |

그림 4–15 **목뒤근육.** 목뒤근육은 목의 폄 시에 짧아지고 단축될 수 있다. Figs. 4–15 and 4–16, adapted from Clay JH, Pounds DM. *Basic Massage Therapy: Integrating Anatomy and Treatment, 2nd. Philadelphia: Lippincott Williams & Wilkins, 2008.*

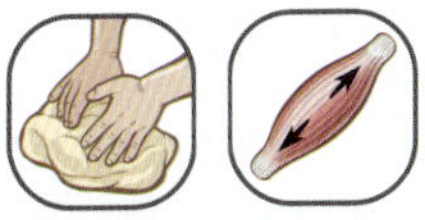

- 환자의 머리는 치료하는 방향을 향하여 약간 회전시키고, 표층 목근육들을 따뜻하게 하고 신장시킨다. 특히 윗세모근(upper trapezius)은 봉우리에서 후두골까지 신장시킨다(그림 4–14). 위험성이 예상되는 부위는 주의해서 적용하지 않는다. 마사지 적용 시 신경과 혈관의 직접적 압박은 피하고, 맥박이 느껴진다면 부드럽게 손을 뗀다.

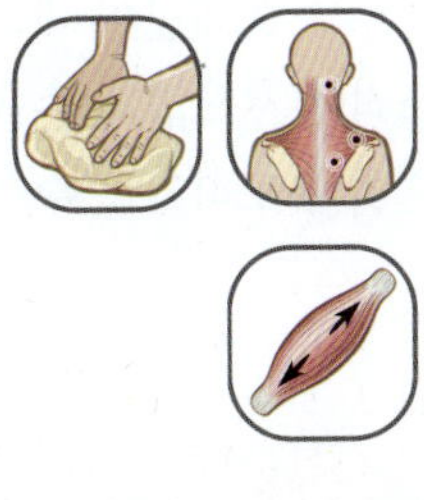

- 어깨올림근(levator scapula), 머리널판근(splenius capitis), 목널판근(splenius cervicis), 뒤통수밑근육(suboccipitals), 목척추세움근(cervical erector spinae)을 부드럽게 신장시킨다(그림 4–15). 통증유발점은 필요에 따라 치료하라. 손가락을 후두골 아래에 걸고 머리가 최소로 굽힘, 폄이 되도록 부드럽게 흔드는 것은 뒤통수밑근육의 이완에 효과적인 방법이다.

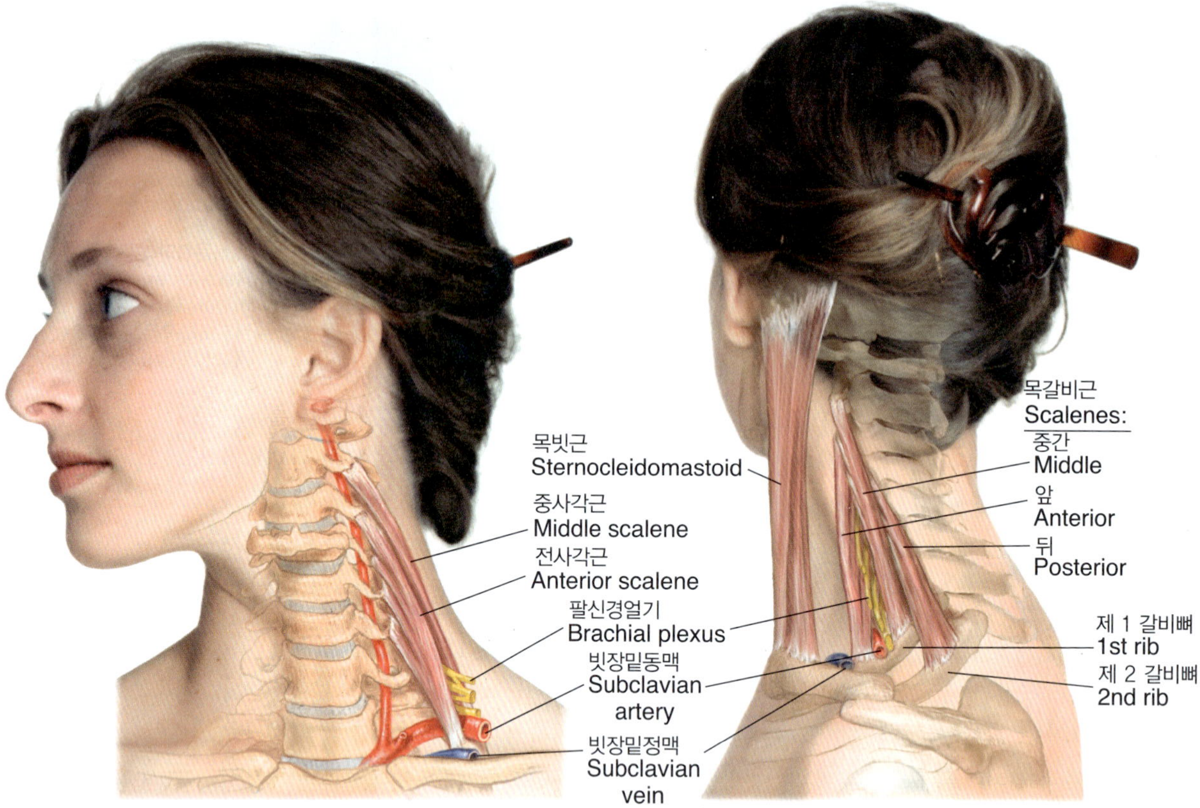


목갈비근(Scalenes)

| | |
|---|---|
| 이는 곳 | 앞 – C3–6 가로돌기, 중간 – C2–7 가로돌기, 뒤 – C5–6 가로돌기 |
| 닿는 곳 | **앞**, 첫번째 갈비뼈; **중간**, 첫 번째 갈비뼈; **뒤**, 두 번째 갈비뼈 |
| 작용 | **한쪽**, 목과 머리의 동측 가쪽 굽힘과 회전; **양쪽**, 목과 머리의 굽힘과 호기시 갈비뼈 올림 |
| 지배신경 | 목신경 |

목빗근(Sternocleidomastoid)

| | |
|---|---|
| 이는 곳 | 빗장뼈의 안쪽 1/3과 복장뼈자루의 위쪽 |
| 닿는 곳 | 외측꼭지돌기와 위목덜기선 |
| 작용 | **한쪽**, 머리와 목의 동측 가쪽굽힘과 돌림; **양쪽**, 목의 굽힘, 호기시 보조 |
| 지배신경 | 척추더부신경 XI |

그림 4–16 **목빗근과 목갈비근.** 목빗근과 목갈비근은 전방머리자세에서 짧아지고 단축될 것이다.

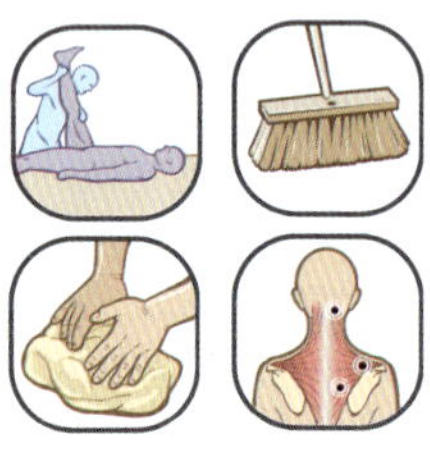

- 목 후부 근육의 과긴장성이나 통증유발점을 치료하고자 한다면, 최대로 신장하거나 스트로크 한다.
- 목빗근은 근육의 길이를 따라 집게 잡기(pincer grip) 방법으로 이완시키는 것이 대개 효과적이다. 통증유발점이 만져진다면 치료하여라. 목빗근의 통증유발점은 어지럼증, 현기증, 이명을 유발할 수 있다. 치료 시 환자가 그 부위에 이상한 감각을 느낀다면 압박력을 감소시키고, 환자에게 물어서 확인한다.
- 목빗근(SCM)과 윗세모근(upper trapezius)이 부드러워지면, 목갈비근(scalenes)은 접근하기가 더 쉬울 것이다(그림 4–16). 앞목갈비근(anterior scalenes)의 접근은 한 두 개의 손가락으로 부드럽게 목빗근을 안쪽으로 밀어내고 더 깊숙이 있는 목갈비근을 확인한다. 목빗근이 내측으로 이동시키고 치료사의 손가락은 목뼈의 가로돌기를 덮고 있는 연부조직에 부드럽게 손을 놓아야 한다. 근육을 찾은 즉시 환자에게 가슴을 이용한 강하고 빠른 호흡을 유도하고 근수축을 느낀다.

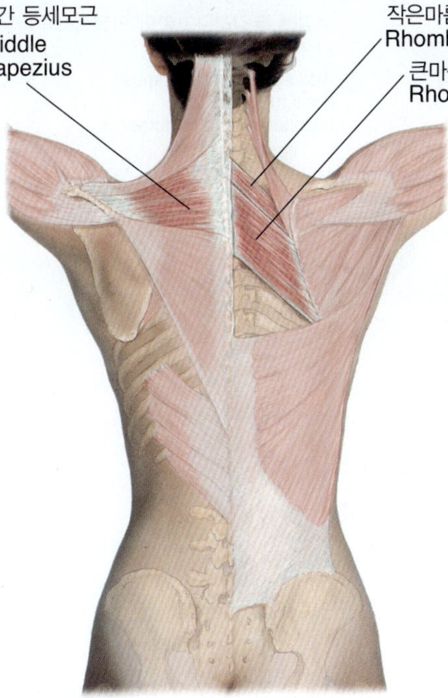


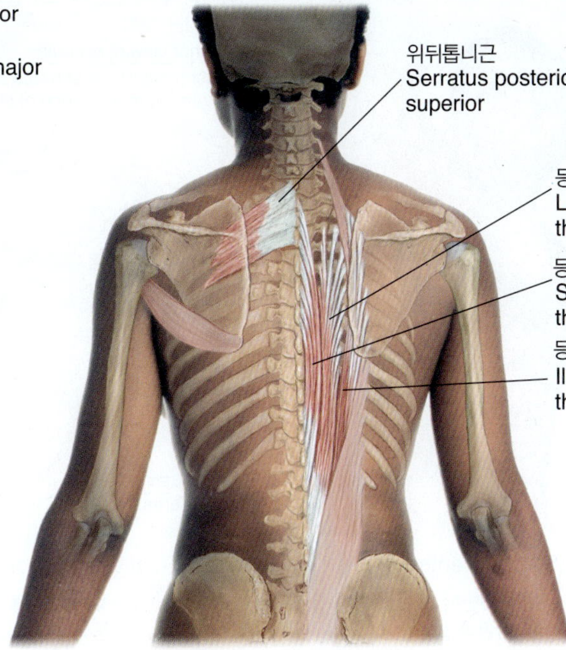


**중간 등세모근**(Middle trapezius)

| | |
|---|---|
| 이는 곳 | C6–T3의 가시돌기 |
| 닿는 곳 | 어깨뼈 가시와 봉우리돌기 |
| 작용 | 어깨뼈의 안정화와 모음 |
| 지배신경 | 척추부신경과 목 얼기 |

**마름근**(Rhomboids)

| | |
|---|---|
| 이는 곳 | **큰마름근**, T2–5 가로돌기; **작은마름근**, C7–T1 가로돌기 |
| 닿는 곳 | **큰마름근**, 어깨뼈의 안쪽모서리에서 어깨뼈 가시와 아래각까지 **작은마름근**, 어깨뼈의 위, 중간 안쪽모서리 |
| 작용 | 어깨뼈의 모음, 올림, 아래쪽 돌림 |
| 지배신경 | 어깨 등쪽신경 |

**위뒤톱니근**(Serratus posterior superior)

| | |
|---|---|
| 이는 곳 | C7–T3의 가시돌기 |
| 닿는 곳 | 2–5번 갈비뼈 뒷면 |
| 작용 | 들숨 시 갈비뼈를 올림 |
| 지배신경 | 척수신경 I–IV |

**등뼈 폄근**(Thoracic erector spinae)

| | |
|---|---|
| 이는 곳 | **가시근**, C7–L1 가시돌기; **가장긴근**, 등허리널 힘줄; **엉덩갈비근**, 1–12번 갈비뼈 |
| 닿는 곳 | **가시근**, 등뼈 가시돌기; **가장긴근**, 등뼈 가로돌기와 9번째 갈비뼈 하부; **엉덩갈비근**, 1–6번 갈비뼈 |
| 작용 | **한쪽**, 등뼈 동측 가쪽굽힘; **양쪽**, 등뼈 폄 |
| 지배신경 | 척수 신경의 등쪽 분지 |

그림 4–17 **중간등세모근, 마름근, 위뒤톱니근과 등뼈세움근.** 중간등세모근, 마름근, 위뒤톱니근과 등뼈세움근은 등뼈 굽힘과 날개뼈 내밈 시 약해지고 과신장될 수 있다. Figs. 4–17, 4–18 and 4–19 adapted from Clay JH, Pounds DM. *Basic Massage Therapy: Integrating Anatomy and Treatment, 2nd. Philadelphia: Lippincott Williams & Wilkins, 2008.*

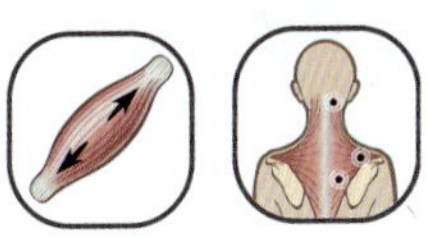

- 첫 번째 갈비뼈에서 가로돌기에 부착된 앞목갈비근을 신장한다. 스트립핑과 압박을 적용하는 동안 통증유발점을 찾았다면 치료한다. 통증유발점 치료는 머리를 천천히 동측으로 회전하는 동안 목갈비근의 통증유발점을 압박하는 방법이 효과적이다. 앞목갈비근의 통증유발점은 아주 민감하고, 환자는 치료사가 목에 깊숙이 마사지를 적용할 때 조심할 수 있다. 머리를 획 돌리거나 환자가 치료를 무서워하지 않도록 부드럽게 시작한다. 그 부위는 신경, 혈관이 많이 분부되어 있다는 것을 치료 중에 기억해라. 목갈비근의 통증유발점은 팔, 손, 손가락 어깨 꼭대기에 위치하며 방사통이 나타날 수 있다. 환자가 가슴문증후군이라면 증상은 나타날 것이다. 치료 압력을 줄이고 목을 재정렬한다.

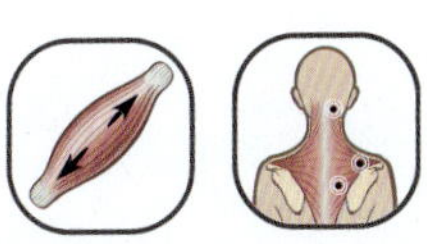

- 가로돌기를 부드럽게 촉진해서 중간, 뒤 목갈비근을 찾고 약간 뒤쪽으로 움직여본다. 중간 목갈비근은 첫 번째 갈비뼈에서부터 가로돌기를 가로지르고 있다. 뒷목갈비근은 중간 목갈비근의 뒤쪽에, 두 번째 갈비뼈를 따라 중간 목갈비근의 아래쪽으로 주행하고 있다. 중간 뒤 목갈비근을 찾은 후, 환자에게 빠르고 강한 흉식호흡을 유도하고 수축을 느껴본다. 앞목갈비근의 주의사항과 같이 중간 뒷 목갈비근도 같은 주의사항을 지닌다. 근육을 신장시키고, 통증유발점을 찾으면 치료한다.

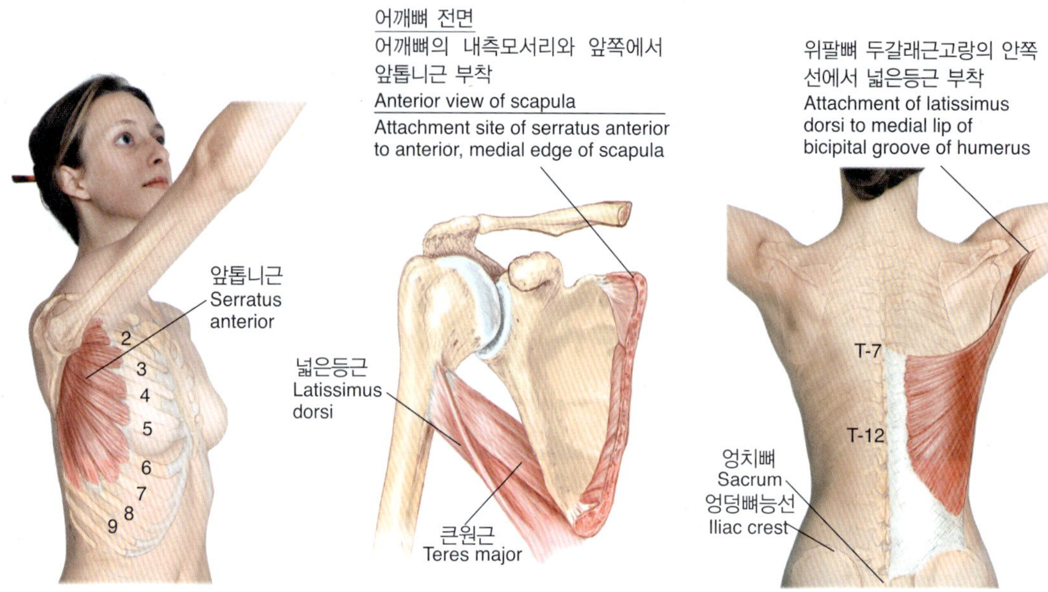


앞톱니근(Serratus anterior)

| 이는 곳 | 위쪽 8번째 또는 9번째 갈비뼈의 바깥쪽 표면 |
|---|---|
| 닿는 곳 | 어깨뼈 안쪽 앞쪽 면 |
| 작용 | 어깨뼈의 벌림과 내림, 갈비뼈에서 어깨뼈의 안정화, 강제 들숨 |
| 지배신경 | 긴가슴신경 |

넓은등근(Latissimus Dorsi)

| 이는 곳 | T7–12의 가시돌기, 갈비뼈 8–12번, 등허리널힘줄, 뒤엉덩뼈능선 |
|---|---|
| 닿는 곳 | 위팔두갈래근고랑의 안쪽입술 모서리 |
| 작용 | 어깨뼈의 폄, 모음, 안쪽돌림 |
| 지배신경 | 가슴등신경 |

큰원근(Teres major)

| 이는 곳 | 어깨뼈의 가쪽 아래모서리 |
|---|---|
| 닿는 곳 | 위팔두갈래근고랑의 안쪽입술 모서리 |
| 작용 | 어깨의 폄, 모음과 안쪽돌림 |
| 지배신경 | 어깨밑신경 |

그림 4–18 **큰원근, 넓은등근과 앞톱니근.** 큰원근, 넓은등근과 앞톱니근은 척추과다뒤굽음증과 함께 과긴장 될 것이다.

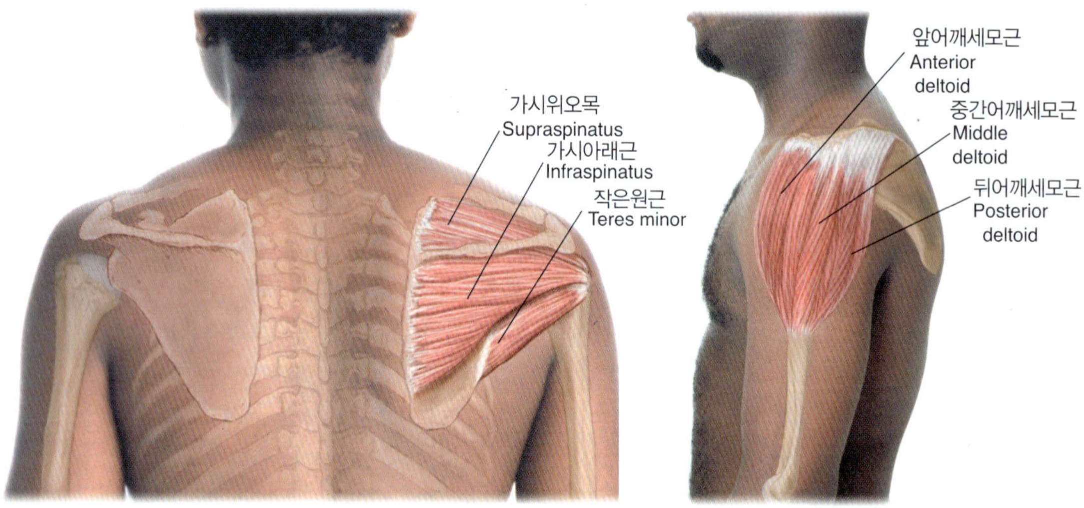


가시아래근(Infraspinatus)

| 이는 곳 | 어깨뼈 가시아래 오목 |
|---|---|
| 닿는 곳 | 위팔뼈 큰결절 |
| 작용 | 어깨 가쪽돌림, 모음, 폄, 수평벌림 |
| 지배신경 | 어깨위신경 |

작은원근(Teres Minor)

| 이는 곳 | 어깨뼈의 위가쪽 모서리 |
|---|---|
| 닿는 곳 | 위팔뼈 큰결절 |
| 작용 | 어깨 가쪽돌림, 모음, 폄, 수평벌림, 관절와 강에 위팔뼈 머리 안정화 |
| 지배신경 | 겨드랑신경 |

뒤어깨세모근(Posterior deltoid)

| 이는 곳 | 어깨뼈 가시 |
|---|---|
| 닿는 곳 | 어깨세모근 거친면 |
| 작용 | 어깨의 벌림, 폄, 바깥돌림과 수평벌림 |
| 지배신경 | 겨드랑이 신경 |

그림 4–19 **가시아래근, 작은원근, 뒤어깨세모근.** 가시아래근, 작은원근, 뒤어깨세모근은 어깨의 안쪽돌림 시 과신장 될 수 있다.

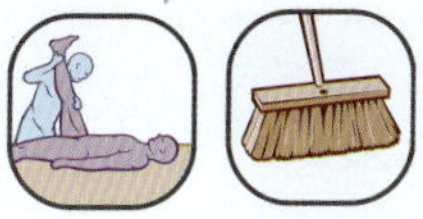

- 목갈비근의 통증유발점의 치료는 근육의 기시부와 정지부 사이의 거리를 증가시켜 신장시킨다. 목갈비근의 스트레칭 시 같은 쪽 돌림과 반대측 외측굽힘을 포함하여 적용한다. 통증유발점이 없다면, 당기는 스트로크를 하고 환자를 엎드린 자세로 바꾼다.
- 환자를 엎드린 자세로 바꾸어 놓고, 둥글게 말은 수건을 사용하여 어깨부위에 고인다. 이것은 가슴근이 신장된 상태로 유지되고, 어깨뼈가 뒤당김되고 마름근과 중간등세모근이 신장을 줄일 수 있도록 유지해 줄 것이다. 관절의 추가적인 긴장을 피하기 위해 위팔뼈과 어깨 아래에 볼스터를 위치시킨다.
- 목뼈의 굽힘을 감소시키기 위해 받침대를 이용하여 얼굴의 위치를 조정한다. 목 뒤의 피부가 주름져 보인다면, 환자가 편안한 만큼 길게 머리아래를 받쳐준다.

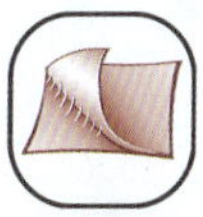

- 어깨뼈 사이의 유착을 감소시켜라. 어깨뼈 사이의 유착은 어깨뼈 상각, 척추와 아래등세모근과 넓은등근 사이 주변에서 일반적으로 확인된다(그림 4–17).

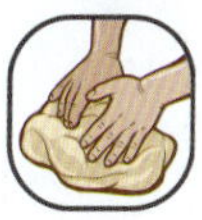

- 중간등세모근과 마름근을 치료할 때는 척추를 따라 날개뼈 방향으로 스트로크 한다. 척추과다뒷굽음증에서는 이 근육들이 과신장 된다는 것을 기억한다. 반대방향으로 스트립핑하는 것은 과신장된 근육을 다시 늘릴 수 있다.

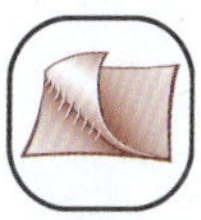

- 심부 등뼈 폄근을 치료할 때는 횡방향으로 스트로크가 유착된 조직을 분리시키는 데 도움을 줄 수 있다. 등뼈 폄 동작을 개선시키기 위해 아래에서 위방향으로 스트로크 한다.

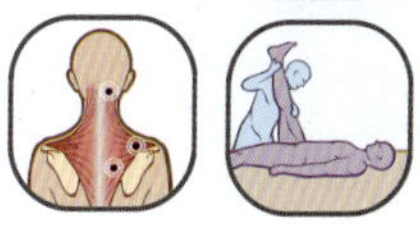

- 마름근, 중간등세모근, 등뼈세움근의 통증유발점을 확인한다. 이것은 조직 질감이 로프같기 때문에 폄근을 압박을 적용하는 것은 어려울 수 있다. 조직에 압박을 가하면서 지속적으로 굴리는 동안 한 손으로 조직을 안정화하고 통증유발점을 구별해서 찾아라. 이 근육들의 통증유발점 치료는 근육 전체가 신장되는 것을 피하기 위해 관련된 부위만 신장시키는 핀 신장기법(pin and stretch)을 사용한다.

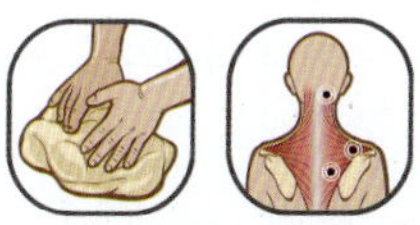

- 필요하다면, 큰원근와 앞톱니근과 넓은등근의 과긴장성과 통증유발점을 치료한다(그림 4–18).

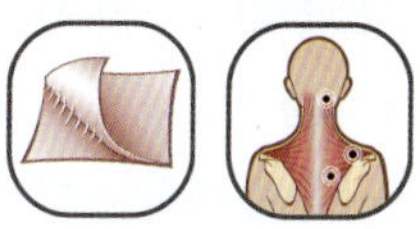

- 필요하다면, 가시아래근과 작은 원근의 유착과 통증유발점을 치료한다(그림 4–19).
- 시간이 있다면, 척추과다뒷굽음증을 진행시킬 수 있는 다른 질환을 고려해 그 부위들을 치료한다. 긴장성 두통은 머리에 추가적인 치료를 적용하고, 측두하악관절 기능장애, 흉곽출구증후군은 침범된 사지에, 척추과다폄증은 엉덩관절 굽힘근과 허리 폄근에 치료를 적용한다. 이 질환들을 치료할 충분한 시간이 없다면, 시간이 허락하는 만큼 매 치료 세션에서 그 질환들에 집중할 수 있다. 등뼈과다뒷굽음증의 증상과 증후가 감소되었을 때, 치료시간을 늘리고 제한된 가동범위와 다른 통증 패턴을 치료하는 시간들을 늘릴 수 있다.

- 마무리는 등 전체에 가볍게 스트로크 한다.

치료의 흐름은 요약하여 개괄적으로 도식화 하였다(그림 4–20)

## 환자 자가–관리(Client Self-Care)

손상의 진행을 막는 것은 자가–관리에 중요한 사항이다. 구조적 척추과다뒷굽음증을 지닌 환자는 의사와 함께 자가–관리를 계획해야만 한다. 습관적으로 문제가 있는 활동과 다른 문제적 요인을 제거하거나 감소시키는 일은 기능적 척추과다뒷굽음증과 관련된 통증을 장기간 감소시키기 위해 핵심

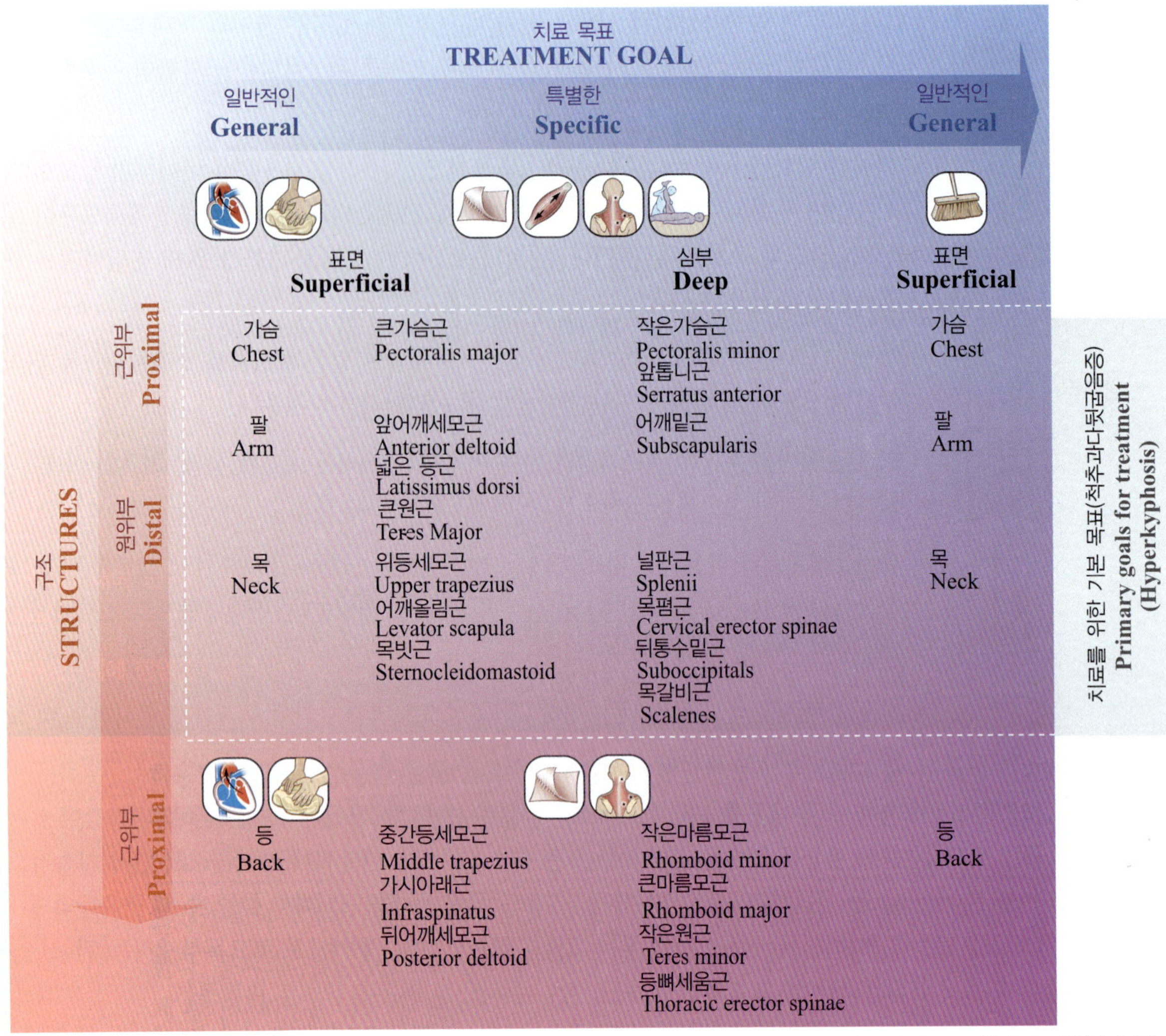


그림 4-20 **척추과다뒤굽음증 치료의 개괄적 도해.** 척추과다뒤굽음증을 치료할 때 왼쪽에서 오른쪽으로 위에서 아래의 일반적 원리를 따르시오.

적이다. 기능적 척추과다뒷굽음증을 지닌 환자는 그들의 일상생활동안 관련된 근육을 단축시킨 상태를 유지하고 있지 않은지 인식하는 것을 배워야 하고, 자세와 연관된 근육과 관절의 불필요한 스트레스 줄이도록 한다. 환자에게 관련된 구조물에 과도한 스트레스를 피하기 위해 동작을 수정하는 방법을 교육시킬 수 있다. 척추과다뒷굽음증과 관련된 근육의 강화와 신장을 위한 일반적 고려사항은 아래와 같다. 짧아진 근육은 부착부위 사이의 새로운 거리를 만들고, 약해진 근육은 부착부위 사이 거리는 감소시키는 것이 치료의 목적이다. 교정 운동 훈련을 해본 적이 없거나, 근력운동과 신장운동에 대해 기능적으로 이해하지 못한다면 이 분야의 운동 훈련 전문가에게 환자를 의뢰해라.

환자는 생활이 바쁘다는 이유로 종종 자가-관리를 하지 않는다. 아래의 참고사항에 따라 환자들에게 권장하시오.

- 환자에게 하루 일과 시 자가-관리 활동을 수행하도록 교육하시오. 예로, 전화를 받을 때, 이메일을 읽을 때, 텔레비전을 볼 때, 시간을 따로 내는 대신 일상생활활동 중에 자가-관리 활동을 수행하도록 교육하시오.
- 반복적인 활동에서 규칙적인 안정시간을 갖도록 격려하여라. 치료 사이 시간에 유착과 과긴장을 막을 수 있는 부드러운 자가 마사지를 설명해주어라.

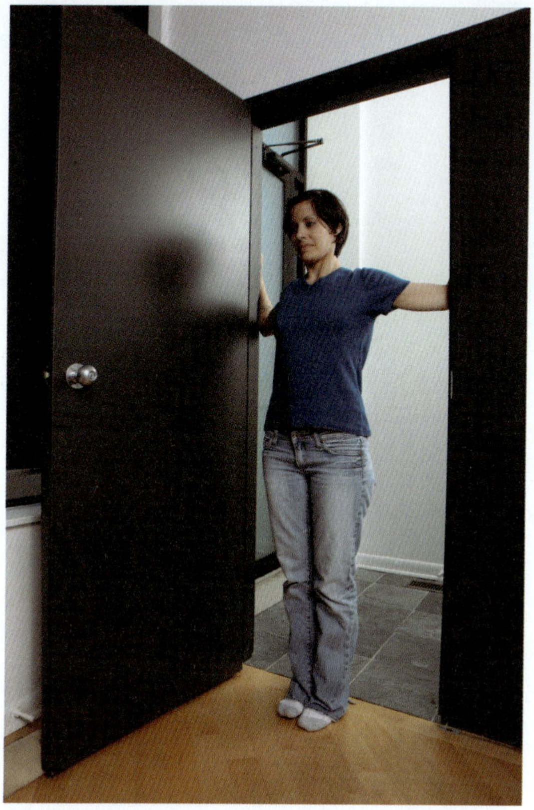

그림 4-21 **문을 이용한 가슴근 신장.** 환자가 문에 기대는 것보다 한발짝 앞으로 이동하도록 설명한다.

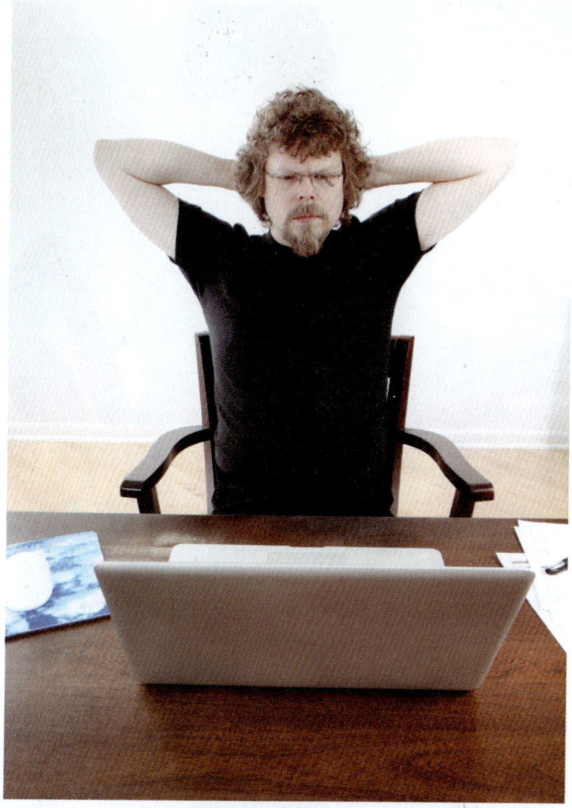

그림 4-22 **앉은 자세에서 가슴근 신장.** 환자가 양 손가락을 머리 뒤에서 깍지끼고, 부드럽게 팔꿈치를 뒤로 젖히도록 설명한다.

- 약해진 관절의 압력을 줄이기 위한 앉은 자세에서의 적절한 자세를 교육하여라.
- 마름근과 중간등세모근에 근력강화보다 가슴근의 근력강화 운동을 하는 운동선수에게 가슴근의 저항운동을 줄이고, 등뼈부의 근력의 균형을 위한 등뼈 폄과 어깨뼈 뒷당김을 증가시키는 운동을 교육하여라.
- 등을 사용하는 대신에 다리를 이용하여 무거운 물건을 들어 동작을 규칙적으로 수행하도록 환자에게 설명한다.
- 환자에게 모든 근력운동과 신장운동을 설명하고, 환자가 혼자 운동할 때 몸이 다치지 않고 알맞게 동작을 수행할 수 있도록 치료실을 떠나기 전에 당신 앞에서 운동을 수행해 볼 수 있도록 한다. 신장운동은 15–30초 동안 유지해야만 하고, 환자의 제한된 움직임 안에서 매일 자주 실시해야 한다. 환자는 신장운동을 할 때 힘을 주면 안된다. 신장운동은 느리고 부드럽게, 가능한 근육들의 이완이 유지될 수 있도록 한다.

### 신장(Stretching)

큰가슴근과 작음가슴근을 신장시키기 위해서는 환자는 선 자세에서 양손을 벌려 문틀에 놓고 발을 앞쪽으로 이동시켜 팔이 약간 후방으로 놓이도록 한다(그림 4–21). 이 때 환자가 몸을 앞으로 기울이면 목, 등과 엉덩이 근육이 영향받기 때문에 발을 앞으로 조금씩 이동하는 것이 중요하다. 신장은 척추를 곧게 세운 상태에서 실시하는 것이 가장 중요하다. 환자가 손을 머리 위 높이로 문틀에 위치시키면 하부섬유를 신장시킬 수 있고, 어깨 높이에 위치시키면 중간 섬유를, 엉덩이 관절 아래에 위치시키면 상부섬유들이 신장된다.

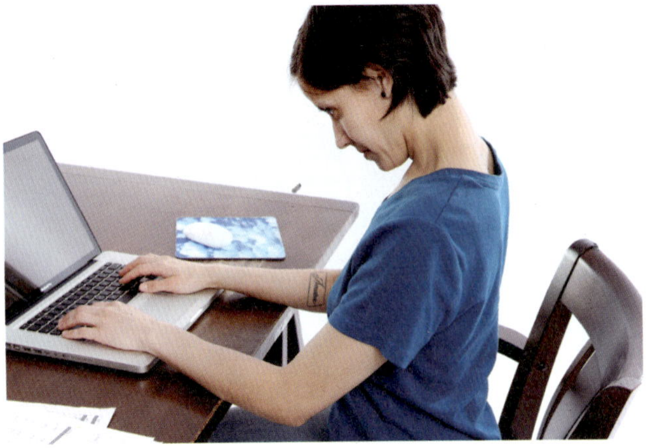

그림 4-23 **목 폄근 신장.** 어떤 힘도 가해지지 않고 머리를 늘어뜨리도록 환자에게 설명한다.

환자는 근무시간에, 이메일을 읽거나 회의하는 동안에도 변형된 방법으로 스트레칭을 실시할 수 있으며, 손가락을 깍지 껴서 머리 뒤에 놓거나(중등도의 신장기법) 손가락을 귀 뒤에 놓고(심부 신장기법) 편안한 범위 내에서 팔꿈치를 뒤로 이동시켜 스트레칭을 실시할 수 있다(그림 4-22). 이 자세는 어깨뼈를 뒤당김시키고, 마름근과 중간 등세모근의 신장을 감소시켜 줄 것이다.

후방 목 근육을 신장시키기 위해서는 등뼈의 구부림 없이 머리를 살짝 숙이고 턱을 가슴쪽으로 이

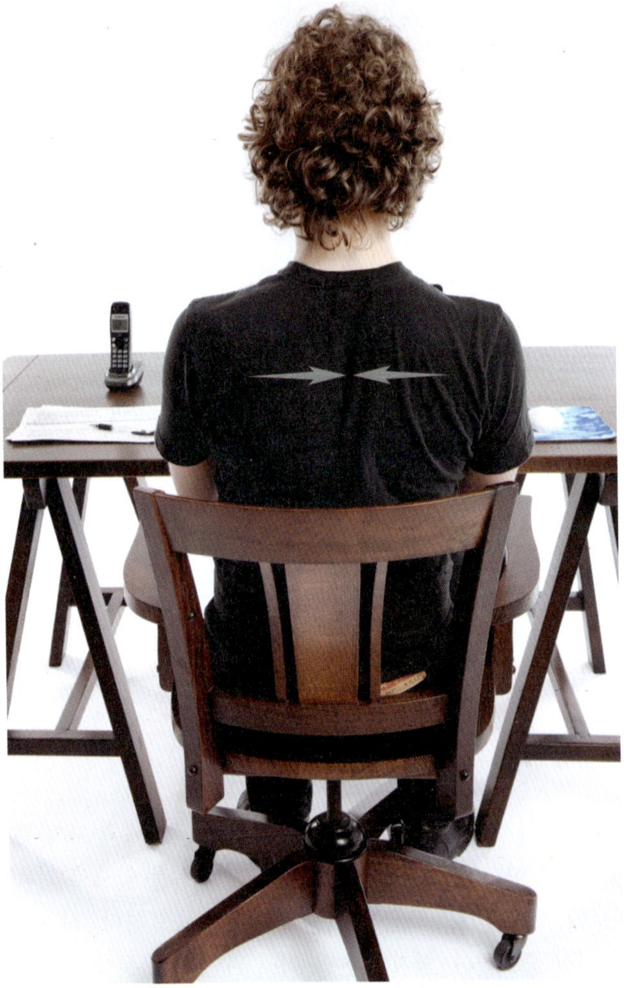

그림 4-24 **중간 어깨세모근과 마름모근 강화.** 중간 등세모근과 마름모근 외에 다른 근육이 사용되지 않도록 어깨뼈를 모아서 조이도록 환자에게 설명한다.

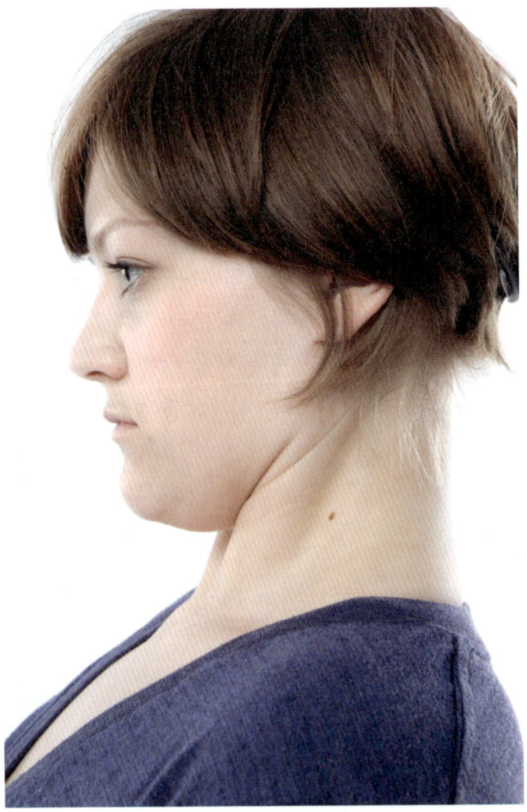

그림 4-25 **심부목굽힘근 강화.** 환자에게 턱을 안쪽으로 당기라고 설명한다.

동시키도록 지시한다(그림 4-23). 환자는 턱을 가슴에 대려고 힘쓰지 않아야 한다. 환자가 근육을 더 많이 늘리고 싶다면, 머리 뒤에 손을 편하게 놓고 팔의 무게를 이용하여 천천히 턱을 가슴으로 이동시킬 수 있다. 목을 구부린 자세에서 턱이 양쪽 어깨에 수평하게 이동되도록 천천히 목을 회전시킨다. 환자가 신경압박의 위험이나 추간판 탈출증이 있더라도 목을 폄할 때 편안한 느낌을 갖는다면 특별히 조언하지 않아도 된다. 신경압박이나 추간판협착증이 없는 경우, 구부린 상태에서 좌우로 회전 후에 한방향으로 폄과 동시에 돌림이 가능하지만 전범위에서 실시하는 것은 주의시키고, 머리를 반복해서 돌리지 않는다.

## 근력강화법(Strengthening)

환자는 흉곽의 굽힘과 어깨뼈의 내밈을 효과적으로 막기 위해서 등뼈세움근과 마름근, 중간등세모근을 강화시켜야만 한다.

환자에게 앉거나 선 자세에서 양쪽 어깨뼈를 쥐어짜는 동작을 지시한다(그림 4-24). 그 동작이 바른 자세에서 실시되면 어깨뼈는 전인되어야 하고 어깨는 이완되어야 한다. 이 자세에서 5-10초 수축을 유지하고 수축사이에는 3-5초 안정한다. 이 동작은 피로나 약증을 느끼기 전에 편안하게 할 수 있는 만큼 10회를 반복 실시한다.

환자는 앉거나 엎드려 누운자세에서 등뼈폄이 제한된 범위 내에서 손을 머리 뒤로 위치시키고 신전하여 등뼈세움근을 강화시킨다.

환자는 턱을 안으로 넣는 동작을 통해서 전방머리 자세를 감소시킬 수 있다(그림 4-25). 목과 머리를 앞으로 기울이는 동작은 등뼈 굽힘을 또한 감소시킬 수 있다. 이 자세에서 5-10초 수축을 유지하고 수축사이에는 3-5초 안정한다. 이 동작은 목의 피로나 약증을 느끼기 전에 편안하게 할 수 있는 만큼 10회를 반복 실시한다.

## 추가적 치료 제안(Suggestions for Further Treatment)

척추과다뒷굽음증을 개선시키기 위한 가장 좋은 방법은 적어도 일주일 동안 증상이 나타나지 않을 때까지 일주일에 한번은 치료를 해야할 것이다. 증상이 더 심한 환자의 경우, 가동범위의 개선이나 과긴장과 통증이 감소되는 것과 같이 증상이 개선될 때까지 일주일에 두 번 치료를 받는 것이 가장 좋다. 최소 일주일 동안 증상이 나타나지 않을 때까지 일주일에 한번으로 치료 횟수를 줄인다. 환자가 일주일 동안 통증이 없다면 치료는 한 달에 두 번으로 줄인다. 환자가 2주 이상 통증이 없다면 한 달에 한번 또는 필요할 때 치료 스케줄을 잡는다. 기능적 척추과다뒷굽음증인 경우 매번 치료시마다 어느 정도 개선이 되어야만 한다. 만약 그렇지 않다면 아래의 내용을 참조한다.

- 치료 사이 기간이 너무 길다. 치료된 새로운 조직은 24-48시간에 적응되는 것이 항상 가장 좋지만, 치료가 시작되고 그 사이 기간이 너무 많이 지난다면 환자는 일상생활에서 다시 예전 과정으로 돌아갈 것이다.
- 환자는 그들의 일상생활이 변하지 않거나 스스로 관리하지 못한다. 환자의 문제가 치료되는 것을 원하는 만큼 환자에게 강요할 수는 없다. 환자가 치유과정에 참여하는 것의 중요성을 설명하고 환자에게 당신의 조언에 따르도록 격려하지만, 따르지 않는 환자에게는 질책하거나 강요하지 않도록 주의한다.
- 당신이 기본적인 치료를 적용한 후에 다른 근골격계 합병증이 나타나거나 증상이 심해졌다면 그 환자는 다른 숙련된 치료사에게 의뢰해라. 당신의 능력이 이상의 환자를 지속적으로 치료하는 것은 환자의 회복을 지연시킬 수 있고 환자가 완전히 마사지 치료를 거부할 수 있다.

- 척추과다뒷굽음증은 구조적인 문제이거나 진단되지 않은 근본적인 문제이다. 환자가 건강 관리 전문가에게 의학적 진단을 받을 때까지 치료를 지속하지 말아라. 건강 관리 전문가와 함께 앞으로의 치료에 있어 금기사항과 주의사항에 대해 설명과 함께 의학적 평가에 대해 상의하여라.

임상현장이나 개인 병원에서 치료하지 않는다면, 환자의 회복을 위한 모든 프로그램을 적용할 수 없을지도 모른다. 또한 과도한 별도의 치료보다 도수치료를 받고 환자의 건강 관리 주치의와 환자의 신체의 변화에 대해 상의하고 환자의 상태에 대해 격려한다면, 환자는 더욱 안심할 수 있을 것이다. 환자가 규칙적으로 치료를 받겠다고 한다면, 치료할 때마다 증상은 변화될 것이며 이에 항상 치료 전에 환자를 평가하는 것이 중요하다. 먼저 환자의 전체 부위의 표면 조직을 이완시킨 다음, 특수한 부위의 치료에 더욱 집중할 수 있어야 한다. 또한, 척추과다뒷굽음증과 관련된 구조적으로 특수한 부위를 치료한 다음, 보상작용이 나타난 구조물들과 관련 질환들에 집중해야 할 것이다.

# PROFESSIONAL 치료 기술의 발전(GROWTH)

## 사례 연구

*Seth는 26세 레코딩 엔지니어이다. 그는 일주일에 평균 50시간을 일하고 주로 늦은 오후 일을 시작하고 자정이 넘어서 일을 마친다. Seth는 매일 운동하기 위해 6마일 떨어진 회사를 자전거를 타고 출퇴근한다. 그는 매일 합리적인 건강식과 물을 즐겨 마시지만 레코딩 작업하는 동안에는 가끔 맥주를 마신다. 그는 어깨뼈 사이에 통증을 느꼈고 특히 왼쪽에 통증을 호소하였다.*

### 자각증상

*환자는 어깨뼈 사이에 통증을 호소하였고, 특히 왼쪽부위의 위 아래 등 사이 중간부위에 척추를 따라서 날카롭고 간헐적인 통증을 호소하였다. 그는 몸을 앞으로 기울여 핸들을 잡아야 하는 클래식 10 스피드 자전거를 타며, 전면을 주시하기 위해 목과 등을 구부린다. 일하는 동안에는 한시간은 마이크와 장비를 만지거나 레코딩 콘솔 안의 의자에서 안정을 취한다. 그는 화장실 갈 때를 제외하고 거의 일어나지 않는다. 그는 레코딩이 끝날 무렵이거나 피곤할 때 증상이 가장 심해진다고 호소하였고, 술을 마시지 않고 일한 다음날 뻣뻣함이 덜 하다고 말하였다. 머리를 오른쪽으로 돌리다가 가장 크게 다쳤었고, 머리를 왼쪽으로 돌리려고 했을 때 모든 방향으로 돌릴 수가 없을 정도로 아팠다. 그는 보험이 없었고, 의사를 본적도 없었지만 과거력이 없었으며 다른 부위의 어떠한 통증이나 약화도 없었다. 메스꺼움을 느끼거나 현기증 또는 시야가 흐릿한지 물었을 때 Seth는 '없다' 고 말했다. 또한 팔에 방사통이나 무감각, 따끔거리는 증상이 있는지 물었을 때도 '없다' 고 대답하였다. 기침이나 재채기 할 때 척추 주변에 통증을 호소하였던 기억도 없었다. 그의 증상은 평상시 생활동안 지속되지는 않았다. Seth는 목과 등 통증 부위에 집중적인 일회 치료를 요구했다.*

### 소견

*Seth가 그의 증상을 설명할 때, 체중의 대부분이 왼쪽 다리에 실려 있었고, 오른쪽 엉덩관절이 가쪽돌림되어 있었으며, 흉곽은 약간 왼쪽으로 가쪽 굽힘되어 있었다. 자세평가 시, 등뼈는 약간의 굽힘이*

*증가되어 있었고, 양쪽 어깨가 약간의 안쪽 돌림되어 있었으며, 특히 뒤통수 가까이에 상부 목뼈가 폄된 상태로 전방머리 자세가 확인되었다. 왼쪽 어깨는 약간 올라가 있었고 오른쪽 엉덩관절은 약간 가쪽 돌림되어 있었다. 추간판탈출증이나 척추 압력을 증가시키는 다른 원인을 확인을 위한 발살바 검사 시 음성반응을 보였다. 목뼈의 능동 회전 시 오른쪽 끝 지점에서 통증이 야기 되었고 왼쪽으로 회전 시에는 통증이 감소되었다.*

*등뼈의 폄 동작은 정상이었고 통증도 없었다.*

*왼쪽의 목빗근, 목갈비근, 양측의 큰가슴근과 어깨올림근과 넓은 등근과 아래등세모근은 촉진 시 과긴장성이 나타났다. 마름모근, 뒤위 톱니근, 중간등세모근과 등뼈 신전근은 양쪽 모두 띠를 형성하고 긴장되어 있었다.*

## 치료

*나는 뒤통수 아래에 베개를 놓고, 둥글게 말은 수건을 척추길이를 따라 놓고 누운상태에서 치료를 시작하였다. 나는 복장뼈를 따라서 큰가슴근과 넓은 등근의 부착지점인 위팔뼈머리 주변의 조직에 근막이완술을 적용하였다. 가슴근과 앞쪽어깨세모근의 조직 온도를 높이기 위해 에플루라지하였고, 근육을 신장시키기 위해 근육에 스트립핑 마사지를 양쪽 모두 적용하였다. 통증유발점은 찾지 못했다.*

*목 뒤, 특히 뒤통수 주변에 근막이완술을 적용하였다. 윗등세모근과 어깨올림근은 근육 스트립핑을 따라 표면 조직 온도를 높이기 위해 에플루라지하였다. 통증유발점은 없었다. 목빗근에는 양쪽으로 손가락으로 집어 주무르기를 사용하였다. 역시 통증유발점은 없었다. 양측의 후두근, 널판근, 목갈비근에도 근육 스트립핑을 하였다. 왼쪽 목갈비근에 과긴장성이 더 크게 나타났다. 왼쪽 어깨를 기준으로 앞목 갈비근의 기시와 정지의 중간부위에서 통증유발점이 발견되었다. 연관통은 근육 스트립핑으로 2번 압박한 후에 통증 수준이 7에서 3으로 감소되었다. 오른쪽은 통증유발점이 없었다. 왼쪽 목갈비근에는 등척성 후 이완기법(postisometric relaxation)을 이용하여, 왼쪽으로 최대 회전과 오른쪽 외측 굽힘을 실시하였다. 나는 뒤통수 근육에 심부 주무르기를 적용하기 위해 뒤통수 밑에 볼스터를 빼내었다. 뒤통수근육에 통증유발점은 없었다. 나는 턱을 가슴쪽으로 당겨 목 폄근 수동적으로 신장시켰다.*

*엎드린 자세에서는 넓은 등근에 강한 에플루라지와 표면 횡섬유 마찰법을 적용하였으며 특히 왼쪽 부위를 중점적으로 실시하였다. 넓은 등근의 위쪽 섬유 내 어깨뼈의 약간 내측부위에서 압통이 느껴졌다. 방사통은 나타나지 않았다.*

*나는 아래등세모근과 넓은 근육의 부착부위와 어깨뼈 위쪽 각 주변에 유착을 감소시켜주기 위해 횡섬유 마찰을 양측 표면에 적용하였다. 아래등세모근에 근육 스트립핑은 견봉돌기를 따라서 왼쪽 어깨뼈 주변에 위치한 왼쪽 어깨 외측 가장자리에서 약간 중심으로 통증유발점이 발견되었다. 통증유발점을 압박하였을 때 국소적 경련반응이 나타났다. 통증은 6에서 2의 수준으로 감소하였다. 통증유발점을 포함한 근섬유를 따라 신장기법을 적용하였다. 마름모근과 중간등세모근이 위치하는 날개뼈의 중간 가장자리부터 척추를 따라서 심부 에플루라지하였다. 어깨뼈의 위쪽각에서 아래각쪽으로 약간의 압박을 가하여 마름모근에 국소 경련반응을 만들었지만 통증유발점은 없었다. 국소통증은 5에서 2로 감소하였다.*

*등뼈 폄근육을 따라서 위에서 아래로 근육 스트립핑과 함께 심부 섬유 마찰을 적용하였다. 통증유발점은 발견되지 않았다. 환자는 통증을 느끼지 않았고 그 부위의 편안한 이완을 느꼈다. 치료 후에 목뼈의 능동적 왼쪽 회전이 이전 치료와 비교하였을 때 약 10° 증가되었고, 오른쪽 회전 시에도 통증이 나타나지 않았다. 목뼈의 굽힘도 치료 전과 비교하여 약 25° 증가하였다.*

(계속)

### *치료계획*

*나는 Seth에게 일하는 동안 후부 목근육과 가슴근육의 신장운동과 중간 등세모근과 마름모근의 강화 운동을 설명하였다. Seth는 오늘부터 일주일 후에 치료를 계획하였다. Seth에게 회복에 도움이 되는 다른 부위를 치료할 수 있는 충분한 시간이 있다면, 체간의 외측굽힘과 엉덩관절의 바깥돌림과 올림에 영향을 준 엉덩관절과 허리부분 근육들을 평가하고 치료할 것이다. 최소 1주 동안 Seth의 가동범위가 정상적으로 유지되고 통증이 없다면, 두 번째 치료는 최소한으로 적용하고 일반적인 조직의 평가와 자세 평가만으로도 충분할 것이다.*

*나는 환자가 근육들이 충분한 물을 마시게 하고 대사작용이 원활하도록 치료기간에 충분한 물을 마시도록 격려하였다. 증상이 심하게 나타나는 동안에는 알코올을 피하도록 하였다. 또한 Seth가 자전거를 탈 때 목을 펴지 말고 척추를 곧게 펴서 보트를 타는 것처럼 타라고 지도하였다.*

## 임상을 고려한 운동(Critical Thinking Exercises)

1. 등뼈굽힘증과 관련된 모든 근육의 신장운동과 근육강화운동이 포함된 10분 운동을 개발하여라. 표 4-1, 박스 4-1, 그림 4-8을 지침으로 하여라. 근육의 기시 정지 사이의 거리를 늘리는 신장운동은 단축된 근육을 위해 중요하며, 근육의 기시정지를 능동적으로 가깝게 하는 근력강화운동은 단축된 근육의 길항근을 위해 중요하다는 것을 기억해라. 당신의 도움없이도 환자가 동작을 수행할 수 있도록 각각의 운동 단계에 대해 충분히 자세히 설명하라.
2. 환자는 어깨 가장자리와 목 사이의 통증을 위한 마사지 계획을 위해 연락한다. 그녀는 5년 전에 심장수술로 인해 복장뼈 왼쪽부위의 상처가 있다고 설명한다. 그녀의 주치의는 그녀가 건강하고 일상생활을 정상적으로 하고 있더라도, 그녀의 심혈관 질환과 관련된 증상을 규칙적으로 확인한다. 그녀를 치료하기 전 그녀의 주치의로부터 그녀의 수술과 관련된 만성통증의 진행될 수 있는 것과 치료계획을 세울 때 주의사항과 고려사항에 대해 의논하여라.
3. 목뼈와 등뼈의 자연적 또는 수술적 고정이 되어 있는 환자를 위해 변화된 치료의 필요성을 의논하여라.
4. 등뼈굽힘증을 증가시킬 수 있는 위험요소에 대해 환자에게 아래와 같이 설명할 수 있는 문헌자료를 검토하시오.
   - 신경 뿌리 압박
   - 호흡질환
   - 류마티스 관절염
   - 비타민 D 결핍
   - 호르몬 불균형
   - 척추분리증(spondylolisthesis)
   - 포츠 질병(pott's disease)
   - 파겟 질병(paget's disease)

## 참고문헌 및 추천도서(Bibliography and Suggested Readings)


Biel A. *Trail Guide to the Body: How to Locate Muscles, Bones and More*, 3rd ed. Boulder, CO: Books of Discovery, 2005.

Clarkson HM. *Joint Motion and Function Assessment*. Baltimore, MD: Lippincott Williams & Wilkins, 2005.

Greig AM, Bennell KL, Briggs AM, et al. Postural taping decreases thoracic kyphosis but does not influence trunk muscle electromyographic activity or balance in women with osteoporosis. Manual Therapy. 2008;13(3):249-257.

Mayo Foundation for Medical Education and Research. Muscular Dystrophy. Available at http://www.mayoclinic.com/health/muscular-dystrophy. Accessed Summer 2008.

Mayo Foundation for Medical Education and Research. Paget's disease of the bone. Available at http://www.mayoclinic.com/health/pagets-disease-of-bone/DS00485. Accessed Summer 2008.

McKenzie K, Lin G, Tamir S. Thoracic outlet syndrome part I: A clinical review. Journal of the American Chiropractic Association. 2004;41(1):17-24.

Nicholas Institute of Sports Medicine and Athletic Trauma, Plone Foundation. Physical Examination of the Shoulder. Available at http://www.nismat.org/orthocor/exam/shoulder.html. Accessed Summer 2008.

Osar E. *Form & Function: The Anatomy of Motion*, 2nd ed. Evanston, IL: Osar Publications, 2005.

Rattray F, Ludwig L. *Clinical Massage Therapy: Understanding, Assessing and Treating over 70 Conditions*. Toronto, ON: Talus Incorporated, 2000.

Spine Universe. Scheuermann's Kyphosis (Scheuermann's Disease): Abnormal Curvature of the Spine. Available at http://www.spineuniverse.com/displayarticle.php/article593.html. Accessed Summer 2008.

Spondylitis Association of America. Ankylosing Spondylitis. Available at http://www.spondylitis.org/about/as_diag.aspx. Accessed Summer 2008.

Simons DG, Travell JG, Simons LS. *Myofascial Pain and Dysfunction: The Trigger Point Manual*, 2nd ed. Philadelphia, PA: Lippincott Williams & Wilkins, 1999.

Turchaninov R. *Medical Massage*, 2nd ed. Phoenix, AZ: Aesculapius Books, 2006.

U.S. National Library of Medicine and the National Institutes of Health. Ankylosing Spondylitis. Available at http://www.nlm.nih.gov/medlineplus/ankylosingspondylitis.html. Accessed Summer 2008.

U.S. National Library of Medicine and the National Institutes of Health. Kyphosis. Available at http://www.nlm.nih.gov/medlineplus/ency/article/000353.htm. Accessed Summer 2008.

U.S. National Library of Medicine and the National Institutes of Health. Osteoporosis. Available at http://www.nlm.nih.gov/medlineplus/ency/article/000360.htm. Accessed Summer 2008.

U.S. National Library of Medicine and the National Institutes of Health. Spondylolisthesis. Available at http://www.nlm.nih.gov/medlineplus/ency/article/001260.htm. Accessed Summer 2008.

U.S. National Library of Medicine and the National Institutes of Health. Tuberculous Arthritis. Available at http://www.nlm.nih.gov/medlineplus/ency/article/000417.htm. Accessed Summer 2008.

Werner R. *A Massage Therapist's Guide to Pathology*, 4th ed. Philadelphia, PA: Lippincott Williams & Wilkins, 2009.

# 긴장성 두통(Tension Headaches)

제 5 장

## UNDERSTANDING 긴장성 두통(TENSION HEADACHES)

두통은 인간의 건강에 있어 다양한 변화를 나타낸다. 그것들은 부상의 결과이거나, 전신성 질병의 증상이나, 그 자체만의 증상으로 보여질 수 있다. International Headache Society(IHS)는 두통을 일차성 두통과 이차성 두통 그리고 두 개 신경통 또는 그 외 두통으로 분류한다. 긴장성 두통, 편두통, 군발두통(골칫거리, 두통거리)은 흔히 일차성 두통으로서 분류된다; 이것은 두통이 병리학적 소견 자체를 의미한다(그림 5-1). 병리학적인 소견을 근거로 야기된 두통들은 이차성 두통들로 간주된다. 마치 근육긴장이 원인인 것 같은 만성두통을 치료하기 전에 근본적인 위험한 상태나 다른 금기증을 의심한다면, 의료인에게 환자의 병력과 진단에 대해 언급하는 것이 필수적이다. 반면에 마사지 치료는 증상을 완화시키고 부가적인 두통의 발생을 줄이는데 도움이 될 수 있는데, 이것은 근본적인 상태의 치료는 아니며, 이러한 환자를 치료할 때 주의가 따라야 한다. 그러나 다른 특별한 증상이 없고, 긴장항진상태의 감소 그리고 통증유발점, 혈압에 규칙적인 마사지 치료는 만성 긴장성두통에 대한 증상의 정도와 빈도를 감소시킬 수 있다. 긴장성 두통은 가장 흔한 종류의 두통이다. 근거는 그것들이 근본적으로 어깨, 목, 머리 근육의 긴장 그리고 통증유발점에 의해서 야기된다고 제시한다.

그것들은 처방전이 필요없는 일반 진통제와 마사지와 같은 도수치료와 같은 치료법들에 잘 반응한다. 긴장성두통은 종종 사람들의 일상생활 활동에 지장을 주는데, 위험할 정도는 아니다. 긴장성 두통은 편두통과는 다른데, 이러한 편두통은 흔히 중추신경계의 상태나 혈관수축과 연관된 다양한 원인이 있다고 여겨진다. 그러나 근육긴장은 자주 편두통을 동반하며, 그리고 이러한 연구들은 마사지가 앞의 에피소드(증상들)의 강도와 빈도를 감소시킬 수 있다는 것을 보여준다.

### 일반적인 징후와 증상(Common Signs and Symptoms)

긴장성 두통은 보통 양측성이지만, 하나 또는 그 이상의 통증유발점의 전이방식에 따라 편측이나 특정적으로 나타날 수 있다. 통증은 둔하며 쑤시고 종종 띠를 두른 듯한 압박이나 머리 주위의 결함 또는 머리나 어깨위로 무거운 망토를 걸친 듯한 느낌으로 묘사된다.

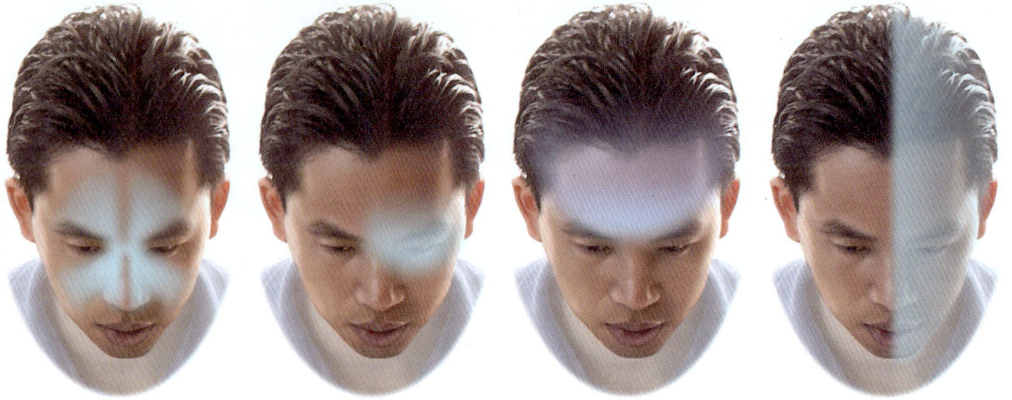


그림 5-1 **일차성 두통.** 환자의 통증의 패턴은 환자가 경험하는 두통의 타입을 이해하는데 도움을 줄 것이다. 왼쪽에서 오른쪽으로: 코곁굴 두통, 군발 두통, 긴장성 두통, 편두통. A.D.A.M의 허가를 받아 사용.

편두통을 가진 사람들과는 달리, 긴장성 두통 환자들은 구역질이나 구토, 전조를 경험하지 않고, 보통 신체적 활동으로 인해서 긴장성 두통이 심해지지는 않는다. 머리가 아픈 것 이외에, 환자들은 가끔 어깨뼈 사이나 어깨, 목에 통증을 느낀다. 이런 증상들은 두통에 앞서 나타날 수 있다. 환자들이 과도한 전만이나 과도한 뒤굽음이 있다면, 이러한 상태들을 동반하는 일반적 통증방식들이 또한 나타날 수도 있다. 과긴장과 통증유발점들은 목뼈 폄근들 특히, 위쪽 등세모근, 목 널판근, 머리 널판근, 뒤통수 밑근; 목뼈 굽힘근들은 목갈비근들과 목빗근을 포함; 그리고 씹기 근육들에 자주 찾아낸다.

위성통증유발점들은 일차적 통증유발점의 전이방식으로 발견될 수 있다. 호흡근들은 또한 과도한 뒤굽음증이나 만성 호흡기 질환들과 특히 관련되어 있다. 긴장성 두통 환자들은 또한 두피의 압통, 식욕상실, 피로, 불면증, 기분변화와 일상생활의 집중에 문제를 접할 수도 있다. 만성 긴장성 두통은 청소년기나 성인기에 발생할 수 있다. 이것은 젊은 성인들이 더욱 자급자족함에 스트레스를 많이 받게 되고, 근 긴장을 유발하는 자세적 변화에 영향을 끼치는 일상생활에서의 좌식 활동으로 인해 주로 발생한다. 긴장성 두통은 보통 30분에서 수주에 걸쳐 이어지고, 완화없이 지속된다. 두통은 수개월의 과정동안 주당 2~3회 발생할 때 만성으로 간주한다. 치료를 하지 않으면, 환자는 수년간 만성 긴장성 두통으로 인해 고통받을 수 있다. 긴장성 두통은 통증유발점이 활성화되고 피로가 누적되고 스트레스를 받을 때, 보통 오후에 나타난다. 환자는 수면을 취하기 어려울 수도 있고, 이 증상을 치료하지 않는다면 긴장성 두통의 원인에 영향을 끼칠 수 있다.

## 가능한 원인과 기여 인자(Possible Causes and Contributing Factors)

지금까지, 긴장성 두통의 정확한 원인(들)과 긴장이 실제로 근육들의 수축으로 원인이 되는지에 대한 어떠한 합의가 없다. 근육들의 긴장은 긴장성 두통과 편두통 환자 모두에서 언급되었다. 세로토닌을 포함하는 화학적 수준의 변화들에서도 또한 둘 다 발견되어졌다. 이런 변화들의 원인이 여전히 불확실한 동안에, 연구자들은 대뇌로 가는 통증 전달로의 불균형한 활성화와 자연적인 통증억제를 방해한다고 현재 믿고 있다. 두통이 보통 통증유발점의 전이지역에서 느껴짐에도 불구하고, 연구들은 긴장한 근육의 이완은 긴장성 두통과 편두통의 빈도를 감소시키는 것을 보여주고 있다. 마사지는 이미 진행되는 편두통을 개선시킬 수는 없지만, 진행되는 긴장성 두통을 치료할 때 증상을 악화시킬 수 있는 기술과 압력을 피해서 주의를 기울여 사용해야 한다.

목뼈나 등뼈에 발생하는 자세적 편위는 근 긴장과 그 결과로 두통을 일으키는데 원인이 된다. 일반적으로 과도한 뒤굽음에서 발견되는 거북목 자세에서 흔히 관찰된다. 과도한 뒤굽음을 가진 환자에게 흔히 발견되는 턱관절의 기능장애도 비슷한 영향을 미치는 요소이다. 사경, 추간판 탈출증, 편타성 손상이나 다른 미해결 트라우마도 포함될 수 있다. 목이 폄되어 자거나 책상에 앉기와 같은, 비활성 자세 유지를 일상생활에서 하는 환자들은 두통형성에 영향을 미치는 근육들의 높은 휴지기 긴장도나, 통증유발점을 활성화 되게 할 수 있다. 근육의 적인 육체적 활동의 결핍은 유착, 대사물질 축적과 결과적으로 통증유발점의 활성화로 이어지게 한다. 근육들의 스트레스와 피로, 과사용은 과긴장과 통증유발점의 원인이 된다. 피로와 혼란으로 나타날 수 있는 탈수증은 두통의 가장 흔한 원인중 하나이다.

약의 부작용으로 인한 화학적 변화와 호르몬 변화, 혈압의 변동과 고혈당이나 저혈당은 모두 두통의 원인이 된다. 이 경우, 증상은 원인을 해결함으로써 완화된다. 유발된 증상을 완화하기 위한 약의 과사용(이나 약의 갑작스러운 중단)은 반동효과를 초래할 수 있다. 이것은 의료인의 관찰아래 약의 사용변화나 중지, 감소에 의해 해결할 수 있다. 우울증이나 불안은 보통 화학적 불균형과 연관되고, 또한 긴장성 두통을 일으킬 수 있는 환자의 목과 턱 근육들의 수축을 일으킬 수 있다.

불충분한 수면이나 취침방식의 변화는 규칙적 생물학적 기능과 24시간 주기리듬에 영향을 준다. 차가운 방에서의 수면이나 에어컨 환기장치같은 차가운 것 가까이에 장시간 앉기는 두통의 원인이 되는 통증유발점을 활성화 시킬 수 있다. 약, 알코올이나 카페인, 지나친 흡연 등의 사용 또는 금단 증상을 포함하는 생활방식의 선택과 과도한 노력은 만성 두통의 발달을 일으킬 수 있다. 감기와 독감, 눈의 피로, 비충혈과 축농증들도 영향을 미치는 인자가 될 수 있다.

만성 긴장성 두통은 50세 이후 발달이 드물다. 만일 그렇다면, 그것은 더 심각한 질환을 경고하는 것일 수 있고, 환자는 평가를 위해 주치의에게 문의해야만 한다. 게다가, 환자는 통증이 심해지고 (벼락두통), 악화되고, 패턴변화나 더 이상 진통제로 완화되지 않는다면, 의료적 치료를 모색해야 한다. 비슷하게, 환자는 두통과 함께 말하기가 어렵고, 발열, 발진, 발작, 무감각이나 약화가 있다면 긴급 의료적 치료를 모색해야 한다. 이런 증상과 징후는 뇌졸중, 동맥류나 다른 심각한 질환들을 나타낸다. 기침, 염좌나 갑작스런 움직임 이후에 나타나는 두통은 신경이나 척수내압, 두개내압의 증상으로 의학적 전문가에 의해 평가받을 수 있도록 해야 한다. 두통들이 손상 다음에 발전한다면, 환자는 마사지를 받기 전에 의료인에게 의학적 평가를 받아야 한다.

표 5-1. 긴장성 두통에 영향을 주거나 흔히 혼란을 주는 질환들.

## 금기증과 특수한 고려사항(Contraindications and Special Considerations)

- **치료하는 날의 두통.** 환자가 치료하는 날에 두통이 있다면, 강하게 치료를 하지 않아야 한다. 마사지가 긴장성 두통의 금기사항은 아니지만, 환자의 증상을 악화시키지 않도록 조심해야 한다. 근막이완, 림프 드레나쥐(보더 박사에 의해 창안된 기법으로 림프순환을 촉진시켜 세포의 대사물질 및 노폐물의 배출을 도와줌으로써 궁극적으로 조직의 영양대사를 원활하게 해 주는 마사지 기법)와 점진적인 얕은 층 스트로크가 가장 적합하다. 환자는 빛, 냄새나 소리에 의해 방해받을 수 있고 얼굴 받침대를 참지 못할 수도 있다. 또한 치료사는 환자의 예약변경이나 더

**표 5-1 긴장성 두통에 원인이 되거나 흔히 혼동되는 질병의 구분**

| 질병 | 전형적인 증상과 증후 | 검사 | 마사지 치료 |
|---|---|---|---|
| 편두통 | - 일시적 또는 만성적<br>- 중등도 또는 심각한<br>- 보통 편측성<br>- 박동성<br>- 육체적 활동에 의한 악화<br>- 전조, 메스꺼움, 구토<br>- 빛과 소리 공포증 | - 가족력, 증상과 증후에 의해 진단되며, 이에 따라 치료.<br>- 다른 원인들과 감별하기 위해 MRI나 CT.<br>- 발작과 구분하기 위해 EEG | - 마사지는 편두통이 있을 때 적합하지 않을 수 있지만, 규칙적으로 나타나는 두통들 사이에 빈도를 감소 시킬 수 있음. |
| 군발성 두통 | - 편측성<br>- 눈꺼풀 부종 , 충혈<br>- 과도한 눈물<br>- 갑작스러운 날카로운 두통<br>- 주기적 통증, 수면동안 | - 증상과 증후에 의해 진단.<br>- 다른 병리를 제외시키기 위해 MRI. | - 마사지는 군발성 두통이 있을 때 적합하지 않을 수 있지만, 규칙적으로 나타나는 두통들 사이에 빈도를 감소시킬 수 있음. |
| 코곁굴 두통 | - 이마와 가슴에 압박과 통증<br>- 코곁굴염<br>- 눕거나 전방으로 숙일 때 악화<br>- 발열, 기침이나 피로감<br>- 전염성 또는 알레지성 코곁굴염 | - 증상과 징후에 의해 진단.<br>- 전염병 확인을 위해 점액샘플 검사.<br>- CT 촬영이나 MRI | - 마사지는 심각한 질병이나 전염병이 나타날 경우 금기한다.<br>그 외에 마사지는 환자가 편안하다면 적합함. 안면 받침대는 불편을 일으킬 수 있음. |
| 뇌종양 | - 두통, 발작, 신체 한 부분의 약화나 감각의 감소<br>- 정신기능과 성격 변화<br>- 진전, 어둔함<br>- 후각, 청각, 언어, 청명, 기억, 시야의 변화<br>- 구토, 발열이나 전반적 적대감 | - CT 촬영<br>- MRI<br>- EEG<br>- 조직 생체검사<br>- 뇌척수액검사 | - 마사지는 환자가 의사에 의해 허가될 때까지 금기. |
| 뇌동맥류 | - 복시<br>- 시야 손실<br>- 두통<br>- 눈의 통증<br>- 목의 통증<br>- 갑작스러운 심한 두통<br>- 구토, 구역질<br>- 감각손실, 신체 한 부분의 약화나 감각 감소<br>- 눈꺼풀 쳐짐, 시야와 언어 변화<br>- 혼란, 무기력 또는 발작 | - CT 촬영<br>- MRI<br>- 뇌척수액 검사<br>- 뇌 혈관 조영검사<br>- EEG | - 마사지는 환자가 의사에 의해 허가될 때까지 금기. 주의깊게 순환기법을 실시. |
| 뇌졸중이나 일과성 허혈 | - 증상은 주로 편측성, 갑작스럽고 빠른 시간에 발생, 재발 가능.<br>- 감각손실, 저림, 약화, 무거운 사지, 언어장애, 시야변화, 현기증, 협응과 균형의 소실, 비틀거리거나 낙상.<br>- 안면마비<br>- 눈의 통증<br>- 혼란 | - 병력<br>- CBC<br>- CT 촬영<br>- MRI<br>- 뇌혈관 조영술 | - 마사지는 증상이 보일 때, 금기. 뇌졸중이나 일과성 허혈을 이겨낸 환자는 주치의 허가 시에 적용가능.<br>- 강한 순환기법은 피해야함. 목 주변 마사지는 환자가 뇌졸중 전 ADL이 가능할 때까지 미루어야함. |

**표 5-1 긴장성 두통에 원인이 되거나 흔히 혼동되는 질병의 구분(계속)**

| 질병 | 전형적인 증상과 증후 | 검사 | 마사지 치료 |
|---|---|---|---|
| 삼차신경병증 | - 눈 주변, 뺨과 아래 얼굴에 편측성<br>- 접촉과 소리로 인해 통증 발생<br>- 최소 수초에서 수분간 날카롭고, 전기적 발작<br>- 면도나 식사, 마시거나 저작, 양치질동안 통증 | - MRI<br>- 혈액 검사<br>- 다른 질병을 배제 | - 접촉에 대한 민감성 때문에, 마사지는 환자의 좋은 느낌으로 평가되어지는 허가 없이는 금기. 안면 받침대는 심한 통증을 야기할 수 있음. 다른 마사지는 적용함. |
| 지속 반두통 | - 매일 일관되게 한쪽 머리에 통증<br>- 일반적인 중등도와 가끔식 심한 통증<br>- 한쪽 눈에 눈물이나 충혈<br>- 비충혈<br>- 눈꺼풀 쳐짐이나 종창 | - 특발성<br>- 확실한 검사는 없음<br>- 증상과 징후에 따른 진단하고 다른 두통의 원인과 배제 | - 평가를 위해 의사에게 문의. 지속 반두통을 가진 환자는 증상이 조절될 때까지 마사지를 참을 수 없을 것 같음. |
| 뇌수막염 | - 발열과 오한<br>- 구토와 구역질<br>- 심한 두통<br>- 뻣뻣한 목<br>- 광과민성<br>- 혼란과 의식의 감소<br>- 빠른 호흡<br>- 식욕상실<br>- 불안 | - 가슴 X-ray<br>- CT 촬영<br>- 뇌척수액 검사 | - 마사지는 질병이 나을 때까지 금기. 평가를 위해 의사에게 문의. |
| 뇌염 | - 발열<br>- 두통<br>- 뻣뻣한 목, 근약화나 마비<br>- 구토<br>- 광과민성<br>- 혼란, 졸림이나 어둔함<br>- 자극감수성<br>- 발작, 의식 소실, 혼미나 혼수 | - 뇌척수액 검사<br>- EEG<br>- MRI<br>- CT 촬영 | - 마사지는 질병이 나을 때까지 금기. 평가를 위해 의사에게 문의. |
| 측두동맥염 | - 대게 50세 이상 환자<br>- 한쪽이 쑤시는 통증<br>- 두피의 압통<br>- 발열, 식욕감소, 발한, 체중감소<br>- 근육통, 약화와 피로<br>- 복시, 흐려진 시야, 시력저하<br>- 턱 통증 | - 압통에 대한 두피의 촉진<br>- 손상측 동맥의 맥박이 없거나 약화<br>- 간기능 검사<br>- 측두동맥의 조직생체검사 | - 만성 두통이 새롭게 발달한 50세 이상의 환자는 의사에게 문의. |
| paget 병 | - 지속적인 뼈 통증<br>- 관절의 뻣뻣함과 통증<br>- 두통, 목의 통증<br>- 내반슬<br>- 접촉주변에 열감<br>- 골절<br>- 청각 소실<br>- 키의 감소 | - X-ray<br>- 뼈 스캔<br>- 혈청 검사<br>- 알카라인성 인산가수분해효소와 혈청 칼슘농도 | - 의사와 함께 실시<br>- 마사지는 유연성 유지를 도와줄 것임.<br>- 뼈가 약해서 주의해야 함. |

(계속)

**표 5-1 긴장성 두통에 원인이 되거나 흔히 혼동되는 질병의 구분(계속)**

| 질병 | 전형적인 증상과 증후 | 검사 | 마사지 치료 |
|---|---|---|---|
| 신경근 압박 (신경근병증) | - 근 경련, 약화나 위축<br>- 손상측의 어깨뼈 주위 통증<br>- 목의 통증<br>- 사지로 통증이 방사<br>- 긴장하거나 웃음, 기침, 재채기할 때나 회전이나 외측 굽힘에서 통증이 악화 | - Spurling 검사<br>- 발살바 검사<br>- 근력과 감각, 반사를 위한 신경학적 검사 | - 마사지는 통증의 원인과 위치가 이해된다면 적용함. 증상을 다시 만들거나 압축을 증가시키지 않도록 주의해라. |

짧은 치료를 고려해야 할 것입니다. 만약 환자의 두통이 늦은 오후에 자주 나타난다면, 통증 유발점이 활성화 되지 않는 주말 오전에 예약하는 것을 고려해야 한다.

- **근원적인 질환들.** 두통은 매우 다양한 근원적인 질환의 증상일 수 있다. 다른 질환(증상과 징후의 병리학 책과 표 5-1 참조)이 의심된다면, 치료 시작 전 환자를 진단한 주치의에게 문의해야 한다. 근원적인 질환을 진단받은 환자가 마사지 금기증이 아니라면, 치료계획을 전개하기 위해 의료인과 함께 노력해야 할 것이다. 최근에 50세 이후 만성두통이 악화된 환자는 주치의에게 문의해야 한다.
- **위험한 부위들.** 목의 위험한 부위 근처에 주의를 기울여야 한다. 치료를 시작하기 전에 목동맥의 맥박을 부드럽게 촉진한다. 이 부분을 피하고, 치료하는 동안 맥박을 느낀다면, 천천히 손을 뗄 수 있도록 한다.
- **치료기간과 압력.** 퇴행성 골 질환을 가진 노인이나 일상생활 수행능력이 감소한 질환을 가진 환자의 경우에, 치료기간뿐 아니라 압력을 조정할 필요가 있다. 한 세션에 30분 빈도가 환자에게 더 나을 수도 있다.
- **위치결정.** 두통을 일으키는 자세를 바로잡고 편안한 환자의 자세를 위해 볼스터를 사용한다. 목의 폄이나 거북목자세가 뚜렷하다면, 바로누운자세에서 뒷머리 아래에 작은 볼스터를 사용하고, 엎드려 누운자세에서 목의 폄에 줄이기 위해 얼굴받침대를 조절하면 도움이 될 것이다. 과도한 뒤굽음이 나타난다면, 엎드려 누운자세에서 어깨아래에 볼스터는 어깨뼈의 내밈을 감소시켜 줄 것이다. 바로 누운자세에서, 뒷머리를 포함하여 척추의 길이를 따라 볼스터를 사용하면 목의 폄과 어깨뼈의 내밈을 감소시킨다.
- **수치료.** 혈관의 팽창에 의해 발병하게 되는 심혈관 질환을 가진 환자에게 가슴이나 목에 습열치료를 사용하지 않는다. 심한 고혈압과 죽상동맥경화증은 마사지의 금기증의 질환의 2가지 예이다. 권고사항들을 알기 위해서 병리학 책을 참조하도록 한다.
- **마찰.** 항염증치료제를 복용하는 환자, 조직 내 건강이 면역기능이 제대로 발휘되지 않는 경우, 골관절염이나 류마토이드 관절염과 같은 전신성 염증 질환을 가진 환자는 심부 마찰을 하지 않는다. 마찰은 항염증치료제가 의도하는 작용을 방해할 수 있는 염증성 과정을 만든다. 환자의 주치의가 동의한다면 치료 몇 시간 전에 약 복용을 삼가 할 것을 권고한다.
- **조직의 길이.** 근막 조직을 치료하는 동안 이미 심하게 신장된 조직을 신장시키지 않는 것이 중요하다. 우선 근막의 제한에 대해 평가하고 분명히 나타나는 사람에게만 치료를 한다. 통증유발점을 치료한다면, 그 부위를 늘리기 위해 신장기법, 국소적 침, 온열을 사용한다.
- **과운동성 관절과 불안정한 인대.** 전신질환이나 임신, 부상으로 인해 불안정한 인대나 과운동성 관절들은 가진 환자에게 관절가동술을 주의해야 한다.

## 마사지 치료에 대한 연구(Massage Therapy Research)

2002년에, Quinn등은 "만성 긴장성 두통의 빈도와 마사지 치료"라는 연구를 게재했다. 이 연구는 6개월 이전 주당 2~3회 두통을 경험한 18~55세 사이의 담배를 피우지 않는 4명의 성인(국제 두통 협회 지침에 따라 일시적 또는 만성적 긴장성 두통을 진단 받은 자)들이 참여하였다. 두통의 기준치는 4주간 주 2회 30분 동안 마사지를 한 후, 4주 동안 기록이 측정되었다. 치료 계획은 아주 구체적이고 각 참가자들에 대해 정확하게 따랐다. 참가자들은 각 두통의 시간과 강도, 빈도에 대한 기록을 계속하도록 요구받았다. 두통의 기준치와 비교했을 때, 치료의 첫째 주에 이미 두통의 빈도는 줄어들었고, 빈도의 감소는 연구기간 동안 지속되었다. 통증의 감소에 치료가 포함된 마사지 기법, 스트레칭이나 이완기법이 어느 정도 직접적인 영향을 미친 것인지 명확하지 않지만, 통증이 감소되었다. 두통 지속시간은 모든 참가자들이 더 짧아졌고, 세 명의 참가자들은 강도가 줄어들었다. 4명의 경우, 참가자들은 두통치료를 위한 30분 치료동안 두통이 완화되었다. 게다가, 저자는 거의 모든 세션에서, 참가자들이 촉진하기 전에는 통증을 느끼지 못했지만, 확인된 통증유발점을 깊게 촉진했을 때 두통증상을 느꼈다고 언급하였다. 이것은 통증유발점의 활성이 긴장성 두통과 강력한 연관이 있다는 것을 제시한다. 이 결과가 고무적이지만, 더 실질적인 연구를 위해서 대조군이 필요하다.

1990년에, Puustjärvi 등은 "만성 긴장성 두통 환자에게 마사지 치료가 미치는 영향"의 논문을 게재했다. 이 연구는 만성적인 목과 머리 통증을 경험한 21~44세 여성이 참여했다. 목뼈의 관절가동범위, 위쪽 등세모근과 이마근의 표면 EMG, 통증의 양과 강도, 통증의 발생정도를 치료 전 2주와 치료 후 2주, 그리고 다시 추적 조사기간 동안 3개월과 6개월에 기록하였다. 각 참가자들은 2.5주 동안 상지에 1시간의 마사지 치료를 받았고, 연구기간 동안 다른 치료는 받지 않았다. 초기 기록과 비교했을 때, ROM은 회전과 외측굽힘, 굽힘이 증가되었다. EMG는 이마근에서만 향상되었다. 통증이 현저하게 감소되었고, 통증없는 날이 두 배가 되었다. 참가자의 정신적 상태는 2.5주 치료기간 이후 즉각적으로 향상되었고, 향상은 3개월과 6개월의 추적조사에서도 지속되었다. 증거(결과)가 고무적이지만, 이 연구는 치료가 표준화되지 않았고, 대조군이 포함되지 않아서 완전히 신뢰할 수 없다.

또한, 1998년, Hernández-Reif 등의 "마사지 치료에 의한 편두통의 감소"와 2007년, Eisensmith의 사례연구인 "마사지 치료가 턱관절 증후군에 관련된 증상의 강도와 빈도의 감소에 대한 하나의 사례연구"는 마사지 치료가 편두통과 턱관절 증후군에 효과적일 것이라고 제시한다.

# WORKING WITH 환자에 대한 치료(THE CLIENT)

## 환자 평가(Client Assessment)

환자와 처음 만났을 때 평가는 시작되어야 한다. 때때로 전화로 예약이 될 수도 있다. 환자는 통증이 있는 부분에 대해 사전에 문의할 수 있고 이것에 대해 치료사는 준비해야 한다. 두통은 다양한 원인에 의해 증상이 일어난다. 철저한 평가가 필수적으로 이루어져야 하며, 근본적인 상태의 원인을 검토하기 위해 의사의 진단이 필요하며 환자의 주치의 평가를 참조해야 한다. 환자의 근본적인 상태를 진단했다면, 치료 금기사항이나 특별히 고려되어야 할 점에 대해 찾아야 한다. 평가 중에 치료사는 질문을 통해 두통을 일으킬 수 있는 이유를 찾을 수 있을 것이다.

표 5-2의 목록의 질문으로 환자의 과거병력을 알 수 있다.

## 자세평가(Postural Assessment)

환자가 방으로 들어올 때부터 치료사는 환자의 자세와 움직임을 관찰해야 한다. 통증 또는 약화에 의한 보상작용으로 패턴의 불균형이 있는 경우에 이것을 관찰해야 한다. 긴장성 두통을 일으키는 명확한 요소가 없다고 판단될 때, 편타성 손상 또는 다른 종류의 손상, 과도한 뒤굽음이 영향을 미칠 수 있다. 머리가 전방으로 나와 있는지, 목의 폄, 회전, 어깨가 올림되어 있는지, 자세가 구부정한지 살펴봐야 한다. 환자가 머리를 돌릴 때 어깨와 등뼈의 움직임이 일어나지 않는 것이 발견되면, 목뼈의 관절운동범위가 감소해있다는 것을 예측할 수 있다. 치료사는 또 허리앞굽음, 척추옆굽음, 골반의 회전 및 올림, 평발이 있는지 검사해야 한다. 그림 5-2는 목뼈의 과도한 뒤굽음이 해부학적 자세에 어떠한 영향을 미치는 보여주며 이것은 긴장성 두통을 일으키는 공통적인 원인이다.

## 관절가동범위 평가(ROM Assessment)

목, 어깨, 그리고 등뼈의 관절운동범위를 평가하는 것은 관절을 가로지르는 주동근과 길항근의 길이와 근력을 평가하는 것이다. 과도한 뒤굽음이 있을 경우 4장을 보라. 그리고 환자는 통증이 없는 범위 내에서 움직임의 양을 조절해야 하며, 오직 능동 관절운동범위 평가는 과도한 통증을 방지하기 위해 손상의 급성 단계에서 사용되어야 한다. Box 5-1은 긴장성 두통을 포함하는 관절의 능동관절운동범위를 보여준다.

**표 5-2 건강 기록**

| 환자에게 필요한 질문 | 치료계획을 세울 때 중요하게 생각해야 할 부분 |
|---|---|
| 지금 두통이 있습니까? | 치료는 증상을 악화시키는 것을 피하는 것으로 목표를 해야 할 것이다. 환자는 치료일정을 다시 잡기를 원할 수 있다. |
| 언제 두통이 처음 시작 되었나요?<br>두통이 시작될 때 같이 일어난 다른 증상이 있었나요? | 최근에 발생한 만성적인 두통이라면, 특별하게 다른 증상과 함께 하거나, 통증의 근원인 다른 병리학적 문제가 있을 수 있다. |
| 얼마나 자주 두통이 있죠?<br>혹시 두통이 유사한 일을 할 때 반복적으로 일어나나요? | 일시적인 두통인지 만성적인 두통인지 구별해야 한다.<br>통증유발점은 늦은 오후에 자주 유발된다. |
| 주치의가 당신의 두통을 보고 뭐라고 이야기 한 적이 있나요?<br>어떻게 진단하던가요? 또, 무슨 테스트를 하던가요? | 두통증상을 일으키는 이유는 매우 광범위하다. 감염, 급성 손상, 또는 근원적인 병리학에 금기하는 마사지 등. 당신의 주치의가 이것에 대해 언급했다면 당신의 기본 컨디션을 의심해 보아야 한다. |
| 두통이 발생하기 전 일상생활 활동 중 변화한 것이 있나요? | 근본적으로 두통에 기여한 요소를 아는데 도움이 된다. |
| 어느 부분에서 증상이 느껴지나요? | 증상의 위치는 통증유발점의 위치, 손상 또는 다른 기여요소를 알 수 있는 단서를 준다. 긴장성 두통은 자주 하나 또는 그 이상의 통증유발점에서 연관통이 따른다. |
| 당신의 증상의 특징을 표현해주시오. | 증상의 원인을 구별하는 것을 가능하게 한다. 긴장성 두통은 자주 밴드나 vise로 머리 또는 목을 짓누르는 듯한 느낌을 받는다. 이러한 통증의 특징은 두근거리거나 맥동하고 날카로운 통증이 덜 일어나기 쉽다. |

**표 5-2 건강 기록(계속)**

| 환자에게 필요한 질문 | 치료계획을 세울 때 중요하게 생각해야 할 부분 |
|---|---|
| 어떠한 움직임을 하면 통증이 더하거나 덜해지는 경우가 있나요? | 긴장, 약화, 압박은 움직임을 동반하는 구조적 문제에 존재한다. 긴장성 두통은 더 심한 일반적인 활동에 의해 공통적으로 만들어지는 것이 아니며, 통증유발점을 포함하고 있는 근육과 연결된 관절의 특별한 움직임에 의해 통증이 만들어지거나 증가한다. |
| 어떠한 종류의 일을 하나요? 취미 및 평소에 즐기는 활동들이 무엇인가요? | 반복된 움직임과 정적인 자세는 목의 폄을 증가시키며 목이 앞으로 나오는 자세 또는 하악골에 압박을 증가시켜 두통에 영향을 미친다. |
| 약 또는 허브, 다른 건강보조식품을 처방 받은 적 있나요? | 모든 종류의 의약품의 부작용은 증상을 악화 시킬 수 있으며, 반대되거나 치료에 특별한 고려가 요구된다. |
| cortisone을 2주 안에 맞은 적이 있나요? 맞았다면 어디서 맞았나요? | 국소적인 마사지 치료의 금기사항이다. |
| 통증주사 또는 근육이완제를 4시간 내에 맞았나요? | 환자는 당신의 압력을 판단할 수 없을지도 모른다. |
| 항염증주사를 4시간 안에 맞았나요? | 심부 마찰은 염증을 일으킬 수 있으며 환자가 최근에 항염증 주사를 맞았다면 심부 마찰은 실시하면 안된다. |

## 능동적 관절가동범위(Active ROM)

박스 5-1의 환자의 능동관절범위 값들에 관해 당신의 평가와 비교해 보아라. 통증과 다른 증상은 능동관절범위 내에서 다시 일어나지 않을 수 있다. 왜냐하면 그 범위가 통증에서 자유로운 범위일 수 있기 때문이다.

- **등뼈의 능동적인 폄**은 근육의 긴장(tension), 유착, 통증유발점 때문에 일어나는 통증을 줄여 줄 수 있다. 환자가 등뼈의 완전한 폄에 저항한다면 일상생활 중에 다시 통증이 나타날 것이다.
- 완전한 범위의 **능동적인 목뼈의 굽힘**은 목뼈 굽힘근의 약화와 길항근인 목뼈폄근의 짧아짐으로써 제한될 수 있다.
- 목뼈의 **능동적인 회전과 가쪽굽힘**은 통증이 감소하거나, 긴장항진 또는 회전과 가쪽굽힘에 반응하는 근육연축(spasm)에 의해서 통증을 유발할 수 있고, 또한 길항근이 약화되었을 때도 마찬가지이다.
- **아래턱뼈의 능동움직임**은 어떤 방향에서든 저작근이 항진될 때와 통증유발점이 포함되어 있을 때 통증이 감소될 수 있다.

## 수동적 관절가동범위(Passive ROM)

환자의 수동관절범위는 한 쪽씩 비교하는 것으로 적용되어야 한다. 각각의 범위의 끝 범위를 인지하고 비교해야 한다(1장의 끝 범위를 참조).

- **수동적인 목뼈의 굽힘**은 짧아진 목뼈 폄근에 의해 제한될 수 있다.
- **수동적인 목뼈의 가쪽굽힘과 회전**은 환자의 자세가 한쪽으로만 가쪽굽힘 및 회전되는 자세를 선호한다면 한쪽만 제한될 수 있다.

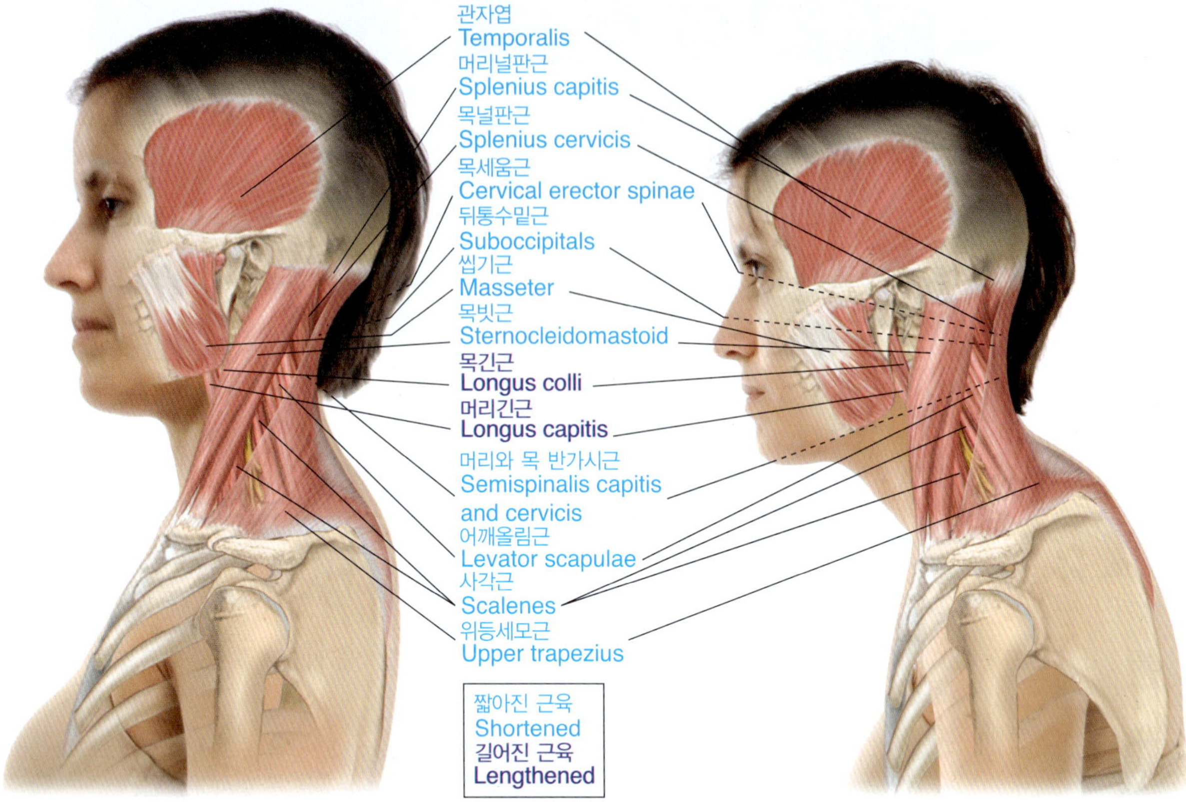


그림 5-2 **자세평가 비교. 해부학적 자세인 왼쪽과 그것을 벗어난 오른쪽의 그림의 비교한 것.** 상부의 근육이 어떻게 꼬여서 목뼈의 뒤굽음과 머리가 앞으로 나오는 자세를 만드는지를 주목하고 긴장성 두통에 기여할 수 있다는 점을 인지하라.

- **수동적인 목뼈의 폄**은 마지막 범위에서 자주 통증을 일으키기 쉽다.

## 저항적 관절가동범위(Resisted ROM)

저항검사는 관절에 교차된 근육의 힘을 평가한다. 영향을 받은 쪽과 받지 못한 쪽을 비교해야 한다.

- **목의 굽힘에 저항**을 주면 목근육의 앞부분이 약해진 것이 나타날 것이다.
- **목의 회전과 가쪽굽힘에 저항**을 주면 팽팽하거나 통증유발점을 포함하고 있거나 또는 길항근의 약화가 있으면 통증과 연관통이 생산될 수 있다.

## 특수검사(Special Tests)

이제 나올 특수검사는 의료인에 의한 X선 검사 또는 다른 기구를 이용한 검사와 함께 환자를 측정해서 환자의 컨디션과 금기사항, 마사지를 겸한 치료를 계획할 때 특별히 고려되어야 할 사항을 결정짓는데 도움을 준다.

환자가 일상생활 중에 현기증, 환각, 몽롱함을 나타났다면 척추동맥이 불충분하다는 것이 **척추동맥 검사**에 의해 드러날 것이다(그림 5-3).

## 박스 5-1 긴장성 두통을 포함하는 관절의 능동관절범위의 평균

**목뼈**

*굽힘 60°*

목빗근(양측성으로)
앞목갈비근(양측성으로)
머리긴근(양측성으로)
목긴근(양측성으로)

*폄 55°*

위쪽 등세모근(양측성으로)
어깨올림근(양측성으로)
머리널판근(양측성으로)
목널판근(양측성으로)
머리곧은근(양측성으로)
위머리빗근(양측성으로)
머리반가시근(양측성으로)
머리가장긴근(양측성으로)
목가장긴근(양측성으로)
목엉덩갈비근(양측성으로)

*가쪽굽힘 20~45°*

위쪽 등세모근(편측성으로)
어깨올림근(편측성으로)
머리널판근(편측성으로)
목널판근(편측성으로)
목빗근(편측성으로)
머리긴근(편측성으로)
목긴근(편측성으로)
앞목갈비근(편측성으로)
중간목갈비근(편측성으로)
뒤목갈비근(편측성으로)
머리가장긴근(편측성으로)
목가장긴근(편측성으로)
목엉덩갈비근(편측성으로)

*동측 회전 70~90°*

어깨올림근(편측성으로)
머리널판근(편측성으로)
목널판근(편측성으로)
뒤통수밑근(편측성으로)
머리빗근(편측성으로)
목긴근(편측성으로)
머리긴근(편측성으로)
머리가장긴근(편측성으로)
목가장긴근(편측성으로)
목엉덩갈비근(편측성으로)

*반대측 회전 70~90°*

위쪽등세모근(편측성으로)
목빗근(편측성으로)
앞목갈비근(편측성으로)
중간목갈비근(편측성으로)
뒤목갈비근(편측성으로)

**등뼈**

*폄 20~30°*

가시근
가장긴근
엉덩갈비근
뭇갈래근
돌림근
머리반가시근
넓은등근
허리네모근

**아래턱뼈**

*올림(치아의 접촉)*

깨물근
관자근
안쪽날개근

*내림 35~50mm*

목뿔위근
목뿔아래근
두힘살근
넓은목근

*앞당김 3~7mm*

가쪽날개근
안쪽날개근

*뒤당김*

관자근
두힘살근

*반대측의 가쪽 치우침 5~12mm*

가쪽날개근
안쪽날개근

1. 환자는 눈을 뜬 상태로 의자에 앉아 치료사와 얼굴을 마주하고 앉는다.
2. 환자에게 한쪽으로 고개를 완전히 회전, 폄 시키고 30초 정도 유지하라고 지시한다.
3. 이 기간에 환자가 메스꺼움과 어지러움에 대해 불만을 토론하거나, 눈동자의 불수의적인 움직임을 치료사가 알아채면, 이 검사는 추골동맥이 충분하지 않은 순환이 있다는 것에 대한 양성이다. 그리고 이때 환자는 의료인에게 이것을 말해 주어야한다.
4. 검사가 음성 또는 한쪽에만 나타났다면, 다른 검사를 해보아야 한다. 첫 번째 검사 한쪽에서 양성이 나왔다면 다른 쪽은 검사하면 안된다.

Spurling 검사는 목뼈의 척추뒤관절 신경에 압박자극이 나타날 것이며, 환자가 손상을 입거나 통증에 대해 불만을 표출할 때, 또는 팔의 따끔거림과 마비를 경험할 때 수행되어야 할 검사이다. 마사지는 이러한 컨디션을 가진 환자에 대한 금기증이 되진 않지만, 의료인은 환자에 대해 더 자세한 정보를 참조해야 하고, 마사지 치료사와 함께 어려운 케이스를 치료하게 위해 훈련해야 한다. 환자의 검사가 양성이라면 척추동맥은 순환이 좋지 않고, 더 이상 Spurling 검사를 시행하면 안된다.

1. 환자에게 한쪽에서만 반복적인 증상이 있다면, 그쪽에 실시한다.

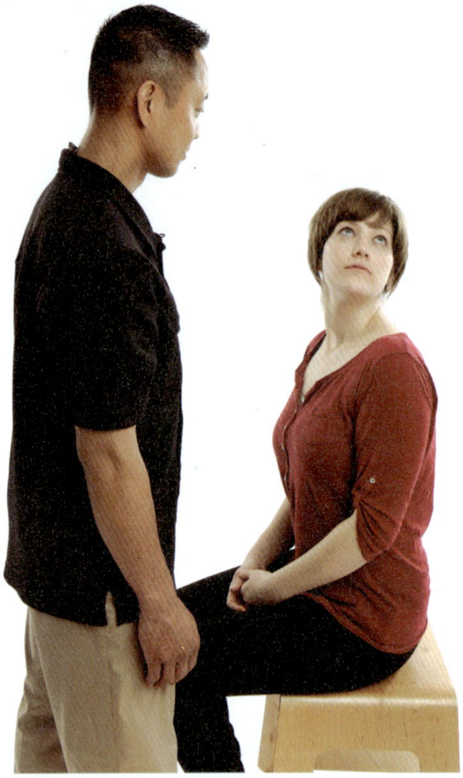

그림 5-3 **척추 동맥 검사.** 이 검사 동안 환자 눈동자의 무의식적 움직임을 봐라.

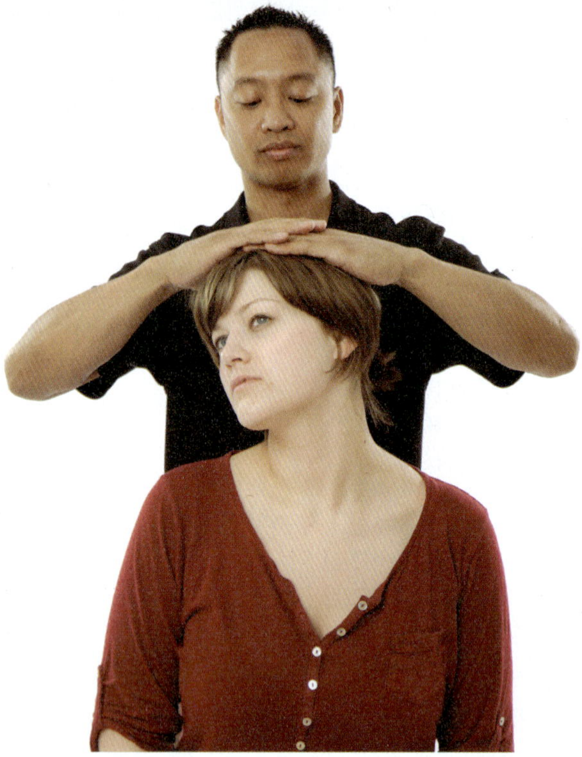

그림 5-4 Spurling 검사. 환자의 머리를 증상이 있는 부위 쪽으로 폄, 외측굽힘 그리고 회전시켜서 부드럽게 그리고 천천히 환자의 머리에 압박을 가한다. 압력을 줄이기 위해서 검사를 할 때 부드러운 견인을 사용해라.

2. 앉아 있는 환자의 뒤에 서서 환자에게 증상이 있는 부위 쪽으로 머리를 폄, 가쪽굽힘, 회전시킨다.
3. 천천히 그리고 부드럽게 환자의 머리를 누른다. 환자가 목을 폄, 회전, 가쪽굽힘 시킬 수 없다면, 이러한 동작없이 위에서 그냥 누르는 것만 시행한다.
4. 환자가 방사통, 마비, 팔의 저림을 느낀다면 신경뿌리가 눌리고 있다는 것으로 양성반응이 나타난다.
5. 환자에게 증상의 위치를 물어봐야 하는데 그 이유는 그 부분의 신경이 눌릴 가능성이 있기 때문이다.
6. 환자가 목의 움직임 전에 통증을 느꼈다면, 뒤관절에 의해 신경이 눌린 것이다.
7. 검사 후에 부드럽게 견인을 적용하면 증상이 감소한다. 견인에 의해 증상이 감소 했다면, 검사 시 시행되었던 압박이 신경 또는 후관절에 자극을 주어 압박을 더 강화 시켰다고 판단하면 된다.

## 촉진평가(Palpation Assessment)

뒤통수, 꼭지돌기, 목덜미인대, 목뼈, 위 등뼈, 그리고 어깨에 붙어있는 근육은 공통적으로 긴장성 두통에 영향을 미친다. 촉진 시 이 부위에 압통이 평가된다. 이러한 뼈들에 붙어있는 근육들을 조심스럽게 만지는 것은 가장 완전한 상황을 제공한다. 등세모근, 목갈비근, 목빗근, 목널판근, 머리널판근, 머리반가시근, 목반가시근, 목세움근, 어깨올림근, 뒤통수근이 공통적으로 가장 많이 긴장성 두통을 유발한다. 만져보면 이 근육들은 항진 또는 과긴장되어 있고 통증유발점이 있다.

머리가 전방으로 나온 자세에 의해 뒤굽음이 심하거나 턱관절의 기능부전, 또는 호흡장애에 의한 저작근과 호흡근육 또한 과도하게 긴장되어 손상받기 쉽다. 관자근, 깨물근, 날개근을 평가하면 이러한 문제와 관련된다. 갈비뼈사이와 횡격막 또한 과긴장 되거나 약하다. 뒤통수근, 이마근과 머리덮개널힘줄 사이에 뒤통수 이마근이 있는데 이것 역시 손상받기 쉽다.

## 질환별 도수치료(Condition-Specific Massage)

두통은 이차적 조건 또는 구조적인 원인으로 발생하기 때문에 환자의 건강기록을 아는 것이 중요하다. 몸 전체의 상태가 좋지 않거나 뼈 또는 디스크 퇴행이 존재한다면, 이것은 의료인과 함께 치료에 대해 상의하는 것이 바람직하다. 과도한 뒤굽음이 존재한다면 4장에서 논의되었던 특수검사 및 치료를 해야 한다. 하악관절의 기능장애는 다른 조건으로 긴장성 두통에 기여한다. 하악관절의 기능장애 대해서는 이 책에서 언급되진 않지만, 치료사는 통상적으로 저작근을 부드럽게 해야 하며 다른 책을 참조하여 매우 세세하게 언급한 부분에 대해 공부해야 한다. 그리고 마사지 치료사와 함께 이곳에서 환자에게 적용시키기 위해 연습해야 한다.

이것은 안락함을 주기 위한 치료의 근본이다. 치료사는 이 하나의 치료만으로 만성 긴장성 두통과 연관된 통증을 근절하기는 쉽지 않을 것이다. 적극적인 치료를 시도하면 안된다. 현재의 압력이 환자에게 편안함을 주는지 치료사는 알 수 있도록 물어봐야 한다. 단단한 근육이 만져지거나, 표정이 고통스러워 보인다면, 치료사의 압력을 줄여야 한다. 치료사가 조직을 만지는 일을 할 때는 절충이 필요하다는 것을 기억하라.

치료사는 환자의 어떤 다른 부위에서 통증이 다시 발생되지 않았는지 환자에게 물어봐야 한다. 통증유발점을 깊게 촉진하였다면, 통증이 만들어질 수 있으며 치료사는 이러한 질문을 하는 환자에게 설명할 수 있어야 하며 치료를 하면서 깊은 호흡을 할 수 있도록 해야 한다. 통증유발점을 비활성화 시킴으로써 연관통 또한 줄어들 것이다. 두통을 유발하는 통증유발점을 가진 근육은 등세모근, 목빗근, 깨물근, 관자근, 내 · 외측 날개근, 뒤통수밑근, 머리반가시근, 목반가시근이다. 그림 5-5에서 보여주듯 연관통이 두통인 통증유발점들이다.

다른 증상이 발생된다면, 환자를 중립자세에 놓고, 압력을 줄이고, 그 곳에서 손을 약간 움직인 후 판단해야 한다. 그리고 이 증상에 대해 적어 놓는다. 이것은 환자의 증상에 신경학적 조건이 영향을 미친다고 이해할 수 있다. 치료사는 환자에게 깊고 편안한 호흡을 하게 하여 침착함을 유지할 수 있도록 한다.

긴장성 두통을 치료하기 위해 다음과 같은 제안을 한다. 치료사는 모든 시간을 긴장성 두통을 해결하기 위해 근육을 치료할 필요가 없으며, 치료를 과다하게 하면 통증이 더 생길 수 있다. 한 부분에서 너무 많은 통증유발점을 치료하게 되면 통증은 증가된다. 만약 시간이 남는다면, 다른 자세의 편차를 해결하거나 치료사가 평가해서 찾아낸 다른 요소를 치료해라.

- 빛이 환자의 상태에 영향을 미친다면, 환자의 눈을 덮개로 가려주어라. 환자에게 냄새나 소리가 방해되는지 물어보고 알맞게 대처해 주어라. 과도한 뒤굽음이 있을 경우, 바로누운자세에서 돌돌 말은 수건이나 베개로 척추길이 방향에 맞추어 대주어라. 환자의 목이 폄되어 있다면, 베개를 접거나 손수건으로 받침을 만들어 뒤통수뼈 뒤에 넣어 주어 뒷목의 근육들이 활성화 되는 것을 막아 주어야 한다.

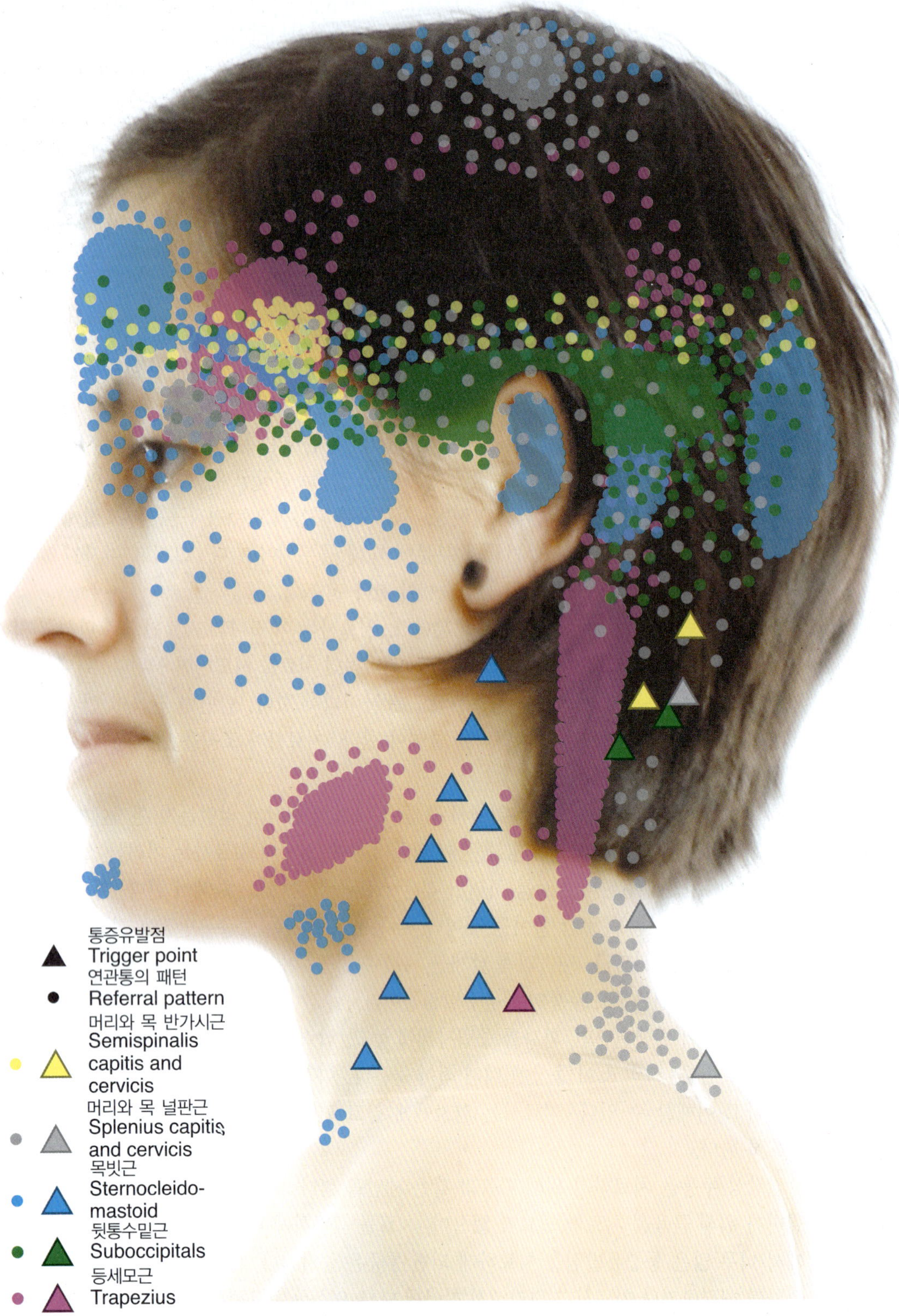


그림 5-5 **일반적 통증유발점과 전이.** 일반적 통증유발점과 전이 패턴과 연관된 긴장성 두통들.(계속)

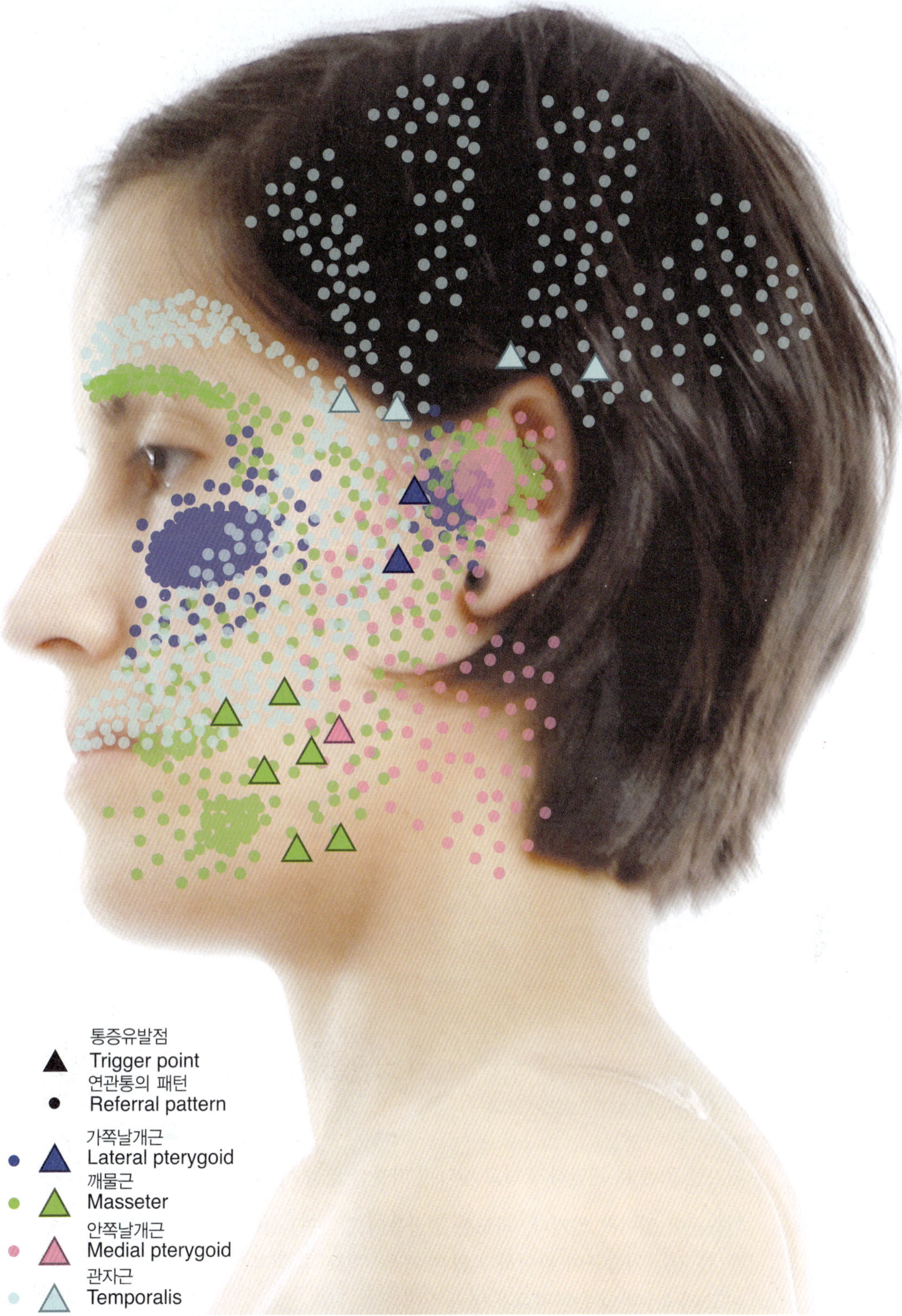
통증유발점
Trigger point
연관통의 패턴
Referral pattern
가쪽날개근
Lateral pterygoid
깨물근
Masseter
안쪽날개근
Medial pterygoid
관자근
Temporalis

그림 5-5 (계속)

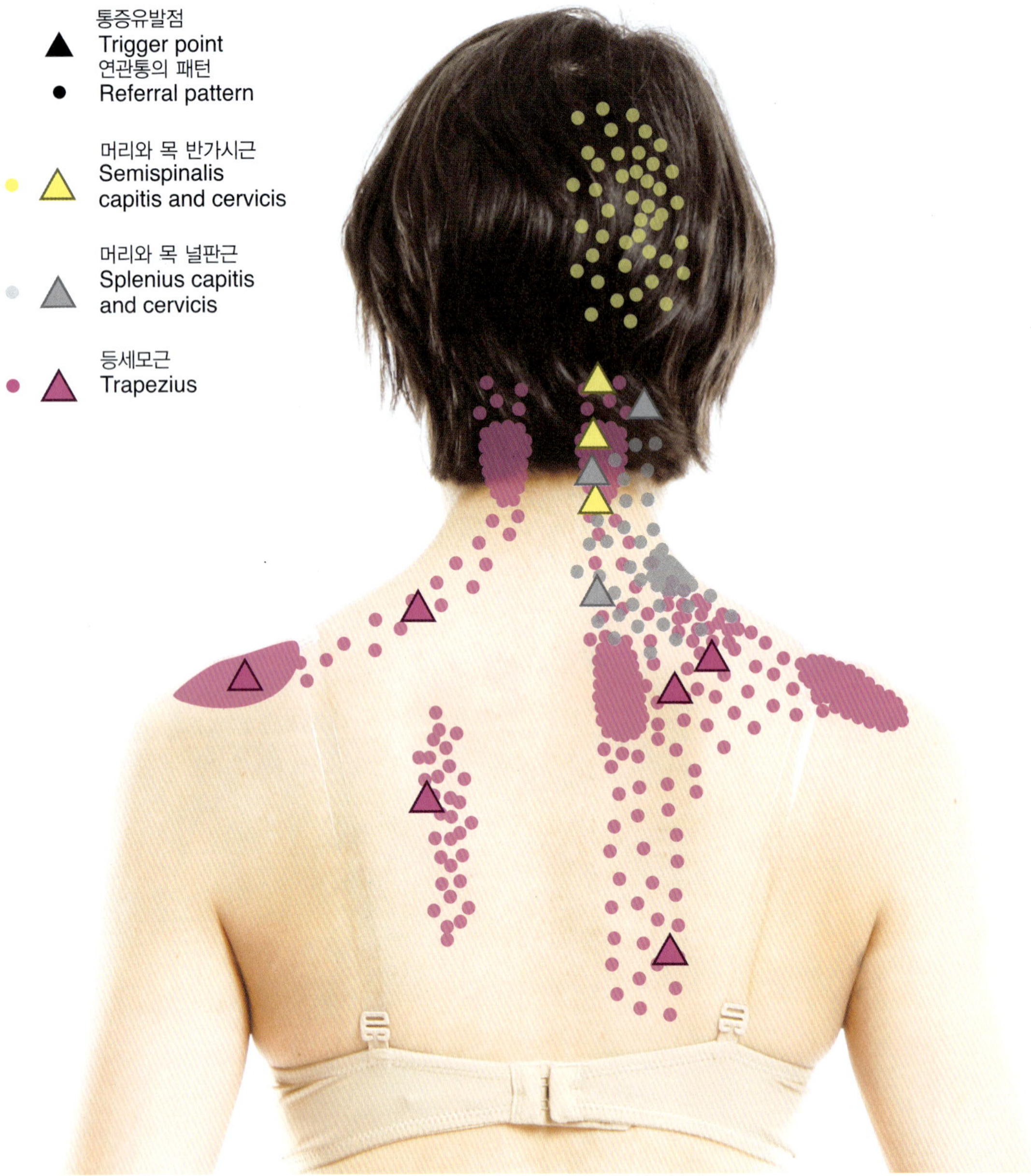


그림 5-5 (계속)

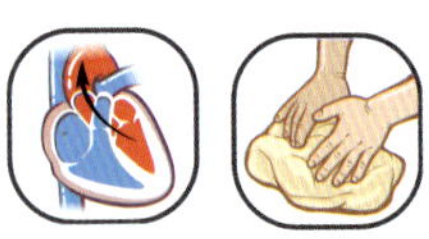

- 환자를 조금 더 편안하게 하고 싶다면 따뜻한 열을 목과 어깨 근육에 위치시켜라.
- 가슴근이 짧아져 있거나, 과도한 뒤굽음이 있다면, 이러한 요소를 완전히 치료해야 한다(4장을 볼 것). 가슴근이 관여하지 않은 경우, 치료 후 환자는 표면적인 부분의 편안함을 느낄 것이고 가슴우리의 순환경로가 열릴 것이다.

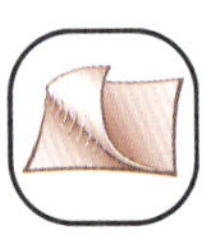

- 목의 근막을 제한하는 조직에 대해 평가해야 한다. 이러한 요인들은 꼭지돌기 부근을 따라서 바깥 목쪽에서 어깨봉우리 그리고 바깥쪽 빗장에서 찾을 수 있다.

순환 증진(Increase Circulation); 유착 감소(Reduce Adhesions); 긴장도 감소(Reduce Tension); 조직 신장(Lengthen Tissue); 통증유발점 치료(Treat Trigger Points); 수동 스트레칭(Passive Stretch); 치료 작용(Clear Area)

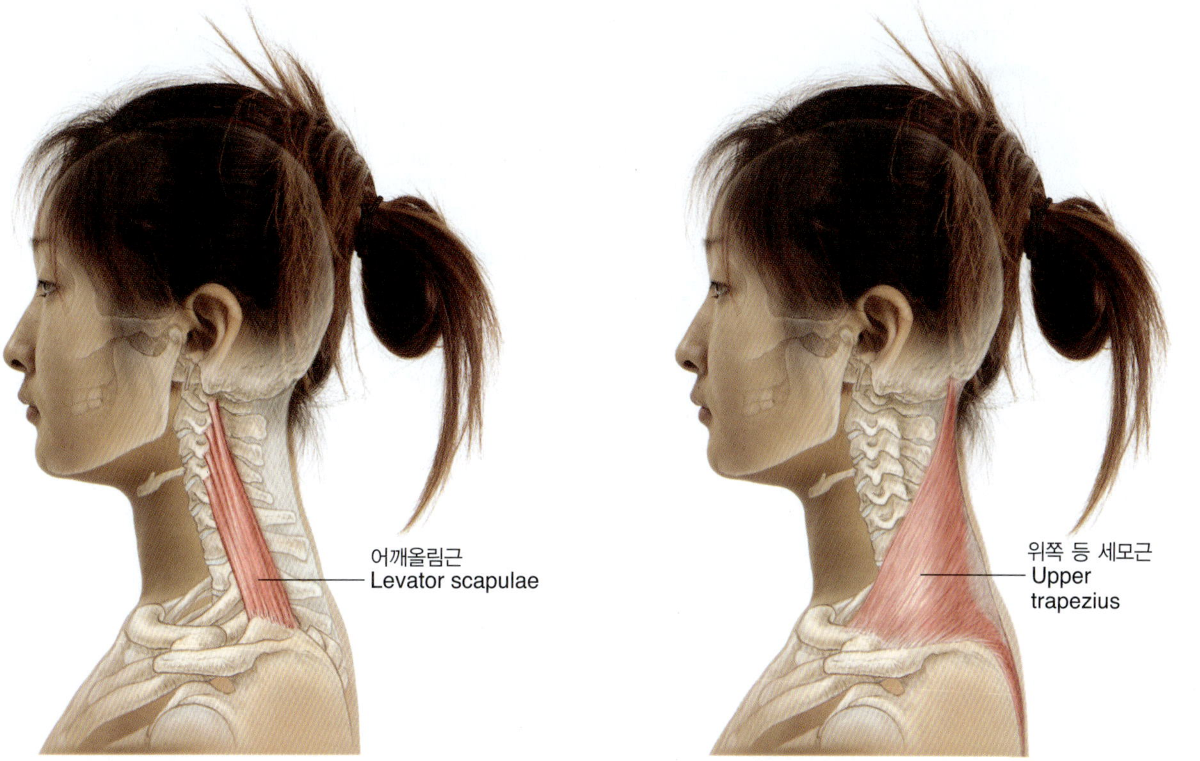


**어깨올림근**(Levator Scapula)

| | |
|---|---|
| 이는 곳 | 제 1~4목뼈의 가로돌기 |
| 닿는 곳 | 어깨뼈의 위각 |
| 작용 | **양측:** 머리와 목폄 **편측:** 어깨뼈 올림, 아래쪽 돌림, 머리와 목 가쪽굽힘, 동측 돌림 |
| 지배신경 | 등쪽 어깨 신경 |

**위쪽 등 세모근**(Upper Trapezius)

| | |
|---|---|
| 이는 곳 | 뼈의 위목덜미선과 바깥뒤통수뼈융기, 목덜미인대 |
| 닿는 곳 | 빗장뼈의 가쪽 1/3지점, 어깨뼈의 봉우리 |
| 작용 | 어깨뼈의 위로 당김, 머리를 뒤나 옆으로 굽힘 |
| 지배신경 | 더부신경, 목신경 |

그림 5-6 **위쪽 등세모근과 어깨올림근.** 위쪽 등세모근과 어깨올림근의 단단한 띠를 평가하고 유착을 완화시킨다. Clay JH, Pounds DM. *Basic Clinical Massage Therapy: Integration Anatomy and Treatment,* 2nd ed. Philadelphia: Lippincott Williams & Wilkins, 2008.

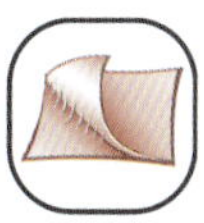
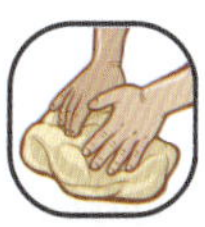
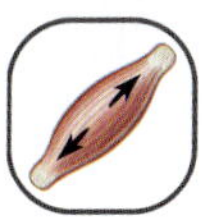

- 위쪽 등세모근의 유착을 줄여줄 수 있게 목뼈 조직에서 어깨봉우리까지 평가 및 치료해야 하고, 목뼈근육의 통증유발점 역시 평가를 시작해야 한다. 목뼈를 따라 어깨뼈의 위각까지의 조직을 치료하고 어깨올림근을 평가하고 치료해야 한다.

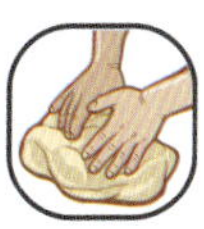

- 어깨뼈가시와 빗장뼈, 어깨봉우리를 포함하는 모든 뒷목 근육의 부착 부위에서 평가하고 긴장을 완화한다. 뒤이어 뒤통수와 모든 목뼈, 위 등뼈의 가시돌기와 가로돌기를 따라 같은 테크닉을 한다.

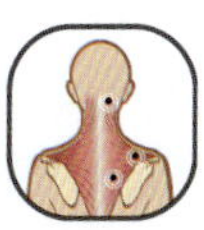

- 목빗근, 뒤통수밑근, 머리반가시근과 목반가시근, 머리널판근의 단단한 띠와 통증유발점(그림 5-7)을 평가하고 발견할 수 있다면 치료한다.

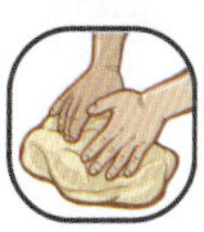

- 뒷목을 따라 양쪽 손의 4손가락들을 정렬하여 뒷목을 따라 골지건을 이완하기 위해 압력을 적용한다.

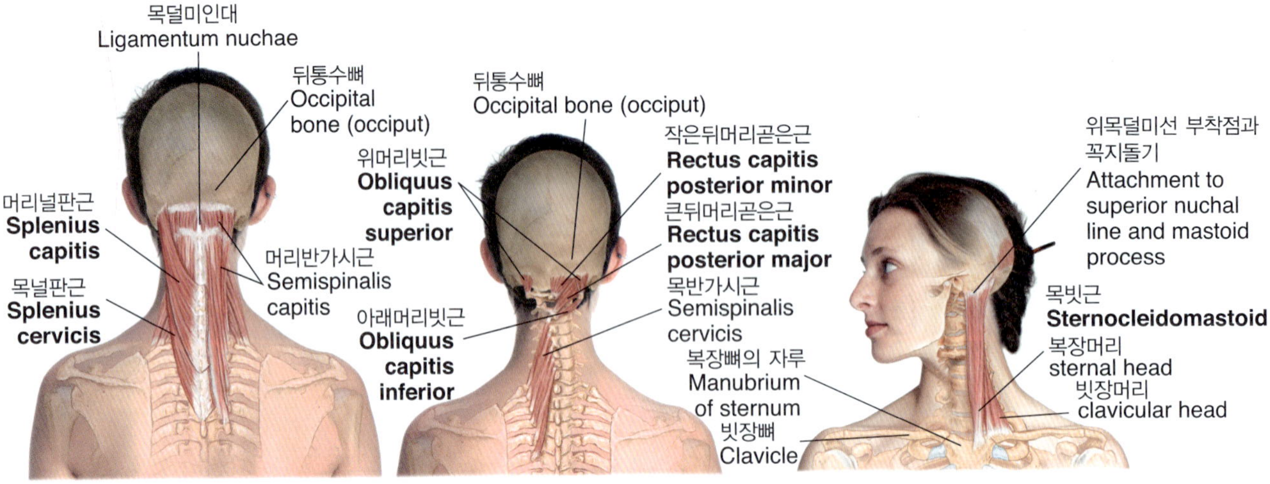


**머리널판근(Splenius Capitis)**

| | |
|---|---|
| 이는 곳 | 목덜미인대, 제 7목뼈~제 3등뼈의 가시돌기 |
| 뒤통수 | 뒤통수뼈의 위목덜미선, 관자뼈의 꼭지돌기 |
| 작용 | 한쪽만 작용하면 얼굴을 가쪽굽힘, 양쪽이 작용하면 머리 · 목을 폄 |
| 지배신경 | 목신경의 뒤가지 |

**목널판근(Splenius Cervicis)**

| | |
|---|---|
| 이는 곳 | 제 3~6등뼈의 가시돌기 |
| 뒤통수 | 제 1~4목뼈의 가로돌기 |
| 작용 | 한쪽만 작용하면 얼굴을 가쪽굽힘, 양쪽이 작용하면 머리 · 목을 폄 |
| 지배신경 | 목신경의 뒤가지 |

**머리반가시근(Semispinalis Capitis)**

| | |
|---|---|
| 이는 곳 | 제 4~7목뼈의 가로돌기 |
| 뒤통수 | 뒤통수뼈의 바깥면 |
| 작용 | 한쪽만 작용하면 척주를 그쪽으로 돌림, 양쪽으로 작용하면 척주를 폄 |
| 지배신경 | 척수신경 뒤가지 |

**목반가시근(Semispinalis Cervicis)**

| | |
|---|---|
| 이는 곳 | 제 1~6등뼈의 가로돌기 |
| 뒤통수 | 제 2~5목뼈의 가시돌기 |
| 작용 | 한쪽만 작용하면 척주를 그쪽으로 돌림, 양쪽으로 작용하면 척주를 폄 |
| 지배신경 | 척수신경 뒤가지 |

**뒤통수근(Suboccipitals)**

| | |
|---|---|
| 이는 곳 | 제 1~2목뼈의 가시돌기와 가로돌기 |
| 뒤통수 | 제 1 목뼈의 가로돌기와 목덜미인대 |
| 작용 | 머리의 돌림운동, 펴진 머리의 기울임 |
| 지배신경 | 뒤통수밑신경 |

**목빗근(Sternocleidomastoid)**

| | |
|---|---|
| 이는 곳 | 복장뼈자루의 앞면, 빗장뼈의 복장끝 |
| 뒤통수 | 꼭지돌기, 뒤통수뼈의 위목덜미선 |
| 작용 | 한쪽이 수축하면 머리를 반대로 돌리고 양쪽이 작용하면 얼굴을 위로 올림 |
| 지배신경 | 더부신경, 목신경 |

그림 5-7 **후부두에 부착된 근육들.** 머리널판근과 목널판근(splenius capitis and cervicis), 머리반가시근/목반가시근(semispinalis captis and cervicis), 뒤통수근(suboccipitals), 목널빗근(SCM)의 통증유발점과 단단한 띠를 평가하고 유착을 감소시킨다. Clay JH, Pounds DM. *Basic Clinical Massage Therapy: Integration Anatomy and Treatment,* 2nd ed. Philadelphia: Lippincott Williams & Wilkins, 2008.

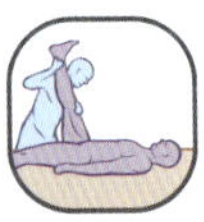

- 목을 가쪽굽힘과 폄으로 모든 근육을 완전히 신장한다.

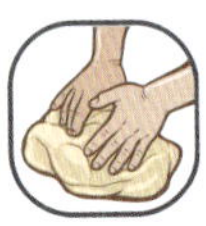
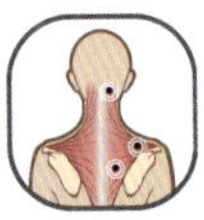
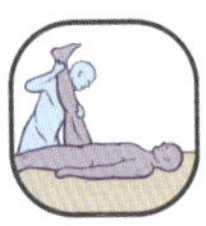

- 목갈비근들과 부분적 목빗근, 앞쪽 목의 조직을 치료하고 평가한다(그림 5-8). 앞쪽 목갈비근들을 치료하고 평가하기 위해 목빗근 안쪽으로 가볍게 점진적으로 압력을 가한다. 조직을 완전히 따뜻하게 하고, 찾아 낸 모든 통증유발점을 치료하고, 이어서 목빗근과 목갈비근들을 완전히 신장한다.

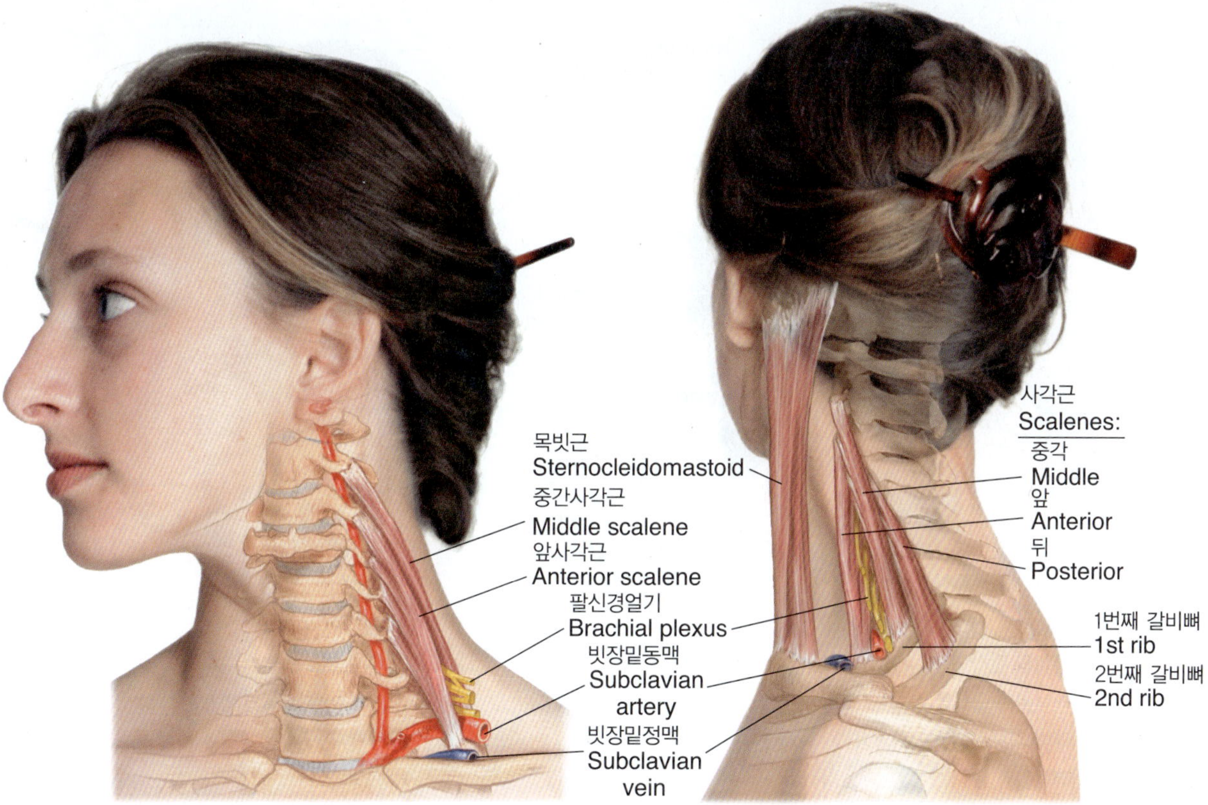


갈비근들(Scalenes)

| | |
|---|---|
| 이는 곳 | 제 3~6목뼈의 가로돌기, 모든 목뼈의 가로돌기, 제 4~6목뼈의 가로돌기 |
| 뒤통수 | 제 1갈비뼈, 제 2갈비뼈 |
| 작용 | 갈비뼈를 위로 당겨 가슴안을 넓힘, 목뼈를 앞으로 굽힘, 한쪽만 작용시 목의 가쪽굽힘 |
| 지배신경 | 목신경 |

목빗근(Sternocleidomastoid)

| | |
|---|---|
| 이는 곳 | 복장뼈자루의 앞면, 빗장뼈의 복장끝 |
| 뒤통수 | 꼭지돌기, 뒤통수뼈의 위목덜미선 |
| 작용 | 한쪽이 수축하면 머리를 반대로 돌리고 양쪽이 작용하면 얼굴을 위로 올림 |
| 지배신경 | 더부신경, 목신경 |

그림 5-8 **갈비근들.** 목빗근과 갈비근들은 거북목 자세에서 짧아지고 단단할 것이다. Clay JH, Pounds DM. *Basic Clinical Massage Therapy: Integration Anatomy and Treatment,* 2nd ed. Philadelphia: Lippincott Williams & Wikins, 2008.

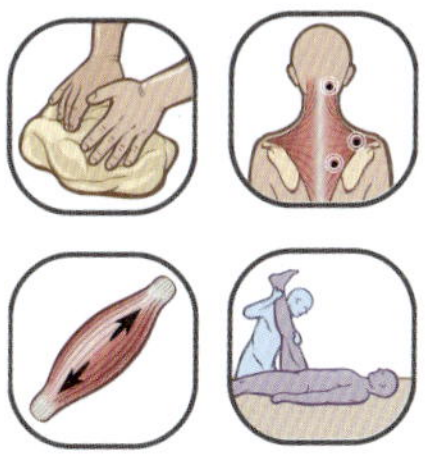

- 관자근(temporalis), 깨물근(masseter)을 포함하는 씹기근들(muscles of mastication)을 치료하고 날개근들(perygoids) 긴장을 완화시킨다(그림 5-9). 단단한 띠를 평가하고 모든 통증 유발점을 치료한다. 비 분말성이나 세탁된 장갑을 착용하여, 부드럽게 수동적으로 입을 열고 최소 15초 동안 유지하여 이들 근육들을 신장시킨다. 또한 치료사는 환자가 다 깨물지 않도록 주의를 기울이도록 지시하면서, 치료사의 저항에 대하여 환자에게 이야기 하지 말라고 요청 하면서 등척성 후 이완기법(PIR)을 할 수 있고, 수축을 줄이면서 최대 신장하게 한다. 경구 내 치료는 규칙상 금지되어 있을 것이다.

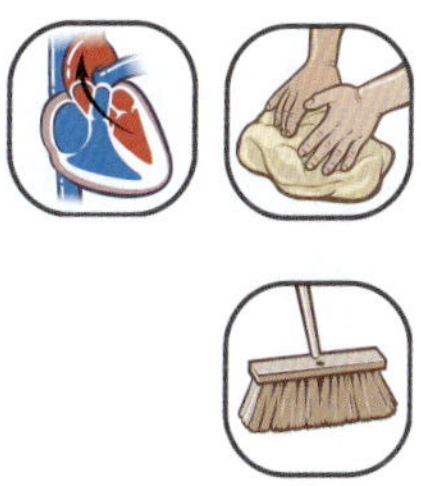

- 얼굴의 나머지 부분 특히, 코곁굴 주변을 부드럽게 치료한다. 관련 원인이 코곁굴이 있다고 의심이 간다면, 따뜻하게 하는데 시간을 더 많이 보내고 손가락을 코곁굴에 위치시키고 부드러운 압박을 사용하여 코곁굴의 내용물들을 연화시킨다. 치료사는 이 기법을 사용하는 동안 실제적으로 유동적인 움직임을 느낄 수 있을 것이다. 이어서, 점액에 의해 막힘을 도와주는 진동으로 설명할 수 있는 웅웅거림을 깊게 하도록 환자에게 요구하고 부드럽게 코곁굴을 두드린다. 이어서 코곁굴의 물을 빼기 위해 표면적 글라이딩 스트로크를 아래로 한다.

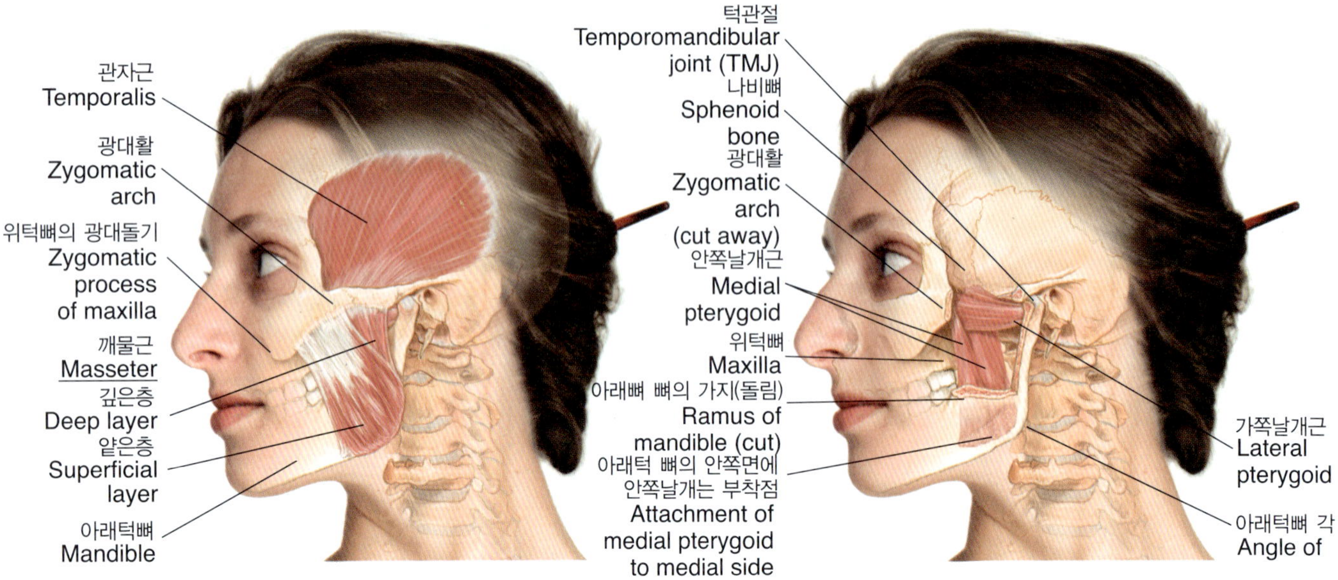


**관자근(Temporalis)**

| | |
|---|---|
| 이는 곳 | 관자뼈의 관자오목 |
| 뒤통수 | 아래턱뼈의 근육돌기 |
| 작용 | 아래턱뼈를 위뒤쪽으로 당김 |
| 지배신경 | 아래턱신경 |

**가쪽날개근(Lateral Pyerygoid)**

| | |
|---|---|
| 이는 곳 | 나비뼈의 날개돌기 |
| 뒤통수 | 아래턱뼈목, 턱관절원반 |
| 작용 | 아래턱뼈를 앞으로 당기며 턱을 염 |
| 지배신경 | 아래턱신경 |

**깨물근(Masseter)**

| | |
|---|---|
| 이는 곳 | 광대활의 앞 · 뒤면 |
| 뒤통수 | 아래턱뼈의 턱뼈각과 턱뼈가지 |
| 작용 | 아래턱뼈를 위로 당김 |
| 지배신경 | 아래턱신경 |

**안쪽날개근(Medial Pterygoid)**

| | |
|---|---|
| 이는 곳 | 나비뼈의 날개돌기 |
| 뒤통수 | 아래턱뼈 턱뼈각의 안쪽면 |
| 작용 | 아래턱뼈를 위가쪽으로 당김 |
| 지배신경 | 아래턱신경 |

그림 5-9 **저작근.** 관자근, 깨물근과 날개근의 단단한 띠를 평가하고 유착을 완화한다. Clay JH, Pounds DM. *Basic Clinical Massage Therapy: Integration Anatomy and Treatment,* 2nd ed. Philadelphia: Lippincott Williams & Wilkins, 2008.

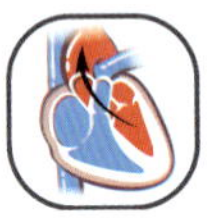
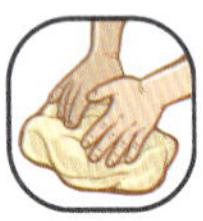

- 순환 증진과 뒤통수이마근(occipitofrontalis)의 긴장을 완화하기 위해 모든 두피를 치료한다. 환자가 참을 수 있다면, 머리를 아주 부드럽게 잡아당기는 것은 순환증진과 두피의 긴장완화에 유용할 것이다.

- 얼굴과 머리에 확실히 스트로크 한다.

- 시간이 가능하고 환자가 엎드린 자세에서 안면 받침대를 참을 수 있으면, 필요하다면 뒤쪽 등뼈부위 근육들을 치료한다. 과도한 뒤굽음이 있다면, 마름근(rhomboid), 중간 등세모근(middletrapezius)과 등 척주세움근(thoracic erector spinae)과 과긴장성 목 척주세움근(hypertonic cervical erector spinae), 아래 등세모근(lower trapezius), 넓은등근(latissimus dorsi)의 과폄을 발견할 것이다. 호흡 컨디션이 요인이라면, 톱니근(serratus) 근육들을 평가하고 치료해야 한다.

치료의 개요도에 치료흐름을 요약하였다(그림 5-10).

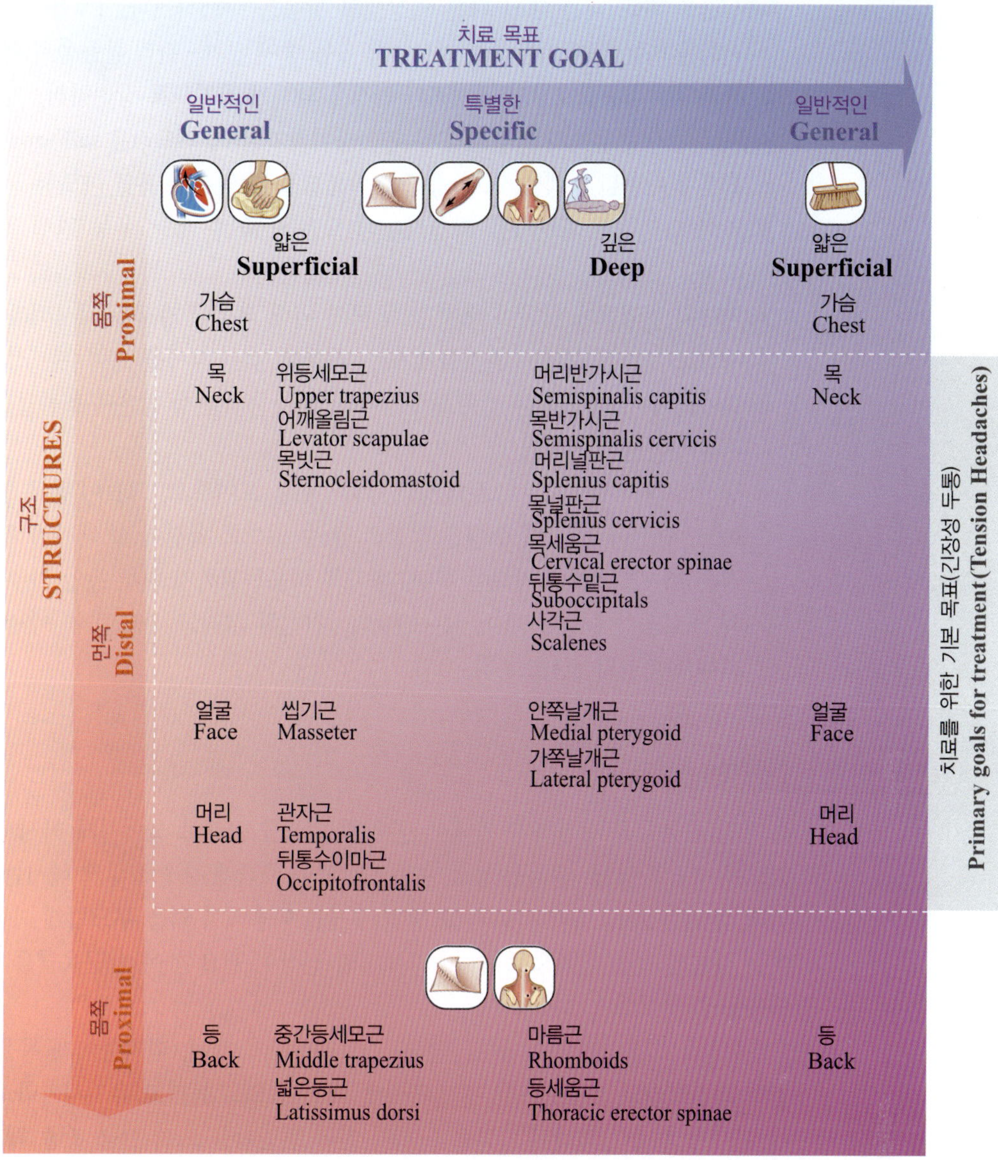


그림 5-10 **전반적인 긴장성 두통 치료 개요도.** 긴장성 두통을 치료할 때 일반적으로 왼쪽에서 오른쪽 또는 위에서 아래 방향으로 치료 한다.

## 환자 자가-관리(Client Self-Care)

아래의 사항들은 긴장성 두통이 포함된 근육들의 신장과 강화를 위한 일반적인 추천사항들로 의도되었다. 그 목적은 단축된 근육들의 부착부위들 사이의 거리를 만들고 약화된 근육들의 부착 사이의 거리를 감소시키는 동작들의 반복을 수행하기 위함이다. 보강훈련에 대한 트레이닝 경험이 없고 신장과 강화의 기능적 이해에 대한 감이 없다면, 환자가 이 부위에서 전문적인 트레이닝을 참조하도록 하게 하라.

환자들은 바쁜 일상생활 때문에, 종종 자가-관리를 간과한다. 그들에게 이 가이드 라인들을 따르도록 장려하라.

- 시간을 따로 내는 대신 다른 일상생활 활동을 수행하거나, TV를 보거나, 이메일을 읽거나, 전화를 하는 것처럼 환자가 일상생활 활동 중에 자가-관리 활동을 수행하도록 지시하시오.
- 반복되는 활동들로부터 규칙적인 안정을 환자가 가지도록 장려하라.
- 치료 중간에 유착과 과긴장의 문제를 방지하기 위해 부드러운 self-massage를 보여주시오.
- 환자가 이완된 수행을 하고, 통증이 발생했을 때 깊은 호흡을 하도록 장려하라.
- 악화 요인들과 패턴들을 확인하는데 도움을 줄 수 있는 두통 관련 저널을 소지하도록 장려하라.
- 약화된 관절들에 압박이 오지 않게 하기 위해 적절한 자세를 지시해라. 장시간 동안 책상이나 통화로 시간을 보내는 환자들에게는, 적절한 앉은 자세를 보여주는 것과 어깨와 귀 사이에 전화기를 두지 않게 하는 것은 필수적이다. 환자들의 손상 받은 구조물들에 스트레스를 주지 않는 취침 자세를 추천하라.
- 당신의 환자에게 모든 스트레칭과 강화훈련을 보여주고, 그들이 홀로 연습할 때 악화되지 않게 하고, 당신이 있을 때 수행을 적절히 할 수 있도록 확신이 설 때까지 확실히 가르쳐라. 스트레칭은 15-30초간 유지해야 하며, 환자의 허용범위까지 하루 동안 자주 수행되어야 한다. 환자는 스트레칭에 힘을 주어서는 안된다. 천천히 그리고 부드럽게, 매번 다른 근육들을 가능한 최대로 이완되게 시도하라.

### 신장(Stretching)

목 뒤쪽 근육들을 신장하기 위해서, 환자의 머리를 아래로 늘어지게 하시오. 턱을 가슴에 닿을 수 있도록(그림 5-11). 환자는 능동 수축으로 턱을 가슴에 강제로 닿게 해서는 안된다. 신장을 늘리기 위해, 환자는 손을 머리 뒤로 놓고 팔의 무게를 이용해서 턱을 부드럽게 가슴 쪽으로 당길 수 있다. 이는 굽힘된 목을 한쪽으로 좀 더 구체적인 신장이 필요한 목적 근육들을 부드럽게 회전시키는데 도움을 줄 것이다.

운동성을 회복시키고 목 돌림근들을 스트레칭하기 위해, 환자들에게 목을 한쪽으로 부드럽고 천천히 회전시키고, 5-10초간 유지시키며, 다른 쪽으로 돌리고 유지시켜라; 이를 5-10번 반복하거나 환자가 피로나 약화된 기분을 느끼기 전에 편안함을 느낄 만큼 종종 해라. 몇몇에게는, 머리를 폄된 상태로 회전시키는 것 역시 기분이 좋을 수도 있지만, 추간판이나 신경압박의 위험성이 있는 환자의 경우는 추천되지 않는다. 비록 디스크 질환이나 신경압박의 여부가 없더라도, 폄된 상태로의 한 회전은 굽힘된 상태에서 각각 옆에서 옆으로의 회전 후에 수행되어야 하는데, 머리를 완전히 반복되는 회전을 하게 하도록 가르쳐서는 안된다.

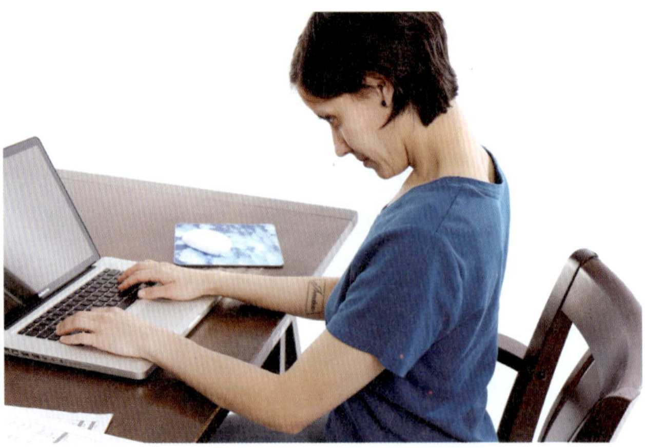

그림 5-11 **목뼈 폄근 신장.** 머리에 어떠한 힘도 걸리지 않도록 환자에게 지도한다.

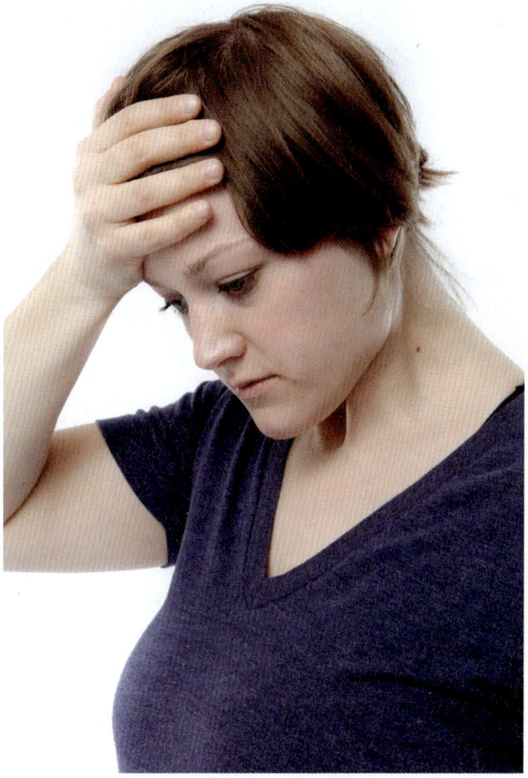

그림 5-12 **목뼈 굽힘근 강화.** 환자 손의 저항에 대항해 목을 굽힘시키라고 환자에게 지도한다.

턱관절의 기능부전이 영향을 미치며, 이 관절이 움직임동안 탈구되지 않는다면, 환자에게 입을 최대한 넓게 벌리도록 하고 15초간 유지하고, 5초간 이완시키고, 이를 5-10번 반복시켜라. 가능하다면, 스트레칭 동안 계속 환자를 입을 바로 벌리고 벌린 입의 아래턱을 오른쪽으로, 왼쪽으로 움직이며 항상 가운데로 오게 하라. 또한 환자가 저작근을 부드럽게 마사지 하도록 가르칠 수 있다.

## 근력강화법(Strengthening)

환자는 목을 저항된 굽힘으로 앞쪽 심부 근육들을 강화시킬 수 있다. 환자에게 손바닥을 이용하여 이마에 갖다 대도록 하고, 척추를 펴고 가슴을 적절한 정렬로, 손의 저항에 대해 목을 굽히라고 한다(그림 5-12). 이는 각 저항 동안 3-5초의 안정으로 약 5-10초 동안 유지될 수 있다. 환자는 목에 약화나 피로감을 느끼기 전에 10번이나 그 이상 가능한 길게 수행할 수 있다. 만약 과도한 뒤굽음증이 요인에 영향을 미친다면, 환자는 단축된 가슴 근육을 반대로 당기기 위해 중간 등세모근(middle trapezius)과 마름근(rhomboids)을 강화해야 한다. 어깨를 쥐어짜는 방향으로 편안하게 양 팔을 늘어뜨린 채로 서게 가르쳐라.

적절히 수행될 때, 어깨가 이완된 반면에 단지 중간 등세모근(middle trapezius)과 마름근(rhomboids)만 수축해야 한다. 좀 더 자세한 지침과 사진을 위해 4장을 보라.

## 추가적 치료 제안(Suggestions for Further Treatment)

이상적으로, 만성 긴장성 두통을 환자는 적어도 7일 동안 증상이 없어질 때까지 일주일에 한 두번은 치료를 받아야한다. 치료가 계속 됨에 따라, 두통이 가끔 생기거나 완전히 없어질 때까지 통증이 없는 기간의 날이 증가되어야 한다. 이후에, 환자는 필요에 따라 일정을 조절할 수 있다. 근육의 긴장으로 인해 두통이 야기된다면, 각 세션에 어느 정도의 개선이 있어야 한다. 이 같은 현상이 일어나지 않는다면, 아래 가능성들을 고려해보라.

- 치료 사이에 너무 많은 시간이 있다. 항상 최근에 치료된 조직에 적응을 위해 24-48시간을 주는 것은 최선의 방법이지만, 치료 시작 후에 치료 간격이 너무 길다면, 환자의 일상생활 활동에 어떠한 발전도 없을 것이다.
- 환자가 일상생활 활동을 적절히 조절하지 못하거나 자가-관리를 정기적으로 수행하지 못한다. 최대한 문제를 해결하기 위하는 만큼, 환자에게 우리가 제시한 조절을 행하도록 환자를 강요할 수는 없다.
- 상태가 심해졌거나 당신의 기초 트레이닝을 넘어서는 다른 근골격계 합병증이 동반되었다. 이 환자에게 전문 임상 마사지 치료사나 의료적 마사지 훈련을 문의하게 하라. 이러한 환자의 케이스를 치료하는 것을 지속하는 것은 당신의 환자를 마사지 치료로부터 완전히 멀어질 수 있는 실전 부위을 넘어서는 것이고 치료를 방해하는 것이다.
- 두통이 잠재적인 원인으로 진단이 명확하지 않다, 의학적 평가를 위해 환자가 건강관리 제공자를 볼 때까지 치료를 중단하라.

임상적 환경이나 개인적 의료 업무에서 환자를 치료하지 않는다면, 당신은 치료의 완전한 프로그램을 통해 이 환자를 받을 수 있는 치료사가 될 수 없을 것이다. 그런데도, 환자에게 어느 정도의 안정을 줄 수 있다면, 이것은 환자에게 의사와 이런 변화를 토론할 수 있고 좀 더 적극적인 치료 옵션보다 마사지 치료를 고려할 수 있도록 장려할 수 있다. 환자가 정기적인 치료로 돌아가는 것에 대해 동의를 한다면, 증상들은 매 시간 변할 것 같으며, 따라서 각 세션 전에 평가를 수행하는 것은 중요하다. 일단 당신이 일반적인 부위에서 얕은 층 조직들을 풀어왔다면, 당신은 특정 부위에서 당신의 치료에 좀 더 포커스를 맞출 수 있을 것이다. 마찬가지로, 긴장성 두통이 있는 특정 구조물을 치료해왔다면, 대상 구조물의 다른 증상에 좀 더 많은 관심을 가질 수 있을 것이다.

# PROFESSIONAL 치료 기술의 발전(GROWTH)

## 사례 연구

*Grace는 20살이고 대학생이다. 그녀는 고교시절 운동선수였고, 운동을 계속 하려고 노력해왔지만, 현재에는 그녀가 한동안 운동 활동을 지속하는데 어렵게 되었다. Grace는 식사를 할 때, 건강한 선택을 하기 위해 최선을 다한다. 그녀는 운동을 위한 시간을 거의 가지지 못하지만, 수업 후 약 1마일 정도 떨어진 거리인 학교에서 그녀의 집까지 걷는다. 그녀는 1주일에 며칠간 늦은 오후에 두통을 겪어오고 있다.*

### 자각증상

*Grace는 늦은 오후에 시작되는 두통을 겪기 시작했다. 집까지 걷는 동안 두통이 완화되지만 저녁 후에*

*과제를 할 때 다시 악화되고, 잠들기 전이나 아스피린을 먹을 때까지 지속된다. 수면 시, 두통으로 깨지는 않는다. 몇 달간 학교에서도 가끔 두통을 겪어 왔었지만, 최근에는 매주 3, 4번씩 자주 두통을 겪어 왔다. 귀 주위를 감싸는 듯한 통증을 머리 측면에서 느낀다. 통증은 가끔 왼쪽 측면이지만, 가끔 머리 전체에도 느낀다. 최근에 두통이 있을 때 왼쪽 등 위쪽도 통증을 느낀다는 것을 알아차렸다. 책상에는 스크린의 왼쪽에 키보드와 전화기가 놓여있다고 말했고, 따라서 가끔 전화기를 왼쪽 어깨에 놓고 타이핑을 칠 때 스크린을 보기 위해 머리를 오른쪽으로 돌려야 했다. 특성과 통증의 강도를 묘사해달라고 질문했을 때, 아주 타이트한 헬멧을 착용한 것 같다고 말했고, 통증은 천천히 아래쪽으로 분산되었지만 일을 멈추게 할 정도는 아니라고 했다. 1-10의 스케일에서, Grace는 통증이 대부분 레벨 6정도이고 가끔 7이나 8정도로 느낀다고 했으며, 이를 가는 성향이 있는지는 불확실하다고 했다. 질문을 했을 때, 무감각, 얼얼함, 온도과민이나 사지에 다른 특이한 감각, 어지러움, 현기증, 메스꺼움, 시야나 언어적 변화 같은 것은 없었고, 두통에서 독특한 기운이나 빛에 대한 감수성도 느껴보지 못했다고 했다. Grace는 하루에 물을 규칙적으로 마신다.*

### 소견

*내가 Grace의 오른쪽에 섰을 때, 오직 그녀의 머리만 돌림으로써 나를 바로 보는 것이 가능했다. 그녀의 왼쪽에 섰을 때, 내 방향으로 그녀의 전체 가슴을 돌렸다. 자세적 평가는 그녀의 왼쪽 가슴을 평가했고 머리-전방 자세를 밝혀냈다. 그녀의 머리는 왼가슴쪽으로 굽힘되었고 오른쪽으로 회전되었다. 그녀의 가슴은 약간 왼쪽으로 굽힘되었다.*

*그녀의 엉덩이는 오른쪽으로 약간 회전되었다. 촉진 평가는 그녀의 얕은 경부 신근들은 들러붙고 밀집되었다. 당초에 근섬유 감각이나 개개 근육을 구별하기는 힘들었다.*

### 치료

*나는 그녀의 뒤통수에 볼스터를 받치고 바로누운자세로 치료를 시작했고, 눈가리개로 눈을 덮었다. 근막이완술을 유양돌기 쪽으로 뒤통수와 목 외측 아래를 따라 천층의 유착부위에 실시했다. 에플루라지와 교차섬유 마찰법으로 외측과 후방 목을 따뜻하게 해주는데 상당한 시간을 할애했다. 상부 등세모근 양쪽으로 근육 스트립핑(stripping)을 했다. 레벨 8의 통증에서 귀 주위 머리로 통증을 방사시키는 왼쪽 봉우리 안쪽 약 2인치의 통증유발점을 찾아냈다. 그리고 양쪽 목빗근에 집게손 그립으로 페트리사지했다. 통증유발점을 찾을 수는 없었다. 근육 스트립핑 다음에 목갈비근에 교차섬유 마찰법을 사용했다. 레벨 6에서 왼쪽 어깨를 가로지르는 통증을 방사시키는 빗장뼈로부터 약 1인치 위쪽, 목갈비근의 앞 왼쪽의 통증유발점을 찾아냈다. 근육 스트립핑 다음, 압박은 레벨 2에서 방사되는 통증을 감소시켰다. 상부 등세모근, 양쪽 목빗근, 양쪽 목갈비근에 심부 신장을 적용했다. 또한 목 폄근에 교차섬유 마찰법을 적용했고 어깨뼈가시와 어깨뼈 상각, 등과 목뼈를 따라서는 둥글게 페트리사지를 했다. 왼쪽 머리널판근(splenius capitis)과 어깨올림근(levator scapulae)에서 단단한 띠(taut band)를 찾을 수 있었다. 통증유발점은 찾을 수 없었다. 단단한 띠를 이완시키고 응집을 감소시키기 위해 목 폄근들에 심부 마찰법을 사용했다. 남은 시간에는, 척주세움근의 전체 부분과 넓은등근(latissimus dorsi), 배속빗근/배바깥빗근(internal and external oblique), 허리네모근(quadratus lumborum)으로의 접근에는 약간의 주의만을 기울였고, 엉덩이에서 회전과 등뼈 굽힘을 감소시키는 것을 시작하였다.*

*Grace는 그녀가 도착했을 때보다 뻣뻣함을 덜 느꼈다고 진술했다.*

### 치료계획

*나는 목 폄근과 돌림근에 대한 신장 훈련들을 시연했다. 이를 하루 내내 자주, 특히 그녀가 공부하거나 일을 할 때 실천하라고 권했다. 또한 모니터를 볼 때 고개를 돌려서 보기보다는 정면으로 응시하라고 권했다. 그리고 어깨 대신 손을 이용해서 전화기나 헤드셋을 잡으라고 권하였다. 재평가 다음에 2주간 주 2회 치료를 하라고 권했다. 이것은 일련의 기간에서 좀 더 특정 조직을 타겟으로 치료할 수 있도록 도움을 줄 것이다. Grace는 오늘부터 1시간 session 4일을 계획했다.*

## 임상을 고려한 운동(Critical Thinking Exercises)

1. 긴장성 두통에 공통적으로 관여되는 모든 근육을 다루는 10분 스트레칭과 강화 훈련을 환자에게 적용시켜라. 박스 5-1과 그림 5-5를 지침으로 사용해라. 신장은 근육의 기시점과 정지점 거리를 늘린다는 것과 단축된 근육들에 중요한 반면에, 강화는 기시점과 정지점을 서로 가깝게 하는데 활발히 움직이게 함으로써 수행된다는 것과 단축된 근육의 길항근이 약화되었다면 강화 훈련이 중요하다는 것을 기억하시오. 당신의 도움 없이 환자가 수행할 수 있는 충분한 세부 일과의 각 단계를 묘사하시오.

2. 잠재적 환자는 약 6개월 전에 목과 어깨에서 뻣뻣함과 통증이 시작되었다고 설명한다. 그녀는 이 통증이 탱고수업 시간에 갑자기 돌리고 당겨지는 것과 연관을 짓는다. 그녀는 통증이 1주일간 지속되었을 때 의사를 만나보았지만 손상없이 완화되었다. x-ray나 특수 검사는 수행되지 않았다. 의사는 카이로프랙틱 치료를 추천했고, 환자는 이에 응했다. x-ray를 찍지 않았지만, 추간판 탈출을 보기 위한 정형 검사는 음성이었다. 카이로프랙터는 목뼈와 등뼈를 조절했고, 이는 단 하루 이틀 정도 통증을 완화시킬 수 있었다. 이 다음 3번의 방문은 그저 일시적 이완만을 초래했다. 춤추는 동안 갑작스런 움직임을 주요 요소로 가정했을 때, 어떤 부상이 만성적 통증과 두통으로 초래하도록 할 수 있었는가? 척추에 카이로프랙틱 조절로 일시적으로 이완된 부상에 대한 당신의 평가에서, 고려할 수 있는 다른 요인들은? 어떤 구조물들을 당신이 평가할 것이고 무엇이 비정상적인 것인지 찾을 수 있을 것인가?

3. 의사들에 의해 관찰되고 있고 최근에 조절받고 있는 동맥경화증이나 고혈압 같은 상태뿐만 아니라, 만성 긴장성 두통을 가진 환자들을 위한 치료로 특별히 고려할 사항들과 조절들을 토론하시오.

4. 환자에게 아래 적힌 사항들이 어떻게 만성 두통의 위험을 초래할 수 있는지 설명하기 위해 문헌 검토를 하시오.
   - 신경근 압박
   - 당뇨
   - 만성 기관지염
   - 치아 피개교합
   - 편타성 손상
   - 갱년기
   - 우울증 또는 불안감
   - 약, 알콜, 카페인, 담배의 금단 증상

## 참고문헌 및 추천도서(Bibliography and Suggested Readings)


Cibulka MT. Sternocleidomastoid muscle imbalance in a patient with recurrent headache. Manual Therapy. 2006;11(1):78-82.

Eisensmith LP. Massage therapy decreases frequency and intensity of symptoms related to temporomandibular joint syndrome in one case study. Journal of Bodywork and Movement Therapies. 2007;11(3):223-230.

Fernández-de-las-Peñas C, Alonso-Blanco C, Cuadrado ML, et al. Myofascial trigger points in the suboccipital muscles in episodic tension-type headache. Manual Therapy. 2006;11(3):225-230.

Fernández-de-las-Peñas C, Ge H-Y, Arendt-Nielsen L, et al. Referred pain from trapezius muscle trigger points share similar characteristics with chronic tension type headache. European Journal of Pain. 2007;11(4): 475-482.

Giacomini PG, Alessandrini M, Evangelista M, et al. Impaired postural control in patients affected by tension-type headache. European Journal of Pain. 2004;8(6):579-583.

Hernandez-Reif M, Dieter J, Field T, et al. Migraine headaches are reduced by massage therapy. International Journal of Neuroscience. 1998;96:1-11.

International Headache Society. IHS Classification ICHD-II. Available at http://ihs-classification.org/en/. Accessed Summer 2008.

International Headache Society. Available at http://www.i-h-s.org/. Accessed Summer 2008.

Mayo Foundation for Medical Education and Research. Sinus Headaches. Available at http://www.mayoclinic.com/health/sinus-headaches/DS00647. Accessed Summer 2008.

Mayo Foundation for Medical Education and Research. Migraine. Available at http://www.mayoclinic.com/health/migraine-headache/DS00120. Accessed Winter 2010.

Mayo Foundation for Medical Education and Research. Tension Headache. Available at http://www.mayoclinic.com/health/tension-headache/DS00304. Accessed Winter 2010.

Moore MK. Upper crossed syndrome and its relationship to cervicogenic headache. Journal of Manipulative and Physiological Therapeutics. 2004;27(6):414-420.

National Institute of Neurological Disorders and Stroke. Hemicrania Continua Information Page. Available at http://www.ninds.nih.gov/disorders/hemicrania_continua/hemicrania_continua.htm. Accessed Summer 2008.

Oksanen A, Erkintalo M, Metsähonkala L, et al. Neck muscles cross-sectional area in adolescents with and without headache—MRI study. European Journal of Pain. 2008;12(7):952-959.

Puustjärvi K, Airaksinen O, Pöntinen PJ. The effects of massage in patients with chronic tension headache. Acupuncture & Electro-Therapeutics Research; The International Journal. 1990;15(2): 159-162.

Quinn C, Chandler C, Moraska A. Massage therapy and frequency of chronic tension headaches. American Journal of Public Health. 2002;92(10):1657-1661.

Rattray F, Ludwig L. *Clinical Massage Therapy: Understanding, Assessing and Treating over 70 Conditions*. Toronto, ON: Talus Incorporated, 2000.

Simons DG, Travell JG, Simons LS. *Myofascial Pain and Dysfunction: The Trigger Point Manual*, 2nd ed. Philadelphia, PA: Lippincott Williams & Wilkins, 1999.

Turchaninov R. *Medical Massage*, 2nd ed. Phoenix, AZ: Aesculapius Books, 2006.

U.S. National Library of Medicine and the National Institutes of Health. Encephalitis. Available at http://www.nlm.nih.gov/medlineplus/ency/article/001415.htm. Accessed Summer 2008.

U.S. National Library of Medicine and the National Institutes of Health. Meningitis. Available at http://www.nlm.nih.gov/medlineplus/ency/article/000680.htm. Accessed Summer 2008.

U.S. National Library of Medicine and the National Institutes of Health. Migraine. Available at http://www.nlm.nih.gov/medlineplus/ency/article/000709.htm. Accessed Summer 2008.

U.S. National Library of Medicine and the National Institutes of Health. Stroke. Available at http://www.nlm.nih.gov/medlineplus/ency/article/000726.htm. Accessed Summer 2008.

U.S. National Library of Medicine and the National Institutes of Health. Temporal Arteritis. Available at http://www.nlm.nih.gov/medlineplus/ency/article/000448.htm. Accessed Summer 2008.

U.S. National Library of Medicine and the National Institutes of Health. Tension Headache. Available at http://www.nlm.nih.gov/medlineplus/ency/article/000797.htm. Accessed Summer 2008.

U.S. National Library of Medicine and the National Institutes of Health. Trigeminal Neuralgia. Available at http://www.nlm.nih.gov/medlineplus/ency/article/000742.htm. Accessed Summer 2008.

Werner R. *A Massage Therapist's Guide to Pathology*, 4th ed. Philadelphia, PA: Lippincott Williams & Wilkins, 2009.

Zito G, Jull G, Story I. Clinical tests of musculoskeletal dysfunction in the diagnosis of cervicogenic headache. Manual Therapy. 2006;11(2):118-129.

# 가슴문증후군 (Thoracic Outlet Syndrome)

제 6 장

## UNDERSTANDING 가슴문증후군의 이해 (THORACIC OUTLET SYNDROME)

흉곽출구는 목의 앞쪽 외측면(anterior lateral neck)과 겨드랑이사이의 공간을 의미하며(그림 6-1), 신경혈관다발인 위팔신경얼기(상완신경총, brachial plexus), 빗장밑동맥(쇄골하동맥, subclavian artery), 빗장밑정맥(쇄골하정맥, subclavian vein)이 흉곽출구를 지나간다. 가슴문증후군은 이러한 구조물들이 압박되었을 때 나타나는 여러 가지의 증상들을 의미한다. 이러한 증상들은 명확하지 않고 모호하며, 원인과 진단에 대한 의견의 일치가 어려운 것들이 대부분이다. 신경이 압박되었을 때는 신경원성 가슴문증후군(neurogenic TOS), 혈관이 압박되었을 때를 혈관성가슴문증후군(vascular TOS)이라 분류하며, 두 가지의 문제가 동시에 일어날 수 있지만 ,가슴문증후군의 대부분은 신경에 문제가 발생한 신경원성가슴문증후군이다.

위팔신경얼기의 신경근은 C5~T1사이에 위치하고 있으며, 이러한 신경근들은 서로 합쳐져서  상부, 중부, 전부 신경줄기(신경간, nerve trunk)를 형성한다. 각각의 신경줄기는 다시 앞쪽, 뒤쪽으로 분할되어, 후면, 외측 그리고 내측 신경삭(신경끈, cords)으로 다시 모인 후 신경가지로 팔을 지배한다. 신경의 압박은 신경전도의 속도를 느리게 하여, 어깨관절부위와 겨드랑이부위, 흉곽의 가쪽부위, 팔을 따라 손 부위쪽으로 통증, 화끈감, 무감각, 작열통을 유발한다. 또한 흉곽출구를 따라 빗장밑동맥, 빗장밑정맥, 목뼈림프관줄기(cervical lymph trunk) 또한 함께 지나고 있다. 이러한 구조물들에 압박이 발생하면 팔로 내려가는 혈액의 공급이 감소되어, 정맥환류가 정상적으로 발생하지 못하게 되며, 림프절 충혈(lymphatic congestion)이 발생되어 팔에 부종이 발생되고, 피부가 차갑거나 창백해지며, 맥박이 약해지게 되는 결과를 초래한다.

가슴문증후군의 근육적인 기여인자(muscular contributing factors)들을 자세와 활동의 측면에서 살펴보면, 근막조직의 단축, 신경과 혈관이 지나가는 공간의 감소가 증상의 원인으로 작용할 수 있다. 흉곽출구에서 압박되는 일차적인 3개의 공간은 앞목갈비근(전사각근, anterior scalene)과 중간목갈비근 사이(전사각근 증후군, anterior scalene syndrome), 빗장뼈(쇄골, clavicle)와 빗장밑근(쇄골하근, subclavius)(늑쇄증후군, costoclavicular syndrome) 아래 공간, 그리고 작은가슴근(소흉근, pectoralis minor) 아래 공간(작은가슴 증후군, pectoralis minor syndrome)과 같은 공간에서 압박된다. 목이 전방돌출된 자세로(head foward posture) 오랜 시간 컴퓨터작업을 하거나,

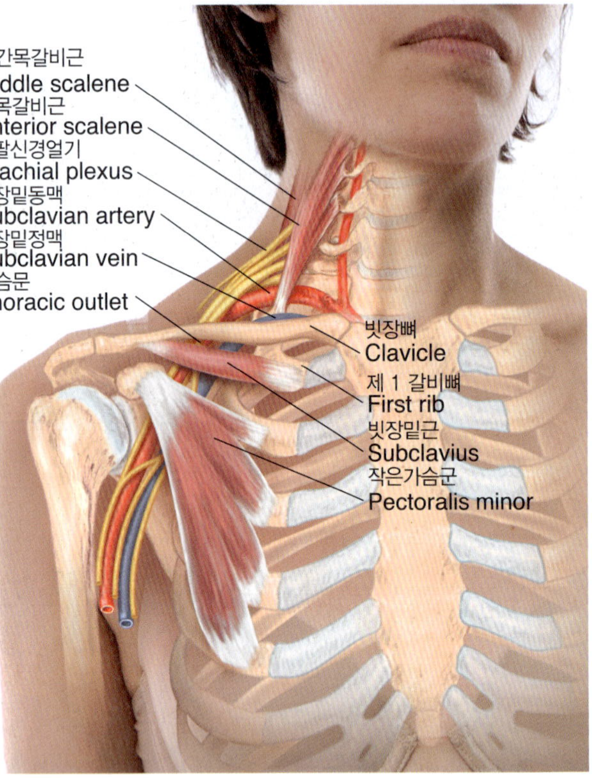


그림 6-1 **가슴문.** 위팔신경얼기, 빗장밑정맥, 그리고 빗장밑동맥이 가슴문을 지나간다.

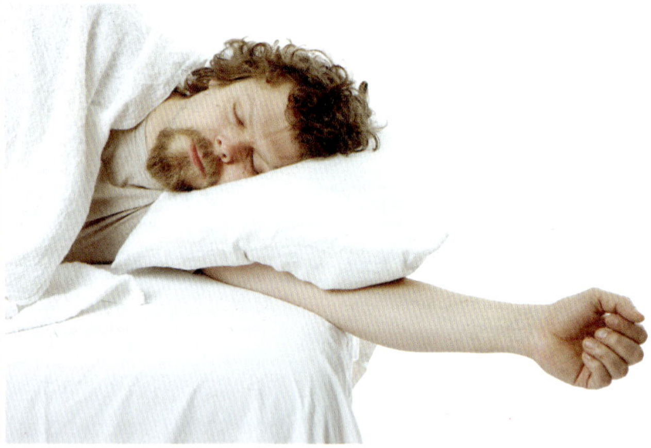

그림 6-2 **한쪽 측면으로만 누워서 잔 경우.** 수면을 취하는 동안 팔이 머리 위에 위치한 경우에는 위팔신경얼기와 혈관이 압박될 수 있으며, 이러한 경우 증상이 재현되어 환자가 깨어나게 된다.

어깨관절을 굽힘과 안쪽 회전된 자세로 지속적인 일을 하는 상태, 아래팔 엎침된 자세로 손목관절이 폄된 상태로 장시간 작업을 수행하게 되면, 작은가슴근 아래, 원엎침근(원회내근, pronator teres) 아래, 손목굴(수근관, carpal tunnel) 아래와 같은 부위에서, 한 곳 이상의 압박이 발생하게 된다. 말초신경이 지나가는 통로를 따라 한 곳 이상에서 압박이 나타나는 것을 중복 충돌(double crush)이라 한다.

## 일반적인 징후와 증상(Common Signs and Symptoms)

가슴문증후군은 일반적으로 증상이 급작스럽게 시작되지 않고 서서히 진행되며, 한쪽 상지만 나타나는게 일반적이지만, 양측 상지 모두에 증상이 나타날 수 도 있다. 신경원성 가슴문증후군을 경험한 환자는 병변이 발생된 측의 어깨, 목, 팔 그리고 손에 쑤심, 아픔, 화끈거림, 무감각 또는 아린감이 나타난다. 적절한 치료적 중재가 이루어지지 않는다면, 엄지두덩근의 근긴장의 소실을 시작으로 점차적으로 팔과 손의 근육에까지 근긴장의 소실을 초래하게 되며, 이런 원인으로 근력의 저하와 소근육운동(fine motor skill)이 저하되고, 증상이 악화되면 근위축이 발생된다.

혈관성가슴문증후군에서는 위에서 언급된 증상과 더불어 부종, 허혈, 그리고 팔과 손의 통증과 더불어 손과 손가락에 온도에 대한 예민한 증상이 나타나기도 하며, 손의 피부가 창백하거나 푸른빛을 띠기도 한다. 이러한 증상들은 레이노증후군(Raynaud's syndrome)과 유사하다. 환자는 병변 측의 맥박이 약해지거나 없어지기도 한다. 손과 손가락에 나타난 검은 반점은 환자의 병변 측에 순환의 저하가 발생했음을 의미한다. 아주 나쁜 사례에 대한 시나리오를 써본다면, 혈관의 압박은 혈병(피떡, blood clot)을 유발하며, 치료하지 않고 방치한다면 그 결과로 다시 새로운 혈병이 발생한다는 것이다. 이러한 증상을 갖고 있는 환자를 치료하기 전에 반드시 전문의에 의한 평가가 선행되어야 한다.

자세의 불균형은 대부분 가슴문증후군의 기여인자로 작용하기 때문에, 환자는 목의 통증, 가슴의 통증, 턱의 통증, 또는 빈번한 긴장성 두통을 호소하기도 한다. 주의할 부분은 가슴의 통증(턱, 인후, 그리고 팔로 전이가 되는)은 심장의 문제 시 호소하는 증상이므로 이 또한 마사지치료를 시행하기 이전에 의사에 의한 진단이 우선적으로 시행되어야 한다. 그림 6-1에는 가슴문증후군의 기여인자와 감별되어야 할 질환들이 소개되어 있다. 가슴문증후군의 초기 단계에서는, 무거운 물체를 들거나, 팔을 머리 위쪽으로 들었을 때 통증이 특히 증가하고, 눕거나 머리와 어깨를 부드럽게 중립자세를 취하면 증상은 감소될 것이다.

많은 사람들이 가슴문증후군에 의해 수면 장애를 경험한다. 통증 또는 아린감에 의해 잠을 깨는데 수면을 취하면서 팔을 머리방향으로 뻗고 머리를 그 위에 얹어 놓은 자세를 취하기 때문에 유발된다(그림 6-2). 이러한 수면의 장애는 피로도를 증가시켜 증상을 악화하고, 우울증과 불안감을 유발하여 다시 수면을 방해하는 악순환이 지속적으로 발생한다.

## 가능한 원인과 기여 인자(Possible Causes and Contributing Factors)

가슴문증후군은 명확하게 정의된 상태는 아니지만, 징후와 증상에 관한 많은 기여인자는 밝혀져 있다. 해부학적으로는 소수의 사람에게서만 목갈비뼈가 찾아낸다(그림 6-3). 목갈비뼈(경추늑골, cervical rib)는 대부분 일측성으로 나타나지만 양측성으로 나타날 수도 있다. 목갈비뼈가 존재한다면, 연부조직이 둘러싼 형태를 취하고 있고 신경과 혈관의 주행방향이 변한 모습을 촉진할 수 있고, X-ray로 확인 할 수 있다. 몇몇의 사례에서는 완벽한 형태의 목갈비뼈는 아니지만, C7의 횡돌기가 비정상적으로 커져있는 경우가 있다. 목뼈와 겨드랑이 부위의 다른 뼈의 두드러진 돌출은 정형외과적 질환(orthopedic disorder)으로 발전될 수 있으며, 증상을 유발시킨다. 척추후만증, 측만증,

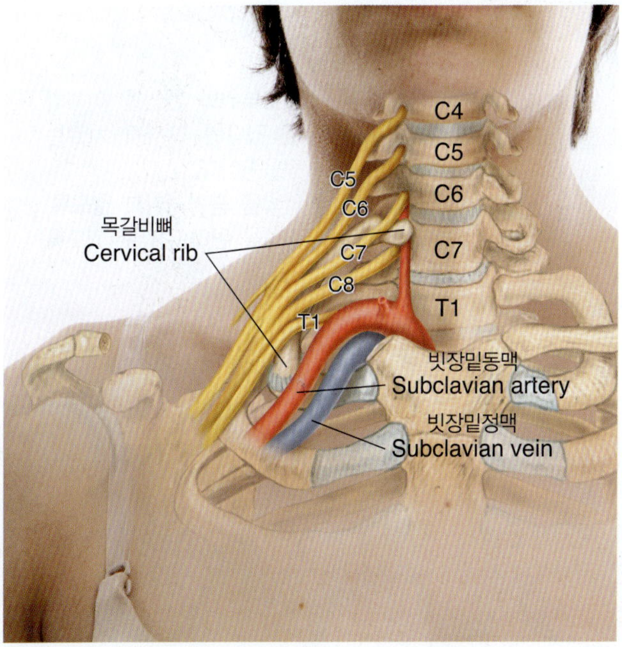


그림 6-3 **목갈비뼈**(경추늑골, cervical rib. 여분의 갈비뼈(extra rib)이 C7의 횡돌기에서 발생되어, 제1갈비뼈의 가쪽 면(lateral aspect)에 연결되어 있다.

**표 6-1** 가슴문증후군에 원인이 되거나 흔히 혼동되는 질병의 구분

| 질병 | 전형적인 징후와 증상 | 검사 | 마사지 치료 |
|---|---|---|---|
| 수핵탈출증 | 기침, 웃음, 근육의 손상이 증상이 증가함. | Kemp's 검사<br>스퍼링검사 | 적응증: 적절한 훈련과 주의가 요구된다.<br>급성기염증과 급성기 손상은 금기증이다.<br>의사와 함께 치료한다. |
| C4-5 | 어깨세모근약화<br>어깨부위 통증<br>방사통이나 무감각증은 일반적으로 발생하지 않음. | CT<br>검사<br>척수조영술(myelography)<br>MRI | |
| C5-6 | 위팔두갈래근과 손목관절 신전근의 약화<br>통증과 무감각이 노신경(요골신경, radial nerve)부위에 나타남. | | |
| C6-7 | 위팔세갈래근과 손가락폄근(수지신전근)의 약화<br>팔의 뒤쪽면을 따라 제3중지까지 통증과 무감각발생 | | |
| C7-T1 | 악력의 약화통증과 무감각이 자신경(ulnar nerve, 척골신경)부위에 나타남. | | |
| 경추증(경추관절염)<br>cervical spondylosis<br>(cervical arthritis) | 어깨와 팔로 방사되는 목의 통증<br>어깨와 팔의 감각기능 소실 또는 비정상적 감각발생<br>팔의 약화<br>목이 뻣뻣해지고 점차적으로 악화됨.<br>균형감각의 소실<br>두통<br>방광과 장의 기능 소실 | X-ray<br>CT scan<br>MRI<br>척수조영상(myelogram)<br>EMG | 마사지치료가 적응증이긴 하지만, 주의가 요구된다.<br>신경충돌(nerve impingement) 또는 골극에 의해 신경에 염증이 발생된 경우는 마사지치료가 금기증이다. |
| 신경근압박<br>(nerve root compression)<br>[신경근병 (radiculopathy)] | 근육연축, 근육약화 또는 위축<br>병변 측의 어깨뼈 주위의 통증<br>목의 통증<br>상지로 방사되는 통증<br>가쪽 굽힘, 또는 회전, 또는 재채기, 웃음, 기침을 하면 통증이 악화됨. | 스퍼링검사<br>발살바검사<br>반사, 감각과 근력에 대한 신경학적인 검사 | 치료부위와 원인을 이해하고 있다면 마사지 치료는 적응증이다.<br>압박을 증가시키지 않도록, 증상을 완하시킬 수 있도록 조심해서 접근한다. |
| 건염(힘줄염, tendinitis)<br>(상완이두근, 전완, 회전근개) | 국소부위 염증과 국소누름 통증(point tenderness)<br>근육 위축(muscle wasting)은 발생하지 않음. | 힘줄이 주행하는 방향으로 완전하게 수동 신장하면 통증이 발생.<br>저항검사 시 통증이 발생 | 13장 참조 |

**표 6-1 가슴문증후군에 원인이 되거나 흔히 혼동되는 질병의 구분(계속)**

| 질병 | 전형적인 징후와 증상 | 검사 | 마사지 치료 |
|---|---|---|---|
| 원엎침근(원회내근)증후군 (pronator teres syndrome) | 아래팔에 통증, 팔굽관절 굽힘(주관절 굽힘)과 폄(신전)시 통증이 증가함. 밤에는 통증이 사라짐. | 아래팔의 엎침(회내)시 저항검사(손목관절의 저항이 발생하지 않도록 주의한다). Tinel 징후가 발생(원엎침근의 아래에 정중신경이 주행한다) | 마사지 치료는 적응증이다. |
| 갑상선기능 저하증 (hypothyroid condition) | 약화, 만성피로, 추위를 잘 참지 못함, 변비, 의도하지 않은 체중의 증가, 잘 부서지는 모발과 손톱, 건조한 피부, 부어 있는 피부, 쉰 목소리, 수면장애와 기분의 두드러진 변화 (mood swing) | 이학적 검사<br>T3, T4, 그리고 혈청TSH 실험실 조사 | 진행중인 복합적인 순환기 질환과 같은 또 다른 금기증이 없는 상태에서는 적응증이다. |
| 류마티즘 관절염 | 피로감, 식욕의 감소, 미열, 명확하지 않은 양측성 근육통, 류마티스성 결절 | 이학적 검사<br>혈액검사<br>X-Ray | 급성기가 아닌 상태면 적응증이다. 의사와 함께 치료해야 한다. |
| 협심증 | 흉통, 흉통과 더불어 팔, 목, 턱, 어깨 또는 등의 통증, 구역질, 피로감, 얕은 숨, 불안감, 발한 | 이학적 검사<br>위험인자<br>혈액검사<br>심전도(EKG)<br>흉부 X-Ray<br>CT-scan | 협심증의 증상에서 큰가슴근의 통증유발점이 영향을 미친다. 환자가 이 부위에 위험요소 또는 증상이 있다면 치료하기 전에 의사에게 의뢰하여야 한다. |
| 당뇨병 | 잦은 소변욕구, 잦은 갈증, 식욕의 증가, 피로감, 구역질 | 이학적 검사<br>공복 시 혈당검사(fasting sugar blood test) | 조직과 순환에 면역적인 반응이 정상일 때는 적응증이다. |
| 목뼈협착증 | 통증, 약화, 어깨, 팔, 그리고 다리의 무감각, 어설픈 소근육운동, 균형장애 | 이학적 검사<br>X-ary, MRI, CT scan, 척수조영술, 뼈 스캔(bone scan) | 적응증이나 조심스러운 치료가 요구된다. 환자는 코르티코 스테로이드 주사를 맞았거나 항염증약을 복용했을 수 있으니 의사에게 의뢰하여야 한다. |
| 종양(겨드랑이, 제 1갈비뼈, 폐 pancoast tumor) 신경초(nerve sheath), 척수) | 종양이 발생한 부위와 형태에 따라 다양한 형태를 보인다. 흉곽출구에 발생한 종양의 일반적인 특성은 다음과 같다: 어깨와 어깨뼈에서 팔과 손으로 방사되는 통증이 대부분 매우 심하거나, 지속적인 통증이 발생한다.<br>팔과 손의 근육약화와 위축, 그리고 무감각 또는 아린감(tingling)이 나타난다.<br>하반신 마비 | CT scan<br>MRI<br>Pet scan<br>CBC(일반혈액검사)<br>생검(biopsy)<br>흉부 X-ray | 마사지 치료: 종양이 의심된다면 반드시 의사에게 의뢰 해야 한다. 의사가 종양을 발견하였다면, 종양의 형태와 위치에 따라 마사지 치료를 해야 한다. |

(계속)

**표 6-1 가슴문증후군에 원인이 되거나 흔히 혼동되는 질병의 구분(계속)**

| 질병 | 전형적인 징후와 증상 | 검사 | 마사지 치료 |
|---|---|---|---|
| 어깨관절 손상<br>(충돌증후군, 회전근개 손상, 유착성관절낭염) | 어깨관절 손상(충돌증후군, 회전근개 손상, 유착성관절낭염)<br>천천히 진행되고, 자연스럽게 치유된다.<br>팔로 방사되는 급성기 통증은 안정을 취할 때는 통증이 약화된다.<br>통증은 밤에 악화되고, 수면장애를 유발한다.<br>어깨관절의 약화와 관절가동역(ROM)의 감소<br>어깨관절의 국소통증과 부종<br>점진적인 관절가동역의 소실 | 이학적 검사,<br>X-ray,<br>MRI | 마사지 치료는 적응증이다. 의사와 함께 치료해야 한다. |
| 손목굴증후군<br>(수근관 증후군) | 엄지, 검지, 중지 그리고 제4수지의 외측 1/2지점에 통증, 무감각, 아린감 점진적인 위축과 소근육운동의 감소 | 팔렌검사, 티넬 징후,<br>EMG(근전도 검사) | 7장 참조 |
| 아래턱 관절 병변<br>(Temporomandibular joint disorder) | 물기와 씹기의 어려움<br>턱을 움직일 때 염발음 발생<br>턱과 안면의 쑤심<br>귀의 통증<br>두통<br>하악관절의 ROM 감소. | 치과적 검사<br>MRI, X-ray,<br>저작근에 대한 촉진검사 | 적응증 |
| 레이노드 증후군<br>(Raynaud's desease) | 수족냉증<br>하얗거나 푸른색의 피부<br>무딘 감각<br>상하지의 통증과 무감각 | 징후와 증상확인<br>신경손상과 같이 유사한 증상을 나타내는 질환들의 배제<br>아래와 같은 원인에 대한검사: 냉감각(cold sensation)에 대한 검사<br>손톱바닥(nail bed), 또는 손톱주름(nail fold)의 모세관현미경검사<br>자가항체혈청검사<br>적혈구 침강속도 검사 | 적응증에 속하지는 않지만, 레이노드 증후군과 다른 병이 함께 진행된 환자의 경우는 그 병의 지침서에 의하여 치료할 수 있다. |
| 교감성이영양증<br>(복합통증증후군) | 대부분 외상의 경험이 있다.<br>심하게 타는 듯한 통증<br>피부의 온도, 색깔, 질감, 민감도의 변화<br>손, 발톱과 모발의 성장변화<br>식은땀<br>부종<br>관절강직 | 징후와 증상 확인<br>다른 병적인 상태의 배제<br>Bone scan | RSDS환자는 병변 측에 가해진 작은 접촉조차 견디지 못한다. 환자가 마사지치료를 받고자 한다면, 적응증이다. |

목뼈의 아탈구, 또는 목뼈 추간판 탈출증은 가슴문(흉곽출구)의 해부학적 구조를 변형시켜 증상발현에 기여인자로 작용한다. 예를 들어, 흉추의 측만증은 목뼈에 부착되어 있는 목갈비근의 길이변화를 일으켜 목뼈 추체의 균형에 영향을 가져와서 통증유발점을 형성하여 가슴문을 지나가는 신경과 혈관의 압박을 초래한다.

목발보행을 하거나, 겨드랑이 부위의 구조물에 압박을 가하는 어떤 보조기구라도 가슴문증후군의 증상을 악화시킬 수 있다. 약화된 어깨근육으로 인한 처진어깨(drooping shoulder)는 빗장뼈가 제1갈비뼈쪽으로 하강될 수 있기 때문에 결과적으로 압박을 유발한다. 목뼈편타증(whiplash injury), 회전근개의 손상, 또는 빗장뼈(쇄골, clavicle)나 위팔뼈(상완골, humerus)의 골절등과 같은 이전의 병력이 완전하게 치료되지 않았다면 유착, 반흔조직, 보상작용의 패턴, 통증유발점의 생성으로 인해 가슴문증후군의 기여인자로 작용한다.

과후만증(hyperkyposis)과 같은 자세의 불균형은 가슴문증후군의 증상에 작용한다. 가슴문증후군과 다른 가장 중요한 점은 이러한 자세 불균형이 신경과 혈관의 압박을 초래하여, 저린감(numbness), 아린감(tingling)그리고 부종이 발생하는 반면, 과후만증은 통증과 관절가동역(ROM)의 감소가 주 증상이다. 목뼈의 폄과 돌림을 지속적으로 유지하는 자세, 목이 전방 돌출된 자세, 어깨관절이 벌림, 굽힘, 그리고 가쪽돌림된 자세 또한 가슴문증후군의 기여인자로 작용한다. 컴퓨터작업을 오래하는 사람, 칠판에 필기를 오래하는 선생님, 현금출납원(cashier), 주택 도장공(house painter), 그리고 목과 어깨를 고정하는 작업을 수행하는 직업에 종사하는 사람, 또는 특히 머리위로 어깨관절을 굽힘, 가쪽돌림을 유지한 자세에서 반복적인 작업을 하는 사람들이 걸리기 쉽다. 테니스, 골프, 배구선수와 같이 어깨관절에 큰 힘을 요구하는 운동선수들 또한 걸리기 쉽다.

앞목빗근(전사각근)과 중간목빗근(중사각근) 그리고 빗장밑근(쇄골하근), 작은가슴근(소흉근, pectoralis minor)의 과활성, 통증유발점은 가슴문증후군의 가장 흔한 기여인자로 작용하며, 이 장에서 기술하고 있는 치료의 초점이 되는 근육들이다. 이 근육들중 어떠한 근육이라도 긴장이 증가되면, 함께 주행하는 상완신경총과 혈관이 지나가는 통로를 감소시키는 결과를 초래한다. 목뼈와 어깨뼈 또는 갈비뼈에서 위팔관절을 가로질러 붙어있는 대부분의 근육이 과활성화되고, 통증유발점이 유발되기 때문에 자세와 호흡의 비정상에 많은 경우 관여한다. 넓은등근(광배근, latissimus dorsi), 앞톱니근(전거근, serratus anterior), 뒤톱니근(후거근, serratus posterior)의 통증유발점의 연관통의 패턴은 가슴문증후군의 증상과 혼동되기 쉬우며, 이 근육에 의한 자세의 변형 또한 가슴문증후군의 기여인자로 작용한다. 직접적으로 포함되진 않지만, 지엽적으로 포함된 다른 근육에는 부리위팔근(오구완근, coracobrachialis), 앞세모근(전삼각근), 두갈래근(상완이두근, biceps), 가운데 등세모근(중부 승모근, trapezius), 상부등세모근(상승모근, upper trapezius) 어깨올림근(견갑거근, musculus levator scapulae), 그리고 목빗판근(흉쇄유돌근, sternocleidomastoid muscle)이 있다. 이러한 근육들은 그 근육들이 부착하는 지점과 근육의 역할이 불균형을 유발할 수 있기 때문이다.

신경원성 가슴문증후군(neurogenic TOS)은 말초신경병증(perophreal neuropathy)이며, 당뇨병, 고혈압이나 류마토이드 관절염 같은 계통적인 장애는 말초적인 신경병증의 발달에 기여할 것이다. 흡연은 가슴문증후군의 원인은 아닐지라도 감염적인 진행을 악화시키고 징후를 증가하게 할 것이다. 게다가, 가슴문증후군은 호흡근의 이상을 포함하고 있기에, 흡연과 연관되어 깊은 들숨과 날숨이 반복되고 만성적인 호흡기 장애와 기침이 유발되면, 이런 근육들의 과긴장에 기여하게 된다. 가슴문증후군은 또한 체액과 자세 변화에 의해 임신 중에 더 발달되지만, 이것은 종종 출산과 함께 자연스럽게 해결된다.

알콜중독, 영양부족, 비타민B 부족, 그리고 일반적인 스트레스 또한 기여인자로 작용하거나 증상을 증강하게 한다. 많은 요소들이 잠재적으로 가슴문증후군에 기여하기 때문에, 치료를 진행하기 전에 환자의 건강에 관한 이야기를 이해하는 것은 매우 중요하다. 마사지치료의 금기증을 확인하고 치료를 위해 필요한 조정 전에 많은 요건들을 고려하여야 한다. 어떤 계통적인 질환 상태를 예상하였다면, 의학적인 평가를 위해 환자를 환자의 담당의사에게 의뢰해야 한다. 환자가 특별한 주의를 요구하는 진단을 받은 적이 있다면, 마사지치료를 계획할 때 환자의 담당의사와 치료에 대해 토론하고 계속 조정해야 한다.

표 6-1은 가슴문증후군에 기여하거나 종종 혼동하는 질환들을 나열했다.

## 금기증과 특수한 고려사항(Contraindications and Special Considerations)

- **병리학적인 이해.** 가슴문증후군의 징후와 증상은 매우 넓고 다양한 여러가지의 조건에서부터 기인한다. 치료사가 이런 것들 중에 예상할 수 있거나(표 6-1과 징후와 증상을 위한 병리학 책을 참조가 필요하다), 환자가 혈관의 압박 징후를 보인다면, 치료 시작 전에 환자의 담당 의료진에게 의학적 검사를 의뢰해야 한다. 환자가 마사지의 금기가 아닌 병리학적 소견을 가지고 있는 것으로 진단됐다면, 적절한 치료계획을 세우기 위해서 의료진과 함께 협진해야 한다.
- **부종.** 부종이 보인다면 그 부위에 직접적인 치료는 피해야 한다. 부종 부위에 근접하여 치료를 할 경우엔 가장 가까운 림프절로 체액이 흐르게 된다. 혈관의 압박이 있을 경우에는 여러 가지를 고려해서 시행해야 하지만, 마사지 치료가 환자에게 금기증으로 작용하진 않는다. 치료 시에는 심장보다 팔이 밑으로 가지 않게, 중력에 의해 체액이 팔과 손으로 가는 것을 방지하고, 체액이 축적되는 것을 막기 위해서 필요하면 팔을 적절히 받쳐두고 치료를 시행해야한다.
- **치료기간과 압력.** 환자가 퇴행성 골질환이나 일상생활에서 활동력이 감소된 진단을 받은 고령이면, 치료사는 치료 기간 동안 적절한 압력의 조절이 절대적으로 필요하다. 많은 사례에서 30분 정도의 치료가 적절한 걸로 나타났다.
- **자세.** 볼스터(bolster)의 사용으로 환자가 최대한 편한 자세를 취할 수 있고 바른 자세를 유지할 수 있다면, 그러한 자세만으로도 증상의 감소를 가져올 수 있다. 목이 전방으로 돌출된자세(head forward posture)나 목이 폄되어 있는 자세의 환자라면, 바로누운자세에서는 후두부 아래에 작은 볼스터를 두고, 엎드린 자세에서는 안면받침대(face cradle)를 적용하는 것이 목의 폄을 줄이는데 도움이 될 것이다. 바로누운자세에서 척추를 따라 볼스터를 놓아 어깨뼈의 내밈(protraction)과 목의 폄을 줄여줄 수 있어야 한다. 엎드린 자세에서 어깨아래에 볼스터를 놓게 되면 어깨뼈의 내밈과 흉부근육들의 늘어짐을 줄여줄 것이다.
- **증상의 재현.** 도수치료를 시행할 때, 신경혈관 묶음을 압박하거나 환자의 자세적 원인으로 이 부위를 압박하게 되면, 치료 중에도 증상은 일어날 수 있다. 치료를 시행하는 도중에 증상이 나타나면, 환자를 압박이 느슨해지는 중립자세로 교정하는 것을 먼저 시행해야 한다. 증상이 경감되지 않는다면, 압박을 줄이거나 치료를 중단해야 한다. 치료사는 증상이 재현되는 부위를 치료할 수 있겠지만, 치료를 시행하는 동안 많은 주의를 기울여야한다.
- **수치료법.** 환자가 혈관의 확장에 문제가 있을 경우와 같이 심혈관계의 주의를 요한다면 목이나 가슴부위에 습열을 적용하면 안된다. 심한 고혈압과 동맥경화증은 수치료의 금기증이 되는 두 가지의 예이며 이 부분에 대해서는 병리학 책을 참조하길 바란다. 열은 혈관을 확장시키고 체액의 축적을 초래하기 때문에 부종이나 감염 부위에 사용하지 말아야 한다.
- **마찰.** 환자가 류마토이드 관절염이나 골관절염과 같은 계통적인 염증질환을 갖고 있다면 심부마찰마사지를 사용하지 않아야 한다. 이러한 건강상태에서는 항염증 약을 처방 받았을 것이며.

마찰은 염증의 작용을 유발하게 하여, 약에 의한 항염작용을 방해하게 만든다. 치료사는 의료진의 동의 하에 치료하기 수시간 전에는 항염증약의 복용의 자제를 환자에게 요청한다.

- **조직 길이.** 연부조직을 치료할 때 이미 과스트레칭(over stretching)된 부위를 다시 스트레칭하지 않는 것은 매우 중요하다. 근막의 제한을 평가하는 것이 우선이고 평가에 의한 명확한 치료가 필요하다. 과스트레칭된 근육의 기시부(origin)에서 부착부(insertion)까지는 신장되어서는 안된다. 과하게 스트레칭된 통증유발점(trigger point)을 치료하고자 한다면, 열이나 국소침(localized pin)과 그 부위를 늘릴 수 있는 스트레칭 기법을 사용한다.
- **가동술.** 환자가 퇴행성 추간판 병, 류마토이드 관절염, 목갈비뼈, 과운동성 관절, 또는 임신이나 계통적인 질환상태에서 유발된 인대의 불안정성이 나타날 때, 가동술은 주의해서 시행해야 한다.

## 마사지 치료에 대한 연구(Massage Therapy Research)

보존적인 치료의 유효성에 대한 논문이 발간되었고, 마사지 치료가 가능하다는 많은 사례들과 같은 근거가 제시되었음에도 불구하고, 가슴문증후군에 특별한 결과를 가져오는 마사지의 치료효과에 대한 큰 규모의 실험적인 조사가 이루어지지 않은 상황이다. 가슴문증후군의 치료에 대한 많은 연구가 약에 의한 근육조절과 수술에 그 초점이 맞추어져 있었으며, 가슴문증후군의 치료에 대한 마사지 치료의 효과에 관한 많은 이론들은 마사지 치료외의 다른 치료법들이 사용해왔다. 고도로 숙련된 치료사에 의한 마사지치료만을 적용한 특정한 연구결과가 필요하다고 하겠다.

1996년, Barnes는 "가슴문증후군의 치료에 관해 근막의 이완" 이라는 제목의 논문을 발표했고, 하나의 치료 프로그램으로 설명하였다. 환자는 약 2년 동안 흉추부 후면의 외상에 의한 만성적인 목통증, 상지, 등 전체에 통증을 호소하였다. 환자는 다양한 분야의 전문적인 의사들과 물리치료사에게 치료를 받았고, 여러 가지의 조합된 약을 복용하였으나 결과는 좋지 않았다 . 환자는 옷을 입는데도 도움이 필요하였으며, 조금만 글을 써도 피곤을 느낄 정도로 일상적인 기능의 수준이 떨어진 상태였다. 환자가 Barnes의 클리닉에 왔을 때 그녀의 의학적 진단명은 가슴문증후군이었다. 그녀는 근막이완에 대해 교육받은 물리치료팀에서 2주 동안 하루에 2–3회에 걸쳐 한 회에 30분 동안 치료를 받았다. 환자는 4회 치료 후 볼스터(bolster)없이 편안하게 잠을 잘 수 있었고, 환자의 움직임은 증가하였으며, 2주간의 프로그램이 끝난 후엔 혼자 걸을 수 있고 계단을 오를 수 있었다. 그녀는 계속해서 어렵고 섬세한 움직임들을 혼자 수행할 수 있게 되었다. 가슴문증후군을 가진 환자에게 도수치료의 이점이 긍정적인 결과로 나타나기도 하였지만, 위와 같은 환자의 사례는 집중적인 치료가 이루어졌고, 단일사례이며, 환자의 상태가 심각한 상태였었고, 여러 가지의 진단을 내릴 수 있는 복잡하고 어려운 사례라 할 수 있다. 앞으로 지속적인 연구가 필요하다.

1999년, Peng은 "마사지와 경혈침요법(Acupoint–Injection)에 의해 치료된 목갈비근 증후군의 16 사례" 라는 제목의 연구서를 발간했다. 이 연구의 참가자들은 모두 여성으로 연령은 20살에서 40살 사이, 치료받기 전까지 3개월에서 4년 동안 증상을 가진 사람들이었다. 16명 모두가 이전에 어깨관절에 손상을 받은 병력을 갖고 있었으며 참가자들 중 한명은 목뼈갈비뼈를 가지고 있었다. 애드손검사에서는 모든 참가자가 양성반응을 나타냈다. 16명의 참가자들 중, 12명은 사지가 차가워지는 혈관증상을 가지고 있었고, 9명은 소근육운동에 손상을 나타냈고, 4명은 무지부 위축(thenar atropy)이 있었다. 앉은 자세에서 목을 최대한 이완한 상태에서, 도수교정(manual manipulation)이 어깨와 중간 팔에 적용되었는데 사지가 움직이는 동안 중국의학 시스템으로 알려진 경혈

(acupoint)에 니딩(kneading)과 압박을 적용하였다. 팔은 피부가 따스해질 때까지 비비고 흔들었으며, 이 치료는 매일 이루어졌다. 이 연구에서는 정교한 치료프로그램이 수립되지는 않았으며, 20–40일 동안 증상의 완화를 위해 하나 두가지의 치료 코스만 환자에게 적용하였다. 게다가 도수치료를 시행하는 환자는 프로케인 하이드로클로라이드와 비타민 B12를 포함한 경혈주사를 5일 동안 적외선과 함께 처방하였다. 저자에 따르면, 한 명의 환자를 제외하고는 모두 호전되었다. 목뼈갈비뼈를 갖고 있는 환자만 계속해서 통증을 호소했고 팔에 저린 감이 있었으나, 이 환자도 치료후엔 애드손검사에서는 음성을 나타내었다. 다시 밝히지만, 이 연구는 마사지치료외에 경혈주사를 적용하여 진행된 사례이기 때문에 마사지의 치료적인 효과가 독립적으로 나타나진 않은 사례이다. 게다가, 신경계의 이완이나 혈관계 징후, 또는 관절가동범위의 변화에 대한 세부적인 자료가 제공되지 못하였고, 단지 환자가 호전되었다는 보고만 하였다. 결과는 고무적이었으나, 앞으로 보다 많은 연구가 필요하다고 할 수 있다.

2006년, Michael Hamm은 "병리학적으로 연계된 질환(linked pathologies): 측만증, 갈비척추관절 기능부전(갈비뼈척추 관절 기능부전, costovertebral dysfunction), 그리고 가슴문증후군의 치료에 있어서 마사지 치료가 미치는 영향"이라는 사례연구를 발간했다. 제목에서 제안하는 것처럼, 이 사례는 다양한 조건을 가지고 있는 환자를 대상으로 했다. 환자는 우측어깨와 팔 그리고 손에 통증과 약화를 나타났고 지속적으로 악화되는 상태였다. 그녀는 지속적으로 일어나는 증상에 의해 수면을 방해받고 있었으며, 결국 그녀의 웨이트리스 일을 그만 두어야 했다. 카이로프랙틱에서 내린 진단은 측만증 그리고 갈비뼈척추 관절 기능부전과 가슴문증후군이었다. 환자는 4주의 치료기간 동안 8번 치료를 받았으며 한 번의 치료시간은 60분이었고 그 치료에는, 심부 조직 마사지, 신경근 치료, 그리고 근에너지기법이 있었다. 이 치료 계획에 의하여, 환자는 잠을 더 잘자게 됐고, 운동범위는 증가하였으며, 장골과 척추의 자세적인 불균형이 개선되었고, 어깨의 운동성과 관련된 통증이 50%까지 줄었다. 또 다른 형태인 오래 지속된 자세의 불균형은 크게 유효한 효과를 나타내지는 못했다. 저자는 앞으로 보다 많은 연구가 필요하다고 제안하였다. 저자는 앞으로의 연구에서 정확한 결과를 얻기 위한 골격의 정렬(alignment)을 정밀하게 측정하는 도구의 필요성을 언급하였고, 이러한 근골격계 기능부전에 의한 정신적 스트레스를 측정하기 위한 표준화된 측정치(standard mesurement)의 개발을 언급하였다. 저자는 또한 병리학적으로 연계된 질환들을 치료하기 위해서는 보다 큰 규모의 마사지의 효과에 연구가 진행되어야 한다고 했다. 이 사례연구에서는 가슴문증후군환자에 대한 근력의 증가, 신경학적 또는 혈관계 증상의 변화에 대한 작은 자료만을 제시했을 뿐이다. 이 연구에서와 같이 좋은 결과가 있기는 했지만, 앞으로의 연구는 가슴문증후군에 대한 마사지의 효과에 대한 독립적인 연구가 요구되는 상황이다.

# WORKING WITH 환자에 대한 치료(THE CLIENT)

## 환자평가(Client assessment)

환자에 대한 평가는 치료사와 환자의 첫 번째 접촉부터 시작한다. 환자가 예약되어 있는 경우라면 전화상으로도 이루어질 수 있다. 환자가 특정한 통증에 대해 질문을 할 수 있으므로 치료사는 이것

**표 6-2 건강 기록**

| 환자에게 필요한 질문 | 치료계획을 세울 때 중요하게 생각해야 할 부분 |
|---|---|
| 어느 부위에서 증상을 느끼는가? | 증상의 위치는 통증유발점의 위치, 손상 또는 다른 기여 요소에 대한 단서를 제공 한다. |
| 증상들을 어떻게 느끼는지 표현하라. | 가능한 증상들의 원인에 대한 감별진단과 관련되어 있는 신경과 혈관에 대한 확인을 가능하게 한다. |
| 증상이 시작된지는 얼마나 되었나? | 발병은 질병 또는 외상과 동시에 시작되었을 것이고, 치료사가 부상의 정도를 평가하는데 도움을 줄 것이다. |
| 증상을 악화시키는 또는 완화시키는 움직임을 만들 수 있나? | 신체에서 움직임을 만들어 내는 동안 긴장, 약화, 또는 압박되는 위치를 알 수 있다. |
| 이런 상태를 의사에게 보인 적이 있는가? 진단이 무엇이었나? 어떤 검사가 이뤄졌었나? | 목갈비뼈나 다른 골융기는 엑스레이를 통해 어떤 가장 정확하게 진단된다.<br>불충분한 혈행상태(vascular insufficient)는 반드시 의사가 평가해야 한다. |
| 당뇨, 류마티스 관절염, 갑상선질병, 또는 호흡기계 질병으로 진단 받은 적이 있나? 임신한 적이 있는가? | 계통적인 질병들은 징후와 증상들에 기여하게 이러한 계통적인 질병을 위한 조치가 필요하고, 이러한 조치들은 치료 결과에 많은 영향을 줄 것이다. 임신기간 동안 자세에서 체액의 정체와 변화는 징후와 증상에 영향을 줄 수 있다. |
| 부상 또는수술 경험이 있는가? | 부상 또는 수술, 그리고 과긴장 또는저긴장, 그리고 비정형적인 관절가동범위는 결과적으로 유착의 원인이 된다. 목발을 이용한 보행은 가슴문증후군에 기여할 것이다. |
| 어떠한 직업을 갖고 있는지, 취미는 무엇인지? 또는 다른 정기적인 활동을 하는지? | 등뼈, 어깨뼈 전인, 목척추 폄, 또는 두부 전방자세를 증가시키는 반복적인 동작과, 정적인 자세는 환자의 질환을 유발하는데 기여할 것이다. |
| 다른 규정된 약을 복용하거나 약초 또는 다른 보조제를 복용했나? | 모든 종류의 약은 증상에 영향을 주고 관련된 금기증 또는 주의 사항에 연관이 있다. |
| 2주 전에 코르티손 주사를 맞은 적이 있는가?<br>어느 부위에 맞았나? | 국소 마사지는 금기증이다. |
| 통증 완화제 또는근육 이완제를 지난 4시간 안에 맞은 적이 있는가? | 환자는 치료사가 시행하는 마사지의 적절한 압력을 판단하지 못할 것이다. |
| 치료 전 4시간 안에 항염증제를 복용했나? | 심부 마사지는 염증의 원인이 되고 환자가 최근에 항염증제을 복용하였다면, 마사지는 시행하지 않아야 한다. |

에 대한 준비를 할 필요가 있다. 이러한 평가의 과정이 치료의 본질적인 부분이며, 당신의 환자가 의학적 주의를 요하는 지병이 있다고 예상되면, 평가를 위해 의사에게 환자를 의뢰하여야한다. 환자가 지병을 가지고 있는 것으로 진단되면 환자의 상태에 대한 금기증 또는 특별한 주의 점에 대해 연구해야 한다. 가슴문증후군의 가능한 원인에 대한 감별진단을 위해 환자의 평가를 하는 도중에 환자에게 이에 해당하는 질문을 준비해야 한다.

표 6-2는 환자의 건강상태에 대한 병력청취를 위한 질문 목록을 보여준다.

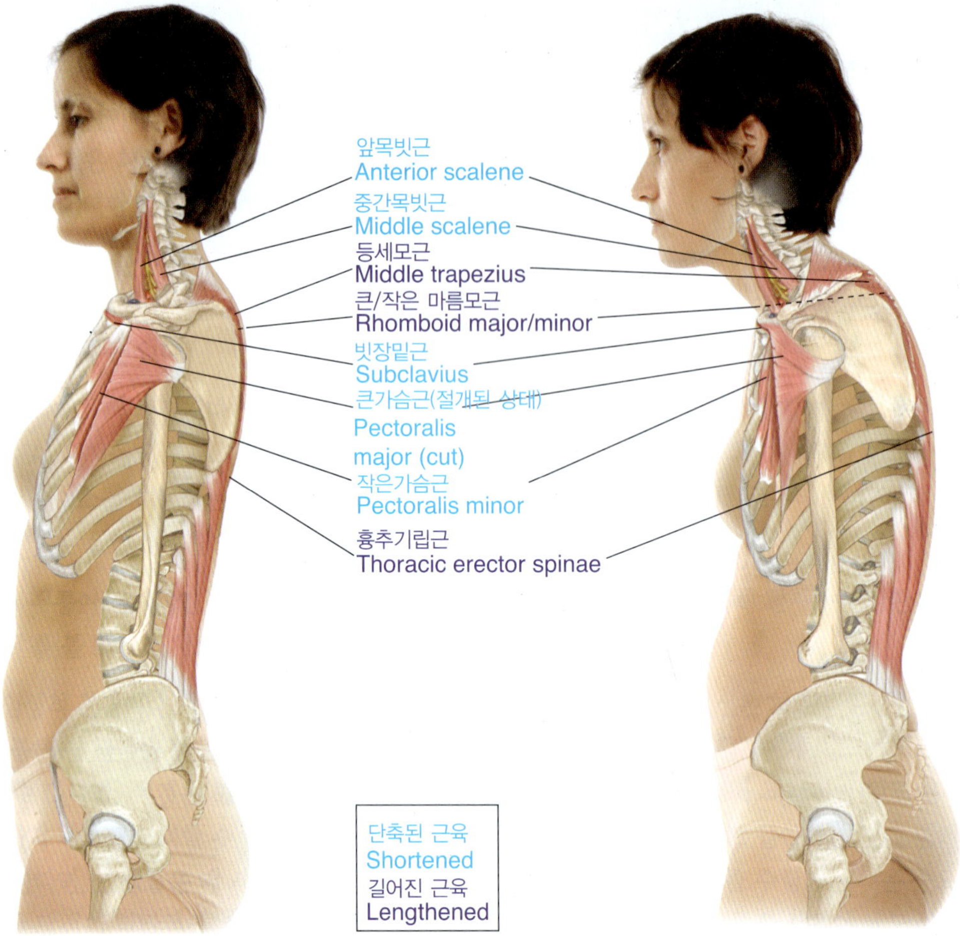


그림 6-4 **자세평가에 의한 비교.** 해부학적 자세(왼쪽)와 굽힘이 증가된 자세의 비교 단축된 목갈비근과 빗장밑근 그리고 큰가슴근이 어떻게 흉곽출구 내에 있는 신경과 혈관을 압박하는지 주의깊게 살펴봐야 한다.

## 자세평가(Postural Assessment)

치료사 보다 먼저 환자를 방에 들어가게 한 뒤 치료사는 환자의 자세와 움직임을 평가한다. 통증이나 제한에 의한 불균형과 보상의 패턴이 나타나는지 주시해야 한다. 가슴문증후군의 경우에서 환자가 의식하지 않는, 문고리를 돌려 방안으로 들어가거나, 펜을 집어 들거나, 물컵을 쥐는 것과 같은 행동에서부터 치료사의 평가는 시작된다. 환자가 스스로 그것들을 잡게 하되 그들에게 건네주지 않도록 주의하여야 한다. 환자가 이러한 과제를 병변 측 팔로 서투르게 수행하거나, 특히 비우세측의 건측 팔로 수행하려고 한다면, 이러한 동작은 환측 팔의 약화로 인한 보상의 현상이라 할 수 있다.

가슴문증후군은 다른 근골격계 질환과 쉽게 구별할 수 없기 때문에 환자의 자세를 평가하는 것이 매우 중요하다. 치료사가 압박이 유발된 부위에 치료를 30분간 했다면, 이것은 목표와 연관된 기여 요소에 남은 시간을 사용하기에 최적이다. 예를 들어, 당신의 환자 평가가 흉곽의 외측 굽힘으로 나타난다면 흉곽이 굽힘된 쪽이 근육을 늘리는데 약간의 시간이 쓰인다. 가슴문증후군 환자는 과후만된 자세를 가지고 있다. 머리가 전방으로 나온 자세, 처지거나 올라간 어깨, 그리고 가쪽돌림된 어깨는 전형적으로 위팔신경얼기를 압박하게 되었다. 그림 6-4는 가슴문증후군에 영향받은 환자의 해부학적 자세를 비교하였다.

### 박스 6-1 가슴문증후군에 관련되어있는 관절들의 능동범위 ROM의 평균값

**목뼈**

*굽힘(flexion, 굽힘) 60°*
SCM(양측)
앞목갈비근(양측)
긴머리근(양측)
긴목근(양측)

*폄(신전) 55°*
상부등세모근(양측)
견갑올림근(양측)
머리널판근(양측)
목널판근(양측)
앞머리곧은근(양측)
상두사근
머리반가시근
머리가장긴근
목가장긴근
목엉덩갈비근

*외측굽힘 20-45°*
상부등세모근(편측)
견갑올림근(편측)
머리널판근(편측)
목널판근(편측)
SCM(편측)
긴머리근(편측)
긴목근(편측)
앞목갈비근(편측)
가운데목갈비근(편측)
뒤목갈비근(편측)
머리가장긴근(편측)
목가장긴근(편측)
목엉덩갈비근(편측)

*동측회전 70-90°*
견갑올림근(편측)
머리널판근(편측)
목널판근(편측)
앞머리곧은근
상두사근
긴목근(편측)
긴머리근(편측)
머리가장긴근(편측)
목가장긴근(편측)
목엉덩갈비근(편측)

*반대측회전 70-90°*
상부등세모근(편측)
SCM(편측)
앞목갈비근(편측)
가운데목갈비근(편측)
뒤목갈비근(편측)

**어깨관절**

*굽힘 180°*
앞어깨세모근
큰가슴근(상부섬유)
위팔두갈래근
부리위팔근

*폄 50-60°*
뒤어깨세모근
넓은등근
작은원근 & 큰원근
가시아래근
큰가슴근(하부섬유)
위팔세갈래근

*가쪽돌림 60-100°*
앞어깨세모근
넓은등근
큰원근
어깨밑근
큰가슴근

*바깥돌림 80-90°*
뒤어깨세모근
가시아래근
큰원근

*벌림 180°*
어깨세모근
가시위근

*모음 50-75°*
넓은등근
큰원근
가시아래근
작은원근
큰가슴근
상완세갈래근(긴갈래)
부리위팔근

*수평벌림 45°*
뒤어깨세모근
가시아래근
작은원근

*수평모음 130°*
앞어깨세모근
큰가슴근(상부섬유)

목과 어깨의 운동범위 검사는 주동근과 길항근의 근육의 길이와 근력을 평가하며, 검사중인 관절을 교차하여 시행한다. 검사를 시행할 때는, 환자 스스로가 움직임의 양을 조절하며 통증이 유발되지 않는 범위(pain-free range)에서 유지하는 것을 허용하였고, 단지 능동적인 관절운동범위는 심한 통증이나 재손상을 막기위해 손상의 급성기에만 사용되었다. 박스 6-1은 가슴문증후군과 관련된 관절의 운동범위의 평균을 나타내고 있다.

## 관절가동범위 평가(ROM Assessment)

### 능동적 관절가동범위(Active ROM)

치료사가 평가한 환자의 능동적인 관절운동범위와 박스 6-1의 운동범위와 비교해본다. 환자는 증상을 나타나지 않는 범위(symptom-free range)내에서만 움직임을 하려고 할 수 있기 때문에 통증과 다른 징후들은 능동적인 관절운동범위 평가에서는 재현되지 않을 수도 있다.

- **목뼈의 능동적인 반대측 회전과 반대측의 외측 굽힘:** 병변 측 목갈비근의 통증유발점 때문에 통증을 유발할 수 있다. 동측회전과 반대측 외측 굽힘에 의해서 짧아진 목갈비근이 길어질 때는 증상이 감소되거나 재현될 수 있으며, 길항근의 약화로 인해 손상되지 않은 쪽으로 불편감의 원인으로 작용할 수 있다. 목뼈의 능동적인 회전과 굽힘은 증상을 다시 유발할 수 있다.
- **목뼈의 능동적인 폄:** 짧아진 앞목갈비근(전사각근)이 길어질 때 증상과 통증은 감소되거나 다시 유발될 수 있다.
- **어깨관절의 능동적인 바깥돌림, 벌림, 그리고 굽힘:** 흉근에 통증유발점이 형성되었거나, 과활성화 되어 어깨관절의 움직임의 제한을 가져올 때 증상은 감소되거나 유발될 수 있다.

### 수동적 관절가동범위(Passive ROM)

환자의 수동적인 관절운동범위를 병변 측과 정상측에 적절히 적용한 후 비교하여 평가한다. 각각의 범위를 적고 끝느낌을 비교한다(1장에서 끝느낌에 대해 언급했다). 환자는 이러한 검사의 동작이 일상생활에서 통증을 유발한다면 수동적인 움직임에 저항할 것이다. 통증, 무감각, 저린감의 징후는 종종 나타날 것이다.

- **목뼈의 수동적인 동측 회전과 반대측 외측 굽힘:** 과활성되어 있는 목갈비근의 신장되었기 때문에 환측의 증상은 감소되거나 유발될 수 있다.
- **목뼈의 수동적인 폄:** 전사각근이 신장되기 때문에 증상은 감소되거나 유발될 수 있다.
- **어깨의 수동적 바깥돌림, 벌림, 또는 굽힘:** 흉근의 과긴장과 근막의 제한 때문에 줄어들 것이다.

### 저항적 관절가동범위(Resisted ROM)

연관된 관절을 교차시키는 근육의 근력을 측정하는데 저항적인 검사를 사용한다. 병변 측과 건측의 근력차이를 비교하여 평가한다.

- **목뼈에서 반대측 돌림과 동측 외측굽힘에 대한 저항검사:** 환자의 병변 측에서 증상이 유발되고, 통증이 나타날 수 있다. 동측 회전과 반대측 외측굽힘에 대한 저항검사는 길항근의 약화를 보여줄 수 있다.
- **목뼈에서 굽힘에 대한 저항검사:** 증상이 다시 나타날 것이다.
- **어깨관절의 가쪽돌림, 벌림, 굽힘에 대한 저항검사:** 증상이 다시 나타나거나 결과적으로 통증을 유발한다.
- **어깨관절의 폄 또는 바깥돌림에 대한 저항검사:** 어깨관절에서 굽힘과 가쪽돌림에 관여하는 길항근에서 약화를 보여줄 수 있다.
- **팔굽관절 굽힘, 손목과 손가락의 굽힘 또는 폄, 그리고 쥠에 대한 저항검사:** 가슴문증후군은 그 움직임에 관련된 근육의 위축을 가져와 근육의 약화를 보여줄 수 있다.

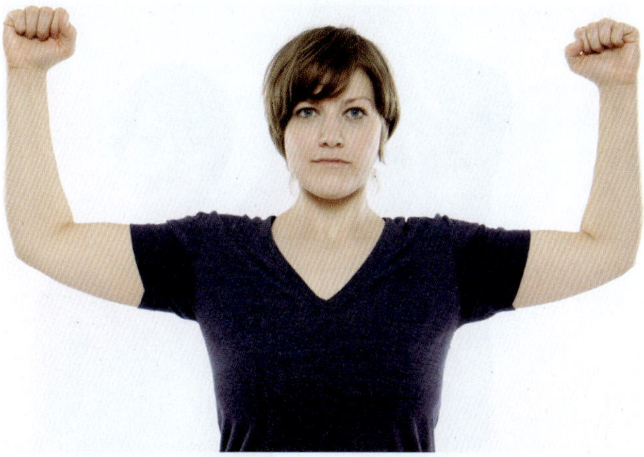

그림 6-5 **루스 스트레스 검사**(Roos stress test). 환자에게 어깨관절을 벌림과 가쪽 회전(laterally rotate), 팔굽관절의 굽힘, 어깨뼈를 모으라고 요청한다. 그 후 손가락을 쥐었다 폈다를 반복하여 가슴문증후군을 검사한다.

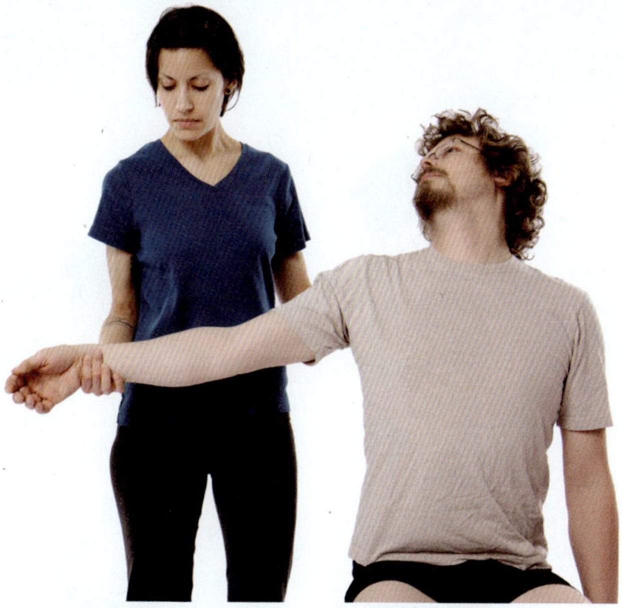

그림 6-6 **애드손 검사**(Adson's test) 어깨관절을 수동적으로 벌림과 바깥돌림시키고, 목뼈를 폄한 후 병변 측으로 회전하라고 한다. 치료사는 노동맥을 촉진한 후 맥박의 크기를 주의 깊게 살핀다. 목갈비근사이에 위치한 신경혈관다발(neurovascular bundle)의 압박을 평가한다.

## 특수검사(Special Tests)

**루스 팔 거상 검사(Roos elevated arm stress test):** 가슴문증후군을 검사하기 위해 만들어졌다(그림 6-5).

1. 환자에게 어깨벌림 90°, 가쪽돌림 180°, 팔굽관절 굽힘 90°, 어깨뼈를 안쪽으로 살짝 모으라고(slight retract) 지시한다.
2. 이 자세를 유지한 상태에서, 환자에게 손가락을 굽혔다 폈다(손가락을 굽힘, 폄)를 환자가 참을 수 있을 때까지, 최대 3분 가량 시행한다.
3. 환자가 병변 측에 무거움이나 약증을 느껴 이 자세를 3분을 지속하지 못한다면, 또는 병변 측의 손가락에 저린감과 아린감이 발생한다면, 이 검사는 가슴문증후군의 양성반응일 것이다. 약간의 약증이나 피로감은 가슴문증후군의 양성반응으로 생각하지 않는다.

**애드손 검사(Adson's test):** 목갈비근(사각근) 사이에 위치한 신경혈관다발의 압박을 평가한다(그림 6-6).

1. 환자는 앉은 자세를 취하고 치료사는 환자의 뒤에 선다.
2. 수동적으로 병변 측 어깨관절을 벌림, 바깥돌림 시킨다.
3. 환자의 요골동맥을 촉진한 후 맥박의 세기를 관찰한다.
4. 맥박의 힘을 관찰 한 후, 환자에게 목을 신전한 후 병변 측을 향하여 회전하라고 명령한다. 이 자세에서, 15–20초, 또는 20초이상 가능한 시간까지 숨을 최대한 깊이 들어 마신 후 멈추라고 한다. 호흡으로 인해 제 1갈비뼈는 올라가고 앞목갈비근(전사각근)은 수축할 것이다.
5. 맥박이 감소하거나 사라진다면, 또는 통증이나 아린감이 손과 팔에 재현된다면 앞목갈비근에 의한 신경과 혈관이 압박되었다는 검사 상의 양성징후이다.

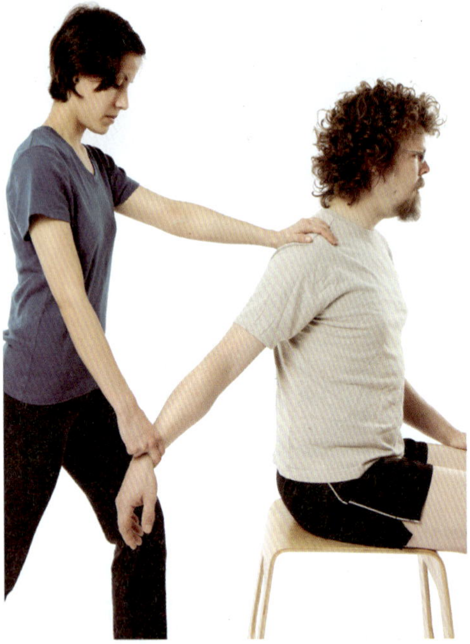

그림 6-7 **늑쇄골 도수기법.** 어깨관절을 내리고 폄한 상태에서 치료사는 요골맥박을 촉진한 후 맥박의 세기를 관찰하여 빗장뼈와 빗장밑근 그리고 제 1 갈비뼈 사이의 신경혈관다발이 압박되었는지를 평가한다. 가슴문증후군을 검사한다.

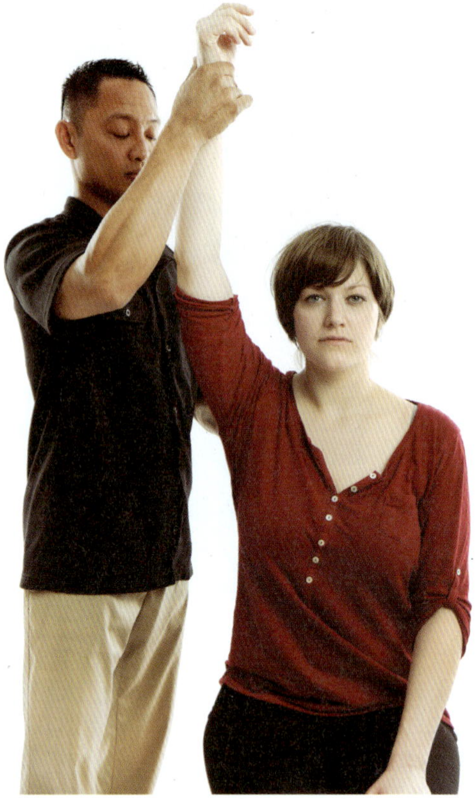

그림 6-8 **롸이트 검사(Wright's test):** 작은가슴근(소흉근)에 의한 압박을 평가한다.

**늑쇄골 도수기법(costoclavocular maneuver):** 빗장뼈(쇄골)/빗장밑근과 제 1갈비뼈사이의 신경혈관 다발의 압박을 평가하는 검사다(그림 6-7).

1. 환자는 의자에 앉은 자세를 취하고 치료사는 환자 뒤에 선다.
2. 환자의 요골맥박을 촉진하고 맥박의 세기를 관찰한다.
3. 환자의 요골맥박의 세기를 관찰하면서 환자에게 어깨를 내리면서 펌하라고 한다.
4. 이 자세를 유지하면서 환자에게 할 수 있는 한 최대한 호흡을 하여 가슴을 팽창시킨 후 15~20초 또는 2초이상 가능한 오래 유지하도록 한다.
5. 맥박이 감소하거나 사라진다면, 또는 통증이나 아린감이 손과 팔에 재현된다면 빗장뼈(쇄골)/빗장밑근과 제 1 갈비뼈 사이의 신경과 혈관이 압박되었다는 검사상의 양성반응이다.

**롸이트 검사:** 작은가슴근에 의한 신경혈관다발이 압박되었는지를 평가한다(그림 6-8).

1. 환자는 앉은 자세를 취하고 치료사는 환자의 뒤에 위치한다.
2. 환자의 노동맥을 촉진한 후 맥박의 세기를 평가한다.
3. 맥박의 세기를 평가한 후, 수동적으로 환자의 팔을 외측돌림, 벌림, 약간의 폄을 시킨다. 노동맥을 계속적으로 평가한다.

4. 환자의 노동맥이 감소하거나 사라진다면, 또는 통증, 아린감이 손이나 팔에 재현되면 이 검사의 양성반응이고, 작은가슴근 아래에 위치하고 있는 신경과 혈관이 압박되었음을 의미한다.

### 촉진평가(Palpation Assessment)

목과 어깨, 팔, 그리고 손에 대한 평가를 병변 측과 정상 측 모두 해야 한다. 표면조직(superficial tissues)의 감촉, 온도, 색감을 확인한다. 거북목증후군이나 과후만증과 같이 어떠한 형태라도 자세의 편차(deviation)가 발생한 경우에는 목의 가쪽, 빗장뼈의 아래부위, 또는 상완관절의 전면부에서 근막의 제한과 압통을 발견할 수 있다. 위팔신경얼기 압박된 정도나 기간에 따라 위축, 창백한 피부, 부종, 모발의 성장 감소, 궤양, 청색증이 나타나며, 손과 손가락의 조직의 괴사(necrosis) 또한 발견할 수도 있다. 궤양, 청색증, 또는 괴사가 나타났다면, 의학적인 진단을 위해서 의료진에게 의뢰해야만 한다.

## 질환별 도수치료(Condition-Specific Massage)

통증, 무감각, 아린감이 팔과 손에 나타나는 원인은 다양하므로, 정확한 압박의 부위를 찾아내기가 어렵다. 또한 같은 시간대에 한 군데 이상이 압박되었을 때 공통적으로 나타나기도 한다. 환자들은 목을 전방으로 돌출하여 오랜 시간동안 책상에 앉은 상태에서 일을 하거나(목갈비근의 손상), 한쪽 또는 양쪽의 어깨뼈를 올린 상태 또는 내린 상태, 한쪽 또는 양쪽의 어깨관절이 가쪽돌림된 상태(흉근의 손상), 앞팔이 엎침된 상태[원엎침근(원회내근)의 손상], 그리고 손목과 손가락이 굽힘, 폄, 또는 굽힘과 폄을 하는 동작(수근관내의 구조물의 손상)을 매일 매일 지속적으로 수행하는 직업을 갖고 있다.

치료의 본질적인 초점은 이완을 유도하는 것이다. 한 번의 치료만으로는 가슴문증후군의 증상과 질환에 연관된 모든 조직과 구조물들의 문제가 해결되지는 않으며, 공격적이면서 강한 치료는 환자에게 적용하여서는 안된다. 치료사는 환자에게 적용하는 압박의 크기가 환자에게 이완을 유지할 수 있는 정도의 압박인지를 반드시 확인하며 치료를 해야만 한다. 환자가 근막이나 근육에 긴장 반응을 보인다면, 치료사의 마사지치료의 압박력을 줄여야 하며 치료사는 면역반응과 생리적으로 약화된 환자를 다룬다는 것을 잊어서는 안될 것이다.

또한 어떤 치료에 있어서는 그 치료가 증상을 유발할 수 있다는 것을 인지하는 것이 중요하다. 치료 중 환자의 증상이 발생하면, 환자의 중립자세(neutral position)를 보다 세밀하게 적용하고, 치료사에 의한 압박력을 줄이고, 그 부위에서 이동시킨다. 이러한 부분에 대한 기록은 어떤 신경근육학적 조건이 환자의 증상에 기여하는지를 더 명확하게 이해하는데 도움이 될 수 있다. 환자에게 강한 압박력을 사용하더라도 편안한 호흡을 할 수 있도록 유도한다. 환자에게 근육 내에 대한 깊은 촉진으로 압통이 유발될 수 있다는 점을 설명하고 환자에게 이러한 기법을 사용할 때에는 숨을 깊게 들이마시라고 요구한다.

통증유발점이 비활성화 될 때는 연관통(referred pain)은 줄어들 것이다. 목갈비근의 통증유발점에 의해 발생된 연관통은 어깨를 가로질러, 어깨뼈의 내측면을 따라서, 가슴부위로 발생하며, 팔의 외측부를 따라서 앞팔과 손의 외측부에 나타난다. 빗장밑근의 연관통은 빗장뼈를 가로질러, 팔의 위팔두갈래근(상완이두근), 위팔노근(상완요골근)부위를 따라서 손의 외측부에 나타난다. 작은가슴근(소흉근)의 연관통은 가슴부위를 가로질러 앞목갈비근(전삼각근)으로 나타나고, 심해지면 팔의 내측면을 따라 앞팔과 손바닥을 거쳐 3, 4, 5손가락까지 나타난다. 팔, 앞팔 그리고 손에 통증유발점을 유발하는 다른 근육들은 큰가슴근(대흉근), 흉골근, 앞톱니근, 위톱니근, 넓은등근, 돌림근띠 근육 그리고 삼두근이 연관통을 유발한다. 팔과 전완의 근육의 대부분은 손목과 손 그리고 손가락으로 가는 연관통을 유발한다. 통증유발점과 그 연관통의 패턴은 그림 6–9에서 보는 바와 같다.

다음의 치료기법은 팔을 따라 손으로 나타나는 통증, 아린감, 무감각을 유발하는 여러 가지 신경근육적인 요인을 고려하여 치료하도록 제안한 내용이다. 이러한 치료기법은 가슴문증후군의 환자중에서 앞목갈비근(전사각근), 가운데목갈비근(중사각근), 빗장밑근(쇄골하근) 그리고 작은가슴근(소흉근)에 중점을 둔 치료법이다. 환자가 급성기의 환자라면, PRICE(보호, 안정, 냉찜질, 압박, 거상) 치료 순서에 따라 치료하며, 이 경우 조심스럽게 치료에 임할 수 있지만, 손상 부위가 아급성기나 만성기까지 진행되는 것은 피해야 할 것이다.

- 바로누운 자세에서 시작하며, 병변 측의 상지부터 치료를 시작한다. 양측 팔 모두에 병변이 진행되었다면 우세팔 쪽(dominaant side)에서 시작한다. 부종이 나타난다면, 중력이 정맥 환류를 증가하게 하고, 인접 림프절 방향으로 배출이 촉진될 수 있도록 팔에 볼스터를 놓아 자세를 교정할 수 있다. 과후만된 자세를 고려한다면. 4장의 볼스터의 사용법을 참조하기 바란다.

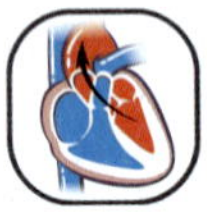
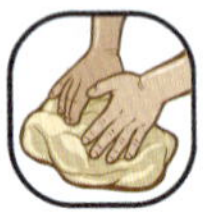

- 심혈관 질환을 가지고 있지 않은 환자의 가슴부위, 목 그리고 어깨부위에 습열을 적용한다.

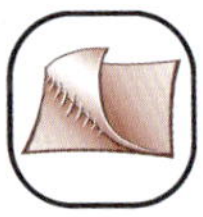

- 피부를 진정시키는 적용(emollient)을 하기 전에, 상부교차증후군을 유발하는 근막의 제한을 평가하고, 가능하다면 그 부위의 이완을 유도한다. 근막의 제한은 일반적으로 상완와관절(glenohumeral joint) 주변, 앞목갈비근(전삼각근), 목의 외측과 뒤쪽을 따라 발견할 수 있다.

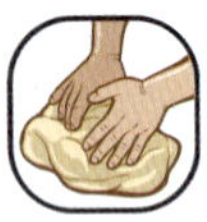

- 목 아래에서 손을 향해 가장 가까운 림프절을 따라 축적된 체액을 배출할 수 있도록 따뜻하게 하는 스트로크를 이용하여 피부표면에 대한 평가를 한다. 치료사는 최대한 짧은 시간으로 각 부위의 긴장의 정도를 평가하여야 얼마의 시간을 그 부위에 집중할 수 있는 지를 결정할 수 있다.

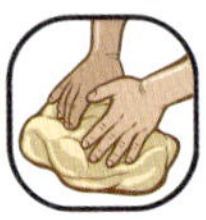
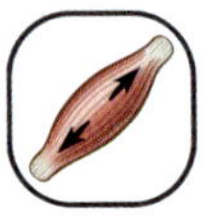

- 큰가슴근(대흉근)(그림 6–10)의 넓은 스트로크는 전체 길이를 나누어 시행해야 더 깊이 있는 구조물에 접근하기 용이하다.

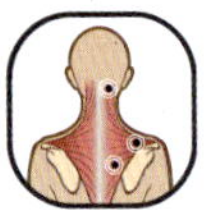

- 큰가슴근(대흉근)의 통증유발점을 찾아냈다면, 그 통증유발점을 평가하고 치료해야 한다. 큰가슴근에 있는 일반적 통증유발점은 복장뼈의 중심부, 빗장뼈의 부착점, 하부섬유 그리고 액와부 근처를 따라 찾을 수 있다.

순환 증진(Increase Circulation); 유착 감소(Reduce Adhesions); 긴장도 감소(Reduce Tension); 조직 신장(Lengthen Tissue); 통증유발점 치료(Treat Trigger Points); 수동 스트레칭(Passive Stretch); 치료 작용(Clear Area)

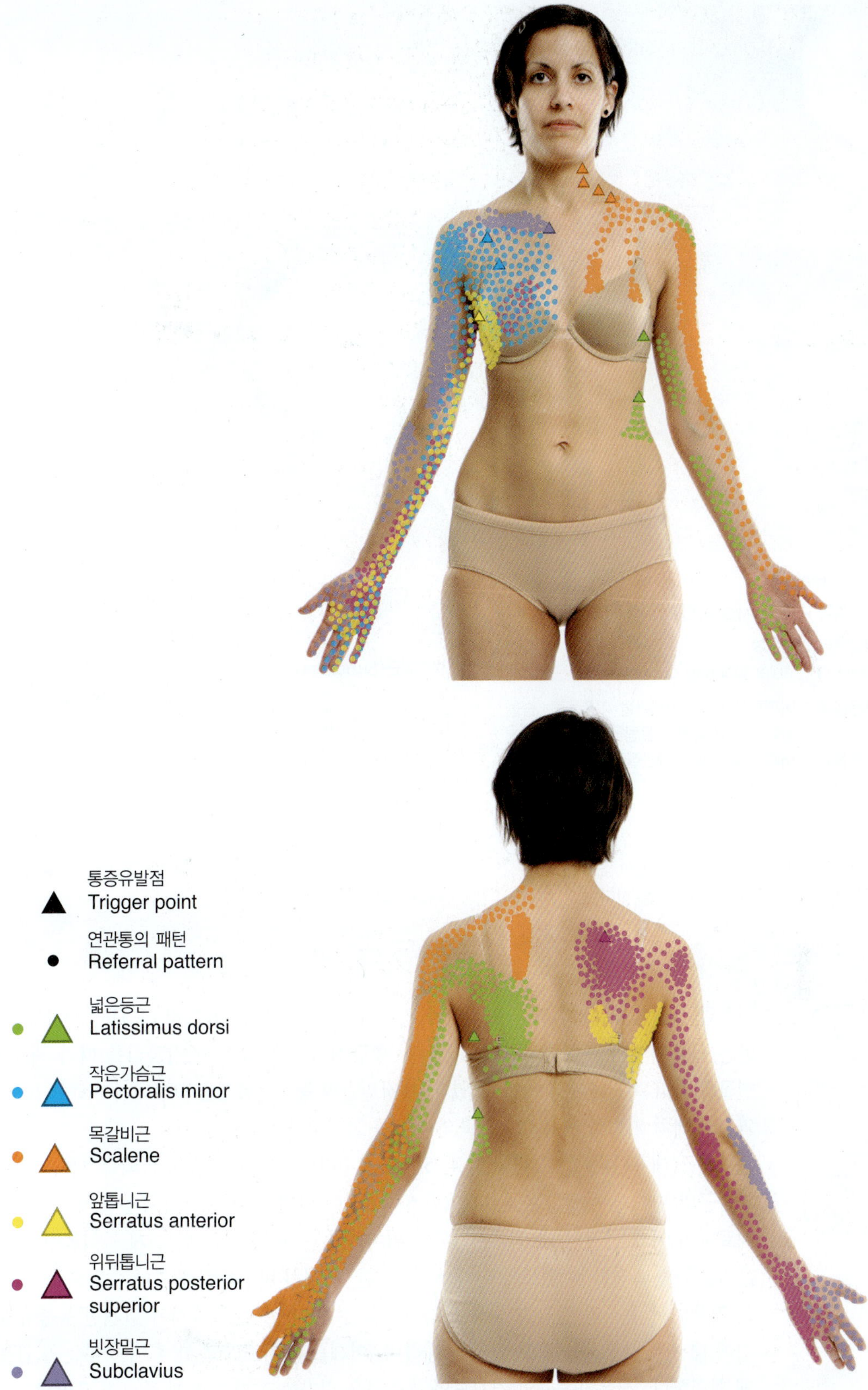


그림 6-9 **일반적인 통증유발점과 연관통.** 가슴문증후군의 일반적인 통증유발점과 연관통의 패턴

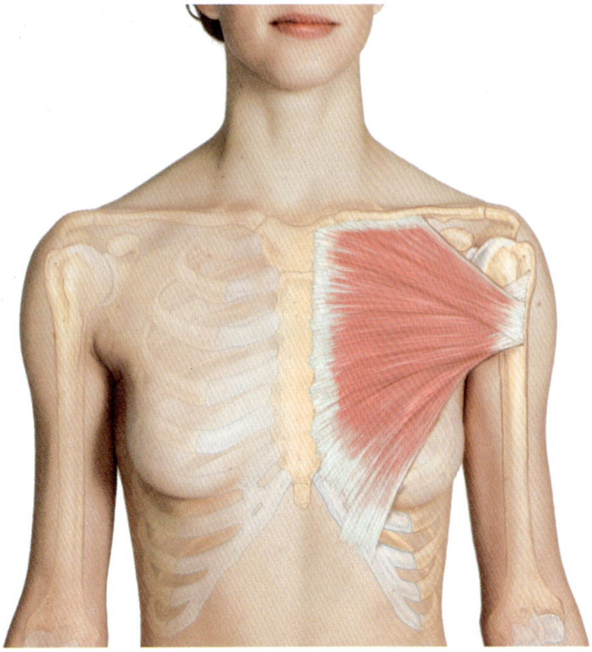

큰가슴근(Pectoralis major)

| | |
|---|---|
| 이는 곳 | 빗장뼈의 내측 1/2지점, 복장뼈, 갈비뼈의 연골 |
| 닿는 곳 | 위팔뼈의 큰결절능<br>(crest of greater tubercle of humerus) |
| 작용 | **모든섬유** – 어깨관절 모음, 어깨관절 가쪽돌림, 숨을 들어마실 때 흉곽의 올림을 보조<br>**상부섬유** – 어깨관절 굽힘, 어깨관절 수평모음,<br>**하부섬유** – 어깨관절 폄 |
| 지배신경 | 내측 , 외측 가슴신경 |

그림 6-10 **큰가슴근.** 단축되고 팽팽해진(tight) 큰가슴근은 어깨관절을 가쪽돌림시키는데 기여인자로 작용한다.

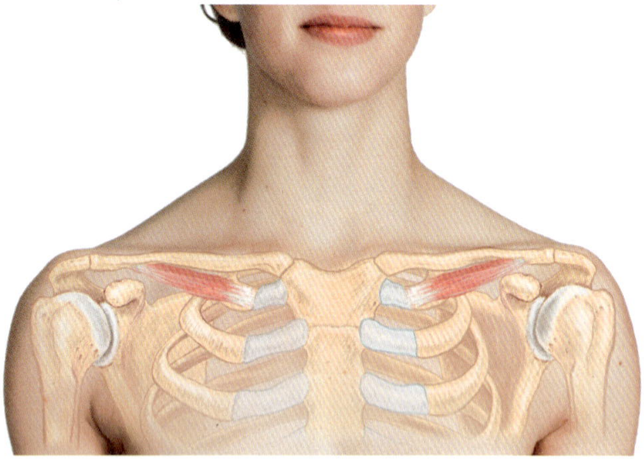

빗장밑근(Subclavius)

| | |
|---|---|
| 이는 곳 | 제 1 갈비뼈, 갈비연골(costal cartilage) |
| 닿는 곳 | 빗장뼈의 하부, 외측면 |
| 작용 | 갈비뼈를 아래쪽으로, 전방으로 당기고, 숨을 들어 마실 때 제 1 갈비뼈를 올린다. |
| 지배신경 | 빗장아래신경 |

그림 6-11 **빗장밑근.** 흉곽이 굽힘되었을 때 빗장밑근은 유착되고 과활성화 된다.

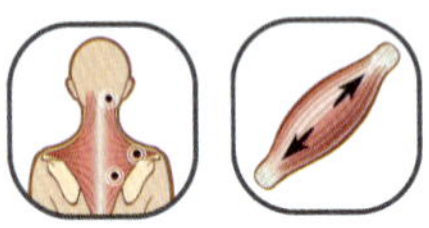

- 빗장밑근의 통증유발점과 과활성화를 평가하고 치료해야한다(그림 6-11). 빗장밑근은 작고, 얇은 근육이여서 촉진하기가 쉽지 않다. 빗장뼈의 중간 하부 가장자리를 따라 제 1갈비뼈의 연골을 따라 촉진하여 찾아낼 수 있다. 빗장밑근의 통증유발점을 찾아내서 치료를 하였다면, 핀과 스트레치 기법을 사용하여 근육의 섬유를 늘려준다.

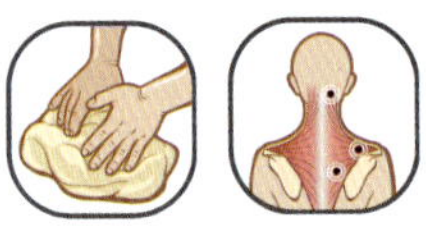

- 큰가슴근(대흉근) 또는 갈비뼈 3, 4, 5번을 촉진하여 내측 큰가슴근의 외측섬유를 눌러서 작은가슴근의 평가를 시행할 수 있다(그림 6-12). 이 방법은 환자 옆에 무릎을 꿇고, 환자의 손을 치료사의 어깨 근처의 테이블에 가까이 위치하여 큰가슴근을 보다 쉽게 들어올린 자세에서 작은가슴근을 촉진할 수 있도록 한다. 이는 또한 어깨의 바깥돌림을 보다 수월하게 유지할 수 있는 자세여서 흉근의 긴장과 증상을 경감시킬 수 있다. 일단 치료사가 발견한 통증유발점과 촉진에 대하여 자신감을 갖고 환자를 대하며, 어깨를 내려보라고 한 후 수축하는 느낌을 주의깊게 확인한다. 작은가슴근의 긴장도와 통증점을 평가하고 치료할 때 증상이 유발되는지에 대하여 환자에게 물어본다. 문제가 발생된다면, 환자의 자세를 조절하여 중립자세로 교정하고 압박의 강도를 줄이거나 통증이 발생된 부위의 평가와 치료를 멈춘다. 치료 후 증상이 재현되지 않았다면 치료사는 작은가슴근을 다시 치료할 수 있다.

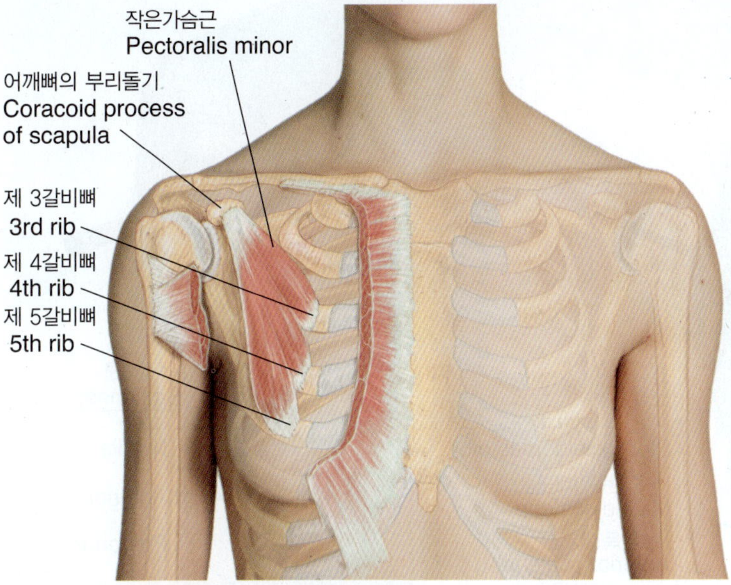


작은가슴근(Pectoralis minor)

| | |
|---|---|
| 이는 곳 | 제 3, 4, 5갈비뼈 |
| 닿는 곳 | 어깨뼈의 오훼돌기 |
| 작용 | 어깨뼈의 하강, 어깨뼈의 전인(어깨뼈의 내밈), 어깨뼈의 앞쪽 기울임(tilt scapula anterior), 숨을 들어마실 때 보조적 역할. |
| 지배신경 | 안쪽가슴신경(medial pectoral) |

그림 6-12 **작은가슴근(소흉근).** 어깨뼈가 내밈(protraction)된 자세라면 작은가슴근은 단축되었을 것이다. *출처: 마사지치료의 임상적기초. Clay JH, Pounds DM. Basic Clinical Massage Therapy:Integrating Anatomy and Treatment, 2nd ed. Philadelphia: Lippincott Williams & Wilkins, 2008.*

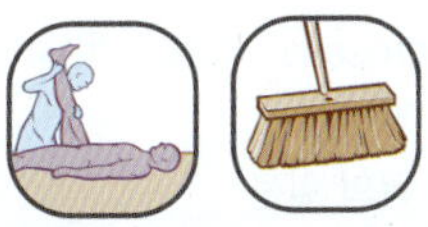

- 근막의 제한, 과긴장 그리고 통증유발점을 흉근부위에서 찾아냈다면, 흉근에 대한 최대 신장을 적용한다. 이 조직의 근육의 길이를 늘이는 동안 저항이 발생하면, 등척성 수축 후 이완(postisometric relaxation)을 안정 시의 정상 긴장상태를 유지하며 환자의 허용범위 내에서 적용한다.

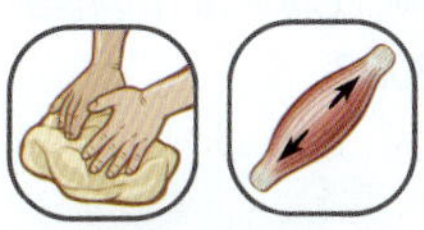

- 따뜻하며 길이가 늘어난 목의 표면근육(superficial muscles)인 상부등세모근에서 맥박을 느낄 경우, 조심스럽게 그 부위에서 손을 떼고, 치료사는 이러한 위험 부위를 피해야한다.

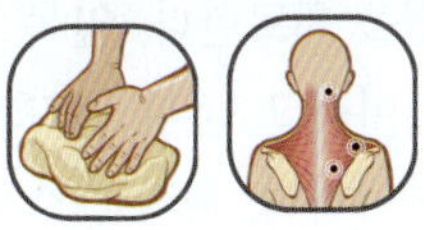

- 목빗판근의 긴장도를 줄이고, 발견되는 통증유발점은 모두 치료한다. 목빗판근의 통증유발점은 구토, 메스꺼움 또는 이명을 유발할 수 있다. 환자에게 느낄 수 있는 어떠한 비정상적인 감각이라도 발생한다면, 치료사에게 보고하도록 요청하며 목빗판근의 통증유발점으로 인한 일반적으로 알려진 사항에 대하여 환자에게 설명하여야 한다.

- SCM 근육과 등세모근이 이완된 상태에서는 앞목갈비근(그림 6-13)을 촉진하는 것이 용이하다. 안쪽에 깊숙이 위치한 목갈비근을 촉진하려면, 하나 또는 두 개의 손가락의 끝부분으로 목빗판근의 안쪽부위를 가볍게 누른다. 목빗판근의 안쪽으로 이동하여 치료사의 손가락을 목뼈의 횡돌기에 부드럽게 올려놓는다. 이것이 앞목갈비근을 촉진하는데 안내 역할을 할 것이다. 일단 그 위치를 찾았다면, 흉곽을 이용한 호흡을 빠르고 힘있게 하라고 환자에게 요구한 후 치료사는 근육의 수축을 느껴야 한다.

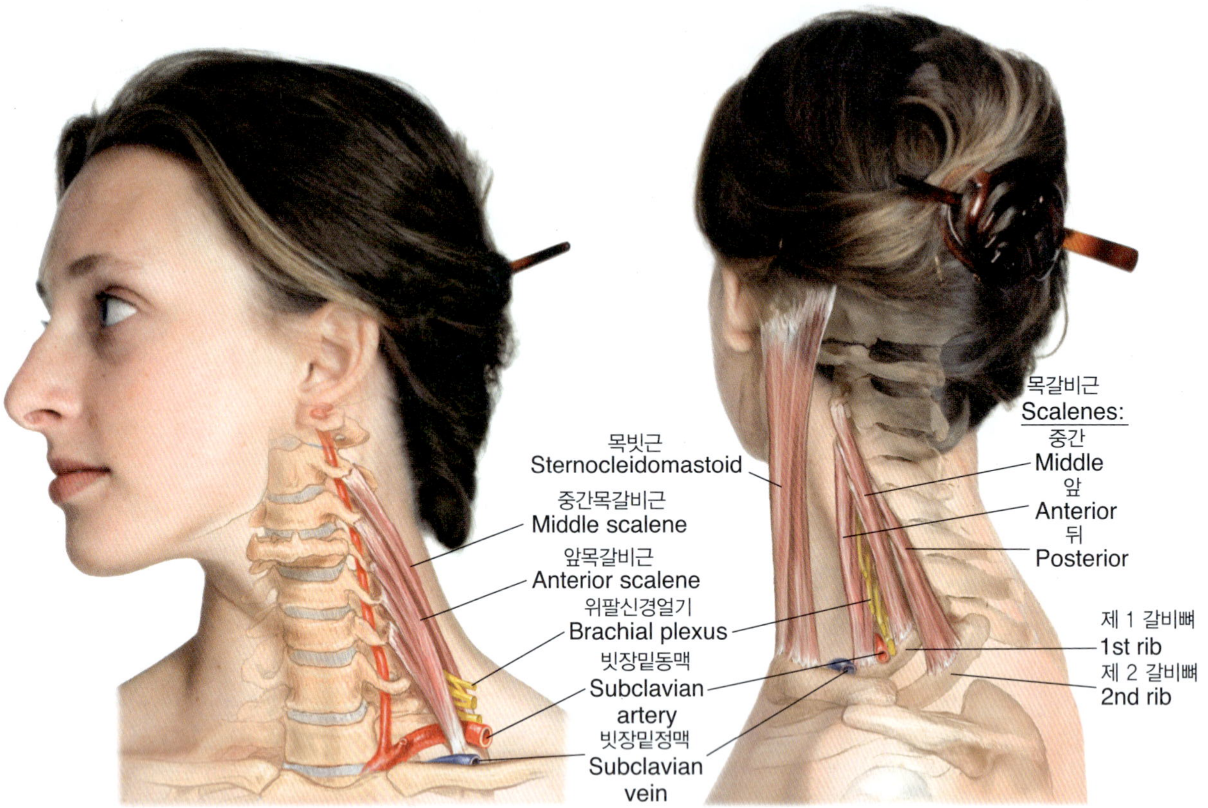


**목갈비근(Scalenes)**

| | |
|---|---|
| 이는 곳 | **앞**–가로돌기(횡돌기, transverse process) 3–6, **중간**–가로돌기 2–7, **뒤** – 가로돌기 5–6 |
| 닿는 곳 | 앞–1번 갈비뼈(늑골, rib), 중간–1번 갈비뼈, 뒤–2번 갈비뼈 |
| 작용 | **편측**–동측 가쪽 굽힘 그리고 머리와 목의 회전, **양측**–흡기시 갈비뼈 상승 그리고 머리와 목 굽힘 |
| 지배신경 | 목 척수신경 |

**목빗근(Sternocleidomastoid)**

| | |
|---|---|
| 이는 곳 | 복장뼈(흉골병, manubrium)의 최정상과 빗장뼈(쇄골, clavicle)의 중심쪽의 1/3 |
| 닿는 곳 | 꼭지돌기(유양돌기, mastoid process) 그리고 목덜미선(상향선, superior nuchal line) |
| 작용 | **편측**–동측 가쪽 굽힘과 머리와 목의 회전<br>**양측**–목의 굽힘, 흡기시 도움 |
| 지배신경 | 척수 부신경 11 |

그림 6–13 **목빗근과 목갈비근.** 목빗근과 목갈비근은 짧고 단단해질지 모른다. Clay JH, Poundes DM. *Clinical massage Therapy: Integration Anatomy and Treatment, 2nd ed.Philadelphia: Lippincott Williams & Wilkins, 2008.*

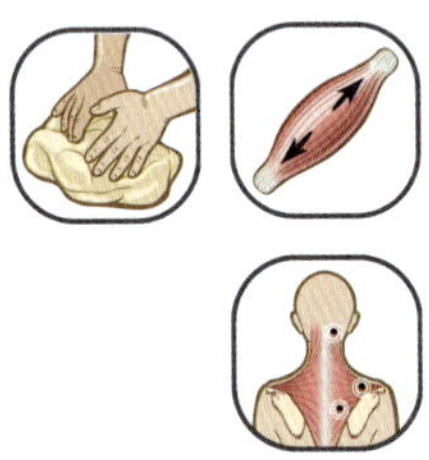

- 앞목갈비근의 긴장도와 단단함을 감소시킨 후, 발견되는 모든 통증유발점을 치료한다. 앞목갈비근 내 통증유발점은 대부분 매우 민감하며, 치료사가 목을 최대한 움직이려고 할 때 환자가 불편감을 느낄 수 있다. 환자가 겁을 먹지 않도록 부드럽고 천천히 시행해야하며, 환자 스스로가 머리를 급작스럽게 움직이지 않도록 주의해서 시행해야 한다. 평가와 치료를 하고 있는 부위는 많은 신경과 혈관 다발이 위치한 곳임을 잊지 말아야 한다.

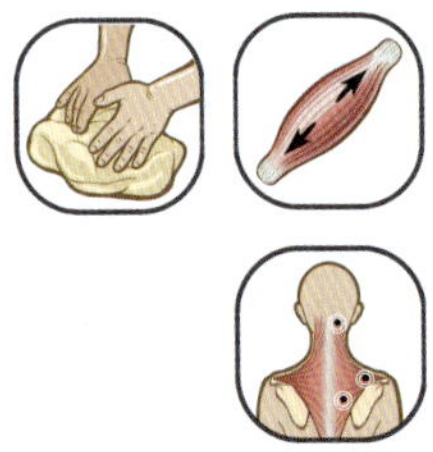

- 가로돌기(횡돌기, transverse process)를 부드럽게 촉진하여 중간 목갈비근(사각근, scalene)을 찾고 약간 후방으로 움직인다. 중간 목갈비근은 가로돌기를 지나서 첫 번째 갈비뼈를 향한다. 일단 치료사가 목갈비근을 찾아 냈다면, 환자에게 빠르고 강하게 호흡을 유도하여 근육이 수축하는 것을 느낀다. 환자가 두려워하지 않도록 앞쪽 목갈비근과 마찬가지로 중간 목갈비근도 똑같은 주의를 하게 한다. 근육을 길게(신장)하고 찾아 낸 통증유발점들을 치료한다.

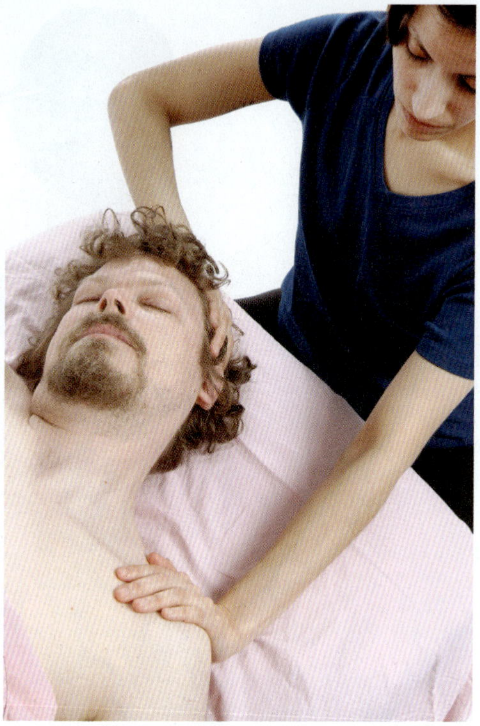

그림 6-14 **목갈비근의 신장.** 수동적인 신장 후 통증유발점 치료

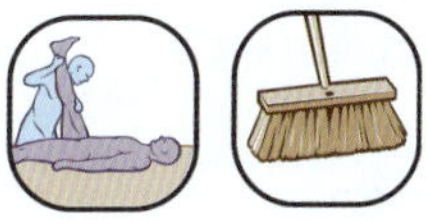

- 목갈비근이 이는 곳에서 닿는 곳이 멀어지도록 신장한다. 신장의 방법은 반대쪽의 가쪽 굽힘과 동측으로 척추를 회전한다(그림 6-14). 조직이 길어질 때 저항이 있다면, 정상적인 안정된 장력을 촉진시키기 위해 환자의 저항력에서 등척성 수축 후 이완을 적용한다. 최소한으로 영향을 받을 범위를 알았다면, 스트로킹을 완전하게 하고 팔과 손을 움직인다.

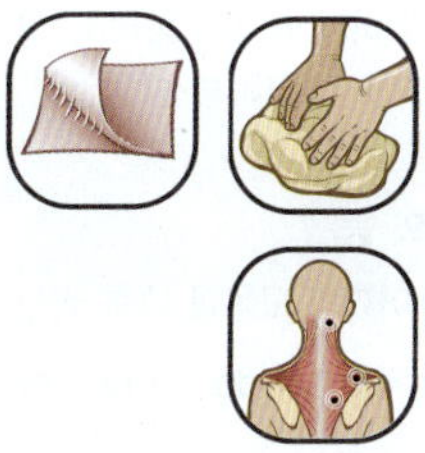

- 팔 전체를 따뜻하게 하고 근막제한, 근육긴장항진증 또는저긴장증, 통증유발점들이 있는지 근육을 평가한다. 환자가 오랫동안 증상을 가지고 있다면, 팔의 근육들이 보상작용을 하고 있을 수 있다. 원엎침근(원회내근, pronator teres)증후군 또는손목굴증후군(수근관증후군, carpal tunnel syndrome)이 포함되었다고 의심이 된다면, 시간을 내어 평가하고 치료해야 한다. 치료사는 첫 번째 증상이 가라앉은 후에 다른 부위들을 찾아야 한다. 팔에 손상된 조직을 찾을 수 없다면, 시간을 절약하기 위해 팔을 치료하지 않지만, 팔에도 분명히 신경을 써야 할 것이다. 팔에 대한 신경근기억(neuromuscular memory)과 기능을 복원하기 위해 최소한의 스웨디시 테크닉(swedish technoque)을 실행하는 것이 중요하다.

- 손상 받지 않은 측의 치료-표면적으로, 손상된 조직을 찾지 못하였을 경우, 그리고 환자가 가슴문증후군이 양측인 경우.

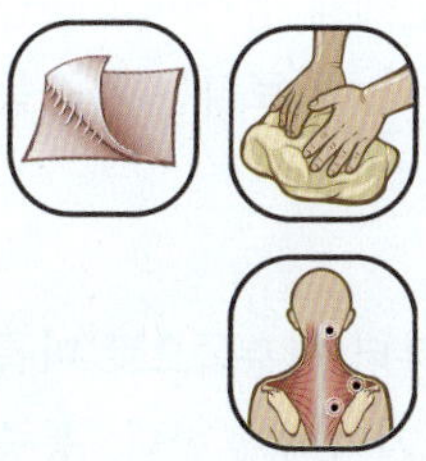

- 엎드린 자세에서 치료하기 위해 적어도 10여분 정도는 그 자세를 유지하도록 한다. 넓은등근(광배근, latissimus dorsi), 앞톱니근(전거근, serratus anterior), 뒤상톱니근(상후거근, serratus posterior suprior)의 통증유발점들의 연관적인 패턴들은 가슴문증후군에서 찾아낸 일반적인 통증 패턴과 유사할 수 있다(그림 6-15). 시간을 할애하여 이러한 근육들을 평가하고 치료한다.

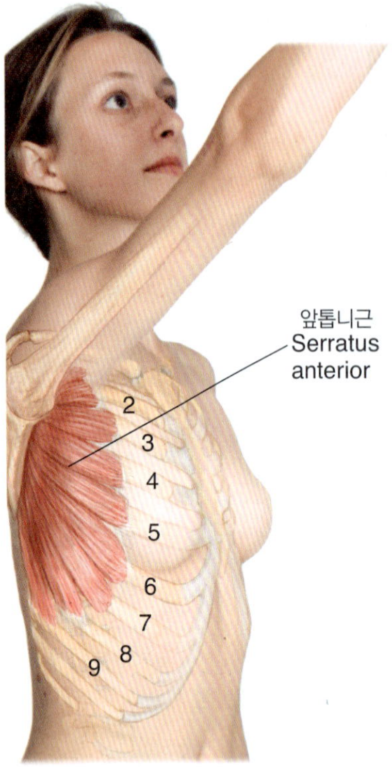


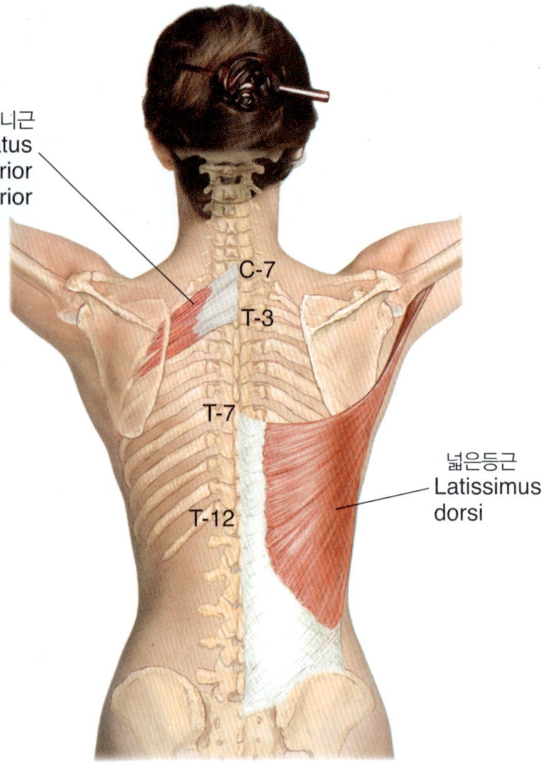


앞톱니근(Serratus anterior)

| | |
|---|---|
| 이는 곳 | 위쪽 8 또는9번 갈비뼈들의 가쪽 표면 |
| 닿는 곳 | 날개뼈의 내측면의 앞쪽 표면 |
| 작용 | 날개뼈의 벌림과 내림, 흡기시 흉곽에 대항하는 날개뼈의 안정성 |
| 지배신경 | 긴가슴신경(장흉신경, long thoracic nerve) |

위뒤상톱니근(Serratus posterior suprior)

| | |
|---|---|
| 이는 곳 | 목뼈 7(C7)–등뼈 3(T3)의 가시돌기 |
| 닿는 곳 | 갈비뼈2–5의 뒤쪽면 |
| 작용 | 흡기동안의 갈비뼈 상승 |
| 지배신경 | 척수신경(spinal nerves) 1–4 |

넓은등근(Latissimus dorsi)

| | |
|---|---|
| 이는 곳 | 등뼈 7–12(T7–12), 갈비뼈 8–12, 등허리 널힘줄(건막), 그리고 뒤 엉덩뼈능선(장골릉, iliac crest) |
| 닿는 곳 | 위팔뼈의 작은 결절의 능 |
| 작용 | 폄(신전, extension), 어깨의 모음과 내측 회전 |
| 지배신경 | 가슴등신경(흉배신경, thoracodorsal nerve) |

그림 6–15 **넓은등근, 앞톱니근, 그리고 위뒤톱니근.** 이러한 근육들의 통증유발점들은 가슴문증후군과 같은 비슷한 통증을 나타낸다. Adapted from Clay JH, Pounds DM. *Basic Clinical Massage Therapy: Integrating Anatomy and Treatment, 2nd ed. Philadelphia: Lippincott Williams & Wilkins, 2008.*

- 왜냐하면 과다척추뒤굽음증(과다척추후만증, hyperkyphosis)은 일반적으로 가슴문증후군과 연관되어 있고, 그 상부 등 근육들은 부드럽거나 고통스러울 수 있으며, 이것은 팔과 손에 무감각과 따끔거림을 만들어 환자의 주된 불만들 중의 하나일 수 있다. 당신에게 평가하고 통증유발점들을 치료할 시간이 허용되지 않을 경우, 보존적으로 등을 치료한다. 치료사는 가슴문증후군 증상이 진정되면 그 다음의 방법으로 돌아갈 수 있다.

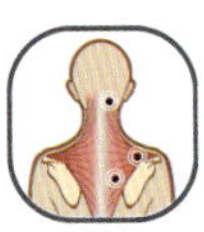

- 날개뼈가 앞으로 나와 있을 경우에는 과도한 신장을 피하기 위해 날개뼈부터 척추쪽으로 마름근들(능형근들, rhoboids), 중간 등세모근(승모근, trapezius)의 치료를 기억해야 한다. 통증유발점들은 근육들의 과긴장 뿐만 아니라, 과신장으로도 발달할 수 있다.

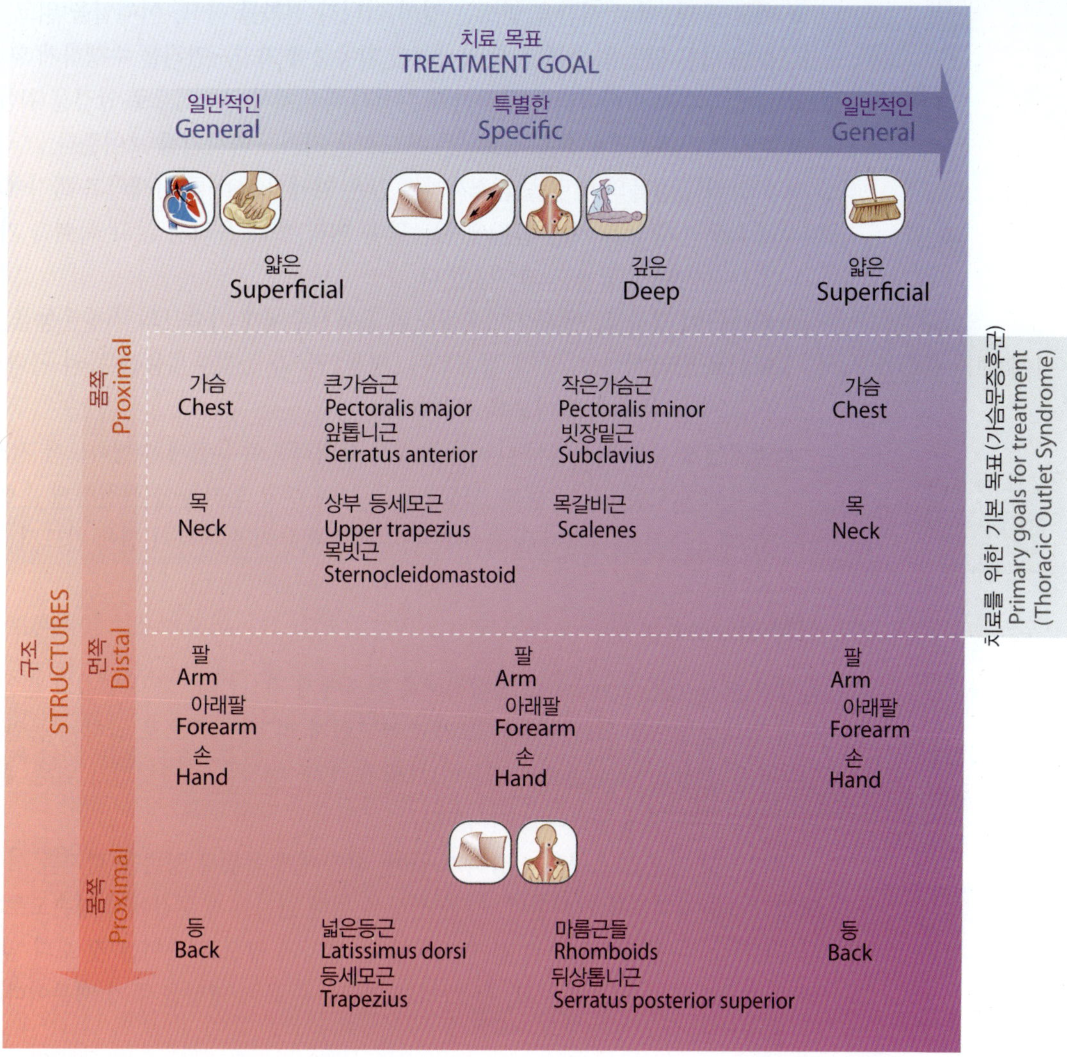


그림 6-16 **가슴문증후군 치료 개요도.** 가슴문증후군을 치료할 때 일반적으로 왼쪽에서 오른쪽 또는 위에서 아래 방향으로 치료 한다.

- 국소적 부위에 핀을 사용하고 긴섬유들을 신장하는 것은 통증유발점들이 포함되어 있기 때문이고, 통증유발점을 제거한다.

치료의 개요도에 치료흐름을 요약하였다(그림 6-16).

## 환자 자가-관리(Client Self-Care)

다음은 가슴문증후군에 관련된 근육의 신장과 근력강화를 위한 일반적인 권장사항으로 구성되어 있다. 목적은 짧아져 있고 반복적인 움직임을 수행하는 근육들의 부착 부위의 거리를 만들고 약해진 근육들의 부착부위의 거리를 감소시키는 것이다. 치료적 운동들의 교육을 가지고 있지 않고, 신장과 강화의 기능적인 이해를 하지 못하였다면, 환자에게 이 부위의 전문적인 것을 제공하여야 한다.

환자들은 종종 그들의 바쁜 일상생활로 자가-관리를 게을리 한다. 그들에게 다음 지침을 따르도록 권장한다.

- 예를 들면, 따로 시간을 만드는 것이 아니라 전화를 하고, 이메일을 읽고, TV를 보고 또는 하루에 다른 활동을 수행할 때 일상생활 활동중에 자가-관리를 수행하게 환자들을 교육한다.
- 당신의 환자가 반복적인 움직임 또는정적 자세에서 규칙적으로 안정을 취할 수 있게 격려한다.
- 유착과 근육긴장항진을 치료하는 부드러운 자가 -마사지를 보여준다.
- 약화된 관절들의 압력을 감소시키는 앉은 자세가 올바른 자세라고 환자에게 지시한다. 가슴문증후군의 증상을 가진 환자에게는 팔을 머리 위로 올리지 않고 목뼈가 가쪽 굽힘 또는돌림이 없는 자세에서 잠을 자게 지시한다.
- 가슴근이 강하고, 어깨가 가쪽돌림된 운동선수에게 가슴근의 저항운동을 줄이고, 날개뼈의 뒤당김을 증가시키고, 중간 등세모근, 마름근들과 등척추세움근 등의 근력과 등 부위에서 근력의 균형을 위해 등을 펴도록 지시한다.
- 환자에게 등을 대신해서 다리를 올려서 규칙적으로 무겁게 수행하도록 지시한다.
- 환자에게 모든 근력운동과 신장운동을 보여 주고 환자들이 적절하게 수행하는지와 혼자 연습할 때 스스로를 다치지 않게 하도록 수행을 하는지를 떠나기 전에 반드시 확인한다.

## 신장(Stretching)

목갈비근(사각근, scalene)을 신장하도록 환자에게 지시한다. 환자가 깊고 편안하게 신장을 느낄 때까지 반대방향으로 목을 천천히 그리고 부드럽게 펴고, 가쪽으로 굽히는 동안 환자는 천천히 의자 밑부분을 손상을 받은 손으로 잡는다(그림 6-17). 신장을 증가시키기 위해, 환자에게 반대측 손을 머리 위로 부드럽게 놓으라고 지시한다.

큰 그리고 작은 가슴근을 신장하기 위해, 환자에게 목뒤로 양손을 깍지를 끼게 하고, 날개뼈를 뒤당기고 상승시키도록 지시한다. 강한 신장을 위해 환자에게 문간에서 양손으로 문틀을 잡고 팔이 약간 뒤로 갈 수 있도록 앞으로 걷게 지시한다. 환자가 앞으로 숙이는 것 보다 앞으로 걷는 것이 중요한데 왜냐하면 숙이는 것은 목, 등 그리고 엉덩이 근육에 영향을 주기 때문이다(그림 6-18).

## 근력강화법(Strengthening)

가슴문증후군이 편측이고 양쪽 목갈비근(사각근, scalene)이 관련되어 있다면, 목갈비근의 한쪽 측면은 다른 쪽 측면에 대항할 것을 기억해야한다. 목갈비근의 손상을 받지 않은 쪽이 약하다면 중립위치로 목과 등을 가져오기 위해서 근력강화는 중요하다. 손상을 받은 쪽으로 저항을 준 돌림은 손상을 받지 않은 쪽의 목갈비근의 근력을 강화한다. 이것은 손상을 받은 쪽에 증상의 반복 또는뒤쪽의 목이나 어깨에 통증의 원인이 되지 않을 때 수행하여야 한다(그림 6-19).

환자는 또한 날개뼈의 내밈(전인, protraction)을 줄이기 위해 중간 등세모근(승모근, trapezius)과 마름근들(능형근들, rhoboids)을 강화해야 한다. 환자에게 날개뼈를 함께 압착되는 동안 팔은 안락하게 의자 팔거리에 놓으라고 지시한다(그림 6-20). 자세가 적절하다면, 어깨가 이완된 상태를 유지하면서 오직 중간 등세모근과 마름근들이 수축한다.

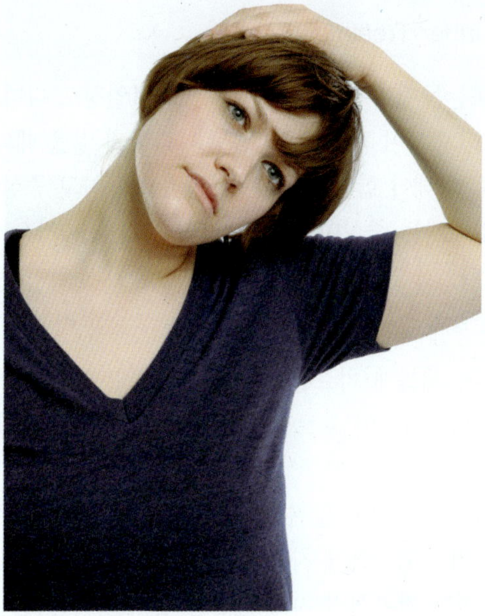

그림 6-17 **목갈비근 신장.** 목갈비근의 이는 곳과 닿는 곳 사이를 멀어지게 하기 위해 반대쪽으로 가쪽 굽힘을 한다.

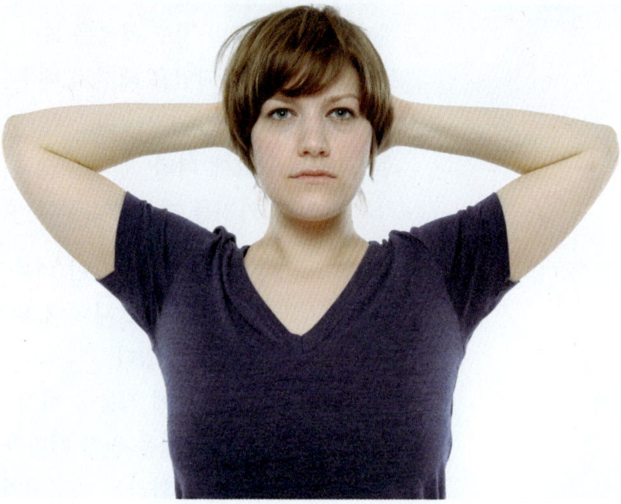

그림 6-18 **작은 가슴근 신장.** 작은 가슴을 신장하기 위해 날개뼈의 부리돌기(coracoid process)와 갈비뼈 사이를 멀어지게 한다.

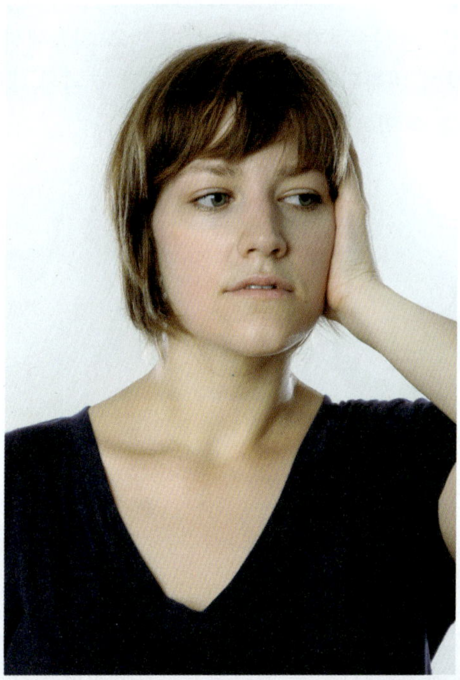

그림 6-19 **반대쪽 목갈비근의 근력강화.** 환자는 손상을 받은(환측) 목갈비근 쪽의 머리를 평평하게 하여 손으로 받치고 손상을 받은 쪽으로 머리를 돌림시킨다.

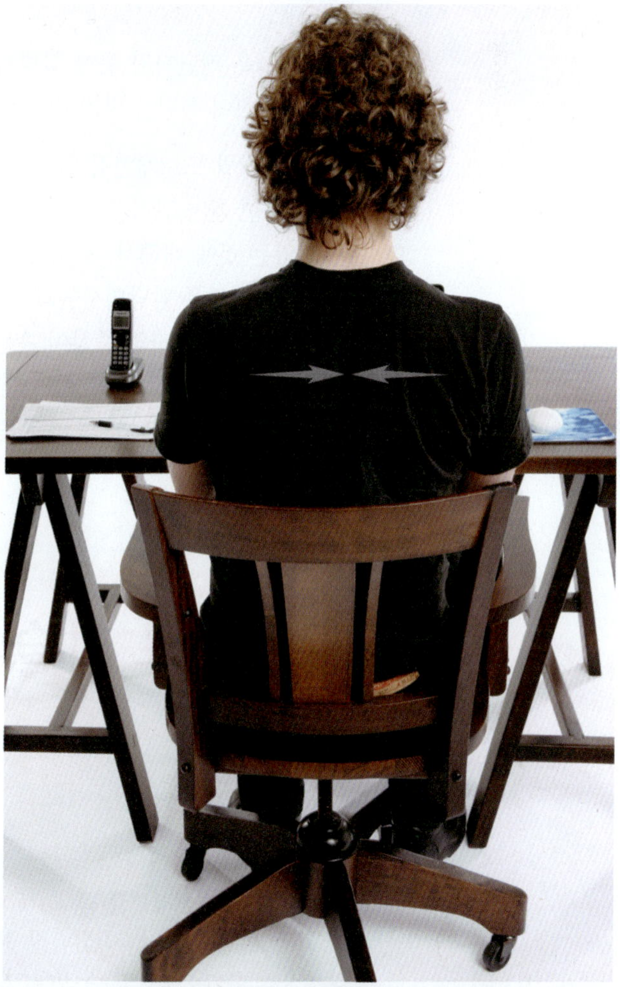

그림 6-20 **중간 등세모근과 마름근들의 근력강화.** 환자에게 중간 등세모근과 마름근들 보다 몇몇 다른 근육들을 사용하지 않고 두 날개 뼈를 압착시키도록 지시한다.

### 추가적 치료 제안(Suggestions for Further Treatment)

이상적으로, 가슴문증후군 환자는 첫째 또는둘째 주 또는증상이 적어도 4일정도 나타나지 않을 때까지 일주일에 2번 정도 치료를 해야 한다. 증상이 적어도 7일정도 나타나지 않을 때와 관절가동운동과 근력이 복원되었을 때까지 매주 치료를 해야 한다. 치료는 지속적으로 하고 증상이 가끔 유발되는 기간을 감소시키거나 또는완전히 없어지는 증상이 없는 날짜의 기간을 증가시켜야 한다. 이후, 환자는 필요에 따라 예약을 할 수 있다. 가슴문증후군이 근육의 긴장에 원인이 된다면 환자는 각 기간에 몇 가지를 개선해야 한다. 이런 일이 없다면 다음과 같은 가능성을 고려한다.

- 치료와 치료사이의 시간이 너무 길다. 새롭게 치료된 조직이 적응하는데 24-48시간이 가장 좋지만, 시작된 치료 사이에 너무 많은 시간이 흐르면 환자들의 일상생활의 활동성은 다른 진행이 일어날 수 있다.
- 환자가 일상생활에 적응을 하지 못하거나 스스로 할 수 있는 자세의 유지 등, 치료법을 지키지 않는다. 문제 해결을 원할 때마다, 우리는 환자에게 치료적인 조치를 강요할 수 없다.
- 가슴문증후군의 환자는 치료사가 경험한 기본적인 치료 방식을 넘어선 다른 근골격계적인 합병증을 포함하거나 어려운 점이 있다. 이러한 환자에게는 보다 진보되고 숙련된 마사지 치료나 의료 마사지 교육을 제공해야한다. 기본적인 치료보다 많은 치료와 교육을 환자에게 제공하여 계속 치료하는 이유는 환자가 전체적인 마사지 치료를 다시 받게 하여, 회복을 가능하게 하기 위함이다.
- 이 증상들은 진단하지 못한 불명확하고, 근본적인 원인이 있다. 의료적인 평가를 위해서 의사에게 의뢰하여 진단을 받기 전까지 치료를 중단한다.

임상적 치료방법 또는개인적인 운동을 통한 치료를 환자에게 제공하지 않았다면, 전체적인 치료 프로그램을 통한 환자 관리를 할 수 없을 것이다. 당신이 해결할 수 있는 부분에서 환자의 상태를 변화시킬 수 있는 것에 대해서 도수치료와 같이 좀 더 공격적인 치료 선택 방식의 적용이 필요하며, 이러한 치료의 결정은 담당의사들과의 논의를 거쳐 시행해야 한다. 일반적인 방식의 치료가 환자에게 적용된다고 해도 환자의 증상이 순간순간 변하는 것처럼 보여서, 매 번의 치료세션 전에 평가를 시행하는 것은 매우 중요하다. 환자의 증상이 변화됨에 따라 당신은 특정 부위에 대한 치료 또는 다른 자세적인 불균형에 더욱 더 초점을 맞출 수 있을 것이다.

## PROFESSIONAL 치료 기술의 발전(GROWTH)

### 사례 연구

*Salim은 2명의 성인자녀를 둔 53세 아버지이다. 그와 그의 형제는 집을 도색하는 회사를 소유하고 있다. 최근 몇 개월 동안, 사업이 잘 안되었고 영업비용을 줄이기 위해, 그와 그의 형제는 그들 스스로 더 많은 일을 했다. 그는 몇 주 전에 그의 손에 무감각과 따끔거림을 느끼기 시작했고 지금은 도색할 때 힘이 약화되는 것을 느꼈다. Salim의 담당의 Johnson박사는 마사지 치료사와 함께 통합 의료 클리닉을 운영한다.*

## 자각증상

*Salim은 몇 주 전에 그의 왼쪽 손에 핀과 바늘로 찌르는 것 같은 느낌이 시작되었고, 때때로 그의 손에 들고 있는 물체를 느낄 수 없었고, 네 번째 그리고 다섯 번째 손가락 끝에 감각이 없었다. 지난 주 동안, 그는 왼쪽 어깨와 팔에 피로와 위축(약화)을 느꼈고, 또한 지금은 그의 오른쪽 목이 아프다. 이 증상들이 시작된 것은 하루 중간에 나타나지만, 지금은 도색을 시작하자마자 나타나고 때때로 취침 시에도 나타난다. 최근, 그는 그 증상 때문에 잠에서 깨어났다. 질문을 했을 때, 살림은 그의 팔 또는손 어디에 부종이 있는지를 알지 못했다.*

## 소견

*Salim은 좋지 않은 결과를 나타낸 혈액과 체계적인 검사결과를 가지고 Johnson박사를 방문하였다. 라이트와 루스검사의 양성반응은 가슴문증후군을 의심하게 한다. 촉진을 통하여 목 갈비뼈증후군을 의심할 사항을 발견하지 못하였고, 엑스레이를 처방하지 않았다. 의사는 환자에게 근육긴장 원인이 되어 그러한 증상이 나타났다고 설명하며 Salim에게 마사지 치료 클리닉을 제시하였고 2주 동안 1주일에 2번씩 치료를 한 후에 증상이 줄지 않는다면 MRI를 찍어보자고 추천하였다. Johnson박사는 마사지를 주의를 요하거나 신중하게 할 필요가 없다고 보았다.*

*Salim은 그의 증상을 말하는 동안 그의 왼쪽다리로 대부분의 그의 무게를 지탱하며 서 있으며, 골반이 오른쪽을 향하여 돌림한 자세를 유지하고 있었다. 오른쪽 엉덩이는 약간 굽힘(굴곡, flexion)과 바깥돌림(external rotation)을 하고 있다. 등은 왼쪽으로 가쪽 굽힘(lateral felxion)을 하고 왼쪽 엉덩이는 상승(elevation)해 있다. 오른쪽 어깨는 왼쪽과 비교하여 상승해 있다. 왼쪽 날개뼈는 앞쪽(protraction)으로 기울어져 있다. 목뼈는 오른쪽으로 돌림되었고, 왼쪽으로 가쪽 굽힘이 되어있다. 어깨는 오른쪽 아래팔이 엎침(pronation)이 증가하면서 양측으로 가쪽돌림(internal rotation)되어 있다. 약간의 측만증(scoliosis)도 있다.*

*큰가슴근(대흉근, pectoralis major)은 치밀(dense)하고 양측이 모두 유착되어있다. 양측 밑장빗근(쇄골하근, subclavius)에서는 특이한 사항이 없었다. 왼쪽 작은 가슴근(소흉근, pectoralis minor)은 긴장이 항진된 상태이고 팽팽한 고무와 같은 감촉이 있었으나, 연관통은 없다. 표면 근막의 제한은 가쪽 목을 따라 어깨로 이어져 나타나고 있었다. 왼쪽 목갈비근(사각근, scalenes)은 긴장이 항진된 상태였으며, 어깨의 통증과 연관이 있는 앞쪽과 중간 목갈비근에 통증유발점이 있다. 왼쪽 넓은등근(광배근, latissimus dorsi)은 유착되어 있고 압통은 있으나 통증유발점은 발견되지 않았다. 왼쪽 앞톱니근(전거근, serratus anterior)은 조밀하고, 왼쪽 흉곽(ribcage)이 약간 압박되어 있다. 아래팔에 연관통을 가진 앞톱니근에 통증유발점이 있다. 오른쪽 어깨올림근(견갑거근, levator scapulae)과 상부 등세모근(승모근, trapezius)은 긴장이 항진된 상태이고 압통이 있다. 오른쪽 날개뼈상부각 주위로 염발음(crepitus)이 있다. 척추세움근(척추기립금, erector spinae)은 전체적인 척추를 따라 양측으로 팽팽하다. 왼쪽 배바깥빗근(외복사근, external obliquus)과 허리네모근(요방형근, quadratus lumborum)은 단축되고 긴장이 항진되어있다. 오른쪽 넙다리네갈래근(대퇴사두근, quadriceps femoris)과 엉덩정강근막띠(장경인대, iliotibial band)는 딱딱하고 유착되어 있다. 나는 엉덩이 또는하지는 조사하지 않았다; 이 부분들은 다음 환자가 방문할 때 재검사 될 것이다.*

## 치료

*나는 엉덩이 주위를 촉진하고 조직을 평가하는 동안 왼쪽 가슴부위에 습열을 적용하였고, 오른쪽 가슴부위로 열을 이동하였다. 나는 상완와관절(견관절, glenohumeral joint)과 양쪽 가슴근들을 교차하여 근막이완술을 수행하였다. 팔의 가쪽 회전(laterally rotated)과 벌림(외전, abduct)을 하면서, 큰가슴근(대흉근, pectoralis major), 넓은등근(광배근, latissimus dorsi), 앞톱니근(전거근, serratus anterior)에 에플루라지(effleurage)와 교차 마찰법(cross-fiber friction)을 적용하였다. 나는 앞톱니근에 통증유발점에 대한 치료를 적용했다. 통증은 8에서 3단계로 줄어들었고 연관통은 사라졌다. 나는 작은가슴근*

*(소흉근, pectoralis minor)의 이는 곳(origin)과 닿는 곳(insertion)에 페트리사지(petrissage)를 하였다. 치료 후 그 증상을 재현되면, 환자의 팔을 중립위치로 놓고, 다시 작은가슴근을 촉진했을 때 그 증상은 사라졌다. 그 증상은 두 번째 치료에도 나타나지 않았다. 작은가슴근은 너무 조밀해서 단단한 띠를 가진 통증유발점을 가지고 있다. 나는 긴장을 줄이기 위해 페트리사지와 신장 스트로크(lengthening strokes)를 하였고, 그 후에 통증유발점치료를 시도하였다. 가슴근들에 신장을 적용했고, 증상이 재발하지 않도록 주의했다. 왼쪽 목갈비근(사각근, scalenes)은 단단하고 조밀하여, 그 근육의 섬유들은 촉진하기 어렵다. 앞쪽과 중간 목갈비근의 통증유발점은 어깨를 가로지르는 연관통이 나타났었지만, 증상이 재발하지는 않았다. 약간의 연관통을 줄이기 위해 근육스트립핑을 여러 번 적용한 후 교차섬유 마찰법(cross-fiber friction)을 하였다. 7단계 통증의 원인이 되는 통증유발점에 짧게 압박을 3번하였더니 통증이 2단계로 감소하였다. 상부 가슴근, 어깨올림근과 목폄근 뿐만 아니라 양팔도 일반적인 치료를 하였다. 엎드린 자세에서, 왼쪽 넓은등근(광배근, latissimus dorsi), 배근(복근, abdominals), 허리네모근(요방형근, quadratus lumborum)의 신장과 흉곽(thorax)의 굽힘(flexion)을 줄이는 것을 주로 집중하고, 허리와 엉덩이에 가볍게 심부조직 마사지를 적용하였다.*

*환자는 치료기간 동안 매우 이완됨을 느꼈다. 환자가 언급하기를, 전체적으로 편안함을 느꼈지만 가슴부위에 작은 통증이 있다고 하였다.*

### 치료계획

*환자에게 페인트칠 등 업무를 수행하는 동안 목과 팔을 편안함을 느끼는 범위 내에서 움직이라고 권했다. 예를 들어, 환자가 왼쪽에서 오른쪽으로 천천히 목을 회전하고 왼쪽, 오른쪽 어깨를 으쓱하여 귀로 가져가는 동작을 환자에게 제안하였다. 나는 가슴근, 목갈비근과 흉곽 굽힘을 줄이는데 필요한 신장의 움직임을 환자에게 보여주었고, 어깨의 뒤당김 근육들(retractors)과 가쪽 회전근육들(rotators)의 근력을 강화하는 방법을 보여주었다. 환자는 3일안에 치료를 다시 할 것이고, 그 시간동안 나타나는 증상이 어떠한 지를 기록하게 하였다.*

*Salim의 상태가 호전되고 증상 없이 하루 동안의 활동을 더 할 수 있게 됨에 따라, 나는 상체의 불균형에 원인을 주는 환자의 엉덩이와 척추의 변위를 주위 깊게 관찰할 것이다. 그때 다리, 무릎, 그리고 발목을 평가할 것이다.*

## 임상을 고려한 운동(Critical Thinking Exercises)

1. 일반적으로 가슴문증후군에 관련된 모든 근육들에 적용할 수 있는 10분 동안의 신장과 근력강화를 개발한다. 박스 6-1과 그림 6-4를 지침으로 사용하여 개발할 수 있다. 신장은 근육의 이는 곳과 닿는 곳 사이의 거리를 증가시키는 것이고, 중요한 부분은 능동적인 움직임을 통해 이는 곳과 닿는 곳이 가까워져서 근력을 증진하는 동안, 단축된 근육들의 길항근과 그 외의 약화된 근육들의 잊어버리지 않은 것은 중요한 부분이다. 환자가 치료사의 도움 없이 수행할 수 있도록 규칙적인 각 단계를 충분하게 세부적으로 환자에게 설명해야 한다.

2. 때때로 평가에서는 가슴문증후군을 가진 환자에게 나타나는 것과는 다른 징후와 증상을 나타나기도 한다. 아래의 내용은 발견할 수 있는 목록들이다. 각각, 환자가 어떻게, 왜 불균형으로 발전했고, 적절한 치료계획을 어떻게 세울 것인지에 대한 논의가 필요하다:

- 손상을 받은 쪽의 어깨가 처짐
- 손상을 받은 쪽의 어깨가 상승됨
- 정상측의 목갈비근에 형성된 통증유발점, 연관통 발생, 다른 증상은 없음
- 손상을 받은 어깨가 가쪽돌림되어 있으면서 흉곽이 가쪽 굽힘 됨, 측만증은 없음
- 팔에 무거운 물건들을 들고 운반할 때 증상이 유발됨, 머리 위로 팔을 높이 들때 증상이 없음
- 손상을 받지 않은 쪽의 증상이 나타나기 이전의 부상

3. 당신의 환자는 무감각, 따끔거림, 그리고 오른쪽 팔의 약화된 증상이 6년 전에 시작되었다. 2년간 목갈비근에 약물주사요법과, 경구약으로 치료를 했고, 6개월 동안 가슴과 어깨 근육의 근력강화를 하는 물리치료를 하였지만, 장기간의 완화는 없었다. 결국 환자는 가슴문증후군 진단을 받았고, 장기적인 완화가 없는 약물과 물리치료를 몇 년간 시행한 후 전목갈비근을 분할(dividing)하고, 첫 번째 갈비뼈의 일부를 제거하는 감압수술을 시행하였다. 환자는 상당히 완화되었지만, 때때로, 어떤 것에 손을 뻗을 때, 따끔거림이 재발되었고, 3개월이 지난 후에는 증상이 악화되었다. 왜? 주사요법과, 물리치료, 그리고 수술이 환자의 증상을 치료하는데 성공하지 못하였는지에 대한 가능한 이유에 대해서 이야기 나누고, 어떻게 환자의 증상을 줄이는 정확한 평가에 따른 계획된 도수치료방법을 토론한다.

4. 현재 의사로부터 통제되고 관찰되어지는 과긴장 또는죽상경화증의 상태로 진단을 받은 환자의 치료에 대해 특별한 의견과 적합성에 대하여 토론한다.

5. 가슴문증후군의 증상에 기여하는 스트레스에 대해 토론한다. 신경상태, 근육 긴장, 식이요법과 운동, 그리고 삶의 태도를 포함하여 가능성들을 고려한다. 환자의 스트레스를 아는 것은 4주 과정 이상 6번 치료를 할 때이고, 환자의 스트레스를 고려하여 치료계획을 세운다.

## 참고문헌 및 추천도서(Bibliography and Suggested Readings)


American Academy of Family Physicians. Management of Shoulder Impingement Syndrome and Rotator Cuff Tears. Available at http://www.aafp.org/afp/980215ap/fongemie.html. Accessed Fall 2008.

American Academy of Orthopaedic Surgeons. Shoulder Impingement. Available at http://orthoinfo.aaos.org/topic.cfm?topic=a00032. Accessed Fall 2008.

Balakatounis K, Angoules A, Panagiotopoulou K. Conservative treatment of thoracic outlet syndrome (TOS): Creating an evidence-based strategy through critical research appraisal. Current Orthopaedics. 2007;21(6):471–476.

Barnes JF. Myofascial release in treatment of thoracic outlet syndrome. Journal of Bodywork and Movement Therapies. 1996;1(1):53–57.

Hamm M. Impact of massage therapy in the treatment of linked pathologies: Scoliosis, costovertebral dysfunction, and thoracic outlet syndrome. Journal of Bodywork and Movement Therapies. 2006;10(1):12–20.

Lindgren K-A. Conservative treatment of thoracic outlet syndrome: A two-year follow-up. Archives of Physical Medicine & Rehabilitation. 1997;78(4):373–378.

Mayo Foundation for Medical Education and Research. Raynaud's Disease. Available at http://www.mayoclinic.com/health/raynauds-disease/DS00433. Accessed Fall 2008.

Mayo Foundation for Medical Education and Research. Thoracic Outlet Syndrome. Available at http://www.mayoclinic.com/health/thoracic-outlet-syndrome/DS00800. Accessed Fall 2008.

McKenzie K, Lin G, Tamir S. Thoracic outlet syndrome Part I: A clinical review. Journal of the American Chiropractic Association. 2004;41:17–24.

National Institute of Neurological Disorders and Stroke. Complex Regional Pain Syndrome Fact Sheet. Available at http://www.ninds.nih.gov/disorders/reflex_sympathetic_dystrophy/detail_reflex_sympathetic_dystrophy.htm#105993282. Accessed Fall 2008.

National Institute of Neurological Disorders and Stroke. NINDS Thoracic Outlet Syndrome Information Page. Available at http://www.ninds.nih.gov/disorders/thoracic/thoracic.htm. Accessed Fall 2008.

National Pain Foundation. Thoracic Outlet Syndrome General Information. Available at http://www.nationalpainfoundation.org/cat/871/thoracic-outlet-syndrome. Accessed Fall 2008.

Peng J. 16 cases of scalenus syndrome treated by massage and acupoint-injection. Journal of Traditional Chinese Medicine. 1999;19(3):218–220.

Rattray F, Ludwig L. *Clinical Massage Therapy: Understanding, Assessing and Treating over 70 Conditions*. Toronto, ON: Talus Incorporated, 2000.

Reflex Sympathetic Dystrophy Syndrome Association. About CRPS. Available at http://www.rsds.org/2/what_is_rsd_crps/index.html. Accessed Fall 2008.

Spine Universe. Spinal Stenosis: Lumbar and Cervical. Available at http://www. spineuniverse.com/displayarticle.php/article209.html. Accessed Fall 2008.

Turchaninov R. *Medical Massage*, 2nd ed. Phoenix, AZ: Aesculapius Books, 2006.

U.S. National Library of Medicine and the National Institutes of Health. Cervical Spondylosis. Available at http://www.nlm.nih.gov/MEDLINEPLUS/ency/article/000436.htm. Accessed Fall 2008.

U.S. National Library of Medicine and the National Institutes of Health. Herniated disk. Available at http://www.nlm.nih.gov/medlineplus/ency/article/000442.htm. Accessed Spring 2008.

U.S. National Library of Medicine and the National Institutes of Health. Hypothyroidism. Available at http://www.nlm.nih.gov/medlineplus/ency/article/000353.htm. Accessed Spring 2008.

U.S. National Library of Medicine and the National Institutes of Health. Thoracic Outlet Syndrome. Available at http://www.nlm.nih.gov/medlineplus/thoracicoutletsyndrome.html. Accessed Fall 2008.

U.S. National Library of Medicine and the National Institutes of Health. TMJ Disorders. Available at http://www.nlm.nih.gov/medlineplus/ency/article/001227.htm. Accessed Fall 2008.

U.S. National Library of Medicine and the National Institutes of Health. Tumor. Available at http://www.nlm.nih.gov/MEDLINEPLUS/ency/article/001310.htm. Accessed Fall 2008.

# 손목굴 증후군 (Carpal Tunnel Syndrome)

제 7 장

## UNDERSTANDING 손목굴 증후군 (CARPAL TUNNEL SYNDROME)

손목굴 증후군(수근관 증후군, carpal tunnel syndrome)은 손목의 손목굴내 정중신경이 압박되면서 일어난다. 손목굴(수근관, carpal tunnel)은 손목에서 손목뼈(수근골, carpal bone)와 굽힘근 지지띠[flexor retinaculum (또한 가로 손목 관절의 인대로 지칭)] 사이의 작은 공간이다(그림 7-1). 얕은 손가락굽힘근(표재지굴근, flexor digitorum superficialis)의 4개의 건, 깊은 손가락굽힘근(심수지굴근, flexor digitorum profundus)의 4개의 건, 긴엄지 손가락굽힘근(장무지굴근, flexor pollicis longus)의 건, 자동맥과 노동맥들(척골과 요골동맥, ulnar and radial arteries)과 정중신경(median nerve)들의 구조와 상태가 건강할 때 이 공간을 통해 자연스럽게 지나간다. 이 조직들이 염증이나 유착이 발생하거나 구조와 정상적인 상태에서 손상으로 인해 손목굴의 공간이 좁아진다면 신경과 혈관이 압박될 수도 있다. 정중신경의 압박은 자극 전달을 지연시키고, 통증을 일으키고, 무감각, 저림의 증상을 나타낸다. 혈관의 압박은 순환을 감소시키고, 건강한 쪽과 신경의 기능에 영향을 미치고 손상된 혈관에 의해 다른 조직은 영양분을 공급 받는다. 손목과 손의 움직임은 빈번하게 증상을 유발 시킨다. 환자는 스스로 손목굴 증후군에서 증상을 감소시키기 위해 손목의 고정을 목적으로 하는 보조기 착용을 하게된다.

손목굴의 위치는 단순히 압박된 신경과 혈관들로 인해 나타나는 증상들의 결과는 아니다. 팔신경얼기(상완신경총, brachial plexus)의 뿌리는 척추의 C5와 T1사이에 존재한다(6장 참조). 이러한 5종의 뿌리들은 합병, 분리, 그리고 다시 3개의 코드로 합쳐진다. 정중신경은 내측과 외측 코드로부터 발생한다. 신경은 목의 전방을 둘러싸고 있고, 외측 빗장뼈(쇄골, clavicle)의 아래로 퍼지고, 부리돌기(오훼돌기, coracoid process)아래를 지나가고, 앞쪽과 안쪽 팔 아래로 따라가고, 팔오금(주관절와, cubital fossa)와 아래팔(전완, forearm)의 중간을 관통하고, 수근관을 관통하며, 손바닥 안에 위치한다(그림 7-2). 목과 어깨, 팔꿈치를 포함하는 손목굴 증후군의 일반적인 원인이 되는 자세와 활동들 때문에 증상들은 한 부위 이상의 신경압박에 의해 심해질 수 있다. 이것을 "중복 충돌(double crush)"이라고 하고, 신경지배에 대한 상태는 신경 통로 중 하나 이상의 곳에서 차단된다. 외상, 긴장, 목갈비근(사각근, scalene)들의 통증유발점, 작은가슴근(소흉근, pectoralis minor), 또는 원엎침근(원형회내근, pronator teres)은 비슷한 통증, 저림과 무감각을 일으킬 수 있다. 일반적으로 전체 목과 팔을 치료하기 위하여 표면적으로 침범된 부위의 치료에 시간을 할애하는 것이 가장 좋다.

정중신경에 포함된 근육 지배:

- 노쪽손목굽힘근(척측수근굴근, flexor carpi radialis)
- 얕은 손가락굽힘근(표재지굴근, flexor digitorum superficialis)
- 깊은손가락굽힘근(심수지굴근, flexor digitorum profundus)
- 짧은엄지굽힘근(단수무지굴근, flexor pollicis brevis)
- 긴엄지굽힘근(장수무지굴근, flexor pollicis longus)
- 긴손바닥근(장수장근, palmaris longus)
- 원엎침근(원형회내근, pronator teres)
- 네모엎침근(방형회내근, pronator quadratus)
- 엄지맞섬근(무지대립근, opponens pollicis)
- 짧은엄지벌림근
(단무지외전근, abductor pollicis brevis)
- 첫 번째와 두 번째 벌레근
(충양근, 1st and 2nd lumbricals of the hand)

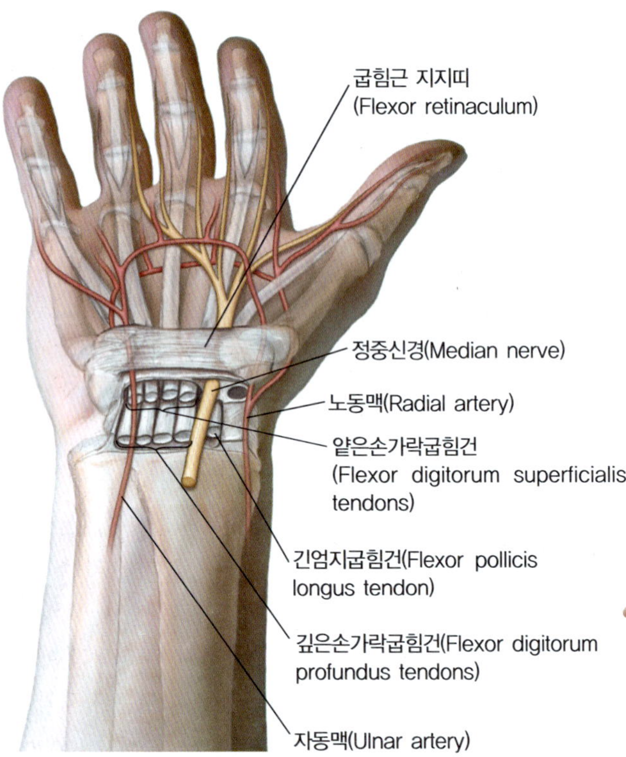


그림 7-1 **손목굴**(수근관, carpal tunnel) 건, 혈관, 정중신경은 손목의 손목굴을 통과한다. Adapted from Clay JH, Pounds DM. *Basic Clinical Massage Therapy: Integrating Anatomy and Treatment, 2nd ed. Philadelphia: Lippincott Williams & Wilkins, 2008.*

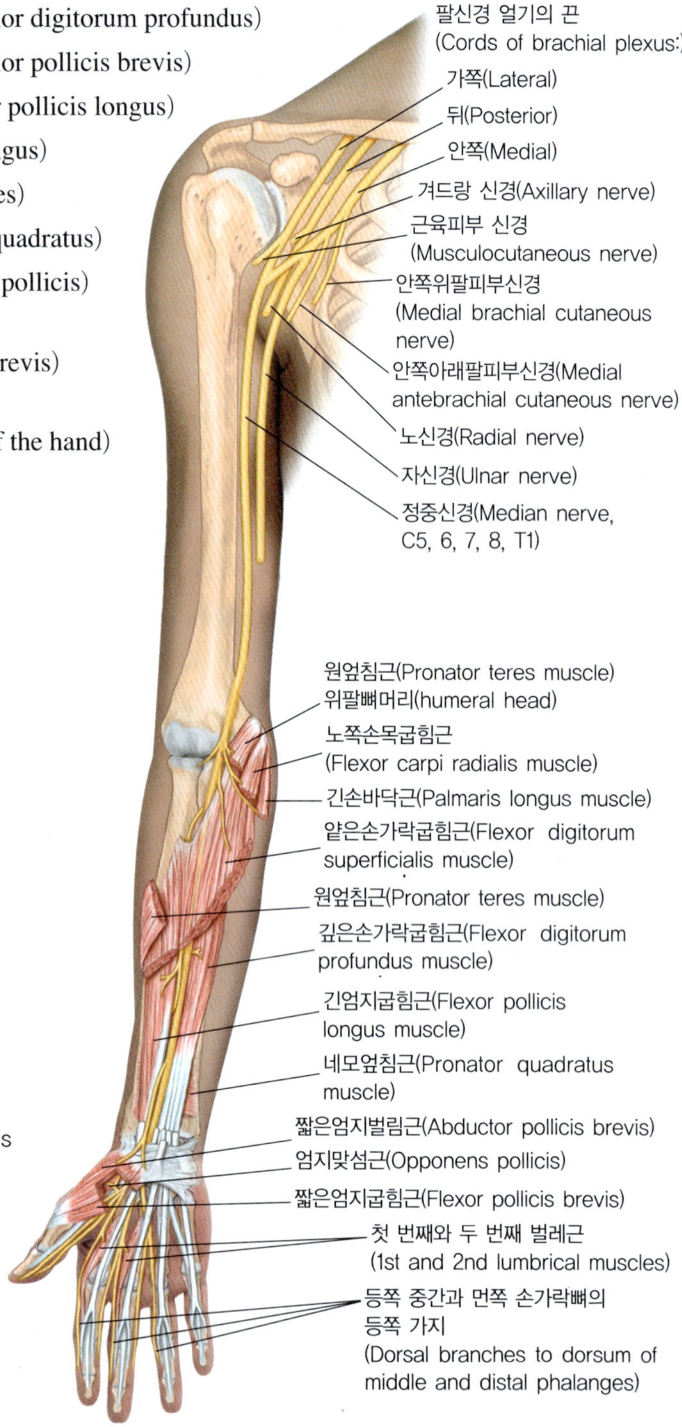


그림 7-2 **정중신경(median nerve)의 통로.** 정중신경을 형성하는 신경뿌리는 C5와 T1척추사이를 빠져나가고, 체간 안에서 합쳐지고, 가닥의 형태로 나눠진다. Adapted from Clay JH, Pounds DM. *Basic Clinical Massage Therapy: Integrating Anatomy and Treatment, 2nd ed. Philadelphia: Lippincott Williams & Wilkins, 2008.*

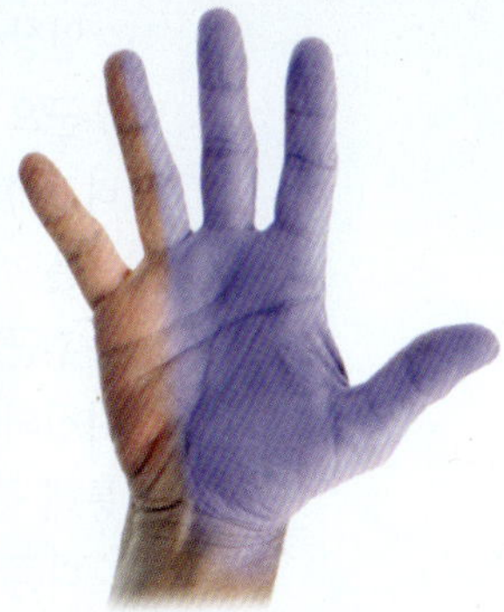

그림 7-3 **손목굴(수근관, Carpal Tunnel) 증상 부위.** 손목굴(수근관, Carpal Tunnel)에 정중신경(median nerve) 압박은 엄지, 시지와 중지, 네 번째 손가락의 외측 절반, 손목과 손바닥에 통증(pain), 저림(numbness) 또는 무감각(tingling)을 일으킨다. Adapted from Clay JH, Pounds DM. *Basic Clinical Massage Therapy: Integrating Anatomy and Treatment, 2nd ed. Philadelphia: Lippincott Williams & Wilkins, 2008.*

## 일반적인 징후와 증상(Common Signs and Symptoms)

손목굴 증후군(수근관 증후군, Carpal Tunnel Syndrome)은 보통 엄지, 시지와 중지, 네 번째 손가락의 외측 절반, 손목과 손바닥에서 통증(pain), 저림(numbness) 또는 무감각(tingling)이 서서히 시작된다(그림 7-3). 초기에 이러한 증상들은 보통 움직임 시 일어나고, 특히 반복적 움직임들은 구조물들의 마찰을 야기하고 염증을 증가시키며 손목이 오랫동안 구부러진 자세로 유지 됐을 때, 손목굴의 압력이 증가한다. 증상들은 보통 스트레스를 더 많이 받는 우세한 손에서 일어나고, 때로는 비우세 손에서도 일어날 수 있다. 비우세 손의 외상이나 과사용으로 인해 양손에서 일어날 수도 있다. 수면중 손목의 굽힘은 증상들이 심해질 수 있고, 종종 걷는 도중에 일어나는 사람들도 있다. 수면 방해는 증상의 진행에서 기여요인이 될 수 있고, 증상을 증가시키는 불안과 우울증에 기여할 것이다. 환자는 증상의 진행으로써 움직임의 유무와 그 당시 증상들을 경험할 수도 있다. 감소된 근육 신경 분포는 더욱 더 약하게 만들고, 컵이나 펜 또는 다른 정상적인 운동기술을 수행하는 것과 같은 잡기 항목에서 어려움을 가져오게 된다. 통증은 팔의 위쪽으로 이동하고, 종종 어깨와 목까지 이르기도 한다. 결국 손바닥 근육들은 약화되고, 환자는 손에서 감각상실이 시작될 것이고, 온도나 다른 정상적 통증 자극을 느끼는데 어려움이 생길 것이다. 각 환자는 일반적인 건강과 기여요인에 따라 주간, 월간, 연간 등 그 이상 증상들이 발전되고, 이러한 증상들을 다르게 경험할 것이다. 더욱이 증상의 진행들에서 보다 큰 가능성은 신경이 손상될 것이고, 근력과 근긴장의 상실이 일어날 것이다. 그러므로 손목굴 증후군(수근관 증후군, Carpal Tunnel Syndrome)을 통해 가벼운 증상이 나타나더라도 가능한 빨리 치료를 하는 것이 중요하다.

## 가능한 원인과 기여 인자(Possible Causes and Contributing Factors)

손목굴 증후군(수근관 증후군, Carpal Tunnel Syndrome)은 하나의 주요 원인만을 갖지 않지만, 확실한 요인이 일반적인 원인이 된다. 손목굴에서 최소한의 공간은 해부학적 변화, 탈구, 뼈의 비정상 성장, 낭종, 종양, 또는 다른 장애에 의해 감소될 수 있다. 마사지 치료가 그러한 장애에 의해 일어나는 불편을 감소 시킬 수 있기는 하지만, 완전히 없앨 수는 없다. 손목굴 증후군(수근관 증후군, Carpal Tunnel Syndrome)은 급성 손상, 흉터, 섬유조직 증가, 감염, 고혈압, 통증점, 건염, 염좌, 좌상 때문에 터널 내 연부 조직의 크기가 증가하거나 형태가 변화할 때 일어날 수 있다. 비슷하게 굽힘근 지지띠(flexor retinaculum)가 더 커지거나 손상의 원인인 감염이 올 수 있고, 유착조직은 움직임 동안의 마찰을 증가 시킬 수도 있다. 마찰은 감염의 일반적 원인이다.

일상생활동작에서 손목의 반복적이거나 심한 활동 또는 진동을 가지고 있는 환자들은 손목굴 증후군으로 발전하기 쉽다. 데이터 입력, 조립, 고기나 물고기 포장, 건설, 전기 작업, 미용, 운전, 그리고 힘 있고 반복적 작업 또는 손목의 굽힘을 오랜 기간 유지하는 일들을 갖는 직업의 종업원들은 높은 비율의 손목굴 증후군을 갖는다. 급성손상이 주요한 유발 요인으로 작용하지 않는 한 손목굴 증후군의 원인은 신경근(neuromuscular)의 문제이고, 환자는 유발 자세나 활동이 일상생활에서 자신의 일부가 된 후 오랜 기간 동안 증상을 느끼지 않을 수도 있다. 환자는 증상이 나타나면 치료를 통해 증상을 감소시키고, 열심히 재발방지를 위해 유발 요인들을 해결해야 한다.

다른 요인들은 비만, 갑상선기능부전, 관절염, 당뇨, 통풍, 호르몬 변화, 림프부종, 류마티스 관절염, 낭창, 라임병을 포함하는 신경손상과 연관이 있다. 이러한 경우에, 그 증상들은 관련된 상태들이 조절되면 신속하게 해결될 수 있다. 임신의 경우, 출산 후 증상의 해결 가능성이 있지만 체액 증가 및 압박에 기여할 수 있다. 흡연은 손목굴 증후군을 야기하지는 않지만, 염증을 악화 시키고 증상을 더 심하게 할 수 있다. 알콜 중독, 영양 결핍, 비타민 B 결핍, 일반적 스트레스도 기여할 수 있다. 유전학적으로 몇 가지 근거는 손목굴 증후군을 유발하는 역할을 할 수 있다는 것을 시사한다. 뼈 구조에서 비정상 콜라겐 생산 및 비정상적인 수초 규제는 환자에게 증후군을 유발할 수 있는 유전적 요인이다. 증상들은 청소년기와 양쪽 부위에서 이러한 요인들에 의해 증상이 유발될 가능성이 더 높다.

많은 요인이 말초 신경병증에 기여할 수 있기 때문에 치료를 진행하기 전에 환자의 건강과 관련된 사항을 이해하여야 한다. 위에 나열된 많은 요인 중 마사지 치료에 대한 금기사항이 있거나 치료에 대한 수정이 필요한 경우가 있다. 더욱이 의사의 전신 증상에 대한 모니터링이 없는 상황에서 전신 증상으로 인한 말초신경병증이 유발되는 경우에서도 마사지 치료의 적용이 증상의 일시적인 완화를 가져올 수 있다. 손목에서의 폐색이나 전신증상이 의심되는 경우 환자는 자신의 담당 의사에게 알아보도록 하고, 이러한 상태가 진단된 경우에는 환자는 담당 의사와 치료에 대해 상의하여야 한다.

표 7-1 목록들의 상태는 손목굴 증후군(수근관 증후군, Carpal Tunnel Syndrome)에 원인이 되거나 흔히 혼동되는 질병의 구분이다.

## 금기증과 특수한 고려사항(Contraindications and Special Considerations)

손목굴 증후군(수근관 증후군, Carpal Tunnel Syndrome)에서 기여요인에 대한 이해는 필수적이다. 전신증상이나 구조적 비정상이 존재한다면, 환자의 담당 의사와 함께 치료하고, 진행하기 전에 마사지 치료사를 위한 병리학 문헌을 참고하여야 한다. 다음은 몇 가지 일반적인 금기사항이다:

- **기본병리.** 손목굴 증후군(수근관 증후군, Carpal Tunnel Syndrome)의 증상과 징후는 다양한 형태의 기본적 상태에서 발생할 수 있다. 이들 중 하나가 의심되면 치료를 시작하기 전에 의료 평가에 대하여 환자의 담당 의사와 상의하여야 한다. 환자가 마사지에 대한 금기 아닌 기본 병리적 상태로 진단된 경우, 적절한 통증 치료를 위하여 건강관리자와 함께 접근하여야 한다.
- **급성 손상.** 환자가 급성손상을 가지고 있다면 PRICE(보호, 안정, 얼음, 압박, 거상)가 기본적 순서가 된다. 조심스럽게 근위 방향에서 접근할 수도 있으나, 급성에서 만성기가 될 때까지 손, 손목, 손가락과 부상의 영향을 받는 다른 부위는 피하여야 한다.

**표 7-1 손목굴 증후군에 원인이 되거나 흔히 혼동되는 질병의 구분**

| 상태 | 일반적인 징후와 증상 | 검사 | 마사지 치료 |
|---|---|---|---|
| 디스크 탈출 | 기침, 웃음, 긴장 시 증상 증가 | Kemp 검사<br>Spurling 검사<br>CT 스캔<br>척추 X선 촬영<br>MRI | 마사지는 주의하고 적절하게 적용시켜야 한다. 급성염증과 급성손상은 금기이다. 건강관리팀과 접근하시오. |
| C4-5 | 세모근(삼각근, deltoid) 약화<br>어깨 통증<br>보통 감각이상이나 방사통은 없음 | | |
| C5-6 | 두갈래근(이두근, biceps) 약화와 손목폄근(수근신근, wrist extensor) 통증과 노신경(요골신경, radial nerve)부위 감각이상 | | |
| C6-7 | 세갈래근(삼두근, triceps) 약화와 손가락 폄근(수근신근, finger extensor)통증과 팔 후면 아래쪽 세 번째 손가락의 감각이상 | | |
| C7-T1 | 손 쥐기 약화와 통증, 자신경(척골신경, ulnar nerve) 부위 감각이상 | | |
| 가슴문 증후군<br>(흉곽 탈출증후군, thoracic outlet syndrome) | 목, 어깨, 가슴, 팔, 손의 통증, 부종, 혈관 변화, 팔의 약증이나 서투름, 자신경(척골신경, ulnar nerve) 부위 감각이상 | Adson 검사<br>Travell 검사<br>목갈비근 경련검사(Scalene cramp test)<br>Eden 검사<br>Wright의 과외전<br>작은가슴근(소흉근, pectoralis minor) test<br>상지신경검사(Upper limb tension test) | 6장을 참조. |
| 원엎침근(원형회내근, pronator teres) | 손목굴 증후군과 증상이 동일할 수 있다<br>아래팔(전완, forearm)의 통증 - 팔의 굽힘과 폄에 의해 악화된다. | 아래팔의 엎침 저항(손목에 대한 저항이 포함)<br>원엎침근 아래로 지나가는 정중신경에 Tinel 징후 | 마사지가 권고된다. |
| 건염 | 국소 염증과 통증유발점 | 전체통증, 건을 지나는 관절 수동스트레칭; 능동 저항 검사에서 통증 | 14장을 참조. |
| 윤활낭염<br>(점액낭염, bursitis) | 관절에 열감과 부종<br>관절의 능동 · 수동검사 시 통증 | 이학적 검사 | 부분적 금기<br>말초치료는 ROM을 증가시킬수 있다. |

(계속)

**표 7-1 손목굴 증후군에 원인이 되거나 흔히 혼동되는 질병의 구분**(계속)

| 상태 | 일반적인 징후와 증상 | 검사 | 마사지 치료 |
|---|---|---|---|
| 팔꿉굴증후군(주관절 터널 증후군, cubital tunnel syndrome) | 저림, 통증, 감각이상,<br>자신경 부위 약증 | 손목 근위부 증상<br>팔꿉굴에 Tinel 징후 | 마사지는 가장표층 노신경의 팔부위에 주의해서 실시한다. |
| 뼈관절염 | 강직, 관절통<br>일반적으로 하나이상의 관절에 영향 | 이학적 검사 | 급성징후가 나타나지 않을 때 마사지가 권고된다. |
| 갑상선저하증 | 약증, 피로, 추위에 과민, 변위, 고의가 아닌 체증증가, 잘 부러지는 손톱과 머리카락, 건조한 피부, 부은 피부, 쉰 목소리 | 이학적 검사<br>T3, T4와 혈청 갑상선자극호르몬 | 마사지는 순환기 합병증과 같은 금기가 없는 상태에서 필요하다. |
| 통풍 | 붉고, 뜨겁고, 부은 관절<br>극한 통증<br>갑작스런 발병 | 이학적 검사<br>X-ray<br>활액 검사<br>요산혈액과 소변검사 | 마사지는 급성기 동안은 금기이다. 통풍은 다른 전신 증상을 나타낼 수 있다. 건강관리팀과 접근하시오. |
| 루푸스 | 피부 발진<br>입이나 코, 목의 궤양 관절 통증<br>두통<br>신장과 신경계 장애 | 이학적 검사<br>진단은 복잡하다<br>평가는 증상의 유 · 무를 포함한다; 혈액, 신장, 소변검사; 흉부 x-ray;ECG | 마사지는 갑작스런 재발 시에는 금기이다. 건강관리팀와 접근하시오. |
| 라임병 | 원형의 홍진, 가려운 피부<br>열<br>피로<br>관절<br>통증<br>소아청소년 부정맥 | 이학적 검사<br>증상의 평가와 항체검사<br>실험실 검사가 질병 초기에 결정적이지 못할 수 있다. | 마사지는 비급성기에 필요하다. 건강관리팀과 접근하시오. |
| 류마티스 관절염 | 피로, 식욕감퇴, 낮은 등급의 열, 양쪽 비특이성 근육통, 류마티스 결절,<br>발병과 완화의 시기 | 이학적 검사<br>혈액 검사<br>방사선 사진 | 마사지는 비급성기에 필요하다. 건강관리팀과 접근하시오. |
| 당뇨 | 잦은 배뇨, 잦은 갈증, 증가된 식욕, 피로, 구역질 | 이학적 검사<br>공복 혈당 검사 | 마사지는 조직 및 순환이 손상되지 않은 경우, 필요하다. |

- **부종.** 부종이 존재한다면 그 방향에 직접적으로 접근하지 않는다. 원위부 접근에서 가장 가까운 인접 림프절 방향으로 유체를 이동 시킨다. 환자에게 혈관 압박을 목적으로 한다면 마사지는 금기되지 않고, 중력이 손과 팔안의 유체를 당길 수도 있기 때문에 팔을 심장 아래로 놓지 않는다.
- **마찰.** 환자가 전신증상인 류마티스 관절염이나 퇴행성 관절염을 가지고 있거나, 기본적 조직이 손상되어 있고 환자가 항염증 약물을 복용하는 경우에는 심부 마찰을 사용하지 않는다. 염증기에 마찰 생성은 항염증 약물의 의도된 활동을 방해할 수 있다. 자신의 건강관리자가 동의한다면 치료하기 전에 몇 시간 동안 약물의 복용을 중단하는 것을 추천해야 한다.

- **가동술.** 환자가 변성된 디스크병증, 류마티스 관절염, 골 장애, 관절의 과운동성, 또한 손상에 의한 인대의 불안정성, 임신이나 전신증상이 있다면 가동술은 주의해야 한다.
- **통증유발점.** 손에서의 통증유발점은 진통을 유발할 수 있기 때문에 임산부는 피해야 한다.
- **증상의 재발.** 증상들은 손으로 신경을 압박하거나 환자의 자세가 신경을 압박하는 구조로 이루어져 있다면, 치료하는 동안 일어날 수도 있다. 치료 중 증상이 재발한다면, 첫 번째로 압박을 이완하는 자세로 환자의 자세를 수정한다. 이것이 증상을 이완시키지 않는다면 당신의 압력을 줄이거나 그쪽에서 이동 시켜야 한다. 증상을 재발되는 부위 주위를 치료할 수 있지만, 접근 시 주의해야 한다.
- **수치료.** 부종이나 감염 부위에 열을 사용하지 말아야 한다. 열은 혈관을 확장시키고, 유체의 축적을 증가시킬 수 있다. 환자가 심혈관 증상을 가지고 있으면 혈관의 팽창에 의해 영향을 받을 수 있기 때문에 목과 가슴에 습열을 사용하지 말아야 한다. 심한 과긴장과 죽상 동맥경화증이 두 가지 예이다. 이와 관련된 병리학 책을 참고해라.
- **초기 염증기.** 치료가 증상을 일으킨다면 염증기를 억제하기 위해 냉 수치료를 마지막에 적용하여야 한다.

## 마사지 치료에 대한 연구(Massage Therapy Research)

2004년에 Field 등은 "손목굴 증후군(수근관 증후군, Carpal Tunnel Syndrome)은 마사지 치료에 의해 완화된다"는 제목의 연구를 발표하였다. 이 연구는 20~65세의 성인 16명으로 중산층과 여러 인종을 포함하였다. 각자의 참가자들은 손목굴 증후군으로 진단을 받았고, 컴퓨터로 오랫동안 일하였고, 편측의 증상을 보였다. 참가자들은 마사지를 받은 그룹과 받지 않는 그룹으로 무작위로 나뉘었다. 마사지 그룹은 4주 동안 주 1회의 침범부위 팔에 대한 15분간 마사지를 받았다. 참가자들은 또한 자가 마사지에 대한 교육을 받았고, 취침시간 전에 수행하도록 권고하였다. 통제그룹은 마사지를 받지 않았으나 연구 종료 후 자가 마사지에 대해 배웠다. 연구의 결과는 마사지를 받은 그룹에서는 현저하게 감소된 증상을 보였고, 근력의 증가, 신경전도의 증가, 불안과 우울의 감소를 보였다. 통제그룹에서는 작은 변화만을 보였다. 연구의 저자는 마사지치료는 손목굴 증후군에 유익한 효과를 보인다고 결론지었다. 연구의 세부적인 사항에서 손목굴에 대한 감압 수술은 75%의 성공률을 보이고, 정중신경에 대한 손상, 흉터, 움직임의 감소, 감염이 일어날 수 있고, 케이스의 19%에서 증상이 재발하는 합병증을 포함한다고 하였다.

2007년에 Burke 등은 "손목굴 증후군(수근관 증후군, Carpal Tunnel Syndrome)을 위한 두 종류의 도수치료의 비교에 대한 예비연구"라는 제목의 연구를 발표하였다. 이 연구는 치료사의 손을 사용한 연부조직에 대한 도수치료(STM군)와 그라스톤 기술을 사용하여 시행한 치료(GISSTM군)에 대한 효과를 비교하였다. 이 연구는 22명의 손목굴 증후군 환자를 무작위로 두 그룹으로 나누었다. 평균 각 참가자들은 4주 동안 주 2회의 치료를 받았다. 두 그룹의 참가자들은 두 치료에 대해 훈련을 받은 임상가에 의해 치료를 받았다. 평가는 마지막 치료 후 1주 이내, 6주 후, 3달 후에 하도록 하였다. STM군과 GISTM군 간에 임상적으로 유의한 차이가 없었지만, 이 연구에서 도수치료를 통해 손목굴 증후군을 가지고 있는 손목 부위의 ROM과 악력을 증가시킬 수 있다는 근거를 보였다. 연구의 저자는 이러한 발견을 통하여 도수치료가 근막의 운동성과 혈류를 증가시키고, 국소빈혈을 감소시키고, 손목굴 증후군의 증상을 경감시킬 수 있다고 제안하였다.

2008년에 Moraska 등은 “목적 마사지와 일반적인 마사지 치료순서가 손목굴 증후군(수근관증후군, Carpal Tunnel Syndrome)과 관련된 근력, 기능과 증상에 대한 비교; 무작위 예비연구”라는 제목의 연구를 발표하였다. 이 연구에서 사전에 손목굴 증후군으로 진단된 27명의 대상자들은 무작위 할당되어 목적 마사지와 일반적인 마사지를 6주간 주 2회씩 30분 동안 받았다. 일반적인 마사지 그룹은 전형적인 치료인 긴장을 줄이고, 혈액순환을 증가하기 위한 이완 마사지를 등, 목, 양팔 부위에 받았다. 목적 마사지그룹은 상완신경과 정중신경의 전체 중 감염과 유착, 과긴장에 의한 정중신경의 포착부위에 초점을 맞추었다. 평가는 8번째와 12번째 치료 시작 시 하도록 하였고, 기능과 근력이 포함하는 결과 평가는 7번째와 11번째 세션의 2일 후에 하도록 하였다. 두 그룹은 증상의 개선을 보였으나, 목적치료를 받은 그룹에서만 악력의 개선을 보였다. 연구의 저자는 마사지 치료가 손목굴 증후군을 포함하는 신경병증의 압박의 치료에 효과적일 수 있다고 결론지었다.

# WORKING WITH 환자에 대한 치료(THE CLIENT)

## 환자평가(Client Assessment)

평가는 환자와 첫 번째 만남부터 시작한다. 일부 경우에는 약속을 했을 경우 전화로 할 수도 있다. 당신이 준비기간 동안 금기증이나 치료종류에 대한 검토나 조사를 할 수 있도록 환자에게 분명한 증상에 대해 치료를 추구하고 있는지 물어 보아라.

표 7-2 환자에게 건강사항에 대해 물을 때의 질문 목록

### 자세평가(Postural Assessment)

환자와의 자세와 보행을 평가하기 위해 당신 쪽 방안으로 걸어오도록 하여라. 보상의 양상이나 불균형을 관찰하라. 손목굴 증후군을 의심한다면, 환자가 평가하기 시작하는 것을 인식하지 않도록 방으로 들어올 때 손잡이를 돌리거나 펜을 잡고 물컵을 들 때를 보아라. 환자에게 물건을 건네주지 말고 환자는 자신 스스로 물건을 선택하도록 한다. 환자가 비침범부위의 손으로 작업을 수행하는 경우 특히, 그 손이 비우세손이다면 이것은 침범부위 손에서의 약화로 인한 보상양상이 나타나는 것으로 볼 수 있다. 환자에 대한 증상은 손목굴이 상부 압박된 상태에서 너무 오랜기간 동안 치료를 하지 않는 한 손의 운동기능을 잃을 가능성은 없다. 그러나 통증 때문에 환자는 보상작용을 할 수도 있다.

손목굴 증후군의 증상들 때문에 신체 다른 부위에서 일어나는 압박 증상과 혼동되기도 하고, 그것은 증상을 일으키는 자세나 활동 또는 일상생활동작에서 가장 일반적인 환자의 자세를 평가하기 위해 중요하다. 예를 들어, 선상태의 환자에 대한 평가의 경우 어깨에서 과장된 내측회전이 나타나고, 이것은 가슴부위의 상완신경총의 압박을 나타낸다. 앉은 상태의 환자에 대한 평가의 경우 전방 머리와 펴된 목에 과장된 후만 만곡이 나타나고, 그것은 목에서 특히 목갈비근(scalene, 사각근)에서의 신경이 압박될 가능성이 있다. 환자의 자세가 의심된다면 압박에 대한 기여 또는 보상요인을 생각하고, 환자가 허용되는 시간만큼 치료하여야 한다. 그림 7-4 손목굴 증후군에 의해 영향을 받은 자세에 대한 해부학적 위치의 비교.

**표 7-2 건강 기록**

| 환자에게 필요한 질문 | 치료계획을 세울 때 중요하게 생각해야 할 부분 |
|---|---|
| 어느 쪽으로 증상을 느끼는가? | 증상의 위치는 압박부위, 통증유발점, 손상, 다른 기여요인들에 대한 실마리를 준다. |
| 당신의 증상의 특성에 대해 기술하라. | 증상의 가능한 원인을 구별하라. 신경압박은 신경분포를 따라 무감각과 저림의 결과를 나타내기도 한다. 더 자세한 증상과 가능원인이 기술되어 있는 1장을 보라. |
| 어떻게 움직일 때 증상을 유발 또는 감소시키는가? | 이러한 움직임을 생산하는 구조에 대한 긴장, 약화, 압박을 찾아라. |
| 건강관리자에게 이 상태를 보인 적이 있는가? 진단명이 무엇인지? 어떠한 검사를 했는지? | 건강관리자의 진단이 검사없이 수행되었다면, 당신의 평가를 위해 이 장의 뒷부분에 설명된 검사를 사용하라. 당신의 평가가 그 진단과 다르다면, 건강관리자의 결과를 논의하기 위해 환자에게 묻거나, 직접 관리자에게 문의할 수 있는 권한을 요청하라. |
| 당뇨, 갑상선 기능항진 또는 저하, 류마티스, 퇴행성관절염, 전신홍반성 낭창과 같은 상태를 진단 받은 적이 있는가? | 전신증상은 증상에 기여하고, 치료에 대한 수정이 필요할 수 있고, 치료결과에 영향을 줄 수 있다. |
| 임신 중인가? | 임신 중 증가된 체액은 출산 후 해결되는 증상들에 기여할 수 있다. |
| 손상이나 수술을 받을 적이 있는가? | 손상이나 수술의 결과로 생긴 반흔조직은 손목굴 증후군의 징후와 증상에 대한 유착, 과 – 저 긴장성, 통증유발점, ROM 이상의 원인이 될 수 있다. |
| 어떠한 형태의 일, 취미, 다른 규칙적인 활동을 하는 것이 있는가? | 반복적 동작과 정적 자세는 환자의 상태에 기여할 수 있다. |
| 어떠한 처방된 약물이나 한방이나 다른 보충제를 먹고 있는가? | 모든 유형의 약물치료는 증상에 기여하거나 금기나 주의사항을 포함하고 있다. |
| 지난 2주간 코르티손 주사를 맞은적이 있는가? 어디에? | 국소 마사지는 금기된다. |
| 지난 4시간 이내에 진통제 또는 근육이완제를 맞은 적이 있는가? | 환자는 당신의 압력을 판단하지 못할 수도 있다. |
| 지난 4시간 이내에 항염증약물을 복용한 적이 있는가? | 심부마찰은 염증을 더 진행 시킬 수 있고, 환자가 항염증약물을 최근에 복용하였다면 시행하지 않아야 한다. |

## 관절가동범위 평가(ROM Assessment)

손가락, 손목, 팔꿈치의 가동범위 검사에서 주동근과 길항근의 힘과 길이가 검사되었다. 환자가 움직임의 양을 조절하기 때문에 통증이 없는 범위 내에서 유지하도록 하고, 능동 ROM은 급성기 손상에서 과도한 통증이나 재손상을 예방하기 위해 사용되어야 한다. 박스 7-1 손목굴 증후군(수근관 증후군, Carpal Tunnel Syndrome)에서 관절의 능동 ROM에 대한 평균을 나타낸다.

**박스 7-1 손목굴 증후군에서 관절의 능동 ROM의 평균**

**팔꿈치**

*굽힘 140-150°*
위팔두갈래근
위팔근
위팔노근
노쪽손목굽힘근
자쪽손목굽힘근
긴손바닥근
원엎침근
긴노쪽손목폄근
짧은노쪽손목폄근

*폄 0°(5-10° 과다폄)*
위팔세갈래근
팔꿈치근

**노자(아래팔)**

*엎침 80-90°*
원엎침근
네모엎침근
위팔노근

*뒤침 80-90°*
위팔두갈래근
뒤침근
위팔노근

**손목**

*손목굽힘 80-90°*
노쪽손목굽힘근
자쪽손목굽힘근
긴손바닥근
얕은손가락굽힘근
깊은손가락굽힘근

*폄 65°*
긴노쪽손목폄근
짧은노쪽손목폄근
자쪽손목폄근
손가락폄근

*모음(자편위) 30°*
자쪽손목폄근
자쪽손목굽힘근

*벌림(노편위) 20°*

**그림 2-5**

*굽힘 85-90°*
얕은손가락굽힘근
깊은손가락굽힘근
짧은새끼굽힘근
벌레근
일부 뼈사이근

*폄 30-45°*
손가락폄근
집게폄근
벌레근
일부 뼈사이근

*벌림 20-30°*
등쪽뼈사이근
새끼손가락 벌림근

*모음 0-5°*
손바닥사이근
집게폄근

**엄지손가락**

*굽힘 55°*
긴엄지굽힘근
짧은엄지굽힘근
엄지모음근

*폄 20°*
긴엄지폄근
짧은엄지폄근
긴엄지모음근

*모음 30°*
엄지모음근

*벌림 60-70°*
긴엄지벌림근
짧은엄지벌림근

*맞섬(굽힘과 벌림)*
엄지맞섬근
짧은엄지굽힘근
짧은엄지벌림근

## 능동적 관절가동범위(Active ROM)

표 7-1의 환자들의 능동운동 범위 평가를 비교해 보아라. 환자가 이상 증상이 없는 범위 내에서 자신의 움직임을 제한할 수 있기 때문에 평가와 능동운동범위로 손목굴 증후군(수근관 증후군, Carpal Tunnel Syndrome)의 증상이 재현되지 않을 수도 있다.

- **손목의 능동 굽힘.** 근육의 긴장, 유착과 통증유발점은 손목굴 증후군(수근관 증후군, Carpal Tunnel Syndrome)에 기여하고, 손목굽힘근들의 능동 · 구심성 수축을 감소시킬 수 있다. 환자가 일상적인 활동을 하는 동안 손목의 능동 굽힘으로 증상이 유발된다면 저항이 생길 것이다.
- 팽팽한 굽힘근들이 완전한 손목의 폄의 범위를 허락하지 않아 **능동손목 폄**은 제한될 것이다.
- 손목 벌림근들이 짧아지고 과긴장된다면 **손목의 능동 모음**은 제한될 것이다.

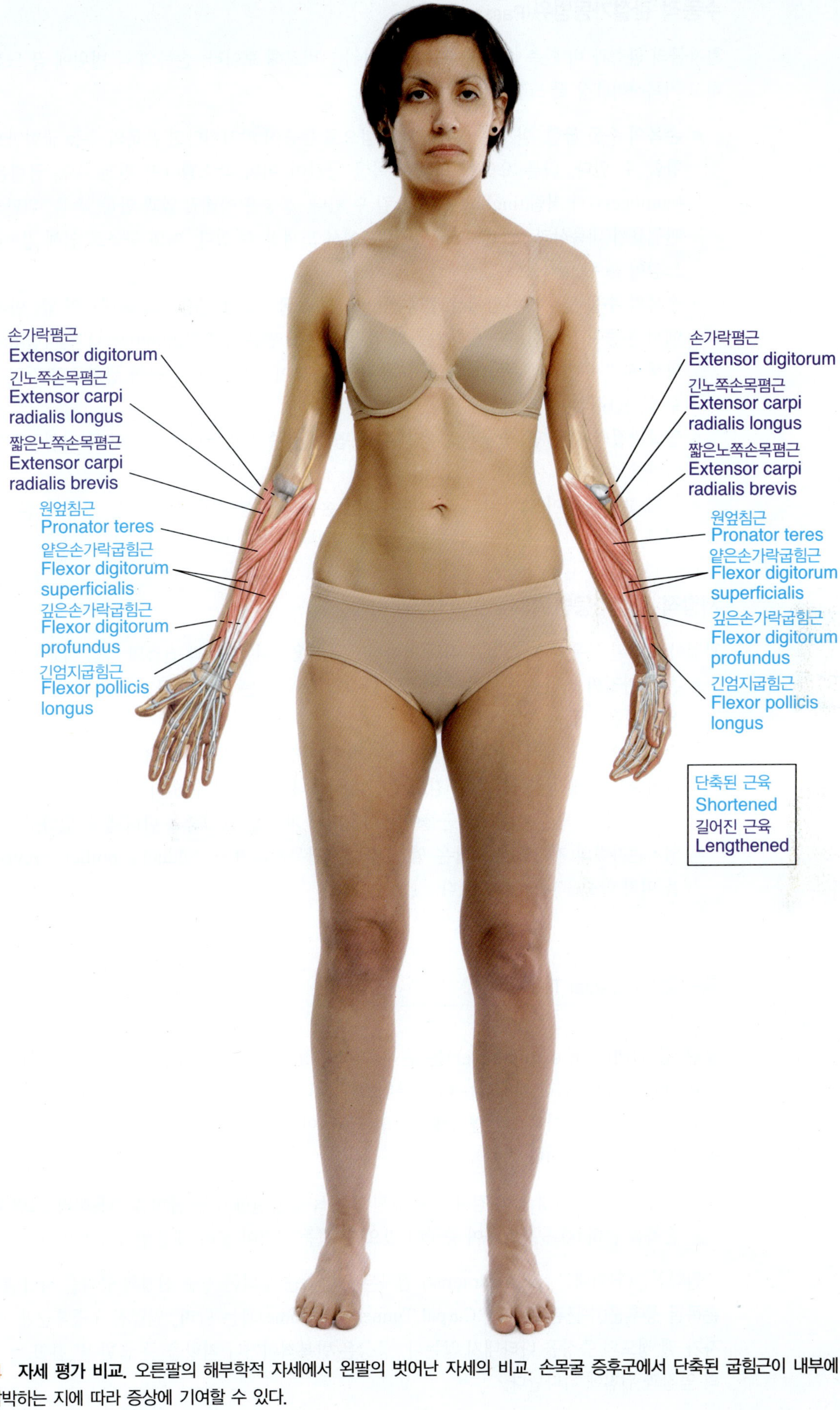


그림 7-4 **자세 평가 비교.** 오른팔의 해부학적 자세에서 왼팔의 벗어난 자세의 비교. 손목굴 증후군에서 단축된 굽힘근이 내부에 대해 어떻게 압박하는 지에 따라 증상에 기여할 수 있다.

### 수동적 관절가동범위(Passive ROM)

환자들의 환측과 비 환측 손목의 수동운동 범위를 비교해 보아라. 손목의 각 범위에 끝 느낌을 비교하고 기록하라(1장 끝 느낌 설명 참고).

- **손목의 수동 굽힘.** 환자는 생활에서 굽힘으로 통증이 야기된다면 손목의 수동 굽힘만으로도 저항할 수 있다. 다른 요인에 의해 손목굴 공간이 이미 감소됐다면 완전 수동 굽힘은 무감각(numbness)과 저림(tingling)을 일으킬 수 있다. 통증은 아래팔 앞과 안쪽, 손목, 위팔의 안쪽위관절융기(내측상과, medial epicondyle)에서 느껴질 수 있다. 뼈의 구조로 인해 강한(hard) 끝 느낌이 들 수 있다.
- **손목의 수동 폄.** 수동 폄에서 팽팽한(tight) 손목굴근들의 신장으로 아래팔의 앞, 안쪽과 손목에서 통증이 느껴질 수 있다. 손목의 완전한 수동 폄은 무감각(numbness)과 저림(tingling)을 발생 시킬 수 있다. 손목의 완전 수동 폄 시 통증이 나타난다면, 손목 굽힘근의 건염을 의심할 수 있다(14장).
- **팔굽관절의 수동 폄.** 팔굽관절 완전 수동 폄 시 통증은 팔굽관절 또는 손목 굽힘근들의 건염이 나타날 수 있다.
- 손목 벌림근들이 짧아지고 과긴장된다면 **손목의 수동 모음**은 통증성 신장의 원인이 될 수 있다.

### 저항적 관절가동범위(Resisted ROM)

관절이 포함된 근육의 힘 측정을 위해 저항검사를 사용한다. 환측과 건측의 힘을 비교해 보아라.

- 손목 관절의 터널을 통과하는 힘줄의 단축과 확장 또는 터널의 공간 감소로 손목의 굽힘 저항은 증상을 만들 수 있다.
- 손목의 저항 폄에서 약증이 나타날 수 있다. 이것은 굽힘근들에 대한 장력(tension)의 축적과 늘어나고 약해진 폄근들의 폄 감소로 인해 나타나는 결과일 수 있다.
- 손목의 저항모음은 손목벌림근들이 짧아지거나 과긴장 시 약증을 나타낼 수 있다.
- 엄지손가락의 저항벌림은 짧은 엄지 벌림근(단무지외전근, Adductor pollicis brevis)에 영향을 미쳐 약증을 나타낼 수 있다.

## 특수검사(Special Tests)

**팔렌 검사(Phalen's maneuver)**는 손목굴내의 정중신경이 압박됨으로써 나타난다. 정중신경(median nerve)을 따라 지배되는 다른 부위보다 손목굴에서 증상이 더 많이 나타난다. 이 검사를 수행하는 동안 환자는 아래팔을 엎침해서는 안 되고, 어깨를 안쪽돌림하거나 목을 굽힘, 가쪽 굽힘, 폄 또는 돌림해서는 안 된다.

1. 손목굴에 정중신경 압박 검사를 위해 환측 손목에 완전한 수동 굽힘을 적용하라(그림 7-5).
2. 손목을 굽혀 60초 유지하여 증상이 있으면, 정중 신경이 눌려 양성 반응을 보인다.

원엎침근(원회내근, pronator teres) 검사는 원엎침근에 의한 정중 신경의 압박을 나타낼 수 있다. 손목굴 증후군(수근관 증후군, Carpal Tunnel Syndrome)과는 달리, 원엎침근 증후군은 잠에서 환자가 깰 정도의 증상을 나타내지 않는다. 증상은 반복적이거나 저항을 준 굽힘 및 폄 또는 팔굽관절의 엎침과 뒤침에 나타난다.

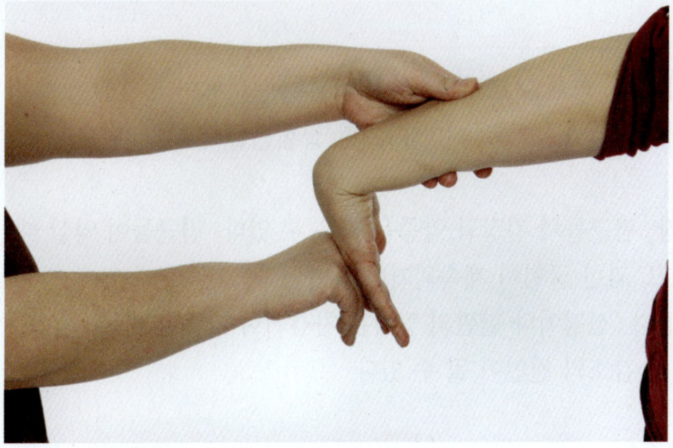

그림 7-5 **팔렌 검사(Phalen's maneuver)**는 손목굴에 정중신경 압박 검사를 위해 환측 손목에 아래팔을 엎침하지 않고 완전 수동 굽힘을 적용

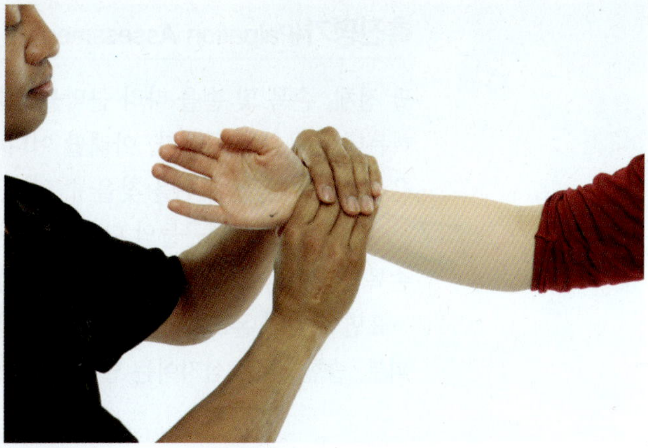

그림 7-6 **아래팔 엎침 저항.** 아래팔의 엎침 저항은 원엎침근(원회내근, pronator teres)의 참여를 평가하는데 사용할 수 있다.

1. 환자의 팔굽관절을 수동적으로 굽혀 시작한다. 팔꿈치를 굽힌 채 유지하지 못한다면 한 손으로 팔꿈치를 보조한다. 환자가 치료사의 저항에 대항하여 아래팔을 엎침하도록 지시하며, 수축하고 있는 원엎침근(원회내근, pronator teres)을 늘리면서 수동적으로 팔꿈치를 편다(그림 7-6). 손목굴에 의한 증상과 원엎침근(원회내근, pronator teres)에 의해 발생한 증상과 구분하고 손목의 굽힘과 손목의 불필요한 압박을 피하도록 아래팔의 먼쪽에 저항을 가한다.
2. 검사는 원엎침근(원회내근, pronator teres) 아래 정중신경(median nerve)의 압박증상이 60초 내에 증상이 나타날 경우 양성으로 간주된다.

**티넬 징후**(Tinel's sign)은 신체의 어디서든 신경전도 검사로 사용할 수 있다. 손목굴증후군을 검사할 때 재현된 증상이 손목굴에서 발생되는지 확인하기 위해 손목에 능동수축을 만드는 굽힘과 아래팔의 엎침, 어깨의 굽힘 또는 안쪽 돌림, 또는 목의 가쪽 굽힘, 폄, 돌림이 없는지 확인하여야 한다.

1. 손목의 주름에서 먼쪽의 손목굴안 정중신경(median nerve) 위를 가볍게 두드린다(그림 7-7).
2. 환자가 정중신경(median nerve) 분포를 따라서 저림을 느낀다면 손목굴 증후군(수근관 증후군, Carpal Tunnel Syndrome)의 양성으로 간주된다.

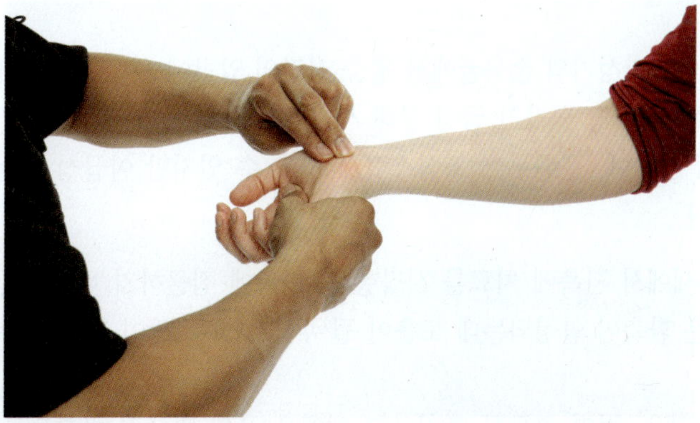

그림 7-7 **손목굴 증후군(수근관 증후군, Carpal Tunnel Syndrome)의 티넬(Tinel sign) 징후.** 손목의 주름에서 먼쪽의 손목굴안 정중신경 위를 가볍게 두드린다.

### 촉진평가(Palpation Assessment)

팔 전체, 손목 및 손을 따라 근막을 평가한다. 피부 구르기(skin rolling)는 근막표면의 제한을 측정하는데 유용한 도구이다. 아래팔 어디서나 제한이 가능하지만 아래팔 굽힘근들의 부착지에서 가까운 곳에서 제한된 부위을 찾을 수 있다.

아래팔에서, 굽힘근들의 단축과 과긴장, 폄근들의 긴장과 약증을 찾을 수 있다. 폄근들이 약할 때, 손목의 굽힘을 효율적으로 대항할 수 없고, 과한 굽힘이 계속되거나 악화되기도 한다.

표면 조직의 온도, 색깔, 감촉을 확인한다. 신경이나 혈관의 압박은 차갑거나 따뜻한 피부, 창백한 피부, 습한 감촉, 심지어는 털에 대한 성장 감소의 원인이 될 수 있다.

## 질환별 도수치료(Condition-Specific Massage)

손과 손목의 통증, 무감각과 저림 원인이 다양하기 때문에, 하나의 원인을 정확하게 파악하기 어려울 수 있으며, 하나 이상의 조건이 동시에 존재 할 수 있다. 오랜 기간 동안 책상에 앉아 일하는 환자는 대게 목을 펴고 머리를 내민 채(목갈비근, scalenes에 영향을 미치는) 앉아 있을 가능성이 있으며, 어깨의 안쪽 돌림(가슴근, pectorals에 영향을 미치는), 아래팔의 엎침(원엎침근, pronator teres에 영향을 미치는), 손목과 손가락을 굽히거나 펴는 사이에 손목과 손가락을 지속적으로 움직인다(affecting the contents of the carpal tunnel, 손목굴 안에 영향을 미치는). 이러한 상황의 보상 패턴은 다른 증상에 기여할 수 있다.

증상에는 안정이 필수적이며 하나의 치료로 손목굴 증후군(수근관 증후군, Carpal Tunnel Syndrome)이나 이와 관련된 상태의 증상이 제거될 가능성은 없다. 그러므로 너무 적극적으로 치료하려하지 않는다. 환자에게 치료사의 압력이 환자를 편안하게 하는지 물어봐야 한다. 환자의 근육이 긴장하거나 스트레스를 보이는 얼굴표정이 나타나는 경우, 압력을 줄인다. 손상된 조직을 위해 노력하고 있음을 기억하라.

또한 치료 중 증상이 재현될 수 있음을 환자에게 알리는 것은 중요하다. 이 경우 환자의 자세를 더 중립으로 조정하고, 마사지의 압력을 줄이거나 해당 부위를 약간 이동시키고, 신경근 상태가 증상에 기여하는 것을 환자가 명확히 이해할 수 있도록 그 사항에 관련된 메모를 해 둔다. 환자가 안정하는데 도움이 되는 깊고 편안한 호흡을 하도록 가르쳐야 한다.

통증유발점의 촉진으로 다른 곳에 연관통이 있으면, 환자에게 설명하고 치료동안 심호흡하도록 하여라. 통증유발점이 비활성화될 때 연관통도 감소된다. 일반적인 통증유발점과 연관 패턴은 그림 7-8과 같다.

다음과 같은 제안은 만성기의 손목굴에서 정중 신경의 압박에 의한 통증, 저림, 무감각을 포함한 증상의 치료를 위한 것이다. 환자가 급성 상해 시, PRICE(보호, 안정, 얼음, 압박, 거상)의 기본적 순서를 따른다. 이 경우에, 근위부에 조심스럽게 행할 수 있지만 아급성 또는 만성기까지 손상된 부위는 피해야 한다.

- 바로 누운 자세에서 환측에 치료를 시작한다. 환측에 접근하기 너무 고통스럽다면, 건측에서 시작하는 것은 환측이 안정되는데 도움이 될 수 있다. 두 팔이 환측이라면, 우세한 쪽을 먼저 시작한다.

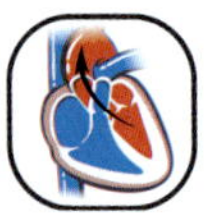

- 염증이 있는 경우, 정맥 환류를 촉진하고 체액을 근위 림프절 방향으로 배출하기 위해 팔을 강화하여라.

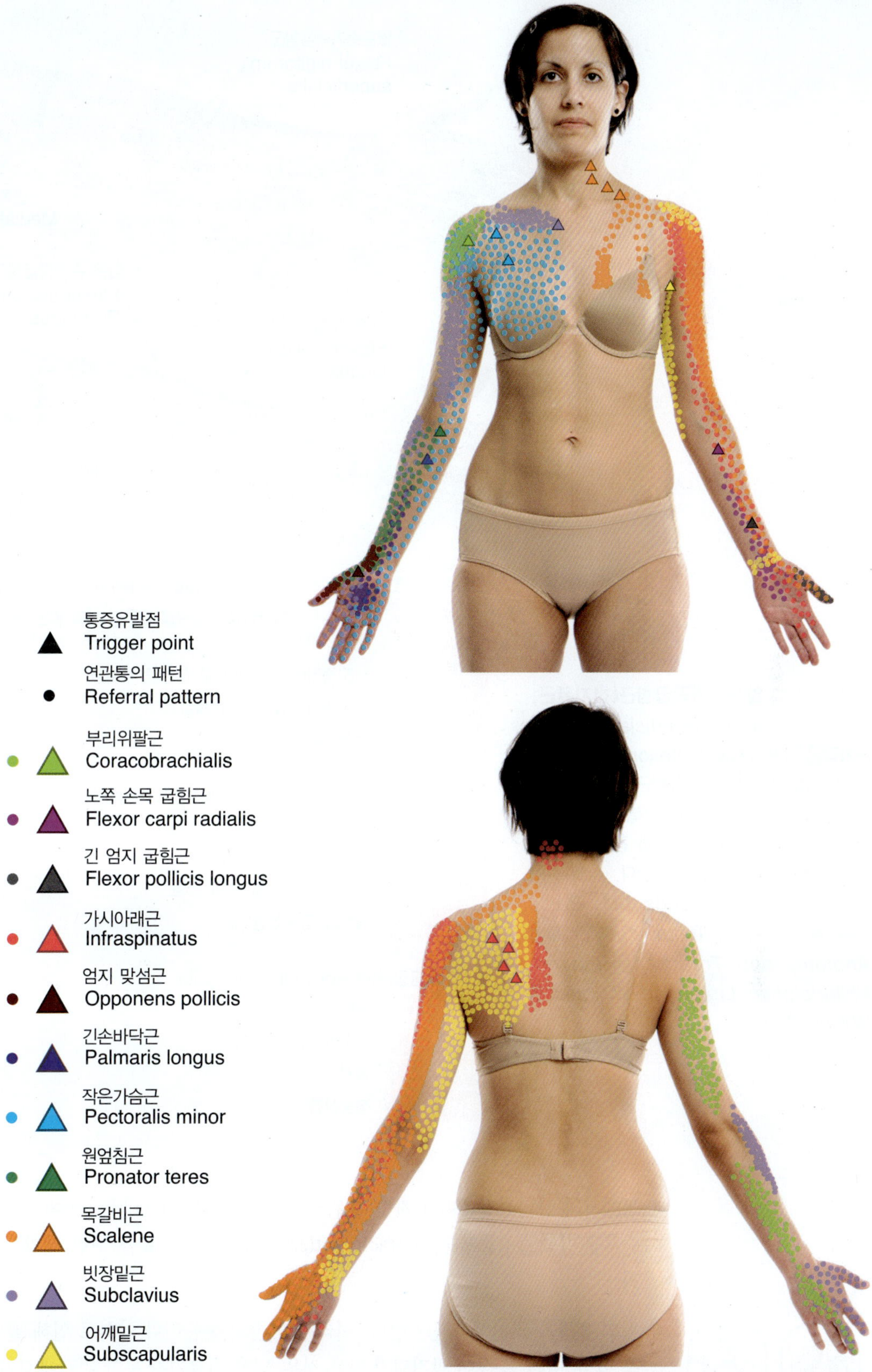


그림 7-8 **일반적인 통증유발점과 연관통.** 손목굴증후군과 관련된 일반적인 연관 통증유발점.

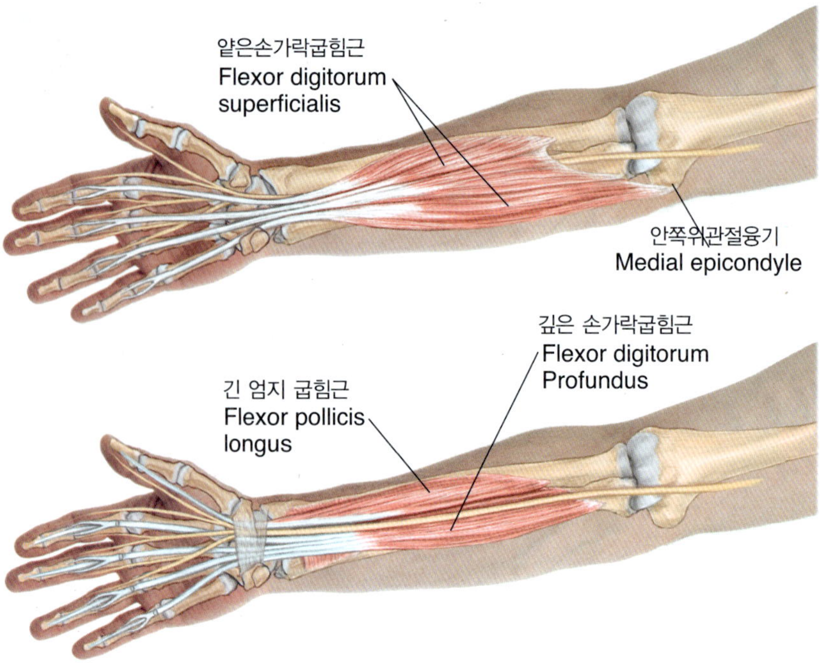


그림 7-9 **얕은손가락굽힘근(천지굴근, flexor digitorum superficialis)과 깊은 손가락굽힘근(심지굴근, flexor digitorum profundus), 긴 엄지 굽힘근(장무지 굴근, flexor pollicis longus).** 얕은손가락굽힘근과 깊은손가락굽힘근의 건과 긴 엄지 굽힘근은 손목의 손목굴을 지나간다. Adapted from Clay JH, Pounds DM. *Basic Clinical Massage Therapy: Integrating Anatomy and Treatment, 2nd ed. Philadelphia: Lippincott Williams & Wilkins, 2008.*

**얕은손가락굽힘근**(Flexor digitorum superficialis)

| | |
|---|---|
| 이는 곳 | 위팔뼈 안쪽위관절융기(상완골 내측상과)의 일반 굽힘근과, 자뼈갈고리돌기 안쪽모서리 |
| 닿는 곳 | 2-5 중간마디손가락(제2-5지 중위지골) |
| 작용 | 2-5 손가락의 굽힘, 손목굽힘. |
| 지배신경 | 정중신경 |

**깊은 손가락굽힘근**(Flexor digitorum profundus)

| | |
|---|---|
| 이는 곳 | 몸쪽 자뼈의 몸쪽 앞면 |
| 닿는 곳 | 제 2-5지 먼쪽손가락 |
| 작용 | 2-5 손가락 굽힘, 손목 굽힘. |
| 지배신경 | 자신경, 정중신경 |

**긴 엄지 굽힘근**(Flexor pollicis longus)

| | |
|---|---|
| 이는 곳 | 노뼈의 앞면 |
| 닿는 곳 | 엄지의 먼쪽 손가락 |
| 작용 | 엄지 굽힘 |
| 지배신경 | 정중신경 |

- 목에서의 상완신경총이나 가슴 부위의 압박을 포함한 Double crush를 의심하는 경우, 가슴문증후군(흉곽출구증후군, thoracic outlert syndrome)치료를 위한 제안사항인 6장을 참고하여라.

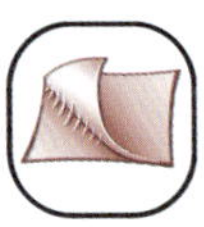
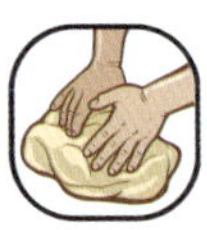

- 팔의 유착과 과긴장을 평가한다. 아래팔과 손의 통증이나 약화로 인해 팔의 근육들이 보상작용을 할 수 있다. 증상이 발견되지 않을 경우, 남은 치료기간 동안 위팔에 대해 보존적 치료를 하라. 증상에 대한 주요 기여요인에 주의를 기울인다면 언젠가는 차후의 치료를 다시 할 수 있다.

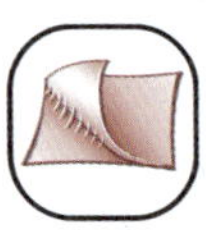

- 유착의 손목 굴근을 평가한다. 가장 표면에 있는 근육에서 심부로 시작한다. 찾아 낸 모든 유착을 줄일 수 있다.

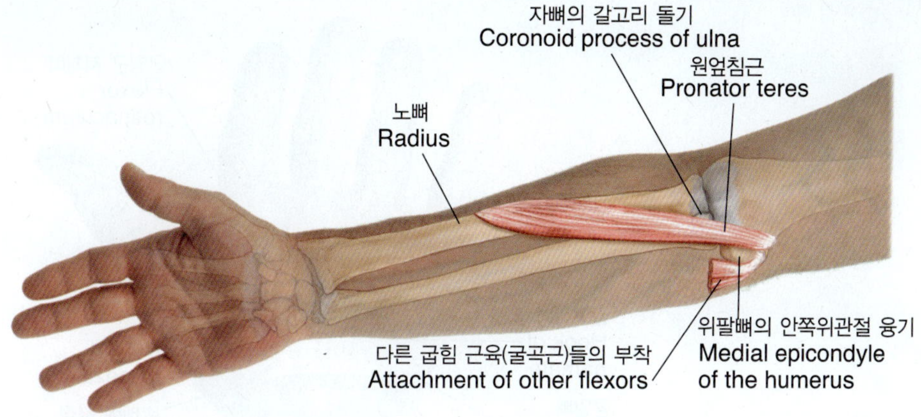


**그림 7-10 원엎침근(원회내근, pronator teres).** 정중신경은 원엎침근 아래를 지나가면서 압박될 수 있다. Adapted from Clay JH, Pounds DM. *Basic Clinical Massage Therapy: Integrating Anatomy and Treatment, 2nd ed. Philadelphia: Lippincott Williams & Wilkins, 2008.*

**원엎침근(Pronator teres)**

| | |
|---|---|
| 이는 곳 | 위팔뼈의 안쪽위관절융기(내측상과), 총굽힘근건, 자뼈의 갈고리돌기 |
| 닿는 곳 | 노뼈의 중간가쪽면 |
| 작용 | 아래팔 엎침, 팔굽관절 굽힘 |
| 지배신경 | 정중신경 |

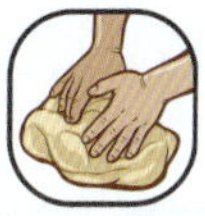

- 손목 굴근들의 과긴장을 평가하고 치료하라. 가장 표면의 조직에서 시작하여 심부로 진행하고 손목 굴근의 긴장을 풀어라.

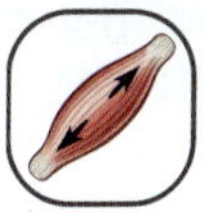

- 손목굴을 통과하는 각 힘줄들의 근육을 늘려준다. 이러한 근육들은 얕은 손가락 굽힘근(천지굴근, flexor digitorum superficialis), 깊은 손가락 굽힘근(심지굴근, flexor difitorum profundus), 긴 엄지 굽힘근(장무지 굴근, flexor pollicis longus)을 포함한다(그림 7-9). 또한 다른 굽힘근육들의 굽힘과 단축을 찾을 수 있다. 표시되었다면 이 근육을 치료하여라. 기시에서 정지하는 섬유의 길이에 따라 종합적으로 평가하고 신장시킨다.

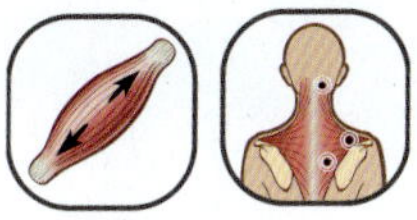

- 정중 신경 압박을 받는 일반적 부위인 원엎침근의 과긴장과 통증유발점을 평가하여라(그림 7-10).

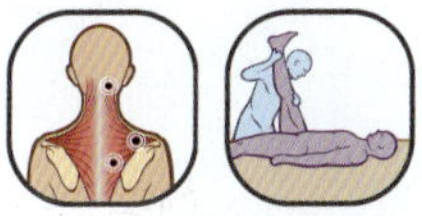

- 손목 굽힘근에 있는 통증유발점을 치료하고 수동적 스트레칭을 적용한다.

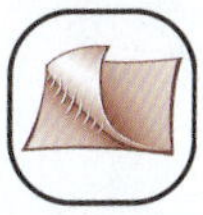

- 굽힘근지지띠를 평가하고 유착을 찾아 풀어준다(그림 7-11). 환자의 통증의 허용범위 내에서 하며 증상이 재현되는 경우, 기법의 압력을 줄이거나 중단해야 한다. 증상의 재현 이후 치료까지 기다려야 할 수 있다. 환자의 증상은 심부마찰(friction)과 같은 각각의 적극적인 치료로 감소되며, 손목굴의 압력이 감소될 수 있다.

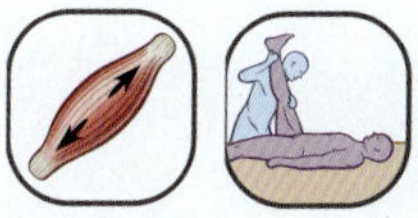

- 콩알뼈(두상골, pisiform), 갈고리뼈(유구골, hamate), 손배뼈(주상골, scaphoid), 큰마름뼈(대능형골, trapezium)에서 굽힘근 지지띠의 부착부를 찾아 지지띠의 섬유 방향으로 길게 스트로크한다. 그 지지띠에 부착된 조직을 고정하여 부드러운 스트레칭을 하고 부드럽게 잡아당긴다

순환 증진(Increase Circulation); 유착 감소(Reduce Adhesions); 긴장도 감소(Reduce Tension); 조직 신장(Lengthen Tissue); 통증유발점 치료(Treat Trigger Points); 수동 스트레칭(Passive Stretch); 치료 작용(Clear Area)

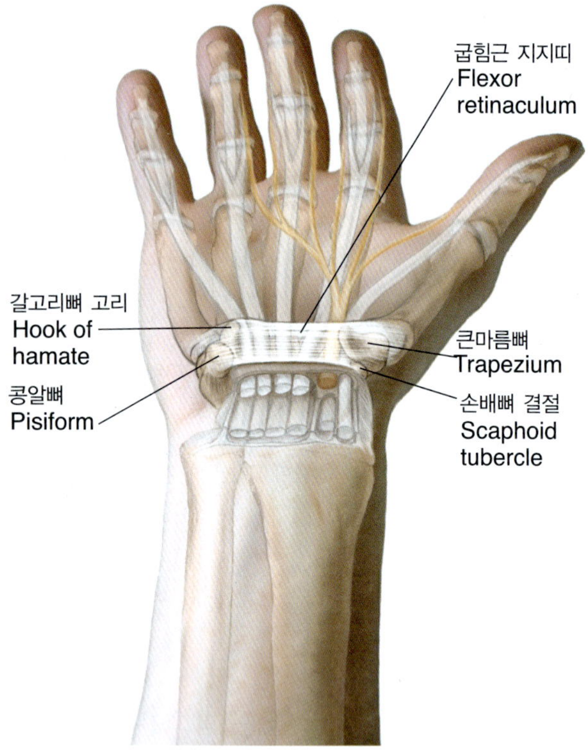


그림 7-11 **굽힘근 지지띠(Flexor retinaculum).** Adapted from Clay JH, Pounds DM. *Basic Clinical Massage Therapy: Integrating Anatomy and Treatment, 2nd ed. Philadelphia: Lippincott Williams & Wilkins, 2008.*

**굽힘근 지지띠(Flexor retinaculum)**

| 부착 | 콩알뼈(두상골, pisiform), 갈고리뼈 고리(유구골 고리, hook of hamate), 손배뼈 결절(주상골 결절, scaphoid tubercle), 큰마름뼈(대능형골, trapezium) |
| --- | --- |

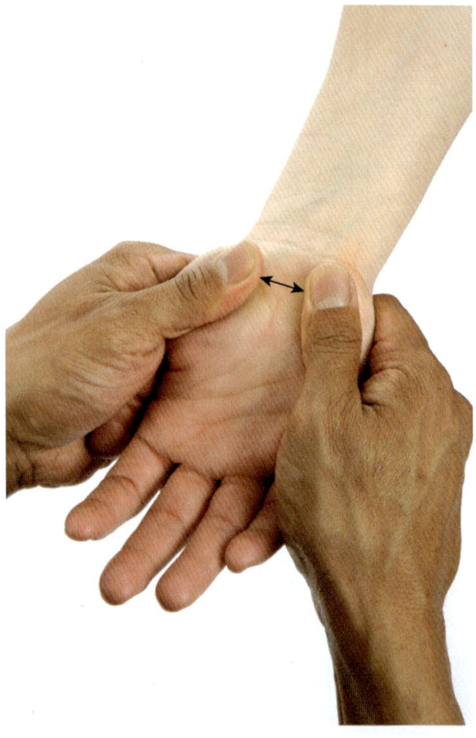

그림 7-12 **지지띠 신장(retinaculum stretch).** 굽힘근 지지띠의 수동적 신장을 시행한다.

(그림 7-12). 특히, 외상의 경험을 가지는 환자는 반복된 상해를 피하고, 인대가 과신장되지 않도록 주의해야한다.

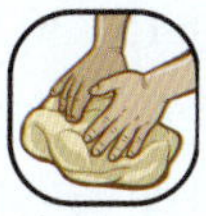

- 환자가 손에 힘을 빼지 않는다면, 손바닥 근육과 힘줄 특히, 엄지두덩의 근육들을 마사지 한다. 이때 손바닥에서 증상이 재현되는 것을 주의하라. 손의 조직이 손상되는 경우 신경 분포와 근육 상태가 회복 될 때까지, 치료를 연기해야 할 수도 있다. 부드럽고 가볍게 두드리는 고타법(tapotement)이 근육의 기능 활성화에 도움이 될 수 있다. 가볍게 두드리는 고타법을 수행할 경우, 손목굴 증상이 나타나지 않도록 한다.

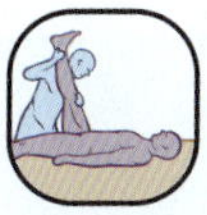

- 손목 굽힘근에 대한 완전한 수동 스트레칭을 적용한다. 완전히 팔꿈치와 손목을 펴고 전체 근육이 늘어나도록 손가락과 엄지손가락을 스트레칭 한다. 더 짧아진 손목굽힘근의 신장을 위하여 필요한 등척성 수축 후 이완(postisometric relaxation)을 수행한다.

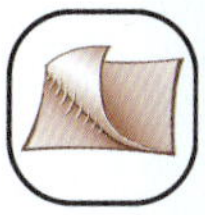
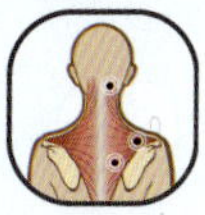

- 손목 폄근을 평가하고 필요에 따라 유착 및 통증유발점을 치료한다.

- 근위림프절 방향으로 체액(fluid) 및 정맥환류를 촉진하기 위해 팔 전체를 점진적으로 스트로크 한다. 염증이 치료하는 동안 발생한 경우, 팔을 강화하고 시원하고 젖은 수건으로 팔과 손을 감싼다.
- 시간이 있다면, 이 부위의 통증에 기여하는 보상 패턴을 위해 건측의 팔, 목, 가슴, 또는 흉곽후방을 치료하는 것이 좋다. 첫 번째 세션에서 시간이 없는 경우, 다음 세션에서 주요 요인들이 덜 치료될 수 있다.

치료의 개요도에 치료흐름을 요약하였다(그림 7-13).

## 환자 자가-관리(Client Self-Care)

다음은 환자의 상태를 고려한 근육 스트레칭과 강화를 위한 일반적인 권장 사항이다. 목적은 단축되고 반복된 움직임의 수행으로 약해진 근육의 부착부위 사이의 줄어든 간격을 증가시키는 것이다. 치료적 운동에 대한 교육을 하지 않았거나 스트레칭과 강화의 기능적 이해를 하지 못한 경우에는 환자를 전문가에게 보내어 교육받게 하라.

환자는 일상생활이 바쁘기 때문에 종종 자가-관리를 게을리한다. 그러므로 이러한 지침을 따르도록 권장하라.

- 시간을 따로 내는 대신 근무 시간 중이나 전화 통화 또는 일상생활활동 중에 자가-관리 활동을 수행하도록 교육하시오.
- 환자가 반복적인 행동에서 주기적으로 안정을 취하는 것이 좋다.
- 치료 간에 과긴장을 유지하기 위해 부드러운 자가 마사지를 보여준다.
- 약화된 관절에 압력을 빼고 적절한 자세를 유지하도록 환자에게 지시한다. 수면 시 손목을 굽히는 자세로 인해 손목굴 증후군 증상이 나타나지 않도록 지시한다. 그리고 타이핑 하는 동안 손목의 굽힘 또는 폄을 최소화하도록 직장의 환경을 조정하도록 지시한다.
- 환자에 대한 모든 강화 운동과 스트레칭을 설명하고 그들이 적절하게 수행하고 혼자 연습을 할 때 문제가 없음을 확인시켜라.

## 신장(Stretching)

환자에게 자신의 아래팔 굽힘근을 스트레칭 하도록 지시한다(그림 7-14). 팔꿈치가 펴 있는지, 그리고 손가락과 엄지손가락을 스트레칭 하는지 확인한다. 각 스트레칭은 최소한 15, 30초를 유지해야 한다. 편안한 스트레칭으로 손목을 편다. 스트레칭은 환측 팔을 완전 이완시 통증을 동반하지 않아야 한다. 환자는 자신이 할 수 있을 만큼 자주 스트레칭을 시행해야 한다. 큰원근(대원근, pronater teres)이 포함되어 있는 경우, 환자의 큰원근(대원근, pronater teres)이 스트레칭 되도록

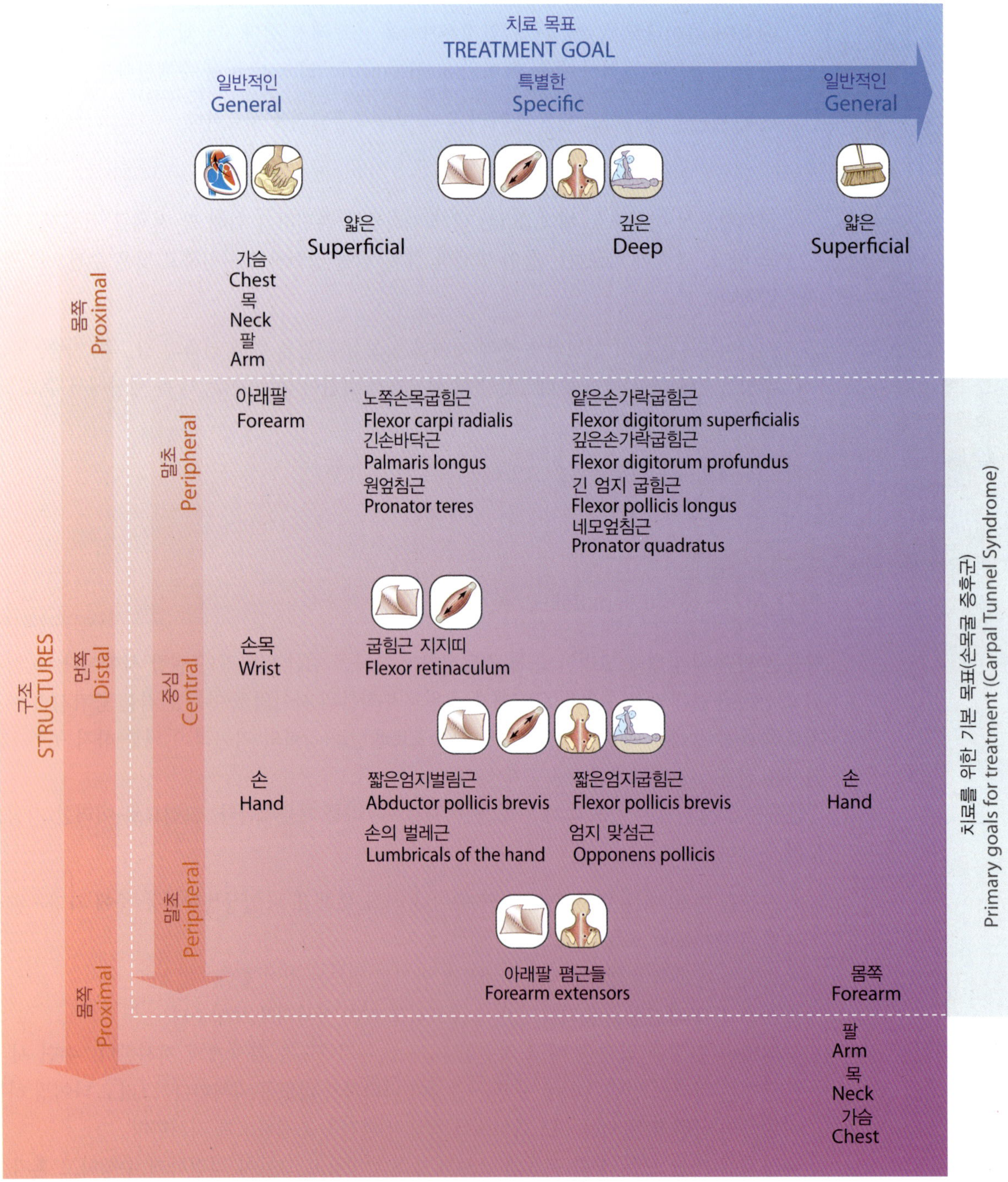


그림 7-13 **손목굴 치료 개요도(carpal tunnel treatment overview diagram).** 손목굴 증후군을 치료할 때 일반적으로 왼쪽에서 오른쪽으로 또는 위에서 아래 방향으로 치료 한다.

팔꿈치를 펴고 완전히 아래팔을 뒤침 하도록 지시한다. 정중 신경이 지배하는 다른 부위의 스트레치에 대해 6장의 가슴문 증후군(흉곽출구 증후군, thoracic outlet syndrome)을 보아라.

## 근력강화법(Strengthening)

아래팔 굽힘근은 아래팔 폄근에 의해 대비되기 때문에 폄근의 길이와 힘을 평가하는 것은 중요하다. 팔뚝 신근이 약하고 손목의 굽힘에 대해 저항 할 수 없는 경우, 치료에 따라서 굽힘근은 다시 단축되거나 과긴장 상태로 돌아갈 수 있다. 환자가 손이나 고정된 면에서 점진적으로 저항을 주는 동안 환측 손목을 폄으로써 자신의 역량 내에서 아래팔 폄근을 강화하는 것이 좋다(그림 7–15).

움직임이 없는 건 근육의 적이다. 환자의 손목굴증후군의 증상이 심해지면, 부목이 권장되는데 근육과 움직임이 없는 것이 원인이 되어 근막의 유착과 비후의 증가를 촉진할 수 있다. 게다가 손목에 부목을 하면 팔꿈치와 어깨의 보상 작용이 증가할 수 있고, 이 부위의 부상 위험이 커질 수 있다. 환자는 자신의 치료사와 함께 가끔 부목을 제거하고 손목의 완전한 가동범위로 부드럽게 움직이도록 권장한다. 손목에 강한 움직임은 증상을 증가시킬 수 있기 때문에 환자는 힘을 줘서 움직이면 안 된다. 허공에 부드럽게 글자를 그리는 것은 손과 손목에 유용한 운동이지만, 환자가 피로, 통증, 또는 증상의 재현을 느낀다면 중지해야 한다.

## 추가적 치료 제안(Suggestions for Further Treatment)

손목 터널 증후군을 가진 환자는 처음 2주 동안은 주 2회의 치료를 해야 하고, 증상이 적어도 4일 동안 없을 때까지 치료를 해야 이상적이다. 증상이 적어도 7일 동안 없어질 때까지 매주 치료해야 움직임과 힘의 범위가 향상될 수 있다. 치료를 계속함으로써 증상이 간헐적 또는 완전히 없어질 때까지 증상이 없어지는 일수가 늘어나야 한다. 이후, 환자는 필요에 따라 일정을 예약할 수 있다. 신경근이

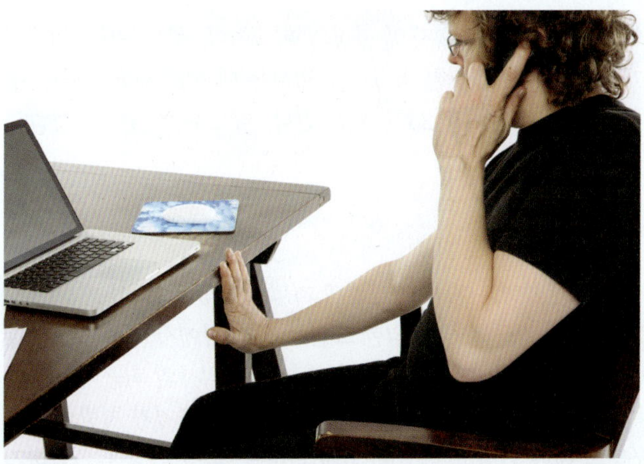

그림 7–14 **아래팔 굽힘근 신장.** 팔꿈치와 손목을 펴고, 손가락들을 책상 앞에 대고, 아래팔 굽힘근들을 신장한다.

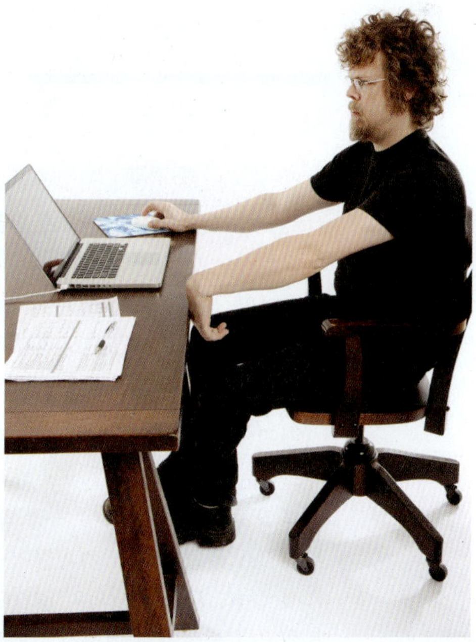

그림 7–15 **아래팔 폄근 신장.** 팔꿈치를 펴고 손목을 약간 굽힌 다음, 손목 폄근들의 강화를 위해 저항에 대항하여 손목을 편다.

증상의 원인인 경우 각 세션에서 약간의 개선이 일어나야 한다. 환자가 개선되지 않으면 다음과 같은 가능성을 고려해야한다 :

- 치료 사이에 너무 많은 시간이 있다. 이는 새로 치료된 조직이 적응할 수 있도록 24, 48시간을 제공하는 것이 가장 좋지만, 치료 초기에서 너무 많은 시간이 지나면 환자의 일상생활이 진전을 바꿀 수도 있다.
- 환자는 손목굴 증후군을 갖고 있지 않으며, 치료의 초점을 잘못된 부위로 맞추게 될 수 있다. 증상은 목, 어깨, 팔을 따라 여러 다른 부위에서 발생할 수 있음을 유의하라.
- 환자는 일상생활에서 자신의 활동이 조정되지 않거나 자기 관리가 유지되지 않는다. 문제를 개선하기 위해 원하는 만큼 환자에게 치료사가 제안한 조정을 강제로 하도록 할 수 없다.
- 증후군이 많이 경과되거나 치료사의 치료범위를 넘어 다른 합병증들을 포함한다. 환자는 고급 임상 마사지 치료를 하는 치료사의 치료를 참고하라. 치료를 계속할 경우, 환자가 마사지 치료를 하지 않으려 할 것이고 전체적인 치료에 방해가 된다.
- 근본적인 상태에서 진단하지 못한 부분이 있다. 환자가 의료 평가를 위한 건강 관리자를 만날 때까지 치료를 중단하여라.

임상에서 환자를 치료하지 않는다면, 자가 치유프로그램을 추천하는 치료사가 될 수도 있다. 완화가 될 경우, 환자는 자신의 건강 관리자와 함께 이 변화를 논의하고 더 적극적인 치료 옵션인 도수치료를 추구할 수 있다. 환자가 일반적인 치료로 돌아간다면 증상은 다시 바뀔 수 있다. 그래서 각 세션 전에 평가를 수행하는 것이 중요하다.

# PROFESSIONAL 치료 기술의 발전(GROWTH)

## 사례 연구(CASE STUDY)

*Caroline은 3살 아이를 둔 34세 미혼모로 바쁜 부동산 회사의 사장의 비서이다. 주당 평균 40시간 컴퓨터 근무를 한다. Caroline은 매일 가족을 위해서 건강한 식사를 준비하는 데 신중하다. 그녀는 주 3, 4회 30분의 유산소 운동과 가벼운 부하의 근력운동을 20분 동안 한다. 약 2주 전 엄지손가락과 집게 손가락의 저림을 느끼기 시작했다.*

### 자각증상

*그녀는 어깨의 통증을 호소하고 3주 동안 엄지손가락과 집게 손가락의 저림이 있었다. 증상이 늦은 오후 또는 요리하는 경우 가장 악화된다고 말한다. 최근 자극에 의한 느낌에 의해 잠에서 깨었으며 이제까지 느꼈던 것보다 커피잔이 손에서 이전 보다 더 무거운 느낌이 있다고 했다. 의사의 최근의 진찰에서 전신질환은 진단되지 않았다. 그녀는 손목굴 증후군으로 근육 이완제와 손목 보조기가 처방되었다. 의사는 증상이 없어지지 않는다면 수술을 택해야 한다고 하였다. Caroline은 목에 긴장을 완화하기 위해 심부조직 마사지를 요청하였고, 마사지가 손가락 저림 완화에 도움이 되는지 물었다.*

## 소견

그녀는 오른쪽 손목에 보조기를 착용하였다. 그녀는 왼손으로 펜을 잡고, 양식을 작성하기 전에 오른손으로 자세를 잡는다. 어깨가 안쪽돌림 특히, 오른쪽이 회전된다. 어깨의 안쪽돌림(resisted internal rotation)제한은 증상을 만들지 않는다. 목의 약간의 왼쪽 돌림과 오른쪽 가쪽 굽힘이 있다. 목의 왼쪽 돌림제한은 27초 후에 증상이 나타난다. 머리는 약간 전방에 있다. 큰원근 근력 검사는 정상이고, 증상이 나타나지 않았다. 팔렌검사(Phalens test)는 손목굴 증후군에 대해 양성이다. 오른쪽 손목에 저항을 주고 펼때 약화를 보였다. 근력 검사 후 그녀는 손목의 다른 ROM 검사에서는 강하게 나타났다.

양쪽 큰가슴근(대흉근, major pectoralis)과 작은가슴근(소흉근, minor pectoralis)에서 과긴장과 촉진 시 압통이 있다. 목갈비근(사각근, scalenes)의 오른쪽이 과긴장 상태이다. 오른쪽 앞 목갈비근에서 통증유발점이 나타난다. 손과 손목에 아주 적은 부종이 있다. 객관적인 소견으로는 목갈비근(사각근, scalenes)과 손목굴에서 중복충돌 증후군(double crush)을 보인다.

## 치료

정맥 순환을 증가시키기 위해 오른팔을 강화했다. 따뜻한 수치료를 목과 어깨에 적용하였다. 목에서 양측 손가락까지 조직을 따뜻하게 하고, 다음으로 겨드랑이 림프절 방향으로 스트로크를 한다. 양측 어깨관절에 걸쳐 근막을 풀어준다. 양측 가슴근육에 페트리사지를 하고, 그 다음 근육에 스트립핑(stripping)을 한다. 통증유발점을 찾을 수 없었다. 전체 수동적으로 양측 가슴근을 스트레칭한 다음, 겨드랑의 림프절을 향해 스트로크한다.

양측 목 표면과 흉쇄유돌근에 에플루라지 하고, 과긴장된 목의 폄근 및 목갈비근에 심부에플루라지(deeper effleurage)를 점진적으로 시행한다. 오른쪽 앞 목갈비근의 늑골 부착점 3/4인치 위 통증유발점을 압박하면서 천천히 근육에 스트립핑(stripping)을 시행한다. 환자는 통증의 수준이 8에서 6으로 감소하였다. 목 신근 및 측면 굴근에 완전 스트레칭을 하였다. 오른쪽 목갈비근(scalenes)에 등척성후 이완(postisometric relaxtion)을 하였다. 증상의 재현이 없었다.

심부에플루라지와 페트리사지를 하고 오른 팔에 스트로크(stroke)한다. 주목할만한 것은 아무것도 없다. 오른쪽 아래팔과 손과 손바닥, 안쪽위관절융기(내측상과, medial epicondyle)에 근막 이완을 한다. 오른쪽 아래팔 굽힘근들에 스트립핑을 적용했다. 깊은손가락굽힘근(심지굴근, flexor digitorum profundus)의 통증유발점이 발견되었다. 스트립핑(stripping)과 20초 동안 2회 압박하여 통증의 수준이 8에서 5로 감소하였다.

굽힘근 지지띠에 교차섬유 스트로크를 한다. 지지띠 부착점에서 니딩(kneading) 후 점진적으로 스트립핑과 지지띠 길이에 따라 스트레칭을 하고, 손의 벌레근(충양근, lumbricals)과 뼈사이근(골간근, interosseo muscles)에 깊게 페트리사지 후 엄지와 손가락, 손목에 수동적으로 완전히 스트레칭 해준다. 오른쪽 손목 굽힘근에 등척성 수축 후 이완(postisometric relaxtion) 시킨다. 손목 폄의 관절가동범위는 약간 증가했다. 오른 팔에 견인과 함께 수동적으로 완전히 스트레칭 해준다. 증상의 재현이 없다.

겨드랑 결절 쪽으로 스트로크한다. 여분의 시간에 건측 팔과 몸통 뒤에 초점을 두고, 머리와 얼굴 이완 마사지로 끝이 난다.

## 치료계획

환자에게 아래팔 굽힘근을 손가락과 엄지손가락을 포함하도록 주의하여 스트레칭 하도록 설명한다. 환자가 과제를 수행할 때 증상의 악화 시 보조기를 착용할지 의사와 논의하는 것이 좋고, 밤에 장시간의 굽힘을 피해라. 환자가 증상이 악화되는 밤에 장시간의 굽힘을 방지하기 위해 작업을 수행하는 경우에만 보조기 착용의 필요성을 논의하는 것이 좋다. 또한 손목 보조기 없이 할 수 있는 범위에서 공중에 알파벳을 그리면서 손목의 완전 가동범위로 움직이는 시간을 시간당 최소 1분 동안 할 것을 제안하였다. 다음 재평가까지 금일부터 3일까지 예정된 1시간을 약속하였다. 개선에 따라서 환자가 증상이 없이 연속 4일이 지나면 일주일에 두 번 일정을 정하고 ,이후 개선에 따라 일주일에 한번 다음 약속을 정한다.

*펌근 강화운동은 증상의 개선에 따라 다음 약속을 정할 수 있다. 치료 후 대사산물을 씻어내고, 근육의 수분을 유지하기 위해 물을 마시는 것이 좋다.*

## 임상을 고려한 운동(Critical Thinking Exercises)

1. 일상의 활동, 근무 중 자세, 반복되는 동작은 손목굴 증후군의 위험을 증가시킬 수 있다. 몇 가지 자세나 활동을 선택하고, 그 자세나 활동이 어떻게 중복충돌(Double crush) 또는 압박에 기여하고 유사한 증상을 유발하는지 고려해야 한다. 예를 들어, 헤어스타일리스트의 손목 동작에서 어떤 자세나 활동을 하는 것이 손의 무감각과 저림에 기여할 수 있는가?
2. 수술, 약물 치료, 그리고 고정을 포함하는 일반적으로 처방된 치료와 비교하여 그 이점에 대해 설명한다. 마사지 치료에 의해 의학적 치료에 대한 부작용을 피할 수 있는가? 손목굴 증후군의 치료 중 마사지 치료에는 몇 가지 제한사항이 있는가?
3. 정중 신경의 압박을 완화하는 수술을 받았으나, 손목굴 증후군의 증상이 재발된 환자의 치료에 대해 가능한 과정을 논의하라. 증상이 지속되는 이유가 무엇인가? 당신은 어떻게 이 환자를 치료할 것인가?
4. 환자는 치료 후 증상이 증가했다고 말한다. 증상의 증가가 가능한 이유는 무엇인가? 다음 치료에 대해 어떻게 다르게 진행해야 하나?
5. 손목굴 증후군과 함께 더 심각한 문제에 환자를 둘 수 있기 때문에 다음과 같은 상태에 대한 원인을 설명하는 문헌을 검토하시오 :
   - 영양 부족
   - 비타민 B 결핍
   - 비만
   - 갑상선 기능저하 증
   - 당뇨병
   - 통풍
   - 호르몬의 변화
   - 알콜 중독

## 참고문헌 및 추천도서(Bibliography and Suggested Readings)

Biel A. *Trail Guide to the Body: How to Locate Muscles, Bones and More*, 3rd ed. Boulder, CO: Books of Discovery, 2005.

Bocchese ND, Becker J, Ehlers J, et al. What symptoms are truly caused by median nerve compression in carpal tunnel syndrome? Clinical Neurophysiology. 2005;116:275–283.

Burke J, Buchberger DJ, Carey-Loghmani T, et al. A pilot study comparing two manual therapy interventions for carpal tunnel syndrome. Journal of Manipulative and Physiological Therapeutics. 2007;30:50–61.

Centers for Disease Control and Prevention. Lyme Disease Diagnosis. Available at http://www.cdc.gov/ncidod/dvbid/lyme/ld_humandisease_diagnosis.htm. Accessed Spring 2008.

Clay JH, Pounds DM. *Basic Clinical Massage Therapy: Integrating Anatomy and Treatment*. Baltimore: Lippincott Williams & Wilkins, 2003.

Ettema AM, An K-N, Zhao C, et al. Flexor tendon and synovial gliding during simultaneous and single digit flexion in idiopathic carpal tunnel syndrome. Journal of Biomechanics. 2008;41:292–298.

Field T, Diego M, Cullen C, et al. Carpal tunnel syndrome symptoms are lessened following massage therapy. Journal of Bodywork and Movement Therapies. 2004;8:9–14.

Mayo Foundation for Medical Education and Research. Lupus. Available at http://www.mayoclinic.com/health/lupus/DS00115/DSECTION=6. Accessed Spring 2008.

Meek MF, Dellon AL. Modification of Phalen's wrist-flexion test. Journal of Neuroscience Methods. 2008;170:156–157.

Mell AG, Childress BL, Hughes RE. The effect of wearing a wrist splint on shoulder kinematics during object manipulation. Archives of Physical Medicine and Rehabilitation. 2005;86:1661–1664.

Moraska A, Chandler C, Edmiston-Schaetzel A, et al. Comparison of a targeted and general massage protocol on strength, function, and symptoms associated with carpal tunnel syndrome: A randomized pilot study. Journal of Alternative and Complementary Medicine. 2008;14:259–267.

Muscolino JE. *The Muscular System Manual: The Skeletal Muscles of the Human Body*, 2nd ed. St. Louis, MO: Elsevier Inc., 2005.

National Institute of Neurological Disorders and Stroke (NINDS). Carpal Tunnel Syndrome Fact Sheet. Available at http://www.ninds.nih.gov/disorders/carpal_tunnel/detail_carpal_tunnel.htm. Accessed Fall 2006.

Nidus Information Services, Inc. Carpal Tunnel Syndrome FAQ. Available at http://www.tifaq.com/articles/carpal_tunnel_syndrome-sep98-well-connected.html. Accessed Fall 2006.

Osar E. *Form & Function: The Anatomy of Motion*. Chicago: Evan Osar, 2001.

Rattray F, Ludwig L. *Clinical Massage Therapy: Understanding, Assessing and Treating over 70 Conditions*. Toronto: Talus Incorporated, 2000.

Staehler R, Cervical Herniated Disc Symptoms and Treatment Options. Available at http://www.spine-health.com/ Conditions/Herniated-Disc/Cervical-Herniated-Disc/Cervical-Herniated-Disc-Symptoms-And-Treatment-Options.html. Accessed Spring 2008.

Travell JG, Simons DG, Simons LS. *Myofascial Pain and Dysfunction: The Trigger Point Manual*, 2nd ed. Baltimore: Lippincott Williams & Wilkins, 1999.

Turchaninov R. *Medical Massage*, 2nd ed. Phoenix: Aesculapius Books, 2006.

U.S. National Library of Medicine and the National Institutes of Health. Gout. Available at http://www.nlm.nih.gov/medlineplus/ency/article/000424.htm#Symptoms. Accessed Winter 2009.

U.S. National Library of Medicine and the National Institutes of Health. Herniated Nucleus Pulposus (Slipped Disk). Available at http://www.nlm.nih.gov/medlineplus/ency/article/000442.htm. Accessed Spring 2008.

U.S. National Library of Medicine and the National Institutes of Health. Hypothyroidism. Available at http://www.nlm.nih.gov/medlineplus/ency/article/000353.htm. Accessed Spring 2008.

Werner R. *A Massage Therapist's Guide to Pathology*, 4th ed. Baltimore: Lippincott Williams & Wilkins, 2005.

# 과다앞굽음증(Hyperlordosis)

제 8 장

## UNDERSTANDING 과다앞굽음증(HYPERLORDOSIS)

건강한 척추는 4개의 자연스러운 곡선을 가지고 있다(그림 8-1). 두 개의 앞쪽굽음 곡선은 목뼈(경추, cervical)와 허리뼈(요추, lumbar)에서 앞쪽으로 둥근 모양이다. 두 개의 뒤굽음 곡선은 등뼈(흉추, thoracic)와 골반에서 뒤쪽으로 둥근 모양이다. 이들 곡선은 균형을 유지하고, 움직임의 충격을 흡수하며, 우리의 특별한 유형 활동을 위한 최대의 유연성을 허락하기 위한 가장 이상적인 것이다라고 말할 수 있다.

허리뼈과다앞굽음증은 자연스러운 앞굽음증 곡선에서 증가한다. 이 장에서는 허리뼈과다앞굽음증에 초점을 둔다 : 허리뼈앞굽음증 곡선의 증가는 엉덩관절 굽힘근육의 짧아짐, 골반의 앞쪽움직임, 그리고 뒤넙다리근(슬괵근, hamstring)과 배근육(복근, abdominal)의 약화와 함께 허리뼈 폄근의 단축에 의해 동반된다(그림 8-2). 앉아 있는 자세에서 엉덩관절굽힘이 있을 때와 함께 엉덩관절 굽힘근육은 단축된다. 한번에 오랜 시간 앉아 있다면, 근육들은 안정 시에도 과긴장 될 것이고, 필요할 때 근육을 충분한 길이로 만들기 어려울 것이다. 10분 정도 스트레칭 한다. 앉은 자세에서 서 있는 자세로 될 때, 짧아진 허리근(요근, psoas)은 허리뼈 척추 앞으로 연결시켜준다. 허리뼈 곡선의 증가는 엉덩근(장골근, iliacus)과 넙다리곧은근(대퇴직근, rectus femoral)을 골반을 앞쪽 기울임쪽으로 당겨준다. 골반앞쪽기울임 길이와 뒤넙다리근은 궁둥뼈(좌골, ischium)과 정강뼈(경골, tibia) 사이의 거리가 증가되면서 약화된다. 배근육은 첫 번째로 자세를 유지하는 기능을 하고, 단축의 힘에 대항하여 피로감과 약화, 근육의 과긴장과 장애 자세와 연관 있다. 골반의 앞쪽 기울임과 허리뼈 곡선 증가는 허리뼈 폄근의 단축, 엉덩뼈능선(장골릉, iliac crest)과 흉곽 사이의 거리를 감소시킨다. 그리고 그것들이 바로 서는 자세를 유지하기 위한 동원할 때 배근육이 충분하지 않기 때문에 과긴장이 될 것이다.

인류의 진화 기간에서, 인간의 생활방식은 짧은 기간 내에서 사냥과 수집, 보행, 육체의 노동을 수행하는 것에서 앉기로 변화되었다. 우리는 많은 시간을 운전, 앉아 있기, 컴퓨터에서 일하기, 텔레비전 보기 등으로 보낸다. 이러한 정적인 자세는 많은 관절을 굽히게 한다. 엉덩이, 무릎, 등뼈, 그리고 어깨는 시간 시간마다 거의 움직임이 없다. 왜냐하면 과다뒤굽음증과 과다앞굽음증은 두 가지의 공통된 자세는 척추에서 엉덩이와 어깨까지의 사이에서 관절가동범위의 제한과 만성 통증을 이끌어 내는 위한 비정상적으로 위치의 변경이 이루어졌다. 이 자세들은 둘 다 다른 상태를 이끌어 낼 것이나, 척추의 교정된 곡선과 엉덩뼈와 어깨뼈(견갑골, scapular)가 동일 평면상에 있으면 환자들의 통증과 움직임의 제한을 시킬 것이며, 치료를 쉽게 할 수 있게 된다.

## 기능적인 것과 자세 불균형의 구조 (Functional vs. Structural Postural Imbalance)

위에서 설명한 과다앞굽음증은 기능적인 것이다. 그것의 원인은 첫 번째 부드러운 조직 변화와 부족한 자세나 일상생활활동으로부터 더 많은 공통된 것이나 엉덩관절, 골반, 허리에서 손상을 입은 결과를 자세의 비정상적인 위치변경인 것이다. 이들 비정상적인 위치 변경인 것이다. 이들 비정상적인 위치 변경은 도수치료 자가-관리, 자세의 의식으로 치료할 수 있다. 과다앞굽음증의 기능적 치료의 목표는 정렬된 뼈를 밖으로 당기는 것으며: 신장되어서 약화된 근육을 강화하며; 그리고 신경근계에 적절한 자세와 정상적인 횡경막 호흡으로 복귀시킨다.

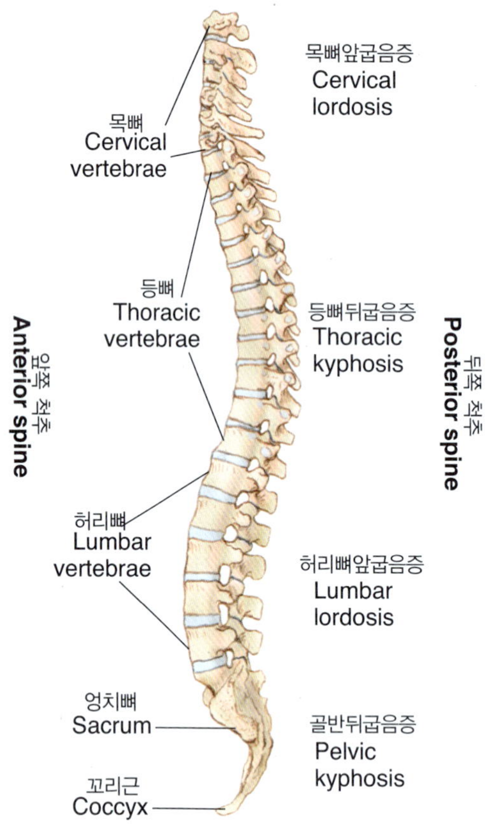


그림 8-1 **척추의 곡선.** 목뼈와 허리뼈 앞굽음 곡선은 앞쪽이고 등뼈와 골반 뒤굽음 곡선은 뒤쪽이다.

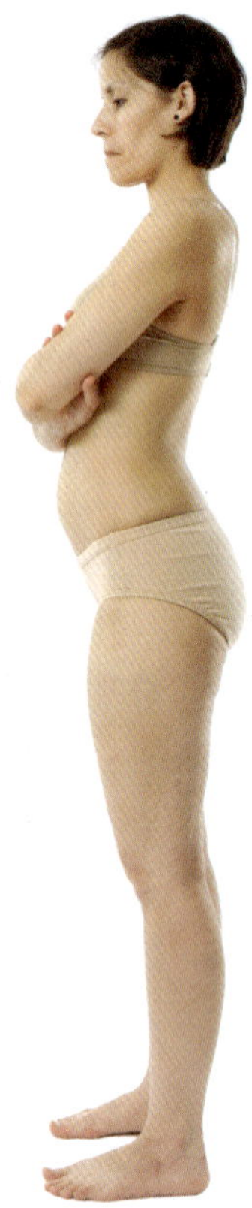

그림 8-2 **과다앞굽음증.** 과다앞굽음증은 뒤넙다리근과 배근육이 약화와 함께 허리뼈 폄근들이 짧아지고, 엉덩관절굽힘근이 짧아지면서 골반 앞쪽 기울임에 의해서 앞굽음 곡선이 증가한다.

이에 반해서 과다굽음증은 주로 뼈와 관절의 변형에 의해서 야기된다. 뼈융합, 뼈융기, 뼈돌기, 적절한 치료가 안된 골절로 뼈, 골다공증, 퇴행성 디스크는 다소 적은 영향을 미친다. 이러한 환자는 ROM을 약간 증가하며, 도수치료법으로 자세 불균형을 천천히 개선하면서 통증을 감소시킨다. 그러나 기능 이상을 되돌릴 수는 없다. 과다앞굽음증의 구조는 환자와 담당 의사에게 원인과 환자의 상태를 잘 설명할 수 있는 특징이 있다. 환자의 특별한 필요에 따라 자세 수정, 강화, 치료 시간, 기법을 조절한다.

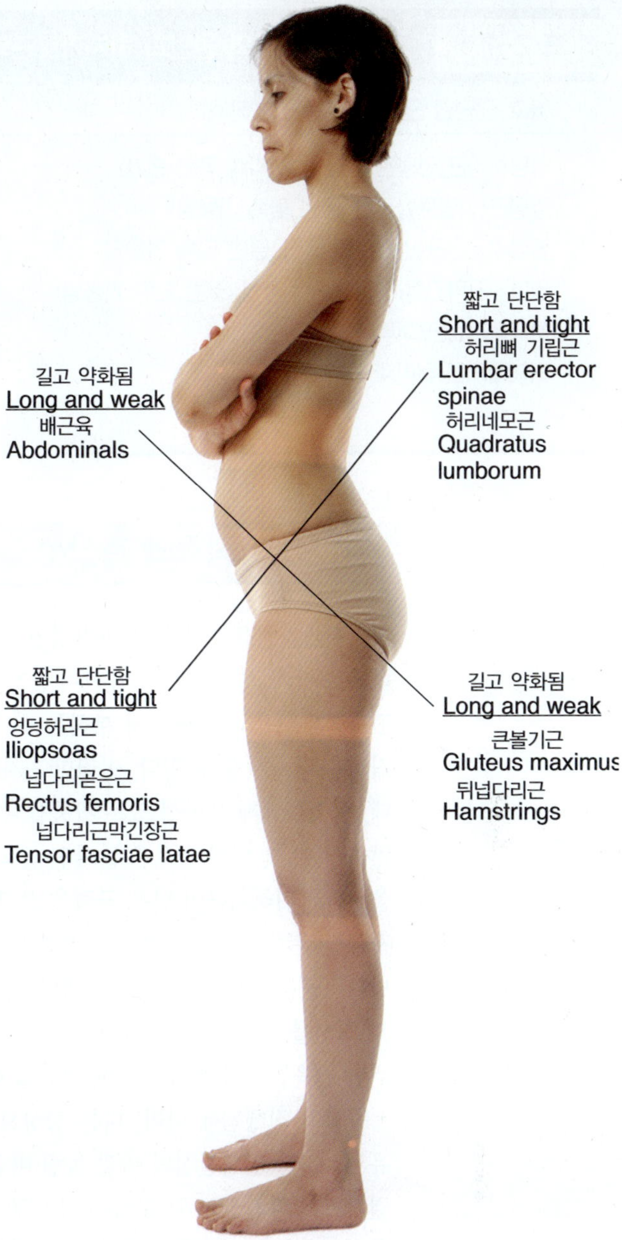


그림 8-3 **하지교차의 근육들.** 짧고 단단하고, 길고 약해진 근육들 사이 관계를 주목하시오.

## 하지를 교차시키는 근육(Muscles of the Lower Cross)

허리뼈과다앞굽음증은 또한 하지교차 증후군이라고 불린다. Vladimir Janda, MD, DSc,에 의한 용어인 하지교차 증후군은 골반을 지지하고 움직이는 대항근(길항근, antagonist)과 작용근(주동근, agonist)의 불균형과 비기능성과 연관된다(그림 8-3). 엉덩허리근(장요근, iliopsoas) 넙다리곧은근(대퇴직근, rectus femoris), 넙다리곧은근, 넙다리근막긴장근(대퇴근막장근, tensor fasciae latae), 허리뼈 기립근, 그리고 허리네모근(요방형근, quadratus lumborum)은 짧고 과긴장 된다. 배근육, 큰볼기근(대둔근, gluteus maximus), 그리고 뒤넙다리근은 신장되고 약화된다. 약화된 근육은 허리뼈 폄근과 엉덩관절 굽힘 기능이 주동근 활동으로써 작용할 때, 더 적게 반대작용을 하게 된다. 이러한 것이 발생 시, 불균형은 더 크게 되었고, 몸은 중재가 있어야만 치료가 될 수 있다(표 8-1).

**표 8-1 과다앞굽음증의 원인과 하지가로근의 작용**

| 짧고 단단한 근육들(주동근의 작용) | 신장되고 약한 근육들(길항근의 대립작용) |
|---|---|
| 엉덩허리근(엉덩관절 굽힘, 허리뼈 곡선 증가) | 큰볼기근(엉덩관절 굽힘) |
| 엉덩근(엉덩관절굽힘, 골반 앞쪽 기울임) | 뒤넙다리근(엉덩관절 굽힘, 골반 앞쪽 기울임) |
| 넙다리곧은근(엉덩관절 굽힘, 골반 앞쪽 기울임) | |
| 넙다리근막긴장근(엉덩관절 굽힘, 골반 앞쪽 기울임) | |
| 허리뼈기립근(허리뼈 폄) | 배곧은근(허리뼈 폄) |
| 허리네모근(허리뼈 폄) | 배바깥빗근(허리뼈 폄) |
| | 배안쪽빗근(허리뼈 폄) |

## 일반적인 징후와 증상(Common Signs and Symptoms)

허리뼈과앞굽음증의 가장 일반적인 증상은 요통이다. 단기간, 엉덩허리근 과긴장은 요부 척추를 앞쪽으로 당기고, 허리부의 곡선이 증가하고, 단기간 골반을 앞쪽으로 기울임을 주는 엉덩근이 단단해진다. 이 척추와 골반에서 부하는 척추, 엉치엉덩관절(천장관절, sacroiliac joint)과 엉덩관절의 움직임을 감소시킬 수 있다. 이러한 자세를 벗어난 주변에 하지 교차의 근육들이 짧아졌거나 길어졌을 때, 그것들에게 유동성 있는 활동을 수행할 수 있는 능력이 줄어든다. 짧은 근육은 길이가 완전하지 않을 것이고, 약한 근육은 짧아진 근육의 활동을 충분하게 해줄 수 없을 것이다. 예를 들어, 힘든 일을 할 때 뒤허리근이 남은 근력을 쓰고, 약한 배근육들은 의자에 앉거나 서 있거나 할 때, 척추 기립자세를 유지하기 위해 충분히 강해질 수 없을 것이다. 서 있을 때, 근육의 길이나 뒤넙다리근 약화는 넙다리곧은근과 엉덩허리근의 활동과 엉덩관절굽힘과 골반의 앞쪽 기울기에서 어렵게 대립한다. 하지 교차를 통한 약화와 과긴장도의 결합은 환자가 기립자세, 안정을 유지하거나, 활동을 수행하기 위한 근육들이 수축되기 위해 필요할 때 통증이 발생한다.

증상이 진행됨에 따라, 다른 양상으로 발전할 것이다. 엉덩관절 벌림(외전, abduction)은 자세를 유지하거나 엉덩관절의 바깥 돌림(바깥돌림, rotation)에 대립되는 동작을 위해 필요한 활동 증가의 결과로서 과긴장이 될 것이다. 엉덩관절의 바깥 돌림과 함께 궁둥구멍근의 단축은 장경골근 띠를 비틀고, 넙다리 도처에 비틀림 힘을 만들어내는 동안 과긴장이 될 것이다. 엉치엉덩관절은 저가동성(단축)된다. 그리고 후관절은 과긴장 된다. 허혈성 허리뼈 디스크를 견디는 것과 자주 굽히는 위험에 환자는 놓인다. 새로운 중력의 중심에 몸이 적응 될 때, 체중 때문에 납작해진 발의 아치는 발의 볼에 옮겨졌다. 엉덩관절이나 다리 통증은 또한 과거의 일이 될 것이며, 궁둥구멍근증후근, 무릎뼈넙다리 증후군, 또한 저측 굽힘 근막염으로서 또 다른 상태가 될 것이다(9, 10, 11장). 근육의 단축이나 뼈 사이의 집히는 현상에 의해 신경이 압박되었다면, 정상적인 정렬, 마비, 그리고 하지에서 발생할 수 있는 따끔함이 발생할 수 있는 것에서 또한 벗어날 것이다. 혈관이나 림프절의 압박은 하지에서 부종을 이끌어 낼 수 있다.

앞쪽 엉덩관절과 등허리뼈를 교차하는 근막은 제한되어질 것이다. 촉진하는 동안, 넙다리곧은근에서 좋은 유연함이 있을 것이며 특히, 엉덩뼈와에서 엉덩근과 배근육에서 깊은 엉덩허리근 안에서 상연 가까이에 붙었다. 유연함은 대전자 주변과 엉치뼈(천골, sacral), 엉치엉덩관절에서 엉덩뼈가시 사이에 느껴질 것이며, 허리뼈의 폄 시 과다앞굽음증에 기여한다. 그리고, 하부 늑골과 엉덩뼈가시 사이에 영향을 줄 것이다. 엉덩관절의 깊은 외돌림은 엉덩관절이 측면으로 돌림하는 것처럼 제공하는 것과 같다.

과다앞굽음증의 요소 또는 그것의 결과가 보상되는 과뒤굽음증이 어깨의 내부돌림과 두부앞쪽 자세와 같이 뒤굽음증 곡선을 증가시키며 일반적으로 통증을 일으킨다(4장 참조).

## 가능한 원인과 기여 인자(Possible Causes and Contributing Factors)

허리통증은 암, 신장 결석, 요로계에서의 영향, 대사장애, 척추염이나 척수감염 등에 의해서 더 많은 심각한 상태의 증상이 나타날 수 있다. 표 8-2와 병리학 책을 참조하면, 환자의 징후와 증상을 알 수 있다. 그리고 다시 오는 환자의 더 심각한 상태를 의심할 때 의학적 평가를 위해 전문의료기관에서 치료하기 위해 제공한다.

**표 8-2 과다앞굽음증에 원인이 되거나 흔히 혼동되는 질병의 구분**

| 질병 | 전형적인 징후와 증상 | 검사 | 마사지 치료 |
|---|---|---|---|
| 골다공증 | 뼈와 관절통증, 뼈 골절, 무게의 감소, 구부정함 | 뼈밀도강도 검사<br>CT<br>X-ray<br>배뇨의 칼슘 검사 | 마사지는 초기 단계에서는 적응증이다. 마지막 단계에서는 의사의 승인이 있어야 하며 ; 아마 통증이 감소될 것이다. 뼈가 골절될 수 있으니 힘을 가하지 않게 주의하라. |
| 척추강직증 | 허리뼈에서 시작하고 등뼈로 진행할 것이다.<br>허리뼈는 과다앞굽음증이 있다.<br>허리뼈, 엉덩이, 허벅지에서 통증<br>뻣뻣한 허리 | X-ray<br>하지직거상검사 | 마사지는 적응증이다.<br>신장과 강화는 격려한다. |
| 척추염 강직 | 통증은 종종 한쪽 허리에서 시작하고, 양쪽으로 진행되며 등뼈를 통해서 위쪽 허리로 진행된다.<br>피로와 빈혈은 발달할 것이다. | MRI<br>혈액 검사 | 마사지는 통증, 가동성을 유지하고 등뼈의 찌그럼짐이 천천히 진행되는 것을 줄이기 위한 적응증이다. |
| 연골 형성부전증 | 왜소증<br>요통<br>비정상적인 신체 균형<br>감소된 근긴장도<br>휜 다리<br>두드러진 이마<br>짧은 팔이나 다리<br>과다뒤굽음증<br>과다앞굽음증 | 태아의 초음파검사와 양수진단<br>유전자 검사<br>긴 뼈의 X-ray | 마사지는 척추 협착증이 제시되거나 뇌에서 척수액이 증가하는 것과 같은 상태 아래에 있지 않는 한 적응증이다. |
| 배설과 신장의 병리학 | 등과 옆구리의 통증<br>배변을 하는 동안 통증이나 화상을 입은 듯한 느낌<br>소변 촉진의 횟수<br>열 | 소변검사나 소변 배양조직 검사<br>초음파<br>MRI | 마사지는 상태가 다시 회복될 때까지 금기증이다.<br>요로결석의 과거력이 있는 환자의 등에 강한 소리가 나는 스트로크는 피한다. |

(계속)

**표 8-2** 과다앞굽음증에 원인이 되거나 흔히 혼동되는 질병의 구분(계속)

| 질병 | 전형적인 징후와 증상 | 검사 | 마사지 치료 |
|---|---|---|---|
| 배설과 신장의 병리학 | 열<br>하복부의 압박감<br>흐리고 혈액이 섞이거나 소변 냄새가 악취가 나는 것<br>메스꺼움 | | |
| 골암 | 통증, 주로 긴 뼈<br>쉽게 골절되는 약한 뼈<br>붓고 부드러운 관절<br>피로<br>열<br>체중감소<br>빈혈 | X-ray<br>CT<br>초음파<br>MRI<br>뼈스캔<br>조직 생체 검사 | 마사지는 치료와 회복하는 동안 도움이 될 것이다. 각 개인에 최고로 맞는 치료 계획을 건강관리자가 제공할 것이다. 골암을 가진 환자는 골절에 영향을 받기 쉽다; 이런 위험을 피하기 위해 조심해야한다. |
| 전립선암 | 소변 배설의 문제<br>소변이나 정액에서 혈액 배출<br>하지의 부종<br>골반 통증<br>뼈 통증이나 골절<br>척추의 압박 | 전립선에 특별한 항원검사<br>원위 직장 시험<br>초음파<br>생체검사 | 마사지는 치료와 회복하는 동안 도움이 될 것이다. 각 개인에 최고로 맞는 치료계획을 건강관리자가 제공할 것이다. |
| 자궁경부암 | 특이한 질의 변화나 출혈<br>골반/복부통증<br>복부 질량<br>육체적 관계 동안에 통증 | Pap 테스트<br>HPV검사<br>초음파<br>자궁경부 검사<br>생체 검사 | 마사지는 치료와 회복하는 동안 도움이 될 것이다. 각 개인에 최고로 맞는 치료계획을 건강관리자가 제공할 것이다. |
| 골수염 | 심한 요통<br>열, 한기, 메스꺼움<br>종창과 발적<br>뻣뻣함이나 통증<br>약화, 무덤덤함, 하지에서 따끔따끔한 느낌<br>상처 부위에 배액 | X-ray<br>CT<br>MRI<br>혈액검사<br>박테리아나 세균 감염을 결정짓기 위한 배양 | 마사지는 감염이 해결될 때까지 금기증이다. 그후에 건강관리는 마사지를 허용한다. |
| 허리뼈의 허혈성 디스크 | 근경직<br>약화와 위축<br>요통<br>기침, 웃는 것이나 긴장감은 엉덩이, 다리 그리고 발에 더 나쁜 통증<br>다리와 발에서 무덤덤함과 따끔따끔 거리는 느낌 | 근육 반사와 강화를 포함한 이학적 검사<br>하지 직거상 검사<br>X-ray<br>CT<br>MRI<br>EMG<br>척수 조영상 | 마사지는 주의해야 한다. 건강관리 팀과 함께 치료한다. |
| 신경근의 압박 | 근 경직, 약화, 위축<br>사지에서 오는 방사통 | 켐프 검사<br>발살바 검사<br>반사, 감각 그리고 강화검사와 같은 신경학적 검사 | 마사지는 원인과 해당 부위를 이해할 때, 적응증이 된다. 치료는 압박이 증가하지 않도록 하거나 증상이 감소하도록 한다. |

뼈의 완전한 상태에 영향을 미치는 병리학은 종종 구조적인 과다앞굽음증을 유발시킨다. 골다공증은 체중을 실을 수 없고 허리뼈, 골반과 넙다리가 서로 위에 무너짐을 야기하며 곡선이 증가된 결과를 가져온다. 허리뼈에 있는 출혈성 디스크는 단지 허리통증만의 원인은 아니다. 각각의 척추의 굽힘이 무너진 척추와 계속되는 압력으로 인한 보상 구조물의 원인이 될 것이다. 척추의 곡선이 바깥으로 되는 척추옆굽음증(척추측만증, scoliosis)은 척추의 가해지는 압력이 증가하고 구조물은 척추의 움직임에서 포함되어 증가한다. 척추에서 다른 척추가 연관되어 앞으로 미끄러지는 상태의 척추강직증 또한 과다앞굽음증을 유발시키는 것이다. 대부분 L4~5나 L5~S1에서 종종 일어난다. 척추 강직증은 선천적이거나, 뼈 질환으로부터 오거나 관절염과 같이 장애의 변성으로부터 골절로 인한 부하가 발전되는 것이다. 뼈가 천천히 자라는 유전자 변성으로 인한 연골형성부전증은 척추와 사지에 참여한 뼈의 모양과 길이의 다양한 비정상적인 영향의 원인이다. 척추에서 종창이나 관절염의 원인이 되는 자동 면역성 질환의 강직성 척수염은 근본적으로 척추의 움직임을 제한되고, 녹는 뼈를 야기한다. 탄산음료와 칼슘수산염의 소비 증가만큼 더 잘되는 칼슘과 비타민 D의 영양 불균형은 뼈가 다시 자라는 몸의 능력에 영향을 줄 것이다. 몇몇 경우에 기여되는 요소들은 과다뒤굽음증의 기능과 구조 둘 다 이끌어 낼 수 있다.

이런 경우에, 손상을 피하기 위해 근육에 도수치료를 적용하기 전에 뼈에 부하의 단계를 이해하는 것이 중요하다. 연령의 증가와 함께 뼈의 약화와 관절 움직임의 감소를 유지하는 활동과 약화 때문에 연령이 과다앞굽음증 발달에 역할을 할 것이다. 앉아 있는 생활 방식과 육체적인 운동의 부족은 기능적인 것을 줄이고, 통증과 비기능적인 것을 이끌어 낼 수 있다. 특히 근력을 기르는 것은 적어도 몇 달이나 일 년 안에 발생한다. 순식간에 중력의 중심이 이동하고 근골격계에 따라 증가한다. 배근육의 크기와 무게의 증가가 허리뼈를 앞쪽으로 당기고 척추를 지지하는 부하가 증가해서 앞굽음 곡선이 증가한다. 임신기간은 이러한 형태에 기여한다. 그리고 이것은 종종 분만 후에 저절로 해결된다. 배근육과 다리, 골반, 허리 주변에 외과적 수술이나 손상 이전에는 과다앞굽음증에 기여할 것이다. 근골격계 기능과 움직임을 회복하는 적절한 치료를 하지 않는 손상은 근육과 뼈에 압박을 보상하는 형태에 영향을 준다.

반흔 조직을 생산시키는 외과적 수술은 막의 기능적인 능력과 길이가 충분한 이런 조직의 능력이나 수축성 근력을 줄이는 것에 의한 근육에 영향을 미칠 수 있다. 그러나, 허리뼈과다앞굽음증 기능의 가장 좋은 유형에 첫 번째로 기여되는 요소들은 일상생활에서 반복되는 움직임과 잘못된 자세에서 나온다. 옆으로 기울이거나 비틀거나 올리는 것과 관련 있는 반복된 저항 움직임만큼 더 잘 하는 장시간 서 있는 것과 장시간 앉아 있는 것은 그것을 교차시키는 관절의 비정렬을 만들고, 하지를 교차시키는 근육에서 비기능성을 유발시킬 수 있다. 예를 들어, 환자가 장시간 앉아 있을 때, 엉덩관절 굽힘근은 척추세움근(척추기립근, erector spinae)이 바로 서있는 자세를 유지하려고 시도할 때, 불수의근이 수축하면서 장시간 동안 피로가 쌓이게 되는 동안 기시와 정지가 서로 가까워져서 안정과 같이 짧아져 있을 것이다. 이것은 특히 환자의 배근육이 너무 약해지지 않게 미리 자세를 유지하는 데 기여한다. 환자가 서 있을 때, 엉덩관절 굽힘근이 짧아지는 것은 관절을 완전하게 펌하여 엉덩이 굽힘이 다양한 각도로 변화한다. 짧아진 넙다리곧은근과 엉덩뼈는 골반에서 당겨진 것은 골반의 앞쪽기울임를 야기한다. 척추의 자세 조절 없다면, 환자들의 눈 높이는 내려갈 것이다. 왜냐하면 엉덩관절 폄근은 짧아진 엉덩관절 굽힘에 의해서 저항이 있고, 허리뼈는 그것과 함께 엉치뼈와 엉덩뼈를 가져오는 것 없이 존재하기 때문이다. 그리고 앞굽음 곡선의 증가는 짧아진 허리네모근과 허리뼈기립근 때문이다.

스스로 시도하기 : 엉덩관절의 완전한 존재없이 앉은 자세로부터 서는 자세를 천천히 시도하도록 할 때, 똑바로 서고 머리가 앞으로 쏠리고, 골반은 전방경사에 허리뼈 곡선이 보상하려하는 동안에 골반 앞쪽기울임으로 유지하는 것이 안정성이 있다. 또한 무릎이 폄되어 잠겨있는 상태이고, 벌림근

과 중력중심선을 유지하려는 엉덩근들의 수축을 알아낼 것이다. 이런 공통된 자세가 되었을 때, 목뼈는 앞쪽 전위를 허락하기 위해 존재할 것이다. 그리고 그것은 과다뒤굽음증을 이끌어 낸다.

한쪽 다리에 체중을 지지하고 장시간 서 있는 사람은 그 쪽에 엉덩관절은 종종 올라가 있으며, 엉치뼈의 기울임과 돌림을 유발시킨다. 이것은 더 적은 움직임이 되려는 엉치엉덩관절을 유발시킬 것이다. 엉덩관절의 벌림이나 바깥돌림을 증가시키는 자세는 흔히 댄서들에게 과다앞굽음증의 위험을 증가 시킬 것이다. 중력 중심을 대신하여 높은 힐은 몹시 지치게 하고, 골반의 앞쪽기울임를 유발하여 앞굼음을 증가한다.

표 8-2는 과다앞굽음증에 원인이 되거나 흔히 혼동을 야기하는 질병을 구별할 것이다.

## 금기증과 특수한 고려사항(Contraindications and Special Considerations)

- **근본적인 병리학적인 것들.** 척추탈출증, 관절염, 골다공증, 디스크 질환의 변성, 골극, 또는 골융합이 존재 할 것이다. 이들 중에 한 가지를 반영한다면(표 8-2와 병리학책의 증상과 증후 참조), 환자를 더 건강하기 위한 초기 치료 전에 중간 평가를 위해 제공되어 치료한다. 환자는 마사지를 위한 금기증이 아닌 것을 근본적인 병리학과 함께 진단되어 진다면, 개인을 위해서 타당하다는 치료계획을 발전시키기 위해 건강한 치료를 제공하는 사람과 일해야 할 것이다.
- **위험부위.** 배근육과 넙다리부위에서 위험에 빠뜨리기 쉬운 상태에 가까운 원인이 된다. 치료하기 전에 대퇴동맥과 복대동맥의 맥박 측정을 위해 가벼운 접촉을 한다. 일하는 동안의 맥박이 느껴진다면, 천천히 되돌아 나가고 위험에 빠뜨리기 쉬운 상태를 피하기 위해 다시 위치를 잡고 접촉한다.
- **월경.** 여성들의 엉덩허리근 치료 시에는 월경 전후에는 불안정 할 것이다. 일정을 변경하는 것을 제공하거나 다른 구조물들을 치료한다. 엉덩허리근의 길이를 설명하는 것은 과다앞굽음증을 위한 치료의 필수적인 부분이다. 그리고 그것은 월경이 끝난 후에 따라오는 재조정일 것이다. 엉덩허리근 마사지를 할 수 없다면, 수동적으로 엉덩관절을 폄해서 엉덩관절 굽힘근들을 신장시키는 것은 좋은 대안이다.
- **치료기간과 압력.** 나이든 환자라면, 뼈 질환 변성이나 줄어든 일상생활 동작을 위한 상태, 치료기간 만큼이나 적절한 압력의 판단을 위한 필요성이 있을 것이다. 잦은 30분의 치료 시간은 환자에게는 긴 간격이 생기는 장기적인 치료보다 더 좋다.
- **위치.** 볼스터를 사용하여 환자에게 편안함과 과다앞굽음증을 감소시키는 효과를 준다. 누워있는 자세에서, 무릎 밑에 볼스터는 완전한 길이로부터 엉덩관절 굽힘근을 유지하기 위한 것일 것이고, 앞굽음증을 감소시키며 허리뼈에서 압력을 낮출 것이다. 엎드려 있는 자세에서 상부 엉덩뼈척추 밑에 볼스터는 골반 앞쪽 기울임을 감소시킬 것이다. 그리고 발목 밑에 볼스터는 허리에 압력을 줄여줄 것이다.
- **마찰.** 류마티스관절염이나 골관절염과 같이 염증이 있는 환자에게는 깊은 마찰을 하지 마시오. 근본적인 조직의 건강인지 아닌지는 항염증약을 먹거나 면역반응이 제대로 발휘되지 못하는 것이다. 마찰은 염증과정을 만들어내고 항염증약의 의도된 작용과 함께 개입될 것이다. 환자는 의사가 동의했더라도 치료 전 몇 시간 동안 약을 먹는 것은 삼가는 것을 추천한다.
- **조직길이.** 근막 조직을 치료할 때 이미 신장되어 있기에 더 길이를 늘리지는 않도록 한다. 처음에 근막 제한을 평가하고 그 부위만 완전하게 치료한다. 또한 과신장된 근육은 이는 곳에서 닿는 곳까지 과신장되지 않게 해야만 한다. 예로, 배근육과 뒤넙다리근육 같은 근육군은 과신장되는 경향이 있어서 근막이완술 또는 이는 곳에서 닿는 곳까지 전 범위 신장은 추천되지 않

는다. 과신장된 조직의 통증유발점을 치료한다면, 열 또는 국소적인 침과 전 범위 ROM 신장 대신 신장 기법을 사용한다.

- **과가동성 관절과 불안정한 인대.** 환자가 과가동성 관절 또는 전신성 질병, 임신, 상처에 의해 인대가 불안정하다면 주의깊게 가동술을 한다.

## 마사지 치료에 대한 연구(Massage Therapy Research)

여러 문헌자료를 조사해 보았을 때 과다앞굽음증, 앞굽음증 또는 하지교차증후군의 치료를 위한 마사지 치료의 특별한 이점에 대한 연구조사나 사례연구, 자료 등은 아직 조사되지 않았다. 과다앞굽음증 도수 치료법은 주로 물리치료에서 유래되었다. 좀 더 정밀한 검사는 약해진 근육과 본인 스스로의 근력강화와 단축되고 과긴장된 조직을 늘리려는 마사지 치료에 필요해진다.

그러나 몇몇 자료에서는 대다수 과전만증의 일반적인 증상을 나타내는 하부요통을 위한 마사지 치료의 이점만 보여주었다. 2001년에 Hernandez-Reif 등의 연구에서 "마사지 치료 후 하부요통의 감소와 가동범위의 증가"라는 제목으로 연구를 게재하였다. 2008년에 Janda Bell은 "마사지 치료가 가동범위의 증가, 통증의 감소 그리고 좌골 신경통과 하부요통을 가진 환자의 치료에 대한 도움"라는 연구 제목으로 서술하였다. 이러한 연구들은 엉덩관절을 굽힘하는데 있어서 과다앞굽음증의 원인이 되는 특별한 근육들이 어떤 것들인지 또는 전반적 영역이 얼마나 중요한지를 보여준다. 어떠한 연구에서도 골반의 앞쪽 기울임과 과다앞굽음증을 동반한 직접적인 근육의 치료를 언급하지 않았다.

Hernandez-Reif 등은 최소 6개월 정도 하부요통을 가진, 통증으로 약을 복용하는 그리고 그들의 첫 번째 치료 제공하는 것을 이 연구의 참여에 동의한 환자 24명의 환자를 찾아서 연구했다. 모든 참가자는 하부요통이 원인이 되는 근본적인 문제를 가지고 있다. 마사지 치료 그룹은 10주 동안 주 2회 30분 치료를 받았다. 이완그룹(대조군)은 신체 전체를 통해 큰 근육군을 위해 운동을 행한다는 것을 보여준다. 연구의 끝으로 향하면서, 마사지 그룹은 대조군에 비해 통증의 감소, 우울증의 감소, 불안, 수면문제의 개선 그리고 가동범위의 증가를 보였다. 세로토닌과 도파민 수준이 마사지 그룹에서 만성통증, 불안 그리고 우울증을 가진 환자에서 종종 감소되었다.

Bell의 사례연구에서 9개월 동안 하지에 방사통을 호소하고 하부요통을 가진 58세 참가자에 대해 보고하였다. MRI 소견상 척추증과 디스크 탈출로 인한 신경 눌림은 없었다. 환자는 가끔 비스테로이드성 항염증제 약을 복용하였다. 45분 치료들은 주에 한번 관리로 6주 치료의 4주 동안 추체 밑면을 측정한다. 치료기간동안 일상생활동작, 관절움직임 증가, 그리고 통증이 줄어들었다. 이 연구의 주요 제한점은 마사지를 적용하는 물리치료에 사용된다. 마사지 처치 동안 환자 증상의 개선 정도는 물리치료를 하는 것 보다 더 개선되었다. 마사지만 단독으로 적용할럴지 도움이 되는 치료의 결합을 할런지 결정하는 것은 불가능하다.

2000년에 Michele preyde는 "아급성기 요통을 위한 마사지의 효과: 무작위 통제 방법"이라는 연구를 발표했다. 연구는 18~81세 사이의 1~8개월간 요통을 가지며 다른 병리학적 증상이 없는 98명을 대상으로 테스트 하였다. 대상자는 4그룹으로 나누었다. 일반적 마사지(연부조직 촉진, 운동요법과 자세교육), 연부 조직 촉진만 하는 그룹, 자세교육을 동반한 운동 요법만 하는 그룹, 레이저 치료의 일시적 효과만 주는 그룹이다. 참가자는 한 달 조금 넘게 6개의 치료를 받는다. 일반적 그룹은 연부조직 촉진을 30~35분 받고, 체간, 엉덩관절 그리고 넙다리를 위한 신장운동을 교육했다. 이들 연부조직 촉진을 받은 그룹은 재활운동을 받지 않은 통합집단 그룹과 같은 연부조직 촉진을 받았고, 재활운동 그룹은 통합치료 그룹과 같은 운동을 하였다. 그러나 연부조직 촉진은 받지 않았다. 대조군은 단지 적외선 레이저 치료만을 받았다. 통증의 정도, 통증의 질, 그리고 기능측정은 치료 직후나 치료한지 한달 뒤, 그리고 다시 한달 뒤 치료하고 끝낸다. 통합집단 그룹은 다른 그룹에 비해 기능, 통증의 정도 그리고 통증의 질적인 면에서 중요한 개선을 보였다. 통합집단 그룹과 연부조직 촉진 그룹은 기능적인 면에서 임상적으로 중요한 개선사항을 보였다. 치료시작 1달이 지나서, 통합치료를 받은 그룹 63%, 연부조직 촉진 그룹 27%, 재활치료 그룹의 14% 그리고 대조군의 0%에서 통증이 없음을 보고하였다. 저자들은 마시지 치료가 하부요통을 가진 환자에게 효과가 있다고 결론을 내렸다. 이 연구에서 "연부조직의 특별한 상태를 위한 특별한 테크닉을 적용한 치료와 부위에 대한 정확한 연부조직의 통증 자료"라는 주제는 연부조직의 치료에 대해 설명하지 못한다. 엉덩관절 굽힘과 폄은 재활운동을 포함하고, 이러한 가동범위는 과전만증을 위한 적절한 평가, 더 많은 연구조사에서 과다앞굽음증에 분명한 마사지의 개선을 알아내는 것을 필요로 한다.

몇몇 문헌에서 하부요통 또는 마사지의 이점과 비교하여 다른 상호보완적이고 대체 가능한 치료들과 마사지의 이점에 대한 연구 또한 보고하였다. 2003년, Cherkin등은 "요통에 대한 침술, 마사지 치료 그리고 척추 도수치료의 유효성, 안정성 그리고 비용을 위한 근거에 대한 보고"라는 제목으로 보고서를 게재하였다. 그들은 마사지의 만성 요통을 위한 효과를 찾아냈고, 척추 도수치료는 조금의 임상적 효용을 보였고, 침술은 불분명한 효과를 보인다고 결론지었다. 게다가, 그 보고서에서는 오직 마사지만이 비용적인 면에서 효율이 높다고 결론지었다. 2008년, Imamura등은 "마사지를 적용한 만성 하부요통의 근거위주의 관리"라는 제목으로 보고서를 게재하였고, 마사지는 특별하지 않은 만성 하부요통에 장기간의 효과와 건강관리를 위해 방문하는 이들에게 비용적인 측면에서 절감될 것이라고 결론지었다. 이 보고에서는 또한 더 나아가 마사지를 동반한 개선의 특별한 방법이 필요하다고 기록하고 있다.

# WORKING WITH 환자에 대한 치료(THE CLIENT)

## 환자평가(Client Assessment)

과다앞굽음증은 엉덩관절과 허리에서 제한된 관절가동범위와 만성 통증을 야기시키는 공통점은 자세의 탈선이다. 그것은 많은 관절과 그것들을 교차시키는 모든 근육들을 동반한다. 여러 다른 가능성 있는 요소들은 과다앞굽음증의 발달에 기여할 수 있다. 이들 요소들은 결국 치료사에게 좀 더 다양한 환자를 더해준다. 예를 들어, 골반 앞쪽기울임과 함께 허리뼈 곡선이 증가하고, 등뼈의 바깥 굽힘이 있으면서 종종 한쪽다리에 더 많은 체중을 싣고서 있으며 장골릉이 올라가 있고, 엉치엉덩관절의 비가동성, 그리고 엉덩관절과 척추에 영향을 미치는 배빗근(복사근, abdominal oblique) 넓은등근(광배근, latissimusdorsi) 뭇갈래근(다열근, multifidus)과 돌림근, 그리고 엉치뼈, 골반, 척추를 연결하는 인대에서 회전을 가진 환자이다. 증상을 따라가는 것은 과다앞굽음증에서 공통된 방식이다. 그러나 그것은 각 개인 환자마다 정확한 상황에서 모든 관절을 평가하기 위해 필수적인 것이다.

평가는 환자와 함께 치료사와 첫 번째 접촉에서 시작된다. 어떤 경우에, 이것은 약속을 요청될 때 전화로 할 것이다. 통증의 특별한 부위를 위해 치료사가 스스로 준비할 수 있는지 없는지 환자에게 알려준다.

표 8-3은 환자의 건강기록을 묻는 것을 위한 질문 목록이다.

**표 8-3 건강 기록**

| 환자에게 필요한 질문 | 치료계획을 세울 때 중요하게 생각해야 할 부분 |
|---|---|
| 증상이 느껴지는 부위는 어디입니까? | 증상의 부위가 통증점 부위, 상해부위 또는 다른 원인이 되는 요소와 겹쳐지나요? |
| 증상의 느낌이 어떤지 묘사해 보시오 | 증상의 근원이 되는 것과 근육들, 관절들, 신경들, 혈관들 또는 내장의 관계를 결정짓는 것과의 차이가 있는가. 1장에 증상과 가능한 근원의 묘사가 더 상세하게 나와 있다. |
| 어떤 움직임에서 증상이 악화되거나 호전되나요? | 긴장도의 부위, 약증 또는 움직임을 구성하는 구조물의 압박. |
| 이러한 증상을 위해 치료를 제공받아 보신적 있나요? 그 진단명은 무엇이었나요? 어떤 검사를 받았나요? | 골밀도 테스트, 혈액 검사 그리고 병의 징후를 나타낼 수 있는 요소들의 다른 테스트. |
| 골다공증, 류마티스 관절염 또는 골관절염 같은 상태의 진단명을 받으신 적이 있나요? | 신체 상태가 징후와 증상에 기여하는지, 치료의 조절이 필요한지 그리고 치료 결과에 영향을 미친다. |
| 부상이나 수술을 받았거나 또는 임신 중 증상이 시작되진 않았나요? | 부상 또는 수술 그리고 상처 조직은 아마 유착, 과긴장력 또는 저긴장력 그리고 가동범위의 이상을 야기한다. 임신중의 체중심변화 또는 급격한 체중증가가 기여하는 요소이다. |
| 하시는 일이나 취미 또는 다른 정기적인 활동을 하십니까? | 반복되는 동작들 그리고 정적인 자세는 엉덩관절 굽힘의 증가 또는 골반의 전방굽힘 등은 환자의 상태에 영향을 미칠것이다. |
| 어떤 종류의 약을 처방 받았거나, 다른 추가적인 약물 복용이 있으십니까? | 모든 종류의 약품은 증후들 또는 금기증을 동반 또는 주의점 등을 유발한다. |
| 지난 2주 이내에 코티손을 복용한 적이 있습니까? | 국소부위 마사지는 금기증이다. |
| 지난 4시간 이내에 통증이 완화되었거나 근육이완이 있었습니까? | 환자는 당신의 압박력에 견디지 못한다. |
| 지난 4시간 이내에 약을 복용하였습니까? | 염증과정이 시작되고 환자가 최근 항염증성 약을 복용하였는지 알아봐야한다. |

## 자세평가(Postural Assessment)

환자에게 평가가 시작된다는 것을 알리기 전에 움직임과 자세 평가를 하고 치료실에 들어가는 것을 허락한다. 과다앞굽음증과 함께 공통된 탈선에 대한 보상의 비균형이나 상태를 보여준다. 환자가 걷는 것과 엉덩관절에서 움직임이 감소된 것이나 환자가 좋아하는 한쪽으로 체중부하를 관찰한다. 평가표를 환자가 앉아서 작성하게 하여 안정된 자세를 찾기 위한 체중부하나 의자에 조심하여 앉을 때 환자의 하지를 관찰한다. 환자를 보기 위해 일어나서 세웠을 때 또한 관찰하는 것은 엉덩관절을 완전하게 펴하려는 것과 안정된 표면에 기대려는 것이나 앉아 있는 자세로부터 서 있을 때, 그들 스스로 올려서 팔을 사용하려는 것에 원인이 되는지 보려는 것이다. 서 있는 자세를 평가할 때, 환자가 안정적으로 서 있는 것이 당연하다. 환자가 해부학적 위치에서 서있다면, 치료사는 매일 환자의 자세 평가 계산을 하지 않아도 될 것이다. 골반 앞쪽기울임을 관찰하는 것은 엉덩관절 굽힘, 돌림, 무릎관절 과폄, 그리고 발목의 모음(회내, adduction)이나 벌림, 허리뼈에서 곡선이 증가되는 것이다.

그림 8-4는 과다앞굽음증에 의해 자세에 영향을 준 것과 건강한 자세를 비교한 것이다.

## 관절가동범위 평가(ROM Assessment)

작용근과 대항근 둘 다 허리뼈와 엉덩관절의 관절가동범위 검사를 한다. 과다앞굽음증이 자연스러운 구조적인 것인지 아닌지는 범위 안에서 관절에 영향을 주는 움직임인지 부적절한 관절 구조에 의한 억제인지 더 큰 손상을 유발시키게 될 것인지는 관절가동범위 시험 형태가 아닐 것이다. 환자는 움직임의 양조절과 통증이 없는 범위 안에서 머무르는 것을 위해 허락되는 것에서, 능동적인 관절가동범위만이 통증이나 재발을 예방하기 위한 손상의 급성단계에서 사용할 수 있는 것이다. 상자 8-1은 과다앞굽음증에 포함된 관절을 위한 능동적인 관절가동범위 결과의 평균을 나타낸 것이다.

### 능동적 관절가동범위(Active ROM)

치료사는 환자 능동적인 관절가동범위의 평가를 상자 8-1안의 값에서 비교한다. 통증과 다른 증상은 능동적인 관절가동범위 평가를 하는 동안에 재현되지 않을 것이다. 왜냐하면, 환자들은 증상이 없는 범위에서 제한된 움직임을 할 것이기 때문이다.

- **능동적인 후만 경사**, 부분적으로 엉덩관절 굽힘근이 서 있을 때와 같이 길어졌을 때, 저항이 있을 것이고 통증의 원인일 것이다.
- **엉덩관절의 능동적인 폄**은 엉덩관절 폄근이 약하거나 엉덩관절 굽힘근이 짧아져서 근육이 긴장하고 유착되고 통증유발점이 있을 때 감소할 것이다. 환자는 일상생활 활동하는 동안에 증상을 야기하는지는 엉덩관절의 완전한 활동의 폄을 방해할 것이다.
- **안쪽으로 능동 돌림**을 하는 바깥 돌림에서 엉덩관절을 잡고 있는 근육이 과긴장 되었거나 짧아졌을 때, 통증의 원인이거나 감소할 것이다.

### 수동적 관절가동범위(Passive ROM)

환자에게 수동적 관절가동범위를 적용할 때 다른 한 쪽과 비교한다. 각각의 범위를 위한 끝느낌을 비교하고 적는다(1장 끝느낌의 설명 참조).

- **엉덩관절의 굽힘이 과긴장**이나 단축이 있을 때 엉덩관절의 수동적 신장은 저항이 있을 것이다.
- **엉덩허리근과 같은 바깥돌림근**들은 짧고 과긴장 되어있을 때 엉덩관절의 수동적 가쪽돌림은 저항이 있을 것이다. 그리고 그것은 엉덩관절의 바깥돌림이 형태에 대한 보상이 되었는지 아닌지를 발견할 수 있다.

### 저항적 관절가동범위(Resisted ROM)

교차시키는 관절들의 관련성을 위한 근육의 근력 평가를 위해 저항 검사를 사용한다. 영향을 미치지 않는 쪽에서 영향을 미치는 쪽으로의 근력을 비교한다.

- **엉덩관절 폄근**이 약하고 엉덩관절 굽힘근이 짧고 과긴장이 있을 때, 엉덩관절의 신장저항은 요통에 통증을 야기시킬 것이다. 환자는 보상하기 위해 골반을 돌림할 것이다.
- **배근육이 약하고 신장됐을 때 등뼈의 굽힘** 저항은 줄어들 것이다. 이 검사는 엉덩관절 굽힘근의 수축이 줄어든 것을 위해 엉덩관절과 무릎이 굽힘되면서 가장 훌륭하게 수행된다.

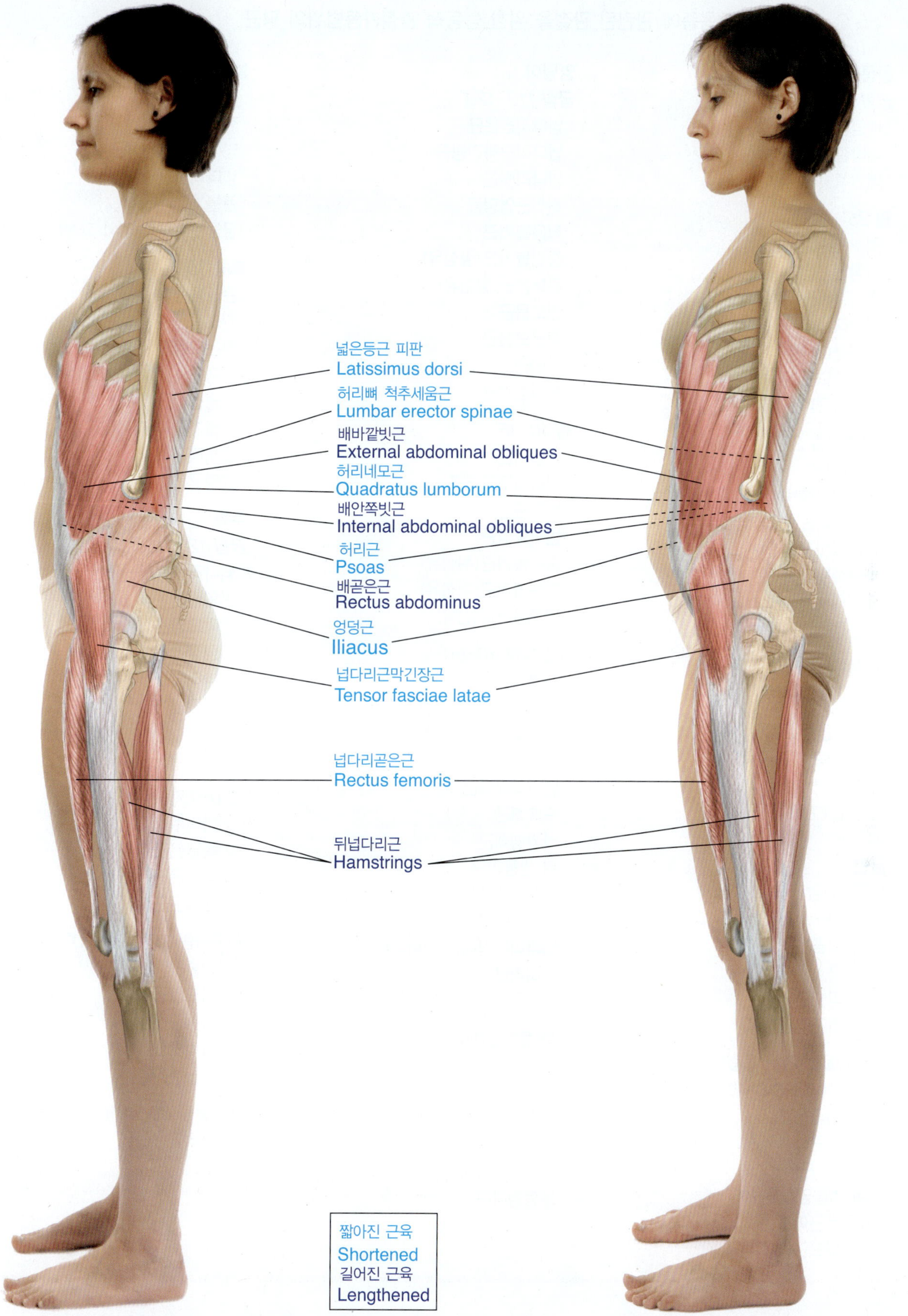


그림 8-4 **자세평가 기준.** 오른쪽에 과다앞굽음증 자세를 위한 왼쪽에 해부학적 자세를 비교한다. 하지교차의 근육들이 어떻게 앞굽음 곡선과 골반 앞쪽기울임 증가에 기여하는지 기록한다.

### 박스 8-1 과다앞굽음증에 관련된 관절을 위한 능동적 관절가동범위의 평균

**몸통(허리뼈에서)**

*굽힘 50-60°*

배곧은근
배바깥빗근(양쪽)
배안쪽빗근(양쪽)

*폄 25°*

척수(양쪽)
가장긴근(양쪽)
엉덩갈비근(양쪽)
뭇갈래근(양쪽)
돌림근(양쪽)
허리네모근(양쪽)
넓은등근피판(팔고정)

*바깥쪽굽힘 25°*

척수(한쪽)
가장긴근(한쪽)
엉덩갈비근(한쪽)
배바깥빗근(한쪽)
배안쪽빗근(한쪽)
허리네모근(한쪽)
넓은등근피판(한쪽)

*같은쪽 돌림 20°*

배안쪽빗근(한쪽)

*다른쪽 돌림 20°*

배바깥쪽 빗근(한쪽)
뭇갈래근(한쪽)
돌림근(한쪽)

**골반**

*앞쪽기울임(아래로 돌림)*
*(ASIS에서 PSIS 각도) 0-10°*

넙다리곧은근
엉덩근
넙다리빗근
넙다리근막긴장근

*뒤쪽기울임(위로 돌림)*
*(ASIS에서 PSIS 각도) 0-10°*

넙다리곧은근
반힘줄근
반막모양근

*가쪽 기울임(올림)0°*

넓은등근피판(한쪽)
허리네모근(한쪽)

**엉덩이**

*굽힘 110-120°*

넙다리곧은근
넙다리근막긴장근
넙다리빗근
허리근엉덩근
작은볼기근
중간볼기근(앞섬유)
큰모음근(앞섬유)
긴모음근
작은모음근
두덩근
두덩정강근

*폄 10-15°*

큰볼기근
넙다리두갈래근
반힘줄근
반막모양근
중간볼기근(뒤섬유)
작은볼기근(뒤섬유)
큰모음근(뒤섬유)

*바깥돌림 40-60°*

큰볼기근
중간볼기근(뒤섬유)
작은볼기근(뒤섬유)
궁둥구멍근
넙다리네모근
속폐쇄근
바깥폐쇄근
위 쌍둥이근
아래 쌍둥이근
넙다리빗근
넙다리두갈래근(긴머리)
큰허리근
엉덩근

*안쪽돌림 30-40°*

중간볼기근
작은볼기근
반힘줄근
반막모양근
넙다리근막긴장근
두덩정강근

*벌림 30-50°*

중간볼기근
작은볼기근
넙다리근막긴장근
넙다리빗근
큰볼기근
궁둥구멍근(엉덩이 고정)

*모음 30°*

큰모음근
긴모음근
작은모음근
두덩근
두덩정강근
큰볼기근(아래섬유)
큰허리근
엉덩근

**무릎**

*굽힘 120-150°*

넙다리두갈래근
반힘줄근
반막모양근
두덩정강근
넙다리빗근
장딴지근
오금근
장딴지 빗근

*폄 0-15°*

넙다리두갈래근
가쪽넓은근
안쪽넓은근
중간넓은근

*안쪽돌림(고정) 20-30°*

반힘줄근
반막모양근
두덩정강근
넙다리빗근
오금근

*바깥돌림 30-40°(고정했을 때)*

넙다리곧은근

## 특수검사(Special Tests)

다음의 특별한 검사는 환자가 의학 전문적인 X-ray나 다른 도구에 의해서 평가되어져야만 할 때와 어떤 근육이 통증을 일으킬 때 찾아내기 위해서 도와 줄 수 있다. 그리고 그것은 마사지와 함께 치료 계획을 짤 때 특별하게 고려할 것이 요구되거나 마사지를 위한 금기증을 위한 상태를 드러낼 것이다.

**발살바 동작**은 디스크 탈출, 종양이나 척수에 압력을 증가시키는 다른 요소를 드러낼 것이다. 이 검사는 환자가 부분적으로 기침이나 재채기를 할 때나 척추 사이 국소적인 부위에서 통증의 호소를 할 때 사용하곤 한다. 탈출된 디스크는 마사지의 금기증이 아니다. 하지만, 이 검사는 증가된 압력의 원인을 위한 명확한 것은 아니다. 이런 이유로, 특별한 검사는 마사지를 수행하기 전에 더군다나 검사를 하여 건강하게 환자를 치료하기 위한 제공자로 가장 좋은 것이다. 혈액순환에서 가끔 일시적으로 줄어드는 것을 피하기 위해, 환자가 심혈관 질환이 있거나 추골동맥의 불충분한 것에 대해 양성적이라면 이 검사를 수행하지 않는다.

1. 환자를 앉히고 얼굴의 볼 때, 깊은 숨을 쉬게 하고 나서 목 가까이 대항하여 힘주어 숨을 내쉬는 것을 시도한다(대장 움직임에 힘을 줄때와 같이).
2. 검사는 환자가 척추 사이에 국소적인 점에서 통증을 느낀다면 확실하다.

**Kemp 검사**는 디스크 병변이나 허리뼈에서 후관절의 불규칙적인 것을 드러낼 것이다. 이러한 것들이 마사지의 금기증임에도 불구하고, 그것은 손상의 존재를 이해하기 위해 가장 좋은 것이고, 이것들이 어떤 깊은 조직을 치료하는 수행을 하기 전에 어떤 많은 심각한 것의 신호가 아니라는 것을 확신하기 위해  좋은 방법이다.

1. 환자가 서 있을 때, 마치 뒷꿈치에 도달하는 것처럼 영향을 미치는 쪽으로 바깥굽힘과 척추를 돌림하는 것을 천천히 하도록 요구한다(그림 8-5). 이 동작은 신경근과 후관절에서 부하가 증가한다.
2. 검사는 환자가 다리에 미치는 영향에서 찢어질 듯하고 무디거나 방사통을 느낀다면 불규칙한 신경근이 확실하다. 신경근이 미치는 영향일 때 치료사의 결정을 돕기 위해 증상의 부위를 설명해 달라고 환자에게 요청한다.
3. 검사는 후관절의 불규칙을 위해 통증이 허리뼈 사이에서 국소적이라면 확실하다. 아주 좋은 국소적인 증상은 아마 척추가 영향을 미치는지를 결정하기 위해 치료사를 도울 것이다.

**Stork 검사**는 엉치엉덩관절의 움직임을 평가할 수 있다.

1. 환자는 안정적인 바닥이나 검사를 하는 동안 균형을 유지해서 기댈 수 있는 벽 가까이에 서 있어야만 한다.
2. 의심되는 쪽으로 시작하면 비기능적이다. 그리고 나서 양 쪽의 결과를 비교한다.
3. 환자는 무릎 꿇거나 앉아 있다가 서서 있고 영향을 미치는 쪽의 후상엉덩뼈가시에 엄지를 놓고 다른 쪽 엄지는 같은 단계에 엉치뼈에 놓는다.
4. 환자가 안전한 범위 안에서 영향을 미치는 쪽에 엉덩관절과 무릎의 굽힘을 위해 알려준다. 환자가 엉덩관절을 굽힘시키는 동안 치료사 엄지의 움직임과 관계가 있음을 알고 있다(그림 8-6).
5. 엉치엉덩관절이 정상적인 움직임일 때, 엉덩뼈는 후방 돌림이어야 하고, 치료사의 엄지손가락은 후상엉덩뼈가시 하연으로 움직인다. 검사는 엉덩관절을 굽힘하는 동안 후상엉덩뼈가시에서 엄지 움직임이 우세하다면 엉치엉덩관절 움직임의 감소가 확실하다.

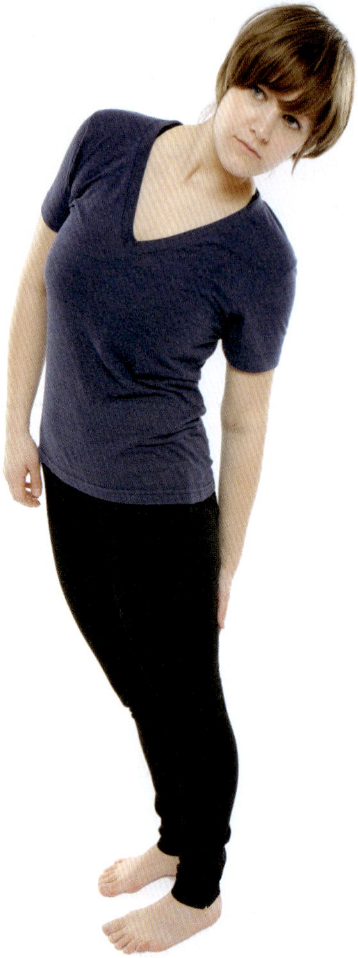

그림 8-5 **Kemp 검사.** 환자는 서있고 마치 발뒷꿈치에 닿는 것처럼 천천히 넓히고, 바깥굽힘하고, 아픈 쪽 척추를 돌림하는 것을 요청했다.

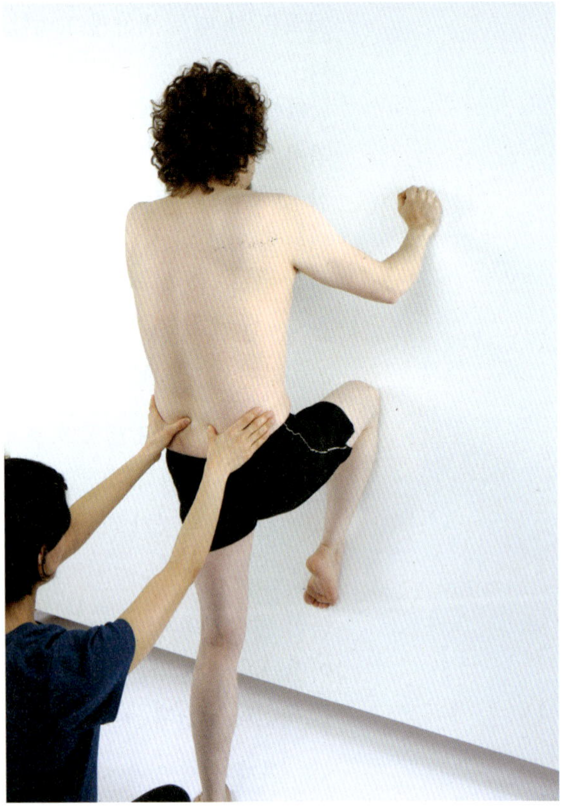

그림 8-6 **Stork 검사.** Stork 검사와 함께 엉치엉덩관절의 움직임을 평가한다.

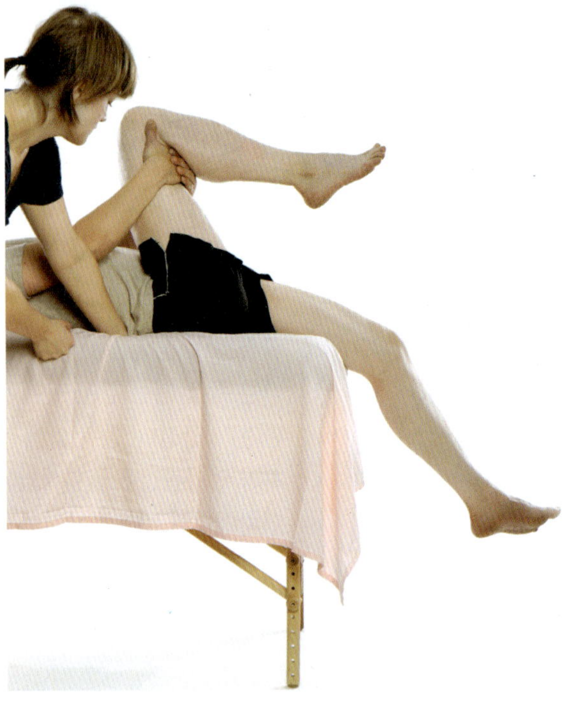

그림 8-7 **토마스 검사.** 토마스 검사와 함께 엉덩관절 굽힘근의 관련성을 평가한다.

**토마스 검사**는 환자 엉덩관절 굽힘근의 단축을 위한 평가이다. 이 검사는 환자의 심한 요통을 동반하기에 편안하지 않을 것이다.

1. 환자는 마사지 테이블 모서리에 앉아서 자유롭게 잡을 수 있음을 알려준다. 그리고 나서 환자는 등으로 누울 수 있게 보조한다.
2. 환자는 가슴쪽으로 다리를 가져오는 것에 의해 한 쪽 엉덩관절을 굽힘하려는 것을 요구한다(그림 8-7). 굽힘이 안되는 엉덩관절은 한쪽을 시험한다. 한쪽이 증상에 원인이 있는 주된 것을 의심한다면, 먼저 엉덩관절에 영향을 주지 않는 굽힘을 알려주는 것이다.
3. 엉덩관절 굽힘근이 단축되어 있다면, 영향을 미친쪽 다리는 테이블을 벗어날 것이다. 엉덩관절 굽힘근들은 완전한 길이로 할 수 없기 때문에 완전한 존재가 될 수 없다. 넙다리곧은근이 단축되고 완전한 길이로 할 수 없다면, 영향을 미치는 다리의 무릎은 확실하게 존재될 것이다. 이러한 결과는 확실한 검사의 적응증이다.
4. 요부 곡선과 골반의 앞쪽기울임 증가되는 것의 각도를 평가하는 것은 짧아진 엉덩관절 굽힘근에 의해 야기되었고, 허리뼈 굽힘 밑에 치료사 손을 넣는 것을 시도한다. 치료사의 손이 쉽게 움직인다면, 이것은 엉덩관절 굽힘근이 완전한 길이가 될 수 없기 때문에 골반 전방경사와 허리뼈 굽힘이 관절의 폄을 신호하는 것이다.
5. 비교를 위해 영향을 미치지 않은 쪽에 검사를 반복한다. 환자는 한쪽에만 증상을 느낀다 할지라도, 근육들이 둘 다 단축될 것이다.

## 촉진평가(Palpation Assessment)

근막저항을 위한 평가를 위해 교차된 하지 근육촉진을 한다. 치료사는 등허리뼈 근막안에서 후엉덩뼈릉으로부터 넙다리네갈래근(대퇴사두근, quadriceps femoris) 아래 안에서 엉덩관절의 앞으로 교차시키는 관점에서 근막 저항을 찾는 것과 같다. 단축되었다면, 엉덩근, 큰허리근(대요근, psoas major), 넙다리곧은근, 넙다리빗근(봉공근, sartorius)과 앞 · 뒤 넙다리근막긴장근의 과긴장 근육들의 통증유발점이 유지될 것이다. 이들 넓은등근, 허리뼈 기립근과 허리네모근 등의 근육들이 포함된다. 환자가 엉덩관절에서 바깥돌림을 준다면, 엉덩관절의 바깥돌림의 궁둥구멍근(이상근, piriforminis), 넙다리곧은근, 속폐쇄근과 바깥폐쇄근, 그리고 상쌍자근과 하쌍자근이 포함되어 평가된다(9장 참조). 표층 볼기근이 아마 과다앞굽음증을 가진 환자에서 신장을 시킬 동안 다양한 기능을 가진 심부 볼기근들은 짧고 유착되어 있을 것이다. 환자가 엉덩뼈릉을 올리거나 등뼈나 허리뼈의 바깥 굽힘과 함께 받쳐준다면, 넓은등근, 내 · 외배빗근, 위뒤톱니근(상후거근, serratus posterior superior)과 영향을 미치는 쪽의 등뼈세움근 평가를 할 것이다. 위뒤톱니근을 비교하는 것은 또한 호흡에 영향을 줄 수 있다. 초점은 과다앞굽음증에서 발생하는 자세 불균형과 정확하게 관련 있는 근육들에 있다고 할지라도, 그것은 이들 관절을 위한 각각의 관절가동범위에서 길항근과 협력근 평가가 필수적이다. 예를 들어, 과다앞굽음증에서 엉덩관절 굽힘과 넙다리곧은근이 관련이 있다 할지라도, 그것은 또한 무릎을 폄한다. 이 예에서, 치료사는 넙다리곧은근, 바깥광근과 안쪽광근 사이의 유착을 알아내야 할 것이다(10장 참조). 배안쪽빗근과 배바깥빗근 둘 다 같은 쪽으로 등뼈의 바깥굽힘을 시키는 동안에, 배안쪽빗근은 등뼈를 같은 방향으로 돌림하고 배바깥빗근은 등뼈를 반대 방향으로 돌림한다. 근육이 짧아질 때 아니면 면역 반응이 제대로 발휘되지 못할 때, 그것들의 활동은 면역반응이 제대로 발휘되지 못했고, 그것들의 활동의 각각을 위해 협력근과 길항근의 어떤 것은 영향을 미쳤을 것이다.

과신장된 근육은 아마도 복직근, 큰볼기근(부분적인 하지 섬유), 그리고 뒤넙다리근에 있는 통증유발점이 포함될 것이다. 엉덩관절의 바깥돌림이 제시된다면, 짧은내향근(단내전근, adductor brevis),

긴내향근(장내전근, adductor longus)은 두덩정강근(박근, gracilis)과 두덩근(치골근, pectineal)은 과신장되며 약화된다. 그러나, 내전근이 자세 유지를 위해 규칙적으로 사용 되거나, 바깥돌림 길항근을 위한 과한 움직임이 있다면, 그것들은 아마 과긴장 되었을 것이다.

## 질환별 도수치료(Condition-Specific Massage)

과다앞굽음증은 구조적 원인이 있기에 처음 치료 전에 환자의 건강한 과거력을 이해하려는 것이 필수적이다. 상태 체계나 뼈의 변성이나 디스크 질환이 제시한다면, 적절한 치료법 조절과 담당 의사와 함께 치료법을 의논할 것이다. 과다뒤굽음증, 궁둥구멍근 증후군, 넙다리무릎뼈 증후군, 또는 저측굽힘촉진이 존재한다면, 4, 9, 10, 11장에 특수 검사와 신경근 특성의 고려사항이 관련되어 있다.

안정을 하는 것은 치료를 하기 위해 필수적이다. 치료사는 1회의 치료법에서 과다앞굽음증으로 인한 통증과 관련된 것을 근절하는 것을 좋아하지 않는다. 너무 적극적인 치료를 시도하면 안 된다. 치료사 압력의 양이 완전하게 안정적으로 환자에 적용을 유지한 것인지 아닌지 확신해야 한다. 환자가 긴장된 근육에 의해 반응한다거나 고통 같은 것을 얼굴에 표현한다면, 치료사의 압력을 줄여야 할 것이다. 치료사는 면역 반응이 제대로 반응하지 않는 조직의 치료라는 것을 기억한다.

치료사의 어느 부위에서의 치료가 증상을 감소시키는지 환자에게 문의하고 항상 환자의 허용범위 내에서 치료한다. 재발 증상 통증유발점의 심부 촉진을 할 때, 환자에게 치료 기술을 하는 동안 깊게 심호흡을 하도록 요구하고 이것을 설명한다. 통증유발점이 비활성화 될 때, 연관통 또한 약화 시킬 것이다. 공통된 통증유발점과 그 연관통은 그림 8-8에서 보여준다.

다른 증상이 재발된다면, 더 많은 정상자세에서 환자를 평가하게 될 것이다. 치료사는 압력을 줄이거나, 또는 신체부분에서 약간 벗어나고 그것에 대한 것을 적어둔다. 왜냐하면 이것은 치료사가 신경근 상태가 환자의 증상에 기여하는 것을 정확하고 더 분명하게 이해하는 것을 도울 것이기 때문이다. 치료사는 환자에게 이완을 돕기 위해 깊지만, 이완된 호흡 사용을 지시한다.

다음 제안은 몇 가지 요소들의 고려사항이 과다앞굽음증에 포함된 치료를 위한 것이다. 왜냐하면 몇 가지 관절과 많은 근육은 이런 상태에 연관되어있기 때문이고, 치료는 치료시간 전체를 가득 채울 것 같기 때문이다.

- 누운자세에서 무릎에 볼스터를 댄 채로 시작한다.

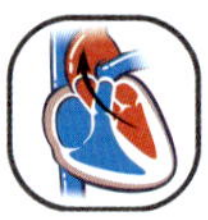
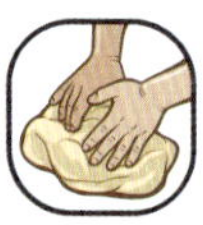

- 치료사가 습열을 적용한다면, 넙다리곧은근에 할 것이다. 한쪽 넙다리곧은근에 열을 적용한 후, 다른 쪽 넙다리곧은근으로 열을 이동하고, 처음 열을 적용한 쪽에 치료를 시작한다. 다른 쪽 넙다리곧은근에 열을 적용한 후, 치료사는 배로 열을 옮길 수 있다.

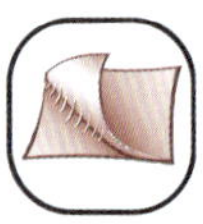

- 진정시키는 것을 적용하기 전에, 근막 제한을 위한 엉덩관절과 다리의 조직들 평가를 하고, 이완시킨다. 과다앞굽음증에서 근막 제한의 공통된 신체부위는 엉덩관절을 교차시키는 엉덩관절 굽힘근 힘줄에서 발견한다. 치료사는 엉덩뼈능선 사이 유착들 또한 발견할 것이다.

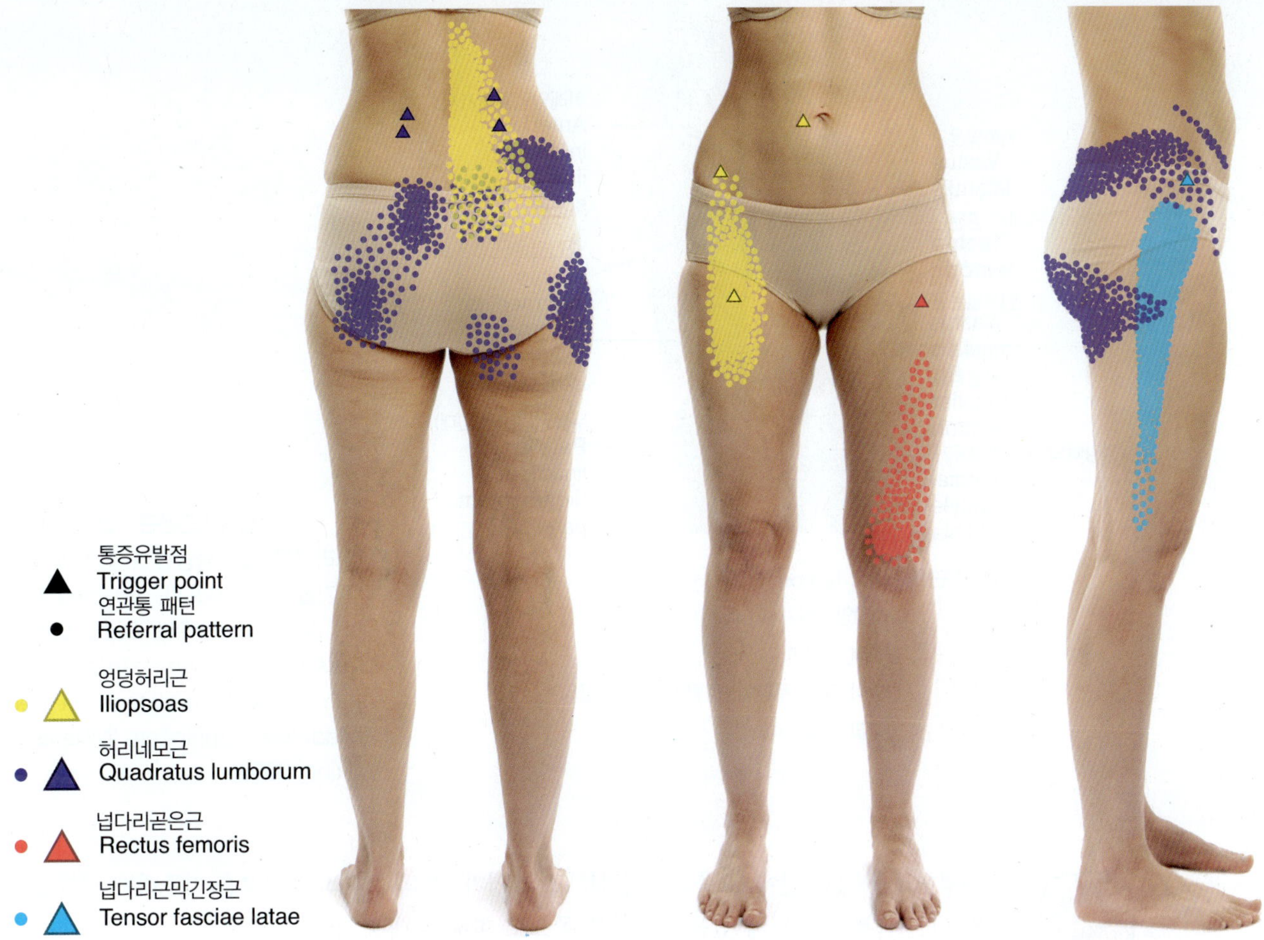


그림 8-8 **일반적인 통증유발점과 연관통.** 공통된 통증유발점은 과다앞굽음증과 그것들의 연관통 패턴과 함께 연관되었다.

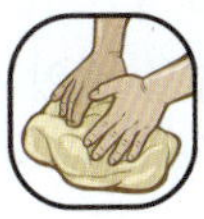

- 넙다리근 조직을 부드럽게 하여 과긴장을 감소시켜라.

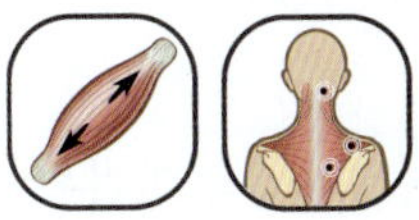

- 넙다리곧은근을 따라서 길이를 늘리는 스트로크를 하고 통증유발점을 평가한다(그림 8-9). 넙다리곧은근의 다양한 섬유 방향을 주의한다. 통증유발점이 발견되면 치료한다. 넙다리곧은근에서 공통된 통증유발점은 상부 힘줄과 무릎에서 근육 사이에서 발견된다.

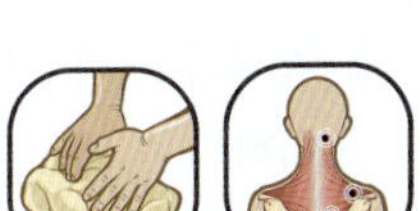

- 과긴장과 통증유발점 치료를 위해 넙다리근막긴장근을 치료(그림 8-10)하라. 왜냐하면 이 부위는 예민하거나 두꺼울 것이기 때문이다. 확고한(깊지 않은) 스트로크로 천천히 시작한다. 넙다리근막긴장근 힘줄에서 통증유발점은 장경골근띠 사이에서 통증연관이 있다.

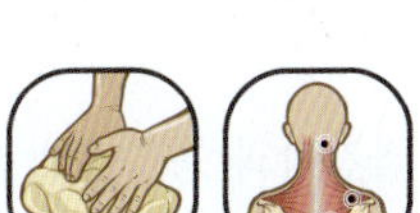

- 평가에서 단축이나 과긴장된 벌림근이나 장경골근 띠라고 판단되면, 이것들을 치료해야 할 것이다. 평가와 치료에서 몇몇 통증유발점을 발견한다.

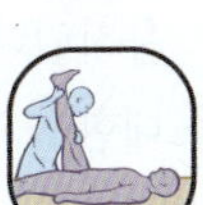

- 수동적인 신장은 몇몇 근육의 통증유발점을 치료했다.

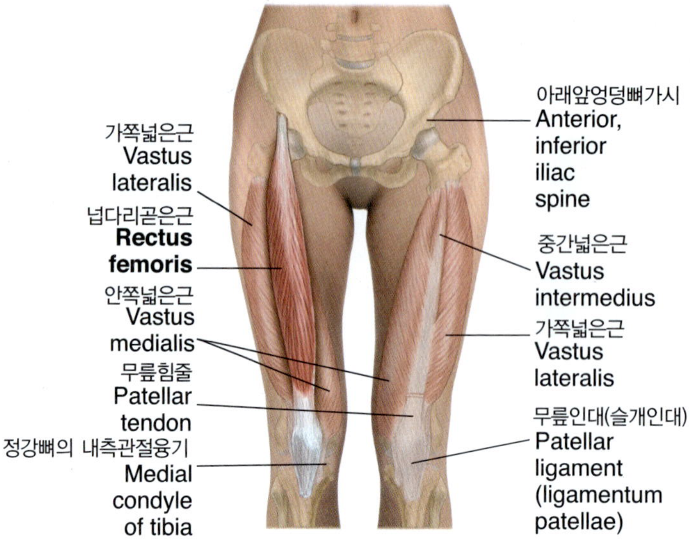


**넙다리곧은근(Rectus femoris)**

| | |
|---|---|
| 이는 곳 | 아래앞엉덩뼈가시(AIIS) |
| 닿는 곳 | 정강뼈 거친면 |
| 작용 | 엉덩이 굽힘, 무릎폄, 엉덩이 앞쪽 기울임 |
| 지배신경 | 넙다리 신경 |

그림 8-9 **넙다리곧은근.** 짧고, 단단한 넙다리곧은근은 엉덩관절 굽힘과 골반 앞쪽기울임에 기여한다. Adapted from Clay JH, Pounds DM. *Basic Clinical Massage Therapy: Integrating Anatomy and Treatment,* 2n ded. Philadelpia: Lippincott Williams & Wilkins, 2008.

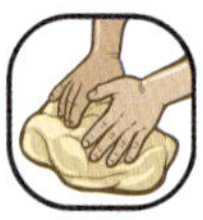

- 엉덩허리근 치료 전에, 표층조직이 심부조직 평가 잘 되게 하려고 복부를 따뜻하게 한다(그림 8-11). 복부가 따뜻해 졌을 때, 직장 쪽으로 향하는 대장 내용물의 움직임이 시계방향으로 작용하는 것은 중요하다. 환자는 치료를 받는 동안 가스의 통과 요구를 느낄 것이다.

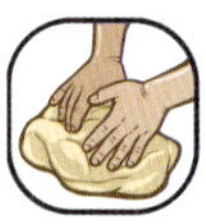
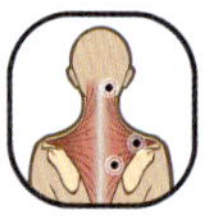

- 엉덩뼈능의 내측면에 손가락을 대고, 환자에게 배근육에서 심호흡하도록 알려주며, 환자가 숨을 내 쉬도록 한다. 엉덩뼈를 치료하기 위해 엉덩뼈와에서 일반적으로 움직인다(그림 8-12). 엉덩뼈와에서 치료사의 평가 깊이는 호흡근 주변에 조직의 촉감에 달려 있을 것이다. 치료사가 엉덩뼈와 평가를 하지 않았다면, 표층조직의 부드러움에 더 많은 시간을 보내야 할 것이고, 다시 시도해야 할 것이다. 엉덩뼈에서 통증유발점은 넙다리네갈래근 부위와 허리부근육과 볼기근들에서 통증을 알아보도록 한다.

- 엉덩허리근 치료방향은 배근육의 해부학에서 실력 향상이 요구된다. 그것들은 깊은 압력을 배근육에 적용할 때 손상을 입었을 수 있는 많은 혈관과 내장기관에 있다. 그리고 그것은 치료사가 엉덩허리근을 접촉할 때, 압박을 줄 것이라는 것을 아는 것은 필수적이다. 치료사가 안전한 엉덩허리근 평가에 세부적인 지시사항을 가지고 있지 않거나 혈관과 장기를 피하려는 배근육의 해부학 구조와 함께 충분한 유사된 느낌이 없다면, 환자가 엎드렸을 때, 쭉 뻗은 엉덩관절에 의해 엉덩허리근은 신장될 것이다.

- 치료사가 엉덩허리근 평가법을 안전하게 연습했다면, 그것을 평가하고, 과긴장과 통증유발점을 위해 치료할 것이다. 엉덩허리근 평가에 한 가지 안전한 방법은 엉덩뼈능의 위치에서 치료사 손가락을 위치시키는 것에 의해서 아주 천천히 엉덩허리근을 내측으로 움직인다. 치료사가 엉덩허리근에 도달했다고 믿고 있을 때, 환자에게 엉덩관절 굽힘과 수축을 대한 느낌을 질문하시오.

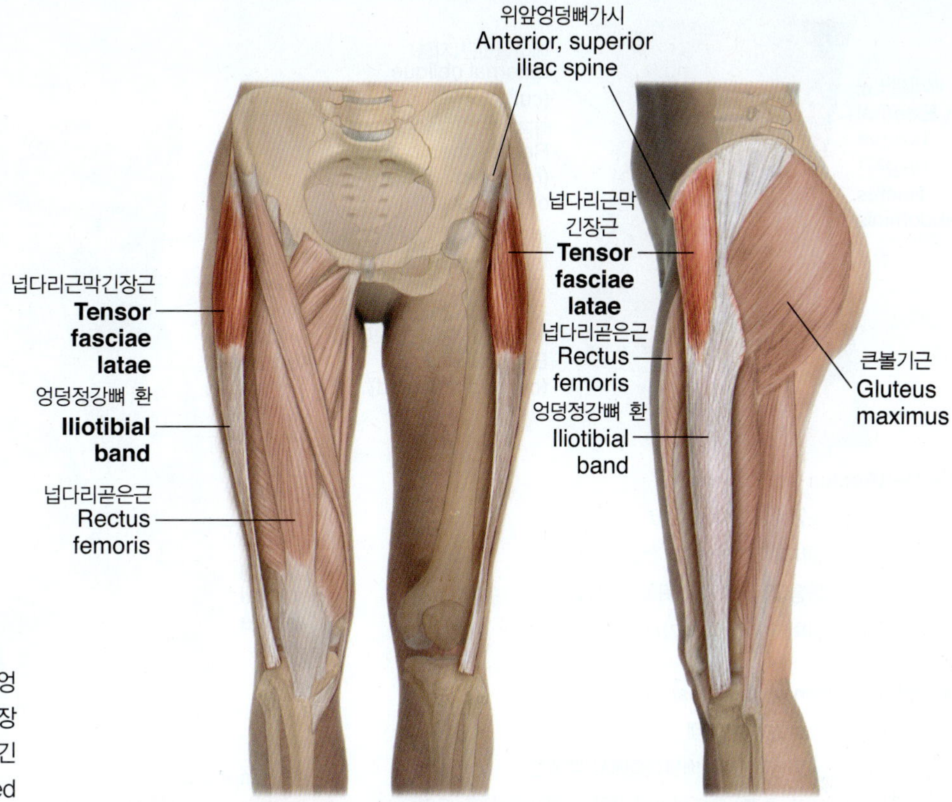


그림 8-10 **넙다리근막긴장근.** 엉덩이 굽힘을 할 때 넙다리근막긴장근과 엉덩정강뼈 띠는 짧아지고 긴장도가 높아질 것이다. Adapted from Clay JH, Pounds DM. *Basic Clinical Massage Therapy: Integrating Anatomy and Treatment*, 2nd ed. Philadelphia: Lippincott Williams & Wilkins, 2008.

**넙다리근막긴장근(Tensor fasciae latae)**

| | |
|---|---|
| 이는 곳 | 위앞엉덩뼈가시의 표면 바깥쪽, 앞엉덩뼈 능선의 바깥쪽 |
| 닿는 곳 | 엉덩정강뼈 환 정강뼈의 가쪽 관절융기 |
| 작용 | 엉덩이 굽힘. 엉덩이 안쪽돌림, 엉덩이 벌림, 앞쪽 골반기울기 |
| 지배신경 | 위쪽 볼기 신경 |

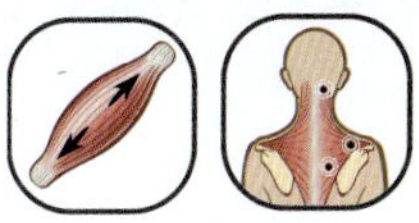

- 움직임의 양과 복부에 전해지는 압력이 지나치게 되는 것을 조절하기 위해 치료사가 손가락 밑에서 엉덩허리근의 움직임을 느끼고, 환자에게는 엉덩관절의 존재와 천천히 구부리는 것을 요구한다. 환자가 구역질, 통증, 또는 다른 감각을 요구한다면, 그것을 혈관이나 장기의 압박, 엉덩허리근의 비연속적 치료, 그리고 환자가 호흡하고 이완할 시간 주는 것을 제한할 것이다.

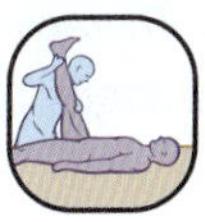

- 환자를 엎드리는 자세로 돌리고 발목을 강화한다. 이것이 재발 증상인지 아닌지를 엉덩관절 수동 폄을 수행함으로써 넙다리곧은근과 엉덩허리근을 신장시킨다. 치료사가 신장하는 동안 엉덩관절 돌림이나 거상을 알아차린다면, 엉덩관절을 확대하는 동안 치료사 손의 손바닥으로 엉치뼈와 엉덩뼈를 안정화한다. 엉덩관절 폄이 환자 통증의 원인이라면, 무릎 굽힘에 의한 넙다리곧은근 혼자 신장을 시도할 것이다. 엉덩관절 굽힘의 길이를 격려하기 위해 환자의 허용범위 내에서 엉덩관절에 대해 등척성 수축 후 이완기술을 적용한다.

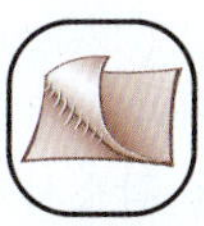

- 몇몇 근막 저항의 평가와 치료는 등에 로션을 적용하기 전에 등허리뼈 근막에서 찾아냈다.

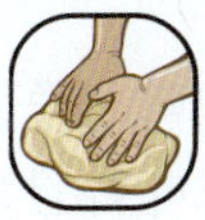

- 먼저 치료사는 로션을 적용하려는 준비를 한다. 등은 충분하게 따뜻해졌다. 환자는 상부 등에서 증상을 가지고 있다면, 이것들은 치료 기간 내 더 완전하게 치료한다.

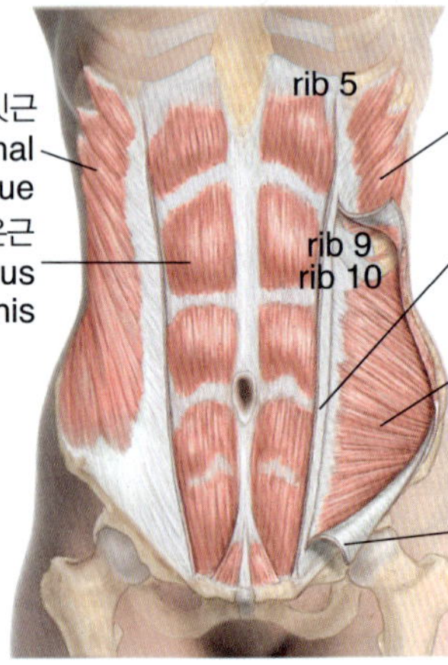


**배곧은근(Rectus abdominis)**

| | |
|---|---|
| 이는 곳 | 두덩뼈능선, 두덩결합 |
| 닿는 곳 | 갈비뼈 5, 6, 7번의 연골, 칼돌기 |
| 작용 | 몸통굽힘. 엉덩이 뒤쪽 기울임 |
| 지배신경 | 갈비사이 신경의 가지 |

**배바깥빗근(External obliques)**

| | |
|---|---|
| 이는 곳 | 8번 갈비뼈 아래 |
| 닿는 곳 | 앞엉덩뼈가시, 배널힘줄에서 백색선 |
| 작용 | **가쪽 한쪽:** 몸통의 가쪽굽힘, 몸통의 같은쪽 돌림, 골반의 반대쪽 돌림. **가쪽 양쪽:** 몸통굽힘. 배근 눌림 물질, 엉덩이 뒤쪽 기울임 |
| 지배신경 | 갈비사이신경의 가지 |

**배안빗근(Internal obliques)**

| | |
|---|---|
| 이는 곳 | 가쪽 샅고랑인대, 엉덩뼈능선과 등허리근막 |
| 닿는 곳 | 갈비뼈 세개 아해의 속면, 배널힘줄에서 백색선 |
| 작용 | **가쪽 한쪽:** 몸통의 가쪽굽힘, 몸의 같은쪽 돌림, 골반의 반대쪽 돌림, **가쪽 양쪽:** 몸통굽힘, 배근 눌림 물질, 엉덩이 뒤쪽 기울임 |
| 지배신경 | 갈비사이신경의 가지 |

그림 8-11 **배근육.** 허리근에 접근하기 전에 배근육을 따뜻하게 해서 긴장감소를 평가한다. Adapted from Clay JH, Pounds DM. *Basic Clinical Massage Therapy: Integrating Anatomy and Treatment*, 2nd ed. Philadelpia: Lippincott Williams & Wilkins, 2008.

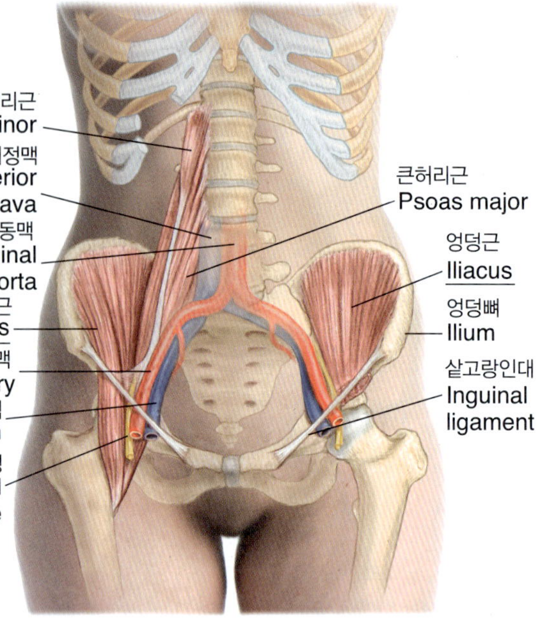


**엉덩근(Iliaacus)**

| | |
|---|---|
| 이는 곳 | 엉덩뼈오목 |
| 닿는 곳 | 넙다리뼈의 작은돌기 |
| 작용 | 엉덩이 굽힘. 가쪽 엉덩이 돌림, 엉덩이 모음, 엉덩이 앞쪽 기울임 |
| 지배신경 | 넙다리 신경 |

**큰허리근(Psoas major)**

| | |
|---|---|
| 이는 곳 | 몸과 허리뼈의 가로돌기 |
| 닿는 곳 | 넙다리뼈의 작은돌기 |
| 작용 | 엉덩이 굽힘, 가쪽 엉덩이 돌림, 엉덩이 모음, 몸통굽힘, 엉덩이 앞쪽 기울임 |
| 지배신경 | 허리신경얼기 |

그림 8-12 **엉덩허리근.** 엉덩근과 허리근은 엉덩이 굽힘이 과전만증에 기여할 때 과긴장이 되며 짧아질 것이다. Adapted from Clay JH, Pounds DM. *Basic Clinical Massage Therapy: Integrating Anatomy and Treatment*, 2nd ed. Philadelpia: Lippincott Williams & Wilkins, 2008.

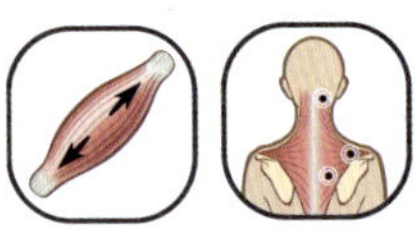

- 넓은등근과 뒤아래톱니근 내에 과긴장과 통증유발점을 치료한다(그림 8-13).

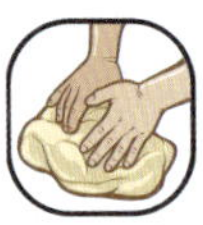

- 요부 근육을 평가하고 치료한다. 엉덩뼈능과 배가로빗근과 가시돌기, 그리고 하늑골에 압통이 있을 것이다. 이들 뼈와 부착된 근육들을 따뜻하고 부드럽게 하여 긴장을 감소시켜 약화시킨다.

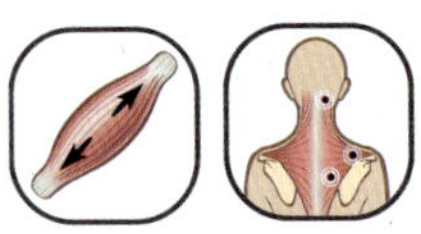

- 과긴장과 통증유발점, 유착의 치료를 위한 허리네모근과 허리뼈 기립근의 배쪽을 치료한다(그림 8-14). 섬유 분리를 위한 섬유를 교차 스트로크를 하고, 그 부위를 보다 더 깊게 치료한다.

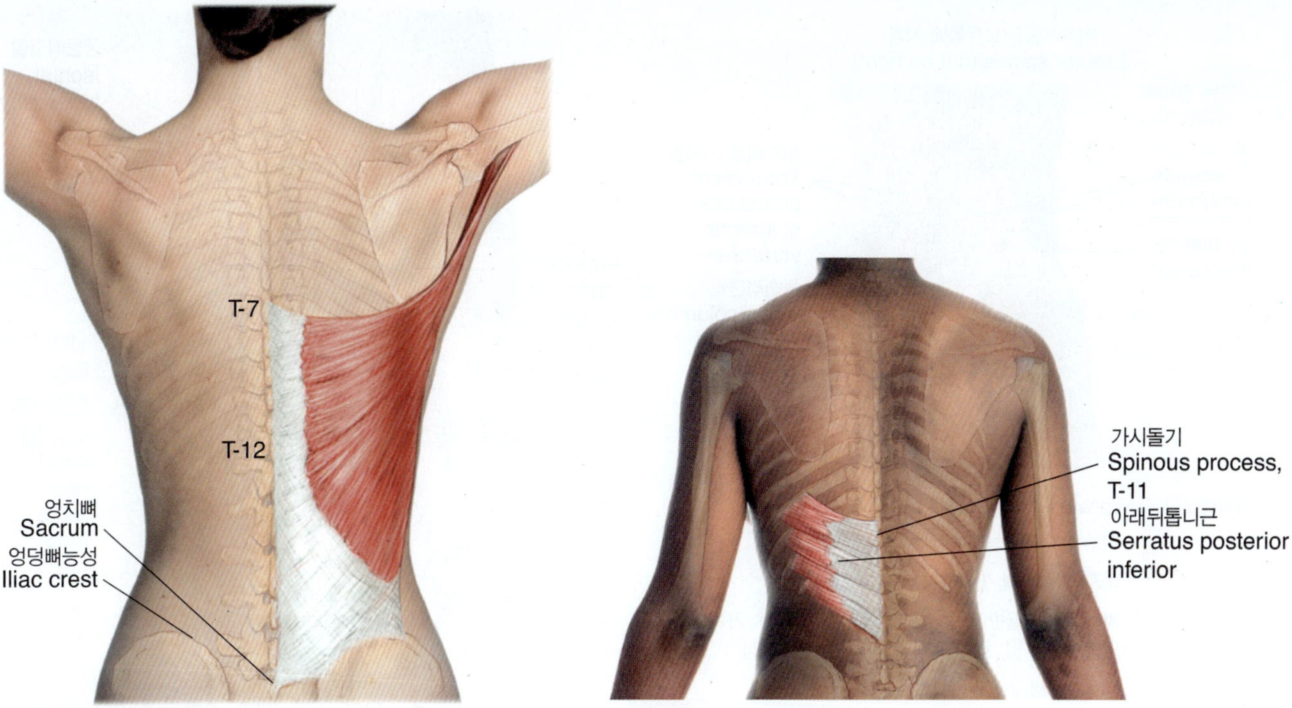


**넓은등근(Latissimus dorsi)**

| | |
|---|---|
| 이는 곳 | T-7-12의 가시돌기, 8-12번 갈비뼈, 등허리 널힘줄과 뒤쪽 엉덩뼈능선 |
| 닿는 곳 | 위팔의 작은 결절의 능선 |
| 작용 | 어깨 폄, 모음, 안쪽돌림 |
| 지배신경 | 넓은등근 신경 |

**아래뒤톱니근(Serratus posterior inferior)**

| | |
|---|---|
| 이는 곳 | T11-L3의 가시돌기 |
| 닿는 곳 | 9-12번 갈비뼈 |
| 작용 | 날숨동안 갈비뼈의 내림 |
| 지배신경 | 9-12번 척수신경 |

그림 8-13 **넓은등근과 뒤톱니근.** 뒤톱니근은 날숨을 하는 과정에서 흉곽을 앞쪽과 밑으로 끌어당긴다. Adapted from Clay JH, Pounds DM. *Basic Clinical Massage Therapy: Integrating Anatomy and Treatment,* 2nd ed. Philadelpia: Lippincott Williams & Wilkins, 2008.

발견된 몇몇 통증유발점들을 치료한다. 근육 길이를 늘리는 스트로크를 함께 실행한다.

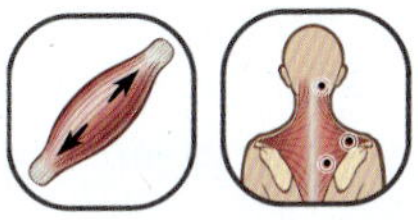

- 먼저 척추세움근을 부드럽게 하여 더 깊은 조직들을 평가한다. 허리네모근은 근육 길이를 늘리는 스트로크를 적용한다. 허리네모근에서 섬유방향의 다양함을 메모한다. 허리네모근에서 공통된 통증유발점은 척추와 12번째 갈비뼈에 의한 각도 형태를 가지고 있음을 알아낸다. 12번째 갈비뼈와 엉덩뼈 사이 중간에 측면에서 더 잘 된다. 11번째와 12번째 갈비뼈는 부유늑골이므로 과도한 힘을 적용하지 않도록 주의한다.

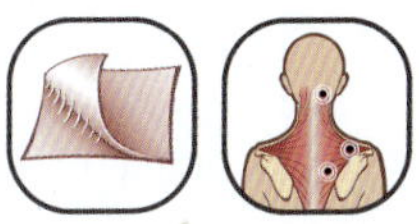

- 뒤넙다리근육 내에 유착과 통증유발점을 평가하고 치료의 적응증인지 평가한다(그림 8-15). 뒤넙다리근육은 너무 과신장되었다면 근육 스트립핑은 더 신장될 수 있기에 금지해야 할 것이다.

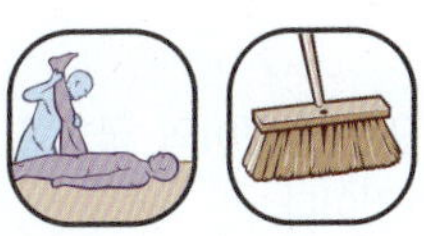

- 엎드려 있는 자세에서, 요부에 부하없이 몸을 천천히 움직이기 위한 팔을 사용하도록 요청한다. 허리네모근, 척추세움근, 그리고 넓은등근의 신장을 위하여 발목쪽으로 엉덩이가 오도록 한다(그림 8-16). 엎드린 자세에서 다시 돌아왔을 때, 등전체에서 마무리 스트로크로 끝낸다.
- 남아 있는 시간에, 과다앞굽음증이 다른 부위에 있다면 치료한다. 엉덩관절의 바깥돌림과 안쪽돌림은 각각의 넙다리빗근과 바깥돌림근이나 벌림근 치료방법을 제안한다. 편평족은 다리와 발의 근육에 의한 치료방법이 필요하다. 과다뒤굽음증은 또한 제시한다면, 더불어 치료법에 대

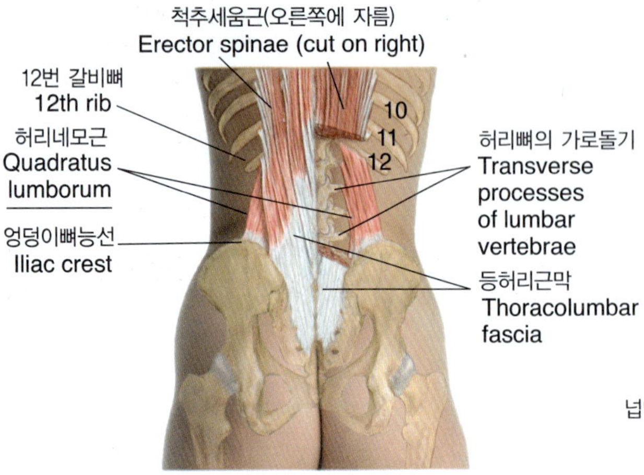


**허리네모근(Quadratus lumborum)**

| | |
|---|---|
| 이는 곳 | 뒤쪽 엉덩이뼈능선 |
| 닿는 곳 | 마지막 갈비뼈, 1–4번 허리뼈의 가로돌기 |
| 작용 | **가쪽 한쪽:** 골반 가쪽기울임. 척추 가쪽굽힘; **가쪽 양쪽:** 척추 폄, 호흡할 때 마지막 갈비뼈 고정 |
| 지배신경 | 첫 번째 허리뼈의 가지와 12번째 등뼈 신경 |

**척추세움근(Erector spinae)**

| | |
|---|---|
| 이는 곳 | 등허리근막, 엉치뼈 뒷면, 엉덩뼈능선, 아래흉추와 허리뼈의 가시돌기 |
| 닿는 곳 | 뒤쪽 갈비뼈, 척추의 가로돌기와 가시돌기 |
| 작용 | **가쪽 한쪽:** 척추의 가쪽 굽힘. **가쪽 양쪽:** 척추 폄 |
| 지배신경 | 척추신경의 등쪽 첫 번째로 나누어진 신경 |

그림 8–14 **허리네모근과 허리뼈세움근.** 허리뼈의 폄 근육은 과다앞굽음증과 과긴장에 의해 짧게 될 것이다. Adapted from Clay JH, Pounds DM. *Basic Clinical Massage Therapy: Integrating Anatomy and Treatment,* 2nd ed. Philadelpia: Lippincott Williams & Wilkins, 2008.

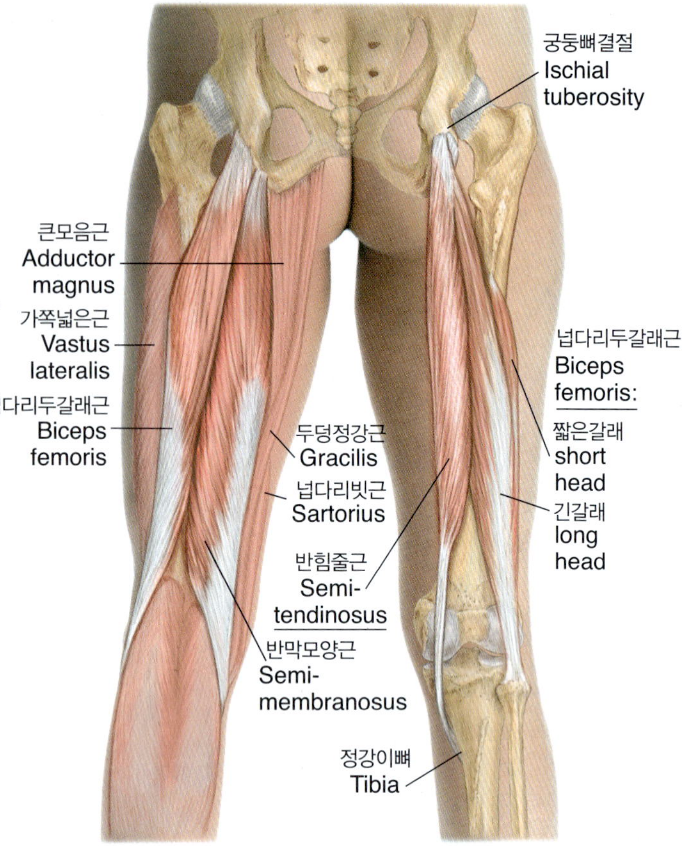


**넙다리두갈래근(Biceps femoris)**

| | |
|---|---|
| 이는 곳 | **긴갈래:** 궁둥뼈결절, **짧은갈래:** 가쪽 거친 선 |
| 닿는 곳 | 종아리뼈의 머리 |
| 작용 | 무릎굽힘. 무릎 굽혀서 가쪽돌림, 엉덩이폄, 엉덩이 가쪽돌림, 골반 뒤쪽 기울임 |
| 지배신경 | 정강이와 종아리 신경 |

**반힘줄근(Semitendinosus)**

| | |
|---|---|
| 이는 곳 | 궁둥뼈결절 |
| 닿는 곳 | 거위발 힘줄에 정강이뼈의 안쪽면, 몸쪽 |
| 작용 | 무릎굽힘. 무릎 굽혀서 안쪽돌림, 엉덩이폄, 엉덩이 안쪽돌림, 골반 뒤쪽 기울임 |
| 지배신경 | 정강이 신경 |

**반막모양근(Semimembranosus)**

| | |
|---|---|
| 이는 곳 | 궁둥뼈결절 |
| 닿는 곳 | 정강이뼈의 양쪽 관절융기의 후방 |
| 작용 | 무릎굽힘. 무릎 굽혀서 안쪽돌림, 엉덩이폄, 엉덩이 안쪽돌림, 골반 뒤쪽 기울임 |
| 지배신경 | 정강이 신경 |

그림 8–15 **뒤넙다리근.** 약해진 뒤넙다리근은 엉덩이의 굽힘을 적절하게 조절해줄 수 없으며 강화되어야 할 것이다.

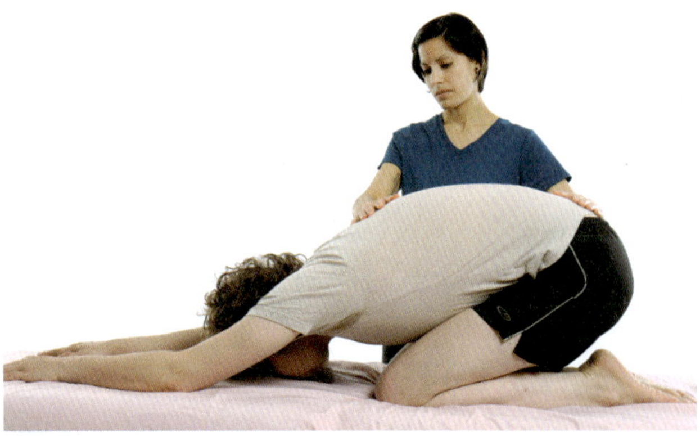

그림 8–16 **허리네모근과 허리뼈 세움근의 신장.** 허리네모근과 척추세움근 폄을 위해 발뒤꿈치를 엉덩이 앞쪽으로 가져오는 것을 환자에게 지시한다.

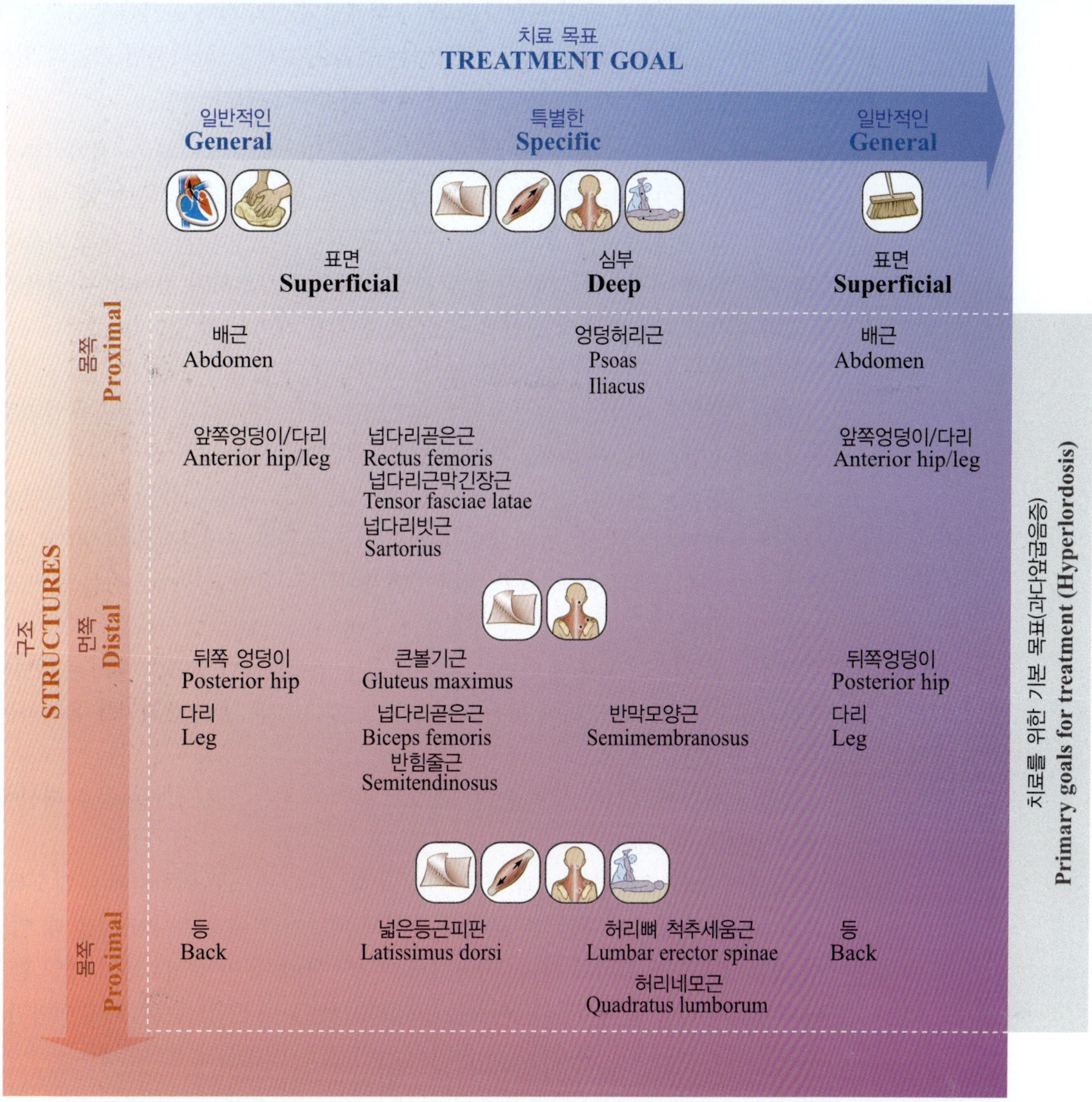


그림 8-17 **진단그림과 과다앞굽음증 치료법.** 과다앞굽음증을 치료할 때 왼쪽으로부터 오른쪽으로 또는 위에서 아래로 치료 한다.

해서는 4장에 더 잘 나와 있다. 치료사는 이것들을 완전하게 치료하기 위한 시간이 없다. 하지만 치료사는 다른 세션에서 치료 시간을 나누어 할애 할 수 있다. 과다앞굽음증 감소의 증상과 신호가 올 때, 치료사는 또 다른 부위에 치료 시간을 증가시킬 수 있다.

치료의 개요도에 치료흐름을 요약하였다(그림 8-17).

## 환자 자가-관리(Client Self-Care)

다음은 환자 상태에 관련된 근력 강화와 신장을 위한 일반적인 추천사항을 생각해 본다. 목표는 단축되었고 약해진 근육의 부착부 사이 거리를 만들어서 반복적으로 움직여 약해진 근육부착부 사이의 거리를 감소시킨다. 치료사가 개선하기 위한 운동에서 훈련시키지 않았다거나 치료사가 신장과 근력 강화의 기능적 이해를 하지 못했다면, 이 부위에서 훈련과 함께 환자에게 전문적인 것으로 알아보도록 할 것이다. 환자는 종종 스스로 치료하는 것을 무시한다. 왜냐하면 그들의 일상생활은 바쁘기 때문이다. 이 안내문을 따르도록 그들에게 격려 해 주어야 한다.

- 환자에게 따로 시간을 내지 말고 전화하는 동안, 이메일을 읽는 동안, 설거지를 하거나 텔레비전을 보면서 자가-관리를 하게 지시한다. 서 있는 동안 활동을 수행할 때, 배근육을 수축시키거나 "위에서 빨아들이는 것"처럼 볼기근을 조이는 것에 의해 골반의 뒤쪽 기울임을 잘 한다는 것은 통증과 추가적으로 약한 근육의 긴장도 약화를 감소시킬 것이다. 이것은 안정적으로 했는지와 환자가 얕은 호흡의 원인이 되지 않았는지를 해야만 할 것이다.
- 반복적인 동작을 환자가 계속 수행하도록 격려한다.
- 치료하는 사이에 과긴장과 유착에 대한 부드러운 자가-마사지를 하는 법을 알려준다.
- 환자에게 엉덩관절을 구부리고 잠자는 것을 피하도록 추천한다.
- 약해진 관절에는 압력을 없앤 상태를 유지하도록 앉는 자세를 하고, 서있는 것에서 적절한 자세를 유지하고 서 있을 수 있는 방법을 지시한다. 무릎과 엉덩관절을 약 90° 로 하고, 계단에 발을 편하게 하도록 허용하고, 등을 기대고 의자에 앉는 것이 관절에 부하를 줄이고, 근육의 염좌를 줄 일 것이다.
- 모든 운동은 신장과 저항이 있거나 저항이 없는 엉덩관절의 폄을 수행하는 뒤넙다리근 강화와 넙다리네갈래근 근력 강화에 초점을 맞추었다. 걷는 것은 관절 움직임을 유지하는 적은 충격을 주는 활동이다.
- 무릎을 굽히면서 무거운 무게를 정기적으로 옮겨야 하는 환자에게는 척추 대신에 다리와 함께 움직이도록 지시한다.
- 모든 근력 강화 운동과 신장과 혼자 연습할 때, 환자 스스로 악화시키지 않도록 하고, 환자가 그것들은 올바르게 수행할 수 있게 하기 위해 떠나기 전에 치료사가 있을 때 이것들을 수행해야 하는 것들을 입증하게 한다. 어깨 신장은 15-30초 동안 유지하면서 매일 환자의 허용범위 내에서 실행하도록 지시한다. 환자는 무리하게 신장이나 튀기는 힘이 없어야만 한다. 운동은 가능한 이완된 근육을 유지하도록 천천히, 부드럽고, 꾸준하게 해야만 한다.

## 신장(Stretching)

환자에게 바닥 위에 있는 베개와 같은 표면이 부드러운 것에 무릎을 올려놓고 꿇은 뒤, 엉덩관절과 무릎을 굽힘하여 계단에 다른 발을 올려놓고 엉덩관절 굽힘근 신장을 지시한다(그림 8-18). 환자는 엉덩허리근과 넙다리네갈래근 길이를 늘이면서 척추세움근과 함께 골반 앞쪽으로 그리고 나서 천천히 움직여야만 한다. 엉덩관절을 굽힘하지 않는 쪽에 다른 쪽에 신장을 하기 위해 다리를 전환(switch)한다. 그것은 또한 골반 앞쪽기울임을 줄이기 위해 중요한다. 이것은 엉덩관절 굽힘근을 늘일 때 발생할 것이다. 약간의 노력이 필요할 것이다. 서 있을 때 가운데 쪽을 향해서 볼기근을 조이도록 환자에게 지시한다. 이 활동은 볼기근을 강화하는 동안 골반 후방을 기울인다.

척추세움근과 허리네모근을 늘이기 위해 정기적으로 앞쪽으로 쉽게, 간단하게 굽힌다. 엉덩관절 최소화된 굽힘과 골반 안정화와 함께 신장을 추가한다. 그림 8-19에서 보여준 것과 같이 환자에게 벽으로부터 약 12인치에서 사이에 엉치뼈를 손등으로 웨지를 놓고 서는 것을 지시한다. 엉치뼈 위에 손과 함께 환자에게 약간 휜 무릎으로 벽을 대항하여 등대고 기대고 서는 것을 지시한다. 손은 엉치뼈와 골반의 안정화를 돕는다. 환자는 무릎을 더 길게 만들고 천천히 엉덩관절에서 앞쪽으로 굽히는 동안에 허리를 신장한다.

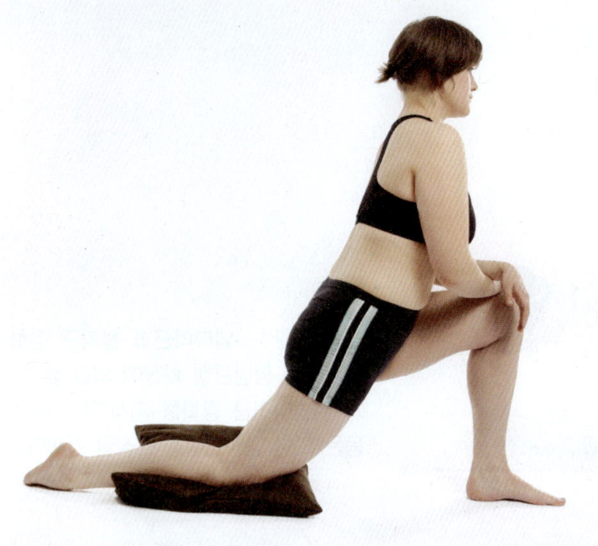

그림 8-18 **엉덩관절 굽힘근 신장.** 베개와 같이 표면이 부드러운 곳 위에 한쪽 무릎을 꿇고 엉덩관절 굽힘근을 신장하도록 환자에게 지시한다. 엉덩관절과 무릎을 굽힘하면서 계단에 다른 발을 놓고; 그리고 나서 척추세움근과 함께 골반 앞쪽으로 천천히 움직인다.

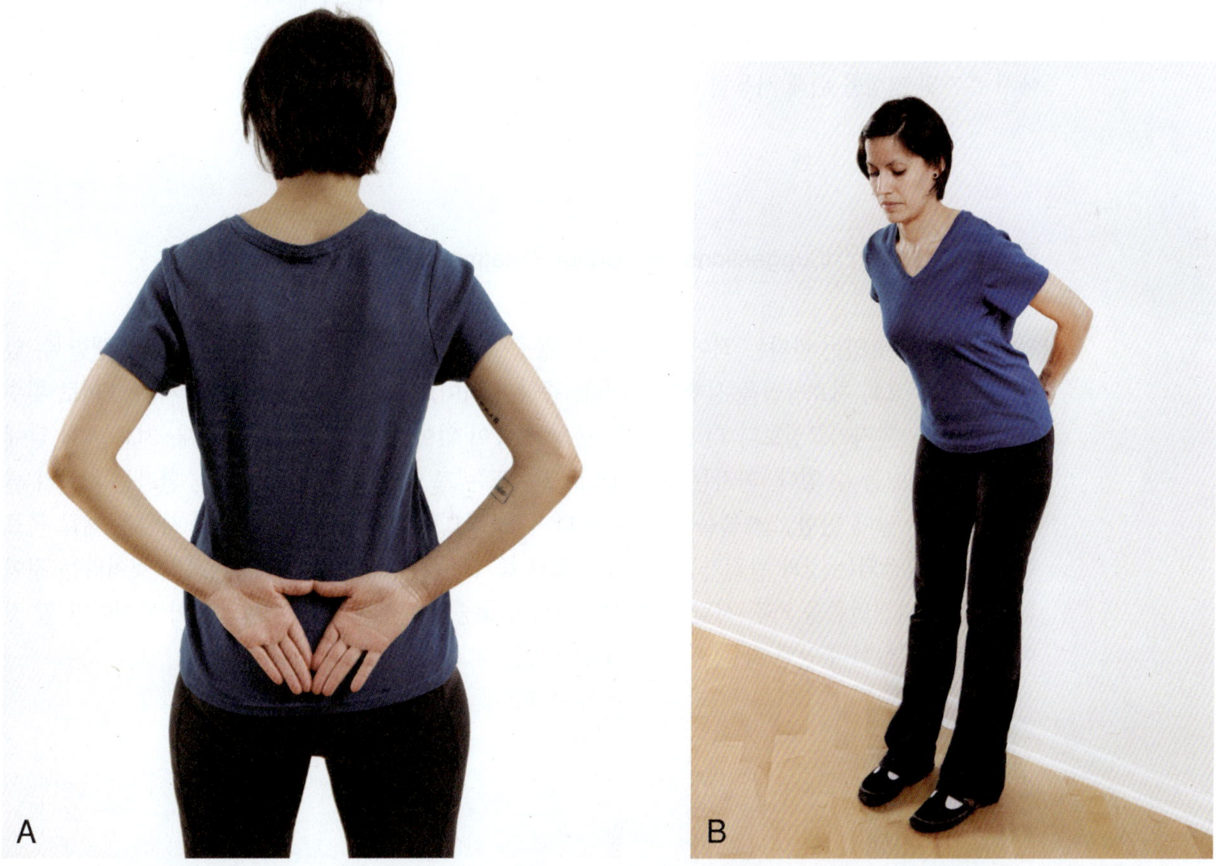

그림 8-19 **허리뼈 신장.** 허리 근육을 신장하면서 앞쪽으로 구부리는 동안 엉치뼈의 안정성을 준다.

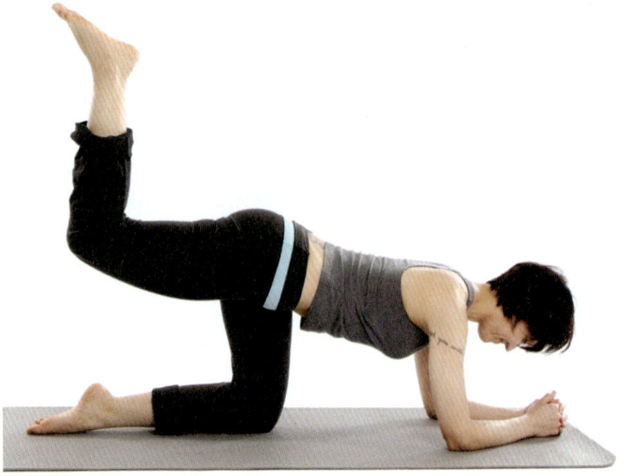

그림 8-20 넙다리근과 볼기근 강화. 환자에게 엉덩관절 확장에 의한 볼기근과 뒤넙다리근 강화를 지시한다. 이 운동은 또한 엉덩관절을 신장할 것이다.

## 근력강화법(Strengthening)

코어근육 강화를 위해 배근육 강화를 위한 것은 중요하다. 그리고 이러한 운동이 엉덩관절 굽힘 저항을 포함하지 않는 것이 필수적이다. 목발은 휜 무릎과 함께 엉덩관절 굽힘근을 조절하는 가장 좋은 것이다. 목발하는 동안 허리에 염좌 부위가 있는 이래로 환자는 완벽하게 등뼈를 굽힘할 필요가 없다. 3~5초간 지지하기 위해 짧은 목발 잡는 것은 허리뼈에 부하를 주지 않고 배근육을 강화시킬 수 있을 것이다.

엉덩관절의 폄은 뒤넙다리근과 볼기근의 강화이다. 뒤넙다리근은 또한 무릎을 구부리는 것에 의한 강화이다. 이들 운동들은 균형을 위해 다른 불안정한 표면이나 벽에 대항하여 기대고 서 있거나 손과 무릎에 위치하는 동안 수행할 수 있다(그림 8-20). 발목 주위에 고무줄은 환자의 허용범위 내에서 추가된 저항을 위해 사용될 수 있다.

## 추가적 치료 제안(Suggestions for Further Treatment)

과다앞굽음증이 있는 환자는 적어도 4일 동안 통증이 적거나, 없거나 일상생활동작을 수행할 수 있을 때까지 주 2회 치료방법을 시행할 것이다. 증상이 적어도 7일 동안 없어질 때까지 주 1회로 횟수는 줄어든다. 환자가 7일보다 더 많은 시간동안 통증이 없어진다는 것을 보고할 때, 치료는 한 달에 두 번으로 줄어들 수 있다. 환자는 연속적으로 2주 또는 그 이상 통증이 없었다면, 환자는 치료가 필요없거나, 한 달에 한번 스케줄을 잡을 수 있다. 구조적으로 과다뒷굽음증을 가진 사람은 치료 목표는 통증이 경감되는 것과 관절가동범위이 최소로 증가하는 것과 이것들이 일시적일 것이라는 것이다. 기능적 과전만증을 가진 사람은 각각의 부위에 통증과 자세에서 약간의 개선이 되어야만 할 것이다. 이것이 실현이 안된 경우, 다음의 가능한 것들을 고려해야 할 것이다.

- 치료들 사이에 너무 많은 시간이 든다. 24-48시간이 새롭게 치료된 조직들이 적응하게 되는 골든 타임이다. 처음 치료부터 시간이 많이 지나게 되면, 환자의 일상생활동작 개선에 지장을 준다.
- 환자는 일상생활동작을 개선하지 못하거나, 자가운동을 유지하지 못한다. 문제를 교정하려는 것을 원하는 것만큼 환자에게 우리의 제안을 강요할 수 없다. 치료과정에서 환자 참여의 중요성을 설명하고 치료사의 추천사항을 잘 따르도록 격려한다. 하지만 환자가 하지 않는 것을 비난하지 않도록 주의한다.
- 상태가 진전되었거나 치료사의 기본적인 훈련을 넘어선 경우이다. 환자에게 좀 더 심화된 마사지 치료를 참조하도록 권장한다.
- 과다앞굽음증은 구조적이거나 진단이 할 수 없는 상태이다. 치료를 중단하고 담당 의사에게 의뢰하고 마사지 치료계획을 위한 건강한 치료팀과 함께 일한다.

임상에서 그 환자를 치료한 경우, 치료사는 치료과정을 완전하게 이 환자를 돌볼 수 있을 것이다. 그러나, 단 한번의 치료로 약간의 증상의 경감이 있다면, 환자의 담당 의사에게 알리도록 환자에게 격려하며 도수치료법을 찾아본다. 환자가 정기적인 치료를 받으면서 증상이 매번 변화가 있다면, 치료 시작 전 평가는 중요해진다. 표층 조직을 이완시켰다면, 특정 부위로 좀 더 초점을 둘 수 있다. 비슷하게, 과전만증 같은 특정 구조물을 치료한 후에는 대상 구조와 다른 증상에 더 주목할 수 있을 것이다.

# PROFESSIONAL 치료 기술의 발전(GROWTH)

## 사례 연구

*Tangelique는 38세이고, 결혼했으며 2명의 아이들이 있다. 그녀는 날마다 아이들을 돌본다. 그리고 가정교육을 하고, 오후에는 아파트 꼭대기 층 가게에서 향수를 시향하는 점원으로 일한다. 작년에 그녀는 그녀의 남편이 당뇨병의 진단을 받은 후, 그녀의 집에 있는 모든 음식은 지방에서 재배의 우선순위의 소비를 만들었다. 이전에는, 음식의 과정과 탄산음료수를 다른 사람들과 공통되게 먹었다. 그녀는 1년 동안 허리 통증이 약간 있었다. 하지만 최근에는 그 통증은 강화되었고, 그녀는 장시간동안 서 있을 때 약해졌다는 느낌이 들었다.*

### 자각증상

*환자는 허리 통증과 30분 이상 서 있을 때 약해진 것을 호소한다. 그녀는 첫 아이를 임신한 이래로 약간의 통증이 있었고, 2주전에 그녀는 앉았다가 일어날 때 허리를 가로지르는 날카로운 통증이 확산된*

(계속)

다는 느낌을 받았다. 그 이후로 그녀는 가끔 그녀의 더 심한 허리 통증을 직감했고, 그녀는 서 있을 때는 약하게 느낀다. 그녀는 날마다 그녀의 아이들과 가정학습으로 4-6시간 보내고 매주 3번 밤에 4시간 아파트 가게에서 일한다. 가정학습이 있을 때, Tangelique는 종종 여러 시간동안 앉아 있을 때도 있다. 아파트 가게에서는 그녀는 전부의 시간을 서있고 굽이 높은 신발과 최신 유행하는 옷을 입기가 요구된다.

환자는 아무런 신체 상태를 보고하지 않고 복용하고 있는 약도 말하지 않는다. 그녀는 복통이 없다고 보고하거나 대장의 움직임과 함께 소변보는 것이 어렵다고 보고했다. 그녀는 무딘 통증이나 찌르는 통증이 있는지, 또는 그녀의 다리에 어떤 종창을 경험 했는지 물었을 때, Tangelique는 그녀의 오른쪽 다리의 앞쪽에 "전기가 통하는" 느낌이 있었다라고 하였다. 그녀는 엉덩이가 있거나 허리 밑에 꽉 조여맨 벨트가 있는지 물었을 때, 그녀는 "그렇다"고 대답했다. 환자는 현재 임신, 월경이 없다.

## 소견

자세평가는 골반앞쪽기울임와 함께 허리뼈의 곡선에서 상당하게 증가되어있는 것이 발견되었다. 그녀는 양쪽 엉덩관절의 약간 바깥 돌림이 발견되었다. 발살바와 클렘프 검사는 공간 점유 병변과 디스크와 관련된 것을 위한 음성이었다. 평형성 검사는 엉치엉덩관절의 비기능적인 것을 위한 음성이었다. 토마스 검사는 짧은 엉덩관절 굽힘을 위한 양성이었다. 티넬 검사는 대퇴신경의 불규칙을 위한 양성이었다. 이것은 엉덩관절 주변에 꽉 맞는 옷에 의한 압박 때문일 것이다. 촉진은 오른쪽 허벅지에 넙다리네갈래근 부위에서 양쪽 엉덩관절을 가로지르는 근막 저항이 발견되었다. 등허리뼈 근막은 두꺼웠고 유착되었다. 넙다리곧은근은 솟아올랐고 양쪽에 유착이 있었지만, 오른쪽에 부분적으로 있었다. 오른쪽 넙다리근막긴장근과 장경골근 띠는 과민한 유착이 있었다. 환자는 엉덩뼈 근처에서 처음에는 간지러워 했으나, 이완되었을 때, 엉덩뼈에서 과민한 부위가 발견되었다. 엉덩허리근에서 보통의 압력은 허리에서 통증을 유발한다. 넓은등근은 바깥 갈비뼈 양쪽에서 유착을 연결한다. 허리네모근과 허리뼈기립근은 과민하며 과긴장과 유착이 있다.

## 치료

누운자세에서 무릎 밑에 강화와 함께 시작했다. 다리와 앞쪽 엉덩관절을 교차시키는 조직에서 근막 이완술을 적용했다. 대퇴신경을 압박하지 않도록 주의했다. 넙다리곧은근, 바깥광근, 넙다리근막긴장근, 그리고 장경골근 띠에서 근육 스트립핑에 의해서 앞쪽 다리를 허용하기 위한 일반적인 에플루라지와 페트리사지를 적용했다. 다리 앞쪽에서 밑으로 방사통이 있는 넙다리곧은근의 상부에서 통증유발점이 있다. 환자는 이 방사통이 "전기 통하는" 느낌이 발생할 때의 느낌과 유사한 느낌의 상태이다. 근육 스트립핑은 방사통이 줄어들지 않았다. 에플루라지와 함께 두 원을 그리며 압박을 한다. 그리고 그것은 6에서 2로 방사통이 줄어들었다. 그리고 나서 엉덩관절과 다리에 확실한 스트로크을 적용했다.

천천히 적용하지만, 정확한 페트리사지는 엉덩뼈능 앞쪽 주변에 엉덩뼈와에서 심부 페트리사지에 의한 간지러움을 줄일 수 있었다. 그 부위는 처음에는 매우 민감했으나, 빠르게 하면 조직의 각 층에서 압통을 줄일 수 있었다. 엉덩뼈에서 통증유발점은 발견되지 않았고 증상이 재발되지 않았다. 표층을 따뜻하게 하기 위해 배근육에서 시계 방향으로 페트리사지를 적용했다. 엉덩허리근은 양쪽으로 과긴장이 있었고, 오른쪽에 부분적으로 있었다. 1인치씩 증가하면서 엉덩허리근에 근육 스트립핑을 적용했다. 통증유발점은 오른쪽 엉덩허리근의 가운데 꼭대기에서 발견 되었다. 그리고 그것은 등에서 연관되었다. 압력은 8에서 6으로 방사통이 줄어들었다. 그 부위에 분명하게 한다. 그리고 나서 허리 염좌의 가능성을 줄이기 위한 가능성만큼 더 많이 팔을 사용해 엎드린 자세로 돌아와서 지시를 받는다.

양쪽 엉덩관절 굽힘근을 위해 수동적 신장을 적용한다. 근막 이완술은 등허리뼈 근막을 가로질러 피부를 구르는 것을 포함하여 사용한다. 하부 갈비뼈와 엉치뼈, 엉덩뼈능사이에서 아픈 쪽 근육을 위한 페트리사지를 적용한다. 또한 양쪽 넓은등근에서 페트리사지와 견고한 에플루라지를 적용한다. 통증유발점이 없다는 것을 여기서 찾았다. 허리네모근과 허리뼈기립근에서 근육 스트립핑에 의해 허용된

*깊은 에플루라지를 사용했다. 통증유발점은 오른쪽 허리네모근의 바깥 부분의 가운데 근육의 꼭대기에서 찾아냈다. 근육 스트립핑에 의해 허용된 압박은 8에서 4로 방사통이 감소했다. 그 부위는 확실했다. 수동신장과 함께 엉덩관절의 바깥 돌림으로 깊은 페트리사지를 허용했다.*

*치료 후에, 환자는 "편안해졌다"라고 알렸었다. 테이블에서 내려가다가 그녀의 허리에 약간의 불편함이 발생되었다.*

### 치료계획

*그녀가 서 있을 때 짧아진 엉덩관절 굽힘근이 골반과 척추를 당겨서 그것들이 충분하게 늘어질 수 없다고 설명했다. 엉덩관절 굽힘근과 허리뼈를 위한 신장은 입증되었다. 뒤넙다리근과 배근육을 위한 강화는 입증되었으나, 배근육 강화 운동과 함께 등쪽으로 부하를 주기 전에 치료법에 따른 결과를 어떻게 보여주기 위해 24-48시간동안 기다리라고 격려했다. 환자가 엉덩이와 무릎 강화 운동을 하도록 선택한 경우 치료사는 근육의 수축을 조심스럽게 진행하는 것이 좋다고 조언한다.*

*환자의 엉덩뼈 주변에 꽉 조이는 옷을 입으면 대퇴동맥의 압박이 될 것이라는 설명을 하고, "전기 통하는" 느낌의 원인이라고 설명한다. 느슨한 옷을 입거나 고무줄이나 벨트로 골반의 안정을 막지 않도록 제안했다. 또한 높은 굽의 신발은 아마 자세 불균형을 유지할 것이라는 것을 설명했다. 비록 그것을 이해했을 지라도, 이것은 그녀의 근무복의 일부이고, 그녀는 입지 않을 수 없을 것이다. 치료사는 높은 굽을 신은 후, 종아리 신장을 하며 골반의 후방경사 움직임 연습을 하고 가능한 낮은 굽의 신발을 신는 것을 추천했다.*

*환자는 격주치료를 예약할 수 없지만, 환자의 방문 횟수는 재정적 한계가 있으며 다음 주에 치료 예약을 했다. 치료비 차등제는 그녀에게 필요한 치료 방문 횟수를 느낀 경우 제공되었다. 그리고 치료를 위해 규칙적으로 다시 할 수 있는지 없을지 스스로 치료하는 것에 대해 질문하는 경우, 전화로 그녀를 격려했다.*

## 임상을 고려한 운동(Critical Thinking Exercises)

1. 일반적으로 과다앞굽음증에 관련된 모든 근육에 적용할 수 있는 10분 신장과 근력운동을 환자를 위해 개발하시오. 지침으로 표 8-1과 상자 8-1과 그림 8-4를 사용하시오. 근육의 기시와 정지 사이의 거리가 증가하는 신장과 단축된 근육의 길항근을 위해 기시와 정지는 함께 가깝게 가져오는 활동에 의해 수행되는 동안에 짧아진다는 것이 중요하다는 것을 기억하시오. 환자가 담당 치료사가 없을 때도 지장이 없게 끔 각 단계의 절차를 상세히 만드시오.

2. 환자는 요통을 위한 마사지 예약을 전화로 한다. 그녀는 7년 전에 골반보다 위에 제왕절개부분의 상처를 남겨 놓은 것을 설명했다. 그녀의 수술이 만성통증의 발달을 만들어 왔을 것이라는 것을 논의한다. 처음에 치료하기 전에 치료해 줄 치료사는 환자에게 필수적인 질문을 하고 원인과 치료를 계획할 때 고려해야하는 것을 설명한다.

3. 만성 요통과 함께 환자의 평가에서, 엉덩관절 굽힘근의 짧은 것은 음성이고 골반 앞쪽기울임이 없다고 검사되었다. 환자는 골반의 오른쪽 돌림을 가지고 그의 왼쪽 골반은 올라갔다. 그의 등뼈는 왼쪽으로 굽힘되었다. 그의 오른쪽 골반은 바깥으로 돌림했고, 그의 왼쪽 발목은 회외되었다. 그의 왼쪽 뒤넙다리근은 오른쪽과 비교했을 때 과긴장 되었다. 표 8-1를 사용하여 근육이 짧은 것과 길어질 것이라는 것을 결정한다. 그의 통증에 기여할 것은 자세나 활동을 어떻게 하는지 그림

에 나와 있는 대로 환자 스스로 이 자세에서 해야 한다. 마사지 치료계획을 세울 때 스스로 치료하는 자세도 포함되어야 한다.

4. 아래의 상황이 어떻게 환자의 과다앞굽음증을 더 악화시키는지 이유를 논하시오.
   - 신경근 압박
   - 비만
   - 류마티스 관절염
   - 비타민 D 결핍
   - 척수염

## 참고문헌 및 추천도서(Bibliography and Suggested Readings)


Bell J. Massage therapy helps to increase range of motion, decrease pain and assist in healing a client with low back pain and sciatica symptoms. Journal of Bodywork and Movement Therapies. 2008;12(3): 281–289.

Biel A. *Trail Guide to the Body: How to Locate Muscles, Bones and More*, 3rd ed. Boulder, CO: Books of Discovery, 2005.

Cherkin DC, Sherman KJ, Deyo RA, et al. A review of the evidence for the effectiveness, safety, and cost of acupuncture, massage therapy, and spinal manipulation for back pain. Annals of Internal Medicine. 2003;138(11):898–906.

Clarkson HM. *Joint Motion and Function Assessment*. Baltimore, MD: Lippincott Williams & Wilkins, 2005.

Hernandez-Reif M, Field T, Krasnegor J, et al. Lower back pain is reduced and range of motion increased after massage therapy. International Journal of Neuroscience. 2001;106(3–4):131–145.

Imamura M, Furlan AD, Dryden T, et al. Evidence-informed management of chronic low back pain with massage. The Spine Journal. 2008;8(1):121–133.

Mayo Foundation for Medical Education and Research. Herniated Disk. Available at http://www.mayoclinic.com/health/herniated-disk/HD99999. Accessed Winter 2009.

Mayo Foundation for Medical Education and Research. Prostate cancer. Available at http://www.mayoclinic.com/health/prostate-cancer/PT99999. Accessed Winter 2009.

Mayo Foundation for Medical Education and Research. Urinary Tract Infection. Available at http://www.mayoclinic.com/health/urinary-tract-infection/DS00286. Accessed Winter 2009.

Muscolino JE. *The Muscular System Manual: The Skeletal Muscles of the Human Body*, 2nd ed. St. Louis, MO: Elsevier Mosby, 2005.

Osar E. *Form & Function: The Anatomy of Motion*, 2nd ed. Evanston, IL: Osar Publications, 2005.

Pal P, Milosavljevic S, Sole G, et al. Hip and lumbar continuous motion characteristics during flexion and return in young healthy males. European Spine Journal. 2007;16(6):741–747.

Preyde M. Effectiveness of massage therapy for subacute low-back pain: A randomized controlled trial. Canadian Medical Association Journal. 2000;162(13):1815–1820.

Rattray F, Ludwig L. *Clinical Massage Therapy: Understanding, Assessing and Treating over 70 Conditions*. Toronto, ON: Talus Incorporated, 2000.

Spine Universe. Lumbar Radiculopathy: Low Back and Leg Pain. Available at http://www.spineuniverse.com/displayarticle.php/article1469.html. Accessed Winter 2009.

Spondylitis Association of America. Ankylosing Spondylitis. Available at http://www.spondylitis.org/about/as_diag.aspx. Accessed Summer 2008.

Simons DG, Travell JG, Simons LS. *Myofascial Pain and Dysfunction: The Trigger Point Manual*, 2nd ed. Philadelphia, PA: Lippincott Williams & Wilkins, 1999.

Turchaninov R. *Medical Massage*, 2nd ed. Phoenix, AZ: Aesculapius Books, 2006.

U.S. National Library of Medicine and the National Institutes of Health. Achondroplasia. Available at http://www.nlm.nih.gov/medlineplus/ency/article/001577.htm. Accessed Winter 2009.

U.S. National Library of Medicine and the National Institutes of Health. Ankylosing Spondylitis. Available at http://www.nlm.nih.gov/medlineplus/ankylosingspondylitis.html. Accessed Summer 2008.

U.S. National Library of Medicine and the National Institutes of Health. Bone cancer. Available at http://www.nlm.nih.gov/medlineplus/bonecancer.html. Accessed Winter 2009.

U.S. National Library of Medicine and the National Institutes of Health. Cervical Cancer. Available at http://www.nlm.nih.gov/medlineplus/cervicalcancer.html. Accessed Winter 2009.

U.S. National Library of Medicine and the National Institutes of Health. Lordosis. Available at http://www.nlm.nih.gov/medlineplus/ency/article/003278.htm. Accessed Winter 2009.

U.S. National Library of Medicine and the National Institutes of Health. Osteoporosis. Available at http://www.nlm.nih.gov/medlineplus/ency/article/000360.htm. Accessed Summer 2008.

U.S. National Library of Medicine and the National Institutes of Health. Spondylolisthesis. Available at http://www.nlm.nih.gov/medlineplus/ency/article/001260.htm. Accessed Winter 2009.

U.S. National Library of Medicine and the National Institutes of Health. Uterine Cancer. Available at http://www.nlm.nih.gov/medlineplus/uterinecancer.html. Accessed Winter 2009.

Werner R. *A Massage Therapist's Guide to Pathology*, 4th ed. Philadelphia, PA: Lippincott Williams & Wilkins, 2009.

# 궁둥구멍근 증후군
(Piriformis Syndrome)

제 9 장

## UNDERSTANDING 궁둥구멍근 증후군(PIRIFORMIS SYNDROME)

궁둥구멍근(이상근, piriformis) 증후군은 초기에 통증유발점이 동반한 근막통증이 특징적인 복합적인 상태이며 이는 혈관압박 또는 엉치엉덩관절(천장관절, sacroiliac joint)의 기능부전을 수반하고 있다. 흔히 궁둥구멍근 증후군이 일반적으로 궁둥신경을 따라 관련통이 나타나 "궁둥신경(좌골신경, sciatic nerve)통" 처럼 보고되고 있으며, 궁둥구멍근 증후군을 발생시키는 원인은 다양한데 원판 탈출증(추간판탈출증, herniation of intervertebral disc), 뼈사이 신경의 끼임, 퇴행성 척추질환, 척추관협착증(spinal stenosis), 종양(tumors)에 의한 신경 압박(comparessing the nerve) 그리고 외상(trauma) 등이 있다.

궁둥구멍근(이상근, piriformis)이 큰궁둥구멍(대좌골공, greater sciatic foramen)에 밀착되어 있기 때문에 긴장증가와 통증유발점(trigger points)은 근육의 단축과 폭을 증가시켜 적절한 기능을 위해 구멍을 통과하는 신경을 위한 공간을 좁힌다. 정상적으로 궁둥신경(좌골신경, sciatic nerve)은 엉치뼈에서 기시하여 심부의 궁둥구멍근을 통과한다. 일반인의 적은 범위에서 궁둥신경은 궁둥구멍근을 통과하거나 둘로 나눠진 궁둥구멍근의 틈사이로 궁둥신경이 지나기도 한다. 비록 궁둥신경이 궁둥구멍근 증후군에 가장 흔히 침범당하는 신경이긴 하지만, 둔부와 음부신경(pudendal nerves)도 자극 받게 된다. 압박은 또한 혈관에 영향을 미쳐 순환 감소와 이들 혈관에 의한 공급구조는 건강에 영향을 미친다.

궁둥신경은 5개의 뿌리가 허리뼈 4번과 척추 3번 사이에서 기시하여 척추로부터 빠져 나온 다음 궁둥구멍근 아래 큰 궁둥뼈 구멍에서 하나의 큰 궁둥신경(좌골신경, sciatic nerve)으로 모여진다. 이로부터 궁둥신경은 엉덩관절을 향해 휘어지고 큰돌기(큰돌기, greater trochanter)와 궁둥뼈 조면(거친면)사이를 통과하여 뒤넙다리근육(슬괵근, hamstring muscles)과 하지와 발의 피부에 이른다.

무릎 바로 위에서 신경은 총 종아리뼈신경과 정강뼈신경 가지로 나눠지며, 일반적으로 이들 가지들은 하지의 전면과 측면의 근육에 분포하고 발바닥과 종아리 및 발등에 각각 분포한다.

근육은 궁둥신경과 그 가지들의 지배를 따른다

- 큰 모음근(Adductor magnus), posterior head(sciatic nerve)
- 반힘줄근(Semiterndinosus) 궁둥신경 첨삭(sciatic nerve)
- 반막모양근(Semimembranosus) 궁둥신경(sciatic nerve)

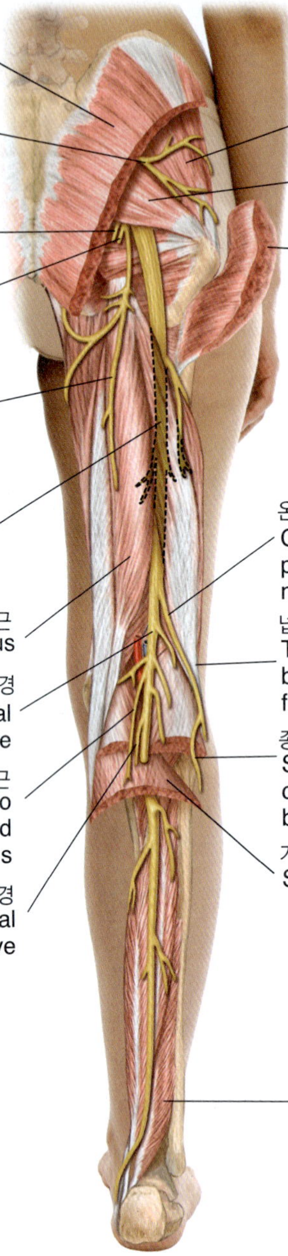


그림 9-1 **궁둥신경과 가지.** 궁둥신경은 궁둥구멍근 아래로 지난다.

- 넙다리두갈래근(Bicepes femoris) 궁둥신경(sciatic nerve)
- 장딴지빗근(Plantaris) 정강신경(tibial nerve)
- 장딴지근(Gastrocnemius) 궁둥신경(sciatic nerve)
- 장딴지근(Gastrocnemius) 정강신경(tibial nerve)
- 가자미근(Soleus) 정강신경(tibial nerve)
- 뒤경골근(Tibialis posterior) 정강신경(tibial nerve)
- 긴발가락굽힘근(Flexor digitorum longus) 정강신경(tibial nerve)
- 긴엄지굽힘근(Flexor hallucis longus) 정강신경(tibial nerve)
- 긴종아리근(Peroneus longus) 천부 장딴지 신경(superficial peroneal nerve)
- 짧은종아리근(Peroneus brevis) (superficial peroneal nerve)
- 앞경골근(Tibialis anterior) 심부 장딴지 신경(deep peroneal nerve)
- 긴발가락폄근(Extensor digitorum longus) (deep peroneal nerve)

- 긴엄지폄근(Extensor hallucis longus) (deep peroneal nerve)
- 짧은발가락폄근(Extensor digitorum brevis) (deep peroneal nerve)
- 발의 내재근(Intrindtic muscles of the foot) 안쪽, 가쪽 발바닥 신경(medial and lateral plantar nerve)

## 일반적인 징후와 증상(Common Signs and Symptoms)

궁둥구멍근(이상근, piriformis) 증후군의 증상은 통상적으로 하요부, 엉덩관절 또는 엉덩이에서 궁둥신경(좌골신경, sciatic nerve)이 침범 당하면 방사통(radiating pain), 감각둔화(numbness), 또는 저림(tingling)이 넙다리 후부를 통해 종아리와 발에 나타난다. 궁둥구멍근이 수축할 때, 능동적, 수동적인 엉덩관절의 안쪽 돌림, 짧아진 궁둥구멍근이 신장될 때, 그리고 엉덩관절의 능동적인 가쪽돌림은 궁둥신경을 압박하고 증상을 가중시킨다. 무딤이나 저림증상이 없는 경우는 신경이 관련되지 않은 경우로 이는 비신경학적인 궁둥구멍근 증후군이라 한다.

이런 경우 통증유발점으로부터 통증이 연관될 뿐 아니라, 최근 발생한 신경 압박에 의해 약화가 일어나며 치료가 이루어지지 않을 경우 점진적으로 신경과 혈관으로 침범될 것이다. 궁둥구멍근의 통증유발점은 하부허리뼈, 엉덩이, 엉덩관절, 그리고 넙다리의 위쪽 후부에 연관통을 발생시킨다. 한쪽 궁둥구멍근의 단축은 엉치뼈를 침범된 측 바깥으로 이동시키고, 전방으로 돌림시켜 엉치엉덩관절(천장관절, sacroiliac joint)에 기능부전과 요통을 발생시킨다. 이 경우 엉덩뼈는 반대방향으로 거상될 것이다. 궁둥신경 압박은 넙다리 후부에 통증과 무딤(numbness), 그리고 저림(tingling)이 하지와 발로 방사되는 통증이 발생하게 되며 균형과 보행의 파행으로 발생된 고유수용기의 기능부전이 발생한다. 엉덩이 신경의 자극은 엉덩이의 통증과 엉덩이 근육의 약화를 초래한다. 음부신경(pudendal nerve)의 자극은 서혜부(groin)와 회음(perineal)의 통증을 유발하며, 내장(bowel)과 방광(bladder)의 기능부전, 성기능장애(sexual dysfunction), 발기불능(impotence)을 초래할 수 있다. 음부신경(pudendal nerve)의 자극은 또한 남성의 경우 전립선염(prostatitis)과 관련될 수 있다.

앉기, 걷기, 계단 오를 때 종종 통증이 나타나며, 침범된 엉덩관절을 굽힘과 모음 시킨 채 다리를 꼬고 앉으면 통증이 증가하게 된다. 궁둥구멍근의 활동을 통해 벌림 또는 바깥돌림에 대립되는 모든 자세나 활동은 궁둥구멍근을 늘어나게 하여 증상을 악화시킨다. 상태가 만성화되거나 과전만과 복합되면, 그 사람은 앉거나 누울 때 편안한 자세를 찾기 힘들 것이다. 엉덩관절의 바깥돌림은 증상을 완화 시키지만 이 자세를 오래 유지하게 되면 궁둥구멍근이 짧아지며 엉덩관절 안쪽돌림의 약화와 반대측 엉덩관절 바깥돌림근의 기능을 감소시키게 된다.

궁둥구멍근과 관련된 자세의 비정렬은 엉치뼈와 엉덩뼈에 부착된 근육들인 넓은등근(광배근, latissimus dorsi muscle), 허리뼈의 척추세움근(척추 기립근, erector spinae muscle), 허리네모근(요방형근, quadratus lumborum muscle) 등을 변화를 초래하여 엉치엉덩관절(천장관절, sacroiliac joint)의 운동성을 감소시킨다. 궁둥구멍근 증후군의 점진적인 진행은 신경 손상을 발생하게 되며 이는 이들 신경 지배를 받고 있는 근육의 강도와 긴장도의 변화를 초래하게 될 것이다. 만성적인 단계의 환자는 엉덩이 아래로부터 발까지 근육의 약화와 고유수용기의 부전으로 인해 불안정한 자세와 보행으로 발전하게 될 것이다. 이러한 장애의 예로 발처짐(foot drop)이나 발목의 등쪽굽힘의 어려움, 보행 시 지면 닿기 때 털썩거림이나 발의 끌림이 발생할 수 있다. 만성적인 압박은 하지 부종과 엉덩이와 다리의 피부에 건조함과 냉감 또는 창백함을 유발할 수 있다. 그러므로 약한 정도의 궁둥구멍근 증후군 증상이 나타나는 사람도 가능한 즉각적으로 치료가 이루어지는 것이 중요하다.

## 가능한 원인과 기여 인자(Possible Causes and Contributing Factors)

궁둥구멍근(이상근, piriformis)은 엉덩관절의 6개 바깥돌림근 중 가장 큰 근육이다. 이 근육은 엉치뼈의 전방 상부에 기시하여 큰돌기의 상부 조면에 부착한다. 궁둥구멍근은 엉덩관절을 바깥돌림하는 근육이면서 엉덩관절이 굽힘된 상태에서 엉덩관절을 벌림시키는 근육이다. 궁둥구멍근이 짧아져 궁둥신경(좌골신경, sciatic nerve)이 압박받게 되면 과긴장과 통증유발점이 발생한다. 넙다리갈래근(넙다리사두근, quadriceps femoris muscle), 내 · 외 닫힘근(폐쇄근, obtrator internus and externus), 상쌍둥이근(쌍자근, gemellus) 하쌍둥이근(쌍자근, gemellus)등으로 불려지는 다른 바깥돌림근들도 자세 이탈에 관여되어 있으며 이들도 치유되어야 한다.

한쪽 엉덩관절의 바깥돌림 상태로 한쪽 다리로만 체중을 지지하고 있거나 무릎을 벌린 채 웅크린 자세로 서있는 것 또한 바깥돌림 근육들을 단축시킨다(그림 9-2). 임산부나 배나온 사람이 주로 무릎을 넓게 벌려 앉은 자세나 엉덩관절을 바깥돌림 시키는 것은 궁둥구멍근을 수동적으로 짧아지게 하는 동작이다. 체중증가나 이들 활동에 대한 저항은 궁둥구멍근의 경련과 통증유발점에 대한 위험을 가중시킨다.

궁둥구멍근은 종종 환자의 자세가 "안짱다리" 형태일 때 과활동성이 나타난다(그림 9-3). 이 자세에서 실질적인 활동 즉, 걷기, 뛰기, 계단 오르기 시 엉덩관절의 안쪽돌림으로 인한 길항근의 과도한 활동으로 바깥돌림근의 과신장이 발생된다. 궁둥구멍근 증후군과 과전만이 함께 나타나면 근육의 부착된 엉덩뼈, 엉치뼈와 넙다리뼈의 관절 안정성을 위해 과활동을 하게 되거나 긴장이 증가하게 된다. 둔근의 모든 긴장성 증가는 골반과 궁둥구멍근 사이의 존재하는 궁둥신경을 압박하는 요인이 된다. 자세 이탈과 족저 근막염의 증상 및 징후 또한 환자가 엉덩관절을 돌림하려는 동작 시 궁둥구멍근 증후군의 징후를 나타낸다. 각기 이탈된 자세와 기술된 활동들은 유착과 통증유발점으로 발전하고 엉덩관절과 엉치엉덩관절의 가동성을 감소시킨다.

당신 스스로 해부학적 자세로 서있는 상태에서 한쪽 또는 양쪽 엉덩관절을 바깥돌림 시키는 동작을 취해 보시오. 주의 깊게 당신의 골반, 엉덩관절, 무릎 그리고 발목에 압박을 변화시켜 보시오. 앞으로 걸을 때 어떤 근육들은 대상작용을 하는지 느껴보아라. 엉덩관절이 바깥돌림된 상태를 유지하고 당신이 걷기를 멈췄을 때, 체중을 지지한 한쪽 다리의 골반, 엉치뼈와 엉덩관절의 느낌에 주의를 기울여 보라. 엉덩관절의 바깥돌림을 유지한 채 앉았을 때 이 자세를 위해 척추와 골반이 어떤 보상작용을 하는 지 느껴 보시오. 당신의 무릎을 모았다면, 당신의 궁둥구멍근이 신장되는 것을 느낄 수 있을까?

지금, 서서 엉덩관절을 안쪽돌림 시키시오, 무릎 사이의 간격과 넙다리의 각도, 발목의 외번 정도가 어떻게 변하는지 관찰해 보시오. 관절에 이러한 자세 이탈에 의해 부가된 스트레스를 유지한 상태에서 무릎의 굽힘을 증가시켜 걸을 수 있는가? 엉덩이 근육과 바깥돌림 근육들의 스트레스가 엉덩관절의 가동성을 감소시키고 당신이 움직이려고 할 때 무릎에 부하가 증가하는 것을 느낄 수 있다.

뒷주머니에 지갑처럼 두터운 물건을 넣는 행위도 궁둥구멍근과 궁둥신경을 압박하여 자극과 염증, 긴장 그리고 근막통증을 유발할 수 있다. 엉덩관절 부위가 쪼이는 바지를 입는 것은 궁둥신경을 압박할 뿐 만 아니라, 위쪽 엉덩뼈가시(장골극, iliac spine)에 위치한 외측 넙다리 근피신경을 압박하게 되어 다리의 앞과 외측 부위에 무디거나 저린 느낌을 유발할 수 있다. 하이힐을 신는 것은 과전만과 궁둥구멍근 유도하는 비정상적인 자세를 만들 수 있다. 무용수는 종종 발목을 발바닥쪽 굽힘하고 엉덩관절을 과도하게 바깥돌림 시키는 자세를 훈련받곤 한다. 아직 공연중인 무용수는 더 균형 있는 자세를 재정립하는 치료에 동의하는 것에 힘들어 한다. 비록 자세 조정을 위해 사용되는 모든 기법을 생략하고라도, 이런 구조가 만들어낸 통증과 다른 증상은 바깥돌림근의 신장기법과 심부 근

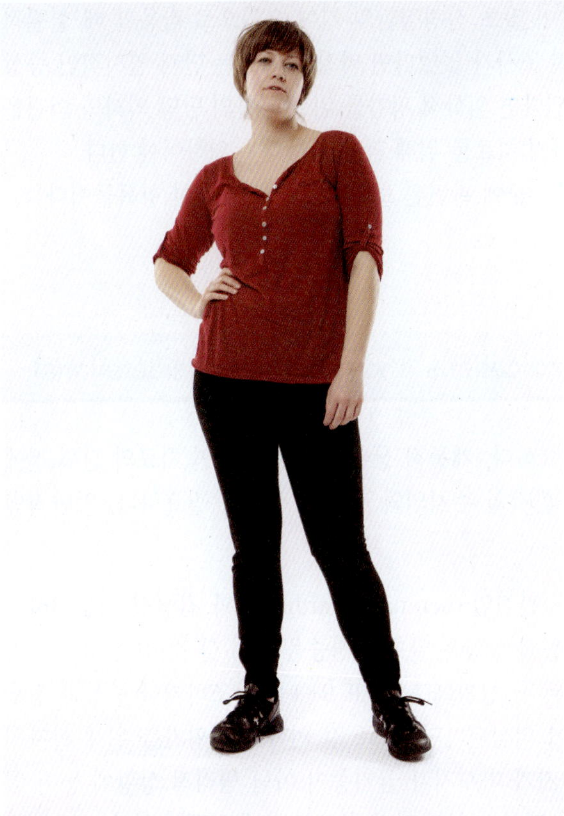

그림 9-2 **자세 불균형.** 한쪽 또는 양쪽 엉덩의 가쪽돌림 상태로 서있거나 한쪽으로 체중지지를 하면, 궁둥구멍근의 짧아짐이나 근막 통증 그리고 경련을 유발할 수 있다.

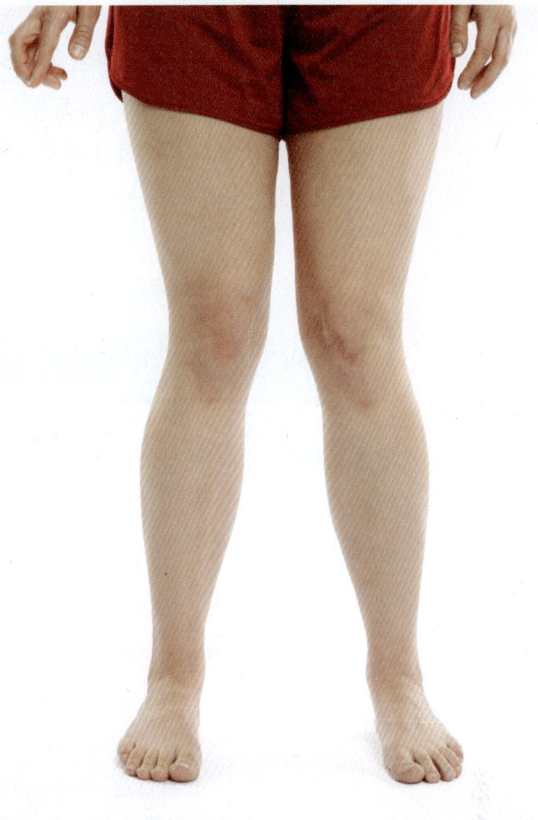

그림 9-3 **무릎 가쪽번짐(외번).** 길항근이 과도하게 작용하면 궁둥구멍의 늘어짐으로 인해 무릎의 가쪽번짐과 엉덩의 안쪽돌림이 나타나 단단한 띠와 통증유발점이 발생하여 궁둥신경을 자극하게 된다.

막의 이완기법과 같은 방법을 통해 치료가 가능하다. 이런 경우 환자는 증상의 재발이 우려 된다. 자동차 사고나 낙상과 같은 외상은 궁둥구멍근(이상근, piriformis)의 염증을 발생 시킬 수 있으며 상흔 조직의 형성이나 혈관 및 신경의 자극이 나타날 수 있다.

또한 외상은 화골성 근염(myositis ossificans) 즉, 근육의 석회화를 초래하여 궁둥구멍근 증후군을 야기할 수 있다. 마사지를 위한 병리학 서적을 참조할 때 화골성 근염(myositisossificans)을 가진 환자는 금기증이거나 주의가 요망된다. 다른 요인들로 엉덩관절 전치환술(hip replacement), 엉덩이 동맥의 동맥류(aneurysm), 퇴행성 디스크 질환, 척추관절의 자극(facet irritation)이나 큰돌기부의 윤활낭염(bursitis) 등이 있다. 이런 경우들에서 최선의 치료 계획을 결정하기 위해 담당 의사에게 의뢰한다.

다른 요인으로 신경 손상이 동반된 비만(obesity), 갑상선 기능 저하증(hypothyroid condition), 골 관절염(arthritis), 당뇨(diabetes), 통풍(gout), 호르몬 변화(hormonal changes), 림프 부종(lymphedema), 류머토이드 관절염(rheumatoid arthritis), 루푸스(lupus), 라임병(lyme disease) 등이 관련되어 있다. 이런 경우 증상은 관련된 상태가 조절됨으로 인해 빠르게 해소 된다. 임신기간 동안 체액과 복강의 크기는 증가하고 이로 인해 중력 중심점이 변화되지만, 압박 받았던 요소가 분만 이후에 빠르게 해결된다. 비록 흡연이 궁둥구멍근 증후군의 직접적인 원인은 아니지만, 염증성 과정을 통해 증상의 강도를 높이는 요인이 된다. 알콜중독, 영양결핍, 비타민 B 결핍과 일반적인 스트레스 또한 신경 장애에 기여한다.

말초 신경질환에 기여하는 다양한 요인들이 존재하므로 치료를 시작하기 전에 환자의 건강 상태에 대한 병력을 이해한 것이 필수요건이다. 마사지 치료나 치료적 교정술에 대한 금기증으로 포함된 많은 상태의 항목이 있다. 더욱이 계통적 상황이 말초 신경질환의 기여 요인으로 작용할 때 실질적으로 담당 의사로부터 계통적 상황에 대한 사전 조사가 없었다면 마사지 치료는 단지 일시적인 증상의 완화만을 보일 것이다. 계통적 상황이 의심된다면 의학적 평가를 위한 환자의 담당 의사의 의견을 참조하여야 하고, 계통적인 상황이 있다면 마사지 치료를 위해 담당 의사와 논의하여야 한다.

표 9-1은 궁둥구멍근(이상근, piriformis) 증후군에 관련된 보편적인 상황에 대한 항목들이다.

## 금기증과 특수한 고려사항(Contraindications and Special Considerations)

첫째, 궁둥신경 증상의 발생에 대한 이해가 필요하다. 계통적 상황에 놓여 있다면 치료의 진행 전에 마사지 치료를 위한 병리학적 문헌의 고찰과 환자의 주치의와 충분한 상의가 필요하다. 일반적인 주의점에 따르면:

- **기초 병리학.** 당뇨(diabetes), 류머토이드 관절염(rheumatoid arthritis)과 갑상선 기능저하증(hypothyroid condition) 등이 포함된 계통적 상황은 말초 신경증을 야기 할 것이다. 척추 후방전위증 또는 퇴행성 디스크 질환도 관여된다. 상황에 노출(표 9-1를 참조하거나 증상과 징후에 대한 병리학 서적을 고려하여) 된 것이 의심된다면, 치료 전 의학적인 평가를 위해 환자의 담당 의사의 의견을 고려하여야 한다. 환자가 마사지가 금기증이 아닌 병리적 상황에 놓여 있다면 개별적 상황에 입각한 치료 계획을 수립하기 위해 담당 의사와 함께 일해야 한다.
- **위험 부위.** 넙다리 부위와 오금부위의 위험 부위는 주위하여야 한다.
- **증상의 재현.** 증상은 치료하는 동안 신경에 대한 도수 압박이나 환자의 자세가 신경을 압박할 수 있는 해부학적 자세를 취한다면 재현될 것이다. 치료 중에 증상이 재현된다면 먼저 환자에게 중립 자세를 취하도록 유도한다. 그래도 증상의 개선이 없다면, 압박력을 감소시키거나 그 부위에서 떨어진 부위를 선택한다. 증상을 발현시키지 않고 통증을 감소 시킬 수 있는 치료 부위를 주변에서 찾을 수 있을 것이다.
- **치료 시간과 압력.** 퇴행성 질환 또는 환자의 일상생활 활동이 감소된 상황을 가진 질환처럼 환자의 상태가 초기일 경우, 압박과 치료 시간에 대한 조정이 필요하다. 30분 단위의 반복이 환자에게 효과적이다.
- **자세.** 환자의 편안함을 유도하고 증상을 감소시키기 위해 받침대를 사용한다. 바로누운자세에서 엉덩관절 바깥돌림을 감소시키는 바깥쪽 무릎의 받침대 적용은 근육의 해부학적 길이가 안정된 상태를 유지하도록 도우며 궁둥구멍근에 대한 접근을 용이하게 할 수 있다. 과전만이 나타난다면 8장을 참조 하시오.
- **마찰.** 환자가 류머토이드 관절염(rheumatoid arthritis)이나 골관절염(arthritis)처럼 염증상태이거나 조직의 건강이 손상되어 있거나 환자가 항-염증 약물을 복용하고 있다면 심부 마찰은 사용하지 말아야 한다. 이런 경우 마찰은 염증과정을 발생시키고 항-염증 약물의 의도치 않은 간섭 반응을 유발할 수 있다. 건강 관련 조언자의 동의를 구할 수 있다면 환자로 하여금 치료기간 몇 시간 전부터 약물 복용을 삼가 하도록 한다.
- **주사.** 환자가 치료기간 2주 이내에 스테로이드, 보톡스 또는 이와 유사한 약물을 주사하고 있다면 그 부위는 피해야 한다. 이들 주사는 감각과 근육의 생리적 활동을 감소시켜 도수 압박의 동질성을 방해하게 될 것이다.

**표 9-1 궁둥구멍근 증후군에 원인이 되거나 흔히 혼동되는 질병의 구분**

| 질병 | 전형적인 징후와 증상 | 검사 | 마사지 치료 |
|---|---|---|---|
| 엉치엉덩관절 기능부전 | 하요부, 엉덩관절, 골반의 통증<br>자세 이탈<br>비정상적인 보행 | 신체검사<br>stork(Gillet' s)검사<br>Ganslen' s 검사<br>Yeoman' s 검사<br>X-선 | 신경근이 원인일 때 적응증.<br>근본적인 원인이 의심스러울 때 의사에게 의뢰. |
| 큰돌기의 활액막염 | 엉덩관절 통증<br>병변 측으로 누울때나 움직일 때 통증이 악화.<br>엉덩관절의 붓기와 팽만감.<br>피부의 온열감 | 신체검사<br>X-선<br>MRI | 감염에 의한 활액막염일 경우 계통적인 금기증이 된다.<br>부종을 치료하는 목적으로 급성기에도 부분적인 마사지는 적용 가능. 아급성기에 관절 주변은 적용가능. |
| 허리뼈 추간판 탈출증 | 근육경련<br>약증과 위축<br>요통<br>기침, 웃을 때 엉덩이, 다리와 발의 통증이 악화<br>다리와 발의 무디고 저린 느낌 | 근육 강도와 반사검사를 포함한 신체검사<br>하지 직거상 검사<br>X-ray, CT,MRI<br>근전도 검사<br>척추 조영술 | 신중하게 적용<br>건강관리 팀과 협력 |
| 신경근 압박(신경근 병증) | 근육경련, 약증, 위축<br>하지로의 통증 방사 | Kemp' s 검사<br>Valslva' s 검사<br>신경학적 검사-반사, 감각, 강도 | 원인과 압박부위가 명확할 때 가능.<br>증상의 재발이나 압박이 증가하면 중단. |
| 당뇨 | 빈번한 배뇨, 주기적인 갈증, 식욕증진, 피로, 메스꺼움 | 신체검사<br>혈당 검사 | 조직의 순환이 원활하지 않을 경우 가능. |
| 화골성 근염 | 딱딱한 덩어리<br>침범관절의 관절 가동범위 감소 | 신체검사<br>X-ray | 출혈을 방지하기 위해 국소부위는 금기.<br>손상부위의 가장자리에 재흡수를 목적으로적용하는 것은 가능. |
| 요척추의 협착증 | 요통과 하지의 관련통<br>등과 엉덩관절의 방사통과 다리와 발의 약화와 무딤, 저린감<br>균형 장애<br>내장과 방광기능 소실 | 신체검사<br>척추<br>X-ray<br>MRI<br>CT,척추 조영술<br>뼈 검사 | 신중하게 적용 가능.<br>건강관리팀과 협력.<br>스테로이드 주사나 항염증 치료 병행 |
| 척추 후방 전위증(허리뼈부에서 시작해 흉추부로 진행된) | 허리뼈의 과폄<br>요통, 엉덩이와 허벅지통증<br>경직된 등 | X-ray<br>하지 직거상 검사 | 적응증<br>신장과 강화는 적극적 사용 |
| 척수나 궁등신경 종양 | 등, 엉덩관절, 다리와 발의 통증<br>다리의 약화와 감각소실<br>보행의 어려움<br>감각 감소<br>내장과 방광기능 소실<br>다양한 정도의 마비<br>측만증과 척추 변형 | MRI<br>CT<br>PET<br>CBC<br>척추 조영술<br>조직검사 | 종양으로 의심되면 건강관리 전문가에게 의뢰.<br>종양진단을 받으면 협력 진료<br>종양의 위치와 형태에 따라 마사지 추천 |

(계속)

**표 9-1 궁둥구멍근 증후군에 원인이 되거나 흔히 혼동되는 질병의 구분(계속)**

| 질병 | 전형적인 징후와 증상 | 검사 | 마사지 치료 |
|---|---|---|---|
| 음부신경 자극 | 서혜부, 생식기, 직장부의 통증<br>변비<br>내장 움직임 시 통증<br>배뇨 시 작열통<br>성교 시 통증<br>성기능 장애 | 음부신경 운동 잠복검사<br>근전도<br>진단성 신경 차단<br>Magnetic resonance neurography(MRN) | 흔히 골반 저근막이 포함됨.<br>마사지 치료의 실기에 포함된 근육에 대해 적응증.<br>건강관리 전문가와 협진 |

- **조직의 길이.** 근막조직 치료 시 중요한 요건으로 미리 신장된 길이에 두지 않도록 한다. 먼저 근막의 제한을 평가하고 명확한 경우에 적용한다. 마찬가지로, 근육의 과신장은 기시부에서 부착점까지 신장시키는 것이 아니므로 과도한 신장을 통해 근막통증을 치료 할려고 하는 것 보다 전체 가동범위 신장대신에 열을 사용하거나 국소 부위에 대한 침요법과 부드러운 신장기법을 사용해야 한다.
- **관절 과운동성과 불안정성 인대.** 환자가 관절이 과운동성을 갖고 있거나 인대가 임신, 손상, 또는 계통적 증상으로 인해 불안정해 졌다면 가동술에 대해 주의해야 한다.

## 마사지 치료에 대한 연구(Massage Therapy Research)

문헌고찰을 통해 궁둥구멍근(이상근, piriformis) 증후군을 위한 마사지 치료의 효과에 대한 연구가 부족하다. 궁둥구멍근 증후군을 치료하기 위한 도수치료를 이용한 많은 문헌에서 인체 의학처럼 다른 기법에 의해 기인하거나 물리치료나 척추 교정 등 교재에서 기초하였다. 마사지 치료에 대해서는 짧아진 조직의 신장에 대해 적용하는 마사지 기법과 늘어나고 약해진 근육의 강화를 위해 스스로 치료하는 방식만으로 적용하였다.

몇몇 문헌고찰에서 궁둥구멍근 증후군의 징후에 대한 완화를 위해 물리치료 또는 도수치료를 사용한 사례가 있었으며 비록 이들 문헌이 특별한 치료계획을 수립하지 못하고 대부분 수술 요법이나 보톡스, 주사요법, 조정법칙에 따른 도수치료 등과 같은 중재방법을 동원한 연구들이었다. Travell과 Simon이 1999년에 연구에서 궁둥구멍근 증후군을 제시하고 통증유발점의 법칙을 간헐적으로 사용하였으나, 근막 통증점의 이완을 목적으로 일반적으로 시행된 치료적 중재법은 vapocoolant 분사법이다. "마사지 치료와 끊임없는 하지의 증상"이라는 제목의 2009년 Meg Russel의 주장에서 이상근 증후군과 끊임없는 하지의 증상 간의 상관성에 대해 발표 하였지만, 이 연구는 궁둥구멍근 증후군의 특별한 증상에 초점이 맞춰진 것이 아니었다. 2006년에 Peggi Honig은 학생이 발표한 사례 연구에서 마사지 치료 기구로부터 표창을 수여했었는데 "궁둥구멍근 증후군 치료에 대한 사례연구; body work의 보존적 치료 적용" 이 연구에서 최근 몇 년동안 만성통증의 병력을 가진 43세 여성의 사례가 기술되어 있었는데 그녀의 증상은 궁둥구멍근 증후군이었으며 마사지를 통해 통증이 경감되었다. 비록 그 사례연구가 기재되진 않았고 더 다양하게 계획하여 많은 결과물을 도출하진 못했지만. 이 연구의 결과는 매우 고무적이다.

# WORKING WITH 환자에 대한 치료(THE CLIENT)

## 환자평가(Client assessment)

이상근 증후군의 징후는 종류가 다양한 상태를 가지거나 기능적 요소의 다양성이 증상의 심황에 기여할 수 있기 때문에 복잡하다. 이들 요소가 어떻게 환자에게 나타나는가에 따라 많은 변수가 첨가된다. 예로, 서 있을 때 체중부하가 많은 쪽의 엉덩관절 바깥돌림을 하는 환자는 등뼈의 가쪽 굽힘과 엉덩뼈 능선(장골릉선, iliac crest)의 올림, 엉치엉덩관절의 부동성, 엉덩관절 또는 척추의 돌림으로 야기된 넓은 등근(광배근, latissimus dorsi), 배빗근(복사근, oblique abdominal), 뭇갈래근(다열근, multifidus), 회선근의 침범이 나타나고 엉치뼈, 골반과 척추에 연결된 인대에도 침범이 나타난다. 또한 과전만도 나타난다(8장을 참조 하시오). 일반적인 궁둥구멍근(이상근, piriformis) 증후군을 가진 환자를 위해 어떤 치료를 시작하기 전에 각 환자를 위한 명확한 증상을 파악하기 위해 침범된 관절의 평가는 필수적이다.

환자와 함께 제일 먼저 평가가 이루어져야 하는데 일부 사례에선 필요에 따라 전화 통화상으로도 가능하며 스스로가 통증의 특수한 부위의 치료법을 환자가 찾을 수 있도록 진행할 것을 요구한다.

표 9-2 항목은 환자의 건강 상태에 대한 파악을 위해 시행하는 설문지이다.

### 자세평가(Postural Assessment)

환자가 내원하여 문을 열고 들어오는 순간부터 자세와 움직임을 평가해야 한다. 궁둥구멍근 증후군을 가진 대상자를 구분하기 위해 보상패턴이나 불균형을 찾아야 한다. 환자가 계단을 오를 때 엉덩관절의 가동성이 감소된 정도가 어떤지, 주로 사용하는 다리가 어떤 것인지 주의 깊게 살핀다. 관절의 불안정성과 저는 걸음걸이, 족하수, 엉덩관절의 바깥돌림과 과전만의 유 · 무를 파악한다.

환자가 의자에 앉아 있다가 일어날 때 팔로 의자를 짚고 힘을 써서 일어나는지, 서 있는 자세에서 편안하고 자연스럽게 자세를 유지하는지를 평가하여야 한다. 환자가 해부학적 자세를 취하기 위해 신중하게 노력한다면 그들의 일상생활 활동을 명확하게 평가하는 것에 어려움을 갖을 수 있다. 자세평가에서 궁둥구멍근이 짧거나 과긴장되어 엉덩관절이 바깥돌림되어 있는지 주의깊게 확인해야 하는데 한쪽 엉덩관절의 바깥돌림은 종종 골반의 돌림에 의한 것이거나 엉덩관절의 약간의 굽힘에 의한 것일 수도 있다. 환자는 서 있을 때 병변 측 발이 그렇지 않은 발에 비해 앞쪽에 위치하게 된다. 보상패턴으로 병변 측이 아닌 하지의 무릎이 과폄될 가능성이 있는데 이는 병변 측 엉덩관절의 다리에 부하를 줄이기 위해 들어 올리기 때문이다. 8장을 참조하면 환자에게 과전만이 나타날 수 있다. 환자에게 천장관절의 기능부전이 있다면 환자는 엉덩관절 올림시키고 골반이 돌림되며 등뼈와 허리뼈의 가쪽 굽힘이 나타난다. 환자의 증상이 궁둥구멍근의 길항근에 원인이 있다면, 엉덩관절 안쪽돌림과 외반슬(genu valgum)과 발목의 외반이 나타나는 것을 관찰할 수 있을 것이다.

그림 9-4는 건강한 자세와 엉덩관절의 바깥돌림근에 단축이 있는 궁둥구멍근(이상근, piriformis) 증후군 환자의 자세를 표현하였다.

**표 9-2 건강 기록**

| 환자에게 필요한 질문 | 치료계획을 세울 때 중요하게 생각해야 할 부분 |
|---|---|
| 증상을 느끼는 부위는? | 증상의 부위는 통증유발점 위치, 손상부위, 또는 다른 기여요소에 대한 실마리를 제공한다. 하지의 방사통이나 무딤 그리고 저림으로 침범된 신경을 확인 할 수 있다. |
| 증상을 어떻게 느끼는 기술하시오. | 증상의 근원을 구별이 가능할수 있으며 침범된 신경과 혈관을 결정할 수 있다. |
| 악화되거나 좋아지게 하는 움직임은 어떤것인가? | 어떤 움직임이 긴장과 약증 또는 압박을 만들어 내는지를 확인한다. |
| 지금의 상태를 의사에게 문의하였는가? 진단명은 무엇인가? 시행한 검사는 무엇인가? | 의학적 검사는 기여 요인 뿐만 아니라 금기증을 알수 있다. 검사를 받지 않으면 의사가 만든 진단명에 의해 결정되므로 이 시점에서 당신의 평가방법으로 검사를 시행해야 한다. 당신의 평가가 진단명과 일치하지 않는다면, 환자로 하여금 의사와 본인이 찾은 결과에 대해 상담할 수 있도록 하거나 의사와 직접 만나서 상의해야 한다. |
| 당뇨나 골다공증, 류머토이드 관절염 또는 갑상선 기능 저하증과 같은 상태를 경험한 적이 있는가? | 계통적 상태 증상과 징후에 기여하기 때문에 효율적인 치료와 그 결과를 위해 알아야 한다. |
| 손상이나 수술 또는 임신중 증상의 경험이 있었는가? | 손상 및 수술과 상흔조직은 결과적으로 유착이나 과- 또는 저긴장 그리고 비정상적인 관절 가동범위를 만든다. 임신기간 중의 자세의 변화는 주요한 요인으로 작용한다. |
| 하는 일의 종류와 취미, 습관적인 활동은 무엇인가? | 엉덩관절의 바깥돌림과 벌림이 증가 상태에서 반복적인 움직임과 정적인 움직임은 환자의 상태에 영향을 미친다. |
| 약물처방이나 채식, 다른 보조식품을 복용한 경험이 있는가? | 모든 종류의 약물요법은 증상에 관련한 요인 또는 금기증을 포함하거나 주의사항이다. |
| 지난 2주안에 스테로이드, 보톡스 또는 진통제를 주사맞은 적이 있는가? 있다면 어느 부위인가? | 해당부위의 마사지는 금기이다. |
| 지난 4시간 안에 근육이완제나 통증완화제를 복용하였는가? | 이런 환자는 치료에 필요한 압박의 정도를 결정할 수 없다. |
| 지난 4시간 안에 항-염증약물을 복용한 적이 있는가? | 심부 마찰은 먼저 염증반응을 일어나기 때문에 환자가 최근 항-염증약물을 접했다면, 시행하지 않아야 한다. |

## 관절가동범위 평가(ROM Assessment)

엉덩관절 가동범위 검사는 길항근 또는 주동근으로의 궁둥구멍근(이상근, piriformis)이 동원되는 것을 평가한다. 환자가 움직임의 양을 조절하거나 통증이 없는 범위 안에 머무르려고 하는 것을 허용한다. 능동적인 관절가동범위는 손상의 급성기에 통증발현이나 재손상을 예방하기 위해 사용된다.

박스 9-1은 이상근 증후군이 표현된 관절의 능동 가동범위에 대한 평균을 제시하였다.

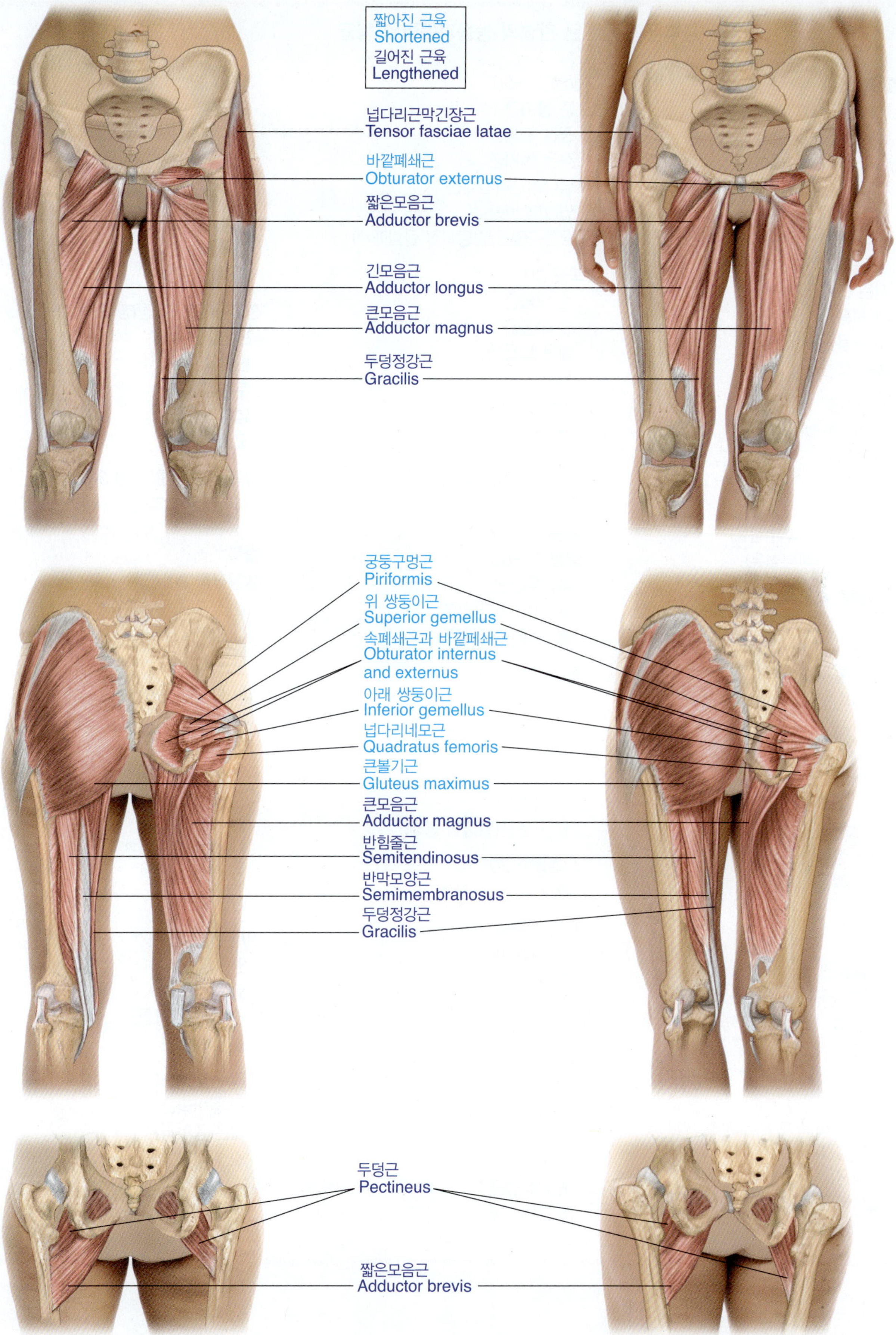


그림 9-4 **자세평가 비교.** 그림을 주의 깊게 살펴보면, 오른쪽 그림에서 오른쪽 엉덩의 가쪽 돌림과 골반의 경과 회전, 그리고 흉곽의 가쪽 굽힘을 확인할 수 있다.

## 박스 9-1 궁둥구멍근 증후군과 관련된 관절의 능동가동범위 평균

**엉덩관절**

*굽힘 110–120°*
넙다리곧은근
중간 볼기근(앞쪽섬유)
넙다리근막긴장근
넙다리 빗근
큰 허리근
엉덩근
작은 볼기근
큰 모음근
긴 모음근
짧은 모음근

*폄 10–15°*
넙다리 두갈래근
반힘줄근
반막양근
큰 볼기근
중간 볼기근(후부섬유)
큰 모음근(후부섬유)

*가쪽돌림 40–60°*
넙다리 두갈래근
큰 볼기근
중간 볼기근(후부섬유)
넙다리 빗근
궁둥구멍근
넙다리 네갈래근
속 폐쇄근
바깥 폐쇄근
위 쌍둥이근
아래 쌍둥이근
큰 허리근
엉덩근

*안쪽 돌림 30–40°*
반힘줄근
반막양근
중간 볼기근(앞쪽섬유)
작은 볼기근
큰 모음근
긴 모음근
짧은 모음근
두덩정강근
두덩근
넙다리근막긴장근

*벌림 30–50°*
큰 볼기근
중간 볼기근
작은 볼기근
넙다리근막긴장근
넙다리 빗근
궁둥구멍근(엉덩관절 굽힘에서)

*모음 30°*
큰 모음근
긴 모음근
짧은 모음근
두덩근
두덩정강근
큰 허리근
엉덩근
큰 볼기근(아래 섬유)

**몸통**

*굽힘 50–60°*
배곧은근판
배 바깥 빗근(양쪽)
배 안쪽 빗근(양쪽)

*폄 25°*
가시근
가장긴근
뭇 갈래근
돌림근
허리네모근
넓은 등근(팔굽힘 상태)

*동측돌림 20°*
배 안쪽 빗근(한쪽)

*반대측 돌림 20°*
뭇 갈래근)
돌림근
배 바깥 빗근(한쪽)

**무릎**

*굽힘 120–150°*
넙다리 두갈래근
반힘줄근
반막양근
두덩정강근
넙다리 빗근
장딴지근
오금근
장딴지 빗근

*폄 0–15°*
넙다리곧은근
가쪽 넓은근
안쪽 넓은근
중간 넓은근

*안쪽 돌림(굽힘상태) 20–30°*
반힘줄근
반막양근
두덩정강근
넙다리 빗근
오금근

*가쪽 돌림(굽힘상태) 30–40°*
넙다리 두갈래근

**발목**

*발등굽힘 20°*
앞 정강근
긴 발가락 폄근
긴 엄지폄근

*발바닥 굽힘 50°*
장딴지근
가자미근
뒤 정강근
긴 종아리근
짧은 종아리근
긴 발가락 굽힘근
긴 엄지 굽힘근
장딴지 빗근

*안쪽번짐 45–60°*
앞 정강근
뒤 정강근
긴 발가락 굽힘근
긴 엄지폄근

*가쪽번짐 15–30°*
긴 종아리근
짧은 종아리근
긴 발가락 폄근

### 능동적 관절가동범위(Active ROM)

박스 9–1에 제시된 것과 환자의 능동 관절 가동범위를 평가한 것과 비교하라. 통증과 다른 증상은 환자가 통증이 없는 범위에서만 움직이기 때문에 능동 관절 가동범위를 평가하는 동안 재현되지 않는다.

- 궁둥구멍근(이상근, piriform)이 짧아졌을 때 **능동적인 엉덩관절의 안쪽돌림**은 제한되고, 통증이 발생하며 무딘 느낌과 저린 느낌이 발생 할 것이다.
- **엉덩관절의 능동적인 바깥돌림**은 궁둥구멍근이 짧아지고 긴장된 상태에서 안쪽돌림으로 인해 발생한 통증을 줄여준다. 보편적이진 않지만, 엉덩관절의 능동적 바깥돌림에서 통증과 제한이 나타날 수 있는데 이는 길항근들인 엉덩관절 안쪽돌림근육들이 단축이나 긴장이 있거나 엉덩관절의 안정을 위해 수축하고 있는 경우이다.
- **엉덩관절의 능동적인 벌림.** 궁둥구멍근이 짧거나 긴장된다면 엉덩관절의 능동적인 벌림은 약해지고 엉덩관절은 움직이는 동안 바깥돌림될 것이다. 이 검사는 옆으로 누운자세에서 명확하게 나타난다.

### 수동적 관절가동범위(Passive ROM)

환자의 양측 수동적 관절 가동범위를 비교하라. 각각의 범위에서 끝느낌(end feel)을 비교하라(1장의 끝느낌에 대한 설명을 참조 하시오).

- **엉덩관절의 수동적인 안쪽돌림**을 통해 환자가 일상생활에서 엉덩관절을 주로 바깥돌림하는 활동과 자세를 가진 환자는 제한되거나 통증이 나타난다.
- **엉덩관절의 수동적인 바깥돌림**에서 궁둥구멍근이 짧아진 채 안쪽돌림으로 발생된 통증을 줄인다.

### 저항적 관절가동범위(Resisted ROM)

저항검사는 엉덩관절을 가로질러 있는 근육의 강도를 평가하기 위한 것이다. 병변 측 하지와 비병변 측 하지의 강도를 비교한다.

- **엉덩관절의 벌림과 바깥돌림의 저항**에서 하요부, 엉덩이 그리고 엉덩관절의 통증이 나타나게 된다. 하지의 무디고 저린 느낌과 궁둥구멍근의 약화가 나타날 것이다. 이때 환자는 보상작용으로 골반을 회전할 것이다.

## 특수검사(Special Tests)

특수검사는 근육이 통증에 관여했는지 결정하는 것을 도와준다. 의학적으로 전문적인 방법인 x–선이나 다른 도구를 이용하여 통해 환자를 평가해야 하는데 상태가 나타날 경우 마사지 치료를 계획할 때 금기증이거나 특별한 고려가 요구된다.

**발살바법**은 디스크 탈출증, 종양, 그리고 환자가 기침이나 재채기를 할 때 척추신경의 압박을 증가시키는 여러 요소가 척추를 따라 국소 부위에 통증을 호소할 때 알 수 있다. 추간판 탈출증은 마사지의 금기증이 아니지만, 이 검사에서 압박의 증가를 유발할 정도로 특이하진 않다. 이런 이유로 발살바법이 양성이면, 환자의 의사에게 마사지 행위 전 부가적인 검사를 요구한다.

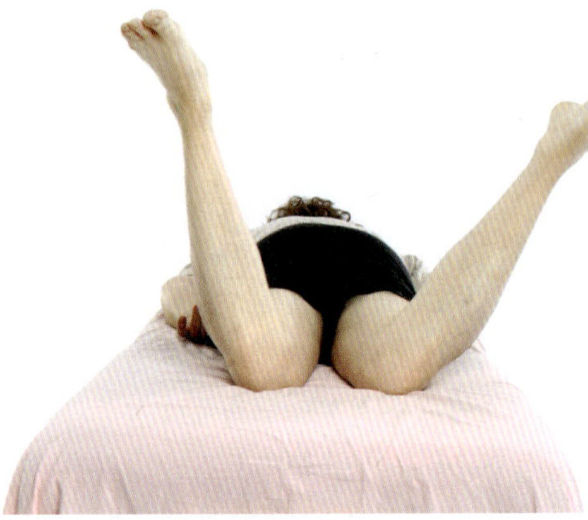

그림 9-5 **궁둥구멍근 길이 검사.** 그림에서 엉덩의 안쪽돌림에 제한이 있는 좌측의 궁둥구멍근의 단축을 확인할 수 있다.

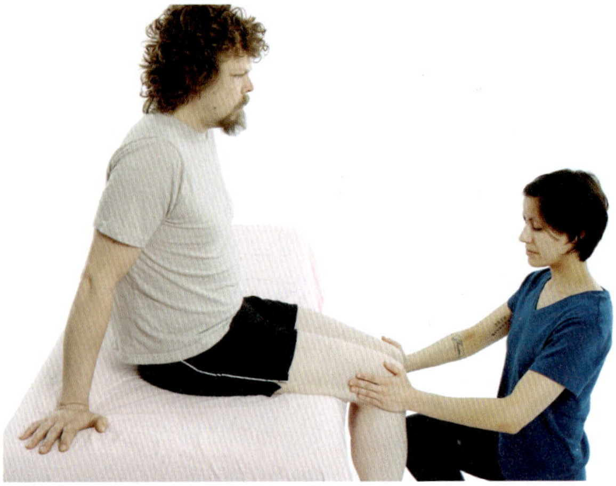

그림 9-6 **Pace 검사.** 궁둥구멍근의 근력을 평가하기 위해 검사자는 저항을 제공하여 환자로 하여금 벌림을 지시한다.

1. 일시적 순환의 감소가 가중되는 것을 피하라. 환자가 추골동맥의 기능부전에 대한 검사상 양성으로 나타나면 본 검사를 중단한다(4장의 추골동맥 검사 참조).
2. 환자가 마주보고 앉은 자세에서 깊게 숨을 들어 마신 후 강하게 내 뱉도록 시도할 때, 흉곽을 제한시킨다(마치 강제로 장을 움직이는 것처럼).
3. 이 검사가 양성인 경우 환자는 척추에서 특정 지점에 통증을 느낀다. 환자는 마사지를 받기 위해서 전문적인 의학적인 평가를 주기적으로 받아야 한다.

**궁둥구멍근(이상근, piriformis) 긴장검사**는 궁둥구멍근의 길이를 검사한다.

1. 환자는 엎드려 누운자세에서 무릎과 발을 모으고 무릎을 90° 굽힘 시킨다.
2. 그림처럼 환자는 무릎을 붙힌 상태에서 외력을 가하지 않고 양쪽 방향으로 발이 자연스럽게 떨어지도록 한다. 이 때 궁둥구멍근은 신장되며 엉덩관절은 안쪽돌림될 것이다(그림 9-5).
3. 각각의 다리가 중립지점에서 벌어지는 거리를 비교하시오.
4. 이 검사의 양성은 중립지점으로부터 적게 움직이는 하지의 궁둥구멍근 단축을 의미하는 것이다.

**Pace 검사**는 궁둥구멍근(이상근, piriformis)의 강도를 평가하기 위해 사용한다.

1. 바로 눕거나 앉은 자세에서 무릎을 모은다.
2. 검사자의 손을 환자의 무릎 바깥쪽 양측에 위치하고 환자로 하여금 검사자의 저항을 이겨내서 무릎을 벌리도록 지시한다(그림 9-6).
3. 양측을 확인하면서 약증이 있는지 검사하라. 증상이 한쪽에 있다면, 비병변 측에 비해 병변 측 벌림의 약화가 나타날 것이다.

**Strok 검사**는 엉치엉덩관절의 가동성을 검사하는 것이다.

1. 환자는 안정적인 지지면에 서거나 검사 동안 균형을 유지할 수 있도록 벽에 대항하여 선다.
2. 기능부전이 가정되는 부위를 먼저 검사할 수 있지만 양측의 결과를 비교하라.
3. 검사자가 환자의 뒤에서 무릎서기나 앉아서 한쪽 엄지를 병변 측 뒤위엉덩뼈가시에 위치하도록 하고, 다른 엄지를 동일 선상의 엉치뼈에 촉진한다.
4. 그림처럼 병변 측 무릎과 엉덩관절을 90° 굽힘 시키거나 환자가 가능한 범위까지 굽힘 시킨다

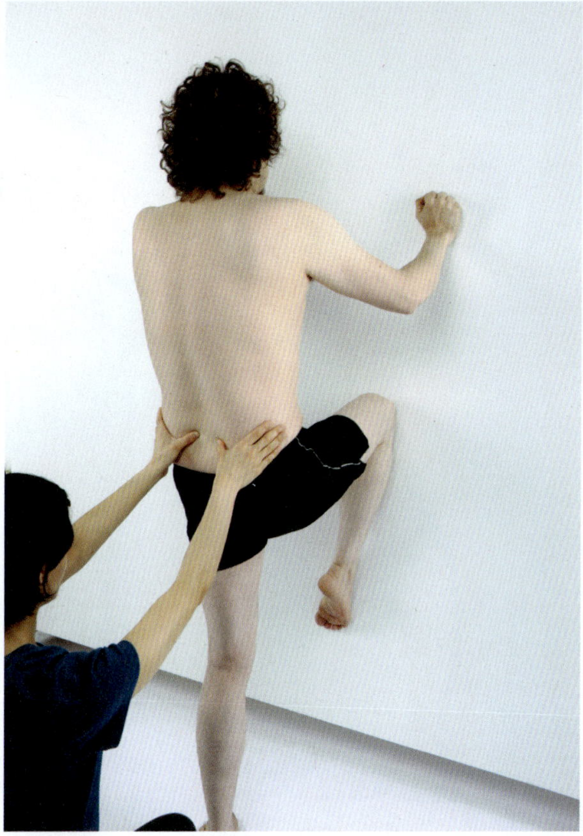

그림 9–7 **Stork 검사.** 엉치엉덩관절의 움직임을 평가한다.

(그림 9–7). 환자가 엉덩관절을 굽힘할 때 검사자의 엄지가 어떻게 움직여지는지 주의깊게 관찰한다.

5. 엉치엉덩관절이 정상적으로 움직일 때, 엉덩뼈는 후방으로 돌림되어 후상엉덩뼈가시에 위치한 엄지는 후방으로 움직일 것이다. 하지만 양성일 경우, 환자가 엉덩관절 굽힘을 시도할 때 후상엉덩뼈의 엄지가 위쪽으로 움직일 것이다.

## 촉진평가(Palpation Assessment)

하요부, 엉덩이 그리고 병변 측 하지에 대한 비정상적인 온도, 색깔과 질감을 평가한다. 궁둥신경이 압박되거나 연부조직으로의 혈관이 침범되면, 피부가 차가워지고(cool) 붓거나(swelling) 끈적이는 질감(boggy texture), 그리고 머리카락의 성장도 감소한다. 엉덩관절 바깥돌림과 엉덩이근육의 부착점 주변에 유착(adhension)을 확인 할 수 있다. 윤활낭염(bursitis)이 요인이라면 큰돌기 주변에 온열감을 느끼거나 과민한 느낌이 들 것이다.

엉덩이근과 엉덩관절 바깥돌림근의 촉진은 힘줄 긴장과 근육 긴장도 통증유발점을 확인하기 위함이다. 궁둥구멍근(이상근, piriformis)의 통증유발점은 엉덩이와 다리의 후부로 연관통을 야기한다.

만약 과전만이 있다면 8장에서 촉진을 참조 하시오. 환자의 엉덩뼈능선이 올림되어 있거나 엉치엉덩관절의 기능부전, 등뼈나 허리뼈의 가쪽굽힘, 넓은 등근(광배근, latissimus dorsi), 허리네모근(요방형근, quadratus lumborum) 안쪽, 바깥쪽 배빗근(복사근, oblique abdominal)과 허리뼈의 세움근(기립근, erector spinae)을 평가해야 한다. 비록 근육에 초점이 맞춰 졌어도 궁둥구멍근 증후군에 의한 직접적인 자세의 불균형이 관찰되었다면, 이는 이들 관절의 각기 관절가동범위에 대한 협력근

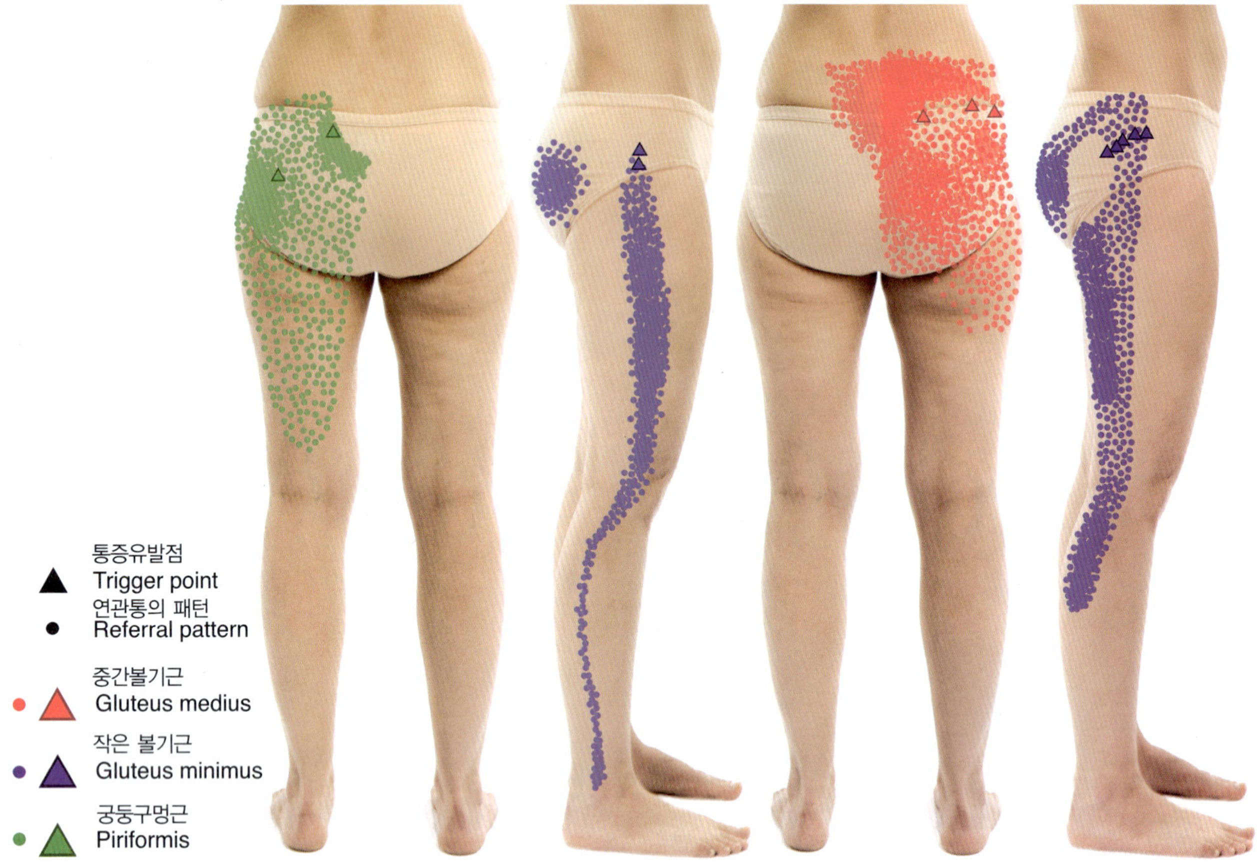


그림 9-8 **궁둥구멍근 증후군과 관련된 보편적인 통증유발점과 연관통의 패턴.**

과 길항근에 대한 평가가 필수적이다. 예로, 궁둥구멍근(이상근, piriformis)이 엉덩관절 바깥돌림근이긴 하지만 엉덩관절의 벌림근이기도 하다. 이것이 짧거나 반대로 모든 움직임에 관여하여 협력근과 길항근 모두 병변 측 동작에 사용된다. 예로, 엉덩이 근육과 바깥돌림근의 유착을 발견할 것이다. 넙다리 두갈래근(넙다리 이두근, biceps femoris), 넙다리 빗근(봉공근, sartorius), 엉덩허리근(장요근, iliopsoas) 등 엉덩관절 바깥돌림에 관여하는 근육들 또한 짧아지고, 유착되거나 과긴장되게 될 것이다. 엉덩관절의 안쪽돌림근들은 바깥돌림이 우세한 자세 불균형동안 늘어날 것이며 결과적으로 바깥돌림에 대한 길항하는 과활동의 결과로 단단해 질 것이다. 과전만된 근육들은 유착되고 근막통증을 야기하며 반막근(semimembranous) , 반힘줄근(반건형근, semitendinosus), 큰모음근(대 내전근, adductor magnus), 긴모음근(장 내전근, adductor longus), 짧은모음근(단내전근, adductor brevis), 두덩정강근(박근, gracilis)와 두덩근(치골근, pectineus)등이 여기에 포함된다.

## 질환별 도수치료(Condition-Specific Massage)

하요부와 다리에 광범위하게 퍼져 있는 저림과 무딤 및 통증이 발생할 때까지 하나의 상태보다 더 많거나 하나 이상의 상태가 복합된 경우에는 꼬집어 찾아내기가 힘들다. 당뇨와 같은 계통적인 상태는 신경병리적인 요인이 기여한 것이고 마사지 치료를 위해 주의가 요망되거나 금기증이 된다. 환자의 증상이 궁둥구멍근의 기능부전에 의해 발생된 것인지 구분하기가 불분명할 경우, 환자로 하여금 의사를 통해 의학적 평가가 치료 전에 선행되어야 한다.

이는 이완을 위한 치료에 필수적인 것이다. 궁둥구멍근(이상근, piriformis) 증후군을 가진 경우나 여러 가지 복합된 상태를 구분하지 않고 치료하는 것은 적합지 않다. 이런 경우 과도한 치료는 시도하지 마라. 충분히 이완하는 것으로부터 유지하려는 압박의 양이 얼마인지 당신이 인지할 수 있도록 환자에게 물어봐야 한다. 환자가 근육검사나 스트레스 받은 근막에 의한 반응이 있다면 당신의 압박을 감소시켜야 한다. 조직과 대화하듯이 시행한다는 것을 기억하라. 환자에게 당신의 치료가 증상을 재현하지는 않는지 물어봐야 하고 항상 환자가 참을 수 있는 범위에서 시행해야 한다. 통증유발점에 대한 깊은 압박은 환자의 허용범위 내 최고점에 다달은 통증을 발생시킬 수 있다. 환자가 통증평가를 표현할 때 통증수준이 과도하게 나타나지 않도록 해야 한다; 기법을 적용하는 동안 깊게 숨 쉴 것을 지시한다. 통증유발점이 비활성화 될 때 그 연관통 또한 감소될 것이다. 일반적인 통증유발점과 그것들의 연관 패턴은 그림 9-8에 제시하였다.

무딤과 저림 같은 증상이 재현된다면, 궁둥신경을 압박하고 있는 것이다. 당신의 압박을 감소시키거나 그 부위에서 약간 벗어나도록 적용한다면, 환자로 하여금 자연적인 자세로 조정할 수 있는데 이 내용을 기록하여라. 신경근의 상태가 더 명확하게 이해하도록 해주기 도와준다. 궁둥신경의 과민성으로 인한 궁둥구멍근의 당김과 짧아지는 것이 우선적으로 나타나는 것이 궁둥구멍근 증후군의 보다 보편적인 현상이므로 제안된 치료를 따른다.

환자가 궁둥신경의 급성손상을 받는다면 PRICE(보호, 안정, 냉찜질, 압박과 거상)에 따른다. 보존적으로 근위부 또는 원위를 시작으로 치료를 시행하며 아급성기 만성기가 되기 전까지 손상부위는 피해야 한다.

- 환자가 엎드려 누운자세에서 발목을 받쳐준다. 한쪽 또는 양쪽 뒷꿈치가 발가락보다 중립위치에서 모여진다면, 엉덩관절이 바깥돌림을 방지하기 위해 다리를 바로 펴서 무릎 바로 위 넙다리 바깥쪽에 받침대를 두어 돌림을 최소화 할 수 있다.

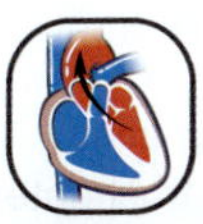
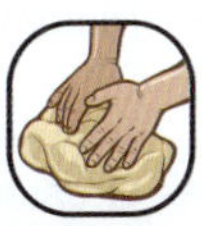

- 적응증이 된다면 병변부에 습열을 적용하시오. 양측이 침범되었다면 처음 예열한 부위를 벗어나 다른 엉덩이 부위로 이동한다.

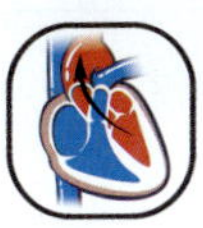
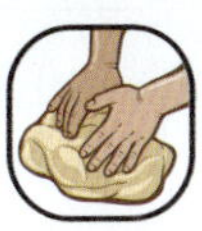

- 체간 아래에서 발을 향해 조직을 표면적으로 평가하기 위해 우선 마찰을 통한 예열 스트로크를 하라. 중간과 하요부 엉덩이, 넙다리와 다리 발 및 엉덩관절의 바깥돌림을 치료한 후에 남아 있는 시간에 어디에 초점을 둘 것인지 결정하는 것을 도와줄 것이다.

- 하요부와 엉덩이 주변에 붓기를 확인된다면, 림프결절에 제일 가까이에 표층 배액 스트로크를 한다.

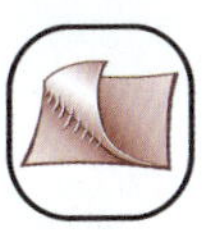

- 피부의 완화를 적용하기 전에 근막의 제한을 치료하기 위해 흉요 건막을 가로질러 제한된 근막의 치료와 평가가 이루어져야 한다.

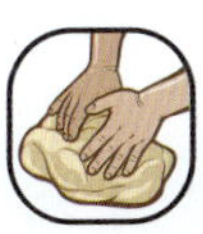
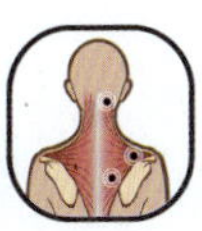

- 넓은 등근(광배근, latissimus dorsi), 허리뼈의 세움근(기립근, erector spinae)과 허리네모근(요방형근, quadratus lumborum)의 근막통증과 과긴장을 치료하고 평가해야 하는데 과전만의 유 · 무도 구별하여야 한다.

순환 증진(Increase Circulation); 유착 감소(Reduce Adhesions); 긴장도 감소(Reduce Tension); 조직 신장(Lengthen Tissue); 통증유발점 치료(Treat Trigger Points); 수동 스트레칭(Passive Stretch); 치료 작용(Clear Area)

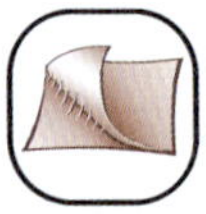

- 습열을 제거하고 근막제한과 이들의 이완을 위해 엉치뼈와 큰돌기 주변의 조직을 평가한다. 지방조직으로 인해 표면의 근막제한이 있는 엉덩이의 평가가 어렵다. 부착부 주변의 표면적 제한은 더 쉽게 국한 될 것이다.

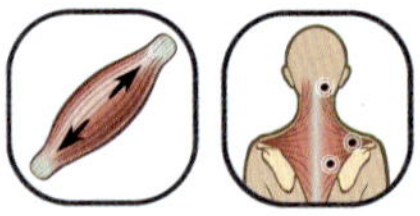

- 그림 9-9에 나타난 근막통증과 과긴장으로 인한 엉덩이 근육을 치료한다. 큰돌기 주변과 엉덩뼈능선과 엉치뼈간의 최대길이를 따라 반죽된 조직들을 바깥돌림근과 엉덩이 근육의 부착부를 치료한다. 심부 엉덩이 근육들의 유착을 이완하기 위해 엉치뼈에서 심부횡마찰을 시작하여 큰돌기부까지 시행한다. 3개의 엉덩이 근육 모두 각각의 섬유방향에 대한 조직을 통해 과긴장과 근막통증을 치료하고 평가한다.
- 심부 궁둥구멍근(이상근, piriformis)의 과긴장의 치료는 엉덩이 근육이 치료되면, 이때 당신의 특별한 치료를 시작한다(그림 9-10). 궁둥구멍근을 찾기 위해 당신의 손가락을 엉치뼈와 큰돌기의 중간 부위에 위치한다. 환자의 무릎을 90° 굽힘하고 환자에게 검사자의 저항에 대항하는 방향으로 발을 당기라고 지시한다. 이 바깥돌림은 당신의 손가락 아래에서 궁둥구멍근이 수축하는 것을 느끼게 할 것이다.

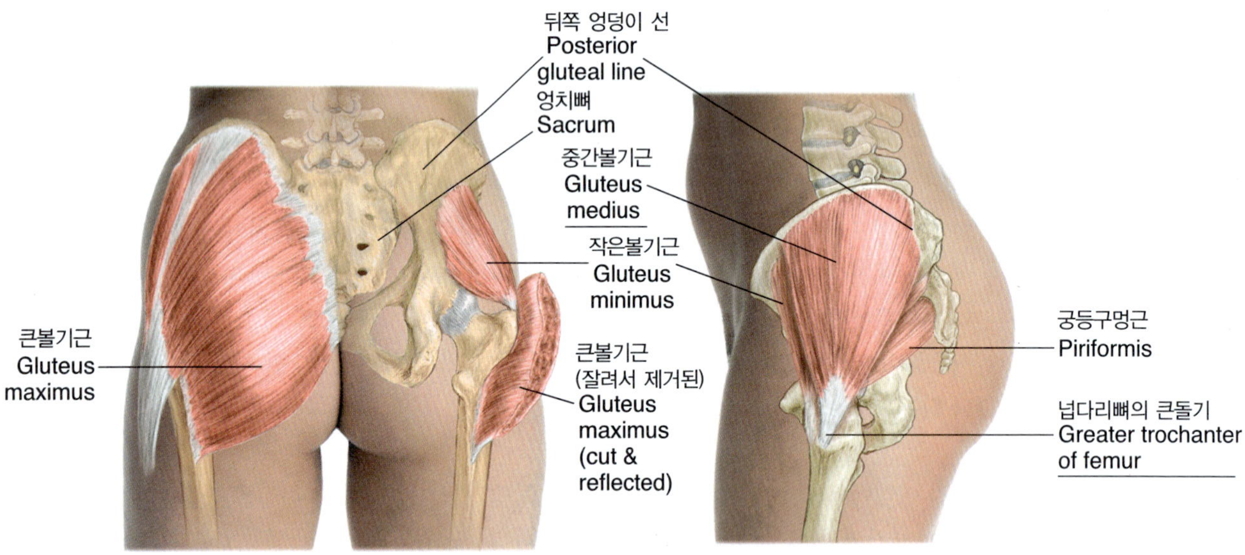


**큰볼기근(Gluteus maximus)**

| | |
|---|---|
| 이는 곳 | 꼬리뼈, 가쪽 엉치뼈, 뒤쪽 엉덩 능선, 엉치 조면과 엉치엉덩간 인대 |
| 닿는 곳 | **위쪽섬유**: 엉덩정강띠 **아래섬유**: 엉덩뼈 조면 |
| 작용 | **모든섬유**: 엉덩 폄, 가쪽돌림, 골방뒤쪽 경사; **위쪽섬유**: 엉덩 벌림; **아래쪽 섬유**: 엉덩 모음 |
| 지배신경 | 아래볼기신경 |

**중간볼기근(Gluteus medius)**

| | |
|---|---|
| 이는 곳 | 엉덩뼈와 엉덩능선사이의 표면 |
| 닿는 곳 | 넙다리뼈의 큰돌기 |
| 작용 | **모든섬유**: 엉덩 벌림; **앞쪽섬유**: 엉덩 굽힘,안쪽돌림; **뒤쪽섬유**: 엉덩 폄, 가쪽돌림, 골반의 뒤쪽 경사 |
| 지배신경 | 위볼기신경 |

**작은볼기근(Gluteus minimus)**

| | |
|---|---|
| 이는 곳 | 엉덩뼈와 엉덩선 사이 |
| 닿는 곳 | 큰돌기의 앞쪽 부착점 |
| 작용 | 엉덩 벌림, 안쪽돌림 굽힘 |
| 지배신경 | 위볼기신경 |

그림 9-9 **엉덩이 근육들.** 심부에 있는 궁둥구멍의 치료에 앞서 엉덩이 근육들의 치료가 필요하다. Adapted from Clay JH, Pounds DM. *Basic Clinical Massage Therapy: Integrating Anatomy and Treatment,* 2n ded. Philadelpia: Lippincott Williams & Wilkins, 2008.

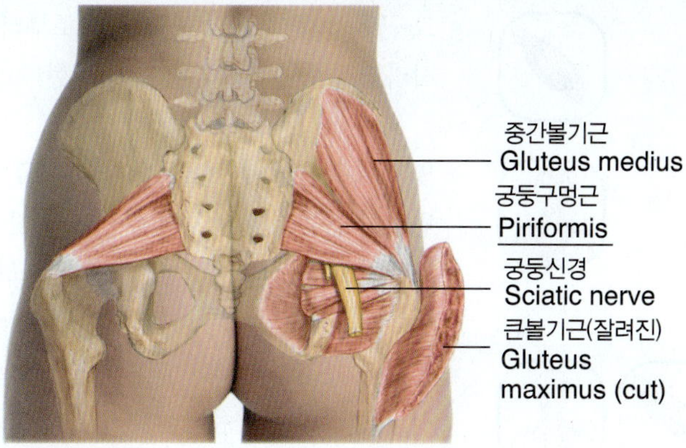


그림 9-10 **궁둥구멍근.** 근막통증과 과긴장된 궁둥구멍근을 찾아내서 통증유발점을 치료 한다. Adapted from Clay JH, Pounds DM. *Basic Clinical Massage Therapy: Integrating Anatomy and Treatment,* 2n ded. Philadelpia: Lippincott Williams & Wilkins, 2008.

**궁둥구멍근**(Piriformis)

| | |
|---|---|
| 이는 곳 | 엉치뼈의 앞쪽면 |
| 닿는 곳 | 넙다리뼈의 큰돌기 |
| 작용 | 엉덩의 가쪽돌림, 엉덩 굽힘 상태에서 벌림 |
| 지배신경 | L5-S2 신경(엉치신경총) |

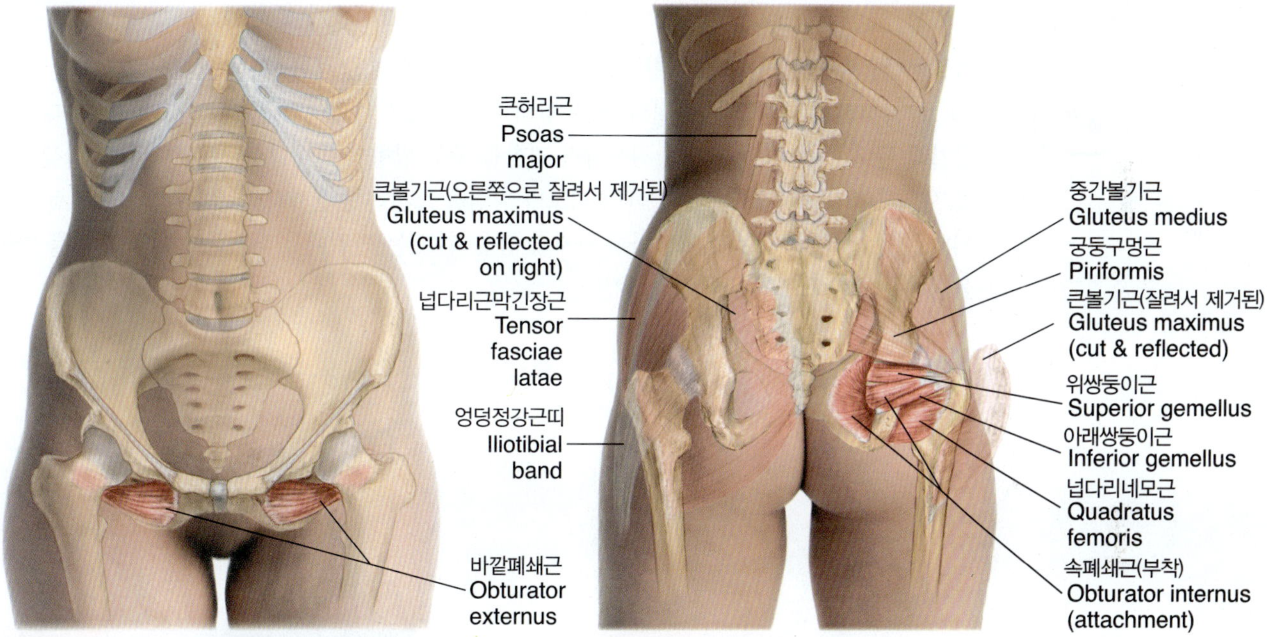


**넙다리네모근**(Quadratus femoris)

| | |
|---|---|
| 이는 곳 | 가쪽 궁둥뼈 결절 |
| 닿는 곳 | 넙다리뼈의 큰돌기와 작은돌기 사이 능선 |
| 작용 | 엉덩 가쪽돌림 |
| 지배신경 | L4-S1번 신경뿌리 |

**속폐쇄근**(Obturator internus)

| | |
|---|---|
| 이는 곳 | 막힘구멍의 아래면 |
| 닿는 곳 | 넙다리뼈의 큰돌기 안쪽면, 활동: 엉덩 가쪽돌림<br>신경: 허리 5번에서 꼬리 2번까지의 꼬리얼기의 뿌리 |
| 작용 | 엉덩 가쪽돌림 |
| 지배신경 | L5-S2번 신경뿌리 |

**바깥폐쇄근**(Obturator externus)

| | |
|---|---|
| 이는 곳 | 두덩뼈 가지 |
| 닿는 곳 | 돌기의 오목, 활동: 엉덩 가쪽돌림, 신경: 닫힘신경 |
| 작용 | 엉덩 가쪽돌림 |
| 지배신경 | 폐쇄근 |

**위쌍둥이근**(Superior gemellus)

| | |
|---|---|
| 이는 곳 | 궁둥뼈 가시 |
| 닿는 곳 | 넙다리뼈 큰돌기와 위쪽 가장자리 |
| 작용 | 엉덩 가쪽돌림 |
| 지배신경 | L5-S1번 신경뿌리 |

**아래쌍둥이근**(Inferior gemellus)

| | |
|---|---|
| 이는 곳 | 궁둥뼈 결절 |
| 닿는 곳 | 넙다리뼈 큰돌기와 위쪽 가장자리 |
| 작용 | 엉덩 가쪽돌림 |
| 지배신경 | L5-S1번 신경뿌리 |

그림 9-11 **또다른 엉덩의 가쪽 돌림근육들.** 근막통증과 과긴장된 심부의 가쪽돌림근육들을 평가하고 통증유발점을 치료한다. Adapted from Clay JH, Pounds DM. *Basic Clinical Massage Therapy: Integrating Anatomy and Treatment,* 2n ded. Philadelpia: Lippincott Williams & Wilkins, 2008.

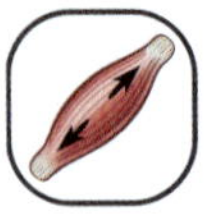

- 그 근육을 찾아 낸다면, 기시부로부터 부착부를 천천히 신장시킨다. 천천히 궁둥구멍근을 신장시키면서 통증유발점을 평가를 한다.

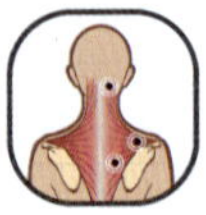

- 몇몇 통증유발점이 발생한다면 치료해야 한다. 궁둥구멍근(이상근, piriform)의 통증유발점은 빈번히 큰돌기와 엉치뼈 부근에서 찾아 낸다. 당신의 치료로 증상이 감소한다면 환자의 자세를 조정하고, 당신의 압박을 가볍게 하고 다른 부위로 부드럽게 이동한다. 당신의 치료가 잘 이루어 졌을 경우, 증상이 여러 방향을 따라 감소할 것이다.

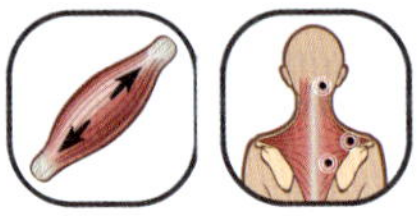

- 넙다리네갈래근, 내 · 외 폐쇄근(obturator)과 쌍둥이근(쌍자근, gemellus) 상부와 하부에 대해서 과긴장과 통증유발점을 평가하시오(그림 9-11). 이것들은 작고 깊이 있는 근육들이라 구별이 쉽지 않다. 섬유들의 주행방향을 따라 치료가 적용될 때 근육의 길이가 신장된다. 개별적인 평가가 용이하진 않을 경우, 도수 신장기법을 이용하여 이들 근육을 신장시키고 모든 통증유발점을 찾아 내어 치료해야 한다.

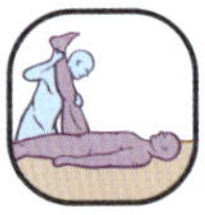

- 환자의 무릎을 90° 굽힌 상태에서 한 손으로 엉치뼈를 고정하고, 바깥돌림근을 신장시키기 위해 반대손으로 환자의 다리를 안쪽돌림 시키는 방향으로 부드럽게 잡아 당긴다(그림 9-12).

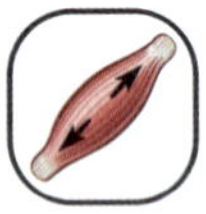

- 바깥돌림근이 신장에 대해 저항하면 자세 정위 이완 요법을 사용하여 신장을 촉진한다. 이때 90° 로 굽혀진 무릎과 엉덩관절의 작은 양의 안쪽돌림은 바깥돌림근의 신장으로 인해 다리가 잠기게 된다. 그림처럼 환자는 검사자가 저항을 주는 방향의 반대방향으로 엉덩관절 바깥돌림을 시도하여 10초 간 또는 그 근육이 피로나 떨림을 느끼는 순간까지 유지하라. 당기는 것을 유지하는 동안 환자는 수축하고, 이후 환자가 참을 수 있는 범위에서 최대한 모아진 다리를 안쪽돌림하는 방향으로 천천히 신장시킨다.

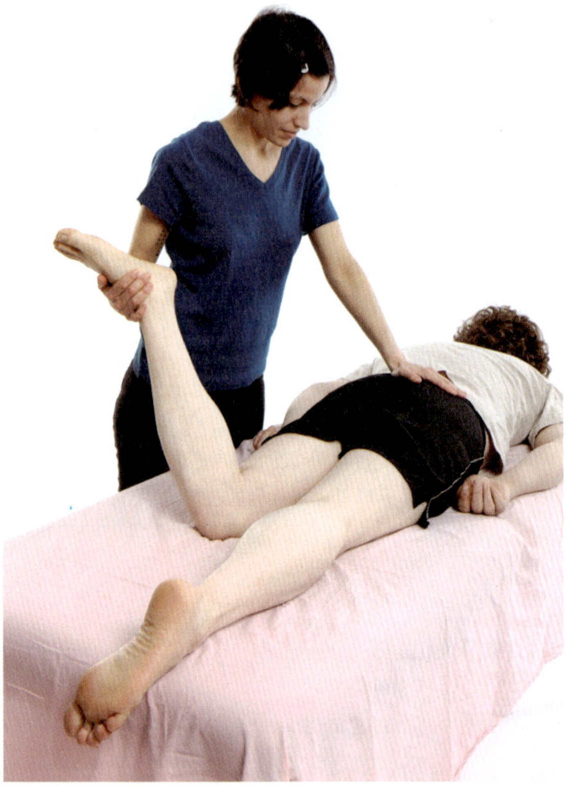

그림 9-12 **궁둥구멍근의 수동적 신장.** 엉치뼈를 고정하고 무릎을 90° 로 굽힘하여 사진처럼 환자의 발을 치료사를 향해 수동적으로 궁둥구멍근을 신장시킨다.

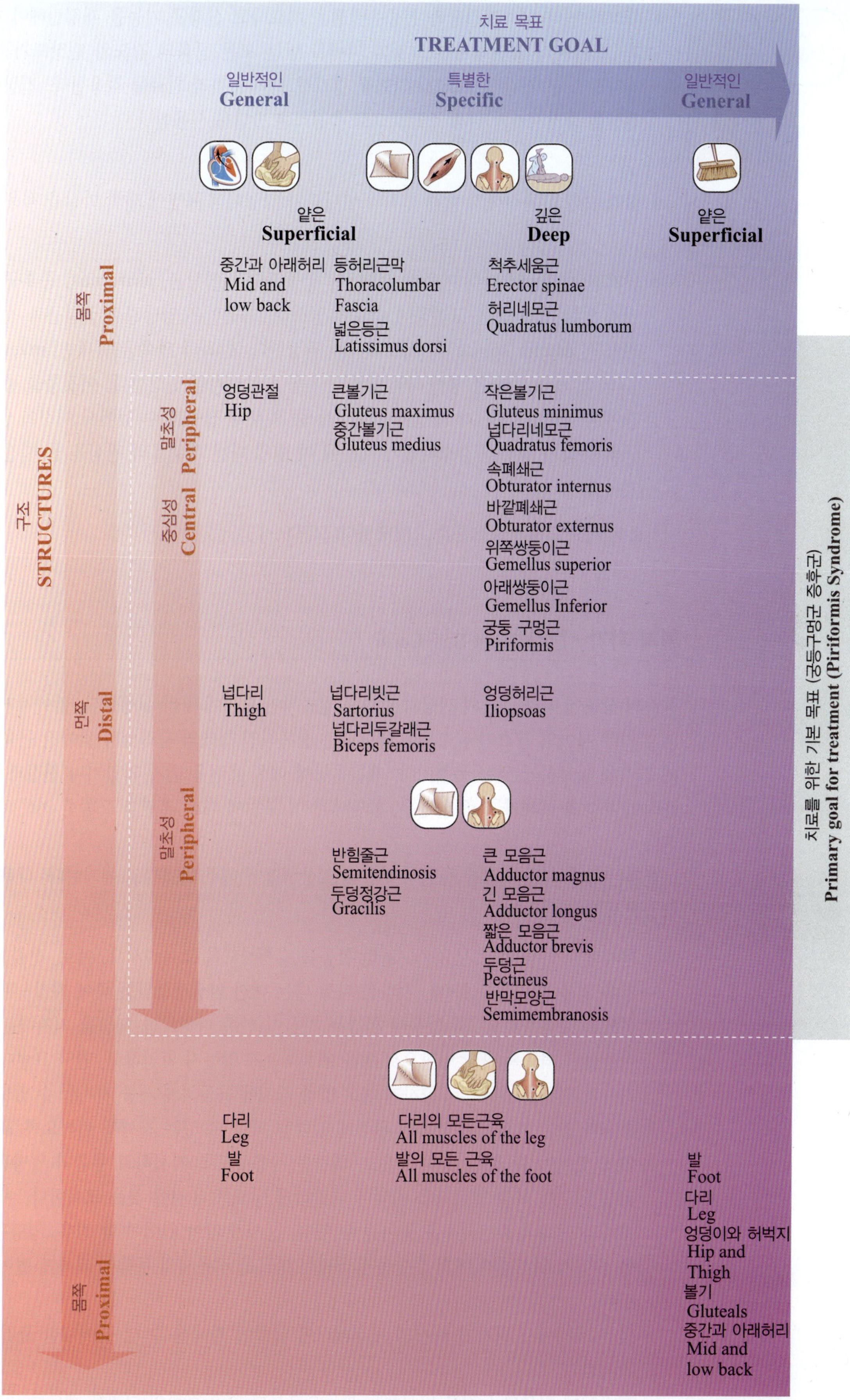


그림 9-13 **궁둥구멍근 증후군 치료 개요도.** 궁둥구멍근 증후군을 치료할 때에는 일반적으로 왼쪽에서 오른쪽으로 또는 위에서 아래 방향으로 치료 한다.

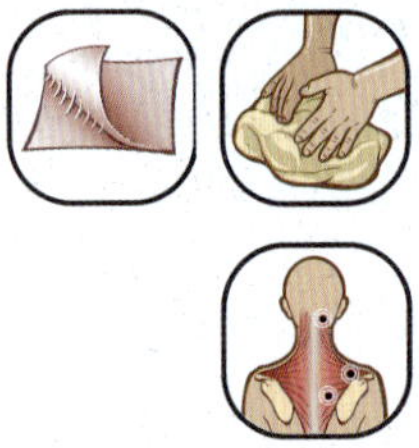

- 다리와 넙다리의 과긴장과 통증유발점을 치료하고 신경근 기능을 재정립해야 한다. 궁둥신경과 그 가지가 과민해지면 그것의 지배를 받는 모든 근육의 강도와 긴장도가 변한다. 유착과 과긴장 또는 저긴장, 그리고 약화를 평가하고 이에 따라 치료를 적용한다. 긴장이 부족하다면, 긴장을 증가시키기 위해 스트로크로 촉진하는 방법을 사용한다.

- 정맥 순환을 촉진하기 위해 하지와 넙다리와 엉덩이의 표면에 대한 마찰을 적용하라.

- 남겨진 시간동안 다른 가능한 상태 즉, 궁둥구멍근(이상근, piriformis) 증후군으로 발전할 우려가 있는 상태 등을 고려하여 치료에 임하라. 과전만은 엉덩관절 굽힘근과 척추 세움근(척추기립근, erector spinae)을 치료하기를 권장한다. 발목의 안쪽굽음(내번, inversion)과 바깥굽음(외번, eversion)은 종아리와 발의 근육을 치료하기를 권장한다. 이것들을 충분히 치료할 시간이 부족하겠지만, 각 세션에서 그것들 중 일부에 집중할 수 있어서 이것이 궁둥구멍근 증후군의 증상과 징후를 감소시켰기 때문에 이 밖의 다른 부위로의 관심을 둘 시간적 여유가 생길 것이다.

치료의 개요도에 치료흐름을 요약하였다(그림 9-13).

## 환자 자가-관리(Client Self-Care)

환자의 상태에 따라 근육의 신장과 강화를 일반적인 요구에 따라 실행한다. 짧아지거나 약화된 근육의 부착부 사이의 간격이 감소되어 일어나는 반복적인 형태의 움직임과 짧아진 근육의 부착부 사이의 간격을 확보하기 위한 목적이다. 재활운동에 대한 훈련을 받지 않았거나 신장과 강화에 대한 기능적인 부분의 이해가 부족할 경우, 환자에게 이 부위에 대한 훈련을 포함한 전문적인 교육을 실시한다.

환자는 종종 자가 치료를 등한시 하는데 일상생활이 너무 바쁘다고 얘기한다. 다음 제시된 지침을 권장하시오.

- 환자에게 하루 일과 시 자가-관리 활동을 수행하도록 교육하시오, 예로, 전화를 받을 때, 이메일을 읽을 때, TV를 볼 때, 시간을 따로 내는 대신 일상생활활동 중에 자가-관리 활동을 수행하도록 교육하시오. 서 있을때 환자는 자신이 한쪽 다리로만 체중을 지지하는지, 엉덩관절이 바깥돌림 되도록 바깥 방향으로 발을 위치하는지 않는지 확인하고, 만약 그렇다면 환자에게 발가락의 위치를 전방으로 향하게 하고 양측 하지에 균등하게 체중 지지할 수 있도록 교육한다.
- 환자가 앉은 자세에서 약화된 관절에 압박을 피할 수 있는 자세를 취하도록 교육한다. 장시간 앉아 있어야 할 경우, 등받이 있는 의자를 사용하도록 지시하고 무릎과 엉덩관절이 90° 가량 굽힘 되도록 하고 발바닥을 바닥에 나란하게 닿도록 유지할 것을 교육한다. 이 자세는 관절의 부하와 근육의 스트레스를 줄여줄 수 있다. 장시간 앉아 있어야 할 경우, 엉덩관절의 바깥돌림을 줄이기 위해 환자에게 무릎을 둘러싸는 밴드를 적용시켜 무릎이 과하게 벌어지는 것을 예방한다.
- 앉은 자세에서 환자가 바지의 뒷주머니에 압박이 가해질 수 있는 어떠한 물건도 넣지 않도록 지시한다.
- 환자에게 잘못된 동작을 반복하는 활동으로부터 그 악순환의 고리를 깨도록 권장한다.

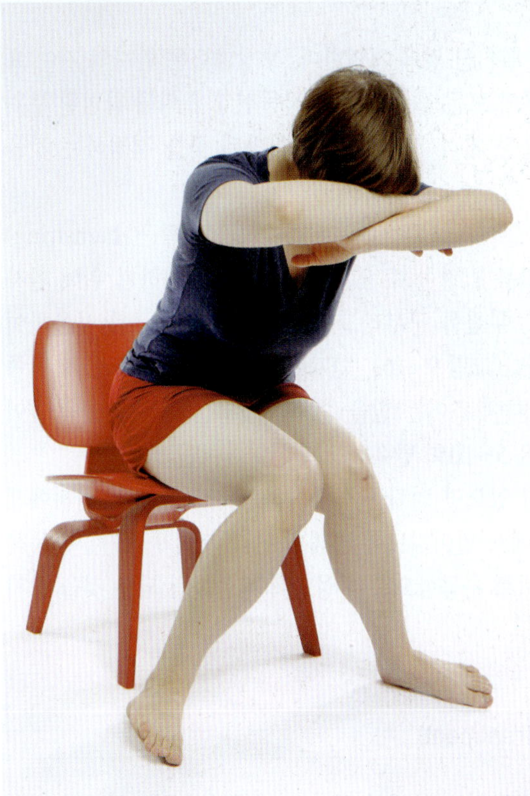

그림 9-14 **앉은 자세에서 궁둥구멍근의 신장.** 엉덩을 안쪽 돌림하고 무릎을 모은 상태로 앉아 몸을 앞으로 기울이면, 궁둥구멍근이 신장된다.

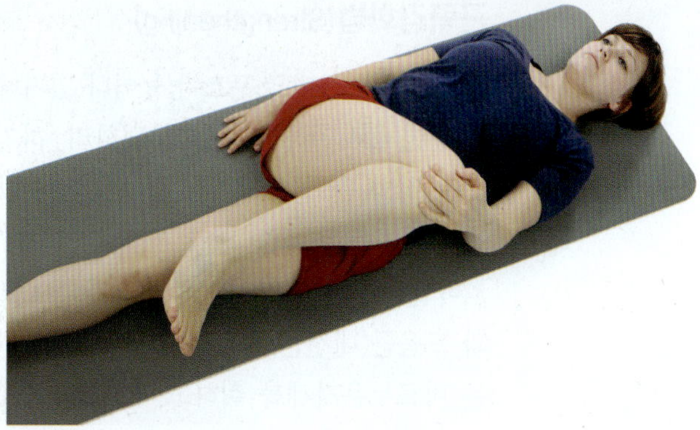

그림 9-15 **궁둥구멍근 신장.** 그림처럼 병변 측 무릎을 굽힘하여 반대 측 어깨로 당기시오

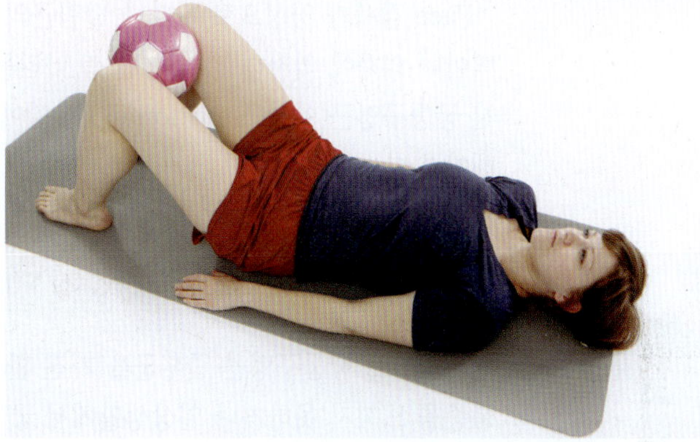

그림 9-16 **모음근육들의 강화.** 그림처럼 무릎을 Squeeze 자세를 취하고, 무릎 사이의 공의 저항을 이길려고 힘을 쓴다.

- 유착과 과긴장이 남아있는 엉덩관절에 대해 부드러운 자가 마사지를 시행하도록 한다.
- 필요한 강화 운동과 신장 기법을 환자에게 교육하고 환자 스스로 시행할 때 해롭지 않도록 교육해야 하며 의욕적인 활동 동안 제한이 있는 환자의 신장 시 15~30초간 유지시간을 두도록 하며 매일 주기적으로 시행할 것을 지시하고, 이때 환자가 무리하게 신장 또는 반동을 주지 않도록 한다. 부드럽고 느리게 실시하여 가능한 근육이 최대한 이완할 수 있도록 교육한다.

## 신장(Stretching)

엉덩관절의 바깥돌림근을 신장하기 위해 환자는 의자의 가장자리에 앉아 엉덩관절이 안쪽돌림 되도록 무릎을 모으고 발을 중심선에서 옆으로 벌여 위치하게 한 후, 체간을 전방을 기울이는 동작을 교육한다(그림 9-14). 15~30초 신장 되도록 유지한 후 서서 엉덩관절을 가볍게 움직여서 풀어준다.

다른 방법으로 환자가 바로 누운자세에서 병변 측 엉덩관절과 무릎을 굽힘하여 반대측 손으로 늘어나는 느낌이 들 때까지 병변 측 무릎을 엉덩관절이 안쪽돌림 되는 안쪽 방향으로 당긴다(그림 9-15) 15~30초간 신장을 유지한 후 서서 가볍게 엉덩관절을 움직여서 풀어준다.

## 근력강화법(Strengthening)

강화운동의 선택은 구조가 늘어나 있거나 긴장이 떨어진 것에 기인한다. 보상패턴은 환자의 기여 요소와 자세로 인해 나타난다. 넙다리, 하지 또는 발의 모든 근육 위주로 궁둥신경에 의해 침범된 부위의 긴장과 근력이 감소된 곳을 선택한다. 강화운동 지시 전에 구조가 침범된 곳을 결정하는 것을 통해 환자를 평가하라.

바깥돌림은 가장 보편적인 자세의 이탈이기 때문에 당신은 안쪽 뒤넙다리근(슬괵근, hamstring)과 모음근(내전근, adductor)의 길이 질김과 약화를 발견할 수 있다. 이것들을 강화하기 위해 환자는 바로누운자세를 취하고, 발을 바닥에 붙이고, 무릎을 구부리고 볼 또는 다른 도구를 사용하여 무릎사이에 저항을 제공하여 운동할 것을 교육한다(그림 9-16). 환자에게 엉덩관절의 모음과 안쪽돌림을 교육할 때 무릎을 공(ball)의 저항에 대항하여 조이는 힘을 준 채, 10초간 또는 그 근육들이 피로를 느낄 때까지 유지할 것을 지시한다. 수축은 5~10회 반복하도록 한다.

Pace 검사가 양성으로 나타나 벌림근의 약증이 있으면 벌림근을 강화하도록 교육한다, 환자에게 벽이나 의자에 의지해 서서 병변 측 다리를 중심에서 멀어지도록 벌리게 한다(그림 9-17). 이 동작 시 궁둥구멍근(이상근, piriformis)이 짧아진 상태로 운동함으로써 엉덩이 바깥돌림 되는 것을 방지해야 한다.

## 추가적 치료 제안(Suggestions for Further Treatment)

원칙적으로 궁둥구멍근 증후군을 가진 환자는 한주에 두 차례씩 치료를 시행하면 최소한 4일 정도 통증을 느끼지 못하거나 일상생활에서 궁둥구멍근(이상근, piriformis) 활동의 제한이 최소화 된다. 이런 경우 적어도 7일 동안 증상이 발현되지 않을때까지 치료횟수를 1주일에 1회로 줄여도 된다. 환자가 7일 이상 통증이 나타나지 않는다고 얘기하면 한 달에 2회 정도로 치료 횟수를 줄인다. 환자가 2내지 3주 이상 통증을 느끼지 않는다면, 필요에 따라 한 달에 한번 정도 치료한다. 궁둥구멍근 증후군의 치료는 신경근을 자연스럽게 각 단계에서 얼마간의 회복을 보일 것이다. 그렇지 않으면, 가능한 요인을 고려해야 한다.

- 치료 사이에 너무 많은 시간을 둔 경우. 이는 치료가 이루어진 후로 다음 치료가 24~48시간 안에 이루어지는 것이 효율적인데 치료 사이에 지나친 시간의 소요는 환자는 일상생활 활동에서 예전으로 돌아가게 된다.
- 환자가 일상생활 활동에서 조절하지 못하거나 자가-치료를 유지하지 못한 경우, 너무나 많은 경우의 문제로 환자에게 적절한 조직의 조절을 강조할 수 없다. 환자로 하여금 지시를 잘 따를 것을 독려해야 겠지만, 그렇게 하지 못하는 환자를 비판하거나 비난하지 않도록 주의해야 한다.
- 상태가 진행되거나 다른 근골격계로 침범되어 복잡해지는 경우에 환자는 마사지 치료를 위해 진행된 임상적이거나 의학적인 마사지 훈련을 참조해야 한다. 당신의 훈련 뒤에 감춰진 환자의 지속적인 치료를 위해 마사지 치료를 중단하고 복합적인 치료에 방해 요인을 제거해야 한다.
- 환자가 병리적인 경우나 상태에 놓여 있을 경우, 환자가 건강관련 조언자에 의해 의학적 진단을 볼 때 까지 치료를 지속하지 마시오. 임상적인 구성이나 개별적인 훈련으로도 환자를 치료하지 못한다면, 당신의 환자가 전체 프로그램 진행을 원활히 하지 못할 것이다. 오로지 하나의 치료가 효과가 나타나 어느 정도의 믿음이 생긴다면, 환자와 그 변화에 대해 더 많은 진행된 치료 형태의 도수치료법을 찾고 이를 논의하며 격려할 수 있다.

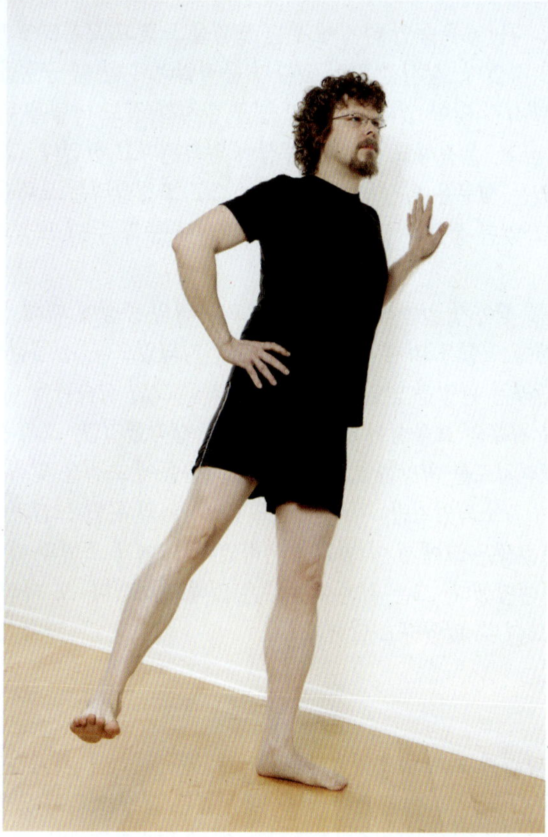

그림 9-17 **벌림근 강화.** 그림처럼 환자는 벽 또는 의자에 자신을 고정하고 다리를 들어 올린다.

환자가 보편적인 치료로 되돌아가거나 증상이 매 시간 변한다면, 각 세션 전에 평가하는 것이 중요하다. 일반적인 부위의 표면 조직을 이완 시킬 때. 더 많은 당신의 특수 부위에 대한 치료를 할 수 있다. 마찬가지로 궁둥구멍근(이상근, piriformis) 증후군의 특수한 구조를 치료한 것처럼 보상적인 구조와 복잡한 상태에 집중할 수 있을 것이다.

# PROFESSIONAL 치료 기술의 발전(GROWTH)

## 사례 연구

*Vittorio는 35세의 미혼 남성이다. 그는 최근까지 비영리 예술 단체를 위해 기획, 판매하는 업무를 했었다. 그는 4년 전 춤을 그만둘 때까지 전문적인 발레 댄서로 연습과 공연을 하였다. 춤을 그만 둔 해 서서히 엉덩관절 무릎 발목의 통증을 느끼기 시작하였다. 이 증상은 없어지지 않고 왼쪽 하지와 발에 새롭게 무디고 저린 느낌이 나타났다.*

### 자각증상

*환자는 엉덩관절의 통증을 호소하였는데 왼쪽 엉덩관절이 심한 편이었고, 무릎의 통증과 발목이 불안하다고 호소하였다. 6개월 전부터 장시간 앉아 있거나 장거리 운전을 한 후에 허리 아래부터 왼쪽 다리*

(계속)

*에 저린 느낌이 시작되었고 지난 6주 동안 하지에 무딘 느낌을 느꼈고 오른발에 비해 왼쪽 발에서 걸을 때 마다 무겁게 느껴진다고 하였다. 장시간 앉아 있다가 움직일려고 할 때 균형을 잃는 경우가 많았다. 업무를 수행할 때 그는 오랜시간 앉아 있다. 또한 일 평균 한시간 정도 미팅을 위해 차를 운전한다. 주말이 되면 더 많은 활동을 하고, 운전하고 난 이후 증상이 악화된다고 하였다. 그는 증상을 약화시키기 위해 허리뼈를 받쳐줄 수 있는 새로운 의자를 구매하고 스스로 조정할려는 노력을 하였다. 새로운 의자의 사용으로 허리에 가지고 있던 통증은 감소했지만, 다리의 통증과 무딘 느낌과 저림 증상에는 효과가 없었다.*

*Vittorio는 그의 주치의를 찾아가 일반적인 검진을 받고 다리의 증상에 대해 상담 받았다. 그의 올바르지 못한 식습관이 신경계에 영향을 미쳐 나타난 결과로 인지되었으나, 신체검사와 혈액검사 소견 상 그의 몸은 훌륭한 건강상태라는 판정을 받았다. 주치의는 최근 그의 식습관에 대해 지적하고 식습관에 의해 증상이 발현되었으며 치유의 효율성이 떨어졌을것이라 생각했지만, 그의 통증에 대한 원인은 알 수 없었다. 담당 의사는 물리치료를 처방하였으며 주로 강화운동에 초점을 맞춰 치료가 이루어 졌으며 그의 무릎과 발목의 통증이 감소되었지만, 치료 후에도 Vittorio의 무딘 느낌과 저린 느낌은 간헐적으로 나타났다. 그의 전직 춤선생은 그에게 이 병원을 권하였다. 그에게 소변과 배변의 변화에 대해 물었을 때 그는 변화가 없다고 대답했다. 그는 서혜부 통증은 없다고 하였다. 또 다리에 붓기나 비정상적인 열감이나 냉감, 팽만감은 느낄 수 없었다고 말했다.*

## 소견

*환자는 철저히 그의 왼쪽 다리를 보호하고 있었다. 그가 계단을 오를 때 좌측을 주로 사용하였으며 매 걸음마다 우측 다리에 체중이 부가되었다. 앉아 있을 때 무릎은 넓게 벌리고 있었다. 그의 청바지에 왼쪽 뒷주머니에 두꺼운 지갑이나 다른 물건을 넣어 두는 편이냐고 질문했다. 그의 바지 옷감의 직물이 헤진 부위가 부풀어서 생긴 흔적으로 추정되었으며 그는 물건을 담고 있었다고 애기했다. 그는 의자에 앉는 동작은 큰 문제가 없었다. 그는 두 차례 끊김은 있었지만 도움없이 설 수 있었고, 다시 걷기 전에 자신의 균형을 점검하는 것 처럼 보였다. 무릎을 넓게 벌리는 것과는 다르게 그의 앉은 자세는 균형있고 바르게 보였다.*

*자세 평가에서 양측 엉덩관절의 바깥돌림이 현저하게 나타났다. Vittorio에게 이 사실을 지적 했을 때 그가 몇 년동안 발레에 필수적인 자세를 취하기 위한 연습과정에서 생긴 것이라 말했다. 나는 정렬되지 않고 엉덩관절의 바깥돌림이 특별히 요구되는 몇 명의 댄서를 치료한 경험을 얘기할 때 Vittorio는 단호하게 "더 이상 나에게는 필요하지 않다"고 대답하였다. 그는 약간의 전만과 무릎의 외반이 있었다. 발목은 양측이 외반 되고 외측 두세번째 발가락은 약간 펴되어 있다(바닥에 전체를 쉴 수 없이). 상체의 자세는 정상이었다.*

*그의 공간 점유 병변을 확인하기 위한 발살바 검사는 음성이었다. Pace 검사에서 좌측 엉덩관절의 벌림에서 약증이 현저하게 나타났다. 좌측 엉덩수축 강도를 증가하도록 요구했을 때 Vittorio는 보상패턴으로 체간을 돌림하였다. 그의 우측 엉덩관절은 강하지만, 이런 결과는 상대적인 것이다. Strok 검사에서 음성으로 나타나 엉치엉덩관절의 기능 부전은 없었다. 능동적인 엉덩관절 안쪽돌림을 시켰을 때 초기에는 증상이 감소되었지만, 24초 후에 저린 느낌이 시작되었다.*

*촉진에서 양측 엉덩관절을 가로질러 형성된 근막과 흉요근막에서 제한이 나타났다. 붓기는 없었고 양측 엉덩관절 사이의 온도차는 없었다. 양측 엉덩관절 바깥돌림근의 긴장이 높아져 있었다. 단지 좌측 엉덩관절의 바깥돌림 시 촉진이 가능하였다. 깊게 촉진하자 통증수준이 10의 8정도로 나타났다. 양측 부착부 근처의 근막통증에 의한 연관통이 엉덩이에 존재하였다. 큰돌기 부근의 통증유발점을 압박 했을 때, 통증은 8에서 5로 감소하였다. 엉치뼈 주변의 통증유발점을 압박했을 때 통증은 7에서 3으로 감소하였다. 엉덩정강힘줄(장경인대, iliotibial ligament)는 양측 모두 단단하고 유착되어 있었고 좌측의 상부가 더 심했다. 좌측 가쪽넓은근(외측광근, vastus lateralis) 또한 얕은 층에 유착을 갖고 단단해져 있었다. 모음근들과 안쪽 뒤넙다리근(슬괵근, hamstring)에 단단한 띠가 있고, 만졌을 때 민감한 느낌이 들었다(10의 4수준). 모음근 결절부근의 힘줄포인트의 넙다리뼈의 안쪽 돌기와 안쪽 정강뼈 돌기부*

는 10의 6수준. 긴, 짧은 종아리근(장, 단 비골근, peroneus longus, brevis)과 긴발가락 폄근은 양측 모두 과긴장 되었다.

긴 발가락 폄근의 원위부 힘줄은 두껍고 짧아져 있었다. 넙다리두갈래근과 발목의 등쪽 굽힘근은 약간 과긴장 상태이고, 감각은 오른쪽에 비해 감소되어 있었다. 이상근증후군에 대한 가능한 평가 — 좌측 엉덩관절은 신경학적이고 우측은 비 신경학 상태이다. 환자는 이 평가에 대해 담당 의사와 특별한 진단법에 대해 상담하였다.

## 치료

치료의 초점은 양측 엉덩관절의 바깥돌림근의 길이가 재정립하고 과긴장성을 줄이며 부가적인 목표로 좌측 궁둥신경의 과민성을 줄이는 것이다. 흉요근막과 큰돌기 주변 근막을 이완시키기 위해 근막이완술을 시행하였다. 심부 횡마찰을 엉덩정강힘줄와 가쪽 넓은근에 대해 양측으로 적용하였다. 얕은 층 조직을 부드럽게 하였지만 섬유들은 아직까지 유착되었다. 양측 엉덩관절의 바깥돌림근 위에 통증유발점 치료법과 근육 스트립핑을 점진적으로 가온을 하면서 사용했다. 우측 엉덩관절은 통증없이 안쪽돌림의 수동 관절 가동 범위는 15° 가량 증가하였다. 좌측 엉덩관절의 수동적인 관절 가동범위는 안쪽돌림에서 10에 5수준의 통증수준에서 10° 미만의 증가를 보였고, 최초 시도에서 15초 후 넙다리에 저린 느낌이 발생하였다. PIR은 아주 경미한 정도의 수동적 관절 가동범위를 증가시켰고 좌측 엉덩관절의 수동적 안쪽돌림에서 성공적으로 10초간 유지할 수 있었다. 반막양근과 반건양근등의 모음근에 단단한 띠에서는 통증유발점이 없었다. 안쪽돌림근을 반대방향으로 움직일 때 유착과 열감이 있었다. 환자는 다리 앞쪽에 힘줄 긴장은 느낄수 없었지만 장딴지근근과 발가락 폄근은 단단하였고, 본 치료과정에서 시도된 압력과 깊이는 제한되어 얕은 층에 대한 기법을 적용하여 조직의 작은 변화만이 일어났다. 환자는 발목의 수동적 중재를 통한 강한 신장의 느낌을 느꼈다. 좌측 넙다리두갈래근과 발목의 등쪽굽힘에 대해 마찰 자극을 적용하였다.

치료에 따라 환자는 엉덩관절과 하지의 가동성이 늘어나는 것을 느꼈지만, 좌측 다리를 우세하게 쓰는 것을 그만둘 정도의 충분한 확신은 느끼지 못했다. 그가 서거나 걸을 때 필요하지 않다면 한쪽만 주로 사용하지 않는 것이 강도와 안정성에 그의 직감과 균형의 감각에 부정적인 영향을 최소화 할 수 있다고 설명하였다.

## 치료 계획

나는 앉아 있는 동안 엉덩관절 바깥돌림근을 신장시켰다. 환자가 오랜시간 앉아 있어야 할 경우, 엉덩관절의 바깥돌림을 줄이기 위해 양측 무릎을 밴드로 감싸 묶었다. 난 그가 참을 수 없을 정도의 통증이나 무딘 느낌이나 저린감이 나타나면 무릎의 밴드를 풀고 늘리는 시간을 제한하는 것이 중요하다고 강조하였다. 치료기간 동안 증상의 재현을 최소화 하기위해 10~15초로 제한하여 신장할 것을 제안하였다. 어느 시간이든 증상이 5초 가량 발현된다면 환자는 신장기법을 중단하게 지시하였다. 우리는 다음 단계로 진행하기 위해 재평가를 할 것이다.

발목의 외반을 위해 신장 기법을 사용하였다. 벽이나 다른 면에 보조하여 서 있는 동안 환자가 안정을 느낀다면 이것들을 신장할 것을 지시하였다. 치료가 지속되어 일상생활 활동 중 증상이 감소 하거나 안정되고 균형이 잡혀진다면, 넙다리두갈래근과 발목의 등쪽굽힘에 대한 강화운동을 알려 줄 수 있다.

환자의 첫 번째 목표는 그의 좌측 다리에서 느껴지는 증상을 멈추게 하는 것이었다. 그의 두 번째 목표는 강도를 재정립하는 것이었다. 그의 장기적인 목표는 엉덩관절과 무릎과 발목의 재정렬이었다. 그는 증상이 최소 4일 이상 없어질 수 있도록 2주간의 치료계획에 동의하였고 이후 재평가가 이루어졌다. 담당 의사에 의해 기록된 마사지 치료는 그의 보험으로 처리될 것이다. 그는 주치의와 상담 할 것이며 본원으로 처방 해주길 요구할 것이다.

## 임상을 고려한 운동(Critical Thinking Exercises)

1. 평가와 치료계획을 짜는 것은 이상근 증후군을 가진 환자를 위해 기여 요인을 고려하여 시행하여야 한다. 환자는 엉덩관절의 안쪽돌림과 무릎의 외반, 발목의 외반되는 경향을 띈다. 평가계획에서 관절 가동범위 제한된 정도를 파악하는 것이 중요하며 근육의 약화를 평가하고, 촉진하는 것이 중요하다. 치료 목표에는 짧아진 근육의 신장과 약해진 근육의 강화 그리고 신경근 기능의 재정립이 중요하다.

2. 하요부와 서혜부 및 엉덩관절의 통증과 하지의 무딘 느낌과 저림 증상을 이들 환자의 보편적인 증상이다. 또한 최근 소변 계통의 문제도 야기하는 것으로 보고 되었다. 증상은 양측 궁둥신경과 음부 신경이 과민해진다. 문헌에서 살펴보면, 도수치료가 음부 신경의 기능을 재건하는데 도움을 준다고 하였다. 환자를 위한 치료계획의 발전은 임상에서 마사지 범위 바깥과 양측 모두 치료에 접근하기 용이하게 사용한다. 마사지 치료를 위한 실기의 범위 밖의 상태에 해당하는 요인을 치료하기 위해 면허가 있는 개업의에게 가능한 진료 의뢰를 하여야 한다.

3. 이상근 증후군에 포함된 모든 근육들의 문제를 가진 환자를 위해 체계적인 근육의 강화와 신장기법을 발전시켜라. 박스 9-1과 그림 9-4를 지침으로 사용하라. 기억해야 할 것은 신장은 짧아진 근육에 대해 근육의 부착점 사이의 간격을 늘려 주는 것이고, 강화는 짧아진 근육의 길항근을 위해 부착점 사이가 닫히는 활동을 원활하게 할 수 있도록 하는 것이 중요하다는 것이다. 환자가 위험 없이 수행할 수 있도록 충분히 심도 있는 정형화된 각 단계를 설명해야 한다.

4. 다리와 허리 밑으로 저린 느낌과 엉덩관절 통증을 가진 한 환자가 마사지 예약을 원하는 전화가 왔었다. 그녀가 22살이였던 5년전 사고로 인해 엉덩관절 전치환술을 하였다고 설명하였다. 그녀의 주치의는 마사지 치료를 권했고 이상근 증후군과 엉덩관절 전치환술 사이에 가능한 상관관계를 논의하였다. 그녀와 주치의가 당신에게 요구하는 것은 무엇일까? 기여요인과 금기증을 고려하여 치료계획을 만들려고 할 때 특별히 고려해야 사항은 무엇인가?
엉덩관절 전치환술은 관절의 고유수용기에 영향을 미쳤을까?

5. 엉덩이주변 신경에 대한 하나 또는 그 이상의 압박으로 인한 증상과 이에 따른 결과와의 상관관계를 연구하기 위해 문헌 검토를 하시오.
   - 척추 후관절 과민성(facet joint irritation)
   - 당뇨(diabetes)
   - 전립선염(prostatitis)
   - 화골성 근염(myositis ossificans)
   - 류머티스 관절염(rheumatoid arthritis)

## 참고문헌 및 추천도서(Bibliography and Suggested Readings)


Biel A. *Trail Guide to the Body: How to Locate Muscles, Bones and More*, 3rd ed. Boulder, CO: Books of Discovery, 2005.

Dutton M. *Orthopaedic Examination, Evaluation, and Intervention*. New York, NY: McGraw-Hill, 2004.

Fishman LM, Dombi GW, Michaelsen C, et al. Piriformis syndrome: Diagnosis, treatment, and outcome–A 10 year study. Archives of Physical Medical Rehabilitation. 2002;83(3):295–301.

Honig P. A case report of the treatment of piriformis syndrome: Applying modalities of therapeutic bodywork. Honorable mention, Massage Therapy Foundation 2006 Case Study Competition. Available at http://www.massagetherapyfoundation.org/contest.html. Accessed Fall 2010.

Lowe W. *Orthopedic Massage: Theory and Technique*. St Louis, MO: Mosby-Elsevier, 2003.

Mayo Foundation for Medical Education and Research. Bursitis. Available at http://www.mayoclinic.com/health/bursitis/DS00032. Accessed Winter 2009.

Mayo Foundation for Medical Education and Research. Herniated Disk. Available at http://www.mayoclinic.com/health/herniated-disk/HD99999. Accessed Winter 2009.

Mayo Foundation for Medical Education and Research. Sciatica. Available at http://www.mayoclinic.com/health/sciatica/DS00516. Accessed Winter 2009.

Mayo Foundation for Medical Education and Research. Spinal Stenosis. Available at http://www.mayoclinic.com/health/spinal-stenosis/DS00515. Accessed Winter 2009.

Papadopoulos EC, Khan SN. Piriformis syndrome and low back pain: A new classification and review of the literature. Orthopedic Clinics of North America. 2004;35(1):65–71.

Rattray F, Ludwig L. *Clinical Massage Therapy: Understanding, Assessing and Treating over 70 Conditions*. Toronto, ON: Talus Incorporated, 2000.

Russell M. Massage therapy and restless legs syndrome. Journal of Bodywork and Movement Therapies. 2007;11:146–150.

Simons DG, Travell JG, Simons LS. *Myofascial Pain and Dysfunction: The Trigger Point Manual*, 2nd ed. Philadelphia, PA: Lippincott Williams & Wilkins, 1999.

SpineUniverse.com. Lumbar Radiculopathy: Low Back and Leg Pain. Available at http://www.spineuniverse.com/displayarticle.php/article1469.html. Accessed Winter 2009.

Turchaninov R. *Medical Massage*, 2nd ed. Phoenix, AZ: Aesculapius Books, 2006.

U.S. National Library of Medicine and the National Institutes of Health. Spondylolisthesis. Available at http://www.nlm.nih.gov/medlineplus/ency/article/001260.htm. Accessed Winter 2009.

Werner R. *A Massage Therapist's Guide to Pathology*, 4th ed. Philadelphia, PA: Lippincott Williams & Wilkins, 2009.

# 무릎넙다리 증후군
(Patellofemoral Syndrome)

제 10 장

## UNDERSTANDING 무릎넙다리 증후군 (PATELLOFEMORAL SYNDROME)

무릎넙다리 증후군은 넙다리 위에서 무릎뼈의 부적당한 움직임으로 무릎전방에 통증을 일으키는 것을 말한다. 무릎뼈 움직임에 영향을 주는 많은 요인들이 있는데, 불편의 정도, 통증, 다양한 운동성 제한이 크게 영향을 준다. 잠재적인 기여요인을 알기 위해서는 넙다리, 정강뼈, 무릎뼈의 관계와 운동과 안정성을 담당하는 연부조직을 이해하는 것이 중요하다.

무릎관절은 두 연결부가 포함된다(그림 10-1). 정강뼈의 요면 대지(plateaus)와 넙다리의 철면과와 수정된 접번관절(경골대퇴)의 형태로 관절을 이룬다. 무릎뼈의 후면은 오목한 면으로 되어 내외측 관절돌기라고 하는 넙다리의 내외측과와 관절한다. 무릎뼈의 내외측 돌기를 분리하는 융기는 넙다리의 내외측과 사이의 홈에서 미끄러지듯 움직인다. 관절연골은 넙다리의 과상돌기와 정강뼈의 고원을 싸고 있으며, 반달판막사이에 놓여 있어 관절의 마찰을 줄이고 쿠션역할을 한다.

무릎의 굽힘과 펴기는 이들 관절에서 일어나며, 단순히 가로지르는 운동이 아니다. 뼈에서 약간의 돌림과 병진운동은 건강한 무릎의 굽힘과 펴기할 때 일어난다. 관절의 각도와 주위 조직의 근력은 돌림과 병진운동의 양에 영향을 준다. 비수축성 연부조직엔 내외측 인대와 전 및 뒤십자인대가 있으며, 운동 시 과도한 돌림과 병진운동으로부터 무릎을 보호한다. 그밖에 비수축성 조직으로 관절주머니, 반달판막, 윤활주머니, 지방 패드가 있는데 이것들이 무릎을 보호한다(그림10-2). 넙다리네갈래근, 뒤넙다리근, 두덩정강근, 넙다리빗근과 장딴지근 등의 수축성 연부조직은 무릎을 움직이게 하기도 하고 안정되게 하기도 한다. 건강한 무릎이란 부드러운 운동이 일어나도록 이들 조직들이 함께 활동하는 가에 좌우된다.

넙다리의 가쪽관절융기는 안쪽관절융기에 비해 전방으로 돌출되어 무릎뼈의 과도한 가쪽운동이 일어나지 않게 한다. 넙다리의 안쪽관절융기는 가쪽관절융기보다 먼쪽부분까지 걸쳐있지만 정강뼈와 관절하면서 같은 면에 놓여있다. 넙다리는 무릎의 하내측부에서 엉덩관절의 상외측부와 각을 이룬다. 뼈를 중심으로 서로 다르게 교차한 각을 Q각이라 하며, 무릎 폄할 때 네갈래근이 정강뼈를 당기고 무릎 굽힘할 때 원심성으로 수축하는데 영향을 준다. 이 각의 측정은 무릎뼈의 중심에서 위앞엉덩뼈가시까지 사선으로 지나는 선과 넙다리의 중심에서 정강뼈결절의 중앙을 지나는 선과 이루는 각이다(그림 10-3). Q각의 평균은 약 15° 이며 남자보다는 여자가 일반적으로 큰데, 이는 여성

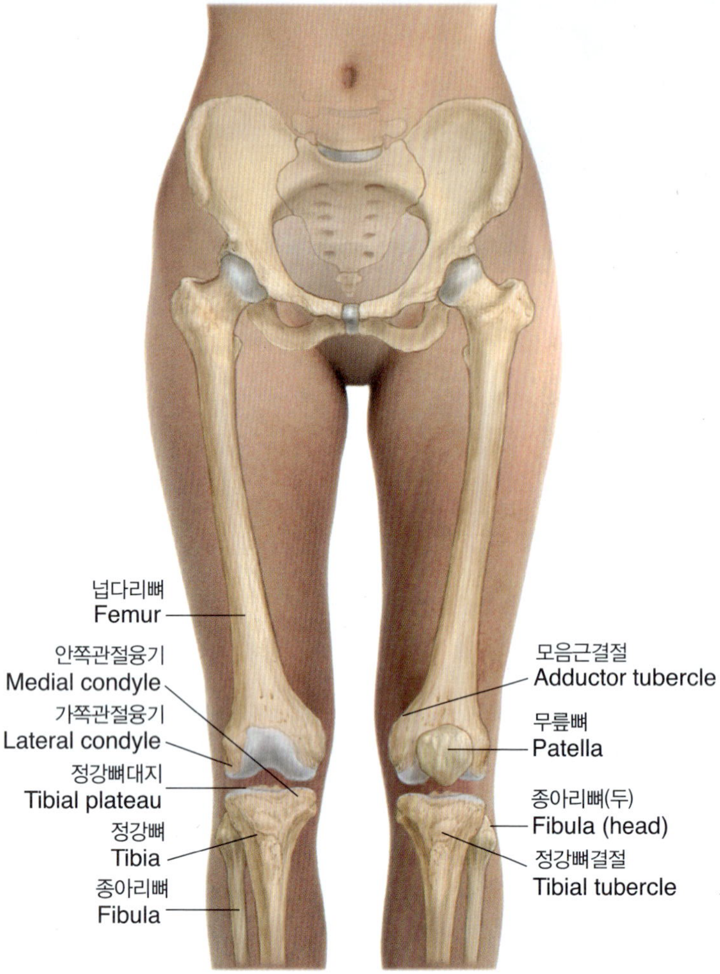


그림 10-1 **무릎관절의 접합.** 정강뼈와 넙다리뼈 관절을 이루어 정강뼈넙다리관절을 형성하고, 무릎뼈와 넙다리뼈 관절을 이루어 무릎넙다리관절을 형성한다. Adapted from Clay JH, Pounds DM. *Basic Clinical Massage Therapy: Integrating Anatomy and Treatment, 2nd ed. Philadelphia: Lippincott Williams & Wilkins, 2008.*

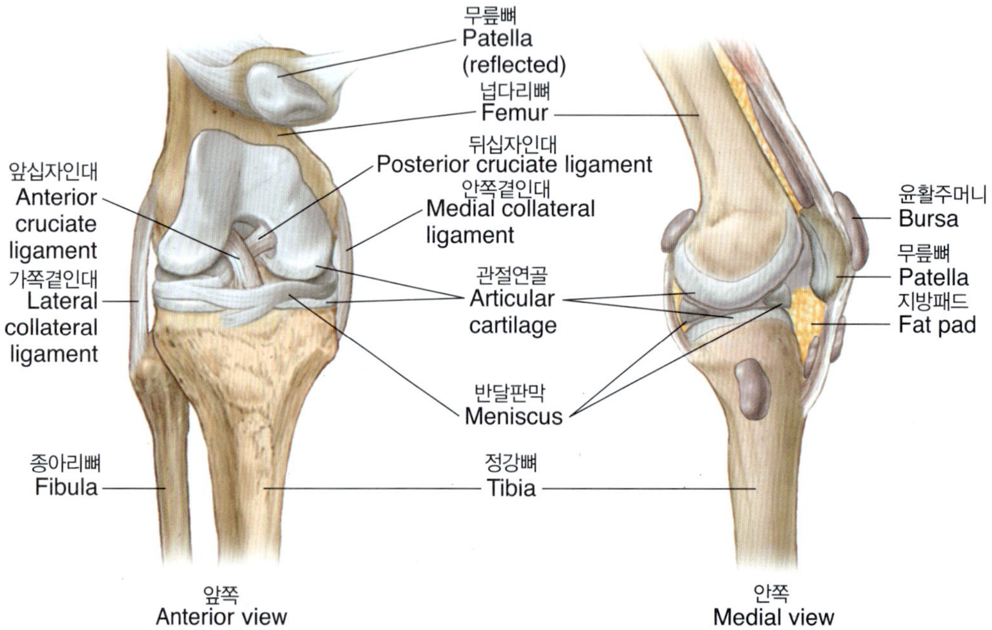


그림 10-2 **무릎 지지 구조물들.** 인대, 연골, 반달판막, 활액주머니, 지방패드들이 무릎을 안정시키고 쿠션역할을 한다.

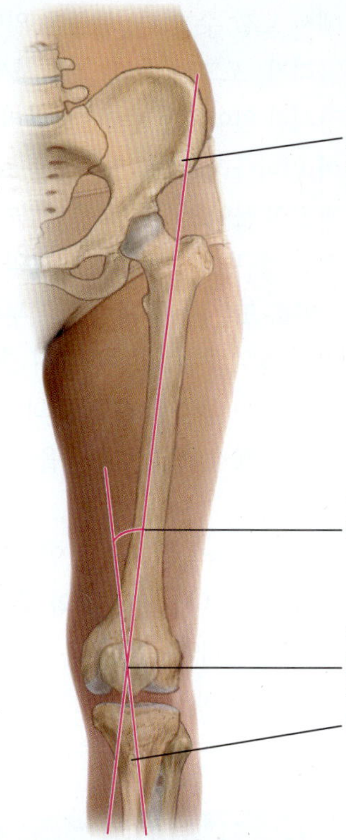


그림 10-3 **Q각.** Q각은 무릎뼈에서 앞위엉덩뼈가시을 지나는 선과 무릎뼈에서 정강뼈결절을 지나는 선이 이루는 것이다.

의 골반이 넓기 때문이다. Q각은 네갈래근의 당기는 선에 영향을 주기 때문에 심한 편향은 무릎 뼈의 관절면과 연부조직에 큰 영향을 준다. 무릎넙다리 증후군의 경우 Q각이 증가하는데, 손상, 일상생활, 엉덩관절에서 발에 이르는 부위에 자세 편위가 영향을 주는데, 무릎뼈를 가쪽으로 과도하게 당기는 요인이 된다.

네갈래근은 넙다리의 선과 각을 이루고 있다. 무릎뼈는 넙다리네갈래근 힘줄의 뿌리이며, 무릎뼈 힘줄에 의해 아래쪽이 안정되고, 안쪽과 바깥쪽의 지지대에 의해 더욱 안정화된다. 무릎의 폄과 굽힘에서 무릎뼈는 넙다리뼈의 과두를 통해 상방 및 하측 이동한다. 무릎뼈의 주요 기능은 넙다리네갈래근이 정강뼈를 잡아당겨 재조정하도록 여러 각도에서 무릎관절의 움직임을 안내하는데 도움을 준다. 무릎뼈가 없으면 넙다리네갈래근은 견인력의 선을 따라 정강뼈와 사선을 이루게 된다. 그 대신에 무릎뼈힘줄이 정강뼈에 당기는 선을 향하게 하는 동안 보다 수직 및 약간의 돌림 이동이 일어나는 동안 넙다리네갈래근은 넙다리뼈의 줄을 따라 약간 옆으로 무릎뼈를 이동시킨다. 무릎뼈가 정상적으로 추적하지 않는 경우에는 관절에 스트레스를 주고 근육은 과도하게 움직임이 일어난다.

당기는 넙다리네갈래근 선이 무릎뼈 힘줄의 방향에 비해 횡 방향이므로, 주위의 다른 여러 가지 구조들은 무릎뼈의 적절한 추적을 위해 중요하다. 안쪽넓은근의 원심섬유는 비스듬히 놓여 무릎뼈가 가쪽으로 당겨지는 것을 막는다. 가쪽면 무릎뼈 지지대가 안쪽으로 당겨지는 것을 막는 동안 안쪽 무릎뼈 지지대는 가쪽으로 당겨지는 것을 막는다. 안쪽 및 가쪽 측부 인대들은 무릎의 외번 또는 내번 위치의 정상화에 도움이 되는데, 무릎뼈의 부적절한 추적을 방지하는 데 도움이 될 수 있다.

## 일반적인 징후와 증상(Common Signs and Symptoms)

무릎넙다리 증후군의 가장 일반적인 증상은 종종 무릎뼈 바로 위 또는 바로 아래인 무릎의 앞쪽에 통증이 있다. 통증은 점진적으로 발병한다. 통증은 침범된 구조물에 따라 무릎의 안쪽 또는 가쪽면에서 느낄 수 있다. 통증은 일반적으로 체중 부하하고 무릎을 폄했을 때 가장 심하다. 증상은 걷기, 달리기, 쪼그리기, 쪼그린 자세에서 일어날 때, 계단을 오르내릴 때 느끼게 된다. 무릎을 구부리고 장시간 앉아있는 동안, 넙다리네갈래근이 길게 늘어나고, 길게 늘어났던 근육이 동심성으로 수축하여 일어나려고 할 때 통증을 느낄 수 있다. 무릎에 체중 부하 활동을 하는 동안 또한 일어날 수 있다. 관절의 불안정성은 무릎넙다리 증후군의 복잡한 요소가 될 수 있지만, 통증에 대한 넙다리네갈래근의 신경근 반사 억제의 결과일 수 있다. 이 억제는 네갈래근의 위축으로 이어질 수 있다.

가쪽 또는 안쪽 방향으로 무릎뼈의 과 또는 저 운동성이 있을 수 있다. 구조물이 무릎뼈 안쪽을 당기는 경우, 가쪽면 운동성이 감소 될 수 있다. 무릎뼈의 불일치와 무릎넙다리 증후군을 일으키는 요인인 마찰이 증가할 때 무릎의 붓기를 인지해야 하며 심해지면 염증과 관절염으로 이어질 수 있다. 뚝하거나 삐걱 소리는 무릎을 구부리거나 펼 때 특히, 체중 부하 활동 중에 환자에 의해 느끼거나 들릴 수 있다.

무릎넙다리 증후군은 연골의 변성을 동반한 무릎뼈(아직도 종종 혼동 된다)의 연골 연화증이라 한다. 위에 나열된 징후와 증상은 무릎뼈 연골에 변성없이도 종종 나타난다. 그러나 치료하지 않으면, 무릎넙다리 증후군은 무릎뼈 연골의 변성을 초래할 수 있다.

## 가능한 원인과 기여 인자(Possible Causes and Contributing Factors)

무릎넙다리 증후군의 단일의 명확하게 밝혀진 원인은 없다. 무릎뼈의 부적당한 추적과 무릎넙다리 관절 내의 압력증가는 여러가지 영향을 주는 요인이 동반하여 일어날 수 있다. 무릎뼈의 가쪽 부정렬이 안쪽 부정렬보다 흔한 것으로 보고되고 있다. 이것은 네갈래근이 가쪽으로 당기기 때문으로 여겨진다. Q각의 증가는 네갈래근이 과도하게 가쪽으로 당기게 되어 넙다리나 정강뼈의 돌림을 일으키고 무릎뼈의 올바른 추적에 영향을 줄 수 있다. 가쪽 무릎뼈 지대 안엔 단단한 가쪽넓은근이나 장경인대의 원위조직과 섞여 있어 무릎뼈를 가쪽으로 당기게 된다. 안쪽넓은근의 원위섬유를 안쪽광사근이라고도 하며 비스듬한 각도로 주행하여 네갈래근과 장경인대에 의해 무릎뼈를 가쪽으로 당겨지는 것을 막는다. 약한 안쪽광사근은 이 기능을 효율적으로 하지 못할 수 있다. 이러한 모든 경우에 체중 부하 또는 반복적인 활동은 무릎에 부담을 주며 안정화를 담당하는 연부 조직에 부상의 위험을 증가시킨다.

자! 이것을 해 봅시다. 균형을 위해 벽이나 의자에 기대어 한쪽 다리로 서서 반대 다리의 무릎을 구부리고 펴 봅시다. 조직의 손상이 없는 경우, 무릎의 움직임이 원활할 것이며, 불편을 느끼지 않을 것이다. 이제, 엉덩관절을 모음하고 서 있는 다리위에 당신의 자유로운 다리를 교차하여 정강뼈의 움직임이 당신의 앞에서 똑바로 일직선이 되게 무릎을 10회 구부리고 펴게 한다. 이 Q각의 증가는 정확한 메커니즘이 되지 않을 수도 있지만, 그것은 넙다리뼈의 돌림을 조장하고 넙다리네갈래근에 당기는 각을 증가시킨다. 당신 앞의 근접에서 정강뼈를 똑바로 직접 움직여 걷게 한다. 이 동작을 10회 반복한 후, 안쪽 무릎이나 엉덩이에 스트레스가 느껴지는지? 전 체중을 부가한 경우, 관절에 추가적인 영향을 가정해 본다. 다음으로, 허용을 넘어 불편함을 유발하지 않고, 한 발목을 외번이나 내번하여 걸어본다. 당신은 이 무릎과 엉덩관절이 일반적으로 걷는 다리의 발목과 발에 비해 느낌이 어떠한지에 관심을 갖도록 한다.

네갈래근이 늘어나게 앉거나 장시간 쪼그리고 앉는 것은 특히 원위의 힘줄이 일어서려고 이들 근육이 참여할 필요가 있을 때 통증으로 인해 무릎폄의 약화가 일어날 수 있다. 늘어짐은 넙다리네갈래근의 긴장과 강도에 영향을 주어 신경근육 기능장애를 일으켜 무릎이 꺾이는 요인이 된다. 그것은 신경근육 기능장애의 원인인지 넙다리네갈래근 긴장 변화의 결과인지 불분명하다.

일반적으로 무릎을 구부리고 앉아 있을 때, 햄스트링의 안정 긴장이 증가하고 짧아진다. 여기에는 서려고 무릎을 펼 때와 같이 햄스트링의 계속된 수축 시 좌상의 위험을 증가시킬 수 있다. 넙다리네갈래근이 약화한 경우, 무릎을 굽히는 햄스트링에 대항하는 능력이 떨어질 수 있다.

흔하지 않지만, 가쪽 불일치가 발생할 수 있으며 이를 평가해야 한다. 사실, 무릎 구조의 이상은 넙다리뼈 홈에서 무릎뼈 추적에 영향을 미칠 수 있다. 무릎뼈 알타-무릎뼈가 비정상적으로 넙다리에 비해 높이 있음-는 무릎뼈가 넙다리홈의 더 얕은 부분에 위치해 있으며 가쪽으로 변위가 될 수 있다. 무릎뼈 바하-무릎뼈가 비정상적으로 넙다리에 비해 아래에 있음-는 정강뼈와 접촉이 증가하여 무릎뼈  연화증을 일으킬 수 있다. 무릎뼈 알타와 무릎뼈 바하는 네갈래근과 무릎힘줄의 손상이 흔히 동반된다. 넙다리의 가쪽 과상돌기가 평균보다 작거나 충분히 앞쪽으로 불쑥 나와 있지 않으면 무릎뼈에 대한 충분한 완충역할을 할 수 없으며 과도한 가쪽 추적을 일으킬 수 있다.

족부 편평 태선 또는 족부 요족은 발목의 내번이나 외번, 넙다리뼈이나 정강뼈의 돌림에 부적절한 생역학을 주게 되어 무릎넙다리 증후군을 일으킬 수 있다. 무릎을 안정하는 인대에 손상이 있고 이것이 반복되거나 치료하지 않으면, 무릎 관절속의 뼈의 관절에 영향을 줄 수 있으며 무릎주위의 연부조직이 보상패턴을 유발할 수 있다. 관절경 절차를 포함하여 수술은 연부조직, 연골, 고유수용체가 손상될 수 있으며, 반흔 조직 및 기능의 손상을 초래할 수 있다. 계단이나 언덕을 오르고 내리기와 달리기할 때와 같이 과도한 사용과 체중 부하의 충격은 구조물에 염증과 변성을 일으킬 수 있다. 체중증가가 선행요인이 될 수 있다.

표 10-1 무릎넙다리 증후군을 일으키는 상태와 흔한 혼동 상태를 목록으로 만들었다.

## 금기증과 특수한 고려사항(Contraindications and Special Considerations)

먼저 환자가 무릎통증의 원인을 아는 것이 가장 중요하다. 환자가 관절염의 병력, 연골변성, 또는 이전에 해결되지 않은 상처가 있거나  골절이나 인대손상이 의심되는 경우엔 환자 건강관리 서비스 공급자에게 정밀검사를 받고 치료를 시행하기 전에 마사지 치료사를 위한 병리학 서적을 참조한다. 다음은 몇 가지 일반적인 주의사항이다.

- **근원적 병리.** 관절염이나 연골에 영향을 미치는 상태가 기여요인이 될 수 있다. 근원적인 상태(표 10-1 및 징후와 증상에 대한 귀하의 병리학 책을 참조)가 의심되면, 치료를 시작하기 전에 의료 평가를 위해 건강관리 서비스 공급자에게 환자를 의뢰한다. 환자가 마사지가 금기가 아니라고 기본 병리 진단이 내려진 경우엔 건강관리 팀과 그 개인에 맞는 치료 계획을 개발하기 위해 협력한다.
- **위험한 부위.** 슬와부 근처의 위험한 부위에 주의한다.
- **증상 유발.** 증상은 치료 중 발생할 수 있다. 치료는 증상이 재현한 경우, 먼저 더 중립적인 자세로 환자를 조정한다. 이것으로 증상이 완화하지 않는 경우, 압력을 줄이거나 부위에서 떨어져 진행한다. 증상이 재현된 부위에 치료를 할 수 있지만, 신중하게 진행한다.
- **치료 시간 및 압력.** 환자가 노인인 경우, 퇴행성질환이 있거나 일상생활 활동이 감소상태로 진단되었다면, 당신의 압력뿐만 아니라 치료 시간을 조정해야 할 수도 있다. 흔히 30분 치료가 환자에게 보다 적합하다.

- **자세.** 환자에게 무릎넙다리 증후군이나 이와 유사한 상태를 일으키는 자세를 줄여줄 뿐만 아니라, 안락을 위한 자세를 위해 받침대를 이용한다. 엉덩관절, 무릎, 발목의 정렬을 조정하면, 근육이 해부학 길이를 유지하는데 도움이 되며 접근을 용이하게 할 수 있다.
- **마찰법.** 환자가 기본조직의 건강이 손상될 경우, 환자가 항염증 약물을 복용하는 경우, 류마티스 관절염이나 관절염 등의 전신 염증상태가 있는 경우, 깊은 마찰을 하지 않는다. 마찰법은 염증을 유발하여 항염증 약의 활동을 방해할 수 있다. 환자에게 의사가 동의하는 경우 치료를 하기 전에 몇 시간 동안 이 같은 약물 복용을 삼가 하는 것이 좋다.
- **주사.** 환자가 스테로이드나 진통제 주사를 맞은 2주 이내엔 그 부위를 피한다. 이들 주사는 감각을 저하시켜 환자로부터 적절한 압력을 평가하는데 방해를 줄 수 있다. 이들 주사는 연부조직에 생리적 변화를 줄 수 있으며 손의 압력으로부터 손상의 위험을 증가시킬 수 있다.
- **조직 길이.** 근막 조직을 치료할 때 이미 늘여진 것을 길게 하지 않는 것이 중요하다. 근막제한에 대한 평가를 먼저 한 후에 분명히 현재 나타난 것에 대해 치료한다. 마찬가지로, 과신장한 근육이 기시부에서 정지부까지 펴되지 않아야 한다. 과신장된 조직에 통증유발점을 치료한다면 완전관절가동범위 신장대신에 열이나 국소 압박과 신장 기법을 이용한다.
- **과운동성 관절과 불안정 인대.** 환자가 손상, 임신, 전신성 상태로 과운동성 관절이나 인대 불안정을 갖고 있으면 가동술을 주의해야 한다.

**표 10-1 무릎넙다리 증후군에 원인이 되거나 흔히 혼동되는 질병의 구분**

| 질병 | 전형적인 징후와 증상 | 검사 | 마사지 치료 |
|---|---|---|---|
| Baker's cyst(베이커 낭종) | 무증상이 있을 수 있음<br>무릎 뒤에 통증과 종창<br>무릎의 후방과 종아리에 타박상과 포낭의 파열, 통증, 종창, 타박상 | 물리적 검사<br>투과 조영법<br>X선 사진<br>자기공명영상 | 베이커 낭종은 심부정맥혈전증과 혼동될 수 있어서 치료 전에 의료 전문가에게 진료 받아야 한다. 마사지는 슬와부 가까이엔 금기이다. 다른 곳에선 마사지가 필요하다. |
| 뼈 돌기(증식) | 무릎 꿇기와 무릎 구부리고 펼 때 무릎에 통증<br>관절가동범위 감소 | X선 사진<br>자기공명영상<br>컴퓨터 단층촬영 | 마사지는 뼈 돌기의 증상을 감소 시키지는 못한다. 관절가동범위검사나 운동은 금기이다. 압박은 금기이다. |
| 활액낭염<br>(발목 안세린, 슬개하, 슬개위) | 열, 발적과 종창<br>안정 시 통증<br>이용할 때 쑤심과 뻣뻣함<br>무릎 꿇기와 계단오르내리기 할 때 심한 통증<br>감염이 있으면 열, 통증과 종창 | 물리적 검사<br>관절가동범위 검사<br>X선 사진<br>자기공명영상 | 활액낭염이 감염으로 인한 것이라면 마사지는 전적으로 금기이다. 종창증가를 피하기 위해 급성기엔 근처에 마사지는 금기이다.<br>아급성기엔 관절주위 구조물에 마사지가 필요하다. |
| 연골연화증 | 무릎전방에 둔한 통증과 압통<br>무릎 꿇기, 쪼그려 앉기, 오랫동안 앉기, 앉기에서 일어서기와 계단 오르거나 내려오기할 때 악화됨<br>관절마찰음 | 물리적 검사<br>X선 사진<br>자기공명영상 | 마사지는 연부조직변화로 인한 관절의 스트레스 감소에 필요하지만, 연골에 악영향을 주지 않아야 한다. 무릎뼈에 압박과 무릎의 반복적인 관절가동운동을 피하라. |

**표 10-1 무릎넙다리 증후군에 원인이 되거나 흔히 혼동되는 질병의 구분**(계속)

| 질병 | 전형적인 징후와 증상 | 검사 | 마사지 치료 |
|---|---|---|---|
| 통풍 | 발적, 열, 종창<br>야간에 갑작스럽고 극심한 통증이 2, 3주 이후에 점차 감소한다 | 물리적 검사<br>혈액과 소변 요산농도 검사<br>활액 검사 | 마사지는 급성 발작 동안 금기이다. 통풍은 다른 전신 상태를 나타낼 수 있다.<br>의료 관리팀과 상의해야 한다. |
| 장경대 증후군 | 활동 후 무릎가쪽에 예리하고 타는 통증<br>초기엔 안정이 통증을 줄여준다<br>증상이 진행하면서 계단을 오르거나 내려올 때와 걷기와 같은 단순한 활동으로 통증이 있음 | 물리적 검사<br>관절가동범위 검사 | 마사지가 필요하다. |
| 인대손상과 염좌 | 손상이 있을 때 뚝 하는 소리나 감각<br>운동으로 악화되는 급성통증<br>급속한 종창, 열, 발적<br>손상받은 다리로 체중을 지탱할 수 없음<br>무릎이 꺾임<br>아급성 단계에선 관절이 기능을 회복할 수 있다 | 물리적 검사<br>자기공명영상 | 마사지는 급성기 이후에 바람직하며 가장 좋다.<br>13장을 보라. |
| 반달판막 손상 | 통증과 관절경직<br>펑소리<br>천천히 점진적 종창<br>가동범위 감소<br>활동과 함께 통증<br>무릎이 잠김 | 물리적 검사<br>맥머리 검사<br>X선 사진<br>자기공명영상<br>관절경 검사 | 마사지는 연부조직에 변화를 줘서 관절에 스트레스를 줄이는데 바람직하지만, 반달판막에 영향을 주지 않는다. 손상을 입은 반달판막과 무릎뼈에 압박을 피하고 무릎의 반복 가동범위운동을 최소화한다. |
| Osgood-Schlatter 질환 (주로 십대에게 영향을 줌) | 활동으로 악화되는 통증<br>종창<br>정강뼈융기에 압통<br>뼈의 성장이 멈추면 증상은 흔히 해결됨 | 물리적 검사<br>관절가동범위 검사<br>X-선 사진 | 염증 증가를 방지하기 위해 순환을 증가시키는 기술은 급성기엔 금기이다. 마사지는 만성 단계에 바람직하다. |
| 골관절염 | 선 자세와 걷기에서 통증<br>관절에 누름 통증<br>경직, 특히 안정 또는 비활성후<br>무릎을 구부릴 수 없음<br>삐걱거리는 감각이나 소리 | 물리적 검사<br>X-선 사진<br>혈액 검사<br>활액 검사<br>관절경 검사 | 마사지는 급성 활성기엔 금기이다.<br>마사지는 아급성기에 바람직하다. |
| Plica(습벽) 증후군 | 간헐적 무릎 전내측 통증<br>염증<br>부종<br>습벽이 두꺼워짐<br>습벽의 탄력성 감소 | TARP 징후(Taut Articular band Reproduces Pain, 단단한 관절 띠에서 일어나는 통증)<br>관절경 검사 | 마사지는 염증이나 유착을 감소시키고 이동성을 복원하고, 무릎을 가로지르는 근육의 긴장을 변화시키는데 좋다. 습벽자체에 마사지의 효과가 있다는 연구는 없다. |

(계속)

**표 10-1** 무릎넙다리 증후군에 원인이 되거나 흔히 혼동되는 질병의 구분(계속)

| 질병 | 전형적인 징후와 증상 | 검사 | 마사지 치료 |
|---|---|---|---|
| 류마티스 관절염 | 연골연화증<br>활성기와 경감기간, 특히 안정 또는 비활성후<br>관절가동범위감소<br>무릎 관절의 골격만곡<br>류마티스 결절<br>가끔 낮은 수준의 발열과 권태감 | 물리적 검사<br>혈액검사<br>활액 검사<br>X선 검사 | 마사지는 비급성기에 적당하다. 건강관리팀과 상의하라. |
| 부패성 관절염 | 무릎주위에 통증, 붓기, 발적, 열<br>발열, 오한<br>증상은 손상병력 없이 발생할 수 있다 | 활액 검사<br>혈액 검사<br>X선 검사<br>자기공명영상 검사 | 마사지는 전적으로 금기이다. 의료전문가에게 의뢰하라 |
| 힘줄 손상 | 무릎에 통증<br>종창<br>점프, 쪼그려 앉기, 계단 오르기와 같은 강렬한 체중부하 활동은 통증을 악화함<br>관절가동범위 감소 | 물리적 검사<br>관절가동범위 검사 | 마사지가 필요하다. 14장을 보라. |

## 마사지 치료에 대한 연구(Massage Therapy Research)

2006년, Paul van den Dolder와 David Roberts는 "전방 무릎 통증을 가진 사람들의 무릎 굽힘을 증가 및 활동을 개선하는 도수치료의 6세션 : 무작위 대조 시험"이란 제목의 연구 결과를 발표하였다. 참가자는 전방 무릎 통증을 가진 18세에서 80세의 38인으로 도수치료를 받은 실험군이나 대기자 명단에 배치된 대조군 중 하나에 할당되도록 하였다. 무릎 통증이 최근 외상, 감염, 종양, 또는 급성 염증에 의해 발생된 경우이거나 연구 6주 이내에 무릎 수술을 받은 경우의 참가자는 제외했다. 통증이 허리뼈의 폄, 굽힘이나 측방굽힘이나 무릎에 과압력으로 유발되거나 무릎가쪽에 촉진 시 압통이 없는 참가자도 제외하였다. 도수치료는 약 2주에 걸쳐 15분에서 20분간 6회로 구성하였다. 치료는 무릎넙다리가 신장되게 움직이고, 폄과 굽힘 시 지속적인 가쪽 활주와 완전히 폄하고 완전히 굽힘한 자세에서 무릎의 측면 지대에 횡 방향 마찰에 초점을 두었다. 참가자에게 자기 관리 지침 또는 다른 치료 조언은 하지 않았다. 통증은 Laprade and Culham의 무릎넙다리 통증 정도 설문지를 이용하여 측정하였다. 관절가동범위와 활동도 평가하였다. 실험군은 대조군과 비교하여 일일 평균 통증이 적었고, 적은 통증, 계단을 오르기와 내려오기 할 때 속도의 증가가 있었으며 무릎 굽힘의 증가가 있음을 밝혀냈다. 두 그룹의 무릎 폄에 차이가 없었다.

2009년, Pedrelli 등은 "근막 도수치료로 무릎뼈건병증 치료"라는 제목의 연구를 발표하였다. 18명 대상자는 17세에서 42세 사이로 한쪽에 아급성 또는 만성 무릎뼈건 통증으로, 근막 도수치료법을 사용하여 단일 치료를 받았다. 급성 염증, 반달판막 손상, 또는 진행성 골관절염 환자는 제외하였다. 치료이전에, 계단을 내려갈 때와 발바닥으로 점프하는 동안 경험한 고통을 묘사한 시상 상사척도 통증 설문조사를 시행했다. 치료 후 4일간은 스포츠를 자제하도록 요청했다. 동일한 평가를 하나의 치료 및 치료 후 1달 후에 반복하였다. 모든 치료는 같은 치료사에 의해 수행하였으며 가쪽넓은근과 넙다리직근 사이의 근막 위에 중간넓은근을 향해 압력을 가하는 근막기술을 시행하였다. 환자의 의견은 국소통증을 일으키는 정확한 지점을 찾고 의사에게 의뢰하는 데 이용하였다. 모든 환자는 통증이나 약화가 줄어들거나 또는 이동성을 증가를 나타냈다. 모든 대상자는 치료 후 즉시 통증이 현저한 감소를 보였고, 진행이 계속되었으며 추적관찰에서도 세 참가자를 제외하고 모두 개선을 보였다고 발표했다. 이 세 참가자들은 치료 전 수준보다는 덜 심하긴 했지만, 통증의 재발이 있었다. 또한 이 세 참가자들은 다른 참가자에 비해 더 복잡한 임상적인 문제가 있다고 지적한다.

2008년 Jennifer Zalta는 "후방– 전방 십자 인대 재건술을 한 무릎넙다리 증후군을 위한 마사지 요법 프로토콜 : 사례 보고서"를 발표했다. 이 연구는 전방 십자 인대, 가쪽 측부 인대, 가쪽 반달판막 부상의 병력으로 가쪽 인대 모두를 수술한 29세의 여성 운동선수가 참여했다. 수술 후 몇 개월 후, 대상자는 무릎 분쇄 및 클릭이 발생하기 시작했다. 나중에 무릎넙다리 증후군으로 진단되었다. 손상된 연골을 제거하고 염발음을 줄이기 위해 관절경 수술을 예정하고 관절경 후 4일째에 사례 연구에 참여하기로 합의했다. 치료는 다양한 기여요인을 수용하기 위해 60~90분 지속, 10주 과정으로 일주일에 한 번 시행 하였다. 주관적 통증과 기능 수준은 치료 기간 동안 매일 각 치료 전과 후 기록하였다. 목표는 수술 후 염증 감소(림프 배출): 과긴장을 줄이고 넙다리근막장근, 장경대, 뒤넙다리근(근에너지기법)의 연장: 넙다리근막장근, 가쪽넓은근, 넙다리두갈래근(신경근치료)에 통증유발점 비활성화 : 가동범위 증가(등척수축후 이완과 수축이완기법): 무릎뼈 주위에 섬유성 조직 감소(근막이완과 교차섬유마찰법)이다. 안쪽넓은근과 엉덩관절 모음근의 강화는 자기 관리로 부여하였다. 치료 프로그램에 따라, 환자는 영향을 받는 무릎이 통증이 없이 완전 가동범위 운동이 가능하다고 보고했다. 통증은 여섯 번째 세션에서 0–10 등급에서 0으로 보고되었다. 무릎뼈의 가쪽 당김은 감소하고, 정형외과 시험 결과에서 Q각도 개선, 넙다리근막 장근 및 장경밴드의 구축, 무릎뼈의 소리와 무릎 굽힘근의 구축의 개선을 보였다. 2주 부족한 1년이 된 추적관찰에서 그녀는 안쪽 반달판막이 가장 최근 부상 이전으로 고통없이 수술하기 전의 활동으로 회복을 경험했다고 보고했다.

# WORKING WITH 환자에 대한 치료(THE CLIENT)

## 환자평가(Client Assessment)

무릎넙다리 증후군의 징후와 증상은 여러 가지 방법으로 나타낸다. 무릎뼈는 가쪽으로 추적하여 원인이 되는 장애는 종종 보고되고 있지만, 무릎넙다리 관절의 기능장애나 통증의 결과로 비정상적인 추적이 나타날 수 있다. 또한, 다양한 반복 작업, 자세, 부상이 기여요인이 될 수 있다: 각 환자는 다르게 나타날 수 있다. 예를 들어, 증가된 Q각도는 엉덩관절 모음과 벌림 뿐만 아니라 발목의 내번이나 외번의 근력 강도와 길이에 영향을 미칠 수 있다. 타이트한 반건양근이 발목 거위의 힘줄에 손상을 줄 수 있으며, 넙다리빗근이나 두덩정강근의 건강에 영향을 미칠 수 있다. 타이트한 뒤넙다리근이나 넙다리근은 골반경사와 요추전만에 영향을 미칠 수 있다. 일반적으로, 무릎뼈의 내측 편위는 무릎을 안정시키는 넙다리 안쪽의 연부조직의 단축과 가쪽구조의 약화를 암시한 반면, 무릎뼈의 외측 편위는 무릎을 안정시키는 넙다리 가쪽의 연부조직의 단축과 안쪽구조의 약화를 암시한다. 무릎넙다리 증후군이 일반적으로 나타내는 것은 다음과 같다.

그러나 각 개별 환자에 대한 정확한 상황을 함께 고려하여 관련된 모든 관절을 평가하는 것이 필수적이다. 평가는 환자와 첫 접촉 시 시작한다. 일부 경우, 약속을 요청할 때, 전화로 할 수 있다. 당신이 준비할 수 있도록 환자가 고통의 특정영역에 대한 치료를 요하는 경우, 사전에 연락토록 요청한다.

표 10-2 건강 기록을 취득할 때 환자에게 요청할 수 있는 질문 목록이다.

**표 10-2 건강 기록**

| 환자에게 필요한 질문 | 치료계획을 세울 때 중요하게 생각해야 할 부분 |
|---|---|
| 당신은 고통이 시작했을 때 관련 사건이나 특정 순간을 기억할 수 있습니까? | 통증을 일으킨 활동이나 자세의 세부 사항은 기여요인을 알아내는데 도움이 될 수 있다. 달리기의 새로운 방법, 체중 부하운동이나 쪼그리고 앉기 요구되는 새로운 활동, 또는 새로 개발된 앉아있는 자세가 무릎넙다리 증후군의 증상에 기여할 수 있다. |
| 증상이 어디에 있습니까? | 증상의 위치는 통증유발점, 손상 또는 기타 기여요인의 위치에 대한 단서를 제공한다. 무릎넙다리 증후군은 일반적으로 무릎 앞쪽 통증의 원인이 된다. 다른 곳에 있는 통증이 무릎넙다리 증후군의 가능성을 배제하지 않지만, 그것은 공존조건을 암시할 수 있다. |
| 증상을 느끼는 대로 설명하라. | 증상의 가능한 근본 원인을 구별하고, 뼈와 연부 조직의 관련성을 파악한다. 통증감각과 가능한 기여요인에 대한 설명은 1장을 참조하라. |
| 무슨 운동이 악화하거나 낫게 하는가? | 이러한 움직임을 유발하는 구조물에서 긴장, 약화, 또는 압축 부위를 찾는다. 무릎의 폄, 계단을 오르고 내려오기, 체중 부하 활동은 종종 증상을 악화시킨다. |
| 이 상태에 대해 건강관리 서비스 공급자에게 진료를 받은 적이 있습니까? 진단은 무엇이었습니까? 어떤 검사를 수행했습니까? | 의료 검사는 기여요인뿐만 아니라 금기증을 알 수 있다. 진단을 위해 검사를 시행하지 않은 경우, 평가를 위해 이 장에 언급한 검사를 이용하라. 평가가 진단과 일치하지 않는 경우, 환자의 건강관리 서비스 공급자나 공급자를 직접 접촉하도록 승인을 얻어 검사결과물을 논의할 수 있도록 환자에게 요청한다. |
| 관절염과 같은 상태를 진단 받은 적이 있습니까? | 관절염은 징후와 증상에 기여할 수 있으며, 치료에 조정이 필요할 수 있으며, 치료 결과에 영향을 미칠 수 있다. |
| 이전에 손상이나 수술한 적이 있습니까? | 손상 또는 수술과 흉터 조직은 유착, 과긴장 또는 저긴장과 비정형 관절가동범위의 원인이 될 수 있다. |
| 일, 취미, 기타 규칙적인 활동으로 어떤 종류를 합니까? | 무릎에 스트레스를 주는 반복적인 동작과 무릎의 굽힘을 증가하는 정적자세는 환자의 상태에 기여할 수 있다. |
| 어떤 처방 약물이나 약초 또는 다른 보충제를 복용하고 있습니까? | 모든 유형의 약물 치료는 증상에 기여하거나 금기가 있거나 주의가 필요하다. |
| 지난 2주 동안스테로이드나 진통제 주사를 한 적이 있습니까? 어디에? | 국소 마시지가 금기이다. |
| 지난 4시간 이내에 진통제나 근육 이완제를 복용했습니까? | 환자가 고통을 감내하지 못할 수 있다. |
| 지난 4시간 이내에 항염증제를 복용했습니까? | 심부 마사지는 염증 과정을 일으킬 수 있으며, 환자가 최근 항염증 약물을 복용한 경우엔 수행할 수 없다. |

## 자세평가(Postural Assessment)

환자의 자세와 움직임을 평가하면서 당신의 앞으로 방을 걸어 들어오도록 한다. 무릎넙다리증후군을 가진 일반적인 편차를 보상하기 위한 불균형 또는 보상의 패턴을 살핀다. 환자는 계단을 올라보고, 무릎의 운동성 감소가 있는지 또는 환자가 한쪽을 선호하는지 살핀다. 관절 불안정성, 다리절기, 넙다리나 정강뼈의 돌림이나 과 또는 저전만이 있는지 평가한다. 환자가 평가양식을 채워나가기 위해 앉게 하여 조심스럽게 의자로 낮추거나 무릎이 편안한 위치를 찾아 주위를 이동하는지 살펴본다. 환자가 도움없이 또는 팔을 사용하여 의자를 밀거나 안정된 표면에 기대어 일어서는지를 또한 확인한다.

선 자세를 평가할 때, 환자가 편안하게 서있는지 확인하라. 해부학적 위치에서 서려고 하면, 일상생활에서 자세에 대한 정확한 평가를 할 수 없다. 무릎뼈가 가쪽 추적하는 경우, 엉덩관절 모음, 무릎의 외번, Q각의 증가, 발목의 외번이 발견될 수 있다. 무릎뼈가 안쪽 추적하는 경우, 발이 가쪽돌림되어 넙다리뼈 및 정강뼈의 돌림이 발견될 수 있다. 다른 이상은 무릎뼈 알타 또는 무릎뼈 바하, 무릎의 과 또는 저폄, 무릎뼈 주위 종창과 발의 편평족 또는 요족이 포함될 수 있다.

그림 10-4는 무릎뼈의 가쪽추적에 의한 무릎넙다리증후군에 의해 영향을 받은 자세와 건강한 자세를 비교했다.

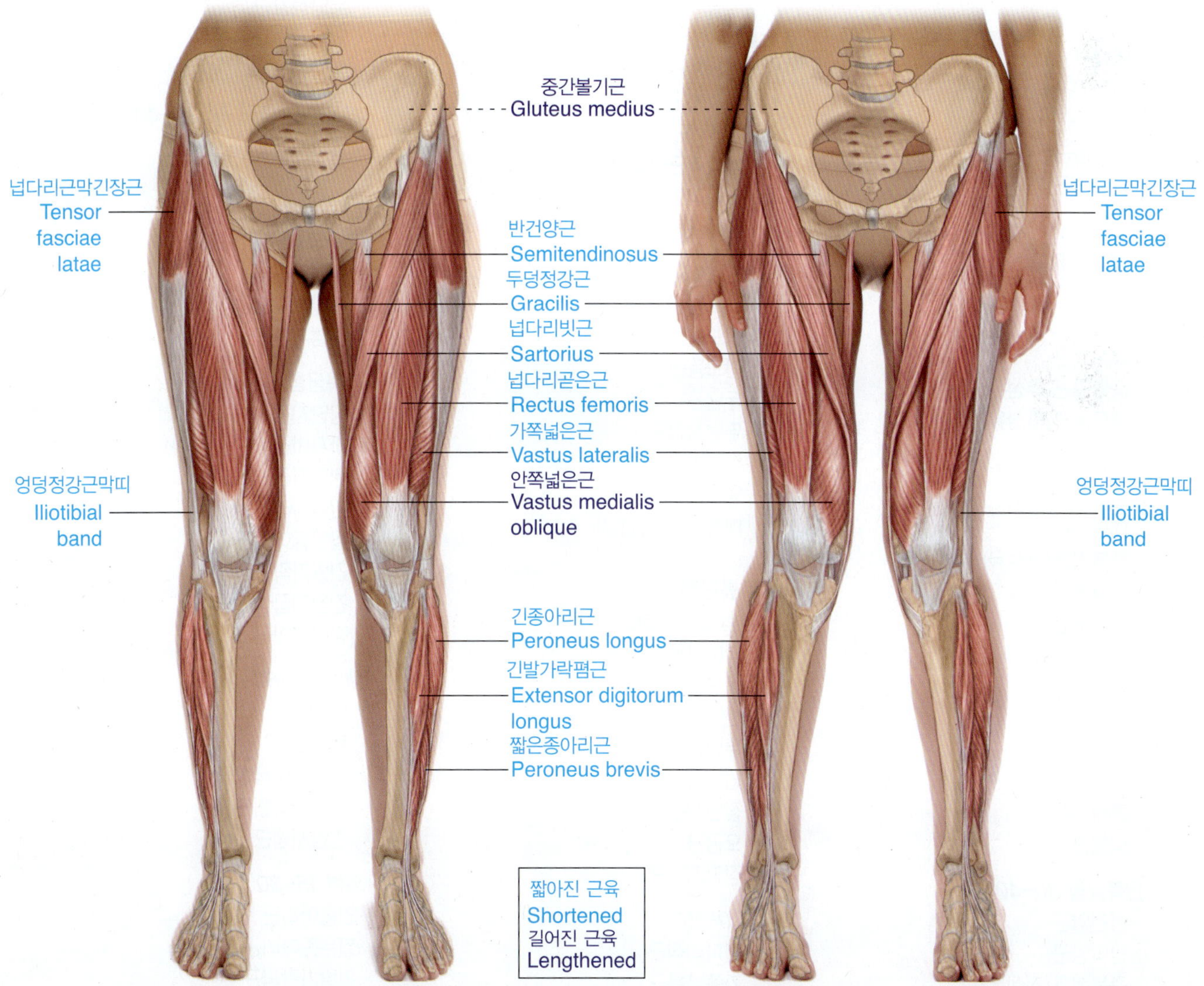


그림 10-4 **자세평가 비교.** 이 이미지의 자세를 비교하였다. 오른쪽 그림에서 넙다리뼈와 정강뼈 및 발목, 발의 방향이 각을 이루고 돌림되어 있음을 볼 수 있다.

### 관절가동범위 평가(ROM Assessment)

주동근과 길항근 모두를 포함하는 무릎의 관절가동범위를 검사한다. 그것은 환자가 운동의 양을 조절하고 통증이 없는 범위 내에서 머무를 수 있기 때문에, 능동 관절가동범위는 과도한 통증이나 재손상을 방지하기 위해 손상의 급성단계에 사용되어야 한다. 박스 10-1은 무릎넙다리 증후군과 관련된 관절의 평균 능동 관절가동범위 결과를 나타냈다.

### 능동 관절가동범위(Active ROM)

기준치와 환자의 능동 관절가동범위 평가와 비교한 것이 박스 10-1이다. 환자이 증상이 없는 범위

**박스 10-1 무릎넙다리증후군이 있는 관절의 평균 능동 관절가동범위**

**엉덩관절**

*굽힘 120°*
- 넙다리직근
- 중볼기근(전섬유)
- 넙다리근막장근
- 넙다리빗근
- 큰허리근
- 엉덩근
- 소볼기근
- 대모음근
- 장모음근
- 단모음근

*폄 10-15°*
- 넙다리두갈래근
- 반건양근
- 반막양근
- 대볼기근
- 중볼기근(후섬유)
- 대모음근(후섬유)

*바깥돌림 40-60°*
- 넙다리두갈래근
- 대볼기근
- 중볼기근(후섬유)
- 넙다리빗근
- 궁둥구멍근
- 넙다리방형근
- 내폐쇄근
- 외폐쇄근
- 위쌍둥이근
- 아래쌍둥이근
- 큰허리근
- 엉덩근

*안쪽돌림 30-40°*
- 반건양근
- 반막양근
- 중볼기근(전섬유)
- 대모음근
- 장모음근
- 단모음근
- 두덩정강근
- 두덩근
- 넙다리근막장근

*벌림 30-50°*
- 대볼기근
- 중볼기근
- 소볼기근
- 넙다리근막장근
- 넙다리빗근
- 궁둥구멍근(엉덩관절 굽힘시)

*모음 30°*
- 대모음근
- 장모음근
- 단모음근
- 두덩근
- 두덩정강근
- 큰허리근
- 엉덩근
- 대볼기근(하섬유)

**무릎관절**

*굽힘 120-150°*
- 넙다리두갈래근
- 반건양근
- 반막양근
- 두덩정강근
- 넙다리빗근
- 장딴지근
- 오금근
- 장딴지빗근

*폄 0-15°*
- 넙다리직근
- 가쪽넓은근
- 안쪽넓은근
- 중간넓은근

*안쪽돌림(굽힘 시) 20-30°*
- 반건양근
- 반막양근
- 두덩정강근
- 넙다리빗근
- 오금근

*가쪽돌림(굽힘 시) 30-40°*
- 넙다리두갈래근

**발목관절**

*배측굽힘 20°*
- 앞정강근
- 긴발가락폄근
- 긴엄지폄근

*저측굽힘 50°*
- 장딴지근
- 가자미근
- 뒤정강근
- 긴종아리근
- 짧은종아리근
- 긴발가락굽힘근
- 긴엄지굽힘근
- 장딴지빗근

*내반 45-60°*
- 앞정강근
- 뒤정강근
- 긴발가락굽힘근
- 긴엄지굽힘근
- 긴엄지폄근

*외번 15-30°*
- 긴종아리근
- 짧은종아리근
- 긴발가락폄근

에서 움직임을 제한할 수 있기 때문에 통증과 다른 증상이 능동 관절가동범위 평가 시 유발되지 않을 수 있다.

- **무릎의 능동 폄**은 약한 넙다리네갈래근 및 단축된 햄스트링이 운동을 제한할 때와 부적절한 무릎뼈 추적으로 뼈끼리 접촉이 증가할 때 제한되고, 통증의 원인이 될 수 있다. 삐걱거림이나 염발음은 환자에 의해 듣거나 느끼게 된다. 무릎의 능동폄은 안쪽넓은근보다 넙다리직근과 가쪽넓은근이 더 강한 수축을 할 때 무릎뼈의 외측 편위를 일으킬 수 있다.
- **엉덩관절 능동 벌림**은 넙다리의 안쪽돌림과 무릎의 외번이 있으면 제한될 수 있다.
- **발목의 능동 배측굽힘**은 발목 배측굽힘근의 단축이나 타이트가 있으면 제한될 수 있다.

## 수동 관절가동범위(Passive ROM)

적용할 수 있을 때 환자의 수동관절가동범위를 한쪽과 다른 쪽을 비교한다. 각 범위의 끝느낌을 기록하고 비교한다(1장의 끝느낌 설명 참조할 것).

- **무릎의 수동 굽힘과 폄**은 염발음을 일으킬 수 있다.
- **무릎의 수동 폄**은 가쪽지대가 타이트하면, 무릎뼈가 가쪽 편위를 일으키거나 안쪽지대가 타이트하면 내측 편위를 일으킬 수 있다.

## 저항 관절가동범위(Resisted ROM)

무릎을 교차하는 근육의 강도를 평가하기 위해 저항 검사를 사용한다. 병에 걸린 측과 걸리지 않은 측의 강도를 비교한다.

- **무릎 저항 폄**은 네갈래근의 약화를 알 수 있으며 병에 걸린 측의 전방 무릎에 통증을 일으킬 수 있다.
- **무릎의 저항굽힘**은 전방무릎통증의 원인이 될 수 있다.
- **엉덩관절의 저항벌림**은 볼기근육의 약화를 알 수 있다.

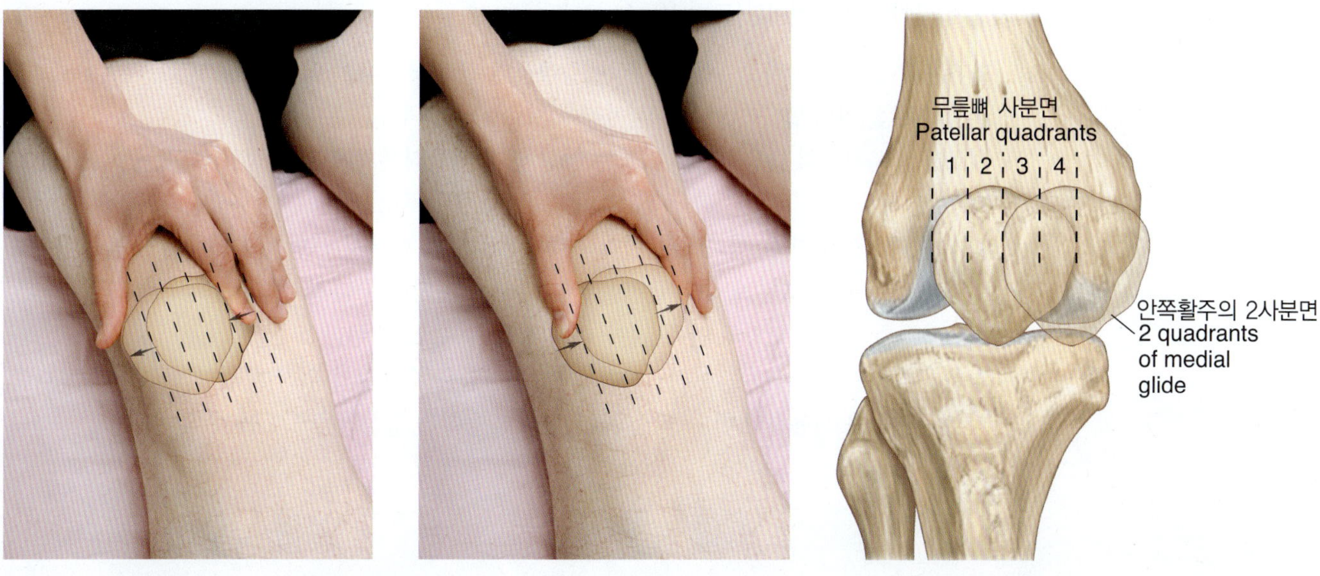


그림 10-5 **무릎뼈 활주검사.** 무릎뼈의 가동성을 평가하기 위해 안쪽관절융기 가쪽으로 천천히 부드럽게 활주한다.

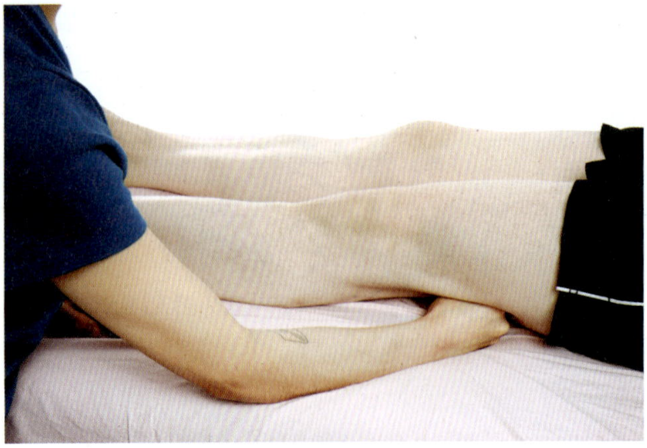

그림 10-6 **안쪽넓은근 협조성 검사.** 저항폄으로 안쪽넓은근의 기능을 검사한다.

## 특수검사(Special Tests)

다음과 같은 특별한 검사는 통증을 일으키는 구조물을 알아내고, 환자가 X-선이나 다른 도수를 사용하여 의료 전문가에게 평가받을 때 도움이 되며, 마사지 치료를 계획할 때 금기증이나 특별히 고려해야 할 상태를 알 수 있게 한다.

**무릎뼈 활주 검사**는 무릎뼈를 안쪽관절융기 가쪽 가동성을 평가하는데 이용한다(그림 10-5). 이 검사는 염발음을 일으킬 수 있다.

1. 환자는 누운자세에서 무릎 밑에 베개 받침을 놓아 넙다리네갈래근의 긴장을 푼다.
2. 엄지손가락을 무릎뼈 한쪽 옆에 놓고 한 손가락 또는 두 손가락은 그 반대쪽 옆에 놓는다.
3. 무릎뼈의 가동성을 평가하기 위해 가쪽관절융기 안쪽으로 천천히 부드럽게 활주한다. 이상적으로 무릎뼈는 각 방향으로 무릎뼈 넓이의 약 반 정도의 간격으로 움직임이 있어야 한다.
4. 안쪽 활주의 제한은 가쪽의 구조물들이 움직임을 제한하기 때문으로 보인다. 가쪽 활주의 제한은 안쪽의 구조물들이 움직임을 제한하기 때문으로 보인다.

**안쪽넓은근 협조성 검사**는 무릎을 폄하는 동안 안쪽넓은근의 기능을 평가하고 분리해서 수축할 수 있는지 알아보려는 것이다(그림 10-6).

1. 환자는 무릎을 펴고 바로 누워 넙다리네갈래근의 긴장을 푼다.
2. 손상된 무릎 위의 넙다리 먼쪽부분 아래에 치료사의 주먹을 놓는다.
3. 치료사는 움직임의 협응력을 평가하는 동안 환자에게 다른 관절의 움직임 없이 무릎을 천천히 펴게 한다.
4. 환자가 당신의 주먹을 넙다리로 밀거나 주먹으로부터 떨어져서 당겨지거나 다리를 들기위해 엉덩관절을 구부리면, 오직 무릎만을 펴야한다고 설명하며 다시 움직임을 시행하도록 한다. 치료사는 눈물방울 모양의 안쪽넓은근의 외형을 볼 수 있게 된다.
5. 환자가 무릎을 펴는 것을 어려워하거나 이 움직임을 수행하기 위하여 넙다리네갈래근보다는 다른 근육들을 사용하려 한다면 안쪽넓은근의 기능부전 양성반응으로 볼 수 있다.

## 촉진평가(Palpation Assessment)

엉치엉덩관절에서부터 발허리뼈까지 어떤 관절에서의 기능부전은 무릎넙다리의 기능부전을 일으키는 원인이 될 수 있다. 원인이 되는 요소들이 광범위하고 다양하기 때문에, 엉덩뼈에서 발가락까지 개개의 조직을 평가하는 것이 필수적이다.

이 기능부전의 결과로 조직들의 작거나 심지어 큰 변화들을 찾아내게 되는 것이 전혀 놀라운 일이 아니다. 무릎에 비전형적인 온도, 색깔, 결 등을 평가한다. 무릎뼈 주변에서 염증, 유착, 그리고 압통을 발견할 수 있다. 무릎뼈가 가쪽으로 쏠려 있다면 가쪽 지지대, 장경인대, 가쪽넓은근, 넙다리직근과 넙다리근막장근이 타이트하고 유착되어 있는 것을 발견할 수 있으며 또한 이들은 통증유발점을 가지고 있을 수 있다. 안쪽넓은근은 저긴장되어 있고, 반건양근, 두덩정강근 넙다리빗근과 같은 근육들은 통증유발점을 동반하여 유착되고 단단해져 있다. 염발음, 섬유화된 조직 또는 습벽인대가 무릎 안쪽에서 촉진될 수 있다. 오금근은 굽힘구축 때문에 단단하고 타이트하게 느껴질 수 있다.

생체역학적인 요소들을 가미되는가에 따라, 모음근들은 단단해지고 유착되어져 있으며 벌림근들은 긴장되거나 약해져 있다. 장딴지근은 무릎에 굽힘 구축 때문에 타이트해져 있다. 발목벌림의 요인이 있다면, 긴종아리근, 짧은종아리근과 긴발가락폄근이 짧아져 있고 타이트해져 있다. 이 두 가지 요소들은 발바닥 굽힘근들을 짧아지게 하고 타이트하게 되어 족저근막염을 일으킬 수 있으며, 발바닥면의 조직들은 두껍고, 단단하게 되어 압통을 일으킬 수 있다. 11장에서 발바닥 근막염에 대하여 좀 더 자세하게 설명할 것이다. 환자가 무릎통증이나 손상에 대한 오랜 병력이 있거나 수술을 하였다면, 병변 부위에서 반흔 조직과 유착을 발견할 수 있을 것이다.

무릎 앞쪽의 속으로 방사통을 일으키는 통증유발점은 넙다리빗근, 넙다리직근, 안쪽넓은근, 가쪽넓은근, 단모음근, 장모음근에서 나타날 수 있다. 그림 10-7에서와 같이 무릎앞쪽의 속으로 연관감각을 일으키는 흔히 있는 통증유발점을 볼 수 있다.

## 질환별 도수치료(Condition-Specific Massage)

무릎 통증의 원인은 매우 다양하기 때문에 정확한 원인을 정확히 알아내는 것은 어렵기는 하나, 몇몇의 조건들이 공존할 수 있다. 마사지를 위한 주의사항이나 금기사항들을 포함하는 정신적인 상태들은 무릎의 통증의 잠재적인 원인일 수 있다. 위에 나열된 연부조직 기능장애의 어떤 것이거나 무릎뼈의 부적절한 추적에 의한 증상이 불확실하게 느끼는 경우엔 마사지 치료이전에 의사에게 환자에 관한 의료평가를 위해 의뢰해라.

치료를 위해서는 긴장을 완화하는 것이 필요하다. 단일 치료에서 나타나는 상태의 어떤 증상이나 무릎넙다리 증후군과 관련한 증상을 무시해서는 안 된다. 과감하게 치료를 시행하지 말아야 한다. 치료사는 최대한 긴장을 완화시킬 수 있도록 압박의 양을 유지하도록 환자에게 알려달라고 요청하여야 한다. 환자가 근육의 긴장감을 보이거나 고통스런 얼굴표정을 지으면 압박을 줄여야 한다. 치료사는 손상된 조직을 치료한다는 것을 명심해야 한다. 치료사는 환자에게 치료들의 어떠한 부분들로 인하여 증상을 유발하면 말하라고 요청하고, 참을 수 있는 범위 안에서 항상 일을 해야 한다. 통증유발점의 깊숙한 촉진은 환자의 참을 수 있는 범위의 끝지점 상단에서 통증을 일으킬 수 있다. 당신의 환자에게 통증의 한도를 넘지 않도록 통증수준이 있는 통증척도를 설명하여야 하며 치료를 시행하는 동안 깊은 숨을 쉬도록 하게 한다. 통증유발점이 비활성화 될 때, 관련통은 또한 감소될 것이다. 일반적인 통증유발점들과 그것의 관련 양상들은 그림 10-7에서 보여진다.

다음의 제시된 것들은 무릎넙다리 증후군의 좀 더 일반적으로 제시되는 치료인데 주로 무릎뼈의

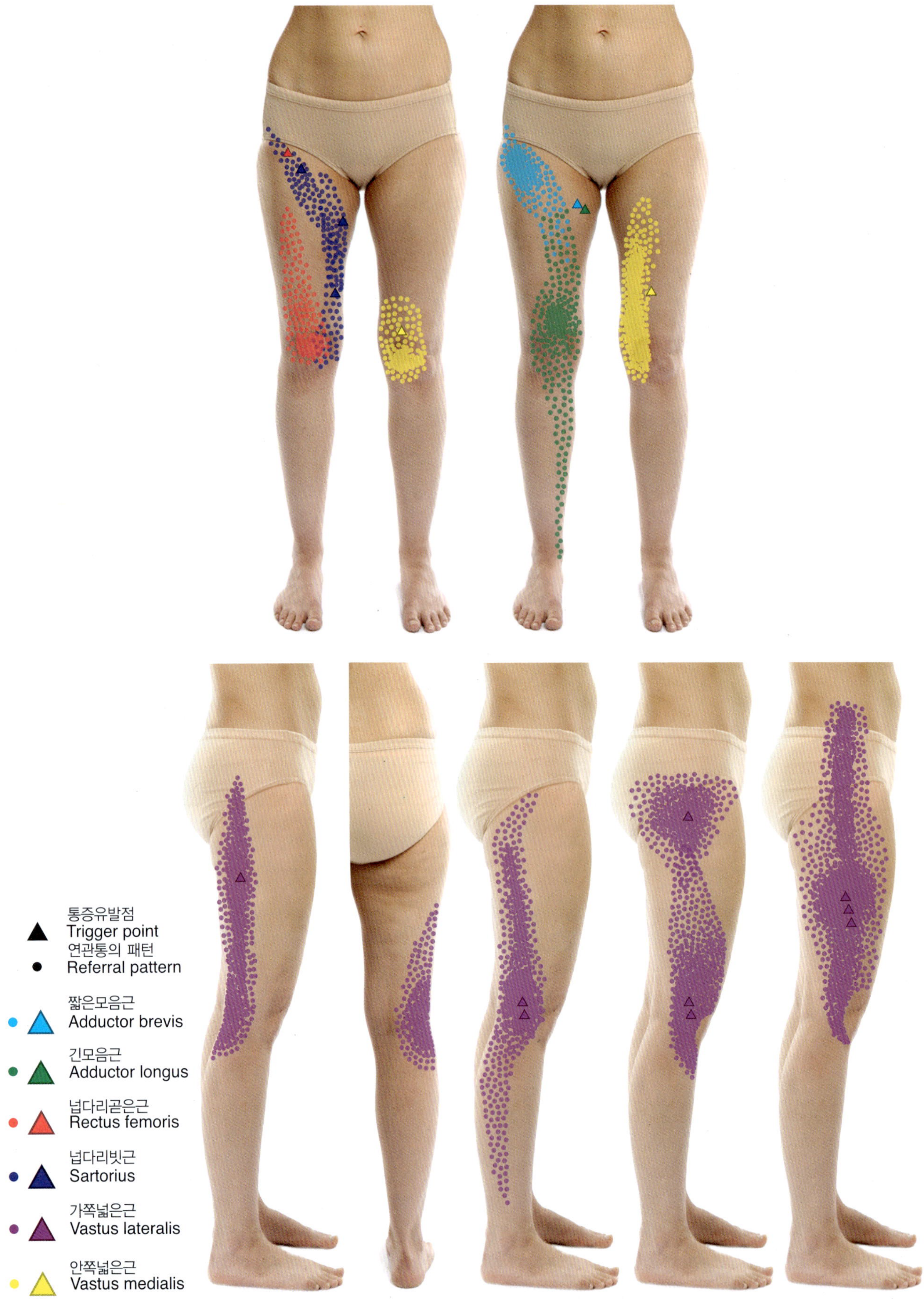


그림 10-7 **일반적인 통증유발점들과 관련양상.** 무릎넙다리 증후군과 관련한 일반적인 통증유발점들과 그것들의 관련 양상들.

부적절한 가쪽 추적이 원인인 경우이다. 급성손상을 가지고 있다면, 프로토콜은 PRICE(보호, 안정, 냉, 압박, 거상)이다. 치료사는 손상된 부위의 몸 쪽이나 말초부위에 치료를 하지만, 아급성기나 만성기가 될 때까지 손상부위는 피한다.

- 무릎아래에 베개를 놓고 바르게 눕는다.

- 종창이 있다면, 가장 인접한 림프절을 향해 표층 배액 마사지를 한다.

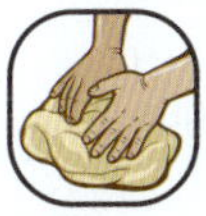

- 종창이 줄거나 없어졌다면 손상된 무릎위 허벅지의 전외측에 습열을 적용한다. 종창이 있다면 열치료는 시행하지 않는다.

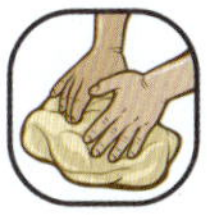 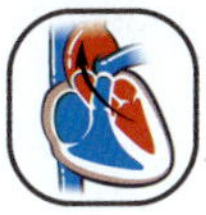

- 앞위엉덩뼈가시에서 발까지 조직들을 평가하고 표층 순환을 증가시키고 조직을 부드럽게 하기 위하여 따뜻한 마찰을 시행한다. 치료사는 최소한 넙다리와 다리, 발의 조직들을 평가할 수 있어야 하고, 무릎 치료 후 남은 시간에 어느 곳에 중점을 두어야 할지 결정하는 데 도움이 되도록 한다.

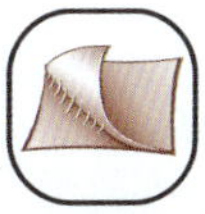

- 피부 연화제를 적용하기 전에, 넙다리의 근막 제한을 평가하고 치료한다. 치료사는 넙다리의 안쪽관절융기 무릎에서, 네갈래근의 가쪽에 있는 장경인대의 길이를 따라 제한을 발견할 수 있다.

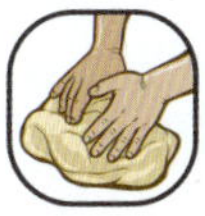 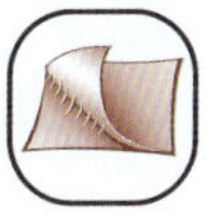

- 넙다리의 조직치료는 일반적으로 긴장을 줄이고 유착을 감소시키기 위해서이다.

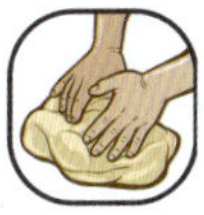 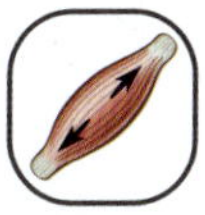

- 표층에 마사지를 하여 유연해지면, 짧고 타이트해진 조직이 늘어나게 되고 긴장된 조직의 긴장을 낮춰준다. 이 근육들에는 넙다리직근, 가쪽넓은근, 넙다리근막장근, 장경인대, 두덩정강근, 넙다리빗근, 반건양근, 모음근 등이 있다(그림 10-8).

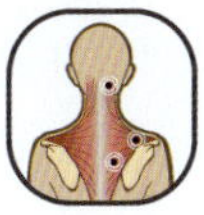

- 통증유발점을 찾아내서 치료한다.

 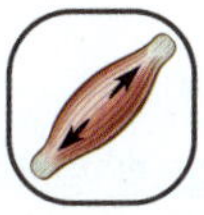

- 염발음, 유착, 섬유성 조직을 일으키는 무릎관절과 무릎뼈 주위 조직을 평가한다. 영향을 받는 조직엔 무릎의 내외측 지지인대, 넙다리네갈래근힘줄, 무릎뼈힘줄, 장경인대 등이 포함된다(그림 10-9). 이들 조직을 이완하기 위해선 약하게 마사지한다. 조직이 짧고 타이트하면 길이와 긴장을 회복하기 위해 각 근섬유의 방향으로 길게 마사지한다. 환자의 허용범위 내에서 강도와 시간을 정해 치료해 나간다.

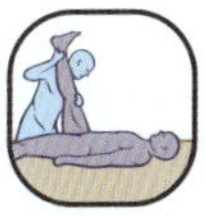

- 치료사는 모음근과 안쪽 뒤넙다리근이 짧게 되거나 타이트한 것이 발견하면, 엉덩관절을 수동으로 벌림시켜 스트레칭 한다. 이 근육들을 수동 신장으로 충분하지 않으면, 이러한 근육을 이완하고 늘리는데 필요하면 PIR(등척성 수축후 이완)을 적용한다.

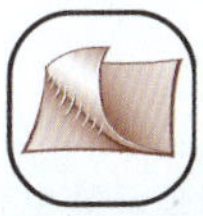 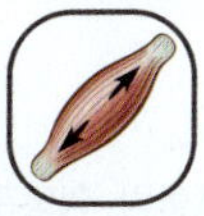

- 외번이 기여요인이라면, 비골부의 근육과 긴발가락폄근의 유착, 긴장의 증가, 통증유발점을 평가하고 치료한다.

순환 증진(Increase Circulation); 유착 감소(Reduce Adhesions); 긴장도 감소(Reduce Tension); 조직 신장(Lengthen Tissue); 통증유발점 치료(Treat Trigger Points); 수동 스트레칭(Passive Stretch); 치료 작용(Clear Area)

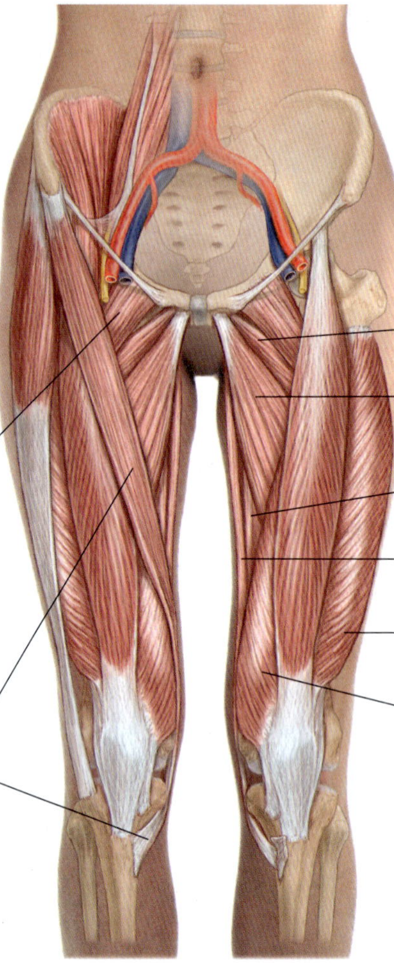


**가쪽넓은근**(Vastus lateralis)

| | |
|---|---|
| 이는 곳 | 넙다리뼈 후면의 조선 |
| 닿는 곳 | 정강뼈 조면 |
| 작용 | 무릎관절 폄 |
| 지배신경 | 넙다리신경 |

**두덩정강근**(Gracilis)

| | |
|---|---|
| 이는 곳 | 두덩뼈의 다리, 좌골지 |
| 닿는 곳 | 거위 안세린에서 정강뼈안쪽 상부 |
| 작용 | 엉덩관절 모음, 엉덩관절 안쪽돌림, 무릎관절 굽힘, 무릎관절 굽힘상태에서 안쪽돌림 |
| 지배신경 | 폐쇄신경 |

**큰모음근**(Adductor magnus)

| | |
|---|---|
| 이는 곳 | 궁둥뼈 결절과 두덩뼈다리 및 좌골지 |
| 닿는 곳 | 넙다리뼈의 안쪽 조선과 모음근 결절 |
| 작용 | 엉덩관절 모음, 엉덩관절 안쪽돌림, 엉덩관절 굽힘 보조, 후섬유는 엉덩관절 폄 |
| 지배신경 | 폐쇄신경, 정강뼈신경 |

**짧은모음근**(Adductor brevis)

| | |
|---|---|
| 이는 곳 | 두덩뼈의 다리 |
| 닿는 곳 | 두덩뼈선과 안쪽 조선 |
| 작용 | 엉덩관절 모음, 엉덩관절 안쪽돌림, 엉덩관절 굽힘 보조 |
| 지배신경 | 폐쇄신경 |

**안쪽넓은근**(Vastus medialis)

| | |
|---|---|
| 이는 곳 | 안쪽 조선 |
| 닿는 곳 | 정강뼈 조면 |
| 작용 | 무릎관절 폄 |
| 지배신경 | 넙다리신경 |

**넙다리빗근**(Sartorius)

| | |
|---|---|
| 이는 곳 | 앞위엉덩뼈가시 |
| 닿는 곳 | 거위 안세린에서 정강뼈안쪽 상부 |
| 작용 | 엉덩관절 굽힘, 엉덩관절 바깥돌림, 엉덩관절 벌림, 무릎관절 굽힘, 무릎관절 굽힘한 상태에서 안쪽돌림 |
| 지배신경 | 넙다리신경 |

**긴모음근**(Adductor longus)

| | |
|---|---|
| 이는 곳 | 두덩뼈조면 |
| 닿는 곳 | 안쪽 조선 |
| 작용 | 엉덩관절 모음, 엉덩관절 안쪽돌림, 엉덩관절 굽힘 보조 |
| 지배신경 | 폐쇄신경 |

두덩근(Pectineus)

| | |
|---|---|
| 이는 곳 | 두덩뼈 팔 |
| 닿는 곳 | 넙다리의 두덩뼈선 |
| 작용 | 엉덩관절 모음, 엉덩관절 안쪽돌림, 엉덩관절 굽힘 보조 |
| 지배신경 | 넙다리신경과 폐쇄신경 |

그림 10-8 **앞쪽넙다리의 근육들.** 넙다리의 근막제한, 과긴장, 통증유발점을 평가하고 치료한다. Adapted from Clay JH, Pounds DM. *Basic Clinical Massage Therapy: Integrating Anatomy and Treatment, 2nd ed. Philadelphia: Lippincott Williams & Wilkins, 2008.*

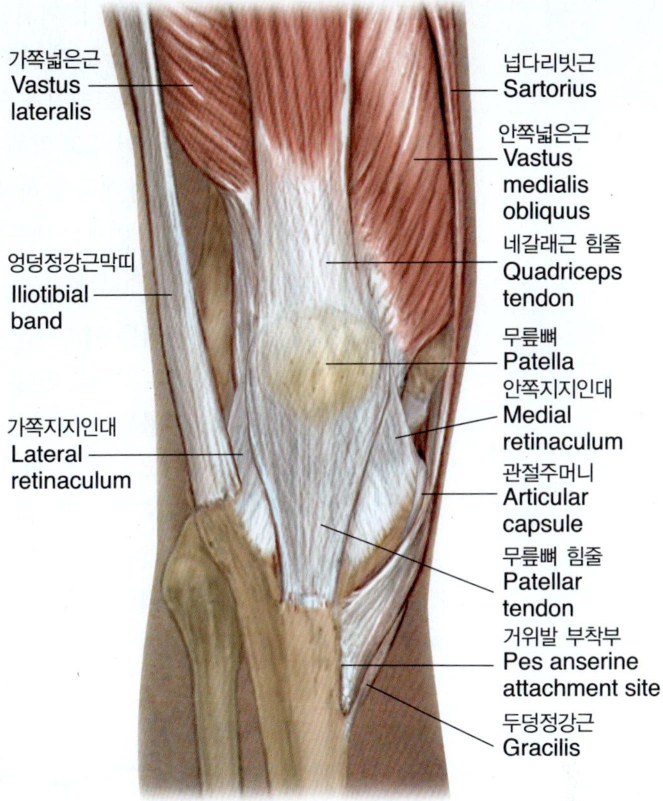


그림 10-9 **무릎주위의 연부조직.** Adapted from Clay JH, Pounds DM. *Basic Clinical Massage Therapy: Integrating Anatomy and Treatment, 2nd ed. Philadelphia: Lippincott Williams & Wilkins, 2008.*

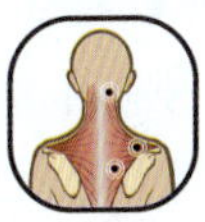

- 다리 전체의 정맥환류를 증가시키기 위해 비로 쓸어 내리듯이 마사지를 한다.

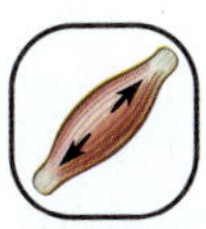

- 환자는 발목아래에 받침대를 놓고 엎드린 자세를 한다. 볼기를 행해 뒤꿈치를 가져오고 부드럽게 환자방향으로 다리를 당겨 넙다리네갈래근의 가쪽을 신장한다. 치료사가 저항을 감지하면 늘리는데 PIR을 이용한다.

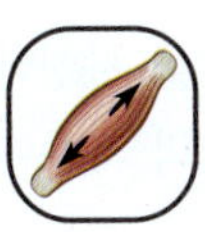 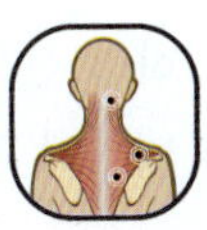

- 시간이 허용되면, 유착, 과긴장, 통증유발점이 있는 볼기근육, 뒤넙다리근, 저측굽힘근을 평가하고 치료한다.

- 다리 전체의 정맥환류를 증가시키기 위해 비로 쓸어 내리듯이 마사지를 한다.

치료개요도에 치료흐름을 요약하였다(그림 10-11, p.282).

## 환자 자가-관리(Client Self-Care)

무릎넙다리 통증이 있는 환자는 쪼그려 앉기와 무거운 물건을 들기와 같은 무릎에 체중부하활동이나 스포츠, 반복적인 활동을 하는 동작을 할 때는 무릎보조기를 착용하는 것이 도움이 된다. 환자가 보조기를 착용한다면, 그들이 활동을 하지 않을 때, 혈액순환 감소를 피하기 위해서 전문가의 동의를 얻어 보조기를 벗는 것을 추천한다. 거위발 건이나 발목의 외번이 있는 환자는 족척궁을 교정 보조기가 도움이 된다. 환자는 족척궁 교정 보조기를 맞추고 평가하기 위해 족부정형의에게 문의한다.

다음은 환자의 상태를 포함한 스트레칭과 근력강화를 위한 일반적인 권고사항들이다. 단축된 근육의 부착위치 사이의 거리를 만들어 주고 약해진 근육의 부착 위치 사이의 거리를 줄이는 운동을 반복하는 것이 목적이다. 환자가 교정 운동을 하지 않고 신장과 근력강화를 기능적으로 이해하지 못하면 이 분야의 전문가에게 의뢰한다. 환자는 대부분 그들의 삶이 바쁘다고 자가 치료를 소홀히 한다.

이 가이드라인을 따르도록 격려한다.

- 환자가 일과 중 자가 관리를 여가시간인 쉬는 대신에 전화통화중, 이메일 읽기, 설거지하기, TV보는 동안에 수행할 수 있도록 한다. 서서 자가 관리를 수행할 때, 환자가 한 다리로 체중이 치우치는지, 무릎이 달라붙는지, 넙다리가 안쪽돌림 되는지 살핀다. 그렇다면 환자에게 양 다리에 체중이 고르게 분배되고, 그들의 발가락이 편안한 자세에서 앞쪽을 향하도록 교육한다.
- 환자가 정적인 자세나 반복적인 움직임에서 규칙적으로 벗어나도록 유도한다. 환자들의 일상생활에서 매일 몇 시간씩 앉아 생활한다면 적어도 매시간 몇 분은 움직일 것을 권한다. 환자가 무릎에 영향을 주는 반복적인 일을 한다면, 매시간 최소 몇 분은 쉬도록 권한다.
- 유착 및 과긴장을 일으키지 않는 치료인 무릎을 둘러싸고 있는 조직의 부드러운 자가 마사지를 보여준다.
- 환자에게 모든 강화운동과 신장을 설명하고 혼자 연습할 때 다치지 않고 제대로 수행하도록 떠나기 전에 치료사 앞에서 수행하도록 한다. 신장은 15-30초 동안 유지하고 환자의 허용범위 내에서 하루 중 자주 수행해야 한다. 환자는 신장이나 갑작스런 힘을 이용하지 않아야 한다. 신장은 가능한 편안하게 다른 모든 관절이 가능하면 이완이 지속되도록 하면서, 천천히, 부드럽게, 그리고 꾸준히 해야 한다.
- 신장과 강화운동은 관절가동범위 검사 및 촉진의 결과에 따라 권장한다. 무릎넙다리 증후군은 각 환자에 따라 다르게 나타나기 때문에 자가 관리는 특정 요구에 따라 시행해야 한다.

## 신장(Stretching)

측면 구조물을 신장하기 위해서 옆으로 무릎뼈를 당기고, 환자의 병변 측이 벽을 향하게 하여 팔 길이만큼 떨어져 서도록 한다. 지지를 위해 벽에 한 손을 놓고 양발을 모은 채, 벽에서 떨어져 몸통을 가쪽으로 구부려 15-30초간 유지한다(그림 10-12). 무릎 안쪽에 압력이 증가하면 신장을 시행하지 않는다. 중볼기근이 약하거나 신장된 것이 발견했다면, 환자에게 볼기 근육 대신에 다리 가쪽에서 느껴질 때까지 신장된 자세를 조정하도록 교육한다.

앉은 자세에서 뒤넙다리근과 저측굽힘근을 신장할 때, 환자에게 등을 기대어 편안하게 앉도록 한 다음, 무릎은 폄 시키고 발목은 배측 굽힘을 시켜 15-30초 또는 더 오랫동안 유지하며, 고통이 없도록 한다(그림 10-13). 이 동작은 또한 네갈래근의 강화에 도움이 된다. 이 동작은 몇 번 반복하면, 일어나고 주위를 걸을 때 무릎의 움직임이 자유로워진다.

벌림이 되어 있으면 환자에게 동시에 외번근을 신장하고 내번근을 강화하기 위해 능동으로 발목을 완전 내번하여 가능하면 오랫동안 유지하며 고통이 없도록 한다. 이 동작을 몇 번 반복하고, 발목의 가동성이 있도록 일어나 주위를 걷게 한다.

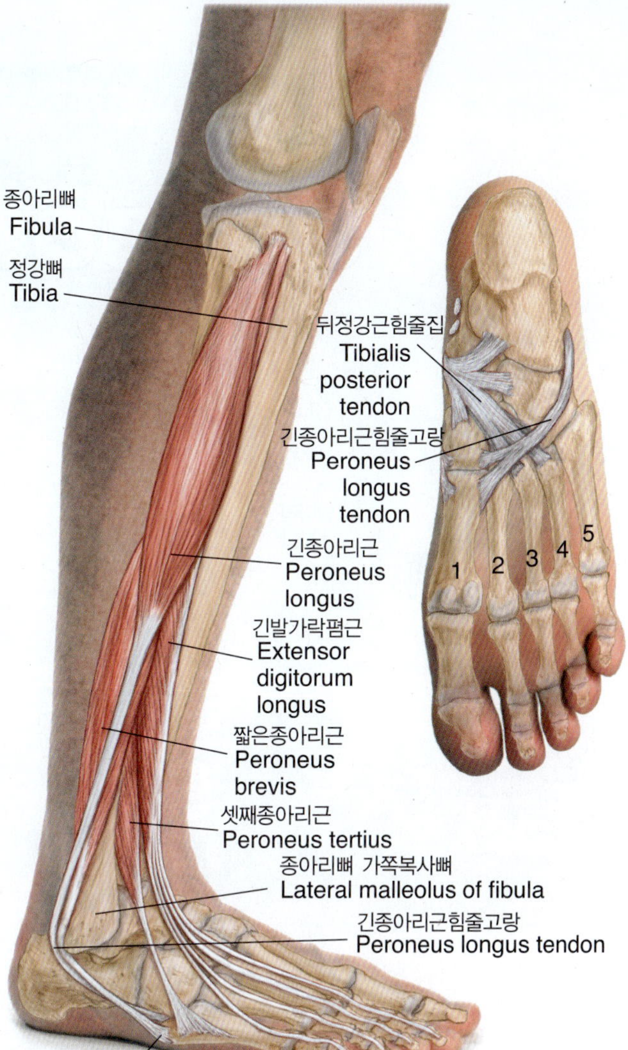


**긴종아리근(Peroneus longus)**

| | |
|---|---|
| 이는 곳 | 종아리뼈의 가쪽 상부 |
| 닿는 곳 | 제 1중족골 저부, 제 1설상골 안쪽 |
| 작용 | 발의 외번, 발목의 저측 굽힘 보조 |
| 지배신경 | 얕은 종아리신경 |

**짧은종아리근(Peroneus brevis)**

| | |
|---|---|
| 이는 곳 | 종아리뼈 가쪽 하부 |
| 닿는 곳 | 제 5중족골 조면 |
| 작용 | 발의 외번, 발목의 저측굽힘 보조 |
| 지배신경 | 얕은 종아리 신경 |

**긴발가락폄근(Extensor digitorum longus)**

| | |
|---|---|
| 이는 곳 | 종아리뼈의 전면 상부, 골간막 |
| 닿는 곳 | 제 2~5지의 중절골과 말절골 |
| 작용 | 제 2~5지의 폄, 발목 등쪽굽힘, 발의 외번 |
| 지배신경 | 깊은 종아리신경 |

그림 10-10 **발목을 외번하는 근육들.** Adapted from Clay JH, Pounds DM. *Basic Clinical Massage Therapy: Integrating Anatomy and Treatment, 2nd ed. Philadelphia: Lippincott Williams & Wilkins, 2008.*

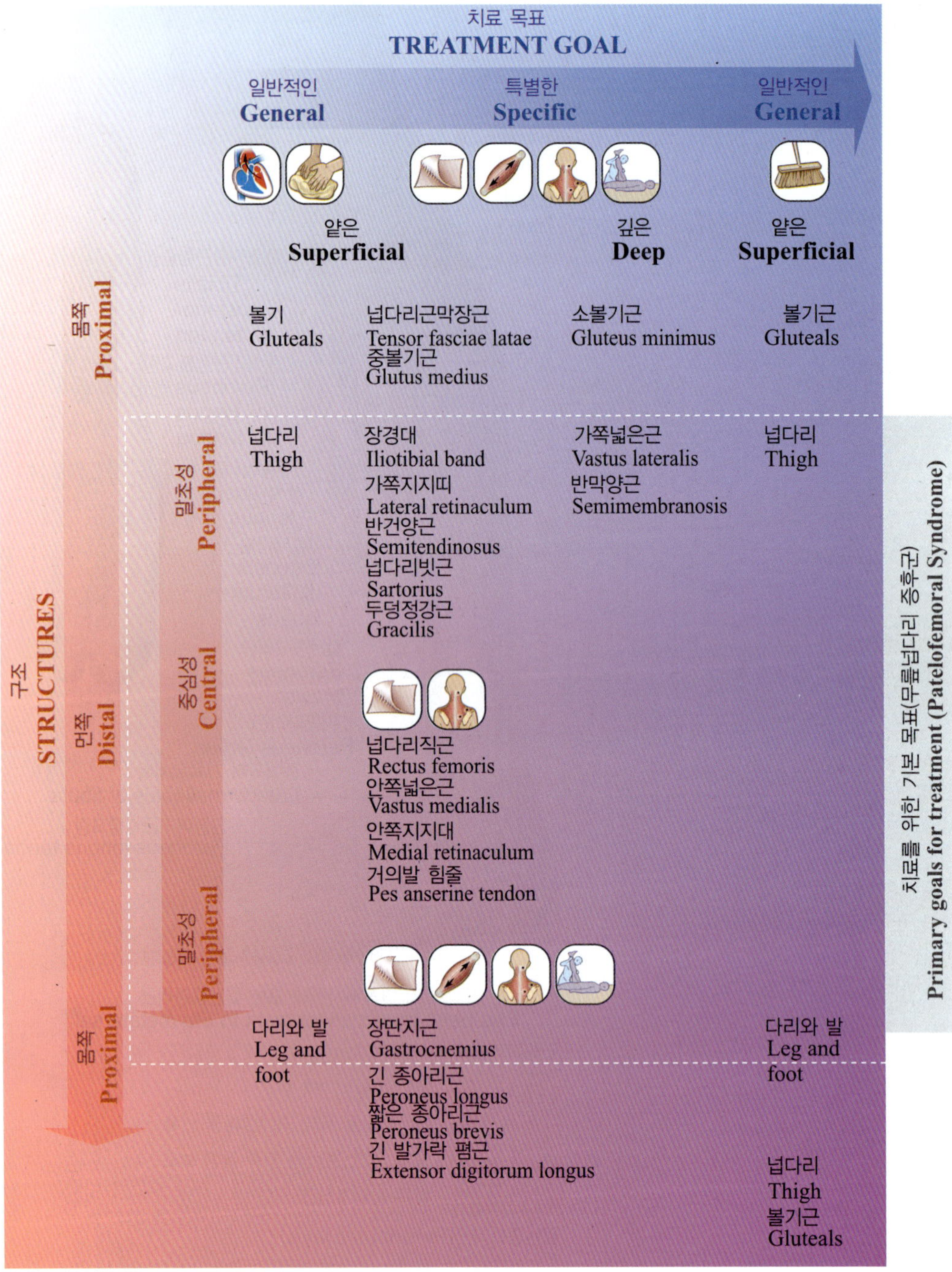


그림 10-11 **무릎넙다리 증후군 치료 개요도.** 무릎넙다리 증후군을 치료할 때 일반적으로 왼쪽에서 오른쪽으로 또는 위에서 아래 방향으로 치료 한다.

## 근력강화법(Strengthening)

네갈래근에서 안쪽넓은근을 분리하는 것이 어려우면, 무릎뼈의 외측 편위를 일으키기 때문에 근 긴장도와 근력을 회복시키는 것이 매우 중요하다. 위에 언급한 바와 같이 앉은 자세에서 뒤넙다리근의 신장은 네갈래근이 강화된다. 무릎 위 넙다리 아래에 볼스터 또는 둘둘 말은 수건을 대고 안쪽넓은근의 협조성 검사(그림 10-6)의 단계를 반복하면 안쪽넓은근이 또한 강화된다.

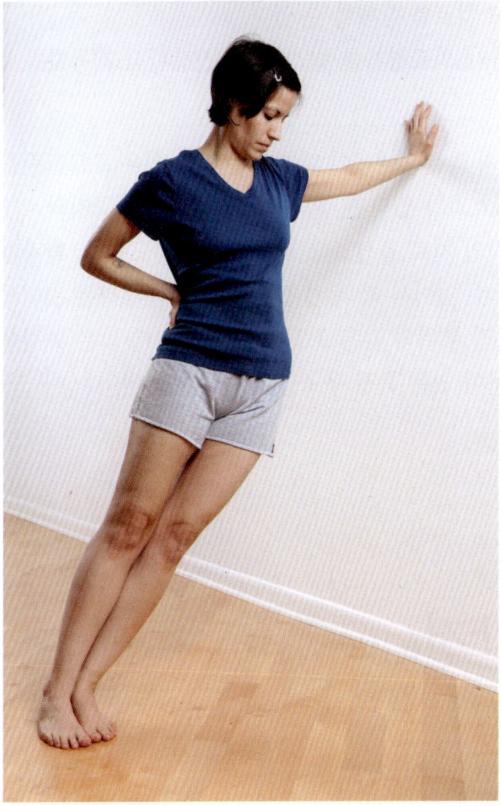

그림 10-12 **다리의 측면 구조물들을 신장한다.**

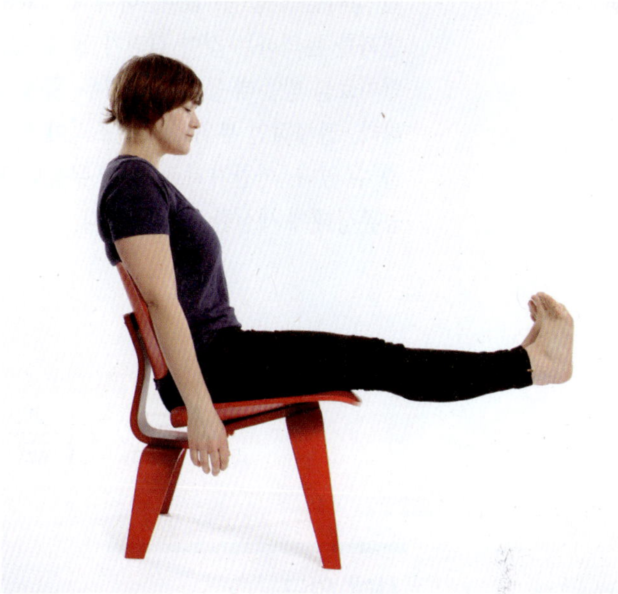

그림 10-13 **넙다리네갈래근을 강화하는 동안 뒤넙다리근과 저측굽힘근을 신장한다.** 등을 기대고 편안하게 앉은 자세에서 무릎을 펴고 발목을 배측 굽힘 한다.

## 추가적 치료 제안(Suggestions for Further Treatment)

환자가 최소 7일 동안 최소한 또는 전혀 통증없이 일상생활 활동을 수행할 수 있을 때까지, 무릎넙다리 증후군이 있는 환자는 일주일에 두 번 치료를 해야 한다. 환자가 7일 이상 통증이 없음을 보고할 때, 치료는 월 2회로 줄일 수 있다. 환자가 3주 이상 연속해서 통증이 없는 경우, 필요에 따라 월 한 번씩 일정을 잡을 수 있다. 환자의 증상이 국소화하고 다른 자세 편차를 최소화하는 경우, 반시간 치료는 무릎넙다리 기능의 변화 효과를 초래하기에 충분할 수 있다. 무릎넙다리 증후군의 치료는 사실상 근육치료인데 각 시기엔 몇 가지 개선이 있어야 한다. 이런 일이 있지 않은 경우, 다음과 같은 가능성을 고려해야한다.

- 치료의 사이에 시간의 경과가 너무 많다. 새로 치료한 조직이 적응하는데는 24-48시간을 제공하는 것이 가장 좋지만, 처음 치료 사이에 많은 시간이 지나면 환자가 일상생활동작의 진행 상황을 역행할 수 있다.
- 환자가 일상생활동작을 조정하지 않거나 자기 관리가 유지되지 않는다. 우리가 문제를 해결하려는 만큼, 환자에게 제안한 조정안을 강요할 수 없다. 치유 과정에서 환자 참여의 중요성을 설명하고, 권장 사항을 따르도록 환자을 격려하지만, 판단하거나 질책하지 않도록 주의해야 한다.
- 조건은 고급 또는 기본 훈련을 벗어난 다른 근골격계의 문제가 포함된다. 고급 임상마사지 교육을 받은 마사지 치료사에게 이 환자를 의뢰하라. 훈련을 벗어난 치료를 환자에게 계속하는

것은 마사지 치료의 전체 효과를 떨어트리고 치료를 방해할 수 있다.

- 환자는 진단 미확정의 기본 상태이다. 환자가 의료평가를 받기 위해 건강관리 제공자를 만날 때까지 치료는 중단한다.

임상 현장이나 개인사무실에서 환자를 치료하지 않는 경우, 이 환자는 완전한 치유 프로그램을 통한 성과를 얻을 수 없다. 하나의 치료로 약간의 효과가 있다면, 환자의 건강 관리 제공자와 이러한 변화를 논의하는 것이 격려가 될 수 있고, 적극적인 치료 옵션보다 도수치료를 시도한다. 환자가 일반치료를 받는데 동의하는 경우, 증상이 늘 변할 수 있어서 각 세션 전에 평가를 수행하는 것이 중요하다. 전체적인 부위의 표면조직이 풀어지면, 특정 부위의 깊은 조직을 치료하는 데 많은 초점을 맞출 수 있다. 마찬가지로, 일단 무릎넙다리 증후군이 있는 특정 구조를 한번 치료하면, 대상구조물과 공존상태에 세심한 관심을 둔다.

# PROFESSIONAL 치료 기술의 발전(GROWTH)

## 사례 연구

*Ronja는 64세로 결혼한 여성이다. 그녀는 은퇴한 회계사이다. Ronja와 그녀의 남편은 작년에 퇴직 후 시카고 교외에서 샌프란시스코로 이사했다. 지난 2개월 동안 무릎 통증이 있었으며, 악화되었다. 현재 통증이 그녀의 심부름을 하기 위해 샌프란시스코의 언덕을 산책하는 것을 어렵게 한다.*

### 자각증상

*Ronja는 무릎 통증 호소를 대략 2개월 전부터 시작했고 점차적으로 증가하고 있다. 양 무릎에, 때로는 하루 종일, 통증을 느끼고, 산책할 때 그녀의 오른쪽 무릎주위와 무릎안쪽에 통증을 느낀다. 통증은 몇 가지 활동 수행에서 몇 일 동안 지속된다. 그녀는 하루 종일 책상에 앉아 근무하고, 교외에 위치한 곳에서 이동해야 했고, 모든 것이 집에서 멀리 떨어져 있기 때문에 어디든지 운전을 했다. 그녀와 그녀의 남편은 지역에서 재배한 음식을 쉽게 사용할 수 있는 더 많은 자연 환경으로 이동하였고, 그들은 운전대신 걷거나 자전거를 타는 것을 포함한 전체 생활양식이 변화하였다. 그녀의 활동 증가에 적응하는 것이 처음에는 어려웠지만, 그녀는 최근까지 통증이 없었다. 그녀의 의사는 연골연화증을 진단하고 결국 무릎관절 치환 수술을 해야 할 것이라고 말했다. 그는 MRI에서 아무것도 보여 지는 것이 없지만, 그것은 초기 단계이며, 나중에 나타날 것이라고 말했다. 그는 그녀에게 물리치료를 위한 처방전을 주었다. 그녀는 이 병원에서 유사한 증상으로부터 치료받고 완전 회복을 경험한 친구로부터 소개받았다.*

### 소견

*Ronja은 아주 건강하고 활기차며, 그녀의 나이보다 몇 년 더 젊어 보인다. 그녀는 주로 체중을 들어 올릴 때는 왼쪽 다리에 의존하였으며, 아주 천천히 계단을 올랐다. 그녀는 또한 매우 신중하게 앉은 자세에서 일어서지만 지지를 위해 의자나 테이블에 기대지 않았다.*

*자세 평가에서 전방골반경사와 함께 증가한 전만, 양측 엉덩관절의 약간 바깥돌림, 양측 무릎의 굽힘과 발목 외번을 나타냈다. 오른쪽 발의 가쪽 4발가락이 과폄 되었으며, Q각은 정상범위내에 있었다. 무릎뼈 안쪽활주는 감소되어 있었다. 관절가동범위 검사 결과에서 양측 무릎의 능동폄이 줄어들었는*

*데, 이는 방어성 측정 가능성이 있다. 환자는 무릎의 저항폄과 엉덩관절 저항 모음에서 안쪽무릎에 통증을 느꼈다. 오른쪽 무릎 수동 폄하는 동안, Ronja는 최종 범위에서 최대로 긴장되었다. 염발음은 오른쪽 무릎의 굽힘과 폄동안 나타났다. 오른쪽 엉덩관절의 벌림이 약했고 발목의 능동 내번이 미미하게 있었다. 수동 내번의 범위가 약간 증가했다.*

*촉진에서 넙다리직근의 긴장을 보였는데, 이는 오른쪽 섬유성 장경밴드와 가쪽넓은근의 과긴장을 일으켰다. 근막제한은 위앞엉덩뼈가시에서 경비관절까지 오른쪽 가쪽넙다리를 따라 있었다. 무릎–넙다리 관절의 안쪽 면은 상당한 염발음과 습벽코드로 만지면 아픈 통증이 있었다. 안쪽넓은근은 섬유성이고 저긴장을 느낀다. 반건양근, 넙다리빗근과 두덩정강근은 족부의 거위 힘줄과 함께 말초섬유에서 유착과 팽팽하고 압통이 있다. 뒤넙다리근이 안쪽섬유의 먼쪽부분에서 조밀한 느낌과 유착이 있었다. 장딴지근과 긴발가락폄근이 짧고 타이트하고 유착이 있었다. 발목 내반근이 팽팽하고 약했다. 징후와 증상은 가벼운 과전만과 무릎넙다리 증후군을 보였다.*

### 치료

*오늘 치료는 무릎통증 감소에 초점을 맞추었다. 환자가 동의한 경우, 치료는 무릎기능의 적절한 복원, 골반경사, 넙다리뼈와 정강뼈의 적응과 발목 기능이 포함될 것이다. 위앞엉덩뼈가시에서 경비관절까지 근막이완술을 했다. 장경밴드에 교차섬유 마찰을 사용했다. 다음에는 페트리사지 후 넙다리직근, 안쪽넓은근과 가쪽넓은근 그리고 장경밴드에 근육 스트립핑을 했다. 통증유발점이 넙다리직근의 상섬유에서 발견되었으며, 무릎의 전방으로 방사되었다. 2회의 압박으로 7레벨에서 2로 관련통이 줄었다. 대사산물을 줄이기 위해 안쪽무릎에 교차섬유 스트로크를 하였고, 염발음을 줄이기 위해 서혜부 림프절을 향해 노폐물 제거 스트로크를 하였다. 긴 미끄러짐 스트로크 다음 두덩정강근 및 안쪽 뒤넙다리근의 경로와 넙다리빗근 경로에 이르는 거위 발에서 안쪽 넙다리 근육의 섬유가 분리되는 곳까지 교차섬유 스트로크를 했다. 넙다리빗근과 안쪽 뒤넙다리근을 길어지게 하기위해 스트립핑을 하였고 안쪽 뒤넙다리근에 잡아당기기를 시행했다. 발목 외번근을 늘리고 유착감소를 위해 근육 스트립핑, 표층 교차섬유스트로크, 근막 이완술을 적용했다. 왼쪽 넙다리와 다리에 덜 적극적이지만 비슷한 치료를 했다. 또한 허리, 볼기, 종아리와 발에 일반적으로 깊은 조직 기술을 적용했다. 치료 후, 환자는 편안한 느낌이었으며 덜 방어적인 걸음 상태였다. Ronja는 난간을 사용했지만, 덜 조심스럽게 계단을 내려왔다.*

### 치료 계획

*나는 무릎을 펴하고 뒤넙다리근 신장과 펜싱의 찌르기로 엉덩관절 굽힘근 신장을 시범보였다. 외번을 줄이기 위해 정형 깔창을 착용하거나 족척궁 지지를 위한 신발에 관하여 발 전문가와 상의하기를 권한다. 발목 내반근과 안쪽넓은근의 강화와 통증이 없는 범위에서 제한적인 운동의 중요성을 강조했다. 이전에 고통을 초래했던 동작을 천천히 다시 해 볼 것을 제안했다. 줄이는 것 만이라면, 30분이면 되지만, 엉덩관절과 발목에 생역학적인 요인에 기여하는 통증과 보다 완벽한 회복엔 한 시간의 관리가 좋다고 설명했다. Ronja는 그 당시 재평가에서 증상이 적어도 연속해서 4일간 없을 때까지 일주일에 두 번 1시간 치료에 동의했다.*

## 임상을 고려한 운동(Critical Thinking Exercises)

1. 일반적으로, 무릎넙다리 증후군의 가장 일반적인 표시는 폄자세에서 무릎을 움직이고 안정되게 하는 내측 구조물보다는 가쪽 구조물이 강할 때 나타난다. 무릎뼈의 과도한 내측 편위에 의한 무릎넙다리 증후군의 경우를 설명하는 병력, 평가 및 치료계획을 담은 SOAP차트를 만들 수 있다. 이것은 환자가 무릎 외측에 통증과 압통, 외측 편위에 영향을 주는 구조물의 약화, 내측 편위에 영향을 주는 구조물의 긴장을 보인다. 치료목표는 단축 조직을 늘어나게 하고, 약한 근육을 강화하고, 적절한 신경근육 기능을 복구하는 것이 포함되어야 한다.

2. 무릎넙다리 증후군에 관련된 근육을 포함하는 환자를 위한 일상적인 10분 신장과 강화운동법을 개발하였다. 박스 10-1 및 그림 10-4를 지침으로 사용한다. 스트레칭은 근육의 기시부와 정지부 사이의 거리를 증가시켜 단축된 근육을 위해 중요한 반면, 강화는 능동적으로 기시부와 정지부가 서로 가까워지게 하고 단축된 근육의 길항근을 위해 중요하다는 것을 기억한다. 환자의 부족한 부분을 설명하고, 손상없이 수행할 수 있는 충분한 세부 사항이 담긴 일상의 과정을 밟아가도록 설명한다.

3. 환자가 무릎 통증에 대한 마사지를 예약하기 위해 방문하도록 했다. 그는 일어설 때와 때때로 걸을 때 자신의 무릎에서 염발음이 났다. 그는 영향을 받은 다리의 발목은 두 번, 반대 다리의 발목은 한 번 접질렸다고 했다. 그는 또한 축구 경기 도중 킥을 한 후 앞정강근에 화골성 근염의 사건이 있었다. 부상과 무릎넙다리 증후군 사이의 가능한 관계에 대해 이야기한다. 이 환자에게 어떤 질문을 할 것인가? 자신의 의사에게 문의해야 할 질문이 있는가? 기여 요인과 금기를 모두 고려한 치료 계획이 포함된 특별히 고려할 점은 무엇인가?

4. 무릎넙다리 증후군을 암시하는 증상 간의 관계를 설명하기 위한 문헌검토를 하시오.
   - 기형족
   - 관절염
   - 넙다리뼈 가쪽관절융기상돌기의 전방 돌출부 불충분
   - 무릎뼈 홈의 깊이
   - 무릎뼈 테이핑

## 참고문헌 및 추천도서(Bibliography and Suggested Readings)


Bhave A, Baker E. Prescribing quality patellofemoral rehabilitation before advocating operative care. Orthopedic Clinics of North America. 2008;39(3):275-285.

Biel A. *Trail Guide to the Body: How to Locate Muscles, Bones and More*, 3rd ed. Boulder, CO: Books of Discovery, 2005.

Hertling D, Kessler RM. *Management of Common Musculoskeletal Disorders: Physical Therapy Principles and Methods*, 4th ed. Philadelphia, PA: Lippincott Williams & Wilkins, 2006.

Holt G, Nunn T, Gregori A. The vastus medialis obliquus insertion: A classification system relevant to minimally invasive TKA. Orthopedics. 2008;31(11):1090.

Hudson Z, Darthuy E. Iliotibial band tightness and patellofemoral pain syndrome: A case-control study. Manual Therapy. 2009;14(2):147-151.

Juhn M. Patellofemoral pain syndrome: A review and guidelines for treatment. American Family Physician. 1999;60:2012-2022.

Lowe W. *Orthopedic Massage: Theory and Technique*. St Louis, MO: Mosby-Elsevier, 2003.

Mayo Foundation for Medical Education and Research. Bursitis. Available at http://www.mayoclinic.com/health/bursitis/DS00032. Accessed Winter 2009.

Mayo Foundation for Medical Education and Research. Chondromalacia Patella. Available at http://mayoclinic.com/health/chondromalacia-patella/DS00777. Accessed Winter 2009.
Mayo Foundation for Medical Education and Research. Knee Pain. Available at http://www.mayoclinic.com/health/knee-pain/DS00555. Accessed Winter 2009.
Mayo Foundation for Medical Education and Research. Osgood-Schlatter Disease. Available at http://mayoclinic.com/health/osgood-schlatter-disease/DS00392. Accessed Winter 2009.

# 발바닥근막염(Plantar Fasciitis)

제 11 장

## UNDERSTANDING 발바닥근막염의 이해(PLANTAR FASCIITIS)

발바닥근막염(족저근막염, plantar fasciitis)은 발바닥근막의 자극과 염증이다. 발바닥근막은 발꿈치뼈(calcaneus, 종골)와 발가락을 연결하는 결합조직의 띠이다(그림 11-1). 가운데는 두껍고 강하고 발의 안쪽과 가쪽의 날개부분은 얇고 약하다. 중심띠는 종종 발바닥힘줄막(족저건막, plantar aponeurosis)이라고 한다. 몸쪽으로는 안쪽 발꿈치뼈융기(종골돌기, calcaneal tubecle)에 부착하고, 5개의 띠로 나뉘어 각 발가락의 몸쪽 첫마디 뼈에서 굽힘힘줄과 합쳐진다. 발바닥근막의 아교섬유는 다발이 주로 세로방향으로 배열되어 있으나, 발허리뼈머리 아래에서는 가로방향의 섬유에 의해 보강된다. 발바닥근막과 발꿈치뼈 힘줄은 둘 다 발꿈치뼈에 부착되어 발바닥굽힘과 발등굽힘에서 그 역할을 한다.

구조적으로 발바닥근막은 발의 뼈에 연결되어 발의 활꼴을 지지하고 체중부하 활동을 하는 동안 활의 충격을 최소화한다. 기능적으로 발바닥근막은 windlass 기전이라고 하는 것과 유사한 작용을 한다. 이것은 발가락을 펴는 것으로 근막의 긴장을 주어 활을 단축하고 스프링을 생성하는 것이다. 정상보행에서 발꿈치떼기(heel-off) 시기에 발바닥쪽굽힘이 시작된다. 그리고 발바닥근막의 windlass 기전은 밀어떼기(push-off) 시기에 긴장을 늦춰줌으로써 추진력을 증가시킨다. 발바닥근막의 발꿈치뼈 부착부는 몸쪽 첫마디뼈에 붙는 먼쪽 부착부보다 훨씬 작다. 이것은 체중지지 활동을 하는 동안 지지 기전이나 windlass 기전이 활성화될 때 발꿈치뼈융기의 작은 부위에 상당한 양의 힘을 집중시킨다.

장딴지근(비복근, gastrocnemius)의 두 머리와 가자미근(넙치근, soleus)은 발꿈치힘줄로 합쳐진다. 이 근육의 집단을 종아리세갈래근(하퇴삼두근, triceps surae)이라고 한다. 종아리세갈래근은 발꿈치힘줄을 통해 발꿈치뼈의 뒤쪽 융기에 부착된다. 발바닥쪽 굽힘하는 동안 발꿈치힘줄이 짧아지면, 발바닥근막의 장력이 발꿈치뼈를 앞쪽으로 당기는 동안 힘줄은 발꿈치뼈를 뒤쪽과 위쪽으로 당긴다. 작은 부착부가 장력의 사이, 실제로는 반대방향의 장력사이에 놓이게 된다(그림 11-2). 이 구조가 강하고 유연하며 기능장애로 영향을 받지 않는다면, 힘은 부드러운 움직임을 생성하도록 효과적으로 분산된다. 생체역학적 요소와 연부조직 장애가 효과적인 분산으로부터 이러한 힘들을 유지한다면, 발바닥근막염이 가능한 결과의 하나가 된다.

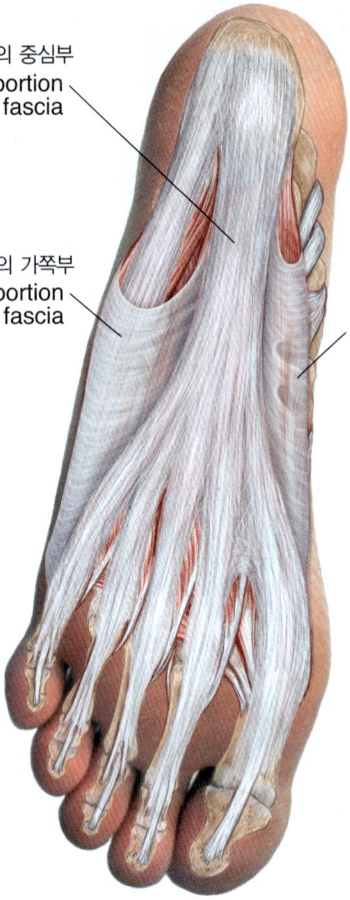


그림 11-1 **발바닥근막염.** 발바닥근막염은 발의 활을 지지하는 두꺼운 결합조직이다. Clay JH, Pounds DM. *Basic Clinical Massage Therapy: Integrating Anatomy and Treatment, 2nd ed. Philadelphia: Lippincott Williams & Wilkins, 2008.*

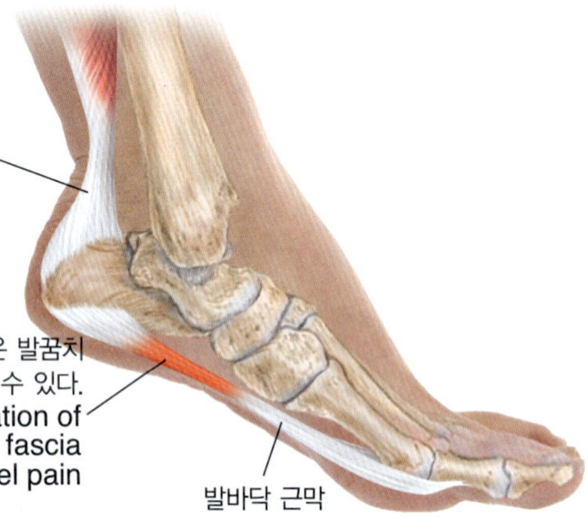


그림 11-2 **발바닥근막염의 국소 통증 특징.** 안쪽발꿈치뼈융기는 거의 반대방향의 장력 사이에 위치하여 손상의 위험이 크다.

## 일반적인 징후와 증상(Common Signs and Symptoms)

발바닥근막염은 보통 점진적으로 발달한다. 그러나 그것은 갑자기 나타나고, 급성으로 될 수도 있다. 그것은 전형적으로 편측으로 발생하나 양측으로 올 수도 있다. 발바닥근막염의 가장 흔한 증상은 발의 활에 날카롭고, 타는 듯한, 쑤시는 통증이다. 가장 심한 통증은 보행의 밀어떼기 시기(push-off phase)에 느낀다. 통증은 종종 찢어짐이 가장 발생하기 쉬운 발바닥근막의 발꿈치뼈 부착부 가까이에서 가장 심하다. 그러나 통증은 때때로 발의 활의 안쪽면을 따라 발가락을 향해 퍼진다. 증상은 아침 또는 안정 후 첫 발을 디딜 때 가장 흔히 느끼게 된다. 비활동의 기간 동안 손상된 조직이 회복과정을 수행할 때 발바닥근막은 수축하고, 유연성을 상실하므로 첫 번째로 디딜 때 가장 통증이 발생하게 된다. 조직이 가열되고 더 유연해지면 증상은 향상되거나 일시적으로 사라진다. 그러나 치료하지 않고 놓아두면 안정 후의 상태로 돌아가기 쉽다.

통증은 또한 서있는 동안 체중으로 발바닥근막의 장력 스트레스가 증가하므로 느낄 수 있다. 이것은 특히, 능동적이건 수동적이건 발가락이 펴있을 때 그렇다. 계단 오르기는 이들 구조의 요구가 증가하므로 또한 통증이 있을 수 있다. 발가락으로 서는 것은 발목의 발바닥쪽 굽힘을 포함하므로 발꿈치힘줄을 단축하고 발가락의 수동폄을 야기하여 발바닥근막에 장력 스트레스를 추가한다.

발바닥근막의 완전성이 회손 되었다면, 이 동작은 통증, 부종, 또는 섬유의 찢어짐의 원인이 될 수 있다. 위에 기술한 모든 원인에 의하면, 발바닥근막의 긴장은 발꿈치뼈의 작은 뼈 부착부의 골막에 스트레스를 증가하여 조직을 뼈로부터 당김으로써 뼈돌기가 발달할 수 있다. 게다가 조직의 스트레스와 찢어짐은 발바닥근막의 염증을 일으키며 민감도와 통증을 증가시킨다. 요족(pes cavus)이 기여요인인 경우 또는 활의 통증을 피하기 위해 발의 바깥쪽으로 걷는다면, 보행하는 동안 충격이 증가하여 발의 가쪽에서 통증을 느낄 수 있다.

## 가능한 원인과 기여 인자(Possible Causes and Contributing Factors)

발바닥근막염이 될 수 있는 많은 가능한 요소가 있으나 가장 흔한 요소는 과사용이다. 조직의 정상적인 역학적 기능의 과도는 염증과 찢어짐으로 이끌 수 있으므로 과사용은 어떠한 활동으로도 발생할 수 있다. 발바닥근막의 장력 스트레스를 증가시키는 달리기, 점프, 또는 다른 활동을 포함하는 새로운 또는 강한 운동처방은 훈련받지 않은 조직을 손상의 위험에 빠지게 한다. 딱딱하고, 유연하지 않은 표면위에 장시간 서있는 것은 발바닥근막의 스프링기전의 요구가 증가하므로 손상의 위험 또한 증가한다. 손상된 조직은 반흔을 형성하면서 스스로 회복하므로 차후에 계속해서 찢어짐, 섬유염(fibrosis), 그리고 염증의 위험이 있고, 뼈돌기(골극, body spurs)의 위험이 증가하여 기여요인이 해결될 때까지 사이클이 계속된다. 더구나 발바닥근막은 혈액공급이 제한되므로 치유가 늦다.

발바닥근막염은 종종 과사용 손상으로 일컬어지지만, 충분히 사용되지 않는 것도 또한 그것을 일으키기 쉬운 요인이 된다. 무활동은 그 부위에 순환이 감소될 뿐 아니라, 조직에 영양과 수분공급 감소로 유착, 구축, 그리고 관절 기능장애를 초래한다. 앉아서 하는 일과는 발을 움직이는 근육뿐만 아니라, 발의 구조를 지지하는 물렁조직의 길이와 강도에 영향을 줄 수 있다. 앉아있는 동안 발을 바닥에 평평하게 두지 않으면, 발목은 발바닥쪽 굽힘 상태에 놓이게 되어 발바닥쪽 굽힘근과 발꿈치힘줄의 수동적 단축이 될 수 있고, 발가락이 수동적 폄 상태를 유지하여 발바닥근막에 긴장이 증가한다. 무릎굽힘은 또한 장딴지근(비복근, gastrocnemius)이 단축되어 그것의 안정 긴장도에 영향을 줄 수 있다. 수면이나 다른 누운자세에 있는 동안 발목은 전반적으로 수동적 발바닥굽힘 상태로 쉬게 된다. 이것은 특히 신경근 건강이 손상되었다면 발바닥굽힘근의 유착과 단축에 기여할 수 있다.

가쪽번짐(외번, eversion)은 편평발(pes planus)에 기여한다. 이것은 발바닥근막(plantar fascia)을 단단하게 신장하여 체중지지 활동하는 동안 보호성 스프링기전을 제공하는 능력이 감소된다. 반대로 요족(pes cavus)은 이는 곳과 닿는 곳을 함께 가져와서 발바닥 근막을 짧고 두껍게 하여 체중지지 활동을 하는 동안 충격 흡수 능력을 감소한다. 무릎뼈-넙다리뼈 증후군에 흔한 넙다리뼈와 정강뼈의 회전은 또한 발목의 방향에 영향을 주고 발바닥근막염에 기여한다. 치료하지 않고 방치하면 만성 발바닥근막염이 되어 계속해서 보행에 영향을 주고 무릎, 엉덩관절, 그리고 허리 통증으로 발전할 수 있다.

맞지 않는 신발은 발바닥근막염의 기여요인이다. 잘 맞지 않는 신발은 안쪽번짐이나 가쪽번짐을 증가하여 가장자리 주위가 닳게 되고 충분한 활 지지를 제공하지 못하여 발바닥 근막에 생체역학과 스트레스를 변화시킬 수 있다. 이러한 치우침이 있을 때 보장구가 필요할 수 있다. 보장구를 처방하면 개인의 요구에 맞게 재단해야 하며 보행 패턴의 변화와 구조의 적응에 따라 자주 재평가하여야 한다. 뒤꿈치가 높은 신발 또한 발바닥쪽굽힘과 발가락의 수동 폄을 증가시키므로 발바닥근막염에 기여한다. 체중이 늘면, 특히 빠르게 발생하게 되면 활이 펴지고, 근막이 신장되므로 일차적으로 발바닥 근막에 대한 요구가 증가한다. 임신 동안 급속하게 체중이 늘며 추가적으로 결합조직을 느슨하게 변화하는 호르몬의 변화가 있어 발바닥 근막의 요구는 증가하고 기능은 감소시키게 된다. 힘줄과 인대에 영향을 미치는 어떤 형태의 관절염은 발바닥 근막염에 또한 기여할 수 있다. 강직성척추염(ankylosing spondylitis)은 종종 척추에서 시작하여 척추가 굳는 관절염의 한 형태로 엉덩관절, 무릎관절, 그리고 발목관절에 영향으로 진행한다. 레이터증후군(Raiter's syndrome)은 장이나 요로의 염증에 이어서 종종 발생하는 관절의 염증성 장애로 인대와 힘줄의 부착부 퇴행의 원인이 된다. 발의 심부조직이 왜 두꺼워지는지 명확하지는 않지만, 발바닥근막염이 당뇨에서 흔하다. 당뇨는 말초신경염이 되기 쉬운데 이것이 발바닥근막염과 공존하거나 혼동될 수 있다. 통증과 염증을 해소하기 위하여 종종 주사하는 콜티코스테로이드는 또한 인대, 힘줄, 그리고 뼈의 약화를 초래할 수 있을 뿐만 아니라, 발에서의 지방패드의 위축이 되어 만성적인 사례가 되거나 더 심각한 손상의 위험을 초래할 수 있다. 이런 이유로 특정 부위에 반복적인 주사가 종종 제한되고, 주사 후 며칠 동안은 국소 마사지가 금기증이 된다.

표 11-1은 발바닥근막염과 흔히 혼동되거나 기여하는 상태의 목록이다.

## 금기증과 특수한 고려사항(Contraindications and Special Considerations)

먼저, 발의 통증의 원인을 이해하는 것이 필수적이다. 관절염의 병력이나 연골손상, 또는 회복되지 않은 이전의 손상이 있거나, 골절이나 조직이 찢어졌을 가능성을 보인다면, 환자의 건강관리자와 함께 공조하고 더 진행하기 전에 마사지 치료사를 위한 병상 보고서를 의뢰한다. 몇 가지 일반적인 주의사항이 있다:

- **병리의 존재.** 관절염, 골절, 또는 당뇨병과 같은 전신질병은 기여 요인이 될 수 있다. 기존의 문제가 의심된다면(표 11-1과 증상과 징후에 대한 병리 책자를 참조한다), 치료를 시작하기 전에 환자의 건강관리자에게 의학적 평가를 의뢰한다. 환자가 마사지가 금기가 아닌 병리를 가진 것으로 진단된다면, 건강관리팀과 함께 개인에 적합한 치료 계획을 개발한다.
- **위태롭게 하는 부위.** 발등동맥(족배동맥, dorsalis pedis artery)의 맥박을 느끼는 곳 주변의 압박은 주의한다.
- **증상 유발.** 치료하는 동안에 증상이 유발될 수 있다. 치료로 증상이 유발된다면 환자를 좀 더 중립 자세로 조정한다. 발등굽힘의 감소가 도움이 될 수 있다. 이것으로 증상이 경감되지 않으면, 압력을 줄이거나 부위에서 좀 더 멀리 이동한다. 증상이 재연되는 부위 주위를 치료할 수 있으나 주의해서 진행한다.
- **치료기간과 압력.** 환자가 나이가 많아서 퇴행성 질병이나 일상생활동작이 감소된 상태로 진단을 받았다면 압력뿐 아니라, 치료 기간도 조정할 필요가 있을 것이다. 반시간을 여러 번 하는 것도 환자가 더 나을 수 있다. 발바닥근막의 발꿈치뼈 부착부 주위에 압력이나 마찰을 적용할 때 주의한다. 증상이 심하고, 통증으로 일상생활동작이 현저히 감소되었다면 조직의 퇴행 정도를 판단하기 위한 의학적 평가를 요청한다. 뼈돌기가 있다면, 압력을 직접적으로 적용하지 않으며, 뼈돌기(spur)를 쪼개거나 분리할 수 있는 어떠한 기법도 피한다.
- **마찰.** 환자가 류마토이드 관절염과 같은 전신성 염증상태를 가지고 있거나, 아래 조직의 건강상태가 끊어질 위험이 있거나, 환자가 소염제를 복용하고 있다면 마찰법(friction)을 사용하지 않는다. 마찰은 염증과정을 유발하여 소염제의 효과를 방해한다. 환자의 건강관리자가 동의한다면, 치료 몇 시간 전에 이러한 약물 복용을 중지하는 것을 권한다.

**표 11-1** 발바닥근막염에 원인이 되거나 흔히 혼동되는 질병의 구분

| 질병 | 전형적인 징후와 증상 | 검사 | 마사지 치료 |
|---|---|---|---|
| 발목굴증후군<br>(뒤정강신경의 압박) | 안쪽 발목, 발꿈치, 활, 그리고 발가락에 찌릿함, 타는 듯함, 그리고 멍멍함 또는 날카롭고 찌르는 통증 증상은 종아리로 확산될 수 있다.<br>증상은 안정 시 나타나고 활동으로 악화된다. | 발등굽힘-가쪽번짐 검사<br>티넬징후<br>자기공명영상(MRI)<br>근전도(EMG)<br>신경전도속도 검사 | 압박이 될 수 있는 과다긴장과 유착을 감소하기 위하여 마사지가 적용된다. 증상이 재현되거나 신경의 더한 압박이 되지 않도록 주의한다. |
| 스트레스골절<br>(발꿈치뼈, 발뼈,<br>또는 발허리뼈) | 증상은 연부조직 외상으로 오인할 수 있다.<br>부종, 까짐<br>통증은 활동 시 증가하며 종종 검사 중 지속된다.<br>관절가동범위 감소 | 방사선 사진(스트레스골절은 여러 주 증상이 지속될 때까지 나타나지 않을 수 있다)<br>자기공명영상(MRI)<br>뼈스캔(bone scan) | 뼈가 치유될 때까지 마사지는 국소적으로 금기이다. 손상 주변부 마사지나 보상 패턴을 감소하기 위한 것은 주의하여 적용한다. 석고붕대 먼 쪽에 순환을 위한 마사지는 석고붕대 아래의 울혈을 피하기 위하여 금기가 된다. |
| 발꿈치힘줄 손상 | 힘줄이 지나가는 관절의 통증<br>부종<br>점프, 쪼그리기, 계단 오르기와 같은 체중지지 활동으로 통증이 악화<br>관절가동범위 감소 | 이학적 검사<br>관절가동범위 검사 | 마사지가 적용된다. 발꿈치힘줄염의 치료를 제시한 14장을 보시오. |
| 발꿈치 지방패드 위축 | 방사되지 않는 국소적 발꿈치 통증<br>발꿈치 중간의 깊고 무딘 통증 | 증상으로 진단<br>보존적 치료로 증상이 사라지지 않으면 검사를 수행한다. | 증상이 사라질 때까지 마사지는 국소적으로 금기이다. 발꿈치 주위의 마사지는 지지될 수 있다. |
| 강직척추염 | 통증은 종종 허리의 한쪽에서 시작하여 양쪽 등의 위쪽, 가슴전체, 그리고 팔다리 관절로도 진행할 수 있다.<br>피로와 빈혈이 발달한다. | 자기공명영상(MRI)<br>혈액검사 | 통증의 감소, 가동성의 유지, 그리고 관절 변형의 진행을 늦추기 위하여 마사지가 적용된다. |
| 레이터증후군<br>(반사성 관절염) | 종종 감염, 낮은 정도의 열, 또는 결막염이 선행된다.<br>발꿈치힘줄 통증<br>발꿈치 통증<br>관절 통증<br>손바닥이나 발바닥의 피부병변<br>발적, 타는듯함, 또는 눈으로부터의 분비물<br>절박뇨 | 이학적 검사<br>관절의 방사선 검사<br>뇨검사<br>HLA-B27 항원검사 | 감염이 해소될 때까지, 그리고 관절염의 능동적 표출(active flare-ups)이 일어나는 동안 마사지는 금기이다.<br>개인의 요구에 맞는 치료계획을 짜기 위하여 건강관리자와 공조한다. 피부병변을 피한다. |
| 뼈돌기 | 발꿈치 통증, 특히 체중지지 활동 시<br>국소 피부병변이 있을 수 있음<br>제한된 관절가동범위 | 방사선촬영<br>자기공명영상(MRI)<br>컴퓨터촬영(CT scan) | 마사지로 뼈돌기를 줄일 수 없으나 물렁조직의 긴장으로 인한 추가적인 손상을 감소하는데 효과적. 뼈돌기가 부서질 수 있으므로 기법 시 주의한다. |

(계속)

**표 11-1 발바닥근막염에 원인이 되거나 흔히 혼동되는 질병의 구분**(계속)

| 질병 | 전형적인 징후와 증상 | 검사 | 마사지 치료 |
|---|---|---|---|
| 윤활낭염(발꿈치뒤) | 발꿈치 통증. 특히 활동이나 촉진 시<br>발꿈치의 뒤에 열감, 발적, 부종, 또는 압통 | 이학적 검사<br>관절가동범위 검사<br>보존적 치료가 효과 없다면 방사선 촬영이나 자기공명영상 | 마사지는 윤활낭염이 감염에 의한다면 전신적으로 금기이며, 급성 단계에서는 부종증가를 피하기 위하여 국소적으로 금기이다. 아급성 단계에서 관절 주변 구조의 마사지는 적응증이다. |
| 모로톤신경종 | 발의 볼에 타는 듯함과 통증이 발가락으로 방사된다<br>발가락에 무감각이나 자통(tingling)<br>증상은 3번째와 4번째 발가락 사이가 가장 흔함 | 압통덩어리에 대한 촉진 평가<br>방사선촬영 | 마사지는 신경자극에 관여하는 반흔조직이나 유착을 감소하고, 3번째와 4번째 발허리뼈 사이 공간을 벌리기 위하여 적용된다. 증상이 재현되지 않도록 조심한다. |
| 통풍 | 발적, 열감, 그리고 부종<br>갑자기, 격렬한 통증, 종종 밤에, 몇 주에 걸쳐 점차 감소 | 이학적 검사<br>혈액과 요검사 요산에 집중검사<br>활액 검사 | 국소마사지는 급성 침범 동안에는 금기이다. 통풍은 다른 전신질병의 지표일 수 있다. 건강관리팀과 함께 공조한다. |
| 류마티스관절염 | 갑작스러운 표출과 진정의 기간<br>통증, 부종<br>아픔과 뻣뻣함이 특히, 안정이나 비활동 후<br>관절가동범위 감소<br>관절의 뒤틀림<br>류머티스 결절<br>때때로 낮은 수준의 열과 정신적 불안 | 이학적 검사<br>혈액 검사<br>활액 검사<br>방사선촬영 | 마사지는 비급성 단계에서 적용된다. 건강관리팀과 함께 공조한다. |

- **주사.** 환자가 2주 이내에 스테로이드나 진통제 주사를 맞았다면 그 부위는 피한다. 이 주사는 감각을 떨어뜨려 환자가 적절한 압력을 판단하지 못하게 된다. 스테로이드 주사는 또한 조직의 생리를 변화시켜 심부 마사지로 인한 손상의 위험이 증가한다.
- **조직의 길이.** 이미 신장되어 길이가 늘어나지 않는 근막조직을 치료할 때는 중요하다. 근막의 제한을 먼저 평가하고 제한이 명백한 경우에만 치료한다. 반면에 과다 신장된 근육은 이는 곳과 닿는 곳을 신장하지 않아야 한다. 과신장된 조직에 통증유발점을 치료한다면 전 가동범위 신장 대신 열이나 국소부 신장기법을 사용한다.
- **과운동성의 관절과 불안정한 인대.** 환자가 손상, 임신, 또는 전신질병으로 인대가 불안정하거나 과운동성의 관절을 가지고 있다면 가동법을 주의한다.

## 마사지 치료에 대한 연구(Massage Therapy Research)

철저한 문헌조사로도 발바닥근막염이나 발꿈치 통증에 대한 마사지치료의 이점에 대한 연구나 사례연구, 또는 상호심사논문이 없었다. 발바닥근막염의 효과적인 치료에 관한 많은 연구는 근육을 도수로 늘리는 것에는 거의 주목하지 않았으나 신장을 포함하고 있다. Young 등(2004)은 "발뒤꿈치 통증에서 손상에 기초한 도수물리치료를 강조한 복합적 치료 접근법 사례연구"에서 도수치료를 사용하여 발목과 발의 관절을 가동하는 물리치료기술의 이점을 보고하였다. 이 연구가 마사지 치료와 유사한 치료목표를 포함하고 있지만, 그것을 성취하기 위한 방법은 주로 가동기법에 초점을 맞춘 손상에 기초한 물리치료 접근법을 따르고 있으며, 유착을 감소하고, 국소 순환을 증진하고, 통증유발점을 이완하는 것 같은 마사지 치료에 좀 더 일반적인 방법들을 포함하고 있지 않았다.

어떤 것도 과정을 상세히 기술하지는 않았으나 몇몇 연구의 치료 선택에서 치료의 부분으로 "심부조직 마사지"를 포함하여 보조기, 보톡스, 단파치료, 그리고 수면 중에 발목의 등쪽굽힘 부목을 적용하였다. 효과적인 치료에 대한 최근의 문헌을 검토하면 몇몇 논문에서 신장이 가동범위를 증진한다고 제안하지만, 다른 중재방법이 없는 발바닥근막염의 장기 해법에는 그것이 효과적이라는 것이 증명되지 않았다. 이러한 결과는 발바닥근막염에 영향을 미치는 근육 뿐 아니라, 비수축성 조직의 치료에 있어 마사지의 특정 효과에 대한 상세한 연구가 필요하다는 것을 제안한다. 근막에 주목하지 않고 근육의 신장에 초점을 주는 것은 장기적인 결과에 있어서 충분히 긍정적이 아닐 수 있다는 것이 가능할 것이다.

신체작업과 운동치료 저널의 2001년 1월호에는 발바닥근막염에 흥미로운 제휴의 시각을 제공하였다. 조사는 단일 환자의 사례연구로 시작하여 한의학의 관점, 육체-정신 치유, 신경근 치료, 물리치료, 그리고 카이로프랙틱으로 부터의 사례를 고려한 신체개별 논문으로 이어졌다. 이들 치료의 잇점에 결론적인 증거를 제공하지 못한 반면, 이 시리즈는 만성통증에 기여하는 다양한 가능 요소에 드물고 포괄적인 검사를 제안하였다.

# WORKING WITH 환자에 대한 치료(THE CLIENT)

## 환자평가(Client Assessment)

발바닥근막염의 증상은 상당히 일관성이 있는 반면, 생체역학적 요소는 다양할 수 있다. 이런 이유로 각 사례는 개별적으로 고려되어야 한다. 예를 들어, 편평발은 종종 발목의 가쪽번짐(외번, eversion), 짧고, 단단한 종아리 근육, 장딴지근, 가자미근, 그리고 약한 정강근을 나타낸다. 요족(pes cavus)은 짧고 단단한 앞정강근, 뒤정강근, 그리고 발가락이 굽힘된 근육들과 발목이 안쪽번짐된 것을 볼 수 있다. 발바닥근막염의 일반적인 양상을 이곳에 기술한다. 그러나 각 개인 환자를 위한 정확한 양상과 함께 모든 관절을 평가하는 것이 필수적이다.

환자가 처음 접촉할 때 평가를 시작한다. 어떤 경우에는 약속이 요청될 때 이것을 전화로 할 수 있다. 환자가 특정 통증 부위에 대한 치료를 찾는다면, 당신이 스스로 준비할 수 있도록 사전에 묻는다.

표 11-2는 건강 병력을 파악할 때 환자에게 묻는 질문의 목록이다.

## 자세평가(Postural Assessment)

자세와 운동을 평가하는 동안 환자가 당신 앞에서 걸어서 방으로 들어오도록 한다. 발바닥근막염의 흔한 치우침의 보상 패턴이나 불균형을 본다. 환자가 발걸음을 올리는 것을 보며 감소된 가동성이나 한쪽으로 순조로운가를 본다. 관절의 불안정성, 절음, 넙다리뼈나 정강뼈의 회전, 또는 과다나 과소 앞굽음증을 평가한다. 평가양식을 작성하기 위하여 환자가 앉도록 하고 발꿈치힘줄과 발바닥근막염의 신장을 피하기 위하여 발목을 바닥쪽굽힘 하거나 발가락을 굽힘 하는지를 관찰한다. 또한 환자가 일어서게 하고 도움없이 일어설 수 있는지, 또는 환측 발의 체중지지를 피하는지를 관찰한다.

선 자세를 평가할 때 환자가 편안하게 서게 한다. 환자가 의도적으로 해부학적 자세로 서는 시도를 한다면, 일상생활에서의 자세를 정확하게 평가할 수 없을 것이다. 발꿈치힘줄의 아랫면이 바깥쪽으로 구부러질 때 발목의 과도한 가쪽번짐을 주목한다. 안쪽복사(내측과, medial malleolus)가 또한 더 돌출되었을 수 있다(그림 11-3). 이것이 가쪽번짐된 발목만큼 눈에 띄지는 않지만, 과도한 안쪽번짐(내번, inversion)으로 발꿈치힘줄의 아랫면이 안쪽으로 구부러질 수 있다. 안쪽번짐으로 가쪽복사(외측과, lateral malleolus)는 더 돌출될 수 있다(그림 11-4). 또한 발의 비전형적인 위치를 나타내는 환자가 신발 안쪽이나 가쪽 가장자리가 닳은 것을 볼 수 있다. 발바닥쪽 굽힘근의 발꿈치힘줄과 근막은 두껍고 움푹 들어가 있을 수 있다. 요족이나 편평발의 활을 평가한다. 편평발은 특히 발목이 가쪽번짐되었다면 발바닥근막염에서 더 흔하다. 발허리발가락관절(중족지절관절, metatarsophalangeal joint)의 약간 폄은 정상이나 발바닥근막염에서는 과도할 수 있다. 발허리발가락관절의 과폄은 발가락뼈사이관절(지절간관절, interphalangeal joint)을 과다굽힘 시킬 수 있다.

발꿈치의 근막염 뿐 아니라 무릎, 엉덩관절, 그리고 골반의 부적절한 정렬은 발바닥근막염과 공존할 수 있다. 공존 가능한 문제를 평가하기 위하여 8장(과다앞굽음증), 9장(궁둥구멍근증후군), 10장(무릎뼈넙다리증후군), 그리고 14장(힘줄병증)을 참조한다.

그림 11-5는 건강한 자세와 편평발과 발목의 가쪽번짐이 있는 발바닥근막염에 의한 자세를 비교하였다.

**표 11-2 건강 기록**

| 환자에게 필요한 질문 | 치료계획을 세울 때 중요하게 생각해야 할 부분 |
|---|---|
| 통증을 일으키는 사건이 있었는지 또는 통증이 시작되는 특정 순간을 기억할 수 있나요? | 통증이 시작된 활동이나 자세는 힘줄 손상이나 스트레스 골절 같은 기여요인을 판단하는데 도움이 된다. 달리기의 새로운 요법, 체중지지가 필요한 새로운 활동, 새로 발전된 앉아서 하는 자세 등은 발바닥근막염의 증상에 기여할 수 있다. |
| 증상을 느끼는 곳이 어디인가요? | 증상 부위는 통증유발점의 위치, 손상, 또는 다른 기여요인에 대한 단서를 제공한다. 발바닥근막염은 일반적으로 앞, 아래 발꿈치뼈 가까이 통증의 원인이 된다. 발, 발목 또는 종아리 어느 곳의 통증도 드물지 않으며 공존하는 상태를 제안할 수 있다. |
| 증상에 대하여 설명해주시오. | 증상의 기시 가능성 부위를 감별하고 뼈, 신경, 그리고 물렁조직의 관련성을 판단한다. 통증 감각의 서술과 가능한 기여 요인에 대하여 1장을 보시오. |

**표 11-2** 건강 기록

| 환자에게 필요한 질문 | 치료계획을 세울 때 중요하게 생각해야 할 부분 |
|---|---|
| 어떤 움직임이 증상을 악화시키거나 완화시키나요? | 이러한 움직임을 생성하는 구조에 긴장, 약화 또는 압박의 위치를 찾아낸다. 발등굽힘, 발가락 폄, 그리고 체중지는 종종 발바닥근막염의 증상을 악화시킨다. |
| 이 문제로 건강관리자를 만난 적이 있나요? 진단은 무엇이었나요? 어떤 검사를 하였나요? | 의학적 검사는 스트레스 골절, 뼈돌기, 신경의 관련성, 또는 다른 문제를 드러낼 수 있다. 발바닥근막염을 진단하기 위하여 검사를 수행하지 않았다면, 당신의 평가를 위하여 이 장에서 기술한 검사를 사용한다. 당신의 평가가 진단과 불일치한다면 환자가 당신의 소견을 가지고 건강관리자와 논의하도록 하거나 의사에게 직접 접촉하게 해달라고 요청한다. |
| 관절염이나 당뇨와 같은 어떤 문제로 진단을 받은 적이 있나요? 혹시 임신 중인가요? | 관절염, 당뇨, 그리고 다른 전신질병은 증상과 징후에 관계가 있을 수 있고, 치료에 수정이 필요할 수 있으며, 치료 결과에 영향을 미칠 수 있다. 임신은 체중 증가가 될 수 있고 증상과 관련된 호르몬에 영향을 미칠 수 있다. |
| 이전의 손상이나 수술한 적이 있나요? | 손상이나 수술 그리고 이에 따른 반흔조직은 유착, 과다 또는 과소긴장, 그리고 비전형적인 가동범위를 유발할 수 있다. |
| 어떤 형태의 작업이나, 취미, 또는 다른 규칙적인 활동을 하고 있나요? | 새로운 신체적 훈련 프로그램, 발목과 발에 스트레스를 주는 반복 동작, 그리고 발바닥근막을 단축하는 고정된 자세는 환자의 상태에 기여한다. |
| 처방된 약제나 허브 또는 다른 보충제를 복용하고 있나요? | 모든 형태의 약은 증상에 기여하거나 금기증이나 주의를 포함한다. |
| 지난 2주 동안 콜티코스테로이드나 진통제 주사를 맞은 적이 있나요? 어디에? | 국소 마사지가 금기이다. 반복적인 콜티코스테로이드 주사력은 발바닥 근막과 발꿈치 힘줄의 완전성에 영향을 미칠 수 있으며 찢어짐이나 끊어질 위험을 증가시킨다. 압력이나 교차섬유 스트로크를 적용할 때는 주의한다. |
| 4시간 이내에 진통제나 근이완제를 복용한 적이 있나요? | 환자가 이 여러분의 압력을 판단할 수 없을 수 있다. |
| 4시간 이내에 소염제를 복용한 적이 있나요? | 심부마찰법은 염증과정을 접하게 되므로 환자가 소염제를 최근에 복용하였다면 수행하지 않아야 한다. |

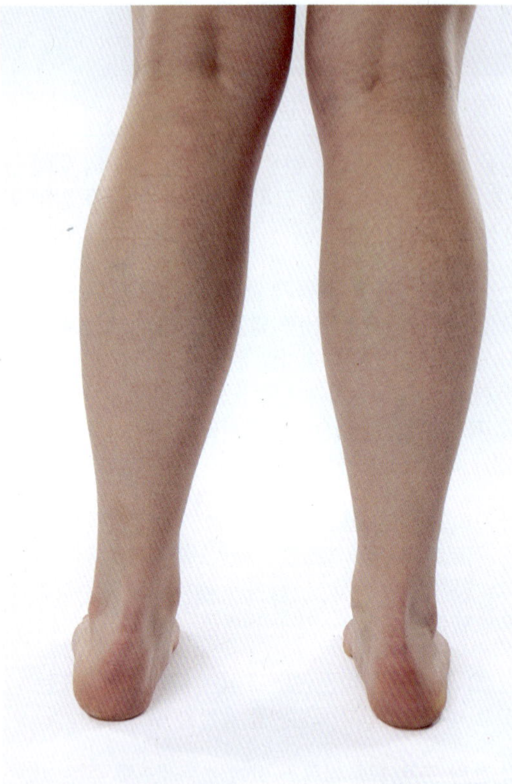

그림 11-3 **가쪽번짐된 발목.** 발꿈치 힘줄의 아래면의 가쪽 띠와 안쪽복사의 돌출에 주목한다.

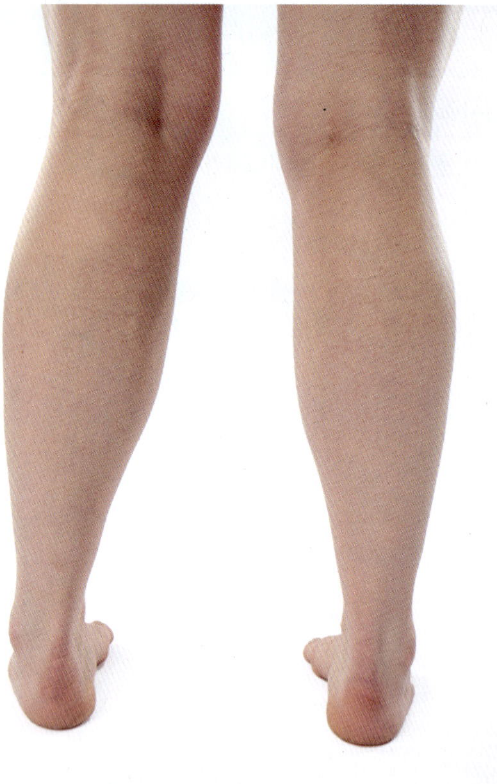

그림 11-4 **안쪽번짐된 발목.** 발꿈치 힘줄의 아래면의 안쪽 띠와 가쪽복사의 돌출에 주목한다.

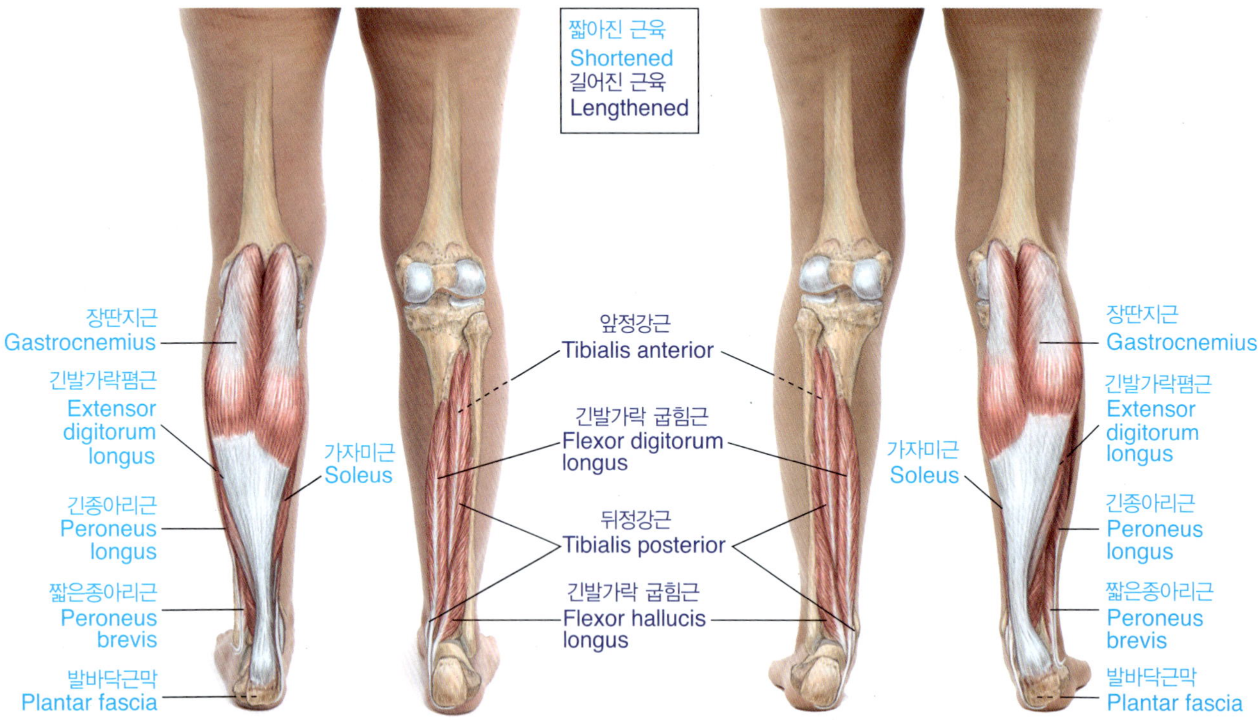


그림 11-5 **자세평가 비교.** 건강한 자세인 왼쪽 모습과 치우친 자세인 오른쪽 모습을 비교한다. 오른쪽 모습에서 평평한 궁, 휘어진 발꿈치힘줄, 그리고 돌출된 안쪽복사에 주목한다.

### 박스 11-1 발바닥근막염과 관련된 관절의 평균 능동 가동범위

**발목**

*발등굽힘 20°*
- 앞정강근
- 긴발가락폄근
- 긴엄지발가락폄근

*발바닥굽힘 50°*
- 장딴지근
- 가자미근
- 뒤정강근
- 긴종아리근
- 짧은종아리근
- 긴발가락굽힘근
- 긴엄지발가락굽힘근
- 장딴지빗근

*안쪽번짐 45–60°*
- 앞정강근
- 뒤정강근
- 긴발가락굽힘근
- 긴엄지발가락굽힘근
- 긴엄지발가락폄근

*가쪽번짐 15–30°*
- 긴종아리근
- 짧은종아리근
- 긴발가락폄근
- 첫 번째 발가락

*굽힘 45°*
- 긴엄지발가락굽힘근
- 짧은엄지발가락굽힘근
- 엄지발가락벌림근

*폄 70°*
- 긴엄지발가락폄근
- 짧은엄지발가락폄근

**2번째~5번째 발가락**

*굽힘 40°*
- 긴발가락굽힘근
- 짧은발가락굽힘근
- 벌레근
- 등쪽과 바닥쪽뼈사이근
- 새끼발가락벌림근
- 발바닥네모근

*폄 40°*
- 긴발가락폄근
- 짧은발가락폄근
- 벌레근

## 관절가동범위 평가(ROM Assessment)

발목과 발가락의 가동범위 검사는 주동근과 길항근 모든 근육을 포함한다. 그것은 환자가 운동의 양을 조절하여 통증이 없는 범위 내에 유지하도록 허용한다. 급성손상단계에서는 과도한 통증이나 재손상을 막기 위하여 능동 가동범위만을 사용하여야 한다. 박스 11-1은 발바닥근막염과 관련된 관절의 평균 능동 가동범위의 결과를 나타낸다.

### 능동적 관절가동범위(Active ROM)

환자가 능동 가동범위 평가를 박스 11-1의 값과 비교한다. 능동 가동범위를 평가하는 동안 환자는 통증이 없는 범위로 운동을 제한하기 때문에 통증과 다른 증상들이 발생되지 않을 것이다.

- **발목의 능동적인 발등굽힘**은 단단한 발바닥굽힘근이 운동을 제한할 때 제한이 될 것이다.
- **발가락의 능동적인 폄**은 이 동작이 발바닥 근막을 신장할 때 제한되고 통증이 유발될 것이다. 추가로 짧은발가락굽힘근(단지굴근, flexor digitorum brevis), 새끼발가락벌림근(단소지외전근, abductor digiti minimi), 그리고 엄지모음근(무지내전근, adductor hallucis)은 발꿈치뼈의 발바닥 표면에 부착되므로 발가락의 폄은 그것들이 발바닥근막과 공유하는 부착부에 긴장을 추가할 수 있다.

### 수동적 관절가동범위(Passive ROM)

환자가 수동 가동범위가 적용가능하다면 한쪽을 다른 쪽과 비교한다. 각 범위에서의 끝느낌을 주목하고 비교한다(1장에 끝느낌의 설명을 참조).

- **발목의 수동 발등굽힘**은 발바닥굽힘근과 발바닥근막의 통증성 신장을 유발한다.
- **발가락의 수동 폄**은 발바닥 근막과 발가락 굽힘근을 신장함으로써 통증의 원인이 될 수 있다.

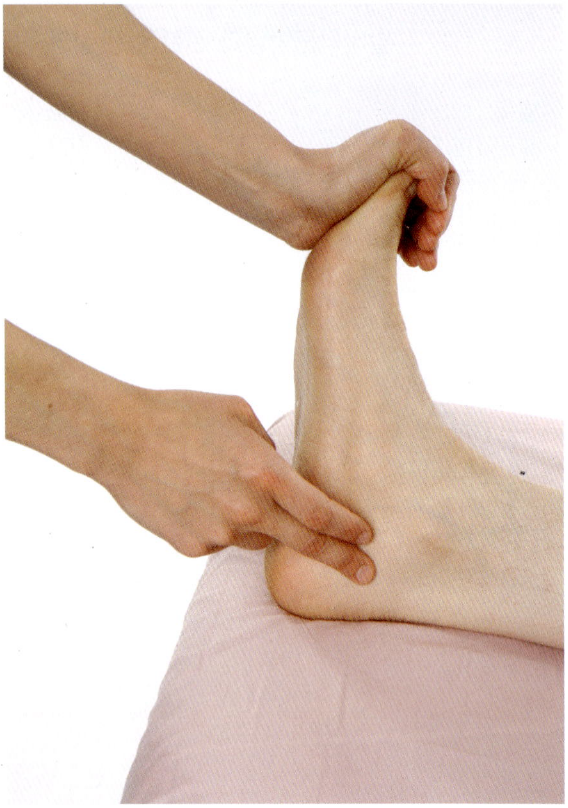

그림 11-6 **티넬징후와 함께 발등굽힘 가쪽번짐 검사.** 이 검사는 발목굴에 정강신경의 압박을 평가하기 위하여 수행한다.

## 저항적 관절가동범위(Resisted ROM)

발목을 가로지르는 근육의 힘을 평가하기 위하여 저항검사를 사용한다. 환측과 건측의 힘을 비교한다.

- **발목의 저항 발등굽힘**은 약화가 있을 수 있다.

## 특수검사(Special Tests)

다음 특수검사는 어떤 구조가 통증에 기여하는지, 그리고 환자가 방사선이나 다른 도구를 사용하여 전문의료진에 의해 평가되어야 할 때를 판단하는 것을 도울 것이다. 이것은 치료계획을 할 때 마사지가 금기이거나 특별한 고려가 필요한 상태를 밝혀낼 수 있을 것이다.

**발등굽힘 가쪽번짐 검사**는 발목굴(족근관, tarsal tunnel) 내에 정강신경의 압박을 평가하기 위하여 사용된다. – 그 공간은 안쪽복사, 발꿈치뼈, 그리고 굽힘근지대에 의해 형성되며 그곳을 뒤정강근, 긴발가락굽힘근, 그리고 긴엄지굽힘근 힘줄이 통과하며 그것을 따라서 정강동맥, 정강정맥, 그리고 정강신경이 통과한다(그림 11-6). **티넬징후** – 신체의 어느 곳이든 신경 전도를 평가하기 위하여 사용될 수 있다. – 는 단순한 발등굽힘과 가쪽번짐 단독으로 증상이 재연되지 않을 때 종종 추가된다. 발꿈치 통증이 있는 환자에서 발목굴증후군의 가능성을 평가하기 위하여 이들 검사를 함께 사용한다:

1. 발등굽힘 가쪽번짐 검사로 시작한다. 환자가 바로누운자세에서 발목과 발가락을 최대한 발등굽힘하고, 발목을 가쪽번짐한다. 이 자세는 발목굴 깊이 연부조직을 밀어넣어서 정강신경을 압박하여 그것들의 관련성을 평가한다.

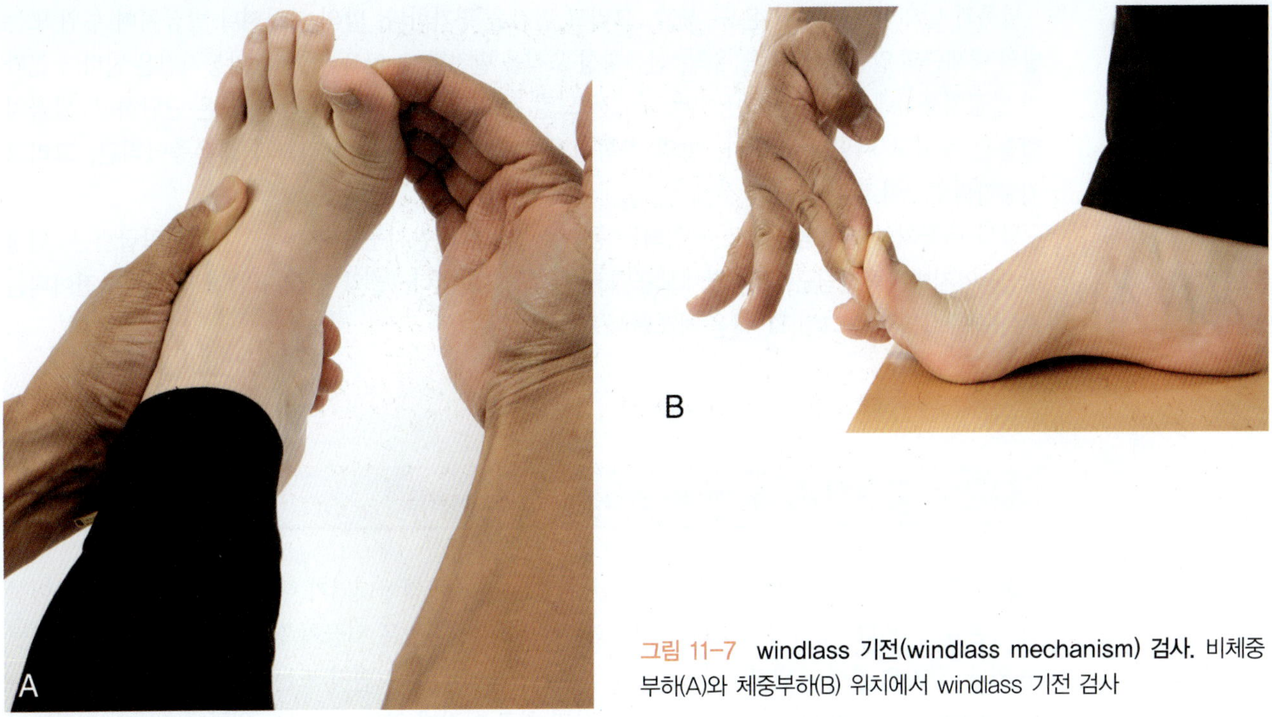


그림 11-7 **windlass 기전(windlass mechanism) 검사.** 비체중부하(A)와 체중부하(B) 위치에서 windlass 기전 검사

2. 이 위치를 15초 이상 또는 무감각이나 저린 증상이 유발될 때까지 유지한다.
3. 신경의 분포를 따라 무감각과 저린 증상이 재연되는 것은 발에서 신경의 압박을 의미한다.
4. 증상이 유발되지 않으면, 안쪽복사와 발꿈치뼈의 안쪽면 사이 정강신경을 스트로크함으로써 티넬징후를 확인한다.
5. 신경의 분포를 따라 무감각과 저린 증상이 재연되면 발에서 신경의 관련성을 의미한다.

**windlass 검사**(windlass test)는 발바닥 근막의 windlass 기전으로 통증이 재연되는지 평가하기 위하여 사용된다(그림 11-7). 이 검사는 비체중부하와 체중부하 자세에서 수행한다.

1. 비체중부하 검사는 환자가 치료대의 가장자리에서 다리를 들고 앉도록 함으로써 시작한다.
2. 한 손으로 발목을 중립 위치로 부드럽게 유지하고 발등굽힘과 발바닥굽힘은 자유롭게 한다.
3. 한 손으로 엄지발가락을 발허리발가락관절이 끝지점에 도달하거나 통증이 재연될 때까지 수동적으로 완전히 편다.
4. 활의 통증은 windlass 기전이 활성화될 때 발바닥 근막의 장애에 대한 양성검사를 나타낸다.
5. 환자가 의자, 계단 또는 다른 안정된 표면 위에 서도록 한다. 이것은 발허리뼈 머리가 가장자리에 안정된 자세가 되어 발가락이 방해받지 않게 된다.
6. 엄지발가락의 발허리발가락관절을 끝범위에 도달하거나 또는 통증이 재연될 때까지 수동적으로 편다.
7. windlass 기전이 활성화될 때 활의 통증은 발바닥근막염의 장애에 대한 양성검사를 나타낸다.

## 촉진평가(Palpation Assessment)

엉치엉덩부터 발허리뼈까지 몇몇 관절의 장애들은 발바닥 근막염의 원인이 되거나, 결과를 초래할 수 있다. 기여요인이 광범위하기 때문에 엉덩이부터 발가락까지 조직을 평가하는 것이 필수이다. 이 장애에 대한 조직반응의 방법에 있어서 이차적인 또는 일차적인 차이가 발견되는 것은 놀라운 것이 아니다.

발목과 발의 비전형적인 온도, 색깔, 그리고 질감을 평가한다. 발의 복사뼈나 발꿈치뼈 주위 또는 발의 내재근의 압통이나 염증, 유착, 섬유형성 조직을 발견할 수 있을 것이다. 압통지점은 발바닥 근막이 발꿈치융기에 부착되는 발꿈치뼈 앞에서 느낄 것이다. 장딴지근과 가자미근은 단단하고, 발꿈치 힘줄은 두껍고 치밀할 것이다. 발의 가쪽번짐이 요소라면, 긴종아리근과 짧은종아리근, 그리고 긴발가락폄근이 짧고 단단할 것이다.

발의 뒤꿈치와 발바닥면으로 전위되는 통증유발점은 장딴지근, 가자미근, 긴발가락굽힘근, 뒤정강근, 엄지발가락벌림근, 발바닥네모근에서 발견될 수 있다. 발의 뒤꿈치와 바닥면으로 전이되는 흔한 통증유발점은 그림 11-8을 참조한다.

## 질환별 도수치료(Condition-Specific Massage)

뒤꿈치 통증의 원인이 광범위하므로 정확한 원인은 정확히 찾아내기가 어려우며 한 가지 상태 이상이 공존할 수 있다. 마사지 주의나 금기증과 관련된 전신질병은 뒤꿈치 통증의 근본적인 원인이 될 수 있다. 환자의 증상이 발바닥 근막의 자극이나 염증에 의한 것인지 또는 이미 열거한 어떠한 연부조직 장애에 의한 것인지 확신이 없다면, 마사지 치료 이전에 의학적 평가를 위하여 환자가 건강관리자에게 의뢰한다.

이완은 치료를 위해 필수적이다. 단일 치료로서 발바닥 근막염과 함께 어떠한 공존하는 문제와 관련된 증상을 제거하기가 쉽지 않다. 과하게 치료함으로써 그렇게 되지 않도록 한다. 당신이 가하는 압력으로 이완이 유지되는지 환자에게 말해달라고 한다. 환자가 근육의 긴장이나 고통스러운 표정으로 반응한다면 압력을 줄인다. 기능이 떨어진 조직을 치료한다는 것을 기억한다. 환자에게 당신의 치료 중 어떤 부분이던지 증상을 재연한다면 말해달라고 하고, 환자가 견딜 수 있는 범위 내에서 한다. 통증유발점의 깊은 촉진은 통증이 환자가 인내의 한계에 도달할 수 있다. 환자에게 초과되지 않아야 할 통증의 수준을 설명하고, 기술을 적용하는 동안 깊은 숨을 쉬도록 한다. 통증유발점이 불활성화 됨으로서 관련통 또한 감소될 것이다.

다음의 제안은 약한 발등굽힘과 발목의 가쪽번짐이 증가된 발바닥근막염의 자극이나 염증에 의한 발꿈치 통증을 치료하기 위한 것이다. 각 환자가 개개인의 필요에 따라 평가되어야 하지만, 이것은 가장 흔한 양상이다. 환자가 급성손상이 있다면 치료순서는 PRICE이다. 당신은 보존적으로 부위의 몸쪽이나 먼쪽에 적용하고, 아급성이나 만성기가 될 때까지 손상부위는 피할 것이다.

- 발목의 수동 발바닥굽힘이 감소되도록 엎드린 자세에서 시작한다.

- 몇몇 부종을 찾아 냈다면, 가장 가까운 림프절을 향하여 표면 배액 스트로크(superficial draining strokes)를 한다.

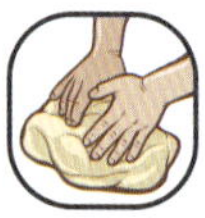

- 부종이 적거나 없으면, 발바닥굽힘근과 발꿈치 힘줄에 습열을 적용한다.

순환 증진(Increase Circulation); 유착 감소(Reduce Adhesions); 긴장도 감소(Reduce Tension); 조직 신장(Lengthen Tissue); 통증유발점 치료(Treat Trigger Points); 수동 스트레칭(Passive Stretch); 치료 작용(Clear Area)

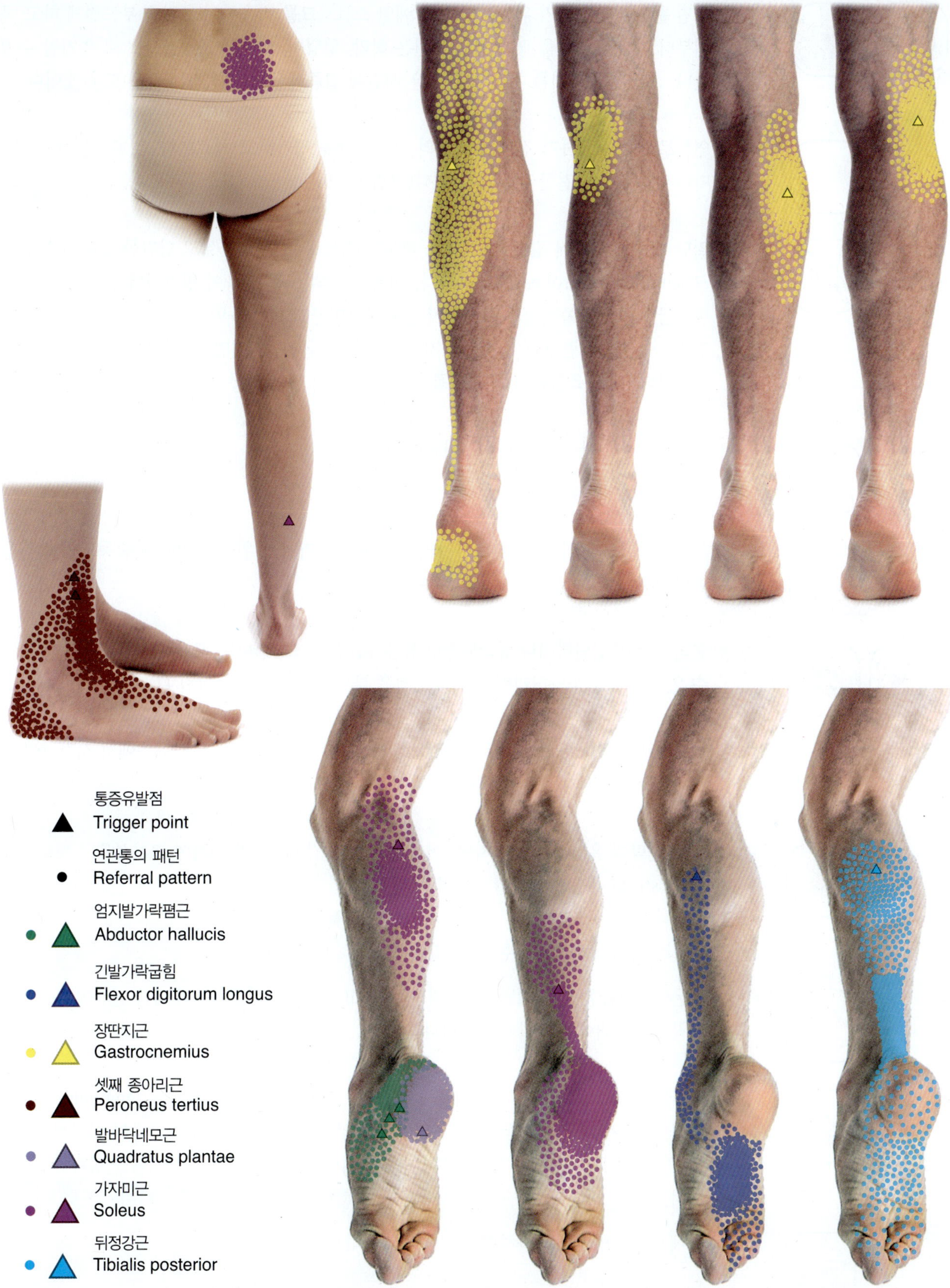


그림 11–8 **발바닥근막염과 관련된 흔한 통증유발점과 그것들의 연관통 양상.**

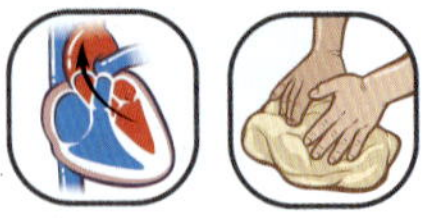

- 표면 순환을 증진하기 위하여 초기의 예열 스트로크를 적용하여 조직을 부드럽게 하고, 허리에서부터 발까지 조직을 평가한다. 당신은 허리, 엉덩이. 다리의 조직을 최소로 평가할 수 있어야 한다. 그것은 종아리를 치료한 후 남은 시간에 집중할 곳을 결정하는 것을 도울 것이다.

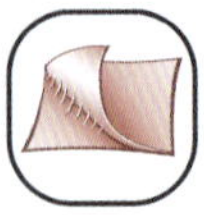

- 연화로션을 적용하기 전에 종아리의 근막제한을 평가하고 치료한다. 장딴지근과 가자미근을 따라서 제한을 발견할 수 있을 것이다(그림 11-9).

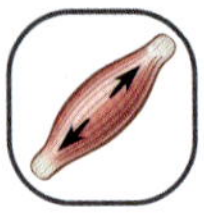

- 일단 표층조직이 더 깊이 하는 것을 허용할 정도로 유연하면 짧고 단단한 조직에 늘임 스트로크(lengthening strokes)를 적용한다. 비록 하퇴의 모든 근육이 평가되어야 하지만, 발목의 발바닥굽힘근과 가쪽번짐근은 장딴지근과 가자미근(그림 11-9), 긴종아리근과 짧은 종아리근, 긴발가락폄근(그림 11-10), 뒤정강근, 긴발가락굽힘근, 긴엄지발가락굽힘근(그림 11-11)을 포함한다. 이 근육들은 전체 길이를 따라 치료하되 발목을 통과하는 부위에 특별히 주의한다.

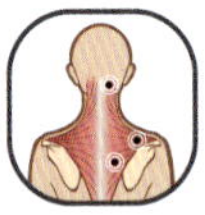

- 발견되는 어떠한 통증유발점도 치료한다.

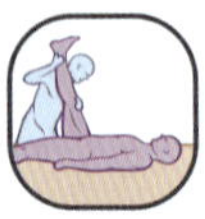

- 목말뼈와 정강뼈와 종아리뼈 사이의 가동성을 증가하기 위하여 발목에 중등도의 당김을 적용한다. 이것은 발등굽힘을 증진할 것이다.

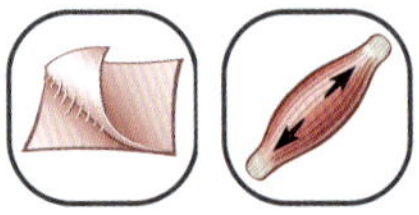

- 발의 근육이 단단하거나 유착되거나 통증유발점을 포함한다면 평가하고 치료한다. 환자가 견딜 수 있는 범위에서 발허리뼈 사이의 조직을 부드럽게 주무른다(그림 11-12).

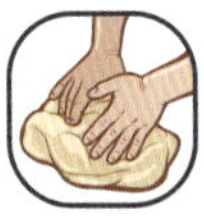

- 니딩 스트로크(kneading strokes)로 발바닥 근막을 부드럽게 한다. 표층에서 시작하여 더 깊은 조직으로 진행한다(그림 11-1).

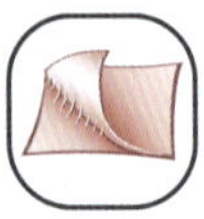

- 일단 근막에 유연성이 느껴지면, 어떠한 유착도 감소시키기 위하여 교차섬유 스트로크(cross-fiber strokes)를 한다. 발꿈치뼈 부착부 가까운 조직의 치료는 가장 큰 이완을 제공한다. 그러나 이 부착부 주위는 조직의 파열이나 뼈돌기의 악화를 피하기 위하여 특히, 처음 치료에는 상당히 조심하여 다루는 것이 필수적이다.

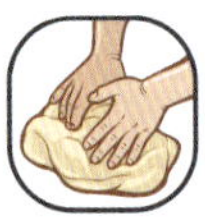

- 짧은발가락굽힘근, 새끼발가락벌림근, 그리고 엄지발가락벌림근의 과다 긴장에 대하여 발꿈치 부착부의 압박에 주의하며 치료한다.

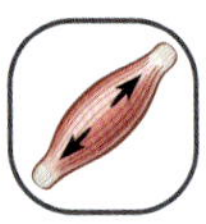

- 발바닥근막에 표층에서부터 깊은 조직으로 진행하며 늘임 스트로크(lengthening stroke)를 한다. 뼈돌기 파열의 위험이 없다는 확신이 없는 상태라면, 발바닥 근막이 발꿈치 부착부로부터 멀리 당겨지는 것을 피하기 위하여 발허리뼈 머리에서부터 발꿈치뼈를 향하여 스트로크를 한다.

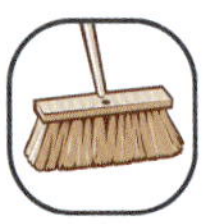

- 발에서부터 엉덩이를 향하여 다리를 정리한다.

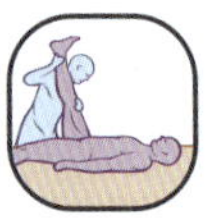

- 환자를 똑바로 돌아눕게 하고 무릎을 편 상태에서 발목과 발가락을 수동적으로 발등굽힘함으로써 발바닥굽힘근, 발꿈치힘줄, 그리고 발바닥근막을 신장한다.

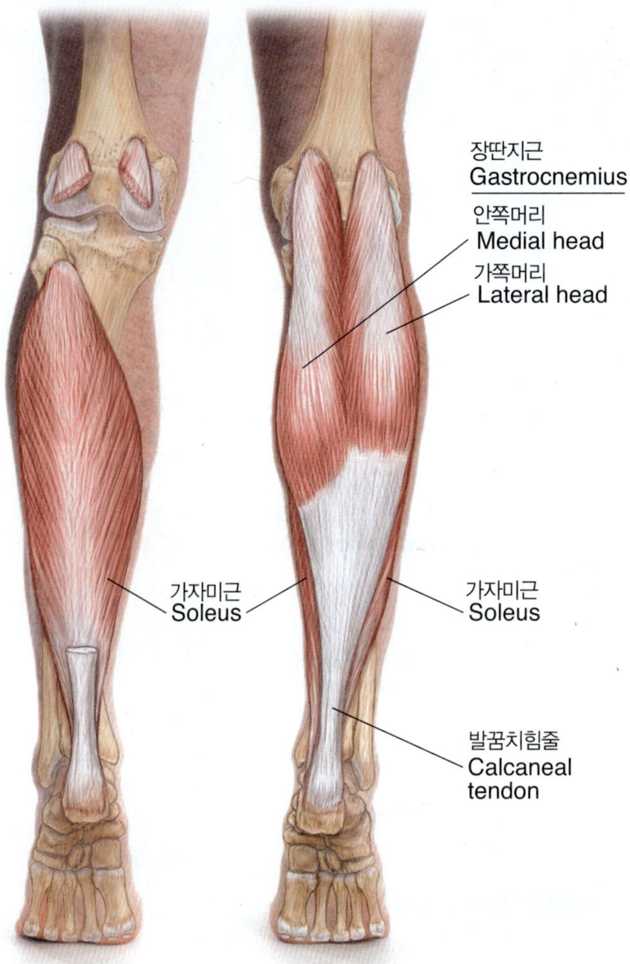


**장딴지근(Gastrocnemius)**

| 이는 곳 | 넙다리뼈의 관절융기, 종아리뼈와 넙다리뼈의 뒷면 |
|---|---|
| 닿는 곳 | 발꿈치힘줄을 통해 발꿈치뼈 |
| 작용 | 무릎 굽힘, 발목의 발바닥 굽힘 |
| 지배신경 | 정강신경 |

**가자미근(Soleus)**

| 이는 곳 | 가자미선, 종아리뼈와 넙다리뼈의 뒷면 |
|---|---|
| 닿는 곳 | 발꿈치힘줄을 통해 발꿈치뼈 |
| 작용 | 발목의 발바닥 굽힘 |
| 지배신경 | 정강신경 |

그림 11-9 **장딴지근과 가자미근.** Clay JH, Pounds DM. *Basic Clinical Massage Therapy: Integrating Anatomy and Treatment, 2nd ed. Philadelphia: Lippincott Williams & Wilkins, 2008.*

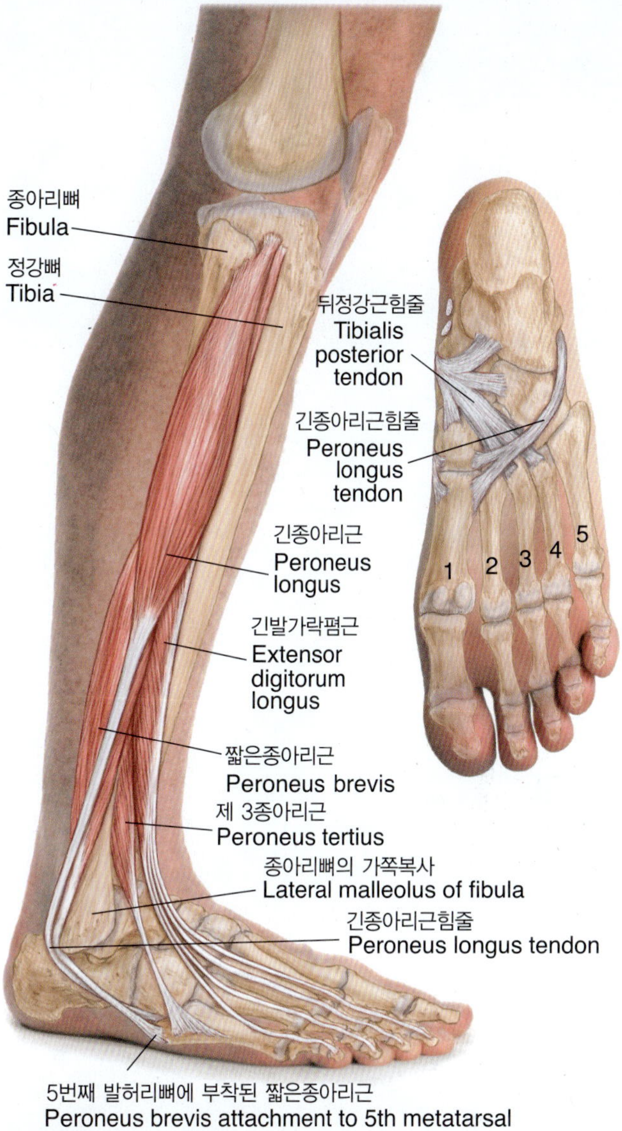


**긴종아리근(Peroneus longus)**

| 이는 곳 | 몸쪽, 가쪽 종아리뼈 |
|---|---|
| 닿는 곳 | 첫 번째 발허리뼈와 안쪽 쐐기뼈의 바닥 |
| 작용 | 발목의 가쪽번짐, 발목의 발바닥 굽힘의 보조 |
| 지배신경 | 얕은 종아리신경 |

**짧은종아리근(Peroneus Brevis)**

| 이는 곳 | 먼쪽, 가쪽 종아리뼈 |
|---|---|
| 닿는 곳 | 5번째 발허리뼈의 융기 |
| 작용 | 발목의 가쪽번짐, 발목의 발바닥 굽힘의 보조 |
| 지배신경 | 얕은 종아리신경 |

**긴발가락폄근(Extensor digitorum longus)**

| 이는 곳 | 몸쪽, 앞쪽 종아리뼈, 뼈사이막 |
|---|---|
| 닿는 곳 | 2–5 발가락의 중간과 먼쪽 마디뼈 |
| 작용 | 2–5 발가락의 폄, 발목의 발등굽힘, 발목의 가쪽번짐 |
| 지배신경 | 깊은 종아리신경 |

그림 11-10 **발목의 가쪽번짐 근육.** Clay JH, Pounds DM. *Basic Clinical Massage Therapy: Integrating Anatomy and Treatment, 2nd ed. Philadelphia: Lippincott Williams & Wilkins, 2008.*

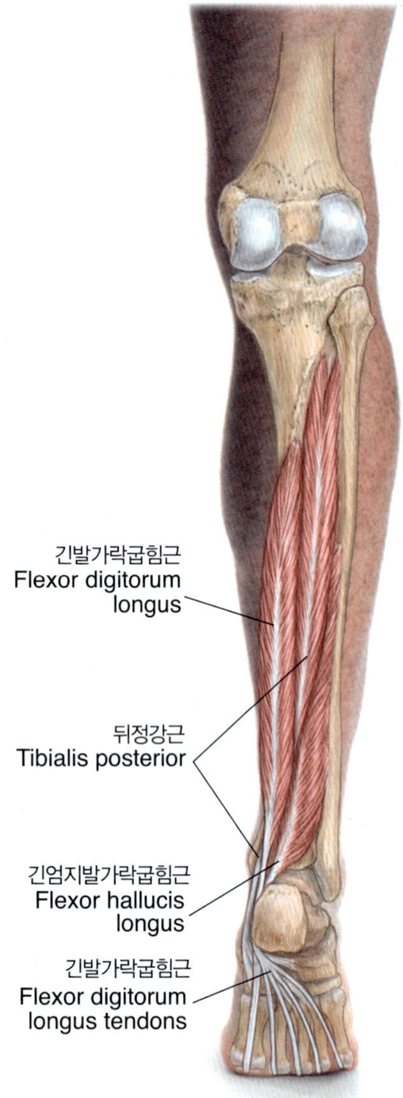


**뒤정강근(Tibialis posterior)**

| | |
|---|---|
| 이는 곳 | 몸쪽 정강뼈, 종아리뼈, 그리고 뼈사이막 |
| 닿는 곳 | 발배뼈, 쐐기뼈, 입방뼈, 2-4 발허리뼈의 바닥 |
| 작용 | 발목의 안쪽번짐, 발바닥굽힘 |
| 지배신경 | 정강신경 |

**긴발가락굽힘근(Flexor digitorum longus)**

| | |
|---|---|
| 이는 곳 | 중간, 뒤쪽 정강뼈 |
| 닿는 곳 | 2-5 발가락의 먼쪽 마디뼈 |
| 작용 | 2-5 발가락의 굽힘, 발목의 안쪽번짐과 발바닥굽힘 |
| 지배신경 | 정강신경 |

**긴엄지굽힘근(Flexor hallucls longus)**

| | |
|---|---|
| 이는 곳 | 중간 뒤쪽 종아리뼈 |
| 닿는 곳 | 1번째 발가락의 먼쪽 마디뼈 |
| 작용 | 1번째 발가락의 굽힘, 발목의 안쪽번짐과 발바닥굽힘 |
| 지배신경 | 정강신경 |

그림 11-11 **발목의 발바닥굽힘과 안쪽번짐의 깊은 근육.** Clay JH, Pounds DM. *Basic Clinical Massage Therapy: Integrating Anatomy and Treatment, 2nd ed. Philadelphia: Lippincott Williams & Wilkins, 2008.*

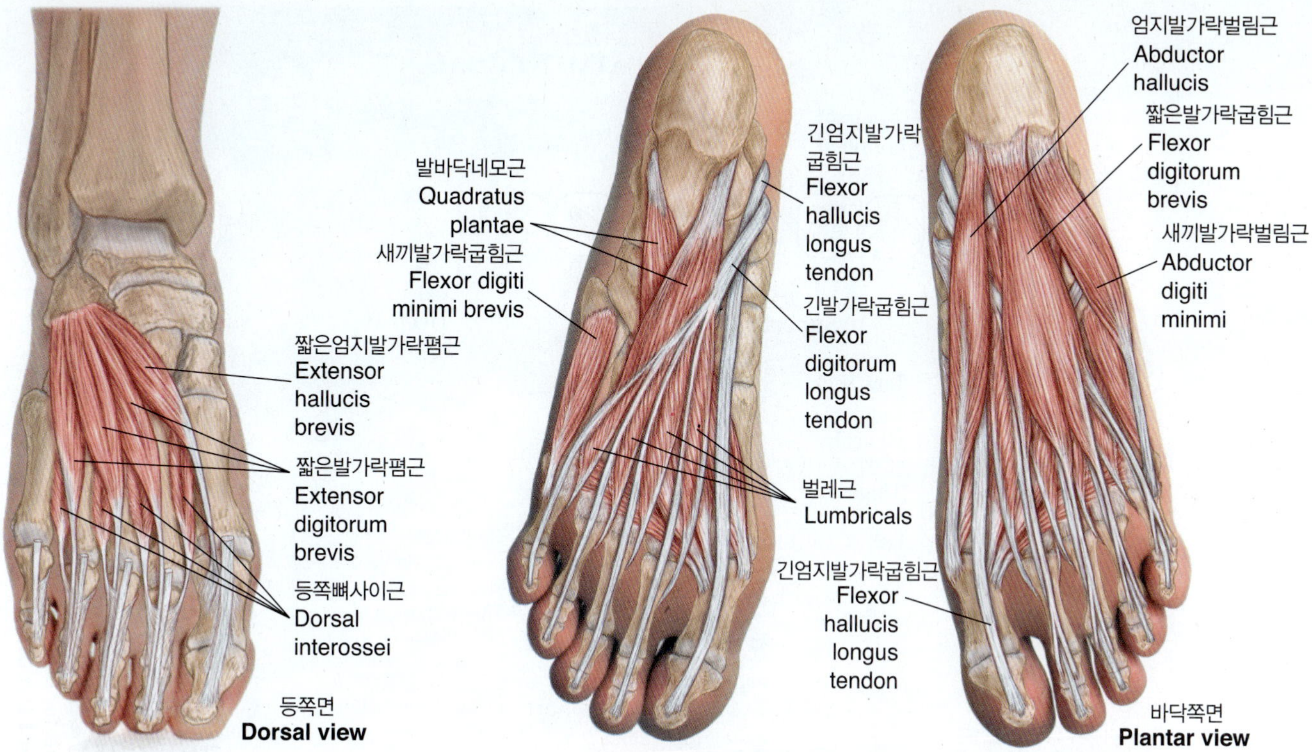


**짧은발가락폄근(Extensor digitorum brevis)**

| | |
|---|---|
| 이는 곳 | 발꿈치뼈 |
| 닿는 곳 | 긴발가락폄근을 통해 2–5 발가락 |
| 작용 | 2–4 발가락 폄 |
| 지배신경 | 깊은 종아리신경 |

**짧은엄지발가락폄근(Extensor hallucls brevis)**

| | |
|---|---|
| 이는 곳 | 발꿈치뼈 |
| 닿는 곳 | 1번째 발가락의 몸쪽 마디뼈 |
| 작용 | 1번째 발가락 폄 |
| 지배신경 | 종아리신경 |

**짧은엄지발가락굽힘근(Flexor hallucls brevis)**

| | |
|---|---|
| 이는 곳 | 입방뼈와 가쪽 쐐기뼈의 발다닥 면 |
| 닿는 곳 | 1번째 발가락의 몸쪽 마디뼈 |
| 작용 | 1번째 발가락의 굽힘 |
| 지배신경 | 안쪽 발바닥신경 |

**발등쪽 발가락뼈사이근(Dorsal interossei)**

| | |
|---|---|
| 이는 곳 | 1–5 발허리뼈 |
| 닿는 곳 | 2–4 발가락의 몸쪽 마디뼈 |
| 작용 | 2–4 발가락 벌림 |
| 지배신경 | 가쪽 발바닥신경 |

**발바닥 발가락뼈사이근(Plantar interossei)**

| | |
|---|---|
| 이는 곳 | 3–5 발허리뼈의 바닥 |
| 닿는 곳 | 3–5 발가락의 몸쪽 마디뼈 |
| 작용 | 3–5 발가락 모음과 굽힘 |
| 지배신경 | 가쪽 발바닥신경 |

**발바닥네모근(Quadratus plantae)**

| | |
|---|---|
| 이는 곳 | 발꿈치뼈의 발바닥 면 |
| 닿는 곳 | 발가락굽힘근 힘줄 |
| 작용 | 2–5 발가락 굽힘 |
| 지배신경 | 가쪽 발바닥신경 |

**엄지발가락벌림근(Abductor hallucls)**

| | |
|---|---|
| 이는 곳 | 발꿈치뼈 |
| 닿는 곳 | 1번째 발가락의 몸쪽 마디뼈 |
| 작용 | 1번째 발가락의 벌림과 굽힘 |
| 지배신경 | 안쪽 발바닥신경 |

**새끼발가락벌림근(Abductor digiti minimi)**

| | |
|---|---|
| 이는 곳 | 발꿈치뼈 |
| 닿는 곳 | 5번째 발가락의 몸쪽 마디뼈 |
| 작용 | 5번째 발가락의 굽힘과 벌림 |
| 지배신경 | 가쪽 발바닥신경 |

**엄지발가락모음근(Adductor hallucls)**

| | |
|---|---|
| 이는 곳 | 2–4 발허리뼈의 바닥 |
| 닿는 곳 | 1번째 발가락의 몸쪽 마디뼈 |
| 작용 | 1번째 발가락의 모음, 활의 유지를 도움 |
| 지배신경 | 가쪽 발바닥신경 |

**짧은발가락굽힘근(Flexor digitorum brevis)**

| | |
|---|---|
| 이는 곳 | 발꿈치뼈 |
| 닿는 곳 | 2–5 발가락의 중간 마디뼈 |
| 작용 | 2–5 발가락의 중간마디뼈의 굽힘 |
| 지배신경 | 안쪽 발바닥신경 |

**새끼발가락굽힘근(Flexor digiti minimi)**

| | |
|---|---|
| 이는 곳 | 5번째 발허리뼈의 바닥 |
| 닿는 곳 | 5번째 발가락의 몸쪽 마디뼈의 바닥 |
| 작용 | 5번째 발가락의 굽힘 |
| 지배신경 | 가쪽 발바닥신경 |

**벌레근(Lumbricals)**

| | |
|---|---|
| 이는 곳 | 긴발가락굽힘근의 힘줄 |
| 닿는 곳 | 2–5 몸쪽 마디뼈의 바닥 |
| 작용 | 2–5 발가락의 몸쪽 마디의 굽힘, 2–5 중간과 먼쪽 마디의 폄 |
| 지배신경 | 안쪽과 가쪽 발바닥신경 |

그림 11–12 **발의 근육.** Clay JH, Pounds DM. *Basic Clinical Massage Therapy: Integrating Anatomy and Treatment, 2nd ed. Philadelphia: Lippincott Williams & Wilkins, 2008.*

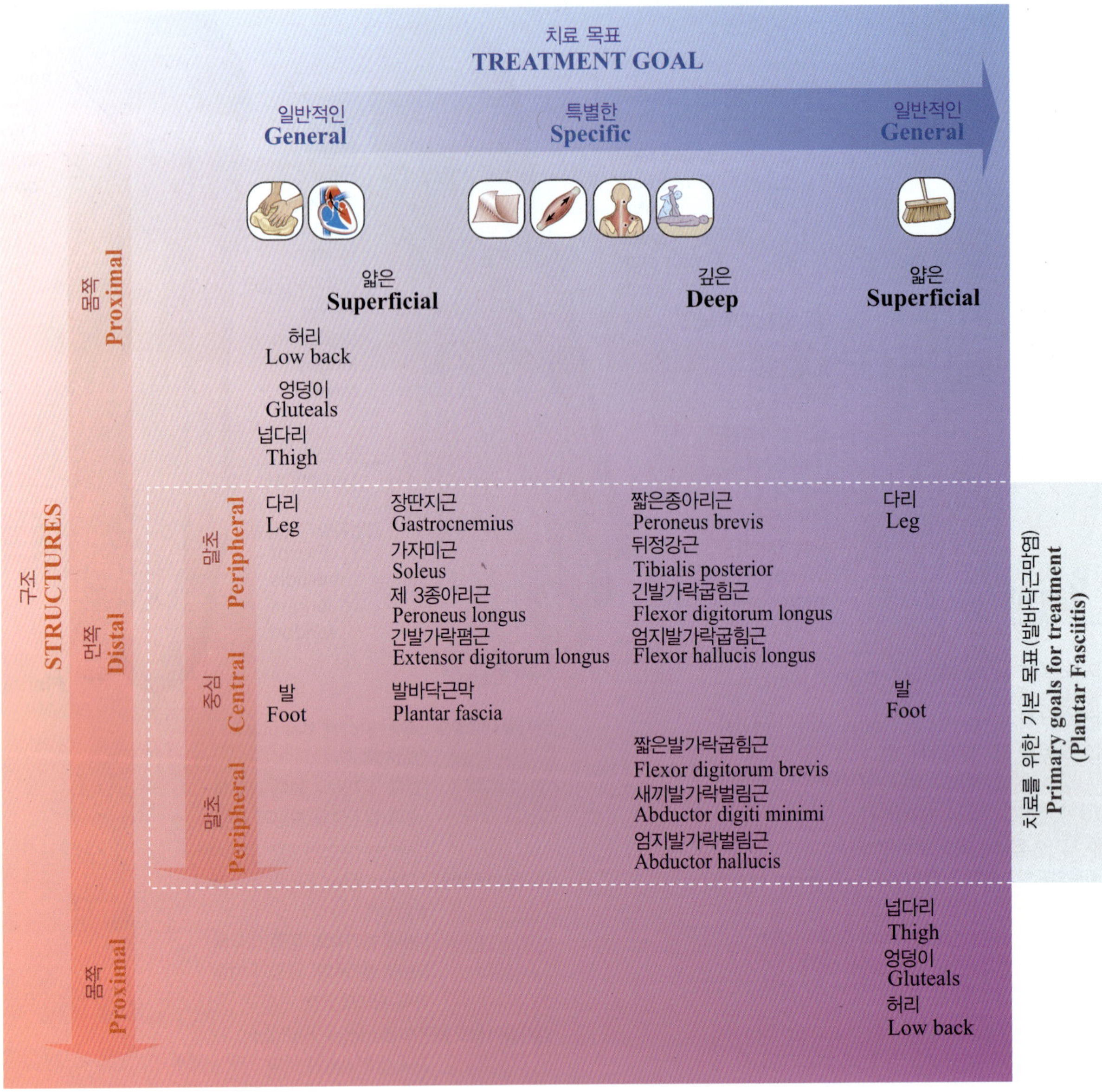


그림 11-13 **발바닥근막염 치료의 개요도.** 발바닥근막염을 치료할 때 일반적으로 왼쪽에서 오른쪽으로 또는 위에서 아래 방향으로 치료 한다.

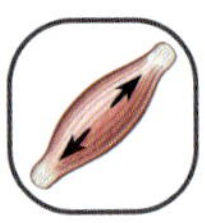

- 발바닥굽힘근을 늘이는데 저항을 느낀다면 PIR을 사용한다.
- 시간이 있다면, 몇몇 공존하는 문제와 관련된 근육을 평가하고 치료한다.

치료의 개요도에 치료의 흐름으로 요약을 하였다(그림 11-13).

## 환자 자가-관리(Client Self-Care)

발바닥근막염이 환자가 일상생활 동작을 현저히 축소한다면, 환자는 조직이 치유를 시작할 시간을 주기 위하여 가능한 안정을 취하거나 적어도 체중지지 활동을 최소화하여야 한다. 다리를 올리고 발바닥 근막에 냉을 적용하는 것은 염증을 감소하기 위하여 적용된다. 만성적인 발바닥근막염이 있는 환자는 재손상과 치유과정이 길어질 수 있는 체중지지 활동을 최소화하여야 한다. 이들 활동은 치유상태가 허용됨에 따라 점차적으로 수행한다. 그것은 조직의 가동성을 유지하고 만성적인 유착을 방지하기 위하여 중등도의 활동은 치유과정의 중요한 부분이다. 환자는 활동 전에 발바닥굽힘근 신장에 충실하여야 한다. 환자는 요족을 지지하거나 가쪽번짐을 감소하기 위하여 좋은 활 지지대나 맞춤의 교정용 삽입물을 하고 신발을 신는 것이 이로울 것이다. 이것들은 스포츠나 다른 격렬한 활동을 할 때 뿐만 아니라, 모든 신발에서 사용하고 규칙적으로 신도록 하여야 한다. 만성인 경우에는 발바닥굽힘을 예방하는 야간 부목을 댈 수 있다.

다음은 환자의 상태에 관련된 근육의 신장과 강화를 위해 일반적으로 추천하고자 하는 것이다. 목적은 짧아진 근육의 부착 부위 사이의 거리를 띠우고 약화된 근육의 부착부 간의 거리를 감소하는 운동을 반복 수행하기 위한 것이다. 교정운동에 대한 훈련을 받지 않았고 신장과 강화의 기능을 이해하지 못한다면 환자를 이 부분이 훈련된 전문가에게 의뢰한다. 환자는 종종 시간제약 때문에 자가-관리를 거부한다.

그들에게 다음과 같은 지침을 따르도록 독려한다:

- 환자가 여분의 시간을 제쳐놓는 대신에 전화를 받고, 이메일을 읽고, 접시를 닦거나 TV를 시청하는 동안 하루 종일 자가-관리를 수행하도록 지시한다.
- 환자가 정지된 자세나 반복적인 동작으로부터 규칙적인 안정을 취하도록 한다. 환자가 일상생활 활동이 수 시간 동안 앉아있기를 포함한다면 발바닥 근막이 단단해지는 것을 막기 위하여 매시간 적어도 몇 분의 보행을 제안한다. 환자가 일상 활동이 장시간 서 있거나 발바닥근막염에 기여하는 반복동작을 포함하고 있다면 매시간 적어도 몇 분 동안 앉아있기를 제안한다.
- 치료 사이에 유착과 과다긴장의 접근을 막기 위하여 발바닥 근막과 발바닥 근막주위 조직의 부드러운 자가-마사지 시범을 보여준다. 부종이 없다면 조직이 유연하게 유지되도록 정구공이나 깡통, 또는 다른 견고한 둥근 물체를 발꿈치에서부터 발허리까지 그리고 반대로 부드럽게 굴리도록 한다. 물체를 굴리기 전에 발을 따뜻한 물에 담그는 것은 표층조직을 부드럽게 할 수 있다. 뼈돌기가 있다면, 환부를 피하거나 이 운동을 생략한다.
- 환자에 대한 모든 강화운동과 신장을 보여주고, 환자가 떠나기 전에 여러분이 있는데서 해보도록 함으로써 혼자 해도 위험하지 않도록 확실하게 수행하도록 한다. 신장은 15-30초 유지하며 환자가 한도 내에서 하루 중 자주 수행한다. 환자는 신장을 강요하거나 튀기지 않아야 한다. 신장은 천천히, 부드럽고, 고정적으로 함으로써 모든 다른 관절이 가능한 이완이 유지되도록 한다.
- 여러분의 가동범위검사와 촉진 소견에 따라 신장과 강화운동이 추천되어야 한다.

### 신장(Stretching)

발바닥 굽힘근의 적절한 길이와 긴장도를 유지하는 것은 발바닥근막염에 기여할 수 있는 활의 편평해짐을 감소시키고 발목의 과다굽힘과 가쪽번짐을 감소하는데 필수적이다. 신장은 하루 내내 특히 활동 전과 후에 수행해야 한다.

환자가 벽으로부터 팔길이 만큼 떨어져 선 상태에서 벽에 기대도록 한다. 이환되지 않은 쪽 발을 앞으로 가져가서 발가락을 벽의 모서리 가까이에 놓고 무릎을 구부린다. 이것은 반대편의 이환된 발목을 수동적 발등굽힘 위치에 오게 할 것이다. 이환된 다리의 무릎이 펴질 때 장딴지근이 가장 잘 신장될 것이다. 가자미근을 더 신장하기 위해서는 이환된 다리의 무릎을 구부린다. 양쪽 뒤꿈치는 내내 바닥에 있어야 하며, 신장을 15-30초 또는 편안한 만큼 오랫 동안 유지하여야 한다(그림 11-14). 환자가 뒤꿈치를 바닥에 유지할 수 없다면, 발 사이의 거리를 줄이도록 한다. 필요하다면 반대편 발목을 신장한다.

앉아서 발바닥굽힘근을 신장하기 위해서는 환자가 등을 받히고 편안히 앉도록 하고 무릎을 펴고 발목을 발등굽힘하여 15-30초 동안 유지한다(그림 11-15). 이 동작은 또한 발등굽힘근의 강화를 돕는다. 환자가 이 동작을 몇 번 반복하고 나서 발목과 발을 가동하기 위하여 일어나서 걷기를 제안한다.

가쪽번짐이 기여요인이라면, 환자가 가쪽번짐근을 동시에 신장하고, 능동적으로 발목을 완전히 안쪽번짐하여 편안해 질만큼 오랫동안 유지함으로써 안쪽번짐근을 강화하도록 한다.

### 근력강화법(Strengthening)

발등굽힘근의 강화는 발바닥굽힘에 대항하여 더 낫게 그것들을 준비시킬 수 있다. 위에 기술한 앉은 자세에서 종아리 신장은 또한 발등굽힘근을 강화한다. 추가적으로 발의 내재근 강화는 충격을 흡수하는 능력을 증가시키고 유연성과 구조적 지지를 유지한다. 환자가 발가락으로 물건들을 잡는 운동을 수행하도록 한다. 발이 강해짐에 따라 점차적으로 펜이나 구슬같이 더 작은 물건을 잡거나, 발가락 사이로 그것들을 집는 것으로도 진행한다(그림 11-16). 발로 공중에 알파벳을 그리는 것은 발목을 강화하고 가동범위를 향상시키기 위한 간단한 운동이다. 환자가 편안한 만큼 크게 움직임을 만들고, 발이 피로할 때까지 가능한 많은 문자를 그리도록 한다. 이 동작을 몇번 반복하고 나서 발목을 가동하기 위하여 일어나서 걸어다닌다.

## 추가적 치료 제안(Suggestions for Further Treatment)

이상적으로 발바닥 근막염이 있는 환자는 적어도 4일 동안은 통증이 없거나 최소의 상태로 일상생활동작을 수행할 수 있을 때까지 일주일에 두 번 치료한다. 일단 이것이 성취되면, 적어도 7일 동안 증상이 없을 때까지 일주에 한번으로 빈도를 줄인다. 환자가 7일 이상 통증이 없었다고 하면 치료는 한 달에 두 번으로 줄일 수 있다. 환자가 3주 이상 통증이 없다면 1달에 한 번 또는 필요한 만큼 일정을 잡을 수 있다. 환자가 증상이 국소화 되고, 다른 자세 편위가 최소화되면, 발바닥근막염의 변화를 주는데 반시간 치료로 충분할 수 있다. 연부조직 장애로 인한 발바닥근막염을 치료할 때에는 각 세션에 호전이 있어야 한다. 이것이 일어나지 않으면 다음의 가능성을 고려한다.

- 치료 사이에 너무 많은 시간이 있다. 항상 새로 치료된 조직이 적응하는 데는 24-48시간을 주는 것이 가장 좋으나, 초기에 치료 사이에 너무 많은 시간이 지나면 환자가 일상생활 동작에 몇몇 개선점이 뒤바뀔 수 있다.
- 환자가 일상생활 동작을 개선하지 못하거나 자가-관리를 따라가지 못한다면, 우리가 문제를 고치기 원하는 만큼 우리가 제안하는 대로 조정하도록 환자에게 강요할 수 없다. 치유 과정에서 그들의 참여의 중요성을 설명하고 환자가 당신의 추천을 따르도록 독려한다. 그러나 하지 않는 환자를 질책하지 않도록 조심한다.
- 상태가 발전하거나 당신의 기본 훈련을 넘어선 다른 근골격계 합병증을 가지고 있다. 이 환자는 진보된 임상 마사지 훈련을 받은 마사지 치료사에게 의뢰한다. 당신의 훈련을 넘어선 사례

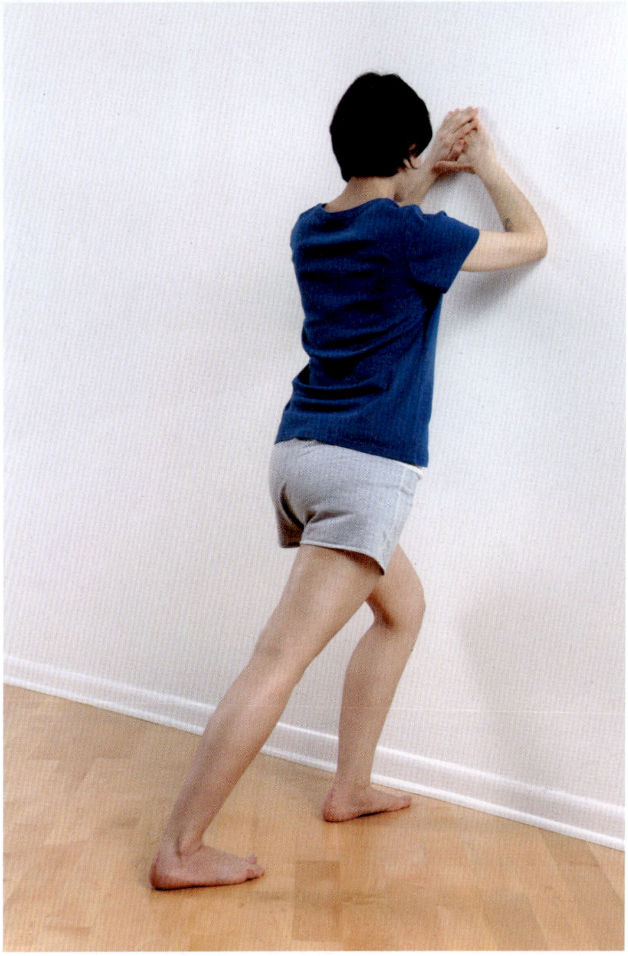

그림 11-14 **발바닥굽힘근의 신장**

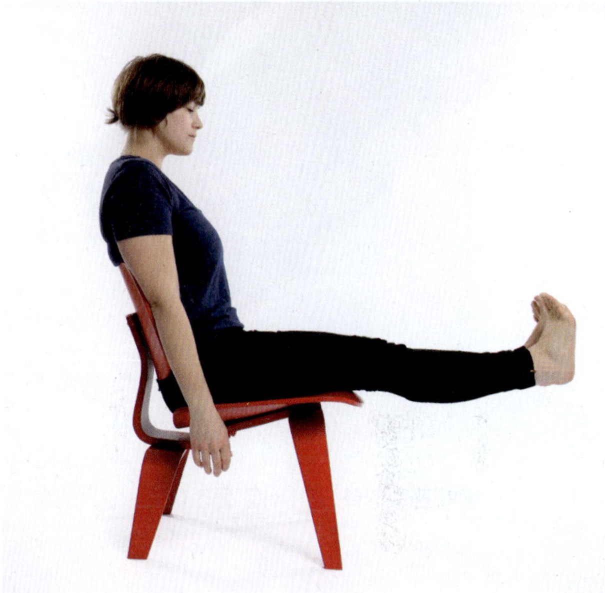

그림 11-15 **넙다리네갈레근의 강화 동안 뒤넙다리근과 발바닥굽힘근 신장.** 등을 받히고 편안히 앉아서 무릎을 펴고 발목을 발등굽힘 한다.

의 환자가 계속 치료하는 것은 치유를 방해하고 환자를 마사지 치료로부터 완전히 멀리 전환할 수 있다.

- 환자가 진단되지 않은 본래의 문제를 가지고 있다. 의학적 평가를 위하여 환자를 건강관리자에게 보일 때까지 치료를 중단한다.

임상현장이나 개인영업장에서 치료하는 것이 아니라면, 치료의 전 프로그램을 관리할 수 없을 것이다. 한번 치료로 약간의 경감을 가져왔다면, 환자가 이러한 변화를 자신의 건강관리자와 논의하고 좀 더 강한 치료 선택보다는 도수치료를 찾도록 독려할 수 있을 것이다. 환자가 규칙적인 치료로 돌아가는데 동의하였다면 증상은 치료 때마다 변화하기 쉽다. 그러므로 각 치료 전에 평가를 수행하는 것이 중요하다. 일단 전반적인 부위에서 표층 조직을 일단 이완하였다면, 특정 부위의 더 깊은 조직을 치료하는데 더 초점을 둘 수 있을 것이다. 유사하게, 일단 발바닥 근막염의 특정 구조를 치료하였다면, 대상구조와 공존하는 문제에 집중할 수 있을 것이다.

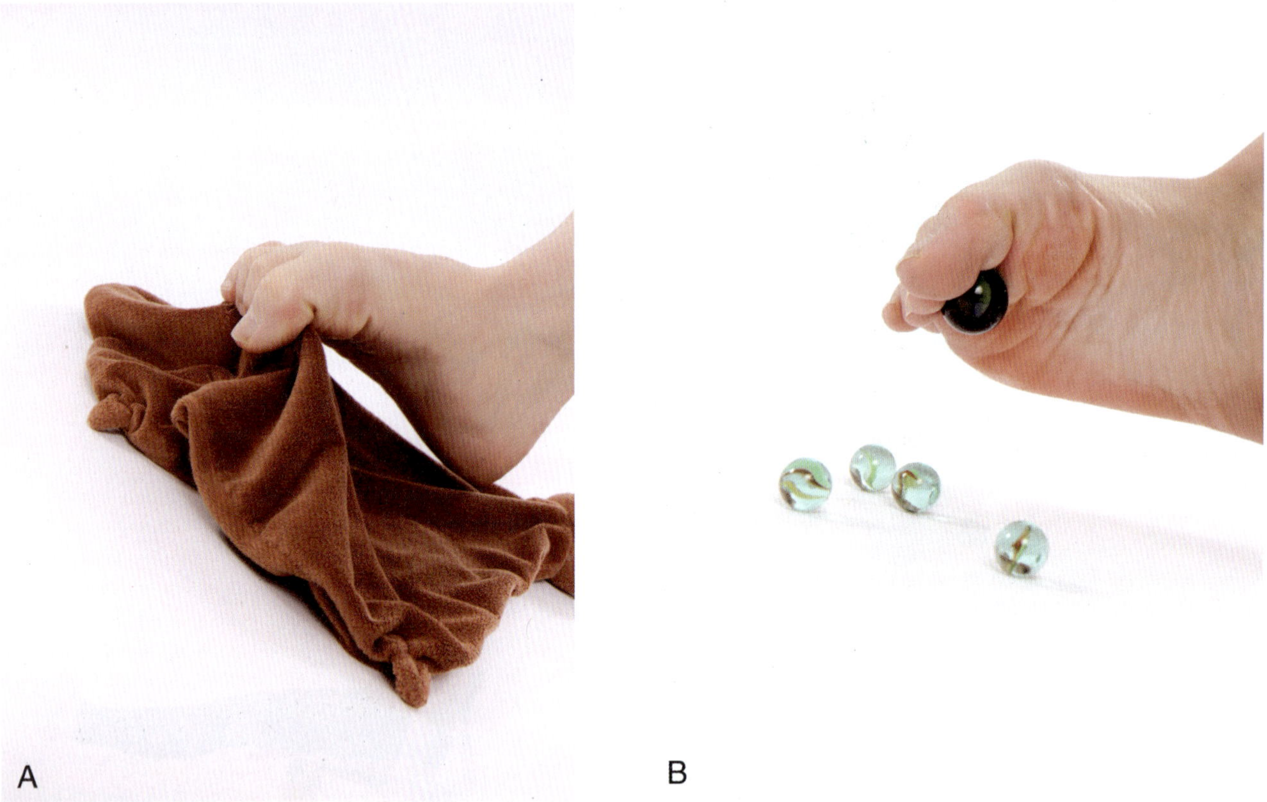

그림 11-16 **발의 근육 강화.** 잡기 쉬운 물건 (A)에서 시작하여 더 섬세한 운동 기술이 필요한 물건 (B)으로 진행한다.

# PROFESSIONAL 치료 기술의 발전(GROWTH)

## 사례 연구

*Dewon은 45세의 기혼 남자이다. 그는 프로 축구선수와 코치생활을 하였던 작은 카리브해의 섬으로부터 4년 전에 대학을 다니기 위하여 미국으로 이주하였다. 약 1개월 전부터 오른쪽 발에 통증을 느끼기 시작하였고 이것은 점점 심해졌다.*

### 자각증상

*Dewon은 오른쪽 발에 통증을 호소하였다. 이것은 약 1달 전에 시작되었고 점점 나빠졌다. 학교에 가기 위하여 미국으로 옮기기 전에 대완은 프로축구 선수와 축구 고치였다. 그는 축구를 거의 매일 하였다. 미국으로 옮긴 후 그의 생활을 더 정적이 되었다. 학업과 일 사이에서 그는 체력단련을 위한 시간이 없었다. 이제 그는 학위를 마치고 직업을 가졌고, 그의 아들 학교 축구팀의 코치로 돌아가게 되었다. 그의 오른쪽 발의 통증은 1주에 3일 축구코치를 하는 중 첫째 주에 시작되었다. 연습 사이 48시간 이상이 되었을 때는 통증을 느끼지 않았다. 지난 달 동안 통증은 더 규칙적이 되었다. 그는 아침에, 연습을 시작할 때, 그리고 연습한 날 저녁에 가장 자주 통증을 느낀다고 하였다. 발에 얼음을 대면 일시적으로 경감*

되나 아침에 첫 걸음을 딛을 때와 훈련 시 처음 달릴 때 매우 통증이 심하다고 하였다. 일을 하고 나서 바로 연습을 가기 때문에 그는 연습 전에 적절히 신장할 시간이 없었으며, 연습 후에 신장이 통증이 있다고 하였다.

Dewon은 균형잡힌 다이어트 식사를 한다고 하였다. 그는 축구를 하는 동안 다리와 발목에 몇 개의 작은 손상을 가지고 있었다. 그는 오른쪽 뒷다리를 차지 않고는 하루나 이틀 이상 시합을 하지 못하였고, 이것은 뼈되기근육염(골화성근염, myositis ossificans)을 초래하였다. 이것은 1주의 안정 후 칼슘의 재흡수를 독려하고 정상 톤을 회복하기 위하여 몇 주간의 도수치료가 필요하였다. 그는 그의 발 통증에 대하여 그의 건강관리자에게 의뢰되지 않았다. 카리브해에 있는 그의 축구팀에는 부원으로 전속 마사지 치료사가 있었으므로 그는 마사지가 그의 발 통증에 도움이 될 것이라고 생각하였다. 그의 목표는 통증 없이 축구 코치를 계속할 수 있는 것이다.

## 소견

Dewon은 매우 건강하고, 활기차고, 날씬하고 근육질로 보였다. 그는 계단을 오르고, 걷고, 또는 앉은 자세에서 일어날 때에는 통증이나 장애가 없었다.

자세평가에서는 어깨의 안쪽회전 그리고 약간의 뒤굽힘 증가가 있었다. 그의 무릎은 서있을 때 약간 굽힘된 채로 있었고, 발목은 양쪽이 약간 가쪽번짐되어 있었다. 오른쪽 발의 가쪽 4개의 발가락은 발허리발가락관절이 과폄상태이고, 발가락 사이관절은 굽힘상태이다. 활은 정상 높이였고 오른쪽이 약간 평평하였다.

수동적 발등굽힘–가쪽번짐 검사는 1–10 통증 등급에서 3등급의 통증이 재연되었고 발꿈치뼈 가까이는 무감각이나 찌릿찌릿함, 관련통이 없었다. 발목굴증후군의 티넬징후는 없었다. 환자가 이 발가락 끝으로 서도록 함으로써 발바닥굽힘에서의 체중지지로 발가락의 수동 폄이 되면 환자가 이 활동 시 느끼던 것과 가장 가까운 통증이 재연되었다. 비체중부하 windlass 검사는 양성이고 8등급의 통증이 발생하였다. 발과 발목에 보거나 만질 수 있을 정도의 부종은 없었다. 종아리 중간으로 뒤꿈치 힘줄과 바깥층 근막이 치밀하고 유착되어 있었다. 오른쪽 다리의 장딴지근의 근힘줄 연결부 바로 아래에 움푹 들어가고 치밀한 부위가 있다. 물어보니 Dewon은 이 부위가 과거에 뼈되기근육염 부위였다고 하였다. 오른쪽 장딴지근 힘줄은 왼쪽 보다 덜 유연하다. 양발의 발바닥 피부는 두껍고, 건조하고 뒤꿈치 주위가 갈라져 있다. 발꿈치의 촉진에서 국소적이거나 특이한 통증은 없었다. 발바닥의 가장 심한 통증유발점은 발꿈치뼈 안쪽융기에서 약 1cm 떨어진 곳에 있다. 여전히 깊은 교차섬유 스트로크로만 시행하고 3등급의 통증이 재연되었다.

## 치료

오늘의 치료는 짧아진 발바닥 굽힘근의 늘임, 발의 내재근의 유착 감소, 발바닥 근막의 유착을 줄이고 늘이는 것에 초점을 두었다. 양발을 치료하되 오른쪽을 좀 더 강하게 치료하였다. 허리, 엉덩이, 그리고 양쪽 넙다리에 전반적인 마사지로 시작하였다. 주목할 만한 것은 없었다.

나는 먼쪽 압통 부위에 특별히 주의하면서 뒷다리에 근막이완을 적용하였다. 나는 긴 방향 미끄럼(longitudinal gliding)과 더 깊은 근육 스트립핑에 이어 니딩(kneading)을 발바닥 굽힘근과 가쪽번짐근 즉, 장딴지근, 가자미근, 뒤정강근, 긴종아리근과 짧은종아리근, 그리고 긴발가락폄근에 적용하였다. 나는 표층과 심부 근육 스트립핑에 이어 특이적 국소적 교차섬유 스트로크를 근육염에 침범된 부위에 적용하였다. 통증유발점이 가쪽복사에 2인치 위쪽 약간 뒤쪽의 가자미근에서 발견되었고 이것이 발꿈치로 전이되었다. 근육 스트립핑에 이은 허혈 압박으로 통증은 7등급에서 3등급으로 감소하였다. 나는 긴 방향 스트로크에 이어서 교차섬유 스트로크를 양쪽 발꿈치힘줄에 적용하였다. 감촉의 변화는 없었다. 나는 발허리뼈 사이의 긴 방향 스트립핑에 이어 발의 내재근에 부드러운 니딩을 적용하였다. 나는 조직에 더 깊은 압력을 적용할 수 있을 만큼 충분히 부드럽게 느낄 때까지 발바닥 근막이 따뜻하고 부드러워지도록 미끄럼과 니딩을 적용하였다. 나는 발바닥 근막에 표층에서 시작하여 천천히 더 깊이,

*발꿈치뼈 안쪽융기를 피하고 첫 번째 발가락 폄 통증이 3등급으로 감소될 때까지 교차섬유 스트로크를 적용하였다. 나는 또한 발바닥 근막의 먼쪽에서부터 몸쪽으로 깊은 근육 스트립핑을 적용하였다. 결국 나는 다리 전체에 확실하게 스트로크(clearing strokes)를 하였다.*

*환자가 볼스터(bolster) 없이 똑바로 돌아눕게 하고, 발목의 수동 발등굽힘으로 발바닥 굽힘근과 발바닥 근막을 신장하였다. 이것은 안쪽 발꿈치뼈융기에 2등급의 통증을 유발하였다. 발가락의 수동 폄을 추가하면 통증이 6등급으로 증가하였다. 발가락 폄을 줄이면 통증은 3등급으로 감소하였다. 나는 신장을 15초 동안 유지하였다. 신장 끝에 통증은 3등급으로 남아있었다. 나는 다리 앞쪽에 일반적인 스웨디쉬 기법(Swedish technique)을 적용하였다. 나는 양쪽으로 엉덩정강근막띠(장경인대, iliotibial bands)가 치밀하고 유착되어 있는 것을 발견하였다. 나는 다리 전체를 정리 하였고, 발바닥 굽힘근과 발바닥 근막을 다시 신장을 시도하였다. 발등굽힘 단독으로는 통증을 유발하지 않았다. 발가락 폄을 추가하면 통증이 3등급으로 증가하였다. 신장을 15초 동안 유지한 후 통증은 2등급으로 감소하였다.*

### 치료 계획

*오랜 선수생활로 Dewon은 신장과 강화운동에 익숙하므로 간단한 시범으로 충분하였다. 그의 증상은 악화되지 않았고, 일상생활 동작을 심하게 방해하지 않았다. 이런 이유로 나는 그가 코치를 그만둘 필요는 없지만, 증상이 덜 빈번해질 때까지 발에 천천히 부드럽게 수행하도록 제안하였다. 그가 연습 전에 발바닥 굽힘근과 발바닥 근막을 철저하게 신장하도록 시간을 가지는 것이 필수적이다. 나는 각 연습 시 팀 전체에서의 첫 번째 활동으로 이것을 하도록 제안하였다. 나는 연습 후에 약 3분 동안 발바닥에 얼음을 적용하도록 추천하였다. 얼음을 너무 오래 적용하면 조직을 뻣뻣하게 하여 찢어질 위험이 증가할 수 있다. 나는 또한 평일 앉아있는 동안 무릎을 펴고 발목을 발등굽힘 함으로써 발바닥 굽힘근과 발바닥 근막의 신장과 발등 굽힘근의 강화를 제안하였다. 나는 이 운동을 하는 동안 통증이 3등급 이하가 될  때까지 발가락을 펴지 않도록 제안하였다.*

*Dewon은 오늘부터 3일간 그리고 다음주에 2번의 치료를 할 것이다. 증상이 감소하고 치료의 위험이 최소화되면 치료는 주당 한번으로 줄일 수 있다.*

*나는 다음 치료에는 엄지굽힘근의 늘임에 더 열중하여 초점을 둘 계획이다.*

## 임상을 고려한 운동(Critical Thinking Exercises)

1. 발목의 과도한 가쪽번짐은 발바닥근막염에서 흔히 보는 것이며 위의 치료지침에서 기술되어 있다. 발목의 과도한 안쪽번짐에 의한 발바닥근막염의 사례를 기술하는 병력, 평가, 그리고 치료계획의 SOAP 차트를 만드시오. 발목의 안쪽번짐은 무릎, 엉덩이, 또는 허리의 자세에 어떻게 영향을 줄 것인가? 치료목표는 짧아진 조직의 늘임, 약화된 근육의 강화, 그리고 신경근육 기능의 회복을 포함하여야 한다.

2. 환자가 발 통증을 위한 마사지 계획을 요청하였다. 그녀는 환측 다리에 몇 번 발목을 삔 적이 있다고 한다. 그녀는 또한 환측 다리에 발꿈치힘줄염으로 진단을 받았으나 치료를 받은 적은 없다. 진단을 받은 후 한 달 정도 되어 일상의 통증은 사라졌으나, 요가에서 종아리를 깊이 신장할 때는 계속 아프다. 손상과 발바닥근막염 간의 가능한 관계를 논하라. 이 환자에게 어떤 질문을 할 것인가? 그녀의 건강관리자에게 물어볼 필요가 있는 질문이 있는가?

3. 10분간의 신장과 강화는 발바닥근막염을 포함한 모든 근육에 적용되는 것으로 한다. 지침으로 박스 11-1과 그림 11-5를 사용한다. 신장은 근육의 이는 곳과 닿는 곳 사이의 거리를 증가하는 것

이고 짧아진 근육을 위해 중요한 반면, 이는 곳과 닿는 곳을 능동적으로 가깝게 가져감으로써 수행되는 강화는 짧아진 길항근을 위하여 중요하다는 것을 기억한다. 통상적인 각 단계를 충분히 상세하게 설명함으로써 환자가 이런 설명을 참조하여 여러분이 없어도 손상없이 수행하도록 한다.

4. 발바닥근막염과 다음과 같이 유사한 증상간의 관계에 대하여 학습하기 위하여 짧게 문헌검토를 하시오.
   - 당뇨
   - 류머티스관절염
   - 모로톤 발가락
   - 야간부목

## 참고문헌 및 추천도서(Bibliography and Suggested Readings)


Alshami AM, Souvlis T, Coppieters MW. A review of plantar heel pain of neural origin: Differential diagnosis and management. Manual Therapy. 2008;13(2):103-111.

American College of Foot and Ankle Surgeons. Tarsal Tunnel Syndrome. Available at http://www.footphysicians.com/footankleinfo/tarsal-tunnel-syndrome.htm#2. Accessed Spring 2009.

Barrett SL. A guide to neurogenic etiologies of heel pain. Podiatry Today. 2005;18(11):36-44. Available at http://www.podiatrytoday.com/article/4735. Accessed Spring 2009.

Biel A. *Trail Guide to the Body: How to Locate Muscles, Bones and More*, 3rd ed. Boulder, CO: Books of Discovery, 2005.

Bolgla LA, Malone TR. Plantar fasciitis and the windlass mechanism: A biomechanical link to clinical practice. Journal of Athletic Training. 2004;39(1):77-82.

Burns J, Crosbie J, Hunt A, et al. The effect of pes cavus on foot pain and plantar pressure. Clinical Biomechanics. 2005;20(9):877-882.

Clarkson HM. *Joint Motion and Function Assessment: A Research-Based Practical Guide*. Baltimore, MD: Lippincott Williams & Wilkins, 2005.

Cornwall MW, McPoil TG. Plantar fasciitis: Etiology and treatment. Journal of Orthopaedic and Sports Physical Therapy. 1999;29(12):756-760.

Hambrick T. Plantar fascitis: A chiropractic perspective. Journal of Bodywork and Movement Therapies. 2001;5:49-55.

Hertling D, Kessler RM. *Management of Common Musculoskeletal Disorders: Physical Therapy Principles and Methods*, 4th ed. Philadelphia, PA: Lippincott Williams & Wilkins, 2006.

Kullman J, Steinbock K. Plantar fascitis: Chinese medicine perspective. Journal of Bodywork and Movement Therapies. 2001;5(1):31-33.

Lowe W. *Orthopedic Massage: Theory and Technique*. St Louis, MO: Mosby-Elsevier, 2003.

Mayo Foundation for Medical Education and Research. Bursitis. Available at http://www.mayoclinic.com/health/bursitis/DS00032. Accessed Spring 2009.

Mayo Foundation for Medical Education and Research. Plantar Fasciitis. Available at http://www.mayoclinic.com/health/plantar-fasciitis/DS00508. Accessed Spring 2009.

Mayo Foundation for Medical Education and Research. Rheumatoid Arthritis. Available at http://www.mayoclinic.com/health/rheumatoid-arthritis/DS00020. Accessed Winter 2009.

McPoil TG, Martin RL, Cornwall MW, et al. Heel pain-plantar fasciitis: Clinical practice guidelines linked to the International Classification of Functioning, Disability, and Health (ICF), presented by the Orthopaedic Section of the American Physical Therapy Association. Journal of Orthopaedic & Sports Physical Therapy. 2008;38(4):A1-A18.

Oatis C. *Kinesiology: The Mechanics and Pathomechanics of Human Movement*, 2nd ed. Baltimore, MD: Lippincott Williams & Wilkins, 2009.

Potts J. Plantar Fascitis: Physical therapy perspective. Journal of Bodywork and Movement Therapies. 2001; 5:45-49.

Rattray F, Ludwig L. *Clinical Massage Therapy: Understanding, Assessing and Treating over 70 Conditions*. Toronto, ON: Talus Incorporated, 2000.

Rosenholz C. Plantar fascitis: Body-mind perspective. Journal of Bodywork and Movement Therapies. 2001;5:33-36.

Rosenholz C. Plantar fascitis: Introduction. Journal of Bodywork and Movement Therapies. 2001;5:29-30.

Simons DG, Travell JG, Simons LS. *Myofascial Pain and Dysfunction: The Trigger Point Manual*, 2nd ed. Philadelphia, PA: Lippincott Williams & Wilkins, 1999.

U.S. National Library of Medicine and the National Institutes of Health. Broken Bone. Available at http://www.nlm.nih.gov/medlineplus/ency/article/000001.htm. Accessed Spring 2009.

U.S. National Library of Medicine and the National Institutes of Health. Gout. Available at http://www.nlm.nih.gov/medlineplus/ency/article/000424.htm#Symptoms. Accessed Winter 2009.

U.S. National Library of Medicine and the National Institutes of Health. Reactive Arthritis. Available at https://www.nlm.nih.gov/medlineplus/ency/article/000440.htm. Accessed Spring 2009.

Werner R. *A Massage Therapist's Guide to Pathology*, 4th ed. Philadelphia, PA: Lippincott Williams and Wilkins, 2009.

Witt P. Plantar Fasciitis: Neuromuscular perspective. Journal of Bodywork and Movement Therapies. 2001; 5:36-45.

Young B, Walker MJ, Strunce J, et al. A combined treatment approach emphasizing impairment-based manual physical therapy for plantar heel pain: A case series. Journal of Orthopaedic & Sports Physical Therapy. 2004;34(11):725-733.

# 근육 염좌(Muscle Strains)

제 12 장

## UNDERSTANDING 근육 염좌의 이해(MUSCLE STRAINS)

근육 염좌는 종종 근육이 당긴다(늘어났다, pulled muscle)라고 불리어지며, 근육섬유가 과신장 되었을 때 발생한다. 장력 스트레스를 증가시키는 것(근육을 늘리는 힘)은 근육 염좌의 일차적인 원인이다. 과신장은 근육-힘줄 접합부 또는 뼈의 접촉부위에 근육섬유와 힘줄이 찢어지는 결과를 초래할 수 있다(그림 12-1). 과신장은 근육이 정상범위 길이 이상에서 힘이 발생될 때 일어나며, 근육이 늘어나는 동안 수축하거나 경련, 피로, 반흔조직, 탈수의 영향을 받을 때 발생할 수 있으며, 정상 관절가동범위에서도 빠르거나 격렬한 동작, 특정 저항에 대한 부하로 인한 기능부전으로도 발생한다. 손상된 근육의 원심성 수축은 염좌의 일반적인 원인이다. 예를 들어, 앉아 있는 생활습관을 가진 사람은 높은 안정 긴장을 동반한 엉덩관절 굽힘근이 단축될 수 있다. 이런 사람이 빠르게 일어선다면, 약해진 엉덩관절 굽힘근은 빠르게 원심성 수축을 못하게 되어, 염좌가 일어나게 될 것이다.

염좌는 모든 근육에서 일어날 수 있으나 두 개의 관절을 지나는 근육에서 주로 발생하며 특히, 양쪽 관절을 동시에 지나는 근육의 길이를 길게 할 때 일어날 수 있다. 일반적으로 염좌가 되는 근육들은 뒤넙다리근, 넙다리네갈래근, 장딴지근, 어깨둘래띠, 큰가슴근, 위팔두갈래근, 그리고 목의 근육들이다(특히 편타 손상). 급성 염좌는 근육이 빠르고 강한 수축과 특정 저항에 대하여 동원될 때 일어난다. 빠른 연축섬유의 높은 밀도를 가진 근육들은 원심성의 수축에 자주 동원되며 급성 염좌에 아주 민감하다. 만성 염좌는 근육이 반복되는 활동을 수행하는 것에 규칙적으로 동원되거나 급성 염좌가 완전히 치료되지 않고 기능부전 패턴에 지속적인 원인이 될 때 일어난다. 하루 종일 장시간 중력에 대응하여 수축하는 척추세움근과 같은 자세 유지 근육들(postural muscles)은 만성 염좌에 아주 민감하다. 염좌는 근육의 특정 부위에서 일어날 수 있고, 섬유의 부분 또는 전부를 포함할 수 있다(그림 12-2). 대부분의 염좌 부위는 근육-힘줄 접합부이거나 그 근처이고, 탄성 근육 섬유와 잘 늘어나지 않는 힘줄(건, tendon)이 만나는 곳이다. 급성 염좌의 위험은 근육 건강이 손상되었

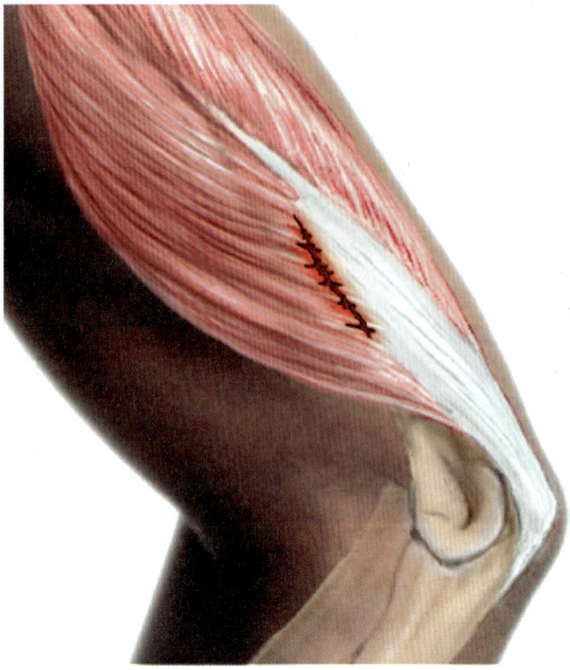

그림 12-1 **근육 염좌.** 근육의 섬유, 힘줄(건, tendon), 근육-힘줄 접합부, 과신장으로 인한 찢어진 부착부

을 때 증가한다.

근육의 길이가 더 늘어나면, 스트레스를 흡수하는 능력은 감소한다. 근육이 최대 길이에 근접하면, 근방추는 반사반응을 시작하여 저항하며 나아가 수축에 의해 더욱 늘어나고, 늘어난 섬유의 장력은 높아지게 된다. 이러한 근수축은 스트레스를 흡수하는 능력을 증가시키고, 손상으로부터 근육을 보호한다. 근수축과 반사반응의 속도, 저항에 대한 활동, 근피로, 약화, 장력, 온도, 이전의 손상들은 부드럽고 건강한 근수축이 되거나 손상의 결과에 모두 영향을 미친다.

## 일반적 징후와 증상(Common Signs and Symptoms)

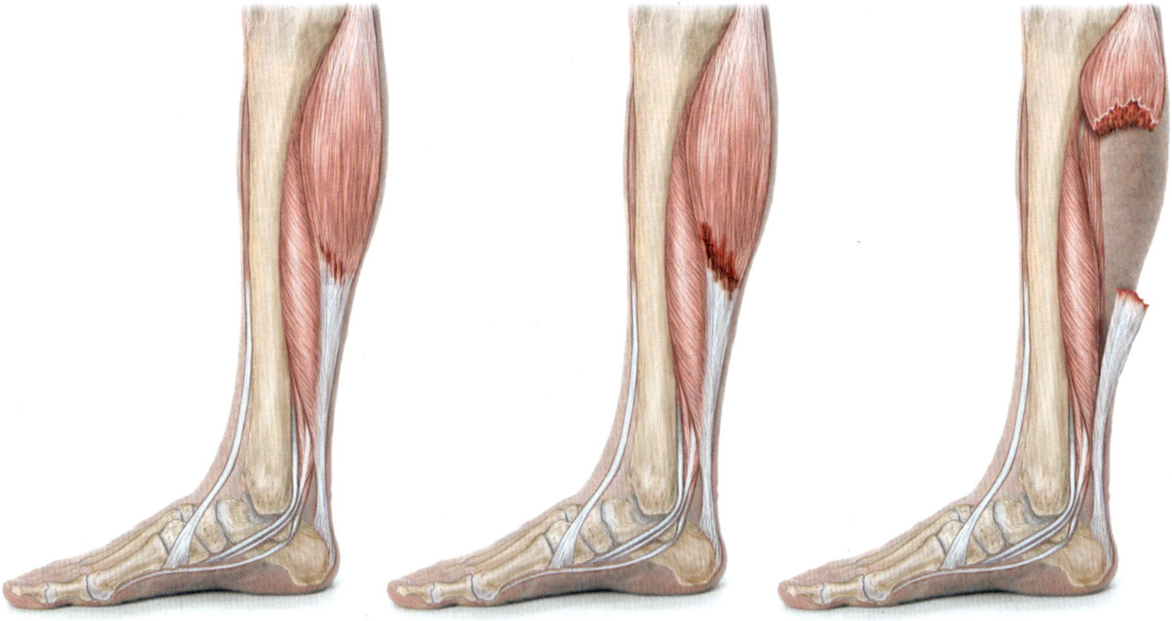

그림 12-2 **염좌의 정도.** 약간의 섬유들의 찢어짐은 일등급 염좌(왼쪽)이다. 여러 섬유들의 찢어짐은 이등급 염좌이다. 모든 섬유들의 찢어짐은 3등급 염좌(오른쪽)이다. 근육과 힘줄은 짧아지고 부착부위 근처로 모인다. Clay JH, Pounds DM. *Basic Clinical Massage Therapy: Integrating Anatomy and Treatment, 2nd ed. Philadelphia: Lippincott Williams & Wilkins, 2008.*

**표 12-1** 근육 염좌의 등급과 관계

| | 등급 1 | 등급 2 | 등급 3 |
|---|---|---|---|
| | 가벼운 염좌<br>가벼운 스트레칭 또는 찢어짐<br>환자는 가벼운 통증을 가지고 지속적인 활동을 할 수 있다. | 보통 염좌<br>대다수의 섬유들이 찢어짐<br>통증과 쇠약은 지속적인 활동을 어렵게 만든다. | 심한 염좌<br>근육힘살의 완전한 파열, 근육과 힘줄(건)또는 뼈와 힘줄(건)의 분리<br>지속적인 활동에도 통증과 쇠약은 없다. |
| 급성 단계<br>(부상 후 3-4일째 일반적인 증상들) | 최소한의 근력 소실<br>활동 시 가벼운 불편<br>국소부종이 최소한이거나 없음<br>타박상이 최소한이거나 없음<br>가벼운 국소 압통 | 뚝 소리 또는 손상받는 순간의 느낌<br>중등도의 국소 부종<br>중등도의 멍(타박상), 적색 또는 자주색<br>가능성 있는 혈종<br>가능성 있는 손상부위의 촉진 공간<br>활동할 때 중등도의 통증<br>활동할 때 중등도의 약증(weakness)<br>관절가동범위의 중등도의 감소<br>침범된 관절을 교차하는 방어적인 근육경련 | 뚝 소리 또는 손상받는 순간적인 감각<br>심한 통증<br>즉각적인 근력의 손실<br>즉각적인 관절가동범위의 손실<br>영향을 받는 근육과 관련된 활동을 수행 할 수 없다.<br>심각한 국소 부종<br>심각한 멍(타박상), 적색 또는 자주색<br>가능한 혈종<br>손상부위의 공간 촉진<br>파열된 근육은 수축하고 촉진 가능한 덩어리가 된다.<br>침범된 관절을 교차하는 방어적인 근육경련 |
| 아급성 단계<br>(증상은 3일부터 급성을 지난 3주일까지 일반적으로 유지) | 최소한의 통증도 없음<br>최소한의 근력손실도 없음<br>손상부위에 상처가 나타난다.<br>유착은 상처부위 그리고 근육들의 주위와 연부조직들 사이에 나타난다.<br>근육, 협력근들과 길항근들에 영향을 주는 통증유발점 | 급성단계 후 증가된 중등도의 최소한의 통증<br>급성단계 후 증가된 중등도의 최소한의 근력감소<br>멍(타박상)은 유지 그리고 노란색과 녹색으로 색깔이 변함<br>가능한 혈종<br>손상부위의 근육형태가 불일치하게 촉진<br>손상부위에 부목 또는 캐스트<br>손상부위의 상처<br>근육과 다른 연부조직 사이의 손상부위에 유착이 발달<br>방어적인 근육 경련은 약해지고 고혈압으로 바뀐다.<br>통증유발점은 근육, 협력근들과 길항근들에 영향을 준다. | 상당한 통증<br>특히 저항에 대응하는 근력이 상당하게(크게) 감소된다.<br>멍(타박상)은 유지, 노란색과 녹색으로 색깔이 변한다.<br>가능한 혈종<br>근육을 수술로 재건하지 않았다면, 손상부위의 공간 촉진<br>수술로 재건하였다면. 특이한 반흔<br>손상 부위에 부목 또는 캐스트<br>방어적인 근육 경련은 계속되고 고혈압으로 바뀐다.<br>통증유발점은 근육, 협력근들과 길항근들에 더 많은 영향을 준다. |

(계속)

**표 12-1 근육 염좌의 등급과 관계(계속)**

| | 등급 1 | 등급 2 | 등급 3 |
|---|---|---|---|
| 만성적인 단계<br>(증상은 아급성단계를 지나도 지속된다.) | 멍(타박상)은 깨끗하다.<br>통증유발점들, 상처들, 유착들 그리고 고혈압은 손상된 근육과 보상된 구조물들에 영향을 주고 국소빈혈의 원인이 된다.<br>영향을 받은 근육이 신장되어질 때 불편하다.<br>적절하게 치료하지 않으면. 재손상 위험이 증가한다.<br>적절하게 치료하지 않으면, 만성 염증이 된다. | 멍(타박상)은 깨끗하다.<br>통증유발점들, 상처들, 유착들과 고혈압은 손상된 근육과 보상된 구조물들에 영향을 주고 국소빈혈의 원인이 된다.<br>영향을 받은 근육이 신장될 때 불편 또는 통증이 있다.<br>영향을 받은 근육으로부터 교차된 관절의 관절가동범위는 증가하나 아직까지 제한이 있다.<br>적절하게 치료하지 않으면 재손상의 위험이 증가한다.<br>적절하게 치료하지 않으면 만성염증이 된다.<br>적절하게 치료하지 않으면 위축이 올 가능성이 있다. | 멍(타박상)은 깨끗하다.<br>통증유발점들, 상처들, 유착들과 고혈압은 손상된 근육과 보상된 구조물들에 영향을 주고 국소빈혈의 원인이 된다.<br>영향을 받은 근육으로부터 교차된 관절의 관절가동범위는 감소한다.<br>영향받은 근육을 수술하지 않는다면 근력이 감소된다.<br>적절하게 치료하지 않으면 재손상의 위험이 증가한다.<br>영향받은 근육을 수술을 하지 않는다면, 협력근들의 과도한 손상의 위험이 증가된다.<br>적절하게 치료하지 않으면 만성염증이 된다.<br>적절하게 치료하지 않으면 위축이 올 가능성이 있다. |

근육 염좌의 징후와 증상은 등급 정도(심각한 손상)와 손상의 단계(증상의 지속시간)에 따라 다르다. 표 12-1은 일반적인 징후와 각 등급의 증상들과 근육 염좌의 단계에 대한 개요이다.

일반적으로 염좌는 국소통증, 경직, 움직임에 대한 저항 또는 수동신장에서 통증, 근력감소, 관절가동범위의 제한을 야기한다.

## 가능한 원인과 기여 인자(Possible Causes and Contributing Factors)

염좌의 원인은 많은 장력 스트레스로 인한 과신장이다. 움직임이 빠르고 수동적으로 일어날 때, 최대범위 이상으로 힘이 가해져 관절을 지나 근육의 능력 이상으로 길이가 늘어나 영향을 받게 된다. 염좌는 건강하지 못한 근육이 평균의 정상범위 안에서 늘어나지 못할 때 일어날 수 있다. 이전의 손상이 최소한이고 일상적인 활동감소에 영향을 주지 않더라도 조직상처, 약증(weakness), 긴장항진, 경련, 또는 통증유발점들이 치료되지 않고 남아있다면 염좌의 위험도를 증가시킨다. 반흔 조직이 형성될 때, 형태는 변화되고 영향을 받는 섬유들의 기능을 방해한다. 교원질 반흔 조직은 건강한 근육조직의 유연성 또는 수축강도를 가지고 있지 않고 찢어졌던 섬유들이 있으면 근육이 과신장을 할 때 재손상의 위험이 있다(그림 12-3). 또한 이 기능장애는 건강한 섬유들이 부담해야 하는 부하, 섬유들의 찢어질 위험, 그 근육이 파열을 포함한 더 심각한 상처를 입을 전반적인 위험을 증가시킨다. 이전의 염좌, 삠(sprain), 타박상, 그리고 어긋남(dislocation)들은 자주 생체역학을 변화시키고, 적절한 치료가 되지 않았다면 만성 염좌의 위험을 증가시킨다.

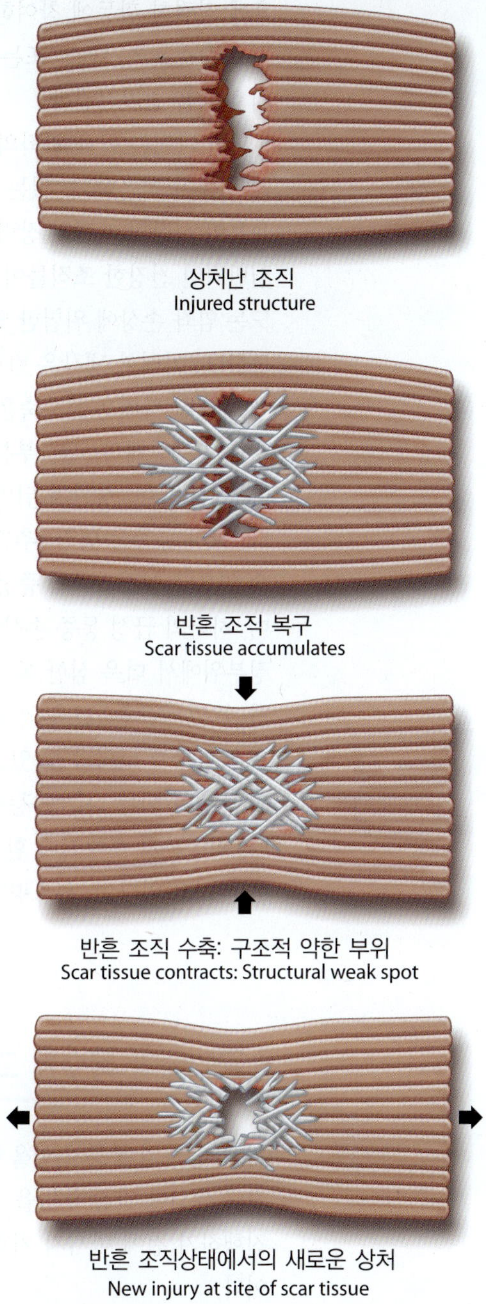


그림 12-3 **상처 – 재상처 주기.** 반흔 조직은 영향받은 섬유들의 모양과 기능을 변하게 하고, 그 근육에 재손상의 위험을 준다. 위에서 처럼, 과신장되어 찢어진 근육섬유들; 완전히 복원된 섬유들의 새로운 반흔 조직 형태; 반흔 조직은 수축되고 조밀해짐; 근육의 모양이 변하고 약한 부위가 생김; 조밀해진 반흔 조직이 남아있는 섬유들은 재손상의 위험이 있다. From Werner R. A Massage Therapist's Guide to Pathologly *4th ed. Philadelphia, PA: Lippincott Williams & Wilkins, 2009.*

움직임의 길항근(antagonist)들이 작용근(agonist)들 보다 많이 약할 때, 구심성(concentric) 수축의 강도는 원심성(eccentric) 수축보다 더 강하고, 길항근들이 능력 이상으로 관절에 힘을 준다. 이것은 길항근이 피로할 때 일어나고, 관절의 움직임을 적절히 조절할 수 없게 된다. 근육이 과긴장, 경련, 또는 통증유발점들을 포함하고 있을 때, 원심성 수축을 수용하는 길이의 능력이 감소할 수도 있다. 이런 경우, 강하거나 빠른 반대편 근육의 구심성 수축은 길항근의 장력을 증가시키고 그 섬유들의 찢어짐의 원인이 된다. 게다가, 건강한 근육이 제대로 역할을 못할 때, 반사반응은 과폄을 적절하게 억제하지 못한다.

운동선수들은 특히 빠른 움직임을 동반하고, 최대근력(강도)을 사용하는 격렬한 움직임들의 스포츠에서 염좌가 생기기 쉽다. 또한 운동선수들은 다른 상처들이 더 쉽게 생기는데, 그것들이 적절하게 치료되지 않는다면 염좌의 위험은 증가된다. 운동선수거나 아닐 경우에도 상대적인 비활동 기간 후에 격렬한 활동에 참여한 각각의 근육들은 좋은 상태가 아니며 염좌로 인해 고통을 받는다. 일반적으로 스포츠, 댄스, 또는 다른 격렬한 활동에 참여했을 때의 부적절한 기술들의 사용은 근육 염좌의 위험을 증가시킨다.

또한 나이는 근육 염좌의 위험을 증가시키는 역할을 한다. 청소년기에는 빈번히 성장의 속도가 빨라 근육이 적응할 수 있는 것 보다 더 빠르게 뼈의 성장이 증가할 때이다. 이것은 관절에 알맞게 근육들이 성장할 때까지 장력의 스트레스와 염좌의 위험은 증가된다. 성인기에서는 긴장, 근력 그리고 일반적인 건강한 조직들이 노후화되기 시작하고, 근육의 섬유들은 찢어짐의 위험에 놓이게 된다. 온도는 염좌 손상에 위험한 역할을 한다. 차가운 온도에서, 표층 혈관은 상당한 열손실을 막기 위해 수축한다. 이러한 냉각은 탄력성에 영향을 주고 근육섬유 파열의 위험을 증가시킨다. 격렬한 활동 전에 수행된 가벼운 근수축은 근육의 온도를 정상 또는 두배까지 증가시킬 수 있다.

염좌는 신체의 모든 부분에 생길 수 있기 때문에, 신체 곳곳의 많은 다른 상태들과 혼동될 수 있다. 예를 들어, 장딴지 뒤의 통증은 근육 염좌일수도 있지만, 또한 베이커 낭종 또는 혈전일 수 도 있다. 허리 통증은 염좌, 추간판탈출증 또는 둘 다 포함할 수 있다. 가슴 통증은 가슴근 염좌를 나타낼 수 있으나 심장질환의 증상일 수도 있다. 근육 염좌는 일반적으로 촉진시키는 사건과 연관되어 있으며, 하나의 급성 통증 손상이거나 비활동기 후 새로운 활동의 도입기에 발생한다. 촉진 시 손상된 특정부위에서 더욱 심한 통증이 일반적으로 나타난다. 표 12-2는 어떤 일반적인 상태들을 주로 식별할 수 없는 또는 근육 염좌에 기여하는데 원인이 되는 목록들이다. 왜냐하면 염좌에 의한 통증의 패턴은 다르게 나타날 수 있고, 환자(client)의 건강 과거력, 촉진시키는 사건들 그리고 치료 전에 통증의 원인이 되는 다른 가능성을 이해하는 것은 특히 중요하다. 더 자세한 정보는 병리학 책을 참조한다. 확실하지 못하거나 환자의 증상들이 심각한 상태들과 유사하고, 특히 환자가 다른 위험 인자들을 가지고 있다면, 의료평가를 위해 의료서비스 공급자에게 문의를 하면 된다.

## 금기증과 특수한 고려사항(Contraindications and Special Considerations)

첫째, 환자의 통증 원인을 이해하는 것이 필수적이다. 환자가 관절을 움직일 수 없고, 뚝 소리가 들리거나 유의한 약증이 있을 때나 뼈의 골절이나 조직의 찢어짐이 의심된다면, 담당 의사와 함께 하며, 진행하기 전에 마사지 치료사를 위한 병리학 문서를 참조한다. 다음은 몇 가지 일반적인 주의 사항이다.

- **보호성 근긴장.** 근육의 손상이 있을 경우, 협동근(협력근, synergist)들과 길항근들은 더 이상의 손상을 방지하기 위한 허용범위 내에서 관절의 움직임을 유지하기 위해 반사적인 경련을 시도할지도 모른다. 손상의 급성단계에서는 보호성 근긴장을 줄일 수 없다. 아급성 또는 만성의 단계가 될 때까지 기다리고, 상처와 근육섬유의 재생이 충분할 때 보호성 근긴장의 필요성이 감소한다.
- **멍(타박상).** 멍은 조직주위에 혈액이 축적되도록 허용하는 혈관 손상을 나타낸다. 멍에 직접적인 압력을 가하는 것은 치유될 때까지 피한다. 혈관이 치유되고 혈액이 재흡수 될 때마다 피부 색깔은 적색 또는 자주색에서 녹색 또는 노란색으로 변한다. 심각한 멍은 혈관 밖의 혈액이 고여 있는 국소적인 혈종이 될 수 있다. 어떤 경우에는, 최소한의 내부출혈로 혈액이 주변에 고여 주머니 같은 형태로 둘러싼다. 혈종은 종종 단순한 타박상처럼 자체적으로 해결하지만, 혈종이 커지거나 딱딱해지면 치료가 필요할지도 모른다. 혈종에 직접적인 압력은 피하고, 혈종의 주위

가 딱딱해지거나, 압박의 느낌이 생기거나, 또는 1–2주일동안에 회복의 징후가 보이지 않는다면 환자를 의료전문가에게 보내야 한다.

- **근육검진.** 오직 2 또는 3의 염좌등급의 급성단계에서만 능동적인 관절가동범위 검진을 사용한다. 일반적인 환자는 통증이 없는 범위에서의 능동적인 움직임으로 제한한다. 급성 단계의 수동 및 저항 관절가동범위 검진은 더 심한 손상의 원인이 된다.
- **수치료.** 석고(캐스트)아래의 액체 축적을 방지하기 위해서 석고 가장자리 근처에 열을 적용해선 안된다.
- **재발 증상.** 증상은 치료하는 동안에도 일어날 수 있다. 치료 시 증상이 재발된다면, 환자에게 중립적인 자세를 적용한다. 근육을 짧게 하거나 느슨하게 하는 것이 도움이 될 수 있다. 증상이 완화하지 않는다면, 압력을 줄이거나 그 위치에서 벗어난다. 재발된 증상의 주위에서 치료를 할 수 있지만, 조심스럽게 진행해야 된다.
- **치료 기간과 압력.** 환자가 노인이라면 퇴행성 질환을 가지고 있거나, 일상생활의 감소된 활동 상태의 진단을 받은 경우에는 압력 뿐만 아니라, 치료기간도 조절해야 할 필요가 있다. 반복적인 30분 세션(단계)은 환자에게 더 좋을 수 있다.
- **마찰.** 조직 아래의 상태가 파열의 위험이 있거나 환자가 항염증약물 또는 항응고제를 복용하고 있는 경우에는 심부마찰을 사용해선 안된다. 상처와 조직이 재생될 동안에 재손상을 막기 위한 시간이 필요하다. 마찰은 항염증 약물의 의도된 활동을 방해할 수 있는 염증 과정을 만든다. 의료서비스 공급자가 동의하는 경우에는 치료 전에 몇 시간 동안 약물복용을 삼가하는 것을 환자에게 권한다. 항응고제는 혈액응고를 줄일 수 있기 때문에 찢어짐과 출혈의 원인이 되는 기술들은 피해야 한다.

**표 12-2 근육 염좌에 원인이 되거나 흔히 혼동되는 질병의 구분**

| 질병 | 전형적인 징후와 증상 | 검사 | 마사지 치료 |
|---|---|---|---|
| 좌상(sprain) | 급성단계의 염증, 발열, 발적 그리고 통증<br>남아있는(잔류) 염증과 약증<br>아급성과 만성단계에서 관절가동범위가 감소한다. | 보통 자가 평가 | 마사지를 적용할 수있다.<br>13장 참조 |
| 힘줄염(건염) | 보통 단계적으로 시작<br>힘줄(건)에 영향을 주는 통증, 압통, 그리고 부종 | 신체검사<br>최대의 수동적인 신장의 국소적인 통증<br>X–선은 다른 상태들을 배제하기 위해 수행할 수 있다. | 마사지를 적용할 수 있다.<br>14장 참조 |
| 경련/쥐(구축) | 수의적인 근육의 영향으로 갑자기, 종종의 날카로운 통증<br>과신장된 근육 덩어리가 종종 보이고 촉진 | 대부분 자가평가<br>X–선과 MRI는 손상의 크기를 평가하기 위해 사용한다. | 마시지를 적용할 수 있다.<br>연축(경련)이 반복적이라면, 몸상태가 좋지 않거나 약물과 연관이 있으니 의사와 의논하시오. |
| 근막통증후군 | 지속적인 아픔 또는 통증<br>근육 또는 관절의 뻣뻣함<br>근육긴장<br>통증유발점들<br>수면을 방해하는 통증 | 신체검사<br>통증유발점들의 촉진<br>연관통 또는 경련반응<br>다른 검사들은 다른 통증의 과정을 배제하기위해 수행할 수 있다. | 마사지를 적용할 수 있다.<br>근막통증후군은 통증유발점들과 연관되어 있다.<br>3장 참조 |

(계속)

**표 12-2 근육 염좌에 원인이 되거나 흔히 혼동되는 질병의 구분**(계속)

| 질병 | 전형적인 징후와 증상 | 검사 | 마사지 치료 |
|---|---|---|---|
| 지연성 근육통(DOMS) | 활동후 24-72 시간 후 뻣뻣함과 불편<br>보통 새로운 활동은 비활성 기간 후에 시작한다.<br>원심성 수축들을 포함하는 활동들은 위험이 증가된다.<br>근력의 일시적인 감소<br>관절가동범위의 일시적인 감소<br>활동을 지속하고 빈도와 강도를 증가시키면 증상을 악화시킬 수 있다. | 징후와 증상으로부터 | 비록 마사지는 증상을 개선하고 더 큰 상처를 방지하지만, 치료는 적절하지 못하다. |
| 견열골절(박리골절) | 뼈의 파편이 힘줄(건) 또는 인대의 부위에 들어붙는 것<br>보통 염좌와 좌상을 동반한다.<br>중등도의 국소 통증<br>멍(타박상)과 염증 | X-선 | 국소마사지는 급성 단계에서는 적용하지 않는다. 치료 시 조직들 주위에 더 한 손상을 피하고자 하기 때문이다. 마사지는 근육의 긴장이 요인으로 작용할 때 더한 손상을 방지하는데 도움이 된다. |
| 윤활낭염(점액낭염) | 통증, 특히 활동을 하거나 촉진할 때<br>발열, 발적, 부종, 또는 압통 | 신체검사<br>관절가동범위 검사<br>보존치료가 성공하지 못하면, X-선 또는 MRI 촬영 | 마사지는 윤활낭염이 감염때문이면 전체적으로 금기이고, 급성단계에서 부종의 증가를 피하기 위해서 국소적인 금기이다. 아급성 단계에서 관절 주위의 구조물들의 마사지는 적용할 수 있다. |
| 탈장 | 그 부위의 팽창(돌출)<br>통증 또는 불편함, 특히 구부릴 때, 기침, 재채기 또는 무거운 물건들을 올릴 때 | 신체검사 | 마사지는 탈장이 나을 때까지 금기이다. |

## 마사지 치료에 대한 연구(Massage Therapy Research)

많은 논문들과 조사연구들에서 마사지, 심부 마찰, 신장을 포함하는 근육 염좌를 위한 치료 프로그램을 설명하고 있다. 또한 많은 논문들에서는 운동선수들의 근육염좌를 방지하기 위한 프로그램의 일환으로 마사지를 포함하고 있다. 그러나 철저한 문헌으로 평가되어진 연구, 사례연구들, 또는 근육 염좌의 치료가 마사지만의 치료로 얻어진 결과인지에 대한 전문가의 논문 실험들이 없고 치료에 사용된 특별한 치료프로그램에 마사지를 포함한 연구들도 없었다.

마사지는 염좌 치료에 중요한 요소로 언급되어 있지만, 치료과정, 손상조직의 재생, 유착, 보호성 근긴장의 이완, 근조직의 재생, 근력과 관절가동범위 의 회복, 또는 재손상 위험의 감소에 마사지 치료가 특별한 영향을 주는지에 대한 실험을 한 연구는 없다. Hopper 등(2005)은 "치열한(경쟁의) 여성 하키 선수들의 뒤넙다리근육(슬괵근, hamstring) 길이에 두 형태의 마사지기법의 효과에 대한 평가"에서 부상을 가진 선수에게서 근육 길이가 짧아진다고 보고되었고; 그들은 연속적으로 3일 동안 치료한 35명의 뒤넙다리근육이 길어진 것은 두 형태의 마사지 치료가 효과가 있다고 연구하였다. 치료는 숙련된 물리치료사에 의해 수행되었다. 첫 번째 그룹은 저자가 제공한 "일반적인 고전 마사지 중재", 가까운 쪽에서 먼쪽으로 에플루라지, 원형으로 니딩, 가까운 쪽에서 먼쪽으로 비틀어 올리기 그리고 흔들기를 포함하였다. 각각의 마사지는 8분 동안 지속하였다. 두 번째 그룹은 저자가 제공한 "동적 연부조직 가동(DSTM)" 짧은 기간 동안 위에서 설명한 고전적 마사지를 포함하고, 굳은(단단한) 특별한 조직들을 종축과 교차섬유 스트로크를 한다. 이 기법은 수동적 후에 능동적으로 무릎 폄(신전)을 하는 동안 적용되었다. DSTM 치료는 또한 8분 동안 지속하였다. 뒤넙다리근육 길이는 치료 전, 치료 후 즉시 그리고 24시간 후에 측정하였다. 두 그룹은 치료 후 뒤넙다리근육 길이의 상당한 증가를 보였고, 두 그룹 사이에 현저한 차이는 없었다. 효과는 치료 후 24시간을 유지되지 못했고, 저자들은 손상의 아급성기의 환자들에게 2가지 치료의 연구를 권장하였고, 임상환경에 반영된 조사된 치료 구성을 권장하였다.

지연성 근육통(DOMS)은 운동 후 근섬유들의 약화로 일어나고, 동심(구심성)수축 보다 저항을 준 편심(원심성)수축에서 자주 볼 수 있다. 염좌가 힘줄(건) 또는 근육-힘줄 접합부가 포함된 빈번한 찢어짐의 동일한 형태에서 적절한 치료안정기간이 필요하다고 언급하는 동안 가벼운 근육 염좌 같은 지연성 근육통(DOMS)에서 언급되어진 여러 가지 과정들, 비록 DOMS는 근복섬유들의 무작위 형태의 손상으로 구별되지만, 회복하기 위한 안정이 필요하지 않다. Farr 등(2002)은 "내리막 보행(downhill walking)에 따른 근기능과 지연성 근육통에 대한 치료적 마사지 효과"에서 내리막 보행을 트레드밀에서 40분을 걸은 후, 2시간이 지나서 8명의 남성 대상자들에게 한 쪽 다리씩 각각 30분의 마사지를 적용하였다. 마사지는 다리의 모든 부위의 근육들에게 오직 에플루라지와 페트리사지를 하였고, 심부 조직 마사지는 적용(포함)하지 않았다. 환자들은 마사지를 한 다리에서 통증이 감소하는 것을 경험했으나, 근력의 증가 또는 영향 받은 근육들의 기능은 현저한 개선이 없었다. 치료 동안에 하나의 염좌 근육에 초점을 두지 않았지만, 이 연구는 국소적 순환의 증가부터 반복된 편심(원심성)수축에 의한 근육 손상과 관련된 통증을 줄이고, 부종의 감소, 그리고 대사산물의 축적 감소, 그리고 신경과민과 통증을 줄이는 데 효과가 있음을 보여주었다. 근육 염좌의 치유과정에서 마사지 효과에 대한 더 많은 연구가 필요하다.

# WORKING WITH 환자에 대한 치료(THE CLIENT)

## 환자평가(Client Assessment)

근육 염좌는 근골격계 통증의 일반적인 원인이고, 대부분의 사람들이 어느 정도 경험을 하고 있다. 염좌는 종종 근골격계 손상 또는 만성 통증 상태에서의 한 요소이다. 예를 들어, 짧은 발바닥 굽힘근(저측굴곡근, plantar flexors)들은 발바닥 근막염(족저근막염)의 원인이 되고, 저항에 대항하여 이 근육들은 늘어나고, 이러한 것들이 걸을 때 섬유들의 찢어짐의 원인이 될 수 있다. 경도일 때, 1도

**표 12-3 건강 기록**

| 환자에게 필요한 질문 | 치료계획을 세울 때 중요하게 생각해야 할 부분 |
|---|---|
| 어디에서 증상을 느끼십니까? | 국소적인 증상은 늘어난 곳, 찢어진 섬유들, 영향받은 요인들의 정확한 위치를 파악하는데 도움이 된다. |
| 느끼는 증상이 무엇인지 설명하시오. | 증상들의 서술은 위증(축), 열, 또는 그 부위의 가득참을 포함한 증상들의 기술은 염좌의 단계와 정도를 결정하는데 당신에게 도움이 된다. 통증의 감각과 요인들에 영향을 주는 것들을 기술한 1장을 보시오. |
| 처음으로 통증을 느꼈을 때 했던 활동은 무엇입니까?<br>손상 당할 때 그 부위에서 소리를 들었습니까? | 통증이 시작된 활동 또는 자세의 구체적인 내용은 당신에게 원인을 결정하는데 도움을 준다. 운동, 체중지지 활동, 또는 반복적 행위 특히, 비활동 기간 후의 새로운 프로그램은 염좌에 영향을 준다. |
| 증상들은 언제부터 시작되었습니까? | 손상된 날짜는 당신에게 손상의 단계와 조직의 건강을 결정하는데 도움을 준다. |
| 손상 후에 어느 정도 지속적인 활동을 할 수 있었습니까? | 손상 후의 활동적 단계는 당신에게 염좌의 정도를 결정하는데 도움을 준다. 지속적인 활동을 할 수 없는 것은 3도 염좌 그리고 의학 평가를 문의해야 한다. |
| 그 부위에 손상이나 수술 받은 적이 있습니까? | 그 부위에 대한 이전 손상의 설명은 당신에게 염좌의 위치를 나타내는 것과 영향을 미치는 요인들을 결정하는데 도움을 준다. 수술과 반흔 조직의 결과는 염좌의 위험을 증가시킨다. |
| 어떤 움직임을 할 때 당신의 증상이 더 나빠지거나 더 좋아집니까? | 그러한 움직임들을 만들어내는 구조물들의 약증을 찾아낸다. 영향받은 근육에 저항을 주는 활동은 증상이 증가(악화)하기 쉽다. 근육이 더 느슨해지거나 긴장이 감소하면 증상은 감소할 것이다. |
| 이 상태에서 제공받은 건강관리를 들어보았습니까?<br>당신의 진단은 무엇입니까?<br>시행한 검사들은 무엇입니까? | 의학적 검사는 염좌, 골절, 또는 복합적인 손상들의 정도를 파악할 수 있다. 검사들을 했지만 진단이 되지 않는다면, 당신의 평가를 위해 이번 장에 설명된 검사들을 사용한다. 당신의 평가에서 진단이 되지 않는다면 환자에게 요청하여 의사와 함께 당신의 결과를 토론하거나 직접적으로 의사와 연락하여 동의를 구한다. |
| 어떤 약물 또는 약초 또는 다른 제품을 처방받은 적이 있습니까? | 모든 종류의 약물들은 증상에 맞게 처방되어야 하고 금기증 또는 주의사항이 있어야 한다. |
| 2주 전에 어디서 코티코스테로이드 또는 진통주사를 맞은 적이 있습니까? | 국소 마사지는 금기이다. 반복된 코티코스테로이드 주사는 근육과 건의 본래의 상태에 영향을 주고, 찢어짐과 파열의 위험을 증가시킨다. 주의사항은 금기의 기간이 지나고 난 후에 압력 또는 교차섬유 경찰법을 적용하는 것이다. 진통제는 감각을 감소시켜 당신이 환자에게 너무 적극적으로 치료하게 되는 원인이 된다. |
| 4시간 전에 통증경감과 근육이 이완된 적이 있습니까? | 환자는 당신의 압력을 판단할 수 없고 너무 적극적으로 마사지를 적용해서도 안된다. |
| 4시간 안에 항염증성 약물을 복용한 적이 있습니까? | 심부마찰법은 염증과정을 접하게되므로 최근에 환자가 항염증성 약물을 복용하였다면 적용하지 않는다. |

염좌가 다른 상태들의 증상에 기여하고, 치료 권고들을 따르면 치료에 도움이 될 수 있고 재손상의 위험을 줄일 수 있다. 유착과 반흔 조직을 줄이고, 근섬유들의 재배열, 짧아진 근육들을 길게 하고, 약한 근육들을 강하게 하는 것은 근육 염좌 치료에 기본 목표이다.

더 심한 2, 3도 염좌는 더 많은 주의 집중을 필요로 한다. 급성 3도의 염좌는 의료적인 주의가 필요하다. 3도 염좌의 급성단계의 환자를 볼 가능성은 없다. 이득보다가 위험이 더 많은 외과적 치료가 제시된다면 근육은 분리되어 남을 수 있다. 대부분의 경우, 근육은 수술치료를 하고, 환자에게 물리치료를 처방한다. 통증, 관절가동범위의 제한을 줄이기 위한 과정의 일부분, 또는 보상 형태로 발달된 이러한 상태의 환자를 볼 가능성이 많다. 2도 염좌 급성단계에서의 부종과 멍은 국소 또는 광범위한 손상주위의 치료에 금기일 만큼 중요할 수 있다. 손상 20분내에 발생된 심한 부종은 혈종 또는 근육보다 구조물들의 손상의 발생에 가장 큰 위험을 내포한 출혈을 일으킬 수 있다.

그 어떤 근육도 염좌가 될 수 있기 때문에 이전의 장에서와 같이 특정근육에 대한 치료를 추적하여 기술하지 않는다. 섬유의 방향을 결정하거나, 관절의 교차, 표면 대 심부 근육들, 공통의 유발부위들 그리고 연관부위 등은 관절 이전 장들의 방법(자료)을 사용한다.

평가는 환자와 처음 만나는 동안 시작한다. 어떤 경우에는, 약속이 되면 전화로 할 수도 있다. 환자가 통증의 특정부위를 치료하려고 앞서서 요청한다면, 당신은 스스로 준비해야 한다.

표 12-3은 건강이력(의료기록)을 기록할 때 환자에게 요청하는 질문 목록들이다.

## 자세평가(Postural Assessment)

환자가 걸어서 당신의 방으로 오는 동안 당신은 환자의 자세와 움직임을 평가한다. 근육의 영향, 또는 근육그룹 또는 손상된 구조물들을 보호하기 위해 발생된 보상작용으로부터 교차된 관절 움직임의 불균형을 찾는다. 하지가 영향을 받은 경우에는 환자의 걸음걸이와 계단을 올라가는 것을 본다. 상지에 영향을 받은 경우에는 환자가 문을 열 때, 외투를 벗을 때, 또는 펜을 들어올릴 때를 본다. 등(흉추)에 영향을 받은 경우에는, 환자가 척추를 어떻게 움직이는지를 알아야 한다. 한쪽 이동성의 저하나 선호도를 찾는다. 환자가 앉아 있는 것, 앉은 상태에서 서는 것, 물건을 들어올리고 내려놓는 것, 치료사에게 말하기 위해 도는 것 등 도움없이 활동을 수행할 수 있는지 또는 손상측 관절에 체중지지를 기피하는지 관찰한다. 염좌의 정도와 단계는 불균형과 보상의 수준에 영향을 준다.

환자의 선 자세를 평가할 때, 반드시 환자가 편안하게 서 있도록 한다. 환자가 일부러 해부학적 자세로 서 있으려고 한다면, 일상생활 속의 환자의 자세를 정확하게 평가할 수 없다. 염좌가 하지에 영향을 주었을 때, 환자는 손상측 관절에 체중지지를 피한 자세를 유지할 것이다. 상지에 영향을 받았다면, 환자는 손상 근육을 신장하지 못하게 하는 자세로 관절을 유지할 것이다. 환자가 손상 부분에 탈착보조기를 착용하고 있을 때 환자의 보조기를 제거하여 체중지지가 가능하다면, 손상된 근육의 근력을 정확히 알 수 있다.

## 관절가동범위 평가(ROM Assessment)

관절의 가동범위를 측정하는 것은 염좌 근육과 관련이 있다. 능동 관절가동범위 검사는 그 이상의 손상을 피하기 위해 반드시 급성시기의 2-3도 염좌일 때 실시되어야 한다.

### 능동적 관절가동범위(Active ROM)

환자의 손상된 관절의 능동적 관절가동범위와 정상 가동범위 평가지를 비교한다(4-11장). 환자는 증상이 없는 범위에서 제한된 움직임을 하기 때문에 통증과 다른 증상은 능동적 관절가동범위 검사 동안 발생하지 않을 것이다.

- **손상 측 능동적 관절가동범위**는 제한될 것이다. 제한은 중등도의 염좌와 매우 큰 관계가 있고, 급성기에서 만성기로 진행되는 손상의 단계는 감소한다. 급성기의 1도 염좌는 손상된 근육의 늘어남으로 인해 불편감에 의한 제한이 올 수 있다; 2도 염좌는 구심성/원심성(concentric/eccentric) 수축과 함께 통증에 의해 제한될 수 있다; 3도 염좌는 심각한 통증을 야기하고 손상된 관절의 움직임을 아주 조금만 할 수 있거나 움직임이 완전히 제한된다.

### 수동적 관절가동범위(Passive ROM)

수동적 관절가동범위 검사는 그 이상의 손상을 피하기 위해 급성시기의 2-3도 염좌일 때 실시하지 않아야 한다. 검사를 실시할 때 환자의 수동적 관절가동범위의 양쪽을 비교한다. 각 범위의 끝느낌(end feel)을 비교하고 기록한다(1장에 끝느낌에 대한 설명을 보라).

- 1도 염좌는 급성기에 **손상 측 수동적 관절가동범위**로 손상 근육을 늘렸을 때 통증이 원인이 되고, 반사적 근 경련에 의한 원인으로 통증이 발생하였을 때 약간 제한된다. 결과적으로 시기에 따른 통증과 제한의 다양한 범위를 가진 모든 염좌에서 아급성기와 만성기는 유사하다. 외과적 수술을 하지 않은 3도 염좌 후의 관절가동범위 검사는 파열된 근육의 협동근(synergists)과 길항근(antagonists)을 평가하는데 의미가 있다.

### 저항적 관절가동범위(Resisted ROM)

저항 관절가동범위는 그 이상의 손상을 피하기 위해 2도 또는 3도 염좌의 급성시기에 실시하지 않아야 한다. 근력을 검사하기 위한 저항 검사는 1도 염좌와 아급성기 또는 만성기의 2도나 3도 염좌의 손상된 관절은 다르게 사용한다. 가능하다면 손상측의 근력과 비손상측의 근력을 비교한다.

- 모든 단계에서 1도 염좌의 급성기에서는 손상관절의 **저항적 관절가동범위**는 약간 제한되거나 통증이 있을 것이다. 근력검사를 할 때 아급성기와 만성기의 2도 또는 3도 염좌의 저항 관절가동범위 검사는 그 이상의 손상을 피하기 위해 저항을 점진적으로 증가시키며 실시되어야 한다. 저항 관절가동범위 검사는 손상 부분의 근력 저하와 통증에 의해 제한된다. 검사하는 구조물은 환자가 자신의 힘의 한계까지 도달했을 때 떨릴 것이다. 외과적 수술을 하지 않은 3도 염좌 후 관절가동범위 검사는 파열근육의 협동근과 길항근의 검사이므로 주의한다.

## 특수검사(Special Tests)

염좌는 어떠한 근육에서도 나타날 수 있기 때문에 단순한 특별(감별)검사는 없다. 손상된 근육의 평가를 위한 근육길이와 근력, 협력근 그리고 손상측의 특정 부위의 길항근은 손상을 평가하는 방법의 첫 번째이다. 근력과 근육길이를 측정하기 위해 위에서 언급된 관절가동범위 검사를 사용한다. 염좌의 정도와 단계가 적절했을 때, 당신은 능동과 저항 구심성 수축 근력검사에서 손상을 의심한다. 근육길이검사에서 당신은 수동 또는 능동 원심성 수축에서 손상을 의심한다. 그 장에서 설명된 손상에 따른 근육 특별(감별)검사는 4-11장을 참조한다.

## 촉진평가(Palpation Assessment)

멍(타박상, bruise)은 급성기와 이른 아급성기에 나타난다(그림 12-4). 발생한지 얼마되지 않은 멍에 직접적인 압박을 피한다. 작은 멍은 1도 염좌 또는 작은 근육의 2도 염좌 또는 큰 근육에서 약간의 근섬유가 손상되었을 때 발생한다. 큰 멍은 큰 근육의 2도 염좌 또는 하나 이상의 근육 또는 3도 염좌를 나타낸다. 손상이 회복되는 동안 멍은 색깔이 변하고 사라진다. 만성기의 멍은 반복적인 손상이 계속적으로 발생하지 않았다면 사라진다. 부종(edema)은 모든 시기에 나타날 수 있다. 급성기의 부어있는 부분에 직접적인 압박은 피한다. 염증 단계가 활성화될 때 급성기의 부위는 빨갛고 뜨거워지며, 부종 부위의 질감은 마치 그 부위가 꽉차거나 피부가 스트레칭된 것처럼 조밀하거나 단단해지게 된다. 염증 단계가 끝날 때는 부종 부위가 부드러워지고 조밀함이 감소하는 것을 느낄 수 있다. 만성기의 부종 부위는 늪같이 느껴지거나 젤리처럼 느껴진다. 종창(swelling)은 조밀함과 단단함이 지속적으로 계속 느껴지는 것으로 혈종을 암시할 수 있다. 환자의 의학적 평가를 위해 의료인에게 의뢰한다.

촉진 시 손상 부위에서 모든 시기(stage)에 압통을 느낀다. 압통(tenderness)은 손상이 회복되어야 사라진다. 촉진 시 압통은 주위조직에 영향을 주며, 방사통이 있는 부위는 손상이 회복됨에 따라 사라진다. 특히 2도 또는 3도 염좌의 손상된 근섬유에서 공백이 느껴질 것이다. 상처가 회복되는 동안 이 공백 사이는 반흔 조직으로 채워진다. 3도 염좌는 수술적으로 재건되지 않으면, 공백은 남아있고 촉진되거나 눈에 띄게 나타날 수 있다. 반대쪽 근육-힘줄 접합부(musculotendinous junction)의 파열 또는 뼈로부터 떨어지거나, 아주 드물게 근복(muscle belly)이 파열되어 접합부(attachment

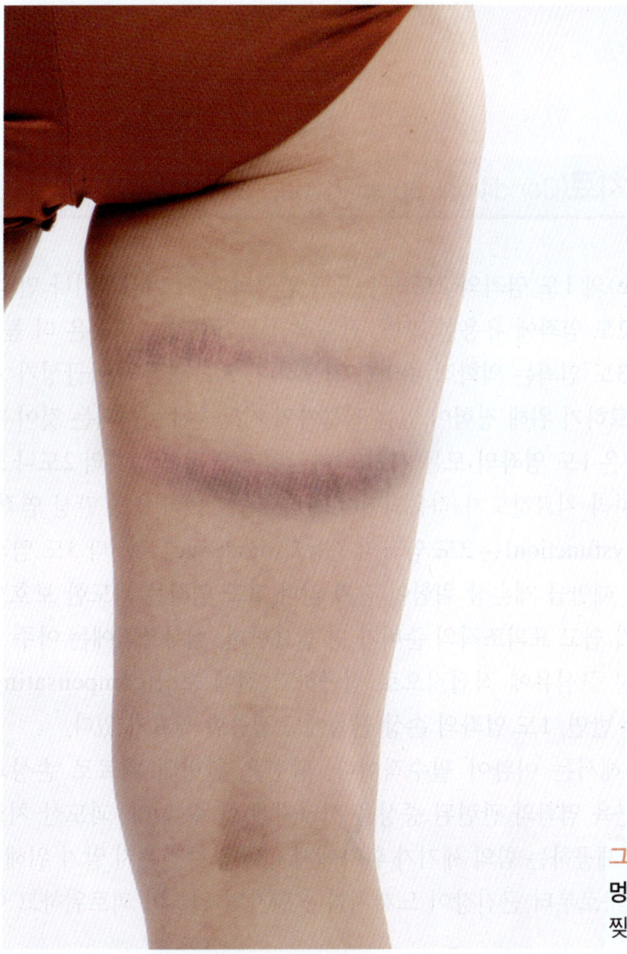

그림 12-4 근육 염좌(muscle strain) 후의 멍(bruise) 상처를 입은 멍든 어두운 부분은 찢어진 근섬유의 정확한 위치를 나타낸다.

sites)에서 떨어졌다면, 검사자는 남은 반대쪽 접합부에 근육이 모여있는 것을 느낄 수 있다.

시간이 지남에 따라 반흔 조직은 두꺼워지고(thicker) 조밀해지며(denser) 섬유화(fibrous) 될 것이다. 유착(adhesions)이 발생하면 피부와 손상근육 사이나 손상근육과 주위조직 사이의 운동성(mobility)이 줄어든다. 적절한 치료를 하지 않는다면, 흉터, 협착, 남아있는 부종이 국소 순환(local circulation)을 감소시켜 허혈(ischemia)을 초래한다. 허혈부위는 만졌을 때 차갑게 느껴진다. 근긴장도를 평가할 때, 급성기와 아급성기에 손상근육, 협동근, 길항근에서 보호성 경련(spasm)이 느껴질 것이다. 보호성 경련은 손상을 더 악화시키지 않도록 관절을 움직임으로부터 고정시켜주는 역할을 한다. 급성기에는 이 보호성 경련을 줄어들지 않도록 한다. 회복 과정과 재손상의 위험도가 줄어들면, 경련은 자연스럽게 줄어들거나 도수적으로 치료할 수 있다. 후기 아급성기나 만성시기에 손상근육과 협동근은 과긴장되어 있다. 통증 위험이나 재손상을 예방하기 위해 짧아진 자세(shortened position)에서 손상근육을 고정하는 것은 자연스러운 자극을 제공하며, 길항근을 과신장(overstretched)하여 스트레스가 유지되도록 한다. 통증유발점(trigger point)은 염좌근육에 의해 교차된 관절의 운동에 관여하는 모든 근육에서 발생한다. 손상의 심각성이 관절의 움직임을 예방하거나 손상된 부위가 관절운동범위를 회복할 만큼 충분한 치료가 되지 않는다면, 손상근육이나 협동근에 근위축(atrophy)을 발견할 수 있다

염좌의 효과적인 치료를 위해 손상의 정확한 부위를 찾는 것과 손상근육 섬유의 방향을 아는 것은 매우 중요하다. 근섬유의 방향은 본 교재를 통해 해당 근육의 그림을 참조하라. 부위를 촉진하는 시간을 가져야 한다. 일단 관절가동범위 검사로 손상근육을 확인하고, 약 1인치씩 덮으면서 그 근육을 천천히 촉진한다. 집중하여 검사자의 손가락 수용기(receptor)에 중요한 정보들이 느껴지도록 집중한다. 공백, 상처, 기타 비정상적인 촉감, 긴장도, 온도, 압통을 느낀다.

## 질환별 도수치료(Condition-Specific Massage)

모든 시기(all stage)의 1도 염좌와 2도 또는 3도 염좌의 후기 아급성기나 만성기에 주목한다. 마사지 치료가 초기의 2도 염좌에 유용한 반면, 잠재적인 금기증과 합병증은 더 높은(advanced) 훈련이 필요하다. 급성기 3도 염좌는 의학적 주의가 필요하다. 3도 염좌의 아급성기 치료에서는 가장 심각한 근육 염좌를 치료하기 위해 경험이 있는 전문가의 지도하에 실시되는 것이 가장 좋다.

치료목적과 기술은 1도 염좌의 모든 시기와 아급성기 또는 만성기의 2도나 3도의 염좌는 같지만, 손상의 심각함에 따라 치료강도가 적용되어야 한다. 예를 들어, 1도 만성 염좌로 인해 경증(minor) 흉터와 기능장애(dysfunction)는 2도 염좌의 중등도(moderate) 흉터나 3도 염좌의 심한 흉터에 신장(stretch)을 적용할 때만큼 재손상 위험이 같지 않다. 3도 염좌는 과도한 보호성 근경련, 협착, 흉터를 더욱 발생시키기 쉽고 표피조직의 준비가 더 필요하며, 심부조직에는 아주 천천히 접근해야한다. 2도 염좌의 찢어진 근섬유에 직접적으로 접근하기 전에 보상(compensating)과 주위 조직에 더 관심을 가져야하는 반면, 1도 염좌의 손상 근육에도 집중할 필요가 있다.

치료를 하기 위해서는 이완이 필수적이다. 당신은 한번의 치료로 손상과 관련된 여러 상황(condition)이나 근육 염좌와 관련된 증상을 사라지게 할 수 없다. 과도한 치료를 실시하지 않도록 해야 한다. 당신이 제공하는 힘의 세기가 환자에게 이완을 주었는지 알기 위해서 환자에게 물어보며 확인해야 한다. 환자로부터 근긴장이 느껴지거나 환자의 얼굴이 괴로워하고 아파하는 표정을 보인

다면, 치료사의 압박을 줄여야 한다. 손상된 조직(tissue)에 치료를 적용한다는 것을 명심해야 한다. 환자에게 당신의 어떤 치료가 증상을 감소시켰는지 물어보아야 하고, 항상 환자가 견딜 수 있는 범위 내에서 치료를 해야한다. 통증유발점의 깊은 촉진은 환자의 허용범위를 넘어서 통증의 원인이 될 수 있다. 환자에게 통증 척도와 허용범위를 넘어서는 통증 수준에 대해 설명하고, 치료기법을 적용하는 동안 깊게 숨을 쉬라고 한다. 통증유발점이 사라지면, 연관 통증(referred pain) 또한 사라질 것이다.

근섬유의 과도한 스트레칭이나 찢어짐으로 인한 통증, 약증, 제한된 관절가동범위에 대한 치료의 제안은 아래와 같다. 염좌로 인해 손상된 모든 근육에 적용되는 일반적인 원칙이다. 특정 근육들에 관련된 정보는 4-11장을 참조하라.

- 근육을 치료하는 동안 자세(positioning)와 보강(bolstering)이 요구된다. 손상 후 초기에 손상 근육은 스트레칭을 막는 자세로 편안하게 안정 시켜줘야 한다. 손상근육이 최대한 늘어나면 통증의 원인이 되고 재손상의 위험을 높인다.

- 부종(edema)이 발견되면, 표층 배액 스트로크(superficial draining strokes)로 림프절을 향하여 적용하고, 가능하다면 중력에 의해 가슴(thorax)쪽으로 체액이 흐르도록 볼스터를 적용한다.

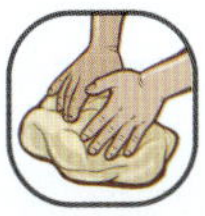
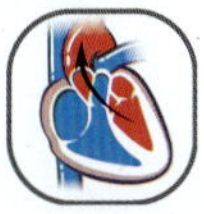

- 부기(종창, swelling)이 적거나 없고 멍이 충분히 희미해졌다면, 손상부위에 습온(moist heat)을 적용하여 유착과 흉터를 부드럽게 하고 국소혈류 흐름을 증가시켜준다.

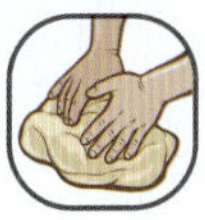
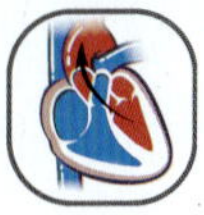

- 표층 순환의 증가, 부드러운 조직, 그리고 광범위하게 둘러싼 손상부위 조직을 평가하기 위해 초기 예열 스트로크(warming strokes)를 사용한다. 시간이 허용된다면 초기 예열 스트로크를 전신에 적용한다. 유착, 과긴장, 보호성 근경련, 긴장성 스트레스 손상 주위 조직을 최소한 평가해야 하고, 평가로부터 어떤 부분을 집중적으로 관찰하고 문제점을 찾는데 도움이 된다.

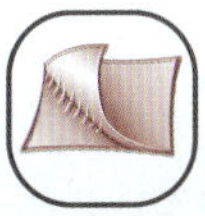
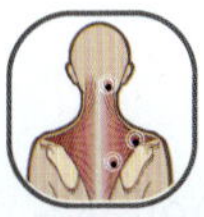
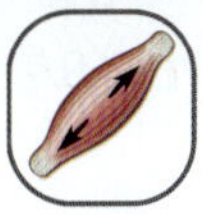

- 당신의 소견을 기본으로 유착, 단축, 과긴장, 통증유발점을 위한 손상부위는 근육의 근위부(proximal)에서 치료한다.

- 피부 연화제(emollient)를 적용하기 전, 손상부위 주위의 근막 제한(fascial restriction)을 평가하고 치료한다. 재손상을 막기 위해 짧아진 조직 특히, 손상 부위와 가까운 조직은 근막제한이 더 발생하기 쉽다.

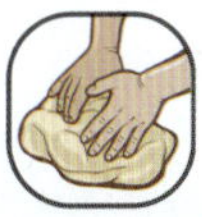

- 손상 부위 주변의 조직의 긴장을 감소시킨다. 근육의 주동작을 함께하는 협동근에 특히 관심을 가져야 한다. 길항근에 쉽게 적용할 수 있다면, 이것부터 치료하거나, 치료 후 환자의 자세를 변경한다.

순환 증진(Increase Circulation); 유착 감소(Reduce Adhesions); 긴장도 감소(Reduce Tension); 조직 신장(Lengthen Tissue); 통증유발점 치료(Treat Trigger Points); 수동 스트레칭(Passive Stretch); 치료 작용(Clear Area)

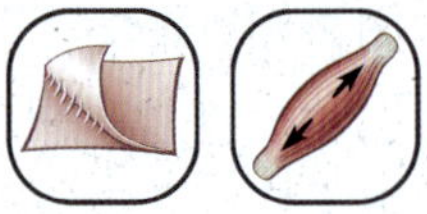

- 일단 표층 조직이 심부까지 치료할 만큼 유연하다면, 남아있는 협착을 줄이기 위해 마찰 스트로크(friction strokes)와 짧고 단단한 조직을 신장 길이를 늘이는 스트로크(lengthening strokes)를 한다. 손상된 근육과 근섬유방향 동작(action)이 같은 근육은 재손상과 과신장(overstretch)으로부터 손상근육을 보호하기 위해 짧아지고 경련이 생기기 쉽다.

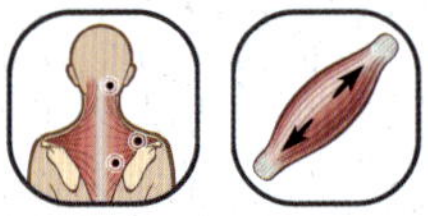

- 손상근육의 협동근이나 손상으로 인한 보상근육에서 찾아 낸 통증유발점을 치료하라. 적용 가능하면, 협동근이나 보상근육 치료 후 자세를 바꿔 길항근(antagonists)의 통증유발점을 치료하라. 통증유발점 길이를 늘이는 스트로크 후에 정확한 손상부위를 치료할 때까지 근육을 스트레칭하지 않아야 한다.

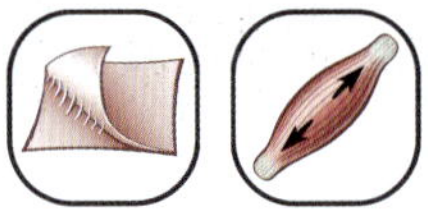

- 염좌의 정확한 위치를 찾고 파열된 방향을 검사한다. 환자의 통증을 허용범위 내에서 느린 스트로크를 하고, 손상부위의 흉터조직을 줄이기 위해 교차섬유 스트로크를 적용한다. 이후 근섬유의 재위치를 위해 종측 스트로크(longitudinal strokes)를 실시한다. 질감(texture)이 변화될 때까지 교차섬유와 종측 스트로크를 교대로 시행한다. 부위가 뜨거워지거나 부어 오른다면, 치료를 멈추고 해당 부위에 얼음을 잠시 적용한다.

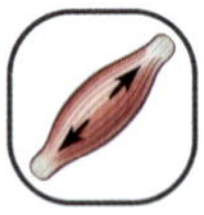

- 손상근육의 전범위 길이에 대해 종측 스트로크를 적용한다.

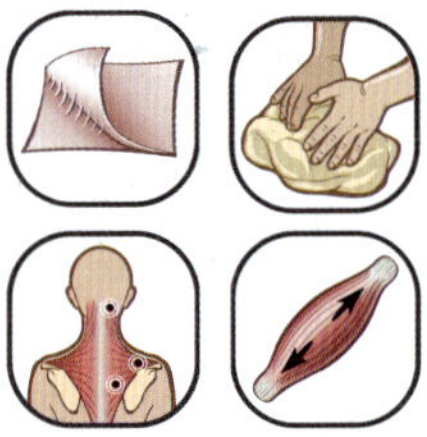

- 필요한 경우, 먼쪽에서 보상된 손상 조직을 치료한다.

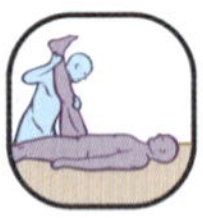

- 손상근육을 수동적으로 신장하거나 환자의 손상근육과 협동근(synergist)이 참을 수 있는 길이범위 내에서 PIR을 실시한다. 이것은 환자의 새로운 자세(repositioning)가 필요할 수 있다.

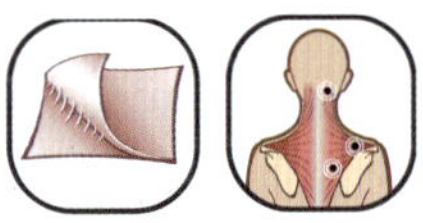

- 이전에 손상 근육의 길항근에 대한 치료가 선행되지 않았다면, 환자의 자세를 변화시켜 바로 치료한다.

치료의 개요도에 치료흐름을 요약하였다(그림 12-5).

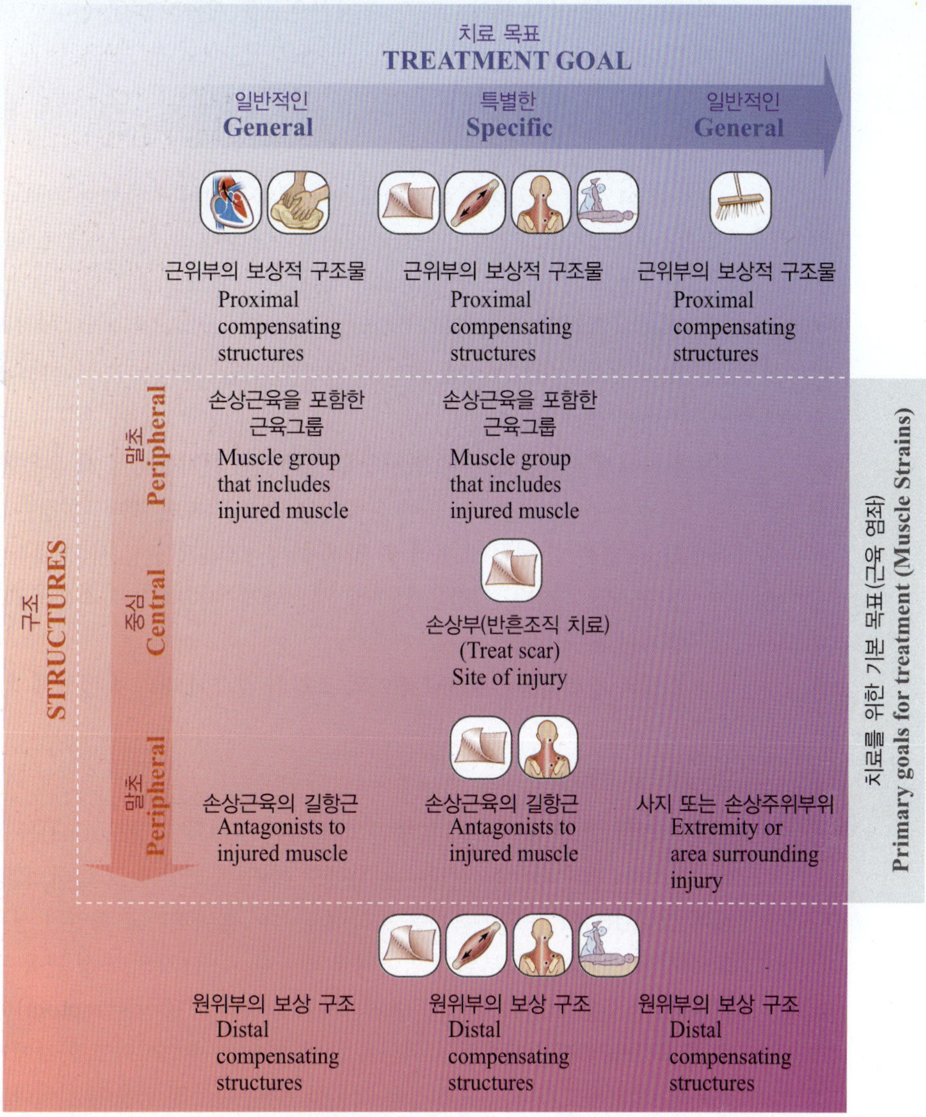


그림 12-5 **근육염좌 개요도.** 근육염좌를 치료할 때 일반적으로 좌에서 우 또는 위에서 아래 방향으로 치료 한다.

## 환자 자가-관리(Client Self-Care)

환자에게 자가 운동을 시킬 경우에는 첫 번째로 고려할 사항은 재손상이다. 급성기 또는 아급성기, 2도나 3도 염좌를 가지고 있는 환자의 자가 운동은 고도의 전문적인 훈련과 근골격계의 심한 손상에 대한 치료 경험이 있는 자가 처방하여야 한다. 1도 염좌나 만성의 2도나 3도의 염좌를 가지고 있는 환자는 아래에 있는 내용에 따르면 적절한 치료에 도움이 될 것이다.

이 방법들은 환자의 상태에 따라 일반적으로 추천되는 근육의 신장과 강화운동의 목표로 만들어 졌다. 목적은 짧아진 상태로 부착되어있는 근육과 가까워진 부착부위로 인해 약해진 근육의 반복되는 움직임에 대해 거리를 늘어나게 하는 데에 있다. 치료운동의 교육이 없었거나 신장과 강화의 기능에 대해 이해하고 있지 못하다면, 환자에게 이 책의 전문적인 운동을 참조하도록 한다.

환자들은 시간적인 제약으로 인해 자가운동을 게을리 하곤 한다. 그들에게 다음의 지침대로 따라 하게 한다:

- 환자에게 전화를 받거나, e-mail 읽기, 설거지 또는 TV 시청 등과 같은 하루 일과중에 자가 운동을 하도록 교육시킨다.
- 환자가 고정된 자세나 반복되는 작업에서 정기적인 안정을 취하도록 한다. 환자의 일상생활 중 움직이지 않는 시간이 길다면 유착과 순환감소를 방지하기 위해서 한 시간에 적어도 몇 분정도는 움직일 수 있도록 제안한다. 환자의 일상생활에서 염좌 부위를 계속해서 사용한다면 시간마다 조금씩 쉬게 한다.
- 치료 중 유착과 근육의 과도한 긴장도(tone)을 방지하기 위한 부드러운 자가 마사지기법을 설명해 준다.
- 환자에게 근육강화 운동과 신장을 보여주고 환자들이 혼자 운동할 때 잘못된 방법으로 하지 않도록 돌아가기 전에 그들이 운동하는 것을 지켜봐 준다. 신장은 15-30초간 유지하고 환자가 할 수 있는 한 하루에 여러 번 하게 한다. 그리고 신장 시 강제적인 힘(force)을 가하거나 튕기는 동작은 피한다. 신장은 천천히, 부드럽게, 지속적으로 적용하고 다른 관절은 가능한 편안하게 유지한다.
- 신장과 강화운동은 ROM 평가와 촉진의 결과에 따라 적절하게 적용해야 한다.

## 신장(Stretching)

염좌가 있는 근육, 협동근과 길항근의 적절한 길이와 긴장도(tone)를 유지하는 것은 재손상의 위험에 대비해서 필수적이다. 신장은 하루에도 여러 번 해야 하고 특히, 활동을 시작하거나 끝낼 때는 꼭 해야 한다. ROM 검사와 촉진을 통하여 근육이 짧아졌다고 확인된 경우 신장을 실시한다. 일반적으로 신장은 근육의 부착부위가 멀어지게 행한다. 4-11장의 특정 근육 또는 근육군에 대한 신장을 참조한다. 신장은 천천히 편안한 범위까지만 적용하되 증상(symptom)이 줄어들면, 천천히 단계적으로 증가시키는 것이 재손상의 위험을 줄일 수 있는 방법이라고 환자에게 주의점을 설명한다. 손상된 근육에 너무 빠르거나 깊이 신장을 적용할 경우, 반사적 반응이 일어나고 결과적으로 근 경련(muscle spasm) 일어나게 된다. 게다가 손상된 근육의 길이가 길어지게 되면 길항근은 짧아지게 된다. 길항근이 방어적으로 고정되어 있을 때 그것을 너무 빠르거나 깊게 스트레칭 할 경우에도 역시 근 경련이 일어 날 수 있다.

## 근력강화법(Strengthening)

약해져 있거나 위축되어 있는 근육을 강화하는 것은 손상된 관절의 적절한 기능 재건을 위해서 역시 중요하다. 관절가동범위 검사 및 촉진 시 근육의 위축이 확인된다면 이는 강화가 필요하다. 일반적으로 능동적 또는 저항 구심성 수축에 의해 근육 강화가 일어난다. 신장과 같이 강화 프로그램 역시 단계적으로 진행되어야 한다. 통증이 없는 범위 내에서의 능동적 관절가동범위는 약해진 근육을 단계적으로 강화시키는데 효과적이다. 단계적인 치료가 진행될 때 재손상의 위험은 감소하고, 능동적 관절가동범위 운동에 단계적으로 저항을 증가시킬 수 있다. 4-11장의 특정 근육이나 근육군에 대한 강화운동을 참조한다.

## 추가적 치료 제안(Suggestions for Further Treatment)

이상적으로, 근육염좌를 가진 환자가 4일 동안 통증이 경미하거나 통증없이 일상생활을 수행할 수 있을 때까지 주 2회 정도 치료를 받는다. 이것이 달성되면 증상이 7일 동안 통증이 없는 상태가 될 때까지 치료 횟수를 일주일에 한 번으로 줄인다. 환자가 통증 없이 7일 이상 경과 되었다면 치료횟수를 한 달에 두 번까지 줄일 수 있다. 환자의 통증이 3주 이상 지속적으로 사라진다면 한 달에 한번 또는 필요한 만큼만 치료할 수 있도록 일정을 조정할 수 있다. 앞서 말한 기간(session)에는 몇 가지 개선이 일어나야 한다. 이러한 것들이 일어나지 않는다면 다음과 같은 상황을 고려해 보아야 한다:

- 치료기간이 너무 긴 경우. 다음 치료를 시작하기 가장 적합한 시간은 조직이 적응하는 시간인 24-48시간 이내이어야 하지만, 치료 후 너무 많은 시간이 흐른 후의 치료는 일상생활에서 환자의 활동이 반대 흐름으로 진행될 수 있다.
- 일상생활에서 환자가 활동을 적절하게 조절하지 않았거나 자가운동을 게을리 한 경우. 프로그램에 대하여 최대한 충실하길 바라지만, 우리가 제안한 것에 대해 강요할 수는 없다. 치료과정에 참여한 환자에게 권장사항을 준수할 것을 격려하고 그 중요성에 대해 설명하되, 지키지 못한 환자의 잘못을 질책하는 것은 주의해야 한다.
- 환자의 상태가 발전 되있거나, 다른 근골격계 합병증을 가지고 있는 경우는 기본교육을 넘어서 있다. 심화된 마사지 치료를 참조한다. 기본교육으로 환자를 계속 치료하는 것은 전적으로 마사지 치료로부터 멀어지는 것이고 치료를 방해하는 것이다.
- 환자가 확진되지 않거나, 잠재적인 진단의 경우. 환자의 건강관리 제공자의 의학적 소견이 있을 때까지 치료를 진행하지 않는다.

환자의 의학적인 자료나 개인적인 훈련 환경이 갖추어 지지 않은 상태에서는 치료에 대한 모든 과정을 행하기는 어려울 것이다. 그럼에도 불구하고, 한 가지 치료로 어떤 증상의 완화를 가져왔다면, 그것은 건강관리 제공자와 함께 이 변화에 대해서 토론하고 환자를 격려할 수 있고 적극적인 치료 방법들보다 도수치료를 추구할 수 있다. 환자가 정기적인 치료를 받는 경우는 징후와 증상의 변화를 시시각각 확인해야 하므로 각 기간(session)마다 치료가 시작되기 전에 평가가 선행되어야 한다. 또한 일반적인 부위의 표면조직이 이완 되었을 때, 좀 더 특수한 부위의 깊은 조직으로 당신의 치료를 더욱 집중할 수 있다. 또한 먼저 염좌의 특별한 증상에 대한 치료가 선행되고 난 뒤에 보상 작용하는 구조물이나 동반되는 다른 상태를 좀 더 집중해서 볼 수 있을 것이다.

# PROFESSIONAL 치료 기술의 발전(GROWTH)

### 사례 연구

*Andy는 32세 남성이다. 2주 전에 농구를 하던 중 허벅지 뒤쪽이 꺾이는 소리와 함께 느낌이 나고, 바로 통증이 생겼다. 그는 다리를 이용해서 걸을 수 있었지만 통증과 절뚝거림이 있었다. 다친 후 30분이 지나기 전에 다친 부위에 아주 작게 부기가 올라왔다. 24시간이 지나서 허벅지 뒤쪽 전체에 멍이 들었다.*

*그는 이 병원에 전화를 하였고 그의 건강관리자는 마사지를 실시하기 전에 PRICE를 처치할 것을 권장하였다. 그는 집에 돌아오자마자 냉요법을 적용하였고 1주일동안 손상부위에 간헐적으로 적용하였다. 다친 허벅지를 거상하였으며 손상 부위를 붕대로 감아 놓았다. 의자에 앉아 손상부위가 압박될 때 가장 심한 통증을 느껴 의자의 끝에 걸터앉았더니 요통이 생겼다.*

*Andy의 건강관리 제공자는 반막모양근(반막양근, semimembranosus)에 2도 염좌를 진단하였다. MRI는 찍지 않았다. 진단은 촉진과 반막모양근(반막양근, semimembranosus)의 몸쪽(근위, proximal) 근육-힘줄 접합부를 따라 길게 생긴 멍의 형태와 부종으로 진단하였다. Andy는 마사지치료를 시작하기에 앞서 손상 부위에 안정, 냉, 압박을 적용하자는 주치의의 의견에 동의하였다. 그의 첫 번째 마사지 치료는 다친 후 일주일이 지나서 시작 되었다. 그때 당시 Andy는 걸을 때는 통증이 줄었지만 의자에 앉아 손상부위가 압박될 때는 날카로운 통증이 여전히 남아있다고 하였다. 손상부위의 압박을 피하기 위해서 의자 모서리에  앉았지만, 그것이 요통을 일으킨다고 하였다. 그는 누워있는 자세에서 무릎 폄을 할 때 중등도의 통증이 있었고, 천천히 폄(신전, extension)을 할 때에는 가벼운 통증이 있다고 하였다. 시진에 의하면 대각선 형태의 뭉쳐있는 혈액이 분명하게 보였고, 이에 대해 ACE 밴드를 최대한 조여 손상부위에 감았다. 탄력성이 없는 고체의 압박 밴드를 멍이든 부분에 적용하고 멍을 최소화하게 하였다.*

*그 후 첫 번째 방문에서 손상부위에 있는 멍에 대한 처치가 여전히 진행되었다. 치료는 보상작용에 의한 요통과 손상되지 않은 다리의 과긴장과 통증(유발)점에 대한 처치로 집중되었다. 손상된 다리에 대한 치료는 손상부위의 부기 감소, 국소 순환 증가, 유착 및 협동근(협력근, synergists), 길항근(길항근, antagonist)의 과긴장 감소에 집중되었다. 현재 다친 후 2주가 지난 상황이고 Andy는 두 번째 치료에 들어가려고 한다.*

## 자각증상

*오늘, Andy의 상태는 지난 주보다 더 움직임이 좋아졌다. 그는 아직도 활동할 때 약간의 불편함을 느끼지만 그가 피로한 하루의 끝에 상당한 통증을 느낀다. 그는 비록 통증은 감소하였지만 아직도 통증없이 무릎을 완전히 펼수 없다. Andy는 의자의 가장자리(모서리)에 앉아있는 대안으로 일을 하는 동안 그의 의자에서 그의 허벅지가 수축하는 것을 방지하지 위해 아픈 쪽 다리에 상자 또는 책 무더기에 올려놓는 것으로 발을 안정하라는 나의 추천을 따랐다. 그는 지난 기간 동안에 요통을 경험하지 않았다.*

## 소견

*Andy는 여전히 약간 절룩거리지만 손상된 다리에 더 많은 체중을 줄 수 있게 되었다. 아직도 서있을 때, Andy는 여전히 왼쪽 다리에 무게를 준다. 그 왼쪽 엉덩이는 약간 올라가 있다. 오른쪽 엉덩이와 무릎은 굽혀져 있고, 오른쪽 넙다리뼈(대퇴골, femur)은 약간 내측으로 회전되어있다. 멍은 지금 녹색이고 감소되어 있다. 반막모양근(반막양근, semimembranosus)의 몸쪽(근위, proximal) 근육-힘줄 접합부를 따른 염증은 지금 사라졌고, 몸쪽 반막모양근 힘줄의 중간 세 번째의 차이(간격)는 반흔 조직으로 가득했다. 상처는 만지면 여전히 통증이 있으나, 적당한 압력은 견딜 수 있다. 그는 통증 때문에 무릎 완전 폄과 엉덩이 굽힘은 할 수 없지만, 관절가동범위는 증가했다.*
*Andy는 뒤넙다리근육(hamstring)의 근위부와 원위부 끝을 촉진하였을 때 압통이 없는 것을 느꼈고, 상처 주위에 최소한의 압통과 염좌와 관련된 부위를 촉진하자마자 통증이 있었고, 바로 그 주위에 연관통이 생겼다. 국소통증과 연관통증은 지난주 이후에 다소 감소했다. 주변 근육들의 질감은 조밀하고 유착되었다:*

*비록 마지막 치료 후에 향상되었지만, 왼쪽 큰볼기근(대둔근, gluteus maximus)과 중간볼기근(중둔근, gluteus medius)의 뒤쪽 섬유들은 과긴장을 유지하고 있다. 오른쪽 장딴지근(비복근, gastrocnemius)의 과긴장은 향상되었다. Andy는 서있을 때 오른쪽 발을 편평하게 하여 안정을 할 수 있다.*

### 치료

*나는 뒤넙다리근육(슬괵근, hamstring)의 신장을 감소시키기 위해 발목 받침을 하고 엎드린 자세에서 시작했다. 나는 일반적인 스웨디시 마사지를 적용하고, 보상형태를 유지하는 아래 허리와 볼기부위에 심부조직 마사지를 하였다. 나는 협착, 협동근의 과긴장, 사지의 보상을 계속적으로 줄이기 위해 니딩하기(유연법), 교차섬유, 그리고 종축으로 마사지(에플루라지) 하였다. 통증유발점들을 접촉하기 위해 스트립핑 마사지를 천천히 근육에 하였다. 환자는 손상부위를 지나는 통증과 연관통을 느꼈다. 반힘줄근의 통증유발점 또는 조직상처 그리고 반막모양근 염좌로 인한 통증인지는 여전히 불분명하였다. 계속되는 치료와 사라진 손상으로부터의 통증이 연관이 있고, 연관된 통증유발점이 압박으로부터 만들어진다면, 그 부위를 다시 보아야 한다. 큰모음근(대내전근, adductor magnus)의 통증유발점은 골반으로부터 연관되어지고, 5단계에서 3단계로 연관통을 줄였으며, 압박과 근육 스트립핑 마사지로 모음근을 치료하였다.*

*나는 정확하게 손상측에 교차섬유 스트로크 하였다. 환자의 통증 참을성을 고려하며 반막모양근을 직접 접촉하지만, 반힘줄근을 통해 조직을 움직일 수 있었고 원위부(말초)부터의 손상부위로 적용하였다. 이번에는 종축 스트로크 하였다. 그 부위는 치료 후 만질 때 따뜻하였다. 가능한 부종을 방지하기 위해 얼음을 적용하였지만, 신장하기 전에 근육의 떨림을 피하기 위해 2분 안에 얼음을 제거하였다. 먼쪽의 사지에 순환을 증가시키고 보상적인 과긴장이 남아있는 것을 줄이기 위해 일반적인 반죽하기 그리고 글라이딩 스트로크 하였다. 과긴장과 유착을 보호하기 위해 일반적인 스웨디시 기술로 손상되지 않은 다리를 치료하였다.*

*환자를 바로 눕게 하고, 나는 뒤넙다리근육과 모음근을 천천히 그리고 최소한으로 수동적인 신장을 적용하였지만, 환자의 불편함 때문에 신장을 전체적인 관절가동범위로 적용할 수 없었다. 나는 손상측 다리의 넙다리네갈래근(대퇴사두근, quadriceps)을 니딩과 종축 스트로크 하였고 넙다리 네갈래근의 최소한의 긴장을 발견했다. 나는 손상되지 않은 다리에 일반적인 스웨디시 기법과 양측 가슴쪽으로 확실하게 스트로크를 하였다.*

### 치료 계획

*멍이 해결되고 보호 근육 보조기가 더 이상 필요하지 않았기 때문에 협동근들의 따뜻한 수치료와 환자가 딱딱한 느낌이 있다면, 길항근들의 부드러운 신장이 유연성을 유지하는데 효과적이라고 제안했다. 엉덩이와 무릎의 부드러운 굽힘과 폄을 포함한 통증이 없는 운동과 순환유지, 유착과 근육들의 단축을 방지하기 위한 가벼운 걸음을 유지할 것을 추천하였다. 허용범위에 따라 활동성 증가를 제안했지만, 상처가 긴장을 견딜 수 있을 정도로 강해질 때까지 빠르게 또는 전체적으로 뒤넙다리근육의 신장에 대해 경고했다.*

*적어도 일주일은 저항활동을 피하라고 제안했다. 다음 치료에서 재평가 할 것이다. Andy는 오늘부터 일주일에 한번 재조정을 했다. 증상이 계속적으로 호전이 된다면, 직접적인 반막모양근의 접촉을 시도하고 상처 치료를 계속할 것이다. 이것이 가능하다면, 상처조직을 재조정하기 위해 1주 또는 2주 동안 일주일에 두 번 치료(방문)를 증가시킬 것이다. 목표는 상처 조직이 부드럽고 재배치되고 , 과긴장을 계속적으로 줄이고, 발견한 통증유발점을 치료하고, 점차적으로 관절가동범위와 근력을 증가시키는 것을 포함하는 것이다.*

*나는 2도 염좌가 완벽하게 치료되기 위해서는 1–2개월이 걸릴 것이라고 설명했다.*

## 임상을 고려한 운동(Critical Thinking Exercises)

1. 당신의 환자 상태는 왼쪽 어깨와 어깨뼈(견갑골, scapula)의 안쪽 모서리와 위각의 점들과 최대 목까지 통증을 느낀다. 그녀의 목은 측면 굽힘과 오른쪽 돌림(회전)이 되어있다. 어떤 근육들이 염좌가 될 수 있는가? 어떤 근육들이 긴장좌상(근육들은 강하고, 짧고, 또는 과긴장되고, 손상근육들이 길어지는 원인 때문에)에 기여하는 것인가? 이 환자의 SOAP 노트를 작성한다. 이 방식이 어떻게 발견되었는지, 징후와 증상, 상태들이 가능하게 일치하는지, 자세 평가, 평가, 주의사항 또는 금기, 그리고 특정 치료를 설명하는 시나리오를 만들 수 있다. 징후와 증상을 연결하는데 도움이 되는 손상근육들의 행동들(동작들)을 설명하는 참조 도서를 사용한다. 이 운동에 대한 정확한 SOAP 노트가 하나도 없다. 가능성은 무한하니 독창성을 발휘하시오.
2. 이 장에서는 4–11장에 설명된 각각의 상태들을 가진 염좌의 일치에 대한 참고문헌이 포함되어 있다. 그 장들에 설명되어진 상태들 중 하나를 선택하고, 근육들이 염좌인지 또는 환자의 자세 또는 행동들에 의해서 기초가 된 염좌에 대한 위험인지를 식별한다. 염좌는 근육들이 그것들의 용량을 초과하여 신장을 하거나 빠르게 그리고 강하게 수축하였을 때 손상이 발생된다. 어떻게 다른 상태를 설명한 치료에 염좌의 치료를 추가할 수 있는가?
3. 만성 염좌와 다음 관계에 대하여 배울 수 있게 문헌 검토를 하시오.
   - 나이
   - 부족한 수분공급
   - 젖산의 축적

## 참고문헌 및 추천도서(Bibliography and Suggested Readings)


Biel A. *Trail Guide to the Body: How to Locate Muscles, Bones and More*, 3rd ed. Boulder, CO: Books of Discovery, 2005.

Connolly DAJ, Sayers SP, McHugh MP. Treatment and prevention of delayed onset muscle soreness. Journal of Strength and Conditioning Research. 2003;17(1):197–208.

Farr T, Nottle C, Nosaka K, et al. The effects of therapeutic massage on delayed onset muscle soreness and muscle function following downhill walking. Journal of Science and Medicine in Sport. 2002;5(4):297–306.

Garrett WE. Muscle strain injury: Clinical and basic aspects. Medicine and Science in Sports and Exercise. 1990;22(4):436–443.

Hertling D, Kessler R. *Management of Common Musculoskeletal Disorders: Physical Therapy Principles and Methods*, 4th ed. Philadelphia, PA: Lippincott Williams & Wilkins, 2006.

Hopper D, Conneely M, Chromiak F, et al. Evaluation of the effect of two massage techniques on hamstring muscle length in competitive female hockey players. Physical Therapy in Sport. 2005;6(3):137–145.

Lowe W. *Orthopedic Massage: Theory and Technique*. St Louis, MO: Mosby-Elsevier, 2003.

Mayo Foundation for Medical Education and Research. Avulsion Fracture: How is it Treated? Available at http://www.mayoclinic.com/health/avulsion-fracture/AN00200. Accessed Spring 2009.

Mayo Foundation for Medical Education and Research. Bursitis. Available at http://www.mayoclinic.com/health/bursitis/DS00032. Accessed Spring 2009.

Mayo Foundation for Medical Education and Research. Inguinal Hernia. Available at http://www.mayoclinic.com/health/inguinal-hernia/DS00364. Accessed Spring 2009.

Mayo Foundation for Medical Education and Research. Myofascial Pain Syndrome. Available at http://www.mayoclinic.com/health/myofascial-pain-syndrome/DS01042. Accessed Spring 2009.

Mayo Foundation for Medical Education and Research. Sprains and Strains. Available at http://mayoclinic.com/health/sprains-and-strains/DS00343. Accessed Spring 2009.

Orchard J. Biomechanics of muscle strain injury. New Zealand Journal of Sports Medicine. 2002;30:92–98.

Rattray F, Ludwig L. *Clinical Massage Therapy: Understanding, Assessing and Treating over 70 Conditions*. Toronto, ON: Talus Incorporated, 2000.

Werner R. A *Massage Therapist's Guide to Pathology*, 4th ed. Philadelphia, PA: Lippincott Williams and Wilkins, 2009.

# 인대 염좌(Ligament Sprains)

제 13 장

## UNDERSTANDING 인대 염좌의 이해(LIGAMENT SPRAINS)

인대 염좌는 인대가 과하게 늘어나 입는 손상이다. 인대는 주로 교원질로 구성된 질기지만 유연한 섬유띠이다. 이것은 관절을 안정화시키고, 과도한 움직임을 억제하며, 손상될 수 있는 방향으로의 움직임을 제한한다. 몇몇 인대는 허리의 굽힘근지지띠처럼 손목굴(힘줄, 신경, 관절을 통과하는 혈관으로 구성)과 같은 구조를 형성한다. 인대는 완전한 관절가동범위 안에서 움직임에 이용되는 특수한 섬유다발에 따라 형태가 다양한데 이것은 장력 내에서만 기능을 한다. 관절을 움직이기 위해 수축하는 동안 늘어난 인대가 관절을 정상 범위 밖으로 나가는 것을 막아주는 기능을 한다. 관절을 움직이는 동안 압박을 받는 인대는 본래의 기능을 하지 못한다.

관절의 움직임과 관련된 복잡하고 다각적인 힘을 처리하기 위해서, 인대는 힘줄보다는 덜 평형적인 치밀규칙 결합조직섬유로 구성되어 있다(그림 13-1). 힘줄과 비슷하게, 인대의 교원질 섬유는 충격 없이도 늘어나는 것을 억제한다(그림 13-2). 인장부하가 증가하면 교원질 섬유는 억제를 풀기 시작하고, 인대는 늘어난다. 추가적인 부하로 인해 긴장이 증가하거나 부하가 인대가 늘어나 있는 기간을 지속시킬 때 더 많은 교원질 섬유들이 억제를 풀기 시작하고, 인대는 신장에 저항하여 뻣뻣해지고 에너지는 흡수된다. 이는 벌레가 기어가는 것과 같은데. 이러한 인장이 천천히 발생할 때와 부하가 인대의 능력을 초과하지 않을 때 인대는 부하의 처리에 적응한다. 반대로 빠른 움직임이나 강한 충격의 움직임, 지속적 또는 반복적인 인장부하는 이에 대한 적응력을 떨어뜨린다. 신장부하가 인대의 저항능력을 초과하면 기능상실의 지점(용어로는 '염좌')까지 늘어날 수 있다. 다양한 상황에서 심하게 또는 반복적으로 손상된 인대는 구조적으로나 기능적으로나 완전한 상태로 회복될 수 없다; 그러나, 교차된 관절은 관절에 영향을 미치는 다른 구조들이 건강하다면 완전한 기능 회복을 할 수 있다.

인장에 관련된 부하가 지속적 또는 반복적이라면 인대는 형태적으로 변형이 올 수 있다. 그리고 손상을 일으킬 움직임을 제한하는데 이전보다 영향력이 덜할 수 있다. 이와 비슷하게 관절의 위치가 인체의 구조적 악화(poor body mechanic)로 인해 반복적으로 변하거나, 단단한 근육이 본래의 관절 위치를 억제하여 지속적으로 변화될 때, 인대는 위치이탈(postural deviation)에 의해 변형된다. 교원질이 재생될 때, 충분한 시간만 주어지면 인대 내의 긴장은 회복된다. 하지만 더 심한 변형은 더 많은 기간을 필요로 한다. 지속적이고, 반복적인 비틀림은(인대 이완을 유발시켜 가장 심한 인대염좌를 만들어) 교차하는 관절의 다른 구조에 손상의 위험성을 증가시킨다.

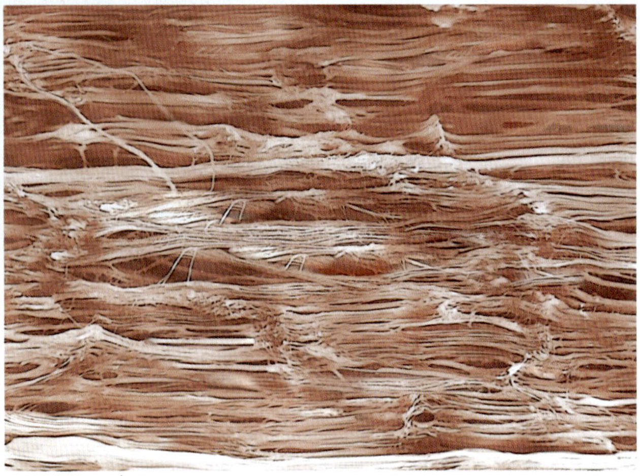

그림 13-1 **인대구조.** 인대는 다방면의 장력을 조정하기 위해 배열된 치밀교원질 섬유로 구성되어 있다.

인대 손상은 종종 염증반응을 유발한다. 급성 염증은 치유과정동안에 안정, 근력을 회복시키는 보조 그리고 적절한 기능화들이 동반되어야 한다. 그러나 충분한 안정과 치유없는 염증은 만성이 될 수 있다. 만성 염증은 인대의 위축을 가져오고, 잠재적으로는 영구적 약화를 가져온다. 반흔조직은 인대 손상의 치유과정 중에 형성된다. 그러나 반흔조직은 건강한 인대에 비해 생역학적 기능과 안정성에서 떨어진다. 더불어 인장부하에 더 쉽게 변형되고 정상 인대가 짊어질 수 있는 부하의 일부분만을 견딜 수 있다.

인대가 손상 되었을 때, 신경학적 신호는 관절을 안정화하는 반사성 근육활동을 활성화 한다. 반사성 수축은 인대 손상으로 감소된 안정성을 보상하기 위해 관절의 한 부분만을 활성화 시킨다. 인대가 손상 되었을 때, 반사성 억제는 제 위치가 아닌 약한 관절을 강력하게 잡아당기는 수축으로부터 대립근의 유지시키기 위해 활성화되면서 인대에 더 많은 손상을 준다. 예를 들어, 손목 노뼈곁인대는 자쪽 치우침을 제한하는데, 삐었을 때 노쪽 치우침을 유발하는 근육(긴노쪽손목폄근과 짧은 노쪽손목폄근 그리고 노쪽손목굽힘근)은 수축하지만, 자쪽 치우침을 유발하는 근육(자쪽손목폄근과 자쪽손목굽힘근)은 손상을 입은 상태이지만, 이전에 그 인대에 의해 조절되던 움직임을 제한하기

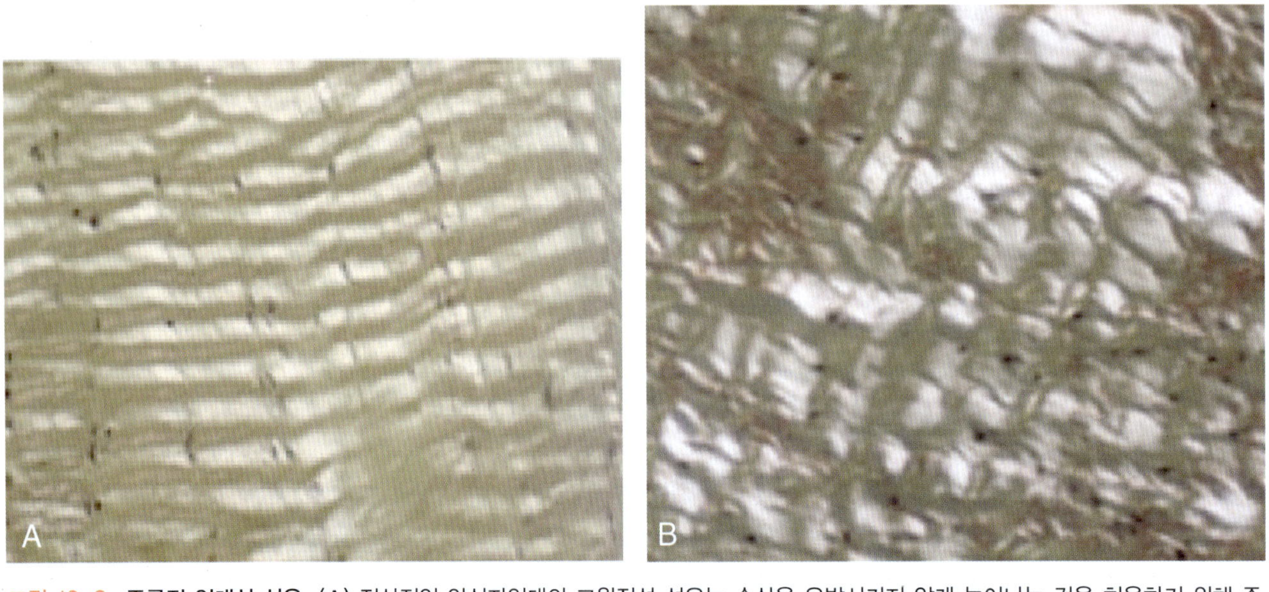


그림 13-2 **주름진 인대성 섬유.** (A) 정상적인 앞십자인대의 교원질성 섬유는 손상을 유발시키지 않게 늘어나는 것을 허용하기 위해 주름져 있지만, (B) 손상되었다면, 섬유는 더 쉽게 찢어져 비정상적으로 주름지어진다. Murray의 파열된 앞십자인대의 치유과정에서 관절내 환경에 미치는 영향.

위해 억제된다. 덧붙여, 손상된 관절에 교차하지 않은 근육들이 활성화될 수 있지만, 간접적인 안정성의 개선을 위해 억제된다.

또한 인대 손상은 기계수용체와 신경종말의 영향에 의해 고유감각에 영향을 주고 관절의 정상적인 위치와 기능에 대한 환자의 인식에 변화를 가져온다. 치유과정 동안, 재발의 위험을 최소화하는 이러한 보상은 필수적이다. 일단 반흔조직이 형성되면서, 교원질이 재생되고, 인대와 관련된 근력이 복원되면, 재활은 교차하는 관절에서 정상적인 근긴장도를 회복하는 것뿐만 아니라, 고유감각을 정상화시키는 것을 포함해야 한다.

## 일반적인 징후와 증상(Common Signs and Symptoms)

염좌는 모든 관절에서 발생할 수 있지만, 주로 발목, 무릎, 손목, 팔목, 그리고 손가락에서 발생한다(그림 13-3). 과신장은 손상의 결과를 낳는데 손상정도는 인대의 작은 찢어짐으로부터 완전한 파열까지 다양하다. 징후와 증상은 염좌의 등급(손상의 정도)과 단계(증상의 지속기간)에 따라 달리 나타난다. 일반적으로 염좌는 국소적 통증과 경직, 수동적 신장에서의 통증, 관절가동범위의 손상을

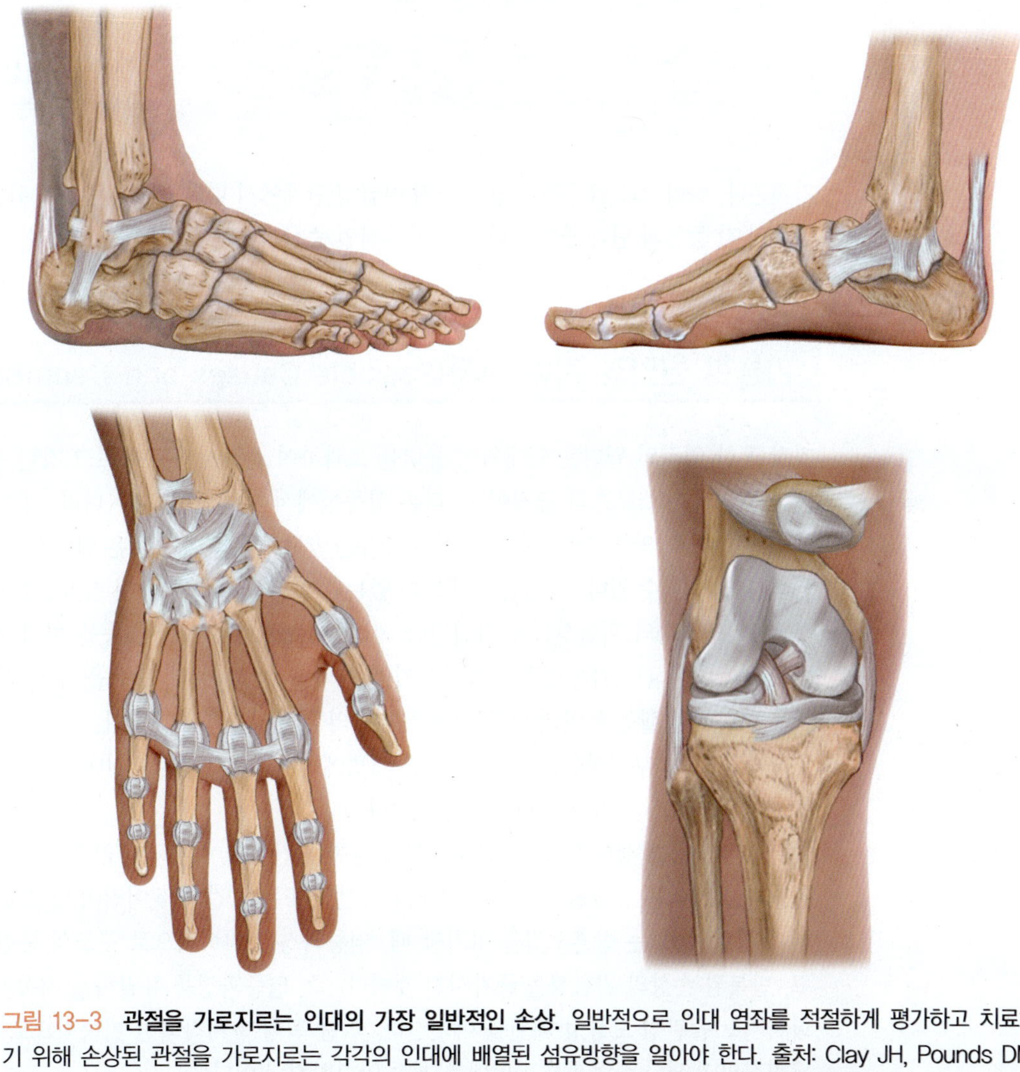

그림 13-3 **관절을 가로지르는 인대의 가장 일반적인 손상.** 일반적으로 인대 염좌를 적절하게 평가하고 치료하기 위해 손상된 관절을 가로지르는 각각의 인대에 배열된 섬유방향을 알아야 한다. 출처: Clay JH, Pounds DM. *Basic Clinical Massage Therapy: Integrating Anatomy and Treatment, 2nd ed. Philadelphia: Lippincott Williams & Wilkins, 2008.*

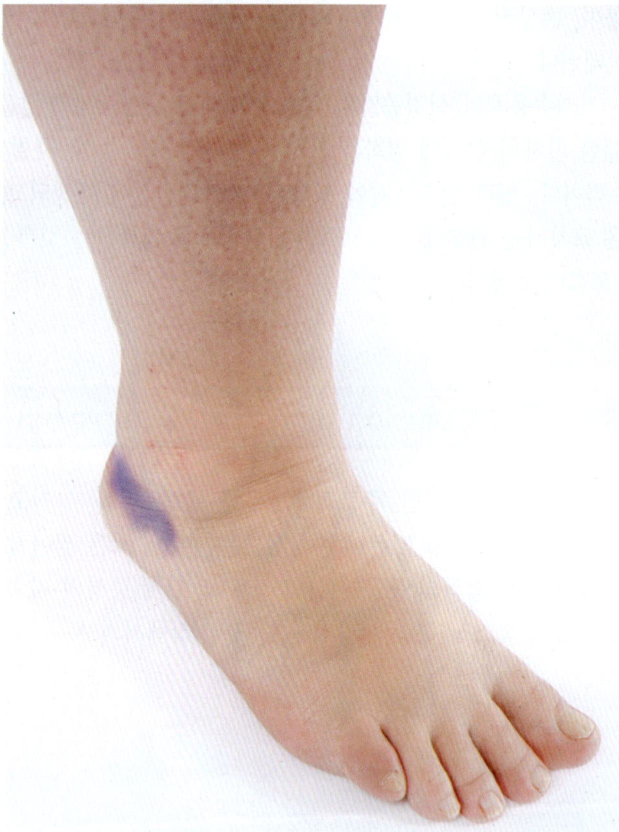

그림 13-4 **급성 발목 염좌.** 급성 염좌의 일반적인 징후는 염증과 타박상이다.

가져온다. 타박상과 염증은 급성과 조기 아급성 단계에서 나타난다(그림 13-4). 표 13-1에서는 인대 염좌의 각 등급과 단계에서 나타내는 일반적인 증상과 징후를 서술하고 있다.

## 가능한 원인과 기여 인자(Possible Causes and Contributing Factors)

가장 흔한 염좌의 원인은 인대의 수용력을 초과하여 신장시키는 빠르고 강한 충격의 움직임들이다. 이 움직임들은 스포츠와 충격이 큰 다른 활동들에서 발생할 뿐만 아니라, 계통적 장애(탈조건화)일 때 또는 인대를 약화시키며 관절을 동요시키는 반복적 움직임과 같은 일반적인 일상생활에서도 인대 염좌가 발생할 수 있다. 점진적 상태회복 없는 무활동의 기간 속에서 갑작스럽게 새로운 활동을 시작하는 것도 염좌의 위험성을 증가시킨다. 이와 비슷하게 왕성한 활동을 하기 전에 충분한 준비운동(warm-up)은 관절가동범위를 증가시키며 염좌를 예방하는데 도움을 주지만, 새로운 격렬한 활동 또는 반복적인 활동 동안의 나쁜 기법은 염좌의 위험성을 증가시킨다.

지속된 활동, 부적절한 준비운동, 나쁜 기법에 의해 피로가 쌓인 인대구조는 관절을 적절하게 지지할 수 없게 되고, 염좌의 위험성은 증가한다.

일단 염좌가 발생하면, 조기 단계에서 충분한 시간내에 치유되지 않으면, 자연적 치유과정이 느려지거나 심지어는 중단될 수 있다. 인대의 과신장 또는 약간의 찢어짐이 앞으로 더 찢어질 것에 충분히 저항할 수 없는 반흔조직을 야기할 때, 염증과정은 지속적으로 구조의 통합을 위태롭게 할 것이고, 반복된 손상의 위험성을 증가시킬 것이다. 즉, 염증과정을 유발하는 지속적인 활동은 구조를 약화시키고 습관성 보상성 패턴을 야기한다. 일단 퇴행이 시작되면 지속적으로 악화시키는 활동들은 교원질의 재생산을 억제하고 인대를 계속 약화시킬 것이다.

**표 13-1 인대 염좌의 등급과 상태**

| 등급 | 단계 등급 1 (1도) | 등급 2 (2도) | 등급 3 (3도) |
|---|---|---|---|
| **급성기**<br>(일반적인 증상은 손상 후 2~3일까지) | 약한 염좌<br>미세 신장 또는 찢어짐<br>관절은 안정적<br>쉬거나 활동 시 약한 국소 불편함<br>없거나 약간의 국소 부종<br>없거나 약간의 타박상 | 중간 염좌<br>대부분의 섬유에서 몇 개의 찢어짐<br>관절은 약간 불안정<br>손상 시 염발음 또는 느낌<br>중간 정도의 국소 부종<br>중간 정도의 타박상<br>중간 정도의 국소 압통<br>쉬거나 활동 시 중간 정도의 통증<br>중간 정도의 관절가동범위 감소<br>손상된 관절을 가로질러 근육 좌상<br>손상된 관절을 가로질러 보호성 근경련 | 심한 염좌<br>뼈에서 인대의 분리 또는 완전파열<br>관절은 불안정<br>손상 시 염발음 또는 느낌<br>손상 시 심한 통증<br>지속적인 활동을 할 수 없거나 어려움<br>관절가동범위의 장애<br>심한 국소 부종<br>심한 발적 및 자주색 타박상<br>관절주머니 손상이 있다면 부분적으로 혈종 발생<br>손상된 관절을 가로질러 근육 좌상 발생<br>손상된 관절을 가로질러 보호성 근경련 |
| **아급성기**<br>(일반적인 증상은 급성기 후 2~4주까지) | 관절은 안정적<br>없거나 약간의 통증<br>찢어짐이 있다면 손상부에 반흔조직 발생<br>손상부 주변에 유착 발생<br>관절가동범위 감소<br>손상된 관절을 가로질러 국소에 통증유발점 발생 | 관절은 안정적이지만 손상된 인대에 제한된 방향으로 저가동성 발생<br>통증은 급성기 이후에 증가<br>타박상은 노랑색 또는 초록색으로 피부색 변화<br>손상부에 반흔조직 발생<br>관절가동범위 감소<br>손상부 주변에 유착 발생<br>과긴장성을 대신하는 보호성 근경련의 감소<br>손상된 관절을 가로질러 근육에 통증유발점 발생<br>관절의 고유수용기 감소 | 관절은 안정적이지만 손상된 인대에 종종 제한된 방향으로 저가동성 발생<br>통증은 급성기 이후에 증가<br>타박상은 노랑색 또는 초록색으로 피부색 변화<br>손상부 주변에 유착 발생<br>인대에 외과적인 처치가 있었다면 심한 반흔조직 발생<br>관절가동범위 감소<br>과긴장성을 대신하는 보호성 근경련의 지속 또는 감소<br>손상된 관절을 가로질러 근육에 통증유발점 발생<br>관절의 고유수용기 감소 |
| **만성기**<br>(일반적인 증상은 아급성기 후에 지속적으로 나타남) | 관절은 안정적<br>통증유발점, 반흔조직, 유착, 과긴장성은 인접 구조와 조직 주변부까지 발생<br>손상된 인대가 신장되면 불편함<br>완전하게 치료가 되지 않으면 재손상의 위험이 증가<br>완전하게 치료가 되지 않으면 만성 부종 발생 | 관절은 안정적<br>타박상은 소멸<br>통증유발점, 반흔조직, 유착, 과긴장성은 인접 구조와 조직 주변부까지 발생<br>손상된 인대가 신장되면 불편함<br>손상된 관절에 가동범위 감소<br>완전하게 치료가 되지 않으면 재손상의 위험이 증가 | 인대에 외과적인 처치를 하지 않았다면 관절은 불안정<br>타박상은 소멸<br>관절이 고정되어 있었다면 위축이 발생<br>통증유발점, 반흔조직, 유착, 과긴장성은 인접 구조와 조직 주변부까지 발생<br>손상된 관절에 가동범위 감소 |

(계속)

**표 13-1 인대 염좌의 등급과 상태(계속)**

| 등급 | 단계 | | |
|---|---|---|---|
| | 등급 1 (1도) | 등급 2 (2도) | 등급 3 (3도) |
| | 완전하게 치료가 되지 않으면 고유수용기 소실 | 완전하게 치료가 되지 않으면 만성 부종 발생<br>완전하게 치료가 되지 않으면 위축이 발생<br>완전하게 치료가 되지 않으면 고유수용기 소실 | 손상된 인대에 외과적인 처지를 시행했다면 인접 구조에 과사용 손상의 위험성이 증가<br>완전하게 치료가 되지 않으면 만성 부종 발생<br>완전하게 치료가 되지 않으면 고유수용기 소실 |

부동성 또는 어떤 활동에서 손상의 위험을 증가시키는 인대의 퇴행과 약화를 야기한다. 부하의 감소는 조직퇴행을 빠르게 진행시킬 수 있는데, 안정 같은 합리적인 활동은 인대를 강화시키며 교원질 재생에 도움을 줄 뿐만 아니라, 시간이 지나고 더 활발한 활동에도 안정성을 증가시켜준다. 이러한 이유로 손상을 예방하는 무활동의 기간 이후 새로운 활동의 부담을 덜어주는 것은 중요하고, 앞으로의 치료에 도움이 되기 위해서 가능한 빨리 적당한 활동을 하는 것도 중요하다. 안정 또는 상태를 악화시키는 활동을 제한하는 것은 치유를 시작하기 위해선 필수적인 반면, 유착부의 움직임을 유지시키고, 허혈을 줄이기도 한다.

인대의 반복된 염좌뿐만 아니라, 불충분한 재활은 인대의 긴장을 줄이며, 종종 관절의 불안정한 상태를 방치하게 되는데 관절의 불안정 상태는 손상의 위험을 증가시킨다. 또한 나이가 증가함에 따라 교원질과 탄력 섬유의 재생산은 느려져 인대 염좌에 있어 더 큰 위험에 놓이게 한다. 그리고 손상된 인대의 완전한 기능을 회복하는 것은 점점 더 어려워질 수 있다. 힘을 유지하는 건강한 근육은 관절의 안정성을 증가시키고, 손상의 위험을 줄인다. 임신이나 체중 증가로 인한 과체중 상태는 모든 활동에서 근골격계에 부담을 증가시키고, 인대 염좌의 위험을 증가시킬 수 있다. 특히 체중을 지지하는 관절에서 더욱 그러하다. 임신 기간 동안 여성은 더 높은 수준의 이완호르몬을 생산해내는데 이는 교원질을 부드럽게 하고 자궁에서 태아가 자라고, 출생을 준비하는데 도움을 주기 위해 주위 구조들을 느슨하게 한다. 이것은 전체적으로 인대 이완을 유발하며 동시에 염좌의 위험성을 증가시킨다. 비슷하게 월경기간 동안 에스트로겐과 프로게스테론의 변화는 인대의 완전성에 영향을 미친다. 인대이완증은 유전적 질환일 수도 있다. 종종 마르팡증후군, 스티클러증후군, 엘러스-단로스증후군과 연관되기도 한다. 이런 상태라면 다른 장기나 연관된 조직들은 감염될 수 있으므로 금기이며, 이러한 질환을 가진 환자의 특수한 고찰이 담긴 병리학 책을 참조하는 것이 좋다. 류마티스관절염과 뼈관절염 환자에서도 인대가 손상될 수 있다.

염좌는 완전히 구별되는 징후와 증상을 갖고 있다. 그러나 다른 상태와 혼동될 수 있고, 또 다른 질환과 연관된 통증에 영향을 줄 수 있다. 예를 들어, 국소적으로 관절가동범위를 감소시키는 종창과 통증은 1등급 염좌에서 발생하지만, 힘줄퇴행의 증상을 나타낼 수 있다. 염좌는 특정한 관절에서 손목굴증후근이나 무릎넙다리증후군과 같은 일반적인 질환들과 혼동되는 원인이 될 수 있다. 척추를 안정화시키는 인대들 염좌도 목통증, 등통증, 허리통증은 유발할 수 있는데, 이는 치료를 고려해 보아야 한다. 염좌를 유발하는 빠른 충격과 강한 움직임은 뼈를 골절시킬 수도 있다. 환자에게서 골절된 뼈를 찾아 냈다면, 치료를 시작하기 전에 환자가 의학적 검사를 의뢰하여야 한다.

치료를 진전시키기 전에 환자 병력과 손상 부위에서 통증을 유발하고 있을지도 모를 또 다른 가능성을 조사하는 것도 중요하다. 표 13-2에 염좌의 원인이 되는 일반적인 질환을 나열하고 있다. 더 자세한 정보는 병리학 서적책을 참조하여야 한다. 환자의 상태를 확신하지 못하고, 환자의 증상이 더 심각한 질환과 비슷하다거나 특히, 다른 위험요인을 갖고 있다면, 의학적 검사를 위해 의사에게 보내야한다.

**표 13-2 인대 염좌에 원인이 되거나 흔히 혼동되는 질병의 구분**

| 질병 | 전형적인 징후와 증상 | 검사 | 마사지 치료 |
|---|---|---|---|
| 근육 염좌 | 종창, 타박상, 국소 통증<br>관절가동범위 제한<br>손상된 근육의 약화로 능동 수축이나 신장 시 통증 | 자가-평가<br>이학적 검진 | 마사지는 적응증<br>(12장 참조) |
| 힘줄염 | 자주 점진적으로 발생<br>손상된 힘줄에 통증, 압통, 그리고 종창 | 의학적 검진<br>완전한 수동 신장 시 국소화된 통증<br>X-ray는 다른 상태를 배제하기 위해 수행 | 마사지는 적응증<br>(14장 참조) |
| 찢김골절 | 힘줄이나 인대의 부착부에 뼈조각<br>자주 좌상이나 염좌 동반<br>중간 정도의 국소 통증<br>타박상과 염증 | X-ray | 국소 마사지는 급성기 단계에서는 금기증. 주변 조직을 치료할 때는 다른 손상을 방지하기 위해 주의해서 사용 |
| 주머니염 | 활동이나 촉진 시 부분적으로 통증<br>손상된 주머니에 국소적인 열, 발적, 종창, 또는 압통 | 이학적 검진<br>관절가동범위 검사<br>보존적인 치료가 실패할 경우 X-ray 또는 MRI 촬영 | 감염으로 인해 주머니염이 발생했다면, 마사지는 전체적으로 금기증. 마사지는 종창의 증가를 피하기 위해 급성기 때는 국소적으로 금기증. 아급성기에 관절 주위 조직에 마사지는 적응증. |

## 금기증과 특수한 고려사항(Contraindications and Special Considerations)

먼저, 통증의 원인을 이해하는 것은 필수적이다. 환자가 관절을 움직일 수 없거나 염발음이 들리거나 현저하게 약한 부위가 있다면, 또는 환자의 뼈가 부러져 있거나 조직이 찢어짐이 느껴진다면, 의료인과 함께 치료를 해야 한다. 그리고 치료를 진전시키기 전에 마사지치료사가 보는 병리학 책을 참조하여야 한다. 아래는 몇 가지 일반적인 주의사항이다.

- **출혈성 관절증.** 관절에 손상을 입은 지 20분 내에 발생하는 심한 종창에 의한 출혈성 관절증을 가리킨다.-관절 주머니에서의 출혈(그림 13-5). 다른 징후들은 관절에서의 타는 느낌과 따끔거림 그리고 관절의 움직임을 막는 부어있는 듯한 느낌들이다. 환자는 의료 전문가의 평가를 통해 관절 내 흡인을 처방받을 수 있다.

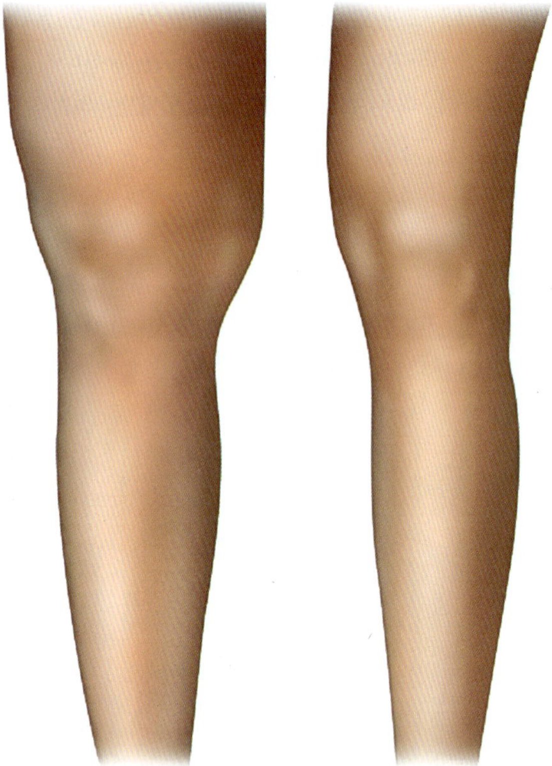

그림 13-5 **급성 관절혈증.** 손상 후 빠른 심한 종창이 유발되면 관절혈증이 나타날 수 있다.

- **타박상(멍).** 타박상은 조직 주변에서 혈액을 순환하도록 하는 모세혈관에 대한 손상을 의미한다. 치료중인 타박상 부위에 직접적인 충격은 피해야한다. 모세혈관이 치료되고 혈액이 재흡수될 때, 타박상의 색은 빨강 또는 보라에서 초록 또는 노랑으로 변한다. 몇몇 사례를 보면, 심한 타박상이 혈종의 원인이 되기도 한다.-국소적으로 혈관 바깥으로 혈액이 뭉치는 현상. 또한 내부출혈을 최소화하기 위해 피뭉침이 있는 주위로 주머니 모양의 울타리를 만든다. 혈종은 종종 작은 타박상과 같이 자연 치유되기도 하지만, 혈종이 커지거나 단단해지면, 치료가 필요해진다. 일단 혈종에 대해 직접적인 압박을 피해야 한다. 혈종 주위가 단단해지거나, 압박을 느낀다거나, 1, 2주로 해결될 기미가 보이지 않는다면 전문의에게 의뢰한다.
- **근력검사.** 2, 3등급의 급성기 염좌에서는 AROM만을 사용한다. 환자는 항상 통증이 없는 범위에서 능동적 움직임을 조절한다. PROM과 RROM 검사는 오히려 손상을 유발할 수 있다.
- **근육 보호용의 부목.** 인대 손상을 입었을 때, 힘을 받는 관절을 교차하는 근육은 더 큰 손상을 막기 위해 관절의 움직임을 제한하는 내에서 반사적으로 연축이 일어날 수 있다. 급성단계에서는 부목을 풀면 안 된다. 아급성기 또는 만성기까지 기다려야 한다. 왜냐하면 아급성기 또는 만성기에 비로소 충분한 흉터와 섬유재생이 부목의 필요성을 줄이기 때문이다.
- **재손상.** ROM과 견인기법은 다친 인대를 늘리므로 완전히 회복된 상태가 될 때까지 피해야 한다.
- **치료기간과 심리적 압박.** 환자의 나이가 많다면, 퇴행성 질병을 갖고 있거나 일상생활동작을 위축시키는 상태임을 진단 받았을 수 있다. 이 때 치료기간 뿐만 아니라, 치료를 위한 내적 압박에도 적응할 필요가 있다. 30분 정도의 치료적 중재는 환자에게 더 잘 맞을 수 있다.
- **마찰.** 피하조직의 상태가 파열의 위험에 있다면 환자에게 심한 마찰을 가하면 안 된다. 재손상을 피하기 위해선 반흔조직과 섬유재생을 위해 시간을 두어야 한다. 또한 환자가 항염증치료제나 항응고제를 복용하는 중일 때도 마찰을 가하면 안 된다. 왜냐하면 마찰이 항염증제제의

의도된 반응을 방해하는 염증과정을 만들어 내기 때문이다. 의료인이 치료에 동의했다면, 치료 전 몇 시간 정도는 약을 섭취하지 않도록 권유해야 한다. 항응고제가 응고를 방해하기 때문에 찢어짐과 출혈을 야기하는 기법은 피하는 것이 최선이다.

## 마사지 치료에 대한 연구(Massage Therapy Research)

염좌 치료의 마사지 사용에 대한 논문은 19세기 말과 20세기 초에 작성되었다. 그 이후로 더 많은 인대의 구조와 기능에 대한 것과 마사지의 이점에 대한 것을 배우는 동안, 염좌가 치유되는 과정에서 마사지치료의 특수한 영향을 조사한 몇 가지 연구는 최근들어 발표되었다. 몇몇 연구에서 초음파, 침술, 카이로프랙틱 그리고 가로마찰 같은 '마사지 기법들의 조합' 이 염좌 치료에 있어 의미있는 개선을 나타내고 있다고 보고하는데 그 이유는 조합된 치료가 사용될 때, 하나의 마사지 기법에서 그 특유의 가치를 구별해낸다는 건 불가능하기 때문이다. 이 연구에선 이에 대한 예를 들지는 않겠다.

"연부조직 손상 치료의 이론적 모델: 대학생 테니스선수의 발목 염좌 치료."(Gemmell etal.(2005)에서 염좌 치료에 대한 도수치료의 잠재적 이점을 설명하는 하나의 사례 연구를 보여준다. 연구대상자는 안쪽번짐 염좌로 인해 6주간 발목 통증을 앓아온 21살의 남성 테니스 선수이다. 연구대상자는 냉치료, 전기치료, 팀 닥터가 처방한 항염증 약품의 복용을 통해 6주 후 통증 없이 걸을 수 있게 되었지만, 달리기, 뛰기 같은 행동을 수행할 수 없음은 물론 테니스도 칠 수 없었다. 통증의 단계는 10개의 단계 중 8단계이었다. 아픈 부위를 가리켜 보라고 요청했을 때, 그는 발목의 앞쪽과 다리의 가쪽 면쪽을 가리켰다. 손상이 발생한지 6주 후 논문의 저자와 함께 처음 방문했을 때, 실험대상자는 약간의 종창이 있었지만 타박상과 마찰음은 없었고, 제한된 발등굽힘과 촉진 시 목말종아리인대와 정강종아리인대의 앞쪽에서 압통이 있었다. 논문의 저자는 발목 앞쪽 인대의 기능장애와 종아리 근육의 근막 손상으로 인한 경미한 염좌로 진단했다. 따라서 도수치료는 근막손상을 회복하기 위해 종아리뼈의 부착부위에 대한 강한 스트로크와 종아리 근육 방향으로의 근육 스트립핑(stripping)으로 구성했다. 실험대상자는 2일 동안 치료와 병행하며 테니스를 쳤고, 뛸 때만 약간의 불편함이 유발되었다. 한 번 더 종아리 치료를 받았고, 일주일 후 그는 경쟁력 있는 테니스 선수로 돌아왔고, 9달 후, 발목에서 어떤 기능장애나 통증이 없다고 보고했다.

# WORKING WITH 환자에 대한 치료(THE CLIENT)

## 환자평가(Client assessment)

빠르고 강한 충격을 주는 움직임들은 확실하게 자가-진단이 되는 염좌를 유발하는 반면, 덜 확실한 염좌는 나쁜 신체역학과 반복적인 행동이 원인이 될 수 있다. 예를 들어, 부적절한 들기나 비틀기, 비만 등은 척추 인대와 이와 연결된 척추부터 골반까지 영향을 끼칠 수 있고, 허리 통증도 유발할 수 있다. 한 다리로 항상 몸무게를 지탱한다면 다리와 골반, 척추에서도 관절을 교차하는 인대 염좌의 위험성을 가중시키는 변화를 만들어낸다. 비교적 덜 확실한 징후의 염좌를 평가하는 것은 작은 징후만 나타나도 알아챌 수 있도록 진보적인 훈련을 필요로 한다. 촉진 시 인대 또는 인대부착 부위에서 느껴지는 통증이 단순 압통보다 크다면, 국소 주머니염증 또는 염좌로 진단할 수 있다. 게다가, 관절을 교차하는 근육의 설명하기 힘든 경련은 손상된 인대를 보호하려는 기전이다. 이러한 염좌의 종류와 관련해서 근경련과 높은 긴장상태를 줄이는 것과 근막 제한과 유착을 풀어주는 것, 그리고 신체역학에 적응하는 것은 인대의 자연적 치유과정에 매우 큰 도움을 준다고 할 수 있다.

염좌에서의 연부조직의 평가와 치료는 필수적이다. 가벼운 정도인 1등급 염좌에서는 또 다른 증상을 야기할 수 있다. 따라서 치료는 치유에 도움이 되거나 재손상의 위험을 줄이는 것이어야 한다. 유착과 반흔조직을 줄이는 것, 인대섬유의 재배치, 단축된 근육의 신장 그리고 약화된 근육을 강화시키는 것은 염좌 치료의 기본적 목표이다.

심각한 2, 3등급 염좌는 많은 주의가 필요하다. 합병증 치료에 필요한 진보된 교육을 받지 않았거나, 아급성기의 증상이 환자의 일상생활에 지장을 주고 있다면, 환자는 의료인으로부터 진단을 받아야하며 물리치료를 받기 전에 마사지치료를 받아야 한다. 급성단계 2등급 염좌에서의 종창과 타박상은 그 부위의 국소적 치료는 하지 말아야 한다. 손상후 20분 안에 일어난 심한 종창은 인대보다는 관절혈증, 혈, 또는 다른 구조를 더 위협하는 출혈을 나타낼 수도 있다.; 이 역시 치료가 요구된다. 급성 3등급 염좌도 치료가 필요하다. 대부분의 경우 수술로 회복되고, 물리치료 처방을 받지만, 외과적 처치가 더 큰 위험을 초래한다면, 인대는 심각한 상태로 남아있게 된다. 인대가 수술로 회복이 됐든 안 됐든 상관없이, 통증과 관절가동범위의 제한, 또는 앞으로 나타날 수 있는 보상패턴을 줄이는 프로그램의 일부에서 아급성기 또는 만성기의 3등급 염좌 환자에게 사용할 수 있다.

염좌는 어느 인대에서든 일어날 수 있기 때문에 다음 서술은 앞 장에서처럼 특정 구조를 명시하지는 않았다. 섬유의 방향, 교차관절, 깊거나 얕은 구조 등을 알고 있다면, 앞 장을 살펴보아라.

평가는 환자와의 첫 만남부터 시작된다. 몇몇 경우는 환자가 조언을 구할 때 전화에서 이뤄지기도 한다. 사전에 환자가 통증의 특정한 부분에 대한 치료방법을 찾고 있었는지 물어보고 치료를 준비한다.

표 13-3에는 병력을 물어볼 때 환자에게 물어볼 질문을 나열하였다.

## 자세평가(Postural Assessment)

환자의 자세나 움직임을 평가할 때 환자를 앞에 세워 방에 들어가게 한다. 그리고 손상된 인대에 의해 교차된 관절의 움직임에서 불균형 또는 손상된 구조를 보호하기 위해 발생하는 보상패턴을 찾는다. 다리가 손상을 받는다면, 환자의 걷거나 계단을 오를 때 주의 깊게 관찰한다. 팔이 손상을 받았다면, 환자가 문을 열 때, 코트를 벗을 때, 펜을 들어 올릴 때를 관찰한다. 가슴우리쪽이라면, 환자가 어떻게 척추를 움직이는지 관찰한다. 그리고 움직임이 줄어들거나 한쪽으로 편향되는지를 찾는다. 또한 환자가 아무 도움없이 이러한 활동을 수행하고 있는지 또는 관절에 가해지는 하중을 피하고 있는지 보기 위해, 앉을 때나 앉다가 일어날 때, 물건을 옮기거나 놓을 때, 말을 걸려고 고개를 돌릴 때 등을 관찰한다. 염좌의 등급과 단계는 불균형과 보상의 정도에 영향을 미친다.

환자의 서 있는 자세를 평가할 때는, 편안한 상태로 서서 있는가 확인한다. 환자가 의도적으로 해부학적 자세를 취하고 있다면, 환자의 일상의 자세에 대한 정확한 평가를 얻을 수 없을 것이다. 다리에서 염좌가 발생했을 때, 환자는 손상된 관절에 무게를 피하는 자세를 취할 것이다. 팔에서 발생했다면, 환자는 손상된 인대가 신장되지 않는 자세에서 관절을 유지할 것이다. 환자가 손상부위에 부목

(제거 가능한)을 대어 놓았지만 부목 없이도 무게를 참을 수 있다면, 환자에게 부목을 제거토록 요청해라. 그러면, 손상된 관절의 근력에서 정확한 평가를 얻을 수 있을 것이다.

**표 13-3 건강 기록**

| 환자에게 필요한 질문 | 치료계획을 세울 때 중요하게 생각해야 할 부분 |
|---|---|
| 어디에서 증상을 느꼈는가? | 증상의 위치는 늘어나거나 찢어진 섬유 그리고 기여 요소의 정확한 위치를 식별하는데 도움이 된다. |
| 이 느껴지는 증상이 무엇인지 설명하시오. | 손상부에서 약화, 열 또는 부기 등에 대한 증상의 설명은 염좌의 단계와 등급 그리고 더 심한 손상이 있는지 여부를 결정하는데 도움이 된다. |
| 언제 증상이 시작되었는가? | 손상 날짜는 손상의 단계와 조직의 건강상태를 결정하는데 도움이 된다. |
| 처음에 통증을 느낄 때 무엇을 하고 있었는가? 딸각음을 듣거나 손상 부위에서 고통을 느꼈는가? | 순간적인 명확한 손상의 부재, 인대의 강한 신장, 초기 통증에서 활동 또는 자세의 세부 사항은 그 원인을 결정하는데 도움이 된다. |
| 손상 후에 활동을 계속할 수 있는 어떤 등급이었는가? | 활동에 따른 손상의 수준은 염좌의 등급을 결정하는데 도움이 된다. 지속적인 활동의 무능력은 3도의 염좌를 의미하고, 의료적 검사를 참조해야 한다. |
| 손상의 처음 20분 안에 심한 부기가 발생하였는가? | 손상 시 급속한 부기 관절혈증 또는 혈종을 의미한다. 환자는 의료적 검사를 참조해야 한다. |
| 이 부위에 대한 손상과 외과적 처치의 병력을 가지고 있는가? | 손상부의 과거 손상에 대한 설명은 기여요소와 염좌의 위치를 결정하는데 도움이 된다. 외과적 처치에 의한 반흔조직은 염좌의 위험을 증가시킨다. |
| 어떤 움직임이 증상을 악화 또는 완화시키는가? | 어떤 움직임이 약한 구조를 만드는가 찾는다. 손상된 인대의 늘어남은 증상을 증가시키고, 인대의 긴장을 감소하거나 느슨함의 증가는 증상을 감소시킨다. |
| 이 손상에 대한 건강관리공급자가 있는가? 진단명은 무엇인가? 어떤 검사를 할 것인가? | 의료적 검사는 같이 존재하는 손상, 골절, 염좌의 정도를 알 수 있다. 진단을 하기 위해 수행된 검사가 없다면 평가를 위해 이 장에서 설명된 검사를 사용할 수 있다. 평가가 진단과 일치하지 않는 경우에는 건강관리공급자에게 환자의 소견을 논의하기 위해 물어보거나 직접 공급자에게 연락을 통해 물어본다. |
| 어떤 규정 또는 금기 약물이나 약초 또는 다른 보충제에 복용하고 있는가? | 모든 유형의 약물 치료는 증상에 기여하거나 금기 또는 주의 사항을 포함한다. |
| 과거 2주 전에 스테로이드나 진통제 맞은 적이 있는가? 어디에? | 국소 마사지는 금기증이다. 반복적인 스테로이드 주사의 병력은 연부조직의 완전성에 영향을 미쳐 찢어지거나 파열의 위험을 증가시킨다. 압박과 또는 교차섬유마사지를 적용할 때 주의해서 사용한다. 진통제는 감각을 감소시키고 환자가 보다 적극적으로 치료할 수 있도록 허용해야 한다. |

(계속)

**표 13-3 건강 기록(Health History)(계속)**

| 환자를 위한 질문 | 치료계획을 위한 중요성 |
|---|---|
| 과거 4시간 전에 진통제나 근육이완제를 맞은적이 있는가? | 환자는 치료사의 압력을 판단할 수 없다. 보다 적극적으로 치료할 수 있도록 허용해야 한다. |
| 과거 4시간 전에 항염증제를 복용한 적이 있는가? | 깊은 마찰은 염증성 과정을 시작하고, 환자가 최근에 항염증제제를 복용했다면 수행할 수 없다. |

## 관절가동범위 평가(ROM Assessment)

손상된 인대에 의해 교차된 관절의 가동범위를 검사한다. 능동적 관절가동범위 검사는 더 큰 손상을 피하기 위해 급성기와 조기 아급성기의 2, 3등급 염좌에서만 수행되어야 한다. 만성기에서 환자는 다른 관절에 고통을 야기하는 보정패턴을 유발할 것이다. 그러므로 다른 관절 또한 검사해야한다. 급성기와 조기 아급성기에서 ROM 검사를 위한 더 자세한 설명과 주의사항을 포함한 진보된 교육은 필수적이다.

## 능동적 관절가동범위(Active ROM)

관절이 손상된 환자의 능동적 ROM의 평가를 4-11장에 있는 평균 ROM값과 비교한다. 통증과 다른 증상들은 AROM의 평가 동안 나타나지 않을 것이다. 왜냐하면 환자가 통증이 없는 범위내에서 관절을 움직이기 때문이다. 보호성의 근경련은 인대가 신장되는 방향으로 ROM을 감소시킬 것이다.

- **손상된 관절의 능동적** ROM은 일반적으로 손상된 인대가 신장되는 방향으로 제한된다. 이러한 제한은 더 심한 등급의 염좌에서 더 심하게 나타난다. 또한 급성에서 만성으로 손상의 진행 단계를 줄여준다. 1, 2단계의 급성염좌는 손상된 인대가 신장할 때 불편함으로 인해 제한될 것이다; 3단계 염좌는 심한 통증을 만들고, 부기와 보호성 근경련 때문에 손상된 관절이 조금도 움직일 수 없게끔 한다.

## 수동적 관절가동범위(Passive ROM)

P ROM은 더 큰 손상을 막기 위해 급성기나 조기 아급성기의 2, 3등급 염좌에선 시행되면 안 된다. 후기 아급성기 또는 만성기에서는 손상된 인대를 천천히 그리고 정확히 잡고 P ROM을 시행해야 한다. 그리고 각각의 범위에서 끝느낌을 기록하고 비교해야 한다(1장의 끝느낌에 대한 설명 참조). 또한, P ROM을 적용할 때, 왼쪽과 오른쪽의 P ROM을 각각 비교한다.

- **급성기의 1등급 염좌에서 손상된 관절의** P ROM은 약간 제한되어 있을 것이고, 움직임이 손상된 인대를 신장시킬 때 통증을 야기할 것이다. 제한 정도의 다양함과 치유단계에 따른 통증에 대한 결과는 염좌 등급의 모든 아급성기와 만성기에서 비슷할 것이다. 수술로 회복이 안된 3등급의 염좌에 대한 ROM 검사에서 관절을 교차하는 근육이 인대를 안정화할 만큼 충분히 강한지 그리고 지속하는 근육 연축이 움직임을 제한하는지를 평가하여야 한다.

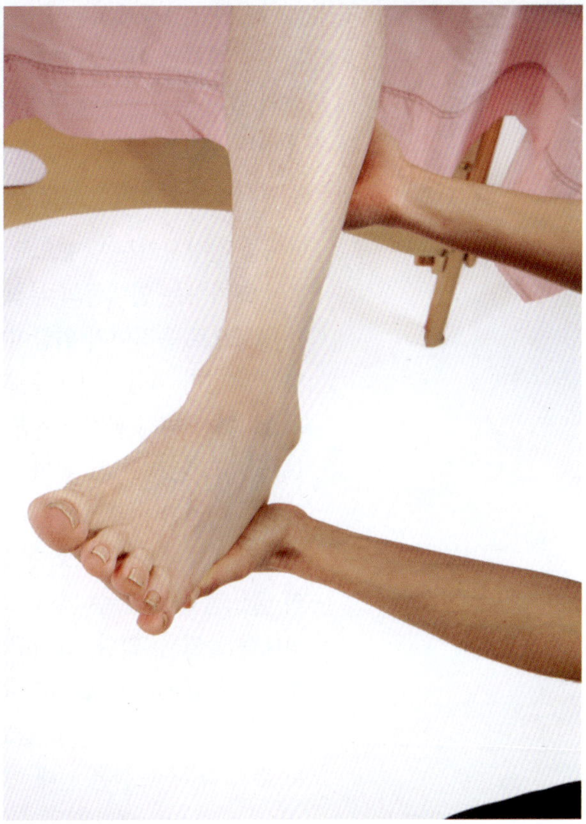

그림 13-6 **인대성 긴장 검사.** 염좌에 의해 손상된 관절을 가로지르는 인대를 결정한다.

## 저항적 관절가동범위(Resisted ROM)

R ROM은 **더 심한 손상**을 피하기 위해서는 2, 3등급 염좌의 급성기 또는 조기 아급성기에서 실시하면 안된다. 손상된 관절을 교차하는 근육이 긴장되어 있는지 알아내고 1등급 염좌(그리고, 2, 3등급의 후기 아급성기 또는 만성기인 염좌)인 관절의 근력을 평가하기 위해 또 저항검사를 사용한다. 그리고 가능하다면 손상된 쪽과 손상되지 않은 쪽의 힘을 비교한다.

- 모든 단계에서의 1등급 염좌와 아급성기와 만성기의 2, 3등급 염좌에서 손상된 관절의 **저항 관절가동범위**는 근육까지 손상을 입었다면 통증 때문에 제한될 것이다. 근력을 평가할 때 R ROM은 더 큰 손상을 피하려는 저항 속에서 점진적으로 부하를 증가시켜야 한다. 관절가동범위는 근육 손상 부위의 통증과 근력의 감소로 인해 제한된다. 보호성 근경련이 염좌의 아급성기와 만성기까지 나타난다면, 근경련의 수축성질에 의한 통증 또는 약한 대항근 때문에 ROM이 제한될 것이다.

## 특수검사(Special Tests)

인대 염좌를 야기하는 빠르고 강한 충격을 주는 움직임은 관절을 교차하는 근육에도 손상을 입힐 수 있다. 염좌의 아급성기와 만성기에서는 긴장상태에 있던 근육의 근력과 길이를 평가하기 위해 ROM 검사를 사용해야한다. 게다가, 보호성 근경련이 손상된 관절의 안정화를 돕고자 나타낼 수 있다. 보호성 근경련이 더 이상 나타나지 않더라도, 손상된 관절을 교차하는 치료중인 근육과 관절의 불안정에 보상하는 근육들의 회복을 먼저 실시한다. 12장에서 근육 긴장에 대한 검사와 치료를 더 자세히 기술했고, 1장에서는 끝느낌에 대해 더 자세히 설명하였다.

인대 긴장 검사는 인대를 교차하는 손상된 관절이 염좌인지 대한 것과 염좌의 등급을 검사하기 위해 염좌의 말기 아급성기와 만성기에서 사용한다. 인대 긴장 검사는 관절가동범위의 끝에서 과부하를 적용하는 것을 포함하므로, 더 큰 손상을 피하기 위해 자연 치유로 인해 손상 구조를 강화시키기 전 아급성기에서 사용하지 않는다.

1. 인대를 신장시키는 방향으로 관절을 수동적으로 움직여본다. 인대가 삐었는지 확인하려면, 관절이 교차하는 인대들의 부착부위를 알 필요가 있는데 관절이 각각의 인대를 신장시키는 특정한 방향으로 움직이기 위함이다.
2. 염좌의 말기 아급성기 또는 만성기에서 더 큰 손상이나 심한 통증의 유발없이 인대에 압박을 최소화하기 위해 관절가동범위의 끝에서 약간의 과부하만 조심스럽게 적용한다.
3. 1등급 염좌는 과부하가 가해진 손상된 인대부위에 국소적인 통증을 발생시킬 수 있다. 이 때 관절의 이완없이 부드러운 주머니와 같은 끝느낌을 느낄 수 있다. 2등급 염좌는 과부하가 걸린 손상된 인대에 심한 국소 통증을 가져올 수 있다. 이 때 관절의 이완이 나타나므로 늘어진 인대의 끝느낌을 느낄 수 있다. 3등급의 염좌는 인대의 완전한 파열이기 때문에, ROM은 손상된 인대를 늘일 수 없다. 그리고 과부하로 생긴 어떠한 통증도 손상된 인대를 정확하게 파악할 수 없다. 3등급 염좌로 알려진 ROM이 생산하는 통증은 오히려 또 다른 인대 염좌, 근육 좌상 또는 힘줄염을 나타낼 수도 있고, 또한 더 큰 ROM을 막으려고 대항근을 수축할 때 통증이 발생할 수 있다. 끝느낌은 인대 이완이 있어도 뭔가 비어있는 느낌이다.

## 촉진평가(Palpation Assessment)

아급성기에서 부기나 갓 생긴 타박상에 직접적인 압력은 피한다. 아급성기에서, 염증과정이 활성화될 때, 부위는 빨갛고 뜨거울 것이다. 그리고 부기부위의 촉감은 마치 그 부위가 뭔가로 가득차고, 피부를 양쪽에서 당긴 것 같은 빽빽하고 단단한 느낌일 것이다. 그리고 염증과정이 사라질 때, 부기부위는 더 부드럽고, 덜 빽빽하게 느낄 것이다. 만성단계에서는 부기부위가 늪이나 젤리 같은 느낌을 받을 것이고, 허혈 때문에 그 부위가 시원하게 느껴질 것이다. 아급성기를 넘어서도 지속적으로 빽빽하거나 단단하게 느껴지는 부기는 혈종을 의미한다. 이 때 환자가 건강관리공급자에게 의료적 검사를 받도록 권고해야 한다.

반응을 이끌어 내는데 필요한 압력의 크기가 염좌의 등급에 따라 다르고, 손상이 후기 단계로 진행될수록, 반응을 이끌어 내는데 필요한 압력의 크기가 증가할지라도, 손상 부위는 만졌을 때 모든 단계에서 더 부드러워질 것이다. 상처가 치유되면 부드러움도 사라진다. 대부분의 인대가 몸쪽 깊은 곳에 위치하며 특히, 2, 3등급의 염좌에서는 손상된 섬유에서 간격을 느낄 수 있을 것이다. 이 간격은 반흔조직이 형성되고 콜라겐이 재생되면서 채워질 것이다. 3등급 염좌가 수술로써 회복이 안 된다면, 간격은 그대로 남아있을 것이다. 시간이 지나면, 손상된 구조를 안정화시키는 반흔조직은 더 두꺼워지고, 치밀한 섬유모양이 될 것이다. 인대와 주변조직 사이의 움직임을 감소시키는 유착이 나타나며, 적절히 치료되지 않는다면, 반흔조직 유착, 그리고 남아있는 부기가 국소 혈액순환을 저해할 것이고, 결과적으로 만졌을 때 차가운 느낌을 주는 허혈이 생길 것이다. 근긴장도를 평가할 때, 급성기와 조기 아급성기에서 손상된 관절을 교차하는 근육들에서 보호성 경련을 나타난다. 이 보호성 근경련은 더 큰 손상을 야기하는 움직임으로부터 관절을 보호하기 위해 발생한다. 조기 단계에서는 함부로 보호성 경련을 축소시키면 안 된다. 치유과정에서 근육은 과긴장 상태에 있을지는 몰라도 연축은 자연스럽게 사라지기 때문이다. 통증유발점은 몇몇 보상성 연부조직에서 나타날 수 있다. 손상의 정도가 관절의 움직임을 막거나, 충분한 ROM의 회복에도 손상이 잘 치료되지 않으면, 손상된 근육에서 위축을 나타날 수 있을 것이다.

염좌를 효과적으로 치료하기 위해서는, 정확한 손상 부위를 찾아내야 하고, 손상된 섬유의 방향을 확실히 알고 있어야 한다. 그러므로 부위에 대한 촉진에 시간을 할애한다. 일단 ROM 검사 때 손상된 인대를 찾아 냈다면, 조직위에서 약 1인치의 간격으로 5–10초 가량 천천히 촉진한다. 손가락이 중요한 정보를 전달할 수 있도록 감각을 열고 집중한다. 그리고, 간격, 흉터, 또는 조직 내의 몇몇 이상, 긴장도, 온도, 그리고 부드러움 등을 느낀다.

## 질환별 도수치료(Condition-Specific Massage)

이 장의 나머지는 모든 단계의 1등급 염좌와 후기 아급성기와 만성기의 2, 3등급의 염좌에 초점을 둔다. 잠재적인 금기증과 합병증 때문에, 마사지치료는 2등급 염좌의 초기 단계에서 효과가 좋을 순 있지만, 진보된 훈련이 필요하다. 급성 3등급 염좌는 외과적 처치가 필요하다. 수술로 완쾌가 되지 않는 3등급 염좌의 후기 치유단계에서, (움직임을)제한하는 유착, 과긴장성 그리고 보상구조의 통증유발점을 완화하고 손상된 관절의 근력과 ROM을 회복하는데 초점을 맞춘다. 인대가 수술로 회복이 됐고, 사용할 수 있다면, 제한성 유착과 재정렬된 반흔조직은 ROM과 근력의 회복에 필수적인 부분이다. 무릎의 십자인대 같이 도수치료로 접근이 불가능한 인대의 염좌에선 ROM, 근력, 안정성의 회복을 목표로 주위 구조에 초점을 맞춰야 한다.

모든 단계의 1등급 염좌와 후기 아급성기와 만성기의 2, 3등급의 염좌에서 치료목표와 기법은 같다. 그러나 치료의 강도는 손상 정도에 따라 조정되어야 한다. 예를 들어, 가벼운 상처와 기능장애로 인한 만성단계의 1등급 염좌는 이완 시 일반적인 상처를 가진 2등급 염좌 또는 수술로 회복은 됐지만, 심한 상처를 가진 3등급 염좌보다 재손상의 큰 위험을 나타내진 않는다. 3등급 염좌는 낮은 등급의 염좌보다 더 광범위한 보호성의 근육 연축과 유착을 유발시킨다. 그리고 얕은 조직은 데우는 작업이 필요할 것이고, 낮은 등급의 염좌가 요구하는 것 보다 더 깊은 조직일 때, 더 느린 속도일 필요가 있다. 1등급 염좌의 조기단계에선 손상 인대에 직접적으로 초점을 맞춰도 좋다. 하지만 2등급 염좌는 찢어진 섬유를 바로 다루기 전에 보상과 주위 구조에 대해 더 많은 주의가 필요하다.

일반적으로 1, 2등급의 염좌는 치료 전에 적어도 24~48시간 정도 안정하는 것이 가장 좋은 방법이다. 왜냐면, 자연 치유과정을 자리잡기 위해서이다. 이 기간 이후, 치료의 정도는 염좌의 강도에 따른다. 1등급 염좌는 자연 치유 직후 도수치료로 치료될 수 있다, 2등급 염좌에서 첫 치료는 부드러운 움직임에 집중한 짧은 시간에 주목한다. 특히 부기가 지속적이고, 촉진했을 때 조직이 부드럽다면 더욱 그러하다. 인대가 치유되어가고 환자가 압박을 더 견딜 수 있다면, 마찰이 포함된 더 길고 더 많이 집중적 치료를 권고한다. 3등급 염좌의 마사지는 의료인의 감독 하에 있는 아급성기나 관절이 안정화되고 지속기간이 더 긴 만성단계에서 가장 잘 적용된다.

치료에서 안정은 필수적이다. 인대의 염좌나 한 치료에서 공존상태에 있는 질환과 관련된 증상을 제거할 수 없을 것이다. 이 때 적극적인 치료를 시도해서는 안된다. 먼저 환자에게 가하는 압력이 그의 편안한 상태를 방해하는 건 아닌지 물어봐야 한다. 환자가 긴장하여 약간은 굳어진 근육이나 괴로워하는 얼굴의 표정으로 반응한다면, 압력을 줄여야 한다. 면역반응이 제대로 일어나지 않는 조직을 치료하고 있음을 상기해야 한다. 또한 치료의 어떤 부분이 증상을 재생산하는 것은 아닌지 그리고 환자의 내성이 항상 작동중인지 물어야 한다.

다음은 통증, 약화 그리고 과신장 또는 인대의 찢어짐에 의해 야기된 제한된 ROM을 치료하기 위한 의견이다. 이러한 의견은 염좌에 영향을 받는 어떤 인대에서도 일반적으로 쓰인다. 4-11에서 영향을 받는 관절에 교차하는 특정 근육에 적용한 결과를 언급하고 있다.

- 위치 잡기와 강화하기는 치료될 구조에 달려있다. 손상 관절은 손상된 인대의 과도한 이완을 막는 자세에서 편안히 안정을 취해야 한다.

- 만일 국소적인 염증이 나타나면, 근처의 림프절을 향하여 중력에 따라 림프액이 이동하도록 하여 그 부분을 강화하고, 부기를 빼는 스트로크를 한다. 필요하다면, 부기를 빼기 위해 얼음을 수 분간 적용하는데 과긴장 상태 또는 경련이 일어난 주변 조직들에 한기가 들지 않도록 잘 돌봐야 한다.

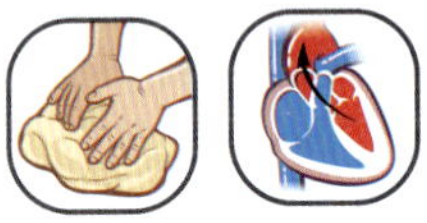

- 국소적인 부기가 작아지거나, 없어지고, 타박상이 충분히 사라졌다면, 습열을 잠깐 동안 손상된 인대에 적용시킨다. 그러면 반흔조직과 유착이 부드러워지고 또한 혈액순환을 향상시킨다. 보호성 근경련이 재손상을 막는데 더 이상 도움이 되지 않는다면, 과긴장성, 보상근육에 습열을 적용시켜야한다.

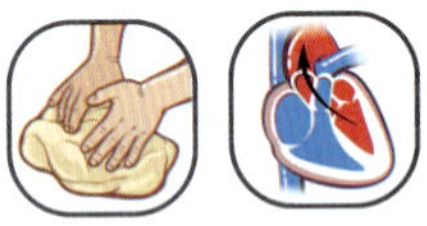

- 상피의 혈액순환을 돕고, 조직을 부드럽게 하기 위해서 열을 내는 스트로크를 해야 한다. 그리고, 손상된 관절의 보상부위와 그 주변을 광범위하게 평가한다. 유착, 과긴장성, 보호성의 근육 연축과 인장력 등은 초기에 평가하여야 한다. 이러한 평가는 어디에 집중해야 할지 결정하는데 도움을 줄 것이다.

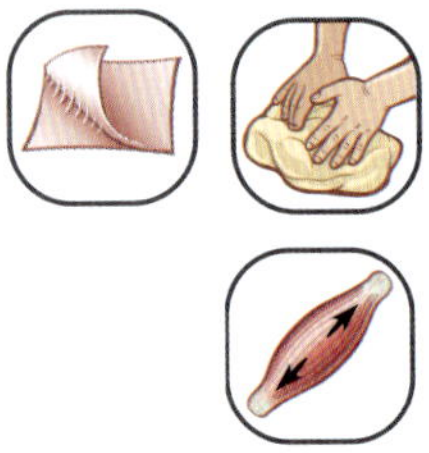

- 소견에 기초하여 근막 제한, 유착, 수축 그리고 과긴장성에 대해 손상 부위에서 먼쪽의 보상근육을 먼저 치료해야한다.

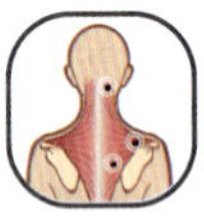

- 치유과정의 보호단계 동안 보상성 구조에 있는 통증유발점을 평가하고 치료해야 한다. 그리고 일반적 손상부위가 어딘지를 한번 알아본다.

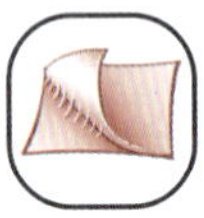

- 손상된 인대 주위의 근막제한을 평가하고 치료해라.

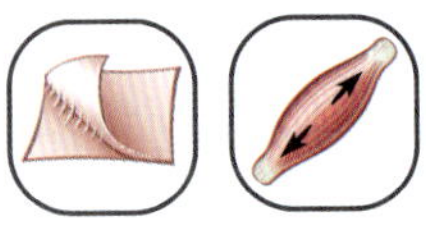

- 촉진할 때 손을 염좌 부위에 정확히 위치시키고, 가능하면 근육이 찢어진 방향으로 한다. 환자가 참을만한 짧고 느린 스트로크를 하면서 손상부위의 유착과 반흔조직을 줄이는 교차섬유마찰법을 적용하고, 기능적인 방향으로 반흔조직을 재정렬하기 위해 세로방향의 스트로크를 적용해야한다. 교차섬유마찰법과 세로방향의 스트로크를 번갈아가며 질감의 변화가 느껴질 때까지 해야 한다.
- 섬유의 재정렬을 위해 인대를 통증이 없는 범위내에서 부드럽게 신장시키는 ROM기법을 적용한다. 동시에 그 부착부위 사이의 거리를 증가시킴으로써 인대에 부드럽게 긴장을 주는 기법을

순환 증진(Increase Circulation); 유착 감소(Reduce Adhesions); 긴장도 감소(Reduce Tension); 조직 신장(Lengthen Tissue); 통증유발점 치료(Treat Trigger Points); 수동 스트레칭(Passive Stretch); 치료 작용(Clear Area)

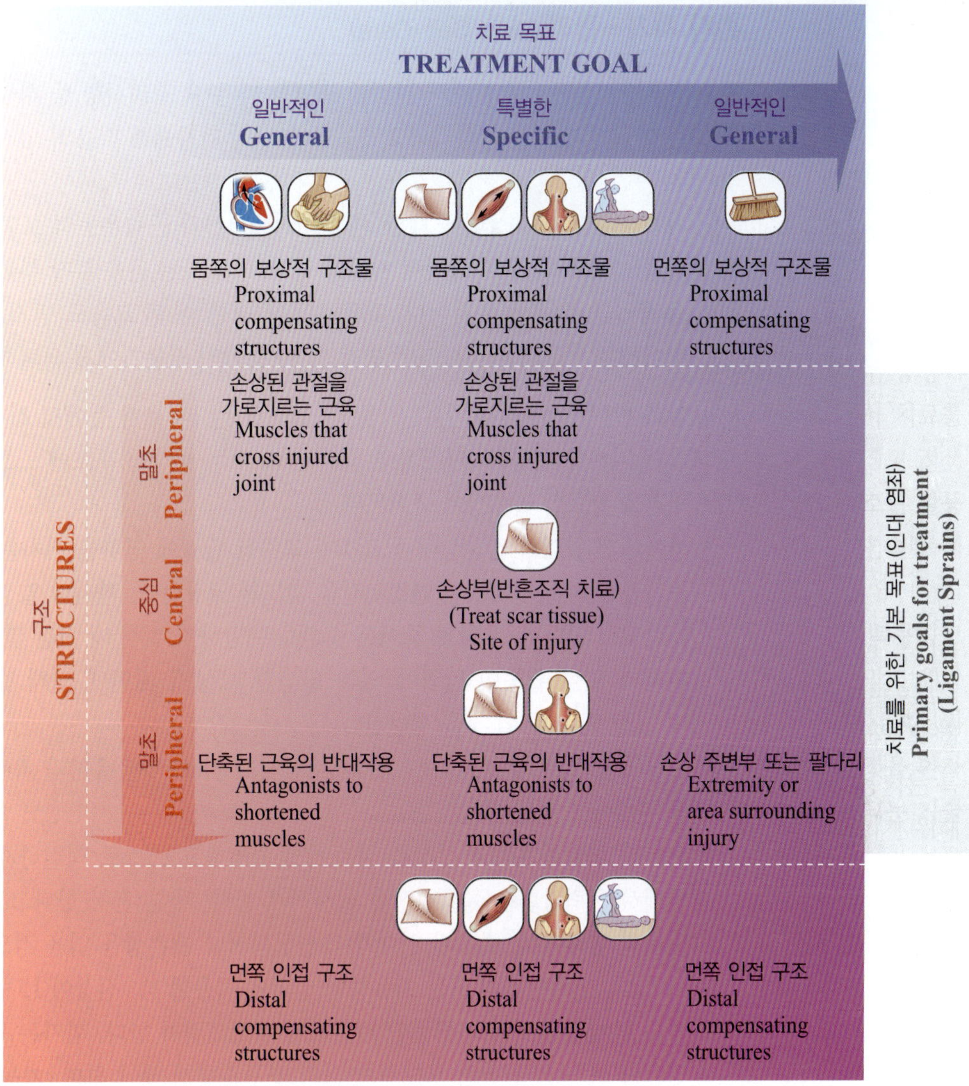


그림 13–7 **인대 염좌 치료 개요도.** 인대 염좌를 치료할 때, 일반적으로 왼쪽에서 오른쪽으로 또는 위에서 아래 방향으로 치료 한다.

사용하는 것도 중요하다. 재손상을 막기 위해 인대를 과신장하지 않도록 한다.

- 마찰을 적용하는 동안 그 부위가 열감이 있거나 부어오른다면, 한기가 들지 않을 몇 분 정도만 얼음찜질을 적용한다.

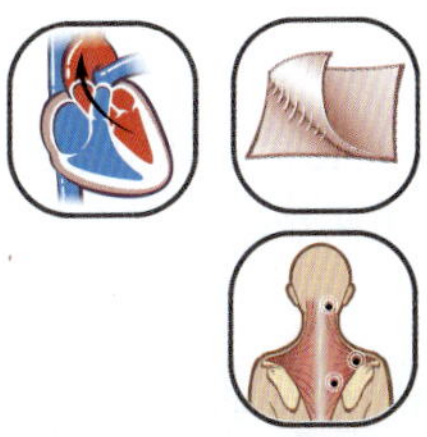

- 필요하다면, 보상성 패턴이 생긴 손상부에서 먼쪽 조직을 먼저 치료한다, 그리고 혈액순환을 증가시킨다.

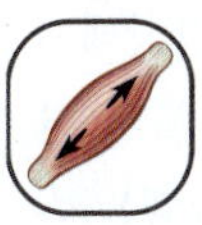

- 필요하다면, 환자가 참을 수 있는 범위 안에서 보상성 근육에 대해 수동 신장시키거나, PIR을 국소적으로 수행해라. 이것에 의해 근육은 재배치된다.

치료 개요도에 치료 순서를 요약하였다(그림 13–7).

## 환자 자가-관리(Client Self-Care)

재손상을 방지하는 것은 자가-관리를 권고할 때 주요 고려사항 중 하나이다. 모든 단계의 1등급 염좌 또는 아급성기 또는 만성기의 2, 3등급 염좌의 환자에게 다음의 의견은 적절한 치유에 도움이 될 것이다.

이 의견들은 환자의 상태에 대한 신장(stretching)과 근력운동의 보편적인 권고를 의미한다. 목적은 단축된 근육 부착 부위 사이에 거리를 늘리고, 약화된 근육 부착 부위 사이의 거리를 줄이는 반복적인 움직임을 수행하는 것이다. 교정운동에 대한 어떤 교육도 받지 않았고, 신장과 근력강화의 기능적 이해를 완전히 이해하지 못했다면, 이 분야의 전문가에게 의뢰해야 한다.

- 전화 받기, 이메일 보기, 음식물 버리기, 또는 TV보기 등에서 하루 내내 자가-관리를 수행하라고 지시해야 한다. 이것이 손상된 인대 또는 보상성 구조에 스트레스를 주지 않는다면 치료시간을 확보할 필요성이 줄어든다.
- 환자에게 인대의 건강상태나 그것이 교차한 관절에 영향을 끼치는 고정된 자세 또는 반복적인 동작을 피하는 정기적인 안정시간을 갖도록 권장한다. 환자의 일상 활동 중 무활동의 시간들이 포함되어 있다면, 유착과 줄어든 순환을 예방하기 위해 매 시간 몇 분씩 움직일 것을 제안하고, 환자의 일상 활동이 염좌에 의해 발생한 보상적 패턴에 의해 반복적인 행동이 나타난다면 매 시간 몇 분씩 쉴 것을 제안한다.
- 손상 주변 조직의 부드러운 자가-마사지가 치료 시에 유착과 과긴장성의 발생을 막는다는 것을 환자에게 설명한다.
- 모든 근력강화운동과 신장을 환자에게 설명하고 스스로 적절하게 수행하지 못한다면 치료사 옆에서 근력강화운동과 신장을 실시하게 한다. 물론 혼자 한다고 해서 다치지는 않는다. 모든 단계의 염좌에서, 손상된 인대가 과신장되거나 재손상을 입을 정도로 관절을 신장시키지 않아야 한다. 만성단계의 또는 치유중인 염좌에 적용할 때, 신장이 15~30초 정도 견뎌내야 하고 환자의 한계점에 따라 하루동안 빈번하게 수행해줘야 한다. 환자는 튕김을 이용한 신장을 해서는 안된다. 신장은 천천히 부드럽게 그리고 꾸준하게 해야 하며, 가능한 다른 모든 관절들이 편안하게 고정된 상태에서 시도한다.
- 신장과 근력강화운동은 ROM 검사와 촉진에서의 소견을 토대로 실시되어야 한다.

### 신장(Stretching)

손상의 정도에 따라, 손상된 인대에 조기 관절가동술과 적절하게 조절된 스트레스는 치유과정에 도움을 줄 수 있다. 관절가동술은 그 부위의 혈액순환을 증가시키고, 유착을 줄이며, 환자의 내성 안에서 수행될 때, 본래의 자기수용감각을 회복하는데 도움을 준다. 가능하다면, 알파벳 철자모양으로 손상된 관절을 움직이는 것이 움직임을 회복하고 유지하는데 도움을 줄 수 있다. 환자에게 소문자를 가능한 많이 그리라고 한다. 하지만 통증과 과도한 피로가 없을 때 까지만 하라고 한다. 그리고 손상된 인대가 완전히 이완되지 않도록 잘 관리해야 한다. 후기 치유단계에서는 대문자를 그림으로써 ROM을 증가시켜야 하고, 그러면 조절된 무통증성의 압박이 관절에 가해진다.

손상된 관절을 교차하는 근육들은 이미 손상되었거나 관절을 보호하기 위한 반응 중이었을지도 모르기 때문에, 치유에 도움이 되는 자가-관리를 실시하는 것이 중요하다. 긴장상태의 근육에 대한 것은 12장에서 다루고 있다. 관절에서의 안정성을 유지하기 위해 위축된 근육들은 더 이상 부목이 필요없다면 신장을 해줘야 한다. ROM 검사와 촉진의 결과는 어느 근육이 위축됐는지, 신장이 필요한 근육들은 어딘지 파악하는데 도움을 줄 것이다. 4-11장에서 특정 근육 또는 근육 그룹에 대한 신장을 다루고 있다. 환자들에게 근육을 천천히 늘이고, 편안한 범위까지만 신장하도록 교육시켜야 한다. 그러면 증상이 줄어듦으로써 신장은 증가할 것이고, 재손상의 위험 역시 줄어들 것이다.

### 근력강화법(Strengthening)

약화되거나 위축된 근육의 강화는 손상된 관절의 기능을 회복하는 것과 동등하게 중요하다. ROM 검사와 촉진의 결과는 어느 근육이 약화됐는지, 강화가 필요한지를 알아낸다. 일반적으로 능동적 또는 저항 받는 상태의 구심성 수축은 근육을 강화시킨다. 신장과 함께, 근력강화 프로그램은 점진적으로 진행되어야 한다. 통증이 없는 범위 내에서 능동적 ROM은 약화된 근육의 힘을 점진적으로 회복시키는데 효과적이다. 치유가 진전되고 재손상의 위험이 줄어든다면, 부하를 견뎌내는 활동이 포함된 AROM에서 저항을 준다. 4-11장에서 특정 근육 또는 근육 그룹을 근력강화시키는 운동에 대해 언급하고 있다.

## 추가적 치료 제안(Suggestions for Further Treatment)

급성 단계에서 염증을 줄이고 움직임의 증가에 초점을 맞춘 단기 치료는 염증이 최소화되고, 환자가 도수치료의 압박을 참을 수 있을 때까지만 수행되어진다. 1등급 염좌는 1주 정도면 치료가 된다. 그리고 치료 증상이 가라앉을 때까지 주에 2번 정도 실시할 수 있다. 2등급의 염좌는 2주 정도면 치료가 가능하다. 하지만 다른 증상이 없이 일상생활을 회복할 수 있을 만큼 충분히 치유되려면 6주의 시간이 걸린다. 치료는 가동성과 근력이 회복될 때까지 주에 2번 정도 실시하고, 보상 패턴이 해결되면 주에 1번 정도 실시한다. 인대의 수술경과에 따르는 3등급 염좌는 다른 증상없이 일상생활을 수행할 만큼 충분한 치유를 위해선 2달의 시간이 걸린다. 치유과정과 합병증에 따라서, 치료를 시작하기 전에 환자의 전문의와 손상에 대해 논의하여야 한다. 논의가 끝나면, 치료 스케쥴은 가동성과 근력이 회복될 때까지 주 2회, 보상패턴이 해결된 후에는 주 1회로 계획하여 실시한다.

각 세션에 몇 가지 향상되는 것을 염두해 두어야 한다. 이러한 일들이 발생하지 않더라도, 여러가지 가능성들을 고려해야 한다.

- 치료사이에 안정시간을 두어야 한다. 신생치유 조직들은 24-48시간의 적응 시간만 주는 것이 가장 좋다. 그러나 치료 사이에 너무 긴 안정시간이 주어지면 환자의 일상생활에 대한 치료과정이 길어질 수 있다.
- 환자는 강제적으로 일상생활을 조정해서는 안 되고, 또한 자가-관리를 계속적으로 해서도 안 된다. 이 문제를 치료하고 싶어하는 만큼 제안된 조정안들을 강요할 수 없다. 대신 치유과정에서의 환자 참여의 중요성을 설명하고 환자가 치료사의 권고를 따르도록 격려한다. 하지만 함부로 환자가 틀렸다고 판단하거나 질책하지는 말아야 한다.
- 상태가 악화되거나 기초 훈련에서 다른 근육뼈대계 합병증을 가지고 있다면, 환자에게 전문 교육을 받은 마사지치료사에게 갈 것을 권장한다. 치료사가 알지 못하는 사례를 계속 치료하는 것은 환자를 마사지치료를 전환해야 함은 물론, 치유를 방해한다.
- 환자는 진단되지 않는 근본적인 질환을 가지고 있을 수 있다. 그러므로 환자가 의학적 검사를 위해 의료인을 만나기 전까진 치료를 중단하라.

임상 현장이나 치료실에서 치료를 하는 것이 아니라면, 치유 프로그램 전체를 통틀어도 이러한 환자를 만나긴 쉽지 않다. 하지만 단 한 번의 치료로 환자가 이완된다면, 환자의 이러한 변화를 의료인과 논의하고, 더 적극적인 치료의 선택보다 도수치료를 하도록 해야 한다. 환자가 다시 정기적인 치료를 받는 것에 동의한다면, 증상은 매 시간마다 달리 나타날 것이다. 그래서 매 시간 전에 평가를 수행하는 것은 중요하다. 먼저 전반적인 상피조직들이 이완되었다면, 특정 부위에서 깊은 조직의 치료에 더 집중할 수 있을 것이다. 이와 비슷하게, 염좌에만 있는 증상을 치료하려면, 보상적 구조와 공존하는 질환들에 더 깊은 관심을 기울여야 할 것이다.

# PROFESSIONAL 치료 기술의 발전(GROWTH)

## 사례 연구

*Adila는 3명의 자식을 둔 39세의 엄마이다. 그녀는 왼쪽 발목을 3번 삐었고, 매번 임신 중기 말에 발생했다. 최근 염좌는 약 1년 전이었다. 첫 염좌 당시엔 그녀는 발목의 보호에 여념이 없었다. 왜냐면 약화될까 두려웠기 때문이다. 3번의 염좌 이후에는 몇 일 발목을 비트는 것 빼고는 여타 증상 없이 발목을 사용할 수 있었다. 그리고 최근까지도 움직임에서의 제한이나 통증도 있지 않았다. 그런데 약 1개월 전 그녀는 먼 거리를 걸을 때나 계단을 오를 때, 특히 아이나 빨래, 또는 무거운 짐을 나를 때 발목과 하지에서 통증을 느끼기 시작했다. 발목이 다시 삐었다는 우려는 그녀로 하여금 부목을 사용하게 했다. 이것은 통증의 정도를 줄여주었지만 계속 무릎방향으로 올라가는 통증을 느꼈다. 또한 최근에 허리에서도 불편함을 느끼고 있다.*

### 자각증상

*물어보았을 때, Adila는 발목을 삐었을 때 마다 약간의 부기와 타박상이 있었음을 설명했다. 그녀는 매번 얼음찜질을 사용했고, 하루정도 쉰 후에 부목을 댄 채로 활동을 했다. 그녀는 치료를 받지도 않았다. 왜냐하면 인터넷에서 체중부하가 가능한 경한 부기로, 손상 후 48시간 안에 증상이 완화되고 골절의 가능성이 없는 염좌는 저절로 치료가 된다고 쓰여진 것을 읽었기 때문이다. 그녀는 3째 임신 때 더 많은 무게가 나갔다는 점과 처음의 두번 만큼 쉽게 뺄 수가 없었다는 점. 그리고 정상 대비 9Kg(20파운드) 정도 더 무거워졌다고 진술했다. 또한 그녀가 느끼는 통증은 5-10분 정도 걸은 이후나 계단을 오를 때 피로를 느끼기 시작하는 일종의 긴장감 같았다고 진술했다.*

### 소견

*Adila는 절뚝거리진 않았다. 서 있을 때 오른 다리에 체중을 주고 있었다. 왼쪽 엉덩이가 오른쪽에 비해 약간 가쪽으로 틀어졌고, 오른쪽 엉덩이는 약간 올라간 상태이다. 그녀는 약간 과다앞굽음증이 있다. 발목은 무게를 가하지 않아도 약간 바깥쪽으로 그리고 발등쪽으로 굽어졌다. 발목에서 과운동성은 없었다. 능동적인 안쪽 굽힘과 발바닥 굽힘은 오른 발목에 비해 줄어있고, 수동적 안쪽 굽힘은 통증 없이 제한되어 있었고, 수동적 안쪽 굽힘과 발바닥 굽힘은 다리의 앞쪽에서 불편한 신장감을 만들어냈다. 저항을 받는 안쪽 굽힘은 약한 상태이고 하위의 얕은 유착을 가진 왼쪽 앞가쪽복사와 아래의 폄근지지띠 사이에 작은 주머니모양의 부종이 있었다. 또한 목말종아리뼈 사이에서는 치밀한 반흔조직과 함께 유착이 있었다. 그 부분은 촉진하였을 때 부드러웠다. 발꿈치종아리 인대에서는 딱히 특별한 점을 찾지 못했다. 왼쪽 앞가쪽 다리의 조직은 단단하게 유착되어 있었다. 엉덩정강근띠 역시 단단하게 유착되어 있었다.*

### *치료*

*주된 치료 목표는 앞목말종아리인대와 앞쪽 가쪽 다리 사이의 유착을 줄이고, 긴종아리근과 짧은종아리근, 그리고 발가락폄근을 강화시키는데 있다. 그 후의 목표는 엉덩정강근막띠에서 유착을 감소시키고 과다앞굽음증을 감소시켜, 골반을 평평하게 하는데 있다.*

*부종을 감소시키기 위해 왼쪽 다리를 들어올렸다. 지속적인 부종 감소를 위해 발목과 무릎의 림프절을 따라 얕은 스트로크를 적용했다. 부종이 감소하는 동안 허벅지와 오른 다리에는 스웨디시 마사지를 했다. 부종은 더 확실한 촉진과 치료가 가능할 만큼 줄었다. 왼쪽 앞가쪽 다리와 발목에 근막이완술을 적용했다. 그리고 앞가쪽 다리의 유착을 줄이는데 중점을 두고 왼다리 전체를 주물렀다. 또한 긴종아리근과 짧은종아리근, 그리고 발가락폄근을 스트립핑 했다. 앞목말정강인대에는 역방향으로 강한 마찰을 적용시켰다. 뒤이어 세로방향의 스트로크를 통해 유착과 반흔조직을 줄여주고 인대 섬유를 재정렬시켰다. 앞목말정강인대에 인장력을 가하는 것을 중점으로 하여 왼쪽 발목에 부드러운 관절가동술을 적용시켰다. 각각의 관절가동술은 발목의 안쪽 굽힘과 발바닥 굽힘에서 끝이 났다. 매우 국소적인 열과 작은 붓기는 인대사이에서 악화되었다. 약 5분간 얼음을 적용한 다음 약하게 발목에 관절가동술을 하였다.*

*왼쪽 허벅지, 양쪽 볼기근, 그리고 허리의 얕은 조직을 풀어주기 시작했다. 등허리근막은 단단하게 유착되어 있었다. 오른쪽 엉치엉덩관절은 왼쪽보다 덜 움직였다. 오른쪽 허리네모근은 통증유발점을 가지고 있는 단단한 상태이다. 차후 시간만 된다면 다시 이 부위를 살펴볼 것이다. 또한 엉덩허리근 역시 평가할 것이다.*

### *치료 계획*

*발목으로 알파벳을 그리기 시작할 때 자기-관리를 권유했다. 천천히 시작해서 통증을 허용범위 내에서 다리에 힘이 없어지거나 피로를 느끼기 전까지 가능한 많은 철자를 그리라고 지시했다. 알파벳을 그린 후에는 약 1분간 걷고 참을 수 있는 한도 내에서 발목을 안쪽 굽힘으로써 다리의 가쪽을 신장했다. 가쪽 다리와 발목 사이에서 늘어나는 느낌이 들도록 하였다. 증상이 좀 낳아지면, 뛰는 운동이나 criss-cross 스텝과 같이 발목을 강화하고 적절한 자기수용감각을 회복시킬 수 있는 활동을 더하는 것을 고려해보라고 제안했다. Adila는 다리를 재평가 받고 가능하면 치료까지 계속하기 위해 그리고 엉덩이와 허리를 평가받고 가능하면 치료까지 받기 위해 4일의 스케줄을 잡았다.*

## 임상을 고려한 운동(Critical Thinking Exercises)

1. 관절에서 안정성을 제공하는 인대가 손상되었다면, 두 관절을 선택하고 어느 근육이 반사적으로 활동적인지 또는 억제되었는지 기술한다. 관절에 직접 교차하는 근육들이 그렇지 않은 근육보다 직접적으로 영향을 받는다는 사실을 기억한다. 이들 근육에서 반사적인 활동이 어떻게 영향 받는 근육을 보호하는지 기술한다.

2. 환자가 특히, 컴퓨터에서 일할 때 손목에서 통증을 느끼기 시작했다. 손목굴증후군이라 생각되는데 손가락에서 쏘는 듯한 느낌은 없었고 검사도 정상이었다. 환자는 1년 전에 자전거에서 떨어졌고 허리를 다쳤지만, 당시엔 어떤 평가도 받지 않았다고 하였다. 떨어졌을 당시부터 발생해왔던 또는 1년 후에 손목굴증후군과 비슷한 가능성 있는 손상에 대해 토론하시오. 어느 방향에서의

충격이 손목을 구부러지게 했을까? 어느 연부조직 구조가 압박을 받았을까? 손목에 만성단계에서 나타나는 그런 인대 염좌가 있을까? 손목굴증후군과 비슷한 증상이 생길 수 있을까? 어떻게 이 환자를 치료할까?

3. 환자가 6개월 전, 스키사고로 3등급 앞십자인대의 완전파열을 당했다. 수술로 인대를 잇지 않고 6회기 동안 ROM을 회복하기 위해 물리치료를 받았다. 절거나 무릎에서의 통증 없이 걸을 수 있게 되었다. 그런데 척추와 허리에서 통증을 느껴왔다. 어떻게 이 손상이 현재의 기능장애에 기여하는지 서술하시오. 보상패턴이 허리의 통증에 기여하는 걸까? 어떤 근육이 또는 다른 구조들이 치유과정 동안 작용된 것은 아닐까? 여기엔 많은 가능성이 있다. 그러므로 그것에 대해 시간을 두고 창의력을 발휘해서 생각해보시오.

4. 어떤 인대가 환자를 만성 질환상태로 만드는데 영향을 주는지 논의해보시오.
   - 과다척주뒤굽음증
   - 과다척주앞굽음증
   - 발바닥근막염
   - 궁둥구멍근증후군
   - 무릎넙다리증후군
   - 긴장성두통

5. 다음의 것들과 만성 염좌와의 관계에 대해 학습하기 위해 문헌검토를 하시오.
   - 나이
   - 류마티스관절염
   - 뼈관절염
   - 일반적인 인대 이완
   - 갑상선 기능장애
   - 다운증후군, 아스퍼거증후군

## 참고문헌 및 추천도서(Bibliography and Suggested Readings)

Biel A. *Trail Guide to the Body: How to Locate Muscles, Bones and More*, 3rd ed. Boulder, CO: Books of Discovery, 2005.

Culav EM, Clark CH, Merrilees MJ. Connective tissues: Matrix composition and its relevance to physical therapy. Physical Therapy. 1999;79(3):308-319.

Frank CB. Ligament structure, physiology and function. Journal of Musculoskeletal and Neuronal Interactions. 2004;4(2):199-201.

Gemmell H, Hayes B, Conway M. A theoretical model for treatment of soft tissue injuries: treatment of an ankle sprain in a college tennis player. Journal of Manipulative and Physiological Therapeutics. 2005;28(4):285-288.

Lowe W. *Orthopedic Massage: Theory and Technique*. St Louis, MO: Mosby-Elsevier, 2003.

Mayo Foundation for Medical Education and Research. Avulsion Fracture: How is it Treated? Available at http://www.mayoclinic.com/health/avulsion-fracture/AN00200. Accessed Spring 2009.

Mayo Foundation for Medical Education and Research. Bursitis. Available at http://www.mayoclinic.com/health/bursitis/DS00032. Accessed Spring 2009.

Mayo Foundation for Medical Education and Research. Sprains and Strains. Available at http://mayoclinic.com/health/sprains-and-strains/DS00343. Accessed Spring 2009.

Rattray F, Ludwig L. *Clinical Massage Therapy: Understanding, Assessing and Treating over 70 Conditions*. Toronto, ON: Talus Incorporated, 2000.

Solomonow M. Ligaments: A source of musculoskeletal disorders. Journal of Bodywork and Movement Therapies. 2009;13(2):136-154.

Werner R. *A Massage Therapist's Guide to Pathology*, 4th ed. Philadelphia, PA: Lippincott Williams & Wilkins, 2009.

# 힘줄병(Tendinopathy)

제 14 장

## UNDERSTANDING 힘줄병(TENDINOPATHY)

과거에는 근골격계 통증과 손상에 대한 연구는 주로 한 가지 기전으로 근육과 힘줄(건, tendon)을 생각했었다. 최근에는 힘줄 자체의 구조, 기능 그리고 손상 시 역할에 대해 좀 더 현저한 부분들을 나타내는 좀 더 임상적인 항목에서 연구되고 있다. 이런 변화 때문에, 이전에 힘줄손상에 대한 많은 생각들은 변화했고, 새로운 연구는 힘줄 이해를 재평가하도록 계속되고 있다. 손상된 힘줄에서 기인된 통증과 힘줄부전의 기전에 대한 지식은 좀 더 특별하고 정확하게 되기 위해 계속된다. '힘줄병(tendinopathy)' 이란 일반적으로 힘줄에 영향을 주는 병리학적 상태로 언급된다. 이 장에서는 일반적으로 힘줄병을 3가지로 분류한다. : 힘줄병증(tendinosis), 힘줄염(tendinitis), 그리고 힘줄윤활막염(tenosynovitis). 이들 힘줄병들은 몇 가지 비슷한 특징을 갖고 있다. 또한 각 치료 방법도 비슷하다. 이들은 근본적인 원인이 다양하다, 그러나, 각 치료가 비슷하게 될 지라도 각 치료목표는 다르다. 3가지 모든 경우에서 치료되지 않은 힘줄병은 힘줄파열에 대한 위험을 증가한다. 힘줄의 형태와 기능을 이해하는 것은 이들 상태와 치료방법을 구별할 수 있도록 돕는다.

근섬유는 관절을 움직이는 힘을 생산하게 위해 수축한다. 이 힘은 힘줄에 의해 뼈에 전달되고 힘줄은 단백질과 콜라겐으로 이뤄진 층으로 거친 구조를 가지며 근육보다 탄력성이나 유연성이 적지만, 뼈와 비슷한 강인한 강도를 갖는다. 신체의 많은 힘줄의 구성과 구조는 특별한 기능에 따라 약간의 차이가 있다. 또한 이들 차이는 손상 위험과 회복 과정에서 중요한 역할을 한다. 예를 들어, 위팔두갈래근(상완이두근, biceps brachii) 긴머리(long head)의 위쪽힘줄(superior tendon)과 같은 수준 높은 기능을 하는 힘줄들은 위팔두갈래근의 아래힘줄(inferior tendon)과 같은 낮은 기능을 하는 힘줄들보다 콜라겐 재형성의 높은 수준을 가진다. 일반적으로, 힘줄의 콜라겐 섬유는 높은 밀도와 세로 배열로 되어 있다. 서로 각각 평행하여 놓여 있고 그것들에 적용된 힘은 고르게 분포된다. 이들 배열은 신장 내력에 대한 그것들의 저항을 보강한다.

이들 콜라겐 섬유는 근섬유 다발로 묶인다(그림 14-1). 각 다발들은 '힘줄속막(endotendon)' 으로 불리는 결합조직에 의해 싸여 있다. 또한 '힘줄속막(endotenon)' 은 힘줄을 형성하는 다발군을 감싸고 있다. 힘줄에 공급되는 혈관과 신경은 주로 힘줄속막에서 찾아 낸다. 힘줄속막은 계속되는 층에 싸여있고, 이는 느슨한 결합조직으로 힘줄주위조직(peritendon)이라 불린다. 손목 굽힘근과 같이, 힘줄들은 동시에 작용하며 또한 이들은 '힘줄바깥막(epitenon)' 이라고 불리는 추가 층에 싸여 있을 것이다. 힘줄은 지지대 바로 아래를 지나거나 관절주위에서 구부러지는 작용을 하면서 더 큰

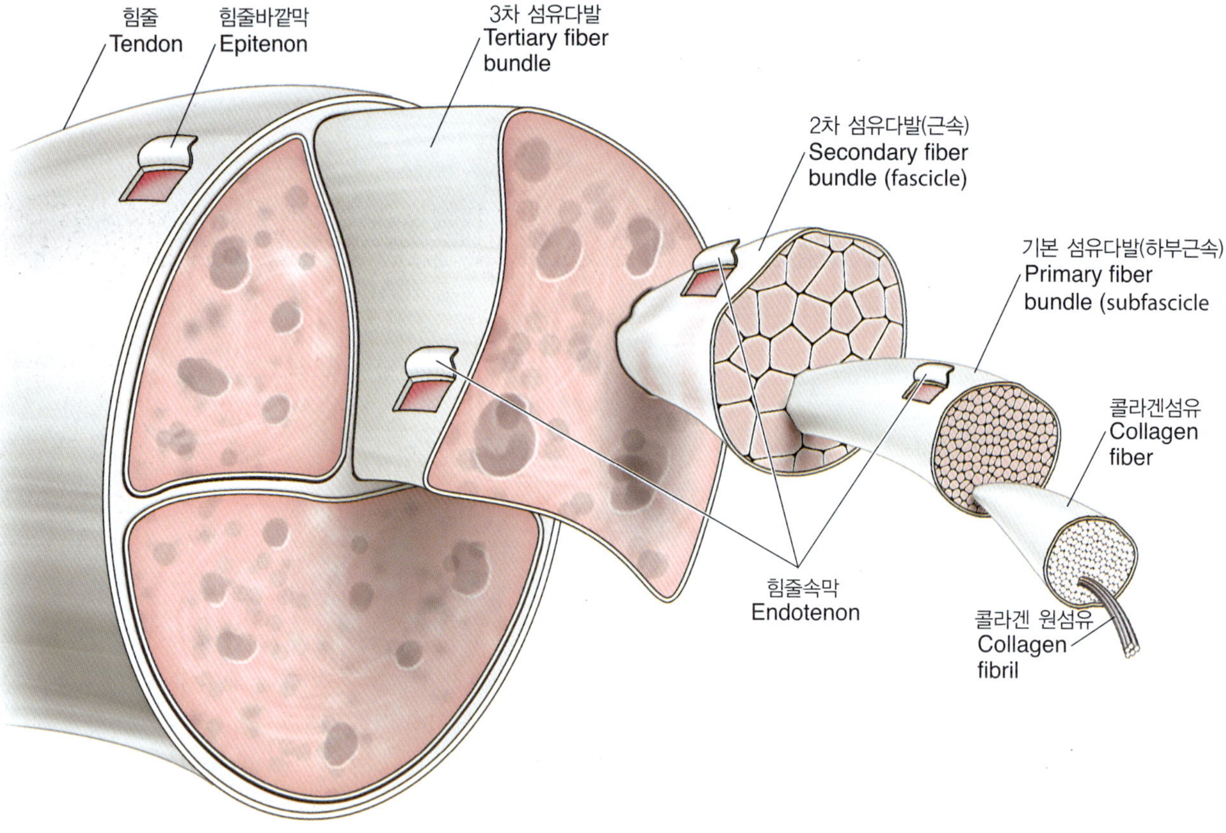


그림 14-1 **힘줄 구조.** 힘줄은 결합조직이 밀집되고 평행하게 놓여진 섬유들에 의해 치밀하게 구성된다.

마찰력을 받게 된다. 이들 힘줄윤활막(tenosynovium)이라 불리는 소매와 같은 윤활집에 둘러싸여 있다(그림 14-2). 윤활액을 포함하고 있는 이들 윤활집은 힘줄을 미끄럽게 한다. 이는 마찰로부터 힘줄자체를 보호하고 자유롭게 움직일 수 있도록 한다. 힘줄과 윤활집 사이에는 '힘줄주위조직(paratedon)' 이라 불리는 지방질의 결합조직 기질이 있다.

이완된 힘줄에서, 평행하게 나열된 콜라겐 섬유들은 살짝 주름져 있다. 이런 구조물은 스프링처럼 활동하는 동안 충격 흡수에 관여한다. 근육이 수축할 때, 힘줄의 길이도 늘어났다가 짧아진다. 신장내력(tensile stress)이 적용될 때, 잔주름들이 펴지면서 힘줄은 살짝 늘어나게 된다. 동시에 힘줄은 더 단단해지게(팽창) 되고, 더 큰 길이 변화에 대한 저항을 갖게 된다. 이것은 과신장(overstretching)과 긴장(sprain)으로부터 근육과 그의 힘줄 모두를 보호한다. 한계점(섬유가 신장내력 하에 찢어질 때)은 힘줄의 길이 변화가 거의 8%까지 증가할 때 이른다. 힘줄방추-근육힘줄 접합부에서 발견되는 고유수용기-는 근수축 동안 근육긴장을 감지한다. 건강한 근육이 조절될 수 있는 방식으로 수축될 때, 장력의 양이 기능부전의 지점에 도달했을 때 힘줄방추에 의해 개시된 반사반응은 근육을 이완한다. 장력을 감지하는 근육, 힘줄, 또는 고유수용기가 비정상적이거나, 근육힘줄 단위(musculotendinous unit)를 보호하기 위한 반사반응 동안 근육수축이 너무 강하게 또는 너무 빨리 일어날 때, 과부하가 발생할 수 있다. 힘줄이 근육보다 너무 강하기 때문에, 종종 근복(muscle belly)이나 근육힘줄 접합부(musculotendinous junction) 연결 주위에서 힘줄의 찢김(tearing) 일어나게 되며 뼈에 붙어 있던 힘줄이 떨어지게 된다. 비록 드물지라고, 힘줄섬유의 찢김이 발생한다. 이들 손상은 힘줄염(tendinitis)의 원인이 되며, 염좌(strains)라고 불린다. 이것은 12장에 설명되어 있다.

스프링처럼, 힘줄이 늘어나고 단단하게 됨으로써, 또한 에너지를 저장한다. 끝 범위에서, 힘줄의

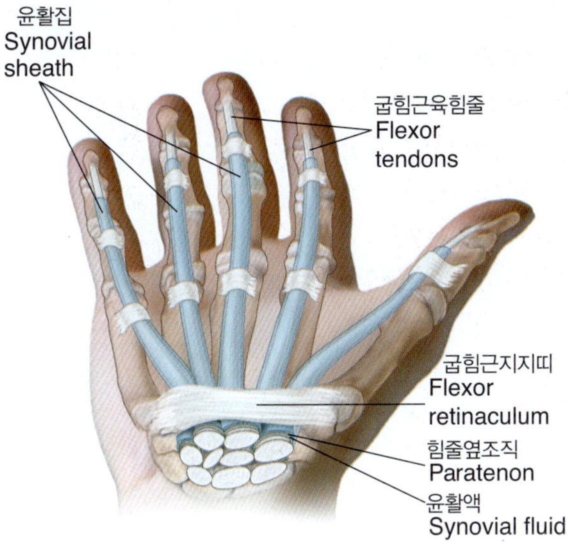


그림 14-2 **힘줄집.** 힘줄은 힘줄집이라 불리는 소매처럼 생긴 활액막에 둘러싸여 많은 양의 마찰을 받게된다.

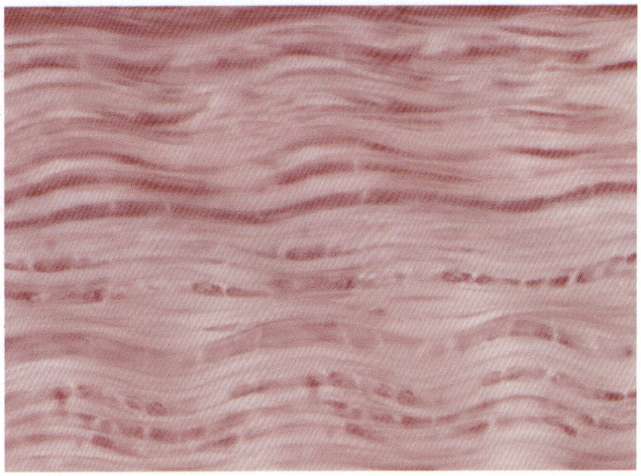

그림 14-3 **힘줄의 평행한 콜라겐 섬유**는 이완되어진 상태에서 (활동하는 동안 충격흡수를 하기 위해서) 약간 구불하다. Adapted from http://www.sacs.ucsf.edu/home/cooper/Anat118/ConnTiss/conntiss2.htm

반동은 움직임을 위한 많은 힘을 만들어 내고 에너지를 발산시키며, 근육에 의해 요구되는 에너지 소비를 줄인다. 고무밴드 같이, 힘줄의 크기와 모양은 신장의 정도와 반동 시에 발산되는 에너지의 양에 영향을 미친다. 길고, 얇은 힘줄은 더 많이 신장되며, 근육이 강하게 수축할 때 적은 힘을 요구하게 된다, 반동 시 이완할 때 더 많은 에너지를 축적하여 더 큰 동작을 만들어낸다. 이것은 주로 몸을 추진하고 빠르게 피로해지는 근육에게 이상적이다. 뿐만 아니라 소근육운동(fine motor skills)을 조절한다. 짧고, 평평한 힘줄은 신장이 적게되며, 근육이 강하게 수축할 때 많은 힘을 요구하고, 반동 시 이완할 때 에너지 축적이 덜하여 강하지만, 더욱 섬세한 움직임을 만들어낸다. 이것은 자세를 유지하고 천천히 피로해지는 근육에게 이상적이며, 그것은 관절을 안정화 시킬 때 도움을 준다.

힘줄을 싸고있는 곳의 통증은 종종 힘줄염(tendinitis)으로서 언급된다. 힘줄염은 힘줄에 염증이 있는 것으로, 일반적으로 급성 손상이나 만성적인 과사용으로 발생된다. 이는 힘줄에 미세한 찢김손상과 혈액공급에 제한을 일으키게 된다(그림 14-4A). 힘줄염의 치료적 목적은 염증을 줄이고, 유착과 반흔을 감소하며 조직을 재배열하는데 있다. 안정은 종종 섬유가 자연적으로 치유될 수 있도록 초기단계에 추천된다. 치료는 유착이나 반흔을 줄이기 위해 횡적 스트로크(transverse strokes)와 순환을 증가시켜 영양을 공급시키는 종적 스트로크(longitudinal strokes)와 콜라겐을 재건하고, 손상된 섬유를 재배열 하는데 도움을 준다. 하지만, 힘줄 손상 시에 일어나는 세포 변화를 조사하는 최근의 연구는 손상과 회복에 대한 반응인 염증은 전에 알았던 것처럼 힘줄손상에서는 아주 자주 나타나지는 않는다. 그것은 힘줄염이 실제로 매우 드물기 때문이라고 발표했다. 접미사 '-itis'는 염증을 나타내며, 일반적으로 힘줄손상에 부적절하게 적용됐다. 대신에, 새로운 연구는 힘줄손상은 만성적인 콜라겐 퇴행, 붕괴된 섬유배열, 혈관신생 증가로 나타남을 증명했다. 염증은 주로 섬유가 찢어질 때 발생하는 것으로 생각된다.

접미사 '-osis'는 퇴행을 의미하고, "힘줄병증(tendinosis)"은 지금까지 만성적인 힘줄손상을 설명할 때 아주 넓게 이용되고 있다(그림 14-4B). 힘줄병증에 대한 치료목적은 유착 감소, 콜라겐 재생 촉진, 그리고 콜라겐 섬유의 재배열에 있다. 기계적 부하, 마찰의 특성, 강한 압력, 그리고 신장과 신장성 운동 등은 콜라겐 재형성을 촉진한다. 힘줄염과 힘줄병증은 모든 힘줄에 침범될 수 있다,

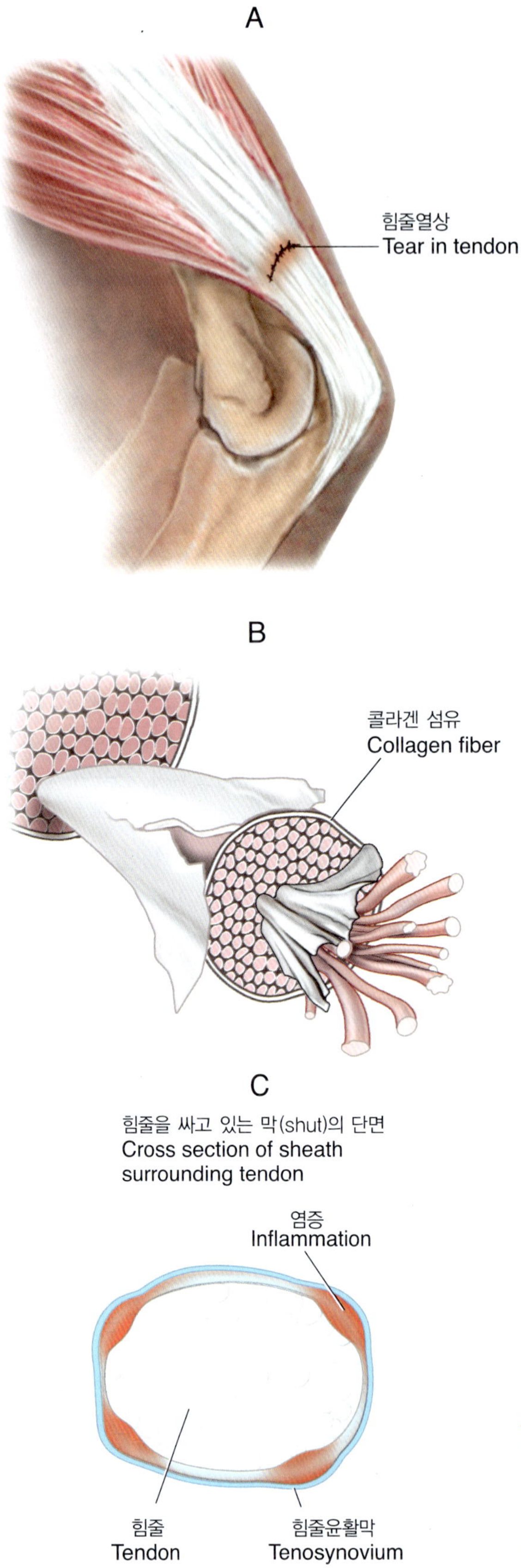


그림 14-4 **힘줄병.** (A) 힘줄염(Tendinitis)는 힘줄섬유의 열상으로 인한 염증. (B) 힘줄증(Tendinosis)은 콜라겐 섬유의 퇴화. (C) 힘줄윤활막염(Tenosynovitis)는 외상이나 마찰의 증가로 인한 힘줄윤활막의 염증.

특히 가장 일반적으로 침범받는 곳은 돌림근띠(회전근개, rotator cuff), 위팔두갈래근(상완이두근, biceps brachii) 긴머리, 팔꿈치 굽힘근과 폄근 힘줄, 무릎힘줄, 오금힘줄과 뒤정강근 힘줄, 그리고 발꿈치 힘줄이다.

힘줄윤활막의 염증인 힘줄윤활막염(tenosynovitis)은 윤활집에 싸여있는 모든 힘줄에서 발생할 수 있다(그림 14-4C). 윤활막의 염증은 종종 손상 또는 과사용의 결과로 일어나며 이것은 부드러운 힘줄을 거칠 거칠게 하고, 윤활집 사이에서의 효과적인 움직임을 방해하며, 마찰과 염증을 일으키고 윤활액의 회복을 방해한다. 힘줄윤활막염(건초염, tenosynovitis)은 주사, 힘줄을 관통하는 찢김 또는 다른 손상, 또는 임질 합병증의 결과로서 주로 활막 감염으로 발생할 수 있다. 이 경우에는 종종 발진과 열을 동반하고, 환자는 의학적 치료를 위해 의사에게 의뢰 되어질 것이다. 특히 하지에서 발생하는 통풍은 또한 힘줄윤활막염의 원인이 될 것이다. 환자가 통풍의 위험을 가지고 있다면, 요산 검사를 위해 의사에게 의뢰한다. 이 경우 급성기에는 마사지가 필요하다. 병리학 교재를 참조하여 통풍환자에게 치료를 제공하기를 제안한다. 건초염의 치료는 힘줄과 활액막 사이의 유착을 줄여주는 것이고, 활액막 안에 있는 힘줄의 거친 표면을 부드럽게 해주는 것이며, 윤활액의 회복을 촉진하는데 있다. 힘줄(tendon)의 횡 마찰과 신장은 이러한 치료 목표에 선호되는 기술이다. 건초염(tenosynovitis)은 엄지 폄근(무지신근, extensor pollicis)힘줄 (건초염, deQuervain)과, 방아쇠 손가락(trigger finger), 발등쪽 굽힘근(배측굴곡, ankle dorsiflexors)의 힘줄에서 호발 된다.

## 일반적인 징후와 증상(Common Signs and Symptoms)

힘줄병(건병증, tendinopathy)의 증상과 증후는 주로 과사용과 적절치 못한 생체역학적 결과나 병이나 노화로 인한 퇴행성 변화에 의해 나타난다. 근육힘줄 단위에서의 2, 3단계의 염좌를 포함하는 급성 부상은 힘줄병이 발병 되었을 때 나타나는 첫 증상이다. 힘줄 부상의 일반적 상태인 근병증은 통증이 나타나거나 근육힘줄 단위 강도의 감소로 인한 국소적인 힘줄의 무름(짓무름), 골마찰음, 굳어짐(관절가동범위)의 감소로 보여진다. 이런 증상은 주로 사용할 때 증가하고, 특히 반복이나 저항이 주어질 때 나타나고, 특히 힘줄이 늘어나거나 돌돌 감길 때 심해진다. 증상은 수면 시에 나타날 수도 있으며, 통증과 굳어짐은 주로 아침이나 고정 이후에 악화된다. 부드러운 동작도 종종 고정과 같은 결과를 줄 수 있고, 강한 활동도 상태를 악화시킬 수 있다. 힘줄의 전 수동적 신장(full passive stretch)은 통증을 일으킬 수도 있다. 힘줄의 국소 통증은 부상으로 부터 발생된 힘줄병과 근복을 구별할 수 있다. 힘줄에 영향을 받는 근육은 긴장 과도와 긴장 저하, 유착, 통증유발점이 나타날 수 있다. 협력근과 길항근의 보상작용으로 과긴장성과 유착, 통증유발점이 나타난다. 환자들이 힘줄의 신장을 피하기 위해 보상작용을 할 때, 관절은 짧아진 자세에서 잠김 현상이 일어 날 수 있다.

이 때는 의학적인 검사 방법이 없이는 힘줄병증(tendinitis)와 힘줄염(tendinosis), 힘줄윤활막염(tenosynovitis)의 구분이 힘들다. 그러나 약간의 구별되는 특성으로 단서를 제공할 수 있다. 힘줄병증은 염증 반응이며, 종종 힘줄의 부위에서의 붓기와 붉은 상태를 띠며, 열감이 나타난다. 이유는 힘줄병증은 섬유가 찢어지고, 치유과정에서 반흔 조직의 생성을 피하기 위해 안정 시에 심한 활동은 자제한다. 더불어 힘줄병증의 염증반응은 소염제와 코티코스테로이드제에 의해 억제되고 통증과 치유과정 동안 나타나는 다른 징후를 최소화 시킨다. 환자가 안정 시 상처 부위에 얼음찜질 후에, 약간의 기간 동안 안정과 소염제 복용을 한 후 더 이상 약물 복용이 없을 정도로 회복되었다면, 염증이 가리키는 것은 초기에 기여한 요소가 아니며, 이것은 힘줄병증이 아니다. 안정 상태에서 급성기 후에 병이 빨리 낫는 차도를 보인다. 치료 상태에서 힘줄염은 몇 주 안에 완전히 해결된다. 적절한 치료가 없는 상태에서는 힘줄의 퇴행화가 지속될 수 있으며, 환자는 파열(rupture)나 힘줄염의 위험에 노출될 수 있다.

힘줄염은 염증 상태가 아니다. 그러므로 소염제는 임시적으로 통증을 줄일 수는 있으나 전체 기간 동안 증상을 호전 시킬 수 없다. 사실 소염제가 콜라겐의 재생과 치유를 방해한다는 연구들이 있다. 또한 코티코 스테로이드 제제도 콜라겐의 재생을 줄이며, 스테로이드 사용으로 일시적으로 통증이 경감되는 동안, 궁극적으로 치유를 방해하고 더 큰 손상의 위험을 증가시킨다. 얼음찜질은 손상 관절의 가동성을 줄이고 관절을 움직이는 동안 나타나는 통증을 줄인다. 염발음 또한 존재한다. 염증은 힘줄윤활막염의 근본적인 원인이다. 힘줄윤활막염는 열과 붉은기가 있는 상태로 평가한다.

또한 침범된 힘줄에서 결절을 촉진할 수 있다. 환자가 다른 징후를 발견하기 전에 결절(nodules)이 발견될 수 있다. 관절가동범위(ROM)가 제한되고 특히 힘줄이 늘어날때, 수초 유착을 풀기 위한 수동적 힘이 요구된다. 움직임 시 통증이 있기 때문에 고정을 하며 그것은 윤활액의 생성을 줄이며, 유착과 관절의 잠김으로 제한 만들 수 있다. 움직임은 유착과 고정을 막는데 필수적이다.

## 가능한 원인과 기여 인자(Possible Causes and Contributing Factors)

반복적인 활동은 힘줄병의 일반적인 유발요소이다. 재단사, 재봉사, 컴퓨터와 금전등록사, 그리고 뮤지션들은 특히 상지의 힘줄병증의 위험에 노출되어있다. 좋지 않은 자세나 근불균형, 그리고 생체역학은 스포츠 또는 여가활동, 직장일, 또는 일반적인 활동, 부적절한 기술을 통한 생활의 과부하는 힘줄병을 유발할 지도 모른다. 활동 전에 부적절한 준비운동, 활동 동안의 부적절한 기술, 그리고 조심스러운 불안정한 부가활동들은 힘줄에 과부하를 준다. 운동 선수와 조립라인 노동자들은 특히 과부하로 인해 힘줄병에 영향을 받게 된다. 골프선수와 테니스선수들은 팔꿈치의 힘줄병의 위험이 있는 반면, 달리기 선수들은 무릎 또는 발목에 힘줄병이 더 유발된다. 작업자가 물건을 들어올리는 조립라인작업은 어깨의 힘줄병에 더 큰 위험을 가져온다.

일단 힘줄병이 발생하면, 초기단계에서 치유하기위한 충분한 시간이 부족하고 자연치유는 느려지거나 멈춰질 수 있다. 검염이 있고, 힘줄에 작은 찢어짐이 있다면 더 크게 찢어질 수 있을 것이며, 염증과정은 지속될것이고, 구조적인 강도는 더 손상 받아 큰 위험을 가져올 것이다. 비슷하게, 힘줄집염의 염증반응을 일으키는 지속적인 활동으로 인한 구조적 약화와 습관적으로 보상작용을 유발할 것이다. 힘줄병은 지속적인 악화를 유발하는 활동들이 퇴행을 가져와 콜라겐의 재생을 막고 힘줄의 약화를 가져온다.

그러나 최근 연구들은 활동이 없고 불충분한 것은 만성 힘줄병을 가져온다고 하였다. 움직임으로 콜라겐의 재생을 가져오고, 유착을 가져오고 근위축을 이끌 수 있다. 반면 안정이나 움직임을 최소화는 것은 회복을 시작하기 위해 필요하고, 움직임은 자연치유과정의 기초과정이다.

과체중은 모든 활동을 통하여 근골격계 시스템의 요구를 증가시키고 힘줄병을 유발할 수도 있다. 당뇨병은 비만과 연관이 있을 뿐 아니라, 당뇨조절을 위해 약의 사용은 대사성 변화를 가져오며 섬유증을 증가시키고 힘줄의 구조를 바꿀지도 모른다. 스타틴(고지혈증감소약, statin)약은 콜레스테롤을 감소시키고 약간의 항생작용은 근육과 힘줄질환의 유발위험을 가지고 있다. 류마토이드관절염은 염증질환으로 힘줄염과 힘줄집염을 유발하고 증상을 악화시킬지도 모른다. 관절에서 요산의 축적으로 인한 통풍은 또한 염증성 힘줄병을 유발할 수도 있다. 노화의 진행에 따라 대부분의 경우, 근육과 힘줄에 대한 장력스트레스에 의한 탄력의 감소와 견디지 못하는 것은 유발하는 요소이다. 감염성 힘줄병은 세균(박테리아)에 힘줄이 노출된 손상, 부적절한 주사테크닉, IV약(경피) 복용, 그리고 의약품이 요구되는 치료적 손상에 의해 유발될 수 있다. 면역시스템의 적응하지 못한 환자들은 감염성건초염에 더 큰 위험이 될 수 있다. 힘줄질환이 신체 어디에서든지 발생할 수 있기 때문에, 신체 전체에 걸쳐 다른 질환과 혼동될 수 있다. 예를 들어, 힘줄병은 발가락의 통증을 일으킬 수도 있으며, 그것은 통풍의 결과이다.

힘줄병의 결과로 인한 손목통증에는 손목터널증후군 일수도 있다. 표 14-1은 힘줄병에 기여하거나 혼동을 주는 일반적인 질환을 나열하였다. 힘줄병은 구별하기 어렵기 때문에, 특히 환자 건강정보, 외적인 사건, 그리고 치료전 부위의 통증의 다른가능한 원인을 이해하는 것이 중요하다. 추가적인 정보를 얻기 위해서는 병리학책을 참조하라. 불확실하고 환자의 증상이 더 심각한 상태이거나 비슷하다면, 특히 환자가 더 위험한 인자를 가지고 있다면, 그들에게 치료적인 평가를 위해 의사에게 알려야 한다.

## 금기증과 특수한 고려사항(Contraindications and Special Considerations)

첫째, 통증의 원인이 본질적인 것으로 이해된다. 환자가 관절을 움직일 수 없고, 갑작스런 소리가 나거나, 또는 심각한 약화가 초래된다면 조직에 심각한 찢어짐 또는 골절된 뼈를 가진 것으로 의심된다면, 의사에게 의뢰해보고 진행 전에 마사지치료를 위한 병리적 상담해라. 이것들은 몇가지 일반적인 경고이다.

- **감염.** 힘줄병이 발생하면, 마사지는 감염이 해결되고 환자가 의료인으로부터 허락을 받을 때까지 금기증이다.
- **증상의 재발.** 증상은 치료 동안에 발생할 지도 모른다. 치료가 환자의 견디기 힘든 정도 이상으로 증상을 다시 발생시킨다면, 환자는 더 중립자세로 적응시켜라. 힘줄이 짧아지거나 더 늘어난다면 치료가 필요하다. 증상이 완화되지 않으면, 당신의 압박은 감소하거나 부위는 옮겨진다. 당신은 그 부위를 치료할 수 있을지도 모른다. 말초조직과 표면조직의 치료 후에 증상은 재생산되고 돌아온다. 그러나 과정은 주의를 요한다.
- **치료기간과 압력.** 환자가 노년이라면, 퇴행성질환을 가지고, 또는 일상생활이 감소된 상태이므로, 치료기간 뿐 아니라 당신의 압박정도를 적응해야 한다. 빈도는 30분기간이 환자에게 더 적합하다.
- **마찰.** 하부조직 상태가 파열에 대한 위험성이 있다면 심부마찰(deep firction)은 사용하지 마라. 흉터형성과 조직재생을 위한 시간은 재 손상을 피하기 위하여 기다려 주어라. 항응혈약 또는 항 염증약을 복용하는 환자에게 마찰(friction)을 하지 말 것. 마찰은 초기 염증과정에서 시작해라. 항 염증약의 작용이 의도되었던 것 같이 방해를 받을 수 있을 것이다. 의사가 동의한다면 치료 전에 그러한 약을 복용은 추천해라. 항응혈성은 응고를 감소시키기 때문에, 열상과 출혈을 유발할 수 있는 기법은 피해라.

**표 14-1 힘줄병에 원인이 되거나 흔히 혼동되는 질병의 구분**

| 질병 | 전형적인 징후와 증상 | 검사 | 마사지 치료 |
|---|---|---|---|
| 석회성 힘줄염<br>(Calcific tendinitis)<br>(석회 침착으로 인한 힘줄의 염증) | 어깨의 가장 흔한 통증, 염증, 강직, 약화, 염발음은 어느 힘줄(tendon)이든지 침범될 수 있다<br>활동에 의해 악화<br>칼슘의 발산과 재흡수 과정에서 증상이 악화 된어진다. | 방사선(X-ray) | 마사지는 환자가 참을 수 있을 정도로 적용.<br>환자는 칼슘 축척의 발산이 임시적으로 증후를 악화시킬 수 있음은 인식해야한다.<br>관절운동은 어깨강직을 예방할 수 있다. |
| 골관절염<br>(Osteoarthritis) | 관절압력을 동반한 통증<br>유발점<br>강직 특히, 안정 또는 비활동 이후 유연하지 않음<br>부종<br>삐걱거리는 느낌 또는 소리 | 신체검사<br>방사선<br>혈액검사<br>활액검사<br>관절경검사 | 급성기에 마사지는 금기,<br>다른 방법의 치료를 적용 |
| 류마토이드 관절염<br>(Rheumatoid arthritis) | 경감과 활성화 기간<br>통증, 부종<br>쑤시는 통증과 강직, 특히 안정 또는 비활동 이후<br>관절가동<br>범위 감소<br>관절의 뒤틀림<br>류마토이드 결절<br>가끔의 미열과 몸살 | 신체검사<br>혈액검사<br>활액검사<br>방사선(X-ray) | 마사지는 급성기외에는 적용.<br>의사와 치료를 함께 한다 |
| 레이터 증후군<br>(Reiter's syndrome)<br>(반응성 관절염) | 자주 감염, 미열 또는 결막염이 선행되어진다.<br>힘줄의 통증<br>관절통증<br>발바닥과 손바닥의 피부<br>발적, 화끈거림 또는 눈으로<br>부터의 방출<br>비뇨기의 문제 또는 화끈거림 | 신체검사<br>관절 방사선<br>소변검사<br>HLA-B27 항원 | 마사지는 감염이 있거나<br>관절염의 활동기에는 금기 |
| 수근관증후군<br>(Carpal tunnel syndrome) | 엄지, 시지, 중지와 약지의 외측 1/2의 통증, 무감각, 따끔거림<br>점차적으로 위축과 섬세한 동작의 감소 | 팔렌검사<br>티넬검사<br>근전도<br>신경전도검사 | 7장의 마사지 적용 참조 |
| 발바닥근막염<br>(Plantar fasciitis) | 점진적으로 발전되나 급성은 아니다.<br>발의 아취에 날카롭고, 화끈거림 또는 쑤시는 통증<br>아취의 부종<br>증상은 걸음의 바닥밀기(push-off)에서 특히, 비활동 이후에 악화<br>발꿈치뼈의 가골과 섬유의 찢어짐이 있을 수 있다 | 통증의 다른 원인을 제외한 X-ray, MR<br>발등굽힘과 가쪽번짐 검사(Dorsiflexion-eversion test)<br>windlass 검사(windlass test) | 11장의 마사지 적용 참조 |

**표 14-1 힘줄병에 원인이 되거나 흔히 혼동되는 질병의 구분(계속)**

| 질병 | 전형적인 징후와 증상 | 검사 | 마사지 치료 |
|---|---|---|---|
| 염좌 | 일반적으로 급성기<br>급성기의 통증, 염증, 열, 발적 | 주로 자가검진<br>신체검진<br>MRI | 13장의 마사지 적용 참조 |
| 경련/쥠 (구축) | 수의근육의 갑작스럽고 자주 날카로운 통증<br>근육조직의 과긴장에 의한 덩어리를 만지거나 볼 수 있다 | 주로 자가검진<br>확장된 손상의 검사를 위하여 X-ray나 MRI를 사용할 수도 있다 | 마사지는 적응증이다.<br>약의 부작용이나 낮은 컨디션과 관계되어 경련이 반복된다면, 건강관리 제공자와 협의하라. |
| 근막통증후군 (Myofascial pain syndrome) | 지속적인 근육의 쑤심과 통증<br>근육과 관절의 강직<br>근긴장<br>통증유발점(Trigger points)<br>통증으로 인한 수면 방해 | 신체검사<br>통증유발점의 촉진<br>연관통 또는 연축반응 (twitch response)<br>통증의 원인이 되는 다른 검사를 수행 | 마사지는 적응증<br>근막통증후군은 통증유발점과 관련이 있다.<br>3장 참조 |
| 활액낭염 | 특별히 촉진과 활동을 동반한 통증<br>열, 발적, 부종, 또는 통증유발점 | 신체검사<br>관절가동검사<br>보존적 치료가 성공적이지 못할 때 X-ray나 MRI 검사를 한다. | 활액낭염이 감염이나 급성기에 부종을 피하려 한다면, 마사지는 체계적으로 금기이다.<br>아급성기에 관절주위 조직의 마사지는 적응증이다. |
| 당뇨 | 빈뇨, 갈증, 식욕증대, 피로, 메스꺼움 | 신체검진<br>혈당검사 | 조직과 순환이 손상되지 않을 때 적응증 |
| 통풍 | 발적, 열과 부종<br>2주 후에 점진적으로 감소하는로 주 · 야간에 갑작스럽고 강한 통증 | 신체검진<br>혈액과 소변의 요산검사<br>활액검사 | 급성기에는 금기증<br>통풍이 다른 조직에 영향을 주어도 가능하다.<br>의사와 협의 |

## 마사지 치료에 대한 연구(Massage Therapy Research)

힘줄병은 활발한 연구가 진행되고 있다. 힘줄의 구조와 기능, 질병의 원인, 그리고 치료방법의 뛰어난 연구의 수정이 새로운 연구가 계속된다. 이것 때문에, 새로운 질문이 많이 생긴다.

1999년에 Gehlsen등은 "연부조직 관절가동술 압박에 다양한 섬유아세포 반응들" 제목으로 연구를 진행했다. 그것은 ASTM(augmented soft tissue mobilization therapy)의 적용 후 쥐의 아킬레스건에 형태변화를 일으켰다. 연구는 마찰 또는 압박처럼 미세손상으로 힘줄의 치유과정을 촉진하는 것을 전제로 지지한다. 그리고 미세손상의 양은 변화를 유발할 필요가 있다. 30마리의 쥐는 무작위로 5그룹의 하나로 배정되었다: 힘줄염, ASTM을 조금 더한 힘줄염, ASTM을 적당히 더한 힘줄염, ASTM을 많이 더한 힘줄염, 그리고 대조군이 총 6번의, 4일동안 매일 마사지를 받았다. 섬유아세포는 마지막 ASTM 치료 후 1주일 이후에 현미경 관찰을 받았다. 대조군은 건강한 힘줄로써 평행한 콜라겐 구조로 관찰되었다. 힘줄염그룹은 부정렬의 섬유가 관찰되었다. ASTM 그룹은 또한 낳는 과정에서 힘줄섬유아세포의 증가와 함께 섬유의 부정렬이 관찰되었다. ASTM을 많이 더한 힘줄염그룹은 치유과정에서 가장 많은 힘줄섬유아세포를 보였다. 저자들에게서 ASTM은 섬유아세포 확산을 자극시키고 압박의 양은 세포반응 정도에도 영향을 준다. ASTM은 연부조직에 손으로 압박을 적용하는 것보다 기구를 사용한다. 이것은 일반적으로 과사용되어 진행된 것으로부터 시행된다. 기구로 하는 대신 손으로 같은 압을 적용하는 것이 현저하게 다른 결과를 나타날지는 불명확하다.

2008년 연구제목에서 가시위근 힘줄염, 아킬레스 힘줄염, 그리고 발바닥 근막염의 치료를 위한 연부조직 관절가동술로서 "퇴화된 연부조직의 역학적 부하의 효과"로 Warren Hammer는 사례연구를 발표했다. ASTM처럼, Graston테크닉은 연부조직의 역학적 부하의 형태이다. 그것은 신체에 딱맞는 형태를 위해서 곡선으로된 가장자리로 스테인레스 스틸기구를 이용하였다. 가시위근(극상근, supraspinatus) 힘줄염이 있는 환자는 5주 동안 주 2회로 치료받았다. 아킬레스힘줄염이 있는 환자는 6주 동안 주 2회씩 치료받았고 집에서 원심성 운동을 하였다. 두 환자는 모두 식이요법에서 자각증상이 없었다. 발바닥근막염이 있는 환자는 보조기를 사용하여 6주 코스이상 12번의 치료를 받았다. 그녀는 95% 향상을 기록하였으나 보험문제로 인해 치료를 그만두어야 했다.

Hammer의 결론은 연부조직의 역학적 부하는 섬유아세포의 생성과 콜라겐 재형성을 촉진하고, 그러므로 콜라겐퇴화가 일차원인인 질환에서 효과적인 치료라는 이전 연구를 지지한다. 그는 또한 Graston테크닉과 다른 테크닉을 비교하는 더 많은 연구가 필요하다고 제안했다. 급성과 만성손상의 경우에 어떻게 역학적 부하가 다른지, 항염증과 염증전 치유과정에 부하의 양이 어떻게 관계가 있는지에 대해서 말이다. 환자의 증상완화, 관절가동범위, 근력 테스트, 그리고 치료후 비교촉진의 기록에 기초된 연구의 결론을 주목하는 것은 중요하다.

조직학 연구들은 섬유아세포급증 수단으로 사용되지 않았다. Pedrelli 등은 힘줄병에 근막제한의 역할의 의문에 집중했다. 그들의 연구에서 "근막도수치료로 평행한 힘줄질환의 치료"라는 제목으로 한쪽의 슬개골힘줄(patellar tendon) 통증이 있는 18명의 환자에게 근막 안 섬유사이의 글라이딩(gliding) 회복을 목표로, 근막도수치료로 Luigi Stecco라는 물리치료사에 의해 치료 받은 것을 설명했다. 움직임에 의한 통증은 치료 전, 치료 후 즉시, 그리고 치료 후 한달 동안에 평가되었다. 한 명의 치료사가 모든 치료를 시행하였고, 바깥넓은근과 넙다리곧은근 사이의 중간 넙다리부위에 압박을 적용하였다. 근막의 심부 마찰과 가동술은 계속해서 적용하였다. 참가자들은 치료 후 구조적인 스트레스를 피하도록 4일동안 스포츠 활동을 하지 않도록 요구받았다. 모든 참가자들은 치료 후 즉시 통증이 감소하였다. 치료와 1달 후 사이 치료에 따른 향상은 9명에서 기록되었다. 치료 후 즉시 통증 경감이 있어 약간의 통증이 있는 3명의 환자는 치료와 치료 후 1달 사이에 약간의 통증의 재발이 있지만, 통증의 단계는 치료이전보다 경미하다.

이 연구들은 고무적인 반면, 통증이 감소하고 근력을 회복한 것이 중요하다. 그것은 왜, 어떻게 일어났는지는 다소 불명확하다. 힘줄질환과 치료의 메카니즘의 완벽한 이해없이 증상 완화에 앞서 더 많은 계획이 있어야 한다. 증상완화는 재발의 위험감소 또는 긴 시간 동안 회복을 위해 불필요하다. 그 마사지 테크닉은 염증의 감소 또는 힘줄의 콜라겐의 재생을 시켜 회복하는 정확한 효과를 결정하기 위해 더 많은 연구가 필요하다.

# WORKING WITH 환자에 대한 치료(THE CLIENT)

## 환자평가(Client assessment)

환자를 처음 만났을 때 평가를 첫 번째로 평가부터 시작하여야 한다. 몇몇 사례는 전화로 예약을 부탁 받을 수 있다. 환자의 구체적인 통증의 치료를 찾기 위해 질문함으로써 치료사 스스로 대비할 수가 있다.

표 14–2 의 질문 항목을 이용하여 환자의 과거력에 대해서 질문하도록 한다.

### 자세평가(Postural Assessment)

환자의 자세와 움직임을 평가하기 전에 방에 들어가기 위해 환자의 동의를 구해라. 손상된 구조를 보호하기 위해 생긴 보상패턴 또는 손상된 힘줄이 가로지르는 관절의 움직임의 불균형을 찾아라. 하지에 문제점이 있는지 확인하기 위해 계단을 오르거나 보행을 관찰해라. 환자의 앉은 자세, 앉은 상태에서 일어나기, 물건을 줍거나 내리기, 환자가 돌아앉은 자세에서 애기하기 등 도움이 없이 활동이 가능하거나 저항없이 할수 있는지 환자를 관찰한다. 움직임이 감소하거나 어떻게 움직이는 것이 유리한지 관찰하도록 한다.

**표 14–2 건강 기록**

| 환자에게 필요한 질문 | 치료계획을 세울 때 중요하게 생각해야 할 부분 |
|---|---|
| 어디에서 증상이 느껴지십니까? | 증상위치는 힘줄손상위치를 알려주거나 다른 연부조직으로부터 생기는 다른 힘줄염의 위치를 알려준다. |
| 느끼는 느낌을 설명해보시오. | 근위약, 열감, 통통함을 포함한 증상을 설명하는 것은 힘줄증, 힘줄염, 힘줄막염을 구분하는데 도움을 줄 것이다. 제 1장을 보면 통증감각과 기여가능한 요인이 설명되어있다. |
| 어떤 행동을 할 때 첫 번째로 통증이 느껴지십니까? | 통증을 유발하는 행동이나 자세의 구체적인 사항들은 원인을 결정하는데 도움을 줄 것이다. 운동의 새로운 방법, 체중지지활동, 또는 반복된 행동, 특별히 활동에 따른 기간은 힘줄병을 유발한다. |
| 언제 증상이 시작되셨나요? | 증상의 발병일은 손상의 단계를 결정하고 조직의 건강상태를 분석하는데 도움이 될 것이다. |
| 이 부분에 예전에 다치거나 수술한 적이 있으십니까? | 손상이전의 설명은 기여하는 요인을 결정하는데 도움이 될 것이다. 수술과 수술자국은 힘줄병의 위험성을 증가시킨다. |
| 어떤 움직임을 취했을 때 증상이 호전되거나 나빠지는가? | 그런 움직임을 발생시키는 구조의 위약. 제한된 활동 또는 힘줄을 늘리는 활동들은 증상을 증가시키기 쉽다. 느슨하게 하거나 긴장을 감소시키면 증상도 감소될 것이다. |

(계속)

**표 14-2 건강 기록(Health History)(계속)**

| 환자를 위한 질문 | 치료계획을 위한 중요성 |
|---|---|
| 이러한 증상 때문에 의사에게 가본적이 있는지? 증상은 무엇이며, 어떤 테스트를 수행하였는가? | 의학적 검사는 위치와 힘줄병 또는 손상의 단계를 나타낼수도 있다. 진단을 위한 검사가 없다면 당신의 평가를 위한 이번 장의 설명된 검사를 사용하라. 당신의 평가가 진단과 부합하지 않는다면, 환자에게 당신의 발견사항을 논하라. |
| 처방받은 약이나 over-the-xounter medication이나 한약이나 건강보조식품등을 복용하였는가? | 모든 약물은 증상에 기여하거나 금기가 있거나 주의사항이 있다. |
| 2주 안에 corticosteroid나 analgesic주사를 맞은적이 있습니까? 그러시다면 어디서 맞으셨습니까? | 국소적인 마사지는 금기이다. 과거에 코티코스테로이드의 반복적인 적용은 온전한 근육과 힘줄에 영향을 줄 수 있고, 부상의 리스크를 증가시킨다. |
| 4시간 안에 통증이 완화되거나 근육이 이완된 적이 있으십니까? | 고객/환자는 당신의 압박을 판단 못할 수도 있고 너무 공격적인 치료를 허락 안할 수도 있다. |
| 4시간 안에 항생제를 복용한적이 있으십니까? | 깊은 마찰은 염증과정을 시작시키고 환자가 최근 항염증약을 복용했다면 할 수 없을 수도 있다. 항 염증제의 정기적인 사용은 또한 콜라겐 퇴화에 기여할 수도 있다. |

서있는 자세를 평가 할 때, 환자가 편안하게 서있게 하라. 환자가 의도적으로 해부학적 자세를 취한다면, 평상 시 취하는 자세를 정확히 평가하진 못할 것이다. 환자가 제거할 수 있는 보조기를 착용하고 있다면, 손상된 부위의 근력의 정확한 평가와 체중지지를 위해 제거하라. 힘줄병이 하지에 영향을 줄 때, 환자는 손상받은 하지에 체중을 안주고 서있는 자세를 할지도 모른다. 그 뒤로 발부터 척추까지 불균형 자세가 시작될 것이다. 발목, 무릎, 엉덩관절, 허리의 문제점을 검사해라. 상체가 손상되었을 때, 환자는 스트레칭으로부터 손상된 힘줄을 지탱시키며 자세를 유지할 수 있을 것이다. 손상받은 힘줄을 보호하기 위해 보상작용이 시작될 것이다. 어깨, 팔과 아래팔의 돌림, 그리고 빗장뼈 또는 등뼈의 불균형을 보아라. 초기치료에서 보상작용에 집중 못할 수도 있지만, 회복을 위해서 악화되는 손상을 되돌릴 수 있을 것이다.

## 관절가동범위 평가(ROM Assessment)

작용근(agonist)과 대항근(antagonist)의 관절 가동범위 검사에서 힘줄 손상으로 어긋난 관절을 확인한다. 확인이 되면 환자에게 통증이 없는 범위 안에서 움직이고 수동관절가동범위 검사 시 급성 손상을 피하고 범위를 조절해라. 만성 손상 단계에서, 환자는 다른 관절에서 통증에 따른 보상 패턴이 있어 또 다시 검사를 해야한다.

### 능동적 관절가동범위(Active ROM)

환자의 손상 관절의 수동관절가동범위를 평가하는데 4장 4-11 박스에 평균 관절가동범위(ROM) 목록과 비교한다.

- 힘줄증 또는 힘줄염이 나타날 때, 손상 관절의 **능동적관절가동범위**는 제한될 것이나 통증이 국소 부위적으로 나타나지 않을 것이다. 환자는 통증이 없는 범위에 움직임 제한이 있을 것이다. 게다가 저항이 없는 능동 수축은 손상된 힘줄에 스트레스가 없을 것이나 손상된 근육이나 구조적 보상으로 불편함을 야기할 것이다. 힘줄윤활막염의 통증은 건초 안에서 미끄러지는 힘줄의 활동에서 일어나는 결과이다. 관절이 굽힘 움직임을 취해 있다면 능동 관절 검사 시 제한되어 있을 것이다.

## 수동적 관절가동범위(Passive ROM)

환자가 가능하다면, 각각의 양쪽 편의 수동관절가동범위를 비교해본다. 각각의 범위의 끝느낌을 비교해 적어본다(제 1장에 있는 끝느낌의 설명 참조). 급성기 손상 때에는 적용하지 않는다.

- **손상된 관절의 수동관절가동범위**는 어떤 증상을 나타나지 않을 수도 있으며, 근육이 짧아질 때의 제한을 설명할 수 있다. 그러나 종종 전 범위의 수동 스트레칭 시에 통증이 나타날 수 있다. 근육의 근복이나 힘줄에 손상이 있다면, 그 관절의 전 범위 수동 스트레칭 동안 나타나는 통증 부위가 진단하는데 도움을 준다. 힘줄의 국소적 통증은 힘줄병으로 말하여 진다. 힘줄윤활막염에서 힘줄이 힘줄집을 통과하는 수동 움직임은 통증을 유발할 수 있다. 전 범위의 수동 스트레칭은 많은 힘이 요구되며, 튕기거나 삐걱이거나 파열음이 나타나는 것은 힘줄이 힘줄집에 유착이 되는 것이다. 수동 스트레칭을 천천히 적용하면, 환자가 참을 수 있는 통증 내에서 움직임의 제한이 생긴다.

## 저항적 관절가동범위(Resisted ROM)

손상된 근육힘줄 단위의 강도를 평가하기 위해 저항 검사를 사용한다. 환자가 가능하다면, 각각의 양쪽을 비교 평가한다.

- **저항관절 가동검사**는 급성 손상에서는 적용하지 않는다. 손상된 관절의 저항관절가동범위는 근육으로부터 힘줄의 통증을 유발할 수 있다. 손상된 근육힘줄 단위의 협력을 평가하고, 증상을 이끌어내기 위해 다양한 자세에서의 검사가 필요하다. 힘줄염이나 힘줄병증의 초기 단계에서는 근 약화가 일어나지 않을 수도 있으나 그 상태에서는 치료할 수 없다. 관절이 짧아진 위치로 되어 있는 상태라면, 손상된 관절에서 저항관절가동범위를 실행하는데 적합하지 않다.

## 특수검사(Special Tests)

힘줄병을 위한 수많은 정형 검사에서 손상된 힘줄들을 특히 검사 할 수 있다. 거기에는 손상된 근육의 저항성 수축과 수동적 길이와의 조합을 비교하는 것이 크게 작용한다. 임상적인 치료나 보고에 의해 참조하여 훈련에서 장점 중심으로 선택한다면, 정형 검사에 대해 중요한 부분을 깨닫게 될 것이다. 시작 단계에서 근 길이와 강도 평가는 손상된 힘줄의 전범위 수동 스트레칭과 촉진은 잠재된 통증으로부터 힘줄병을 구별할 수 있는 도구(방법)로 충분한 평가를 한다. 위에서 묘사한 것처럼 관절 검사에 사용하면 4-11장 처럼 이 상태에서 손상된 근육을 알수 있다.

### 촉진평가(Palpation Assessment)

손상된 힘줄이 뼈위에 직접적으로 통과하면 안에 활액막은 염증을 일으킨다. 활액막 치료는 미리훈련을 진행해야 한다. 점액낭염(bursitis) 의심이 된다면, 이 단계에서 압박과 마찰을 피해야 한다. 점액낭염의 아급성 단계에서는 이 구조 주위에 마사지를 적용한다. 그러나 직접적 압박은 피한다. 즉, 점액낭염은 자연적으로 감염된 것을 의심한다면, 환자는 마사지 치료를 제공하기 전에 평가를 하여 치료를 해야 된다고 추천한다.

특히 손상된 힘줄이 표층이거나, 힘줄염이나 힘줄윤활막염의 치료 상태라면, 염증으로 인해 손상된 힘줄 주위가 따뜻해지거나 부풀어 오를 수 있다. 손상된 면의 힘줄을 촉진한다. 손상이 치유되면 압통점이 사라진다. 손상이 또한 치유되면 촉진을 통한 그 부위와 주위의 조직의 방사통이 사라질 것이다. 본질적으로 힘줄은 두껍고 밀집된 상태로 느껴진다. 유착은 손상된 근육힘줄 부위의 협력근과 길항근과 손상된 힘줄 주위에서 나타난다. 파열음은 손상된 관절에서 움직임과 힘줄 주위에서 두드러질 것이다. 힘줄윤활막염은 손상된 근육힘줄부위에 길어짐으로써 힘줄집안에서 힘줄이 미끄러질 때 삐걱(grating)삐걱거리는 소리가 난다. 힘줄이 관절을 가로질어 뼈 위에서 단단해진다면, 도수치료나 관절이 움직일 때 뼈위 힘줄이 튕기게 될 것이다. 과긴장과 통증유발점(trigger point)은 손상된 근육힘줄부위의 협동근과 대항근에서 발견할 수 있을 것이다. 관절을 펴상태로 고정한다면, 환자는 보호적 반사 패턴이 발생하거나 심각한 좌상이나 압박, 신경 손상으로 손상된 근육의 근위축이 발생할 수 있다. 즉, 좌상과 손상이 같이 일어난다면, 힘줄염. 반흔 조직들처럼 찢어진 부위를 치유할 것이다. 제대로 치료가 안된다면, 반흔과 유착은 국소부위 순환을 감소하고 허혈을 가져온다. 허혈은 만졌을 때 차갑게 느껴진다.

힘줄병을 효과적으로 치료를 할려면 손상된 힘줄부위와 근섬유를 알아야하며 힘줄의 위치를 정확학게 알아야 한다. 이 본문을 통하여 근육의 예를 들어 본다. 정확한 위치의 촉진이 매우 섬세해야 한다. 바로 손상된 힘줄을 알수 있으며 5-10초간 1inch를 덮힌 부분을 천천히 촉진 한다. 집중하다 보면 손가락을 통해서 중요한 정보를 얻을 수 있다. 유착과 반흔, 조직느낌(질감), 강도, 온도, 민감함을 느껴라.

## 질환별 도수치료(Condition-Specific Massage)

힘줄병은 근골격계 질환 또는 만성통증의 인자 중 하나일 것이다. 예를 들어, 수근관증후군은 굽힘근의 힘줄병으로 포함된다, 근육힘줄연접에서 힘줄병이 야기되거나 초래되어 염좌가 발생된다. 그리고 슬개대퇴증후군과 연관된 통증은 슬개건 병증을 동반 또는 혼동할 수도 있다. 그건 단지 몇 가지 예일 뿐이다. 근골격계 상태를 평가할 때 힘줄의 건강을 항상 고려해야한다. 힘줄병일 때 다른 상태의 증상에 원인이 되고, 다음에 나오는 권고는 치료와 힘줄의 재손상의 위험을 감소하고 치료에 도움을 주는 걸 의미한다. 유착을 감소시키는 것, 상처조직감소, 콜라겐 재생을 권장, 콜라겐 섬유를 재교육하는 것. 과긴장과 인장력을 감소시키는 것, 그리고 근육을 강화하는 것이 힘줄병 치료의 기본 목표가 된다. 힘줄병은 어떤 힘줄이든 발생할 수 있는데 다음에 나오는 제안은 단독으로 사용할 수 있다.

왜냐하면 힘줄병은 어떤 힘줄이든 일어날 수 있다, 다음의 설명은 이른 시기의 경우와 같이 특정근육을 말하는 것이 아니다. 섬유의 방향을 결정해야 하고, 크로스된 관절, 표층인지 심부조직인지를 결정하는 데 필요하다면 4-11장의 내용을 사용하라. 비록 힘줄증과 힘줄집염 힘줄염을 위한 치료목적과 다를지라도, 횡적 마찰법 그리고 힘줄에 공급되는 조절된 인장력, 치료에 따라서 발생된 근육과 대항근과 작용근은 대부분 모두 치료한다. 다른 예로, 감염, 포착 또는 구획 증후군과 같은 다른 상태로부터의 복잡한 힘줄병이 있다. 이 복잡한 케이스는 전문적 고급 트레이닝으로부터 최고의 지도 감독을 받는다. 치료를 위해 가능한 안정은 필수적이다. 힘줄의 심부마찰법은 어느정도 통증과 환자의 허용범위 상한치에 도달하게 시행한다.

이것을 당신의 환자에게 설명해야하고 압박할 때 당신은 강도를 높이는 이유를 알려주고 환자에 문의해야 한다. 게다가, 아픈 힘줄이기 때문에 치료를 하면 불편함을 느낄 수 있다. 그것은 스트레치와 관절가동술 근육에 치료하는 더 일반적인 치료법과 함께 힘줄에 30-60초 번갈아가면서 한다. 당신은 힘줄병 또는 어떤 공존하는 상태와 함께 연관된 증상을 제거하기 어려울 것이다. 너무 공격적으로 치료를 시도하지 마라. 기억하라. 당신은 제대로 기능을 발휘 못하는 조직을 다루고 있는 중이다. 환자에게 물어보시오. 치료가 어떤 부분에 증상을 감소시켰는지를 그리고 항상 환자의 허용범위 내에서 치료해야 한다. 당신의 환자에게 이것을 설명하라. 통증 스케일과 통증수위를 넘지 않아야 함을 말하라. 그리고 테크닉 적용하는 동안 깊게 숨쉬는지 환자에게 물어보라. 통증유발점은 비활성화되고, 연관통 또한 줄어든다.

그 다음 제안은 힘줄병으로부터 야기된 통증치료, 약화, 그리고 제한된 관절가동범위이다. 이것은 어느 환측힘줄을 위해 일반화 되어졌다. 특정한 근육에 관련된 치료 제안은 4-11장이 참조.

- 자세와 볼스터를 받히는 것은 힘줄을 치료하기 위해 중요하다.

- 부종이 있다면, 가장 가까운 림프 노드를 통해 표층부를 스트로크해서 가능한 배출해야한다. 중력이 흉곽으로 액체들이 향하게 끔 볼스터를 받힌다.

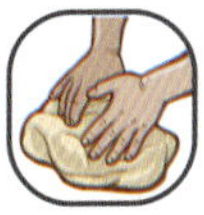
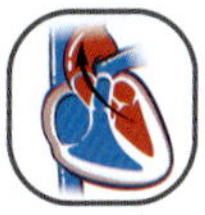

- 부종이 적거나 없다면, 간단한 습열로 순환을 증가시키고 유착을 부드럽게 해주기 위해 환부에 공급하라. 단지 몇 분의 습열은 효과적이다. 현재 염증이 있다면 열을 사용하지 마라.

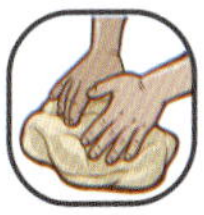
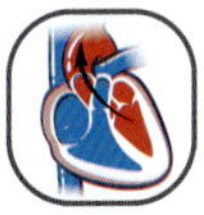

- 첫 예열 스트로크는 표층순환증가, 연부조직. 조직의 평가, 손상된 주변조직 그리고 힘줄 개체의 손상을 보상할 것이다. 치료사는 유착, 과긴장, 보호적 근육경련, 그리고 인장력을 맨 처음 평가해야 하고, 치료사의 초점을 어떻게 결정할 지 도움을 줄 것이다.

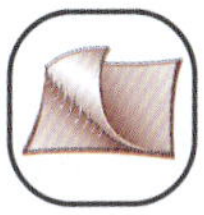

- 진정시키기 전에, 보상하는 구조와 손상된 주변의 제한된 곳 치료를 위한 평가를 한다. 재손상 예방을 위한 짧아진 조직은 특히, 그것을 가장 가깝게 하기 위해 관절의 제한 발달을 위해 줘야 한다.

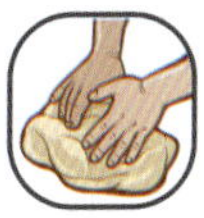

- 손상부위조직말단 부드러운 곳은 근위에서 시작한다. 협력근과 환측건의 근육을 위해 특별히 집중한다. 대항근이 다가가기 쉽다면 바로 치료하며, 또는 환자가 자세를 변화할 때 이 단계로 돌아간다.

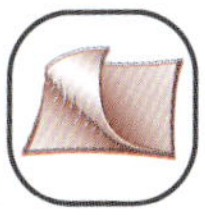
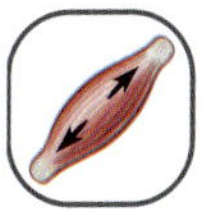

- 일단 표층 조직은 더 깊숙한 곳으로 치료를 하고 횡 스트로크한다. 유착을 감소시키면서 늘이기 스트로크를 하면서 말초조직의 단축과 견고함을 충분히 유연하게 할 수 있다. 근위에서 시작하는 근육은 섬유방향과 작용과 함께 손상된 힘줄의 근육은 동반한다. 손상된 힘줄과 근육의 단축을 만들고 보호경련을 가능하게 한다.

순환 증진(Increase Circulation); 유착 감소(Reduce Adhesions); 긴장도 감소(Reduce Tension); 조직 신장(Lengthen Tissue); 통증유발점 치료(Treat Trigger Points); 수동 스트레칭(Passive Stretch); 치료 작용(Clear Area)

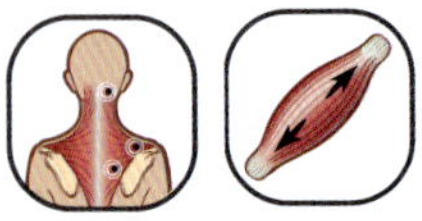

- 몇몇 통증유발점과 환측 근육 또는 손상으로 보상된 근육의 협력근에서 찾을 수 있다. 길항근 안에 통증유발점을 치료한다면 접근이 쉽다. 또는 환자가 자세를 바꿀 때 이 단계로 돌아가라. 다음 늘이기 스트로크와 함께 통증유발점을 치료한다. 그러나 반사적 수축을 피하기 위한 손상된 근육을 치료할 때는 늘리지 말라.

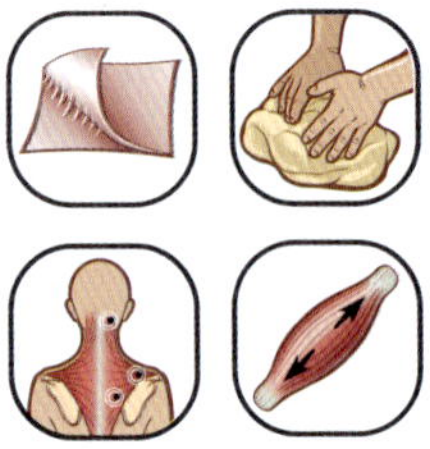

- 유착, 긴장, 통증유발점을 위한 환측의 근복을 평가하고 치료하라. 통증유발점 치료는 늘이기 스트로크 한다. 그러나 반사적 수축을 피하기 위한 손상된 근육을 치료할 때는 늘리지 마라.

- 손상된 힘줄은 위치한다. 힘줄증과 힘줄염과 함께, 수동적인 자세는 환측관절의 힘줄이 길어지게 된다. 그러나 과늘림은 아니다. 재현된 증상은 과스트레칭에서 적응증으로 건초염과 함께 나타나고, 힘줄은 환자가 참을 수 있는 범위에서 길이와 긴장이 당겨져야 한다.

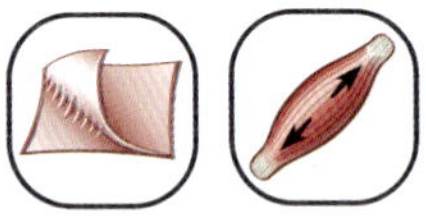

- 환자의 통증 허용범위 내에서 천천히 적용한다. 깊은 횡적 스트로크로 손상된 힘줄의 완전한 길이를 만든다. 횡적 방향으로 스트로크를 시작하고 횡방향의 반대로 계속해서 스트로크를 한다. 횡적 스트로크는 유착과 조직 흉터를 감소시키고 콜라겐 복구를 향상시킨다. 이것 다음에 감촉의 변화가 느껴질 때까지 가동술과 종적 스트로크, 횡적 스트로크를 반대로 적용하고 종적 스트로크를 한다. 그 부위에 열감이 있거나 붓는다면 이 단계를 중단하고, 그 부위에 약간의 아이스를 적용하여 그 부위를 차갑게 하고 염증을 진정시키게 한다.

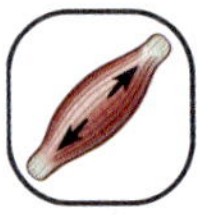

- 힘줄과 근육의 완전한 길이 확보를 위해 종적 스트로크를 적용한다.

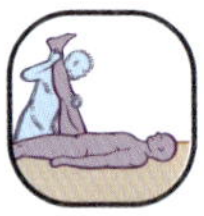

- 근육힘줄 유닛에 가능한 완전히 환자의 허용범위 내에서 수동적인 스트레칭한다. 이것은 환자 자세 변경이 요구될 것이다. 10-15초 동안 늘리기 유지 단계는 콜라겐 리모델링 촉진과 힘줄의 부하증가, 섬유를 변경하기 위해 필수적이다.

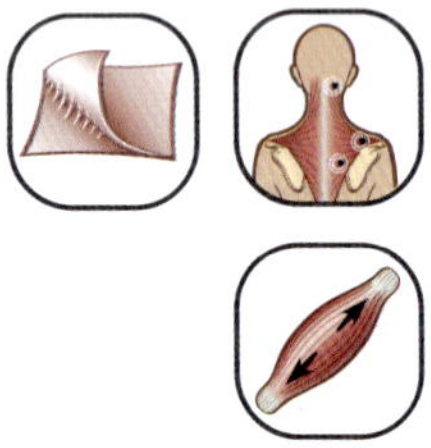

- 손상된 힘줄의 근육에 대한 대항근을 확인할 수 없다면, 환자에게 자세 변경을 지시한다.

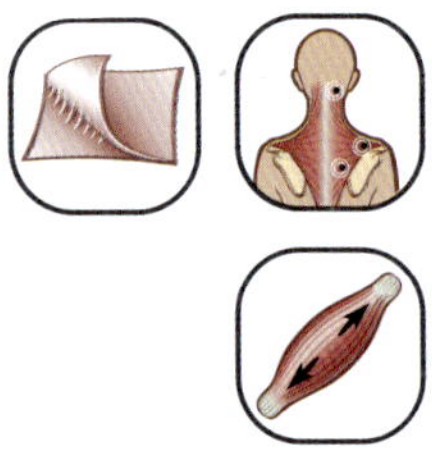

- 시간이 된다면, 평가하고 몇몇 보상적 패턴을 찾아 치료하라.

치료의 개요도에 치료흐름을 요약하였다(그림 14-5).

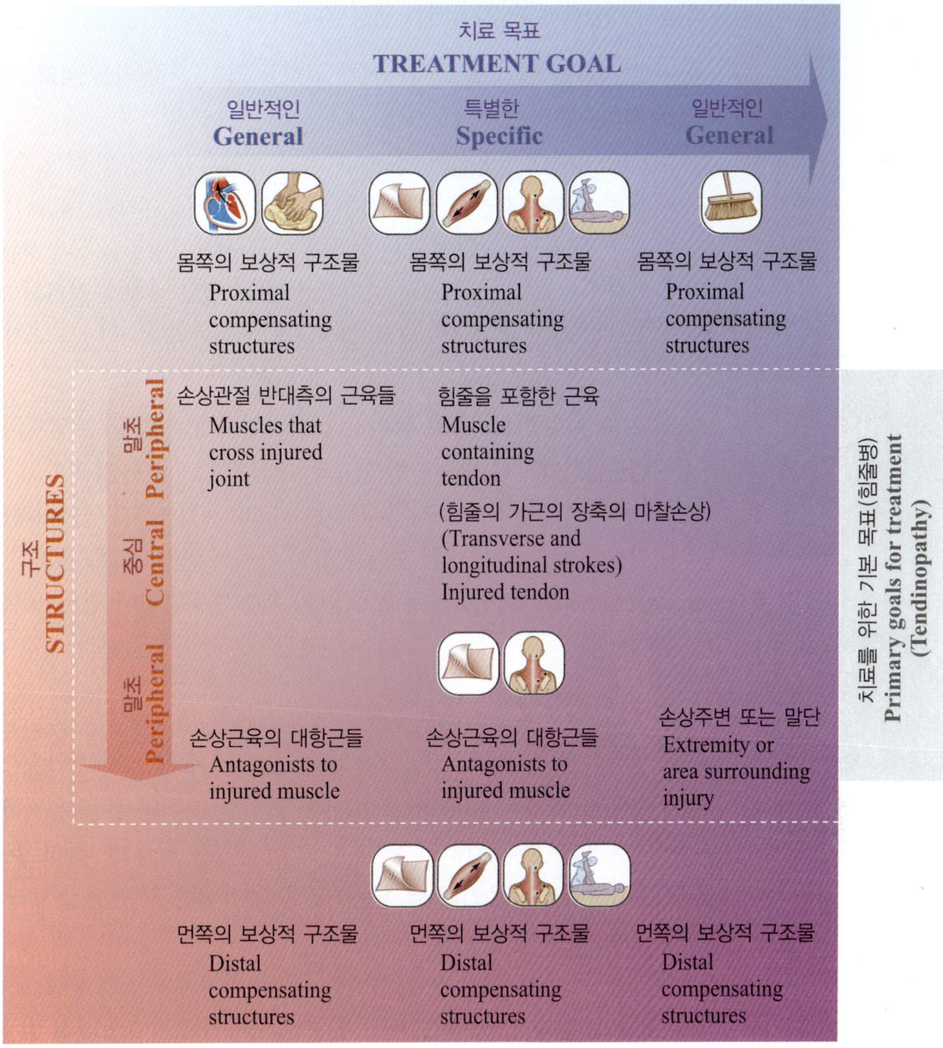


그림 14-5 **힘줄병 치료의 개요도.** 힘줄병을 치료할 때 왼쪽에서 오른쪽으로 또는 위에서 아래 방향으로 치료 한다.

## 환자 자가-관리(Client Self-Care)

추가된 손상을 피하는 것은 자기관리의 주요사항이다. 더욱 악화시키는 활동을 줄이고 부하를 감소시키는 것은 마찰과 염증 및 염좌를 감소시킬 것이고, 활동은 콜라겐 재생과 유착 감소를 위해 필수적이다. 치유되는 동안 환자는 악화되는 활동을 수행하는 동안 다른 보장구나 보조기를 착용하는 것을 선택할 수도 있다. 그것은 악화시키는 활동에 참여할 때 단지 관절이 별도로 착용할 수 있도록 한 보장구이다. 아치 지지(Arch support)는 하지의 힘줄염(tendinopathy)에 도움을 줄 것이고, 처방되면 항상 착용해야 한다. 적절한 생체역학은 재손상을 피하기 위해 중요하다. 환자가 처음 통증이 시작된 동작을 반복적으로 수행 시 통증이 있는지, 그리고 악화시키는 요인을 최소화 동작을 제안해라.

그 다음 환자의 상태에 따라 포함된 스트레칭과 근력강화를 위해 일반적인 권장사항을 알려준다. 목표는 약화된 근육힘줄접합부 사이의 거리를 감소하는 반복적인 움직임을 수행하고 짧아진 근육힘줄접합부 사이는 공간을 만들어 주는 것이다. 교정운동 트레이닝을 받지 못했고 스트레칭과 근력강화의 기능적 이해를 알지 못한다면, 이 분야의 전문가에게 트레이닝을 참조하게 해라. 환자들은 종종 시간의 제약을 받기 때문에 자가-관리에 소홀하다.

따라서 그들에게 이 지침서를 권장한다.

- 따로 시간을 내지 말고 환자에게 전화를 하고, 이메일을 읽고, 설거지를 하거나, TV를 시청하며 자가-관리를 하게 하시오.
- 고정된 자세나 반복적인 활동으로부터 규칙적인 안정을 취할 수 있는 환자에게 권장한다. 일상생활 중 비활성시간이 있는 경우, 순환의 감소나 유착을 예방하기 위하여 매 시간 몇 분이라도 안정을 취할 것을 제안한다. 환자의 일상생활이 병증을 유발하는 반복적인 활동이라면 가능한 악화활동을 줄이고, 최소한 시간마다 몇 분 정도 안정을 취하는 것을 많이 하는 것이 좋다.
- 치료부위 사이 과긴장된 볼록 튀어나온 부위과 유착이 있는 손상 주변의 조직에 부드러운 자가 마사지(self-massage)를 시범해 보여라.
- 환자가 혼자 연습 시 악화되지 않게 적절하게 수행할 수 있도록 모든 강화운동과 스트레칭을 시범을 보인다. 혼자 연습할 때 스트레칭은 15-30초 유지하고, 환자의 상황 내에서 자주 수행되어야 한다. 강하게 늘리거나 바운스(bounce)를 주지 말아야 한다. 늘리기는 천천히 부드럽고 침착하게 해야하고, 다른 모든 관절이 가능한 안정되도록 유지되어야 한다.
- 스트레칭과 근력강화운동은 당신의 관절가동범위에 검사 및 촉진의 결과에 따라 권장해야 한다.

## 신장(Stretching)

근육힘줄계(musculotendinous unit)에서 적당한 길이와 톤을 유지하는 것은 길항근과 협력근에게 재손상의 위험을 줄이는데 필수적이다. 스트레칭은 하루 중 특히 활동 전후에 수행되어져야 한다. 관절가동범위검사와 촉진의 결과는 어떤 근육이 짧아져 있고 스트레칭이 필요한지 결정될 것이다. 일반적으로 스트레칭은 근육의 접합부 사이의 길이가 늘어날 때 일어난다. 특정 근육 및 근육군을 스트레칭하는 방법은 4장 4-11을 참조하라. 환자에게 스트레칭 교육 시 천천히 그리고 편안하게 할 수 있는 범위까지, 시작 할 때도 천천히 점차적으로 스트레칭 범위를 증가시키면서 하도록 하면 재손상의 위험요소는 줄 것이다. 손상된 근육에 너무 빠르거나 심한 스트레칭을 하면 경련과 같은 반사 반응을 유발시킬 수도 있다. 게다가 영향 받는 근육이 길어지면 그 근육의 길항근은 짧아진다. 길항근이 보호부목에 포함되어 있는 경우, 더 빨리 더 심하게 경련이 생길 수 있다.

## 근력강화법(Strengthening)

원심성 운동(Eccentric exercise)은 힘줄의 부하가 콜라겐 증식을 촉진하여 힘줄염으로부터 회복을 향상되게 해준다. 원심성 운동은 손상된 근육을 길어지게 한다. 예를 들어, 위팔두갈래근(상완이두근, biceps brachii muscle)의 긴갈래에 힘줄염이 발생했다면, 어깨 폄 시 위팔두갈래근의 긴갈래에는 원심성 부하가 증가하면서 치료를 촉진시킬 것이다. 원심성 운동은 또한 손상된 근육의 관절의 균형을 강화하는데 도움이 되는 대항근을 강화시킨다. 이 운동은 천천히 해야 하고 환자의 허용범위에 맞춰 강도를 올려야 한다.

약해지고 위축(atrophy)이 있는 근육을 강화시키는 것은 영향 받은 관절의 적절한 기능을 회복시키는데 중요하다. 관절가동범위 검사와 촉진은 어떤 근육이 약해져 있고 강화가 필요한지 결정할 것이다. 일반적으로 능동 또는 저항이 있는 동심 수축(구심성 수축, concentric contraction)은 근육을 강화시킨다. 스트레칭과 같이 강화 프로그램도 점차적으로 진행해야한다. 무통증, 능동 관절가동범위는 점차적으로 약화된 근육의 힘을 회복시키는데 효과적이다. 치유의 진행과 재손상의 위험을 줄이기 위해서 능동 관절가동범위에 저항을 더해야 한다. 특정 근육 또는 근육군의 강화 운동법은 4장 4-11을 참조하라.

### 추가적 치료 제안(Suggestions for Further Treatment)

이론적으로 힘줄염을 가지고 있는 환자는 일주일에 2~3번, 적어도 4일 동안 통증이 적거나 없게끔 일상생활을 수행할 수 있을 때까지 치료를 해야 할 것이다. 그 다음 적어도 7일 동안 증상이 없을 때까지 일주일에 한번으로 빈도가 줄어든다. 환자가 7일 이상 통증을 못 느꼈다고 했을 때 치료는 한 달에 두 번으로 줄 수 있다. 환자가 3주 또는 그 이상 통증이 없다고 한다면 한 달에 한 번 필요할 때 방문할 수 있다.

세션 별로 개선되어져야 한다. 그렇지 않다면 다음의 가능성을 고려해라.

- 치료사이의 기간이 너무 길다. 최근에 치료받은 조직은 24~48시간의 적응시간이 주어지는 것이 제일 좋지만, 그 시간이 너무 길어지면 환자의 일상생활에서 그 과정은 다시 돌아올 것이다.
- 환자가 일상생활의 수정된 활동을 하지 않거나 스스로 관리하지 못한다. 환자의 문제점을 해결하기 위해 우리가 원하는 만큼 환자에게 강제로 우리의 제안을 조정할 수는 없다. 환자에게 치료과정 참여의 중요성을 설명하고, 그 제안을 따를 수 있도록 설명한다. 하지만 따르지 않는 환자에게 제재나 충고는 조심해야 한다.
- 상황이 더 심화되거나 근골격계 합병증(musculoskeletal complication)은 우리의 기본적인 트레이닝을 넘어선다. 환자는 더 숙련된 마사지 치료사에게 의뢰되어야 한다. 당신의 치료 범위를 벗어나는 경우 환자는 힐링되기 힘들며 결국 떠나가게 된다.
- 환자가 진단받지 않았거나 알 수 없는 상태이면 환자의 건강상태를 의학적 평가로 제공할 때까지 치료를 멈춰야 한다.

환자가 임상적 준비나 개인적 연습을 할 수 없다면, 치료의 전 과정을 할 수 없을지도 모른다. 그래도 단지 한 치료를 통해서 변화를 가져 올 수 있다면, 의사와 이 변화를 의논할 것이고 도수치료(manual therapy)보다 더 적극적인 치료방법을 모색할 것이다. 환자가 정기적인 치료를 받는 것을 동의하면 증상은 매번 바뀔 것이고, 그것은 각 세션 전에 평가를 수행하도록 한다. 일단 힘줄염의 특정 증상을 알게 된다면, 여러 가지 상태와 대상구조에 더 많은 집중을 할 것이다.

## PROFESSIONAL 치료 기술의 발전(GROWTH)

### 사례 연구

*Elisa는 25살의 패션디자인을 하는 여대생이다. 그녀는 그녀의 마지막 프로젝트의 작품을 바느질하는 동안 엄지손가락이 아프기 시작했다고 한다. 그녀는 매일 컴퓨터를 이용해 디자인을 세세히 스케치를 하고 자주 핸드폰으로 메시지를 보내고 게임을 한다.*

### 자각증상

*Elisa는 작년에 바느질을 하거나 메시지를 보낼 때 오른손이 아프다고 얘기했다. 그녀는 백팩이 아닌 손으로 드는 가방에 식료품이나 다른 무거운 걸 들고 옮길 때에도 통증이 있다고 말했다. 엄지와 검지 사이가 제일 아프다. 그녀는 보통 왼손에 통증을 느끼지 않지만 최근에 평소보다 약해진 것 같다고 얘기했다. 그녀가 작년에 적어도 일주일에 두 번 이상 더 자주, 더 세게 그녀의 오른손이 쑤시는 통증을 느꼈다고 했고 그녀가 엄지와 검지를 맞 닿았을 때 전완에도 통증이 있다고 했다. 그녀는 어깨에도 쑤시는 통증이 있다고 했다. 그녀는 손가락 보호대도 샀지만, 바느질하는 동안 그걸 착용하고 일하기 어려워 자주 사용하지 않는다. 그녀는 이부로펜(ibuprofen)을 사용해 조금 나아진 느낌이 들었지만, 그녀의 손을 사용하지 않았을 때 뿐 이었다. 그녀가 이부로펜을 사용하며 일할 때 통증이 계속되었다. 그녀가 처음 이 통증을 느꼈을 때 그녀는 아래팔과 손을 마사지를 해주는 매니큐어를 받았는데 그날과 몇 일은 편안했다고 한다. 그녀는 집중된 마사지가 더 나아질 거라고 생각한다. 그녀의 상태는 확실치 않다. 그녀의 엄마는 은퇴 전에 재봉사였는데 통증성 힘줄집염(DeQuervain's tenosynovitis)이라고 진단 받았다. Elisa는 엄마랑 같은 상태가 되는 것을 피하고 싶었다. 그녀는 특별한 피곤이나 손의 열이나 날카로운 통증, 또는 다른 특별한 증상을 느끼지 않았다고 했다. 아파서 자다 깨지는 않지만 때때로 아침에 일어나 커피컵을 집으려 할 때 약화됨을 느낀다고 한다.*

### 소견

*Elisa는 건강하고 활기차 보인다. 그녀와의 악수도 통증없이 안정되게 했다. 그녀는 문 손잡이도 어려움 없이 잘 돌렸고 펜을 이용해 문서를 채울 때도 편안해 보였다. 오른손은 왼손에 비해 약간 부어있었다. 붓기는 어느 한 손가락에 있는 게 아니라, 전체적으로 있었다. 피부는 양쪽 다 건조하고 피부가 갈라졌다. 양손 사이에 온도 차이는 없었다. 양손의 손가락과 엄지를 완전 펌하라고 했을 때 오른쪽이 확연하게 왼손에 비해 폄의 범위가 줄어있었고 전완 앞부분을 따라 엄지와 함께 쑤시는 통증을 느꼈다. 수동적으로 각각 손가락을 폄 시켰을 때 양쪽 엄지와 검지의 범위가 감소되었고 완전히 폄 시켰을 때 오른쪽 엄지 손가락이 통증이 있다. 굽힘힘줄(굴근건, flexor tendon)의 촉진 시 오른쪽 긴엄지손가락굽힘근(장수무지굴근, flexor pollicis longus)에 레벨 5의 통증이, 오른쪽 검지 손가락굽힘근(지굴근, flexor digitorum)에 레벨 2, 왼쪽 엄지손가락굽힘근(무지굴근, flexor pollicis)에 레벨 2의 통증이 있었다. 나머지 손가락들에는 촉진이나 수동적 신장 시 눈에 띄는 결과들이 관찰되지 않았다. 엄지모음근(무지내전근, adductor pollicis)과 엄지맞섬근(무지대립근, opponens pollicis)을 수동적으로 움직였을 때 압통(tenderness)과 과긴장(hypertonicity)이 보였다. 아래팔(전완, forearm)이 촉진 시 굽힘근의 유착이 나타났고, 굽힘근의 유착 및 과긴장성이 특히 오른쪽에 더 나타났고 폄근에도 단단한 띠(taut band)가 있었는데 오른쪽이 더 볼록하였다. 공통굽힘힘줄(common flexor tendon)의 단단한 띠는 통증을 유발하지 않고 괜찮다고 말했다. 통증유발점은 찾을 수 없었다. 증상 및 징후로 보아 오른쪽 긴엄지손가락굽힘근의 건염(tendinosis)과 짧고 단단해진 손목의 굽힘, 폄근이 의심된다. 어깨의 통증은 대상작용으로 생길 수 있다.*

### 치료

*바로누운자세(앙와위, supine)로 오른팔에 베개를 받히고 오른손에 적게 축적되어있는 체액을 줄이기 위해 배액 스트로크(drainage stroke)를 했다. 가슴, 어깨, 손, 목, 팔등 전체에 걸쳐 스웨디시 마사지를 적용했다. 양쪽 아랫팔과 손에 계속 적용했고 오른쪽에 근막이완술(myofascial release)을 시작했고, 굽힘근과 폄근사이의 유착을 줄이기 위해 심부근막이완술을 했다. 오른쪽 먼쪽 굽힘근에 눈에 띄는 유착이 있었다. 엄지모음근(무지내전근, adductor pollicis)과 엄지맞섬근(무지대립근, opponens pollicis)에 주무르기(kneading)와 스트립핑(stripping)을 적용했고 아래팔 굽힘근을 따라 횡적 마찰법을 적용하였고, 폄근은 원을 그리며 마사지를 적용했다. 통증유발점은 없었다. 아래팔을 뒤침(회외, supination)시키고 손목을 받쳐 약간 폄 시켜놓고 다른 손으로 손가락을 폄 시킨 후에 치료사가 긴엄*

*지굽힘근(장무지굴근, flexor pollicis longus)과 손가락굽힘근(지굴근, flexor digitorum)들의 힘줄(건, tendon)에 가로지르는 마찰법을 적용하였다. 또 그전에 스트립핑 했다. 이 치료를 네 번정도 했고 근육과 힘줄의 신장과 마찰법을 번갈아가며 적용했다. 나는 엄지와 손가락들에 완전한 심부 스트레칭을 하고 3분 동안 마찰된 힘줄에 얼음팩을 적용했다.*

### 치료계획

*치료에 따라 Elisa는 전보다 훨씬 덜 불편하다고 했다. 그녀는 전보다 줄긴 했으나 오른쪽 엄지와 검지의 수동 폄 시 불편감은 계속 있다고 했다. Elisa는 3일 동안 다른 치료들을 받았다. 손가락과 손목에 하루에 여러 번 완전한 스트레칭을 하라고 했고, 그녀의 룸메이트에게 때때로 그녀의 전완에 비트는 마사지를 요청하도록 했고, 엄지와 검지사이의 유착과 과긴장성을 줄이기 위해 자가 마사지도 보여줬다. 나는 또한 재봉을 많이 하는 날에는 최소한으로 활동을 줄이라고 했다. 그리고 간단한 힘줄염이 더 심한 경우로 발전할 수도 있다고 설명하고, 통증성 힘줄집염(DeQuervain's tenosynovitis)을 설명해 주며 그녀에게 그런 증상이 나타나는지 살필 수 있게 했다. 현재 무지폄근(extensor pollicis)의 압통은 없고 엄지의 수동 굽힘 시에도 통증이 없고 손목의 요측에 붓기나 열감도 없다.*

## 임상을 고려한 운동(Critical Thinking Exercises)

1. 환자가 왼쪽 어깨가 아프다고 하고 위팔머리(상완골두, head of the humerus) 주위와 앞부분을 가리키며 아프다고 했다. 능동 폄 시 왼쪽 어깨가 오른쪽에 비해 제한이 있었고, 완전수동폄 시 왼쪽 어깨에 매우 한 지점이 아프다며 환자가 가리켰다. 이 환자의 SOAP 노트를 작성해 본다. 힘줄염(tendinopathy) 일 가능성은? 어떤 힘줄이 손상 받았을까? 만약 그렇다면 힘줄병(tendinosis), 힘줄염(tendinitis), 힘줄집염(tenosynovitis)인지 어떻게 결정할 것인가? 어떤 근육이 보상작용을 일으키는가? 어떻게 이런 패턴이 생기고 발전했을지 증상과 징후는 어떤지, 같이 존재할 만한 상태는 무엇인지, 자세는 어떤지, 검사 결과는 어땠는지, 예방책 또는 금기증은 무엇인지, 특별한 치료는 있는지 등을 써 내려보고 시나리오를 만들어 본다. 증상과 징후의 상관관계를 입증할 수 있도록 도와줄 근육의 작용을 설명해놓은 자료를 참조한다. 하나가 아니라 이러한 운동을 위해 SOAP 노트를 바로 잡아야 한다. 창조적이 되어라. 사실상 가능성들은 무한하다.
2. 이번 장은 4-11에 나와 있는 상태중 하나인 힘줄염(tendinopathy)의 유사한 내용을 포함하고 있다. 이번 장에서 설명한 상태 중의 하나를 선택하고 어떤 힘줄에 손상이 있는지 또는 환자의 자세나 활동에서 힘줄염의 위험이 있는지를 알아차려야 한다. 그 상태에 대한 치료설명에 어떻게 힘줄염을 포함시킬 것인가?
3. 힘줄염과 아래와 같은 사항들 사이의 관계에 대해서 배운 것을 문헌검토하시오.
   - 약물(static medication)
   - 퀴놀론 항생제(fluoroquinolone antibiotics)
   - 중간엽 증후군(mesenchymal syndrome)
   - 유전자 콜라겐의 변화(genetic collagen variations)

## 참고문헌 및 추천도서(Bibliography and Suggested Readings)


Anderson O. RunnersWeb.com. Science of Sport: Do You Really Have Tendonitis-Or is it Tendinosis? Available at http://www.runnersweb.com/running/news/rw_news_20050513_RRN_Tendons.html. Accessed Spring 2009.

Biel A. *Trail Guide to the Body: How to Locate Muscles, Bones and More*, 3rd ed. Boulder, CO: Books of Discovery, 2005.

Franchi M, Fini M, Quaranta M, et al. Crimp morphology in relaxed and stretched rat Achilles tendon. Journal of Anatomy. 2007;210(1):1-7.

Gehlsen GM, Ganion LR, Helfst R. Fibroblast responses to variation in soft tissue mobilization pressure. Medicine & Science in Sports & Exercise. 1999;31(4):531-535.

Hammer W. The effect of mechanical load on degenerated soft tissue. Journal of Bodywork and Movement Therapies. 2008;12(3):246-256.

Hertling D, Kessler R. *Management of Common Musculoskeletal Disorders: Physical Therapy Principles and Methods* 4th ed. Philadelphia, PA: Lippincott Williams & Wilkins, 2006.

James R, Kesturu G, Balian G, et al. Tendon: Biology, biomechanics, repair, growth factors, and evolving treatment options. Journal of Hand Surgery. 2008;33(1):102-112.

Khan KM, Cook JL. Overuse tendon injuries: Where does the pain come from? Sports Medicine and Arthroscopic Review. 2000;8(1):17-31.

Khan KM, Cook JL, Taunton JE, et al. Overuse tendinosis, not tendinitis. The Physician and Sports Medicine. 2000;28(5):5.

Lowe W. *Orthopedic Massage: Theory and Technique*. St Louis, MO: Mosby-Elsevier, 2003.

Mayo Foundation for Medical Education and Research. Bursitis. Available at http://www.mayoclinic.com/health/bursitis/DS00032. Accessed Spring 2009.

Mayo Foundation for Medical Education and Research. Myofascial Pain Syndrome. Available at http://www.mayoclinic.com/health/myofascial-pain-syndrome/DS01042. Accessed Spring 2009.

Mayo Foundation for Medical Education and Research. Sprains and Strains. Available at http://mayoclinic.com/health/sprains-and-strains/DS00343. Accessed Spring 2009.

Oatis C. *Kinesiology: The Mechanics and Pathomechanics of Human Movement*, 2nd ed. Baltimore, MD: Lippincot Williams & Wilkins, 2009.

Pedrelli A, Stecco C, Day JA. Treating patellar tendinopathy with fascial manipulation. Journal of Bodywork and Movement Therapies. 2009;13(1):73-80.

Rattray F, Ludwig L. *Clinical Massage Therapy: Understanding, Assessing and Treating over 70 Conditions*. Toronto, ON: Talus Incorporated, 2000.

Riley G. Tendinopathy—From basic science to treatment. Nature Clinical Practice Rheumatology. 2008;4(2):82-89. Available at http://www.nature.com/nrrheum/journal/v4/n2/full/ncprheum0700.html. Accessed Spring 2009.

Shoulder-Pain-Management. Calcific tendonitis. Available at http://www.shoulder-pain-management.com/CalcificTendonitis.html. Accessed Spring 2009.

Vogel KG. Tendon structure and response to changing mechanical load. Journal of Musculoskeletal Neuron Interaction. 2003;3(4):323-325.

Werner R. *A Massage Therapist's Guide to Pathology*, 4th ed. Baltimore, MD: Lippincott Williams and Wilkins, 2009.

Zatsiorsky VM. *Biomechanics in Sport: Performance Enhancement and Injury Prevention*. Malden, MA: Blackwell Science, 2000.

# 찾아보기(Index)